全国医学院校高职高专系列教材

外 科 学

主　编　申小青　付林海　陈小红

副主编　栾新平　陈　利　孟凡勇

编　者　(以姓氏笔画为序)

申小青(怀化医学高等专科学校)

付林海(张掖医学高等专科学校)

朱智辉(怀化医学高等专科学校)

齐　海(新疆医科大学)

李洲成(邵阳医学高等专科学校)

陈　利(山东万杰医学院)

陈　磊(山东万杰医学院)

陈小红(邵阳医学高等专科学校)

孟凡勇(漯河医学高等专科学校)

栾新平(新疆医科大学)

曾祥军(怀化医学高等专科学校)

北京大学医学出版社

WAIKEXUE

图书在版编目（CIP）数据

外科学/申小青，付林海，陈小红主编. —北京：北京大学医学出版社，2011.7（2015.7 重印）
（全国医学院校高职高专系列教材）
ISBN 978-7-5659-0164-5

Ⅰ.①外… Ⅱ.①申…②付…③陈… Ⅲ.①外科学—高等职业教育—教材 Ⅳ.①R6

中国版本图书馆 CIP 数据核字（2011）第 068293 号

外科学

主　　编：申小青　付林海　陈小红
出版发行：北京大学医学出版社
地　　址：（100191）北京市海淀区学院路 38 号　北京大学医学部院内
电　　话：发行部 010-82802230；图书邮购 010-82802495
网　　址：http://www.pumpress.com.cn
E - mail：booksale@bjmu.edu.cn
印　　刷：莱芜市圣龙印务有限责任公司
经　　销：新华书店
责任编辑：靳新强　　**责任校对：**金彤文　　**责任印制：**罗德刚
开　　本：787mm×1092mm　1/16　　**印张：**31　　**字数：**804 千字
版　　次：2011 年 7 月第 1 版　2015 年 7 月第 5 次印刷
书　　号：ISBN 978-7-5659-0164-5
定　　价：51.60 元

全国医学院校高职高专系列教材编审委员会

组成名单

序

医药卫生类高职高专教育是我国高等医学教育体系的重要组成部分。目前我国正在积极推进医药卫生体制改革，力争用几年时间基本建成覆盖全国城乡的基本医疗卫生制度，初步实现人人享有基本医疗卫生服务的目标。因此，对基层卫生服务人才的需求在大量增加，同时对其素质要求也在提高。卫生部针对基层人才严重缺乏的问题，指出当前和今后一段时间内还需要培养高等专科水平的医学人才，充实基层卫生服务技术人才队伍。

在新一轮医药卫生体制改革逐步推进的大背景下，为配合教育部“十二五”国家级规划教材建设，中国高等教育学会医学教育专业委员会与北京大学医学出版社共同发起成立全国医学院校高职高专系列教材编审委员会，组织二十余所医学院校启动了全国医学院校高职高专系列教材的编写、出版工作。本系列教材包括 4 个子系列，即基础课程（14 种）、临床专业课程（10 种）、全科医学专业课程（5 种）和护理专业课程（11 种），有些教材还编写了配套实验指导与学习指导。

这套教材编写的指导思想是：符合人才培养规律，体现教学改革成果，确保教材质量。各教材在编写中把握了以下原则：①根据专业培养目标、就业需要及本课程在教学计划中的地位、作用和规定学时数确定编写大纲及内容的深度、广度、重点和字数。②着重于基础理论、基本知识和基本技能的叙述。基础课教材要体现专业特色，要为专业课服务。③保证内容的科学性、启发性、逻辑性、先进性和适用性。应做到概念清楚，定义准确，理论有据，名词术语准确统一；启发学生理解、分析问题，有利于提高学生的学习兴趣和培养他们的钻研探索精神。④恰当处理相关课程内容之间的交叉与衔接，以避免知识点的不必要重复。⑤内容涵盖执业助理医师或护士执业资格考试最新版考试大纲的要求，以利于学生应考和就业。

这套教材的编写、出版和使用，离不开二十余所医学院校领导和教务部门的支持，凝聚了各教材编写组老师们的辛勤劳动和汗水。这套教材的出版时值国家“十二五”规划开局之年，我们会积极努力申报，争取有更多教材入选“十二五”国家级规划教材，为医药卫生类高职高专教育的改革和发展贡献力量！

王德炳

2010 年 12 月

前　言

为促进和适应我国医学高职高专教育的快速发展，满足广大师生对教材选择的需要，及时在教材中吸收补充医学领域的新知识、新理论和新技术，全国医学院校高职高专系列教材编审委员会组织全国20余所医学院校的专家、教授编写了该高职高专系列教材。本书由怀化医学高等专科学校、张掖医学高等专科学校、邵阳医学高等专科学校、山东万杰医学院、漯河医学高等专科学校、新疆医科大学等医学院校共同编写，供三年制临床医学专业及其他医学相关专业使用。

本书的章节设定及内容编排是以卫生部制订的医学高职高专教育教学计划的要求为准则。力求以专业培养目标为导向，以职业技能培养为根本，满足学科需要、教学需要和社会需要，体现高等职业技术教育的特点。

全书坚持"三基"（基本知识、基本理论及基本技能）、"五性"（思想性、科学性、先进性、启发性和实用性）的原则，特别注意结合临床和考虑临床执业助理医生考试的需求，在每章后设置数道思考题，供师生参考使用。

由于编者水平和经验有限，教材中难免有不足之处，恳请使用本教材的师生和同行提出宝贵意见，以便纠正改进。

申小青　付林海　陈小红

2011年2月

目　录

第一章　绪论……1

一、外科学的范畴……1

二、外科学的发展……1

三、外科学的学习……2

第二章　无菌术……4

第一节　手术器械和物品的灭菌……4

一、物理灭菌法……4

二、药液浸泡法……5

三、甲醛蒸气熏蒸法……5

第二节　手术人员和病人手术区域的准备……5

一、手术人员的术前准备……5

二、病人手术区的准备……6

第三节　手术中的无菌原则……6

第四节　手术室的无菌管理……7

第三章　外科患者的体液失衡……9

第一节　概述……9

一、水和钠的代谢紊乱……10

二、钾的代谢异常……14

三、低钙血症……15

第二节　酸碱失衡……15

一、代谢性酸中毒……16

二、代谢性碱中毒……17

三、呼吸性酸中毒……17

四、呼吸性碱中毒……18

第三节　体液失衡的防治……18

一、体液失衡的预防……18

二、体液失衡……19

第四章　输血……21

第一节　输血的适应证、输血技术和注意事项……21

一、输血适应证……21

二、输血技术……21

三、输血注意事项……22

第二节　输血的并发症……22

一、发热反应……22

二、过敏反应……22

三、溶血反应……23

四、细菌反应……23

五、循环超负荷……24

六、血源传播性疾病……24

七、其他……24

第三节　自体输血、全血、血液成分制品和血浆代用品……24

一、自体输血……24

二、全血、血液成分制品及血浆代用品……25

第五章　外科休克……27

第一节　概述……27

第二节　低血容量性休克……32

一、失血性休克……32

二、创伤性休克……32

第三节　感染性休克……32

第六章　多器官功能障碍综合征……35

第一节　多器官功能障碍综合征……35

第二节　急性肾衰竭……37

第三节　急性呼吸窘迫综合征……40

第四节　急性胃肠功能障碍……42

第七章　重症监测治疗与心肺脑复苏……44

第一节　重症监测治疗……44

一、概述……44

二、ICU 的任务、技术和设备……45

三、重症治疗方法……46

第二节　心肺脑复苏……47

一、概述……47

二、心肺脑复苏……48

第八章　麻醉……55

第一节　概述……55

一、麻醉前准备……55

二、麻醉期间及麻醉后的监测与处理 …… 57
第二节 局部麻醉 …… 57
一、常用局麻药 …… 57
二、局麻药的不良反应 …… 58
三、常用局麻方法 …… 58
第三节 椎管内麻醉 …… 61
一、椎管内麻醉的解剖学基础 …… 61
二、椎管内麻醉机制 …… 62
三、蛛网膜下腔阻滞麻醉 …… 62
四、硬脊膜外腔阻滞麻醉 …… 63
五、腰麻与硬膜外联合阻滞 …… 64
六、骶管阻滞 …… 65
第四节 全身麻醉 …… 65
一、吸入麻醉 …… 65
二、静脉麻醉 …… 67
三、全身麻醉的并发症和处理 …… 68
第五节 疼痛治疗 …… 69
一、概述 …… 69
二、慢性疼痛治疗 …… 70
三、手术后的镇痛 …… 71
四、癌症疼痛治疗 …… 71
第九章 围手术期处理 …… 73
第一节 手术前准备 …… 73
一、一般准备 …… 73
二、特殊准备 …… 74
第二节 手术后处理 …… 75
一、病情观察 …… 75
二、体位 …… 75
三、活动与起床 …… 75
四、饮食和补液 …… 76
五、术后不适的处理 …… 76
六、缝线拆除 …… 76
第三节 手术后并发症处理 …… 77
一、手术后出血 …… 77
二、切口感染 …… 77
三、切口裂开 …… 78
四、肺不张、肺部感染 …… 78
五、尿路感染 …… 78
第十章 外科病人的营养代谢 …… 80
第一节 营养状态评估 …… 80
第二节 肠内营养 …… 81
第三节 肠外营养 …… 82
一、肠外营养制剂 …… 82
二、肠外营养的实施 …… 82
三、肠外营养并发症的防治 …… 82
第十一章 外科感染 …… 84
第一节 概述 …… 84
一、外科感染的病原菌 …… 84
二、外科感染的病理表现 …… 85
三、外科感染的临床表现 …… 85
四、外科感染的诊断 …… 86
五、外科感染的治疗 …… 86
第二节 软组织急性感染 …… 87
一、疖 …… 87
二、痈 …… 87
三、皮下急性蜂窝织炎 …… 87
四、丹毒 …… 88
五、浅部急性淋巴管炎和淋巴结炎 …… 88
六、脓肿 …… 88
第三节 手部急性化脓性感染 …… 88
一、甲沟炎 …… 88
二、脓性指头炎 …… 89
三、急性化脓性腱鞘炎、滑囊炎和掌深间隙感染 …… 89
第四节 全身性外科感染 …… 90
第五节 有芽胞厌氧菌感染 …… 91
一、破伤风 …… 91
二、气性坏疽 …… 93
第六节 抗生素的合理应用 …… 94
一、抗生素经验治疗 …… 94
二、抗生素目标治疗 …… 95
三、抗生素治疗中的观察和调整 …… 95
四、预防性应用抗生素 …… 95
第十二章 创伤 …… 97
第一节 概述 …… 97
一、创伤分类 …… 97

二、创伤病理 …………………… 98
三、创伤的修复 …………………… 99
四、创伤的诊断 …………………… 100
五、创伤的救治 …………………… 101
第二节 清创术 …………………… 102
第十三章 烧伤、冷伤、咬螫伤 …………………… 104
第一节 热力烧伤 …………………… 104
一、烧伤的病理变化 …………………… 104
二、烧伤的诊断 …………………… 104
三、烧伤的临床分期 …………………… 106
四、烧伤的治疗 …………………… 107
第二节 电烧伤和化学烧伤 …………………… 109
一、电烧伤 …………………… 109
二、化学烧伤 …………………… 110
第三节 冷伤 …………………… 110
一、非冻结性冷伤 …………………… 110
二、冻结性冷伤 …………………… 111
第四节 咬螫伤 …………………… 112
一、兽咬伤 …………………… 112
二、蛇咬伤 …………………… 113
三、虫螫伤 …………………… 113
第十四章 常见体表肿瘤与肿块 …………………… 116
一、皮肤乳头状瘤 …………………… 116
二、皮肤癌 …………………… 116
三、痣与黑色素瘤 …………………… 116
四、脂肪瘤 …………………… 117
五、纤维瘤 …………………… 117
六、神经纤维瘤 …………………… 117
七、血管瘤 …………………… 117
八、囊性肿瘤与囊肿 …………………… 118
第十五章 移植 …………………… 120
一、移植的分类 …………………… 120
二、移植的基本原则和步骤 …………………… 121
三、移植的排斥反应与防治 …………………… 121
四、器官移植 …………………… 122
五、皮肤移植 …………………… 122
第十六章 内镜外科 …………………… 124
一、内镜技术的基本原理 …………………… 124
二、内镜外科设备 …………………… 124
三、内镜技术在外科临床的应用 …………………… 124
四、内镜技术的发展 …………………… 126
第十七章 颅内压增高与脑疝 …………………… 127
第一节 颅内压增高 …………………… 127
一、颅内压的形成及其生理调节 …………………… 127
二、颅内压增高的病因和病理生理 …………………… 128
三、颅内压增高的临床表现及诊断 …………………… 130
四、颅内压增高的治疗 …………………… 132
第二节 脑疝 …………………… 133
一、脑疝的解剖学基础 …………………… 133
二、脑疝的病因及分类 …………………… 133
三、脑疝的病理 …………………… 133
四、脑疝的临床表现 …………………… 134
五、脑疝的处理 …………………… 134
第十八章 颅脑损伤 …………………… 136
第一节 概述 …………………… 136
一、颅脑损伤的分类 …………………… 136
二、闭合性颅脑损伤的致伤机制 …………………… 137
第二节 头皮损伤 …………………… 138
一、头皮擦伤 …………………… 138
二、头皮裂伤 …………………… 138
三、头皮撕脱伤 …………………… 139
四、头皮血肿 …………………… 139
第三节 颅骨损伤 …………………… 139
一、颅盖骨折 …………………… 139
二、颅底骨折 …………………… 140
第四节 脑损伤 …………………… 141
一、脑震荡 …………………… 141
二、脑挫裂伤 …………………… 141
三、脑干损伤 …………………… 142
四、丘脑下部损伤 …………………… 143
五、弥散性轴索损伤 …………………… 143
六、开放性颅脑损伤 …………………… 143
第五节 外伤性颅内血肿 …………………… 145
一、硬脑膜外血肿 …………………… 145

二、硬脑膜下血肿…………………… 146
三、脑内血肿………………………… 147
四、脑室内血肿……………………… 148
五、迟发性颅内血肿………………… 148
第六节 颅脑损伤的处理…………… 149
一、病情观察………………………… 149
二、特殊监测………………………… 150
三、急救处理………………………… 150
四、脑水肿的治疗…………………… 150
五、手术治疗………………………… 151
六、对症治疗和并发症处理……… 152
第十九章 颅脑和椎管内肿瘤及先天性畸形…………………… 154
第一节 颅内肿瘤…………………… 154
第二节 椎管内肿瘤………………… 159
第三节 先天性脑积水……………… 160
第四节 颅裂和脊柱裂……………… 161
一、显性颅裂………………………… 161
二、显性脊柱裂……………………… 162
第二十章 颅内和椎管内血管性疾病…………………… 164
第一节 自发性蛛网膜下腔出血…………………………… 164
第二节 颅内动脉瘤………………… 165
第三节 颅内和椎管内血管畸形…… 167
一、颅内动静脉畸形………………… 167
二、脑海绵状血管畸形……………… 168
三、脊髓内血管畸形………………… 168
第四节 脑卒中的外科治疗………… 168
一、颈动脉粥样硬化性斑块的外科治疗………………………… 168
二、高血压脑出血的外科治疗…… 169
第二十一章 颈部疾病…………………… 172
第一节 甲状腺疾病………………… 172
一、甲状腺的解剖生理概要……… 172
二、单纯性甲状腺肿………………… 173
三、甲状腺功能亢进的外科治疗………………………… 173
四、甲状腺腺瘤……………………… 177
五、甲状腺癌………………………… 177
六、甲状腺结节的诊断和处理原则………………………… 178
第二节 原发性甲状旁腺功能亢进…………………………… 179
第三节 颈淋巴结结核……………… 180
第二十二章 乳房疾病…………………… 182
第一节 乳腺检查法………………… 182
一、乳腺体检………………………… 182
二、乳房特殊检查…………………… 183
第二节 乳腺良性疾病……………… 183
一、急性乳腺炎……………………… 183
二、乳腺囊性增生病………………… 184
三、乳腺纤维腺瘤…………………… 184
四、巨纤维腺瘤和青春期纤维腺瘤………………………… 185
五、乳腺导管内乳头状瘤………… 185
第三节 乳腺癌……………………… 185
第二十三章 胸部损伤…………………… 190
第一节 胸部损伤概述……………… 190
一、胸部损伤的病因和病理生理………………………… 190
二、胸部损伤的临床表现………… 190
三、胸部损伤的体征………………… 191
四、胸部损伤的诊断………………… 191
五、胸部损伤的治疗………………… 191
第二节 肋骨骨折…………………… 192
第三节 气胸………………………… 194
第四节 创伤性血胸………………… 195
第二十四章 胸壁疾病与脓胸………… 198
第一节 先天性胸壁畸形…………… 198
一、漏斗胸…………………………… 198
二、鸡胸……………………………… 198
第二节 胸壁结核…………………… 199
第三节 脓胸………………………… 199
一、急性脓胸………………………… 200
二、慢性脓胸………………………… 200
第二十五章 肺部疾病…………………… 202
第一节 肺癌………………………… 202
第二节 肺部感染性疾病的外科治疗………………………… 205

一、支气管扩张症的外科治疗…… 205
二、肺结核的外科治疗………… 205
第二十六章 食管疾病………… 207
第一节 食管癌……………… 207
第二节 贲门失弛缓症………… 209
第二十七章 原发性纵隔肿瘤……… 211
一、纵隔的划分……………… 211
二、常见的纵隔肿瘤………… 211
三、纵隔肿瘤的临床表现…… 212
四、纵隔肿瘤的诊断………… 212
五、纵隔肿瘤的治疗………… 212
第二十八章 心脏疾病与主动脉瘤…… 214
第一节 先天性心脏病的外科治疗……………… 214
一、动脉导管未闭…………… 214
二、室间隔缺损……………… 215
第二节 后天性心脏病的外科治疗……………… 216
一、二尖瓣狭窄……………… 216
二、二尖瓣关闭不全………… 217
第三节 胸主动脉瘤………… 218
第二十九章 腹外疝……………… 220
第一节 概述………………… 220
第二节 腹股沟疝…………… 221
第三节 股疝………………… 228
第四节 其他腹外疝………… 229
一、切口疝…………………… 229
二、脐疝……………………… 230
第三十章 急性化脓性腹膜炎……… 231
第一节 腹膜的解剖生理概要……… 231
一、腹膜的解剖结构………… 231
二、腹膜腔…………………… 231
三、盆腔内凹陷……………… 232
四、腹膜的神经支配特点…… 232
五、腹膜的主要生理功能…… 232
第二节 急性弥漫性腹膜炎……… 232
第三节 腹腔脓肿…………… 236
一、膈下脓肿………………… 236
二、盆腔脓肿………………… 237
三、肠间脓肿………………… 238
第三十一章 腹部损伤…………… 239
第一节 概述………………… 239
第二节 常见腹内脏器损伤……… 243
一、实质脏器损伤…………… 243
二、空腔脏器破裂…………… 243
第三十二章 胃、十二指肠疾病……… 245
第一节 胃、十二指肠的解剖生理概要……………… 245
一、胃………………………… 245
二、十二指肠………………… 246
第二节 胃、十二指肠溃疡的外科治疗……………… 247
一、胃、十二指肠溃疡急性穿孔…………………… 247
二、胃、十二指肠溃疡大出血…… 248
三、瘢痕性幽门梗阻………… 249
第三节 胃癌………………… 250
第四节 胃大部切除术后并发症及其防治………… 251
第三十三章 小肠疾病…………… 254
第一节 小肠的解剖生理概要……… 254
第二节 肠梗阻……………… 255
一、粘连性肠梗阻…………… 258
二、肠扭转…………………… 259
三、肠套叠…………………… 260
第三节 肠炎性疾病………… 261
一、急性坏死性小肠炎……… 261
二、克罗恩病………………… 261
三、伤寒肠穿孔……………… 262
第四节 小肠肿瘤…………… 263
第三十四章 阑尾炎……………… 265
第一节 阑尾的解剖生理概要……… 265
第二节 急性阑尾炎………… 266
第三节 特殊类型阑尾炎…… 270
一、新生儿急性阑尾炎……… 270
二、小儿急性阑尾炎………… 270
三、妊娠期急性阑尾炎……… 270
四、老年人急性阑尾炎……… 270
五、AIDS/HIV 感染病人的阑尾炎…………………… 270

第四节 慢性阑尾炎…… 271
第三十五章 结肠、直肠肛管疾病…… 272
第一节 结肠、直肠肛管的解剖生理概要…… 272
第二节 直肠肛管检查方法…… 274
一、检查体位…… 274
二、肛门视诊…… 274
三、直肠指检…… 274
四、内镜检查…… 275
五、影像学检查…… 275
六、直肠肛管功能检查…… 275
第三节 先天性巨结肠…… 275
第四节 先天性直肠肛管畸形…… 276
第五节 结肠癌…… 276
第六节 直肠息肉…… 279
第七节 直肠癌…… 279
第八节 肛管直肠周围脓肿…… 281
第九节 肛瘘…… 282
第十节 肛裂…… 284
第十一节 痔…… 285
第三十六章 肝疾病与门静脉高压症…… 288
第一节 肝的解剖生理概要…… 288
第二节 细菌性肝脓肿…… 289
第三节 原发性肝癌…… 290
第四节 肝棘球蚴病…… 293
第五节 门静脉高压症…… 293
第三十七章 胆道疾病…… 301
第一节 概述…… 301
一、胆道的解剖…… 301
二、生理功能…… 302
三、特殊检查方法…… 302
第二节 胆石症…… 303
一、胆囊结石…… 304
二、肝外胆管结石…… 305
三、肝内胆管结石…… 306
第三节 胆道感染…… 307
一、急性胆囊炎…… 307
二、慢性胆囊炎…… 308
三、急性梗阻性化脓性胆管炎…… 308
第四节 胆道蛔虫病…… 309
第五节 胆道肿瘤…… 310
一、胆囊息肉样病变…… 310
二、胆囊癌…… 310
三、胆管癌…… 311
第六节 胆道先天畸形…… 311
一、胆道闭锁…… 311
二、先天性胆管扩张…… 312
第三十八章 消化道大出血…… 314
第一节 上消化道大出血…… 314
第二节 下消化道大出血…… 316
第三十九章 急腹症的诊断与鉴别诊断…… 319
一、腹痛机制…… 319
二、常见病因…… 319
三、诊断方法…… 320
四、常见急腹症的鉴别诊断…… 322
五、急腹症的处理原则…… 322
第四十章 胰腺疾病…… 324
第一节 胰腺的解剖生理概要…… 324
第二节 胰腺炎…… 325
一、急性胰腺炎…… 325
二、慢性胰腺炎…… 329
第三节 胰腺假性囊肿…… 330
第四节 胰腺癌和壶腹周围癌…… 331
一、胰腺癌…… 331
二、壶腹周围癌…… 333
第四十一章 周围血管疾病…… 334
第一节 血栓闭塞性脉管炎…… 334
第二节 原发性下肢静脉曲张…… 335
第三节 下肢深静脉血栓形成…… 337
第四十二章 泌尿、男生殖系统外科检查和诊断…… 340
第一节 泌尿、男生殖系统外科疾病的主要临床表现…… 340
一、排尿异常…… 340
二、尿液异常…… 341
三、尿道分泌物…… 342
四、疼痛…… 342
五、性功能障碍…… 342

第二节 泌尿、男生殖系统外科检查…… 342
一、体格检查…… 342
二、实验室检查…… 343
三、器械检查…… 344
四、影像学诊断…… 345
第四十三章 泌尿系统损伤…… 347
第一节 肾损伤…… 347
第二节 膀胱损伤…… 349
第三节 尿道损伤…… 350
一、前尿道损伤…… 350
二、后尿道损伤…… 351
第四十四章 泌尿、男生殖系统感染与结核…… 353
第一节 肾积脓…… 353
第二节 肾皮质多发性脓肿…… 353
第三节 前列腺炎…… 354
一、急性细菌性前列腺炎…… 354
二、慢性前列腺炎…… 354
第四节 附睾炎…… 355
第五节 泌尿、男生殖系统结核…… 356
一、泌尿系统结核…… 356
二、男生殖系统结核…… 357
第四十五章 泌尿系统梗阻…… 359
第一节 概述…… 359
一、泌尿系统梗阻的病因和分类…… 359
二、泌尿系统梗阻的病理生理…… 360
三、泌尿系统梗阻的治疗原则…… 360
第二节 肾积水…… 360
第三节 良性前列腺增生症…… 361
第四节 急性尿潴留…… 363
第四十六章 尿石症…… 364
第一节 概述…… 364
一、尿结石形成的影响因素…… 364
二、尿结石分类…… 364
三、尿石症的病理生理改变…… 365
第二节 肾及输尿管结石…… 365
第三节 膀胱结石…… 367
第四节 尿道结石…… 368
第四十七章 泌尿、男生殖系统肿瘤…… 369
第一节 泌尿系统肿瘤…… 369
一、肾肿瘤…… 369
二、膀胱肿瘤…… 370
第二节 男生殖系统肿瘤…… 372
一、阴茎癌…… 372
二、睾丸肿瘤…… 372
三、前列腺癌…… 373
第四十八章 泌尿、男生殖系统先天畸形和其他疾病…… 374
第一节 泌尿、男生殖器先天性畸形…… 374
一、尿道下裂…… 374
二、包茎和包皮过长…… 374
三、隐睾…… 375
第二节 其他疾病…… 375
一、鞘膜积液…… 375
二、精索静脉曲张…… 376
第四十九章 男性性功能障碍、不育和节育…… 378
第一节 男性性功能障碍…… 378
一、勃起功能障碍…… 378
二、早泄…… 379
第二节 男性不育和节育…… 379
一、男性不育…… 379
二、男性节育…… 380
第五十章 骨折…… 382
第一节 概述…… 382
一、骨折的成因、分类及移位…… 382
二、骨折的愈合及影响因素…… 384
三、骨折的临床表现和诊断…… 385
四、骨折的并发症…… 386
五、骨折急救…… 388
六、骨折的治疗…… 388
七、开放性骨折的处理要点…… 390
八、骨折延迟愈合、不愈合和畸形愈合的处理…… 391
第二节 上肢骨折…… 391

一、锁骨骨折…………………………391
二、肱骨干骨折………………………392
三、肱骨髁上骨折……………………393
四、前臂双骨折………………………394
五、桡骨下端骨折……………………395
第三节 下肢骨折……………………395
一、股骨颈骨折………………………395
二、股骨干骨折………………………397
三、胫腓骨干骨折……………………398
四、脊柱骨折…………………………399
五、脊髓损伤…………………………400
六、骨盆骨折…………………………401
第五十一章 关节损伤……………403
第一节 概述…………………………403
一、关节损伤的分类…………………403
二、关节损伤的临床表现和诊断……403
三、关节损伤的治疗…………………404
四、开放性关节损伤的处理原则……404
第二节 肩关节脱位…………………405
第三节 肘关节脱位…………………406
第四节 桡骨头半脱位………………407
第五节 髋关节脱位…………………408
一、髋关节后脱位……………………408
二、髋关节前脱位……………………409
第六节 膝关节半月板损伤…………409
第七节 膝关节韧带损伤……………411
一、膝关节侧副韧带损伤……………411
二、膝关节交叉韧带损伤……………412
第五十二章 手外伤与显微外科技术……414
第一节 手外伤………………………414
第二节 显微外科技术………………416
一、概述………………………………416
二、设备、器械与技术………………416
三、基本技术…………………………416
四、临床应用范围……………………416
五、断肢（指）再植…………………417
第五十三章 周围神经损伤………419
第一节 概述…………………………419
一、周围神经损伤的分类……………419
二、周围神经损伤的临床表现和诊断……419
三、周围神经损伤的治疗……………420
第二节 上肢神经损伤………………420
一、臂丛神经损伤……………………420
二、正中神经损伤……………………421
三、尺神经损伤………………………421
四、桡神经损伤………………………421
第三节 下肢神经损伤………………422
第五十四章 运动系统慢性损伤……423
第一节 狭窄性腱鞘炎………………423
第二节 腱鞘囊肿……………………424
第三节 肱骨外上髁炎………………425
第四节 骨软骨病……………………426
一、髌骨软骨软化症…………………426
二、胫骨结节骨软骨病………………426
三、股骨头骨软骨病…………………427
第五十五章 颈肩痛和腰腿痛……429
第一节 颈椎病………………………429
第二节 腰椎间盘突出症……………431
第三节 粘连性肩关节囊炎…………434
第五十六章 骨与关节化脓性感染……436
第一节 化脓性骨髓炎………………436
一、急性血源性骨髓炎………………436
二、慢性骨髓炎………………………439
第二节 化脓性关节炎………………440
第五十七章 骨与关节结核………443
第一节 概述…………………………443
一、病因………………………………443
二、病理………………………………443
三、临床表现和辅助检查……………444
四、诊断………………………………445
五、治疗………………………………445
第二节 脊柱结核……………………446
第三节 膝关节结核…………………448
第四节 髋关节结核…………………449
第五十八章 非化脓性关节炎……451
第一节 骨关节炎……………………451

第二节 强直性脊柱炎…………………… 452
第三节 类风湿性关节炎………………… 453
第五十九章 运动系统先天性畸形…… 455
第一节 先天性肌性斜颈………………… 455
第二节 发育性髋关节脱位……………… 455
第三节 先天性马蹄内翻足……………… 457
第六十章 骨肿瘤……………………… 459
第一节 概述……………………………… 459
第二节 常见骨肿瘤……………………… 460
一、骨软骨瘤…………………………… 460
二、骨巨细胞瘤………………………… 460
三、骨肉瘤……………………………… 461
四、尤文肉瘤…………………………… 461
五、转移性骨肿瘤……………………… 462
第六十一章 骨科疾病诊断与常用治疗技术……………………… 463
第一节 骨科疾病诊断技术……………… 463
一、理学检查…………………………… 463
二、影像学检查………………………… 464
三、关节镜检查………………………… 465
第二节 骨科疾病常用治疗技术………… 466
一、骨折的手法复位…………………… 466
二、骨折的外固定……………………… 467
三、骨折的牵引技术…………………… 469
参考文献……………………………… 473
中英文专业词汇对照索引…………… 474

第一章　绪　论

学习目标

1. 掌握外科学的基本范畴及其与内科疾病的关系。
2. 熟悉外科学的学习原则及方法。
3. 了解外科学的发展简史，现代外科学在理论和实践的新进展。

一、外科学的范畴

（一）分类

外科学是医学科学的一个重要学科，其范畴是随医学科学的发展而逐渐形成并不断发展和创新的。按病因分类，外科疾病大致分为五类：

1. 损伤　因暴力或其他致伤因素引起的人体组织的完整性受损，例如骨折、烧伤等，常需手术或其他外科方法处理，以修复组织和恢复功能。

2. 感染　包括适宜于手术治疗的局限性感染病灶和创伤后的感染。

3. 肿瘤　绝大多数肿瘤需要手术治疗。

4. 畸形　①先天性畸形：例如先天性心脏病、先天性胆管闭锁等。②后天性畸形：烧伤后瘢痕挛缩等。

5. 其他性质的疾病　如结石性疾病、梗阻性疾病、血液循环障碍性疾病、甲亢等内分泌失调性疾病等。

（二）外科与内科疾病的关系

通常外科的治疗对象是需要手术或手法治疗的疾病，而内科的治疗对象是以应用药物为主要疗法的疾病。但是，在临床实践中，外科学与内科学的范畴是相对的。一些列入外科范畴的疾病，在早期也可先行药物治疗，只是疾病发展到一定阶段有了质的变化，才需手术治疗，例如，急性蜂窝织炎，早期以抗生素治疗为主，脓肿形成时才需切开引流；原需手术的外科疾病，也可能改用非手术治疗，例如肾与膀胱结石可采用体外震波碎石排石；而某些原来不能施行手术的疾病，现在通过外科手术治疗能够收到很好的效果，例如大多数的先天性心脏病，可以用手术方法来纠正。近年来，随着介入放射学和内镜诊疗技术的快速发展，使外科与内科以及其他专科更趋于交叉。所以，由于医学科学的发展，外科学的范畴将会不断地更新变化。

二、外科学的发展

我国传统医学中外科学历史悠久，实践经验丰富。早在公元前14世纪，商代甲骨文就有“疥”、“疮”等字的记载。在周代，外科已独立成为一门，外科医生称为“疡医”。汉末，华佗（141—203年），使用麻沸汤为病人作死骨剔除术和剖腹术。南北朝，龚庆宣著有我国最早的外科学专著《刘涓子鬼遗方》（483年），涉及创伤处理。隋代，巢元方所著《诸病源候论》(610年)中已记载术中采用丝线结扎止血。明代中医外科学进入兴旺时代，陈实功著的《外科正宗》、孙志宏著的《简明医彀》，为后人留下了宝贵的遗产。骨折与脱位的治疗更是独树一帜，千百年来的“正骨疗法”流传至今。

现代外科学奠基于19世纪40年代，先后解决了手术疼痛、伤口感染和止血、输血等问题，使临床外科迅速发展。1846年美国Morton首先采用乙醚作为全身麻醉剂，协助Warren用乙醚麻醉实施手术。1892年德国Schleich首先倡用可卡因作局部浸润麻醉，后为普鲁卡因所代替，解决了手术中疼痛问题。

1846年匈牙利Semmelweis首先提出在检查产妇前用漂白粉洗手，遂使产妇死亡率从10%降至1%，为抗菌技术的开端。1867年英国Lister用碳酸溶液冲洗手术器械，和碳酸溶液纱布覆盖伤口，奠定了抗菌术的基本原则。1877年德国Bergmann进行外科手术伤口周围的清洁和消毒后包扎，并逐渐采用蒸气灭菌布单、敷料、手术器械等灭菌措施，在现代外科学中建立了无菌术。1899年德国Fürbringer提出手臂消毒法，1890年美国Halsted倡导戴橡皮手套。

1872年英国Wells介绍止血钳，1873年德国Esmarch倡用止血带，1901年美国Landsteiner发现血型，1915年德国Lewisohn发明了混加枸橼酸钠溶液，使血不凝固的间接输血法，以后有了血库的建立，很好地解决了外科出血的问题。

1929年英国Fleming发现了青霉素，1935年德国Domagk倡用磺胺类药，为外科学的发展开辟了崭新的时代。近30年来，外科疾病的诊断和治疗水平有了很大进步，超声、核素扫描、CT、MRI、DSA、SPECT、PET等检查和影像三维重建技术得到较为广泛的应用。介入放射学、生物工程技术以及微创外科技术都得以快速发展，并将成为21世纪外科发展的主要方向之一。

现代外科学传入我国已百余年，然而在旧中国却极为落后。新中国成立后，我国外科体系逐渐完善，队伍壮大，分科细化，外科技术迅速普及至县以下医院。大面积烧伤救治、断肢(指)再植，外科疾病的中西医结合治疗、门静脉高压症的外科治疗以及食管癌、肝癌的外科治疗和临床研究水平，均处于国际领先地位。胸外科和神经外科等专业技术达到国际先进水平。重要的外科仪器器械如体外循环机、人工肾、心脏起搏器、纤维光束内镜、人工血管、人工心脏瓣膜、人工骨关节以及微血管器械、震波碎石装置等实现了自行设计生产。随着我国现代化的进程，我国外科学的整体水平与世界发达国家的差距正在缩小。

三、外科学的学习

(一) 坚持以人为本的服务观念，明确学习目标

学习外科学的目的，是为人的健康服务，医生是做人的工作，因此，外科医生必须具有良好的医德医风，才能发挥医术的作用。外科手术既具有治疗性的一面，同时也具有创伤性的一面，外科医生应以爱心、真诚对待病人，多与病人交流和解释病情及诊疗手段，加强病人对手术和医生的信任。学习外科学，首要是严格掌握手术适应证，能用小手术解决的问题，绝不做大手术，能用非手术疗法治愈的绝不采用手术。必须充分做好手术前准备和手术后处理，术中正确执行操作步骤，手术时应当选用最合适的麻醉方法。

(二) 坚持理论与实践相结合，重视学习方法

学习外科学就是要刻苦学习书本上的理论知识，用理论知识指导实践，要积极参加实践，仔细观察外科病人的诊疗变化与结果，争取更多地参加各种诊疗操作，不断分析总结疗

效和经验。

（三）坚持“三基”并重，提高解决问题的能力

医学生要认真学习包括基础医学知识和其他临床各学科的知识在内的基本知识和基础理论。外科医生只有具备扎实的基本知识和基础理论，才会在临床诊疗过程做到“知其然而又知其所以然”，做到原则性与灵活性相结合，并不断开拓思路，有所创新。

在掌握基本技能方面，要从写好病历、学会体格检查做起，要有严格的无菌观念，重视外科基本操作的训练，并熟练掌握。

总之，学习外科学，要把握好正确的学习目的和学习方法，重视“三基”知识的掌握和运用，做到刻苦学习，勤于思考，善于总结，这样才可能成为一名医德高尚、技术精湛的外科医生。

（怀化医学高等专科学校 申小青 山东万杰医学院 陈 磊）

第二章　无菌术

学习目标

1. 掌握无菌术的方法、手术前医务人员、病人的准备内容。
2. 熟悉常用器械、用品、敷料的消毒。术中遵循的无菌原则。
3. 了解手术室的消毒及管理制度。

无菌术（asepsis）是临床医学的一项基本操作规范。在外科工作中，其意义尤显重要。手术、注射、穿刺、插管、换药等操作中，人体及周围环境中广泛存在的微生物都可能通过直接接触、飞沫和空气等途径进入伤口或组织引起感染。无菌术就是针对致病微生物的来源和感染途径所采取的系列预防措施，包括灭菌法、消毒法、操作规则及管理制度。

1. 灭菌　是指彻底杀灭与手术区域伤口接触的器械、物品上附着的所有微生物。灭菌主要使用高温、紫外线和电离辐射等物理方法。但使用甲醛、环氧乙烷及戊二醛等药物也可达到灭菌的目的。

2. 消毒　指用化学药物杀灭病菌微生物和其他有害微生物的方法。

3. 操作规程和管理制度指为防止已经灭菌和消毒的物品及已作好无菌准备的手术人员或手术区再受污染所采取的措施。

第一节　手术器械和物品的灭菌

手术物品必须绝对无菌，按照不同种类，选用物理或化学方法进行灭菌。

一、物理灭菌法

物理灭菌法为主要的灭菌方法，有高压蒸气灭菌法、煮沸法、火烧法三种，其中以高压蒸气灭菌法最有效，最常用。

1. 高压蒸气灭菌法　国内常用下排气式高压蒸气灭菌法进行高压蒸气灭菌。这种灭菌器由一个具有两层壁的耐高压的锅炉构成。蒸气进入消毒室内，急剧升压，温度随之升高，当蒸汽压力达到104.0～137.3 kPa时，温度可达121～126℃，持续30 min，通常可杀灭包括具有极强抵抗力的细菌芽胞在内的一切微生物。

（1）临床运用　适用于耐高温的钝性金属器械，玻璃、搪瓷、橡胶制品及敷料等灭菌，但各种物品灭菌所需时间亦有些不同。

（2）注意事项　①专人负责，规范操作，经常维护，保证灭菌器的正常使用；②需灭菌的包裹大小适宜，一般约在40 cm×30 cm×30 cm以内，包扎松紧适度；③包与包不宜排列过密，以免妨碍蒸气透入；④预置灭菌指示纸带于包外、包内各一条，当压力和温度达到灭菌要求并维持15 min时，指示纸带即出现黑色条纹，表示已达到灭菌要求；⑤已灭菌物品应标明名称、日期，并与未灭菌的物品分别存放，有效期以2周为妥；⑥碘仿、苯类等易燃易爆物品禁用高压蒸气灭菌；⑦瓶装液体灭菌时，瓶口应有排气装置，以防爆裂。

2. 煮沸灭菌法　简便易行，适用于耐热、耐湿的物品灭菌。

（1）办法　将钝性金属器械、玻璃、搪瓷制品及橡胶类物品等放在水中煮沸至100℃，持续15～20 min，能杀灭一般的细菌，超过1 h即能杀灭带芽胞的细菌。若水中放入碳酸氢钠，成为2%碳酸氢钠溶液，沸点可提高到105℃，灭菌时间可缩短为10 min，且可防锈。高原地区因气压低、沸点下降宜用高压锅煮沸灭菌。此时水的沸点温度为121℃，10 min可达灭菌效果。

（2）注意事项　①物品应完全浸没在沸水中；②缝线、橡胶类应在水煮沸后才放入，维持煮沸10 min即可取出；③玻璃类物品先用纱布包好，再放入冷水中逐渐加温煮沸，以免因骤热而爆裂，玻璃注射器应将内芯抽出，分别用纱布包裹；④煮沸器锅盖应密闭，以保持沸水的温度；⑤灭菌时间从水煮沸后算起，若中途加入物品应重新计时。

3. 火烧法　用于紧急情况下金属器械灭菌。将需灭菌的器械置于搪瓷或金属盆中倒入适量95%乙醇，点火燃烧灭菌。缺点是易损坏器械。

二、药液浸泡法

药液浸泡法主要适用于不耐高温的锐利金属器械、内窥镜、缝线、有机玻璃制品等的灭菌。有时也用于皮肤的消毒。

1. 常用制剂与方法

（1）2%戊二醛水溶液　适用于金属锐器、显微器械、导管等的无菌处理。浸泡30 min达到消毒，10 h可灭菌。药液每周更换一次。

（2）70%乙醇　杀菌力较强。常用于皮肤的消毒，也有脱碘作用。浸泡器械需30 min。每周过滤并核对浓度1次。

（3）0.1%氯己定（洗必泰）溶液　浸泡锐利器械，时间为30 min，灭菌效果满意。

（4）10%甲醛溶液　常用于输尿管导管等树脂类、塑料类及有机玻璃制品的消毒，浸泡时间为20～30 min。

2. 注意事项　①浸泡的器械应先清洗、去油污；②消毒部件应全部浸入药液中；③使用前浸泡的物品要用无菌生理盐水或蒸馏水彻底冲洗，避免药液对机体的损害。

三、甲醛蒸气熏蒸法

用有蒸格的容器，在蒸格下放一量杯，按容器体积加入高锰酸钾及40%甲醛溶液（用量以每0.01μl加高锰酸钾10 g及40%甲醛4 ml计算）。物品置蒸格上部，容器盖紧，熏蒸1 h即可达消毒目的，但灭菌需6～12 h。

第二节　手术人员和病人手术区域的准备

一、手术人员的术前准备

1. 一般准备　进入手术室的手术人员，先剪短指甲，去除甲缘下的积垢，更换室内专用的鞋、衣裤、工作帽和口罩，帽子要盖住全部头发，口罩要盖住鼻孔。凡双手皮肤有破损或感染者不能参加手术。

2. 手臂消毒法 手臂的消毒包括清洁和消毒两个步骤：先是用蘸有肥皂液的消毒刷对手及手臂作刷洗，清除皮肤上的各种污渍；然后用消毒剂作皮肤消毒。最经典的皮肤消毒剂是70%乙醇，手臂在溶液中浸泡5 min后能达到消毒目的。现很多医院改用了新型消毒剂，消毒过程大为简化，同样有效。各种消毒剂的使用要求会有些不同，但洗手消毒前的步骤仍基本相同。首先清洗自手指至肘上6 cm的皮肤，使表面清洁无污；其次擦干皮肤；再用消毒剂碘伏或氯己定-乙醇等涂擦。

3. 穿无菌手术衣和戴手套 因手臂消毒不能消灭藏于皮肤深处的细菌，在手术过程中，这些细菌因皮肤不断代谢和腺体分泌可移至皮肤表面。故手臂消毒后，还需穿无菌手术衣，戴无菌手套，防止污染手术切口。

（1）穿无菌手术衣 其要点如下：取出无菌手术衣，于室内空旷处双手提起衣领两角，轻轻抖开使手术衣的内面朝自己，勿接触未灭菌物品。两手插入衣袖内，双臂前伸，由他人从背后协助穿上。最后双臂交叉提起腰带置于身侧，再由他人在身后系紧之。

（2）戴无菌手套其要领如下：取出手套夹内的滑石粉包，将其抹匀在双手上；提起两只手套的翻折部，一般先戴好右手，再用已戴好手套的右示指、中指、环指和小指插入左侧手套翻折的鞘内，拇指远离手套鞘部，戴好左手；将手套的翻折部翻回盖住手术衣袖口；用生理盐水洗净手套外面的滑石粉。若手套未戴平整，可用生理盐水纱布抹平。要求术者在手套的内面操作完成戴好无菌手套，不允许接触手套的外面。

二、病人手术区的准备

目的是消灭拟作切口处及其周围皮肤上的细菌。如皮肤上有较多油脂或胶布粘贴的残迹，可先用汽油或松节油拭去。然后用2.5%～3%的碘酊涂擦皮肤，待碘酊干后，以70%乙醇脱碘涂擦两遍。另一种消毒方法是用0.5%碘尔康溶液或1∶1000苯扎溴铵溶液涂擦两遍。对婴儿、面部皮肤、口腔、肛门、外生殖器等部位，可选用刺激性小、作用较持久的0.75%聚维酮碘消毒。在植皮时，供皮区的消毒可用70%乙醇涂擦2～3次。

操作要点：①自手术区中心向周围顺序涂擦；②前、后两次涂擦处应有部分重叠，不留下未消毒的空白区域；③已接触污染部位的药液纱布，不应再返回清洁区；④感染伤口或肛门手术区的消毒，应由外向内反向涂擦，以免细菌污染扩大。⑤手术区皮肤消毒范围要包括手术切口周围15 cm的区域。如手术有延长切口的可能，则应事先相应扩大皮肤消毒范围。

手术区消毒后，铺无菌布单。其目的是除显露手术切口所必需的最小皮肤区以外，其他部位均需予以遮盖，以避免和尽量减少手术中的污染。目前大部分医院用无菌塑料薄膜来保护切口。小手术仅盖一块孔巾即可，对大手术，需铺盖至少要有两层无菌巾和其他必要的布单。大单布的头端应盖过麻醉架，两侧和足端部应垂下超过手术台边30 cm。上、下肢手术，在皮肤消毒后应先在肢体下铺双层无菌中单布。肢体近端手术常用双层无菌巾将手（足）部包裹。手（足）部手术需在其肢体近端用无菌巾包绕。

第三节 手术中的无菌原则

1. 分清有菌无菌区 手术人员在穿戴无菌手术衣和手套后，手、双上肢、肩以下，腰以上，胸前腋前线以内及手术台缘以上属无菌区。除此以外均视为有菌地带，无菌区及无菌物品不能与之接触。

2. 严格在无菌区内操作　①不可通过手术人员背后传递手术用品；②不要从手术台面以下拾回坠落的器械物品重新使用；③手术中，同侧手术人员需调换位置时，其中一人先稍后退，再背靠背地转身至另一位置，以免接触有菌区而被污染。

3. 及时防范术中污染　①皮肤切缘要用大纱布垫或无菌巾遮盖，并用巾钳或缝线固定，只显露手术切口；②作皮肤切开及缝合皮肤前，常规用70%乙醇再消毒皮肤一次；③手术中若有手套破损或触及有菌部位，要及时更换；④如前臂或肘部触碰有菌区，应立即更换无菌手术衣或加套无菌袖套；⑤若无菌巾一湿透，便失去有效隔离作用，应随时加铺干的无菌布单；⑥切开空腔脏器前，先用纱布垫保护周围组织，以防止或减少污染；⑦不要面对手术区咳嗽、喷嚏，大汗时将头偏向一侧，由他人协助擦净。

4. 避免异物遗留于体腔内　术前清点手术台上器械、敷料、线卷等。术中有增添也应累计。术毕应检查胸、腹等体腔，核对无误才能关闭切口。

5. 控制参观人员数　参观手术者不超过两人，不要太靠近手术人员或站得过高。不要在室内频繁走动，增加污染机会。

6. 连台手术时，更换手术衣、手套的步骤　①先脱手术衣，后脱手套。脱手套时，手不与手套外面接触；②常规手臂消毒；③重新穿无菌手术衣、戴无菌手套。

第四节　手术室的无菌管理

严格执行和自觉遵守必要的管理制度，以保证手术室环境洁净。凡进入手术室的人员，均应换用手术室的清洁衣裤、鞋帽和口罩。患有上呼吸道感染及其他急性感染者不许入内。手术室内不得大声喧哗，以免干扰手术或影响术者情绪。同一手术室连续手术时，先做无菌手术，后做污染或感染手术。每次手术结束后，都应及时清除污物、杂物，彻底洗刷地面，每周大扫除一次。

定期空气消毒，可选用：①80%乳酸（每100 m^3 空间使用12 ml）熏蒸空气消毒30～60 min；②紫外线照射2 h（按每平方米地面面积使用紫外线电功率1～2 W计，照射距离2 m内）；③破伤风、气性坏疽感染术后用40%甲醛按每立方米空间用甲醛2ml配高锰酸钾1 g产生蒸气，闭门窗熏12 h；④铜绿假单胞菌感染术后，先用乳酸空气消毒1～2 h后再清扫；⑤乙肝病人术后，地面和手术台等处可撒布0.1%次氯酸钠水溶液，30 min后清洗和清拭。

小结

无菌技术包括消毒、灭菌、一定的操作规程和管理制度。灭菌要求彻底杀灭一切病原微生物包括芽胞，与消毒相比，往往耗时更长。其中高压蒸汽灭菌法最为常用，应掌握各种常用灭菌方法的持续时间及注意事项。严格进行手术人员和病人手术区域的准备，是切断外源性感染途径的重要措施。手术人员手臂的消毒和隔离、病人手术区的消毒和铺单、手术中应遵循的无菌原则，是本章实验的重点和难点。

思考题

1. 灭菌、消毒的定义是什么？
2. 高压蒸汽灭菌物品的保持时间是多少？
3. 手术进行中的灭菌原则是什么？

（怀化医学高等专科学校 朱智辉 山东万杰医学院 陈 利）

第三章　外科患者的体液失衡

学习目标

1. 掌握三种水钠代谢紊乱、低钾血症、代谢性酸中毒的临床表现与治疗原则。
2. 熟悉高钾血症、代谢性碱中毒的原因与处理方法。
3. 了解低钙血症、低镁血症与呼吸性酸中毒、呼吸性碱中毒的原因与处理方法。

第一节　概　述

正常体液含量、渗透压及电解质含量是人体正常代谢和各器官功能正常进行的基本保证。外科手术或非手术病人都可能发生不同类型、不同程度的水、电解质或酸碱平衡失调。严重的失调可导致病人死亡，应予以及时识别并积极纠正。

体液的主要成分　是水和电解质。它分为细胞内液和细胞外液两部分，其量随性别、年龄和胖瘦而异。成年男性和女性的体液量分别占体重的60%和50%，小儿的脂肪较少。故体液量所占体重的比例较高，新生儿可达80%。体内脂肪量随年龄增大而增多，14岁以后。儿童的体液量所占体重的比例即与成人相仿。

细胞内液量在男性约占体重的40%，绝大部分存在于骨骼肌群中。女性的细胞内液约占体重的35%。细胞外液量男女均约占体重的20%。细胞外液又可分为血浆和组织间液两部分。血浆量约占体重的5%，组织间液量约占15%。绝大部分的组织间液能迅速地和血管内液体或细胞内液进行平衡交换，具有维持机体水和电解质平衡的功能，故又称其为功能性细胞外液；小部分的组织间液交换和平衡缓慢，虽也各有其生理功能，但调节维持体液平衡作用甚微，故又称无功能性细胞外液。如结缔组织液和所谓透细胞液，包括脑脊液、关节液和消化液等。有些无功能性细胞外液的变化导致不同类型的体液平衡失调，最典型的就是胃肠消化液的大量丢失造成体液量及成分的显著变化。

细胞外液中主要的阳离子是Na^+，主要的阴离子是Cl^-、HCO_3^-和蛋白质；细胞内液中主要的阳离子是K^+和Mg^{2+}，主要的阴离子是HPO_4^{2-}和蛋白质。细胞外液和细胞内液的渗透压相等，一般为290～310 mmol/L。渗透压的稳定对维持细胞内、外液平衡具有非常重要的意义。

水和钠平衡的调节　人体主要通过肾来维持体液的平衡和内环境稳定。肾的调节功能受神经和内分泌反应的影响。一般先通过下丘脑-垂体后叶-抗利尿激素系统来恢复和维持体液的正常渗透压，然后通过肾素-醛固酮系统来恢复和维持血容量。但是，血容量锐减时，机体将以牺牲体液渗透压的平衡为代价，优先保持和恢复血容量，使重要生命器官的灌流得到保证，维持生命。

当体内水分丧失时，细胞外液渗透压即有增高，刺激下丘脑-垂体后叶-抗利尿激素系统，机体主动增加饮水。抗利尿激素分泌增加使肾远曲小管和集合管上皮细胞对水分的再吸收加强，于是尿量减少，保留水分于体内，使细胞外液渗透压降低。反之，体内水分增多时，细胞外液渗透压即降低，抑制口渴反应，并使抗利尿激素分泌减少，肾远曲小管和集合管上皮细胞再吸收水分减少，排出体内多余的水分。使机体的水分保持动态平衡。另一方面，肾小球旁细胞分泌的肾素和肾上腺皮质分泌的醛固酮也参与体液平衡的调节。特别是血容量减少和全身血压下降可刺激肾小球旁细胞分泌肾素，进而增加醛固酮的分泌，促使肾远曲小管对 Na^+ 的再吸收和促使 K^+、H^+ 的排泌。随着 Na^+ 再吸收的增加，再吸收的水也就增多，使细胞外液量恢复正常。

酸碱平衡的调节 正常人的体液保持着一定的 H^+ 浓度和 pH 值（动脉血浆的 pH 值为 7.40±0.05），以维持正常的生理和代谢功能。人体在代谢过程中，既产生酸性物质也产生碱性物质，故体液中 H^+ 浓度经常发生变动。人体通过体液的缓冲系统、肺的呼吸和肾的排泄维持 pH 值的稳定。血液中的 HCO_3^-/H_2CO_3 是一对最重要的缓冲物质。HCO_3^- 浓度的正常值平均为 24 mmol/L，H_2CO_3 浓度平均为 1.2 mmol/L，两者比值为 20/1。只要 HCO_3^-/H_2CO_3 的比值保持为 20/1，则血浆的 pH 值就能保持为 7.40。就酸碱平衡的调节而言，肺的呼吸排出 CO_2 调节血液中的呼吸性成分，即 $PaCO_2$，也即调节了血中的 H_2CO_3。如果机体的呼吸功能失常，既可直接引起酸碱平衡紊乱，又可影响对酸碱平衡紊乱的代偿。肾的调节作用是最主要的酸碱平衡调节系统，主要调节血液中的代谢性成分，能排出固定酸和保留碱性物质，以维持血浆 HCO_3^- 浓度的稳定。如果肾功能异常，既能影响酸碱平衡的正常调节，也能引起酸碱平衡紊乱。肾调节酸碱平衡的机制是：① H^+-Na^+ 的交换排 H^+；② HCO_3^- 的重吸收；③分泌 NH_3 与 H^+ 结合成 NH_4^+ 排出；④尿的酸化而排出 H^+。

体液平衡失调可以表现为容量失衡、浓度失衡和成分失衡。容量失衡是指体液量的等渗性减少或增加，只引起细胞外液量的改变，而细胞内液无明显改变；浓度失衡是指细胞外液内水分增加或减少，以致渗透微粒的浓度发生改变，即渗透压的改变，如低钠血症或高钠血症；细胞外液内其他离子的浓度改变虽能产生各自的病理生理影响，但因渗透微粒的数量少而不改变细胞外液的渗透压，故仅造成成分失衡，如酸中毒或碱中毒、低钾血症或高钾血症、低钙血症或高钙血症等。

一、水和钠的代谢紊乱

细胞外液中水和钠的关系非常密切，一旦发生代谢紊乱，缺水和失钠常同时存在。引起水和钠的代谢紊乱的原因不同，缺水和失钠的程度也可不一样。同时出现一系列不同的病理生理变化和临床表现。

（一）高渗性缺水

高渗性缺水又称原发性缺水。水和钠虽同时缺失，但缺水多于缺钠，故血清钠高于正常值，细胞外液的渗透压升高。此时，细胞内液移向细胞外间隙，结果是细胞内、外液量都有减少。当口渴中枢受高渗刺激时，患者感到口渴而饮水，使体内水分增加，渗透压降低。另一方面，细胞外液的高渗可引起抗利尿激素分泌增多，致肾小管对水的再吸收增加，尿量减少，使细胞外液的渗透压降低和恢复其容量。如继续缺水，则因循环血量显著减少引起醛固酮分泌增加，加强对钠和水的再吸收，以维持血容量。

【病因】 常见病因有：①给水不足。如禁食或不能主动饮水患者未及时补液；②水分丧失过多。如高热大汗（汗液中含 0.25% 氯化钠）、烧伤暴露疗法等；③尿崩症患者补水不足。

【临床表现】 最早出现且最突出的表现是口渴。高渗性缺水分为三度：轻度缺水：缺水量为体重的2%～4%。除口渴外，无其他症状。中度缺水：缺水量为体重的4%～6%。极度口渴、乏力、皮肤弹性差，眼窝明显凹陷，皮肤弹性减低，尿量明显减少。重度缺水：缺水量超过体重的6%。除上述症状外，出现躁狂、幻觉、谵妄，甚至昏迷。

【诊断】 根据病史和临床表现一般可作出高渗性缺水的诊断。实验室检查显示：①血清钠升高，在150 mmol/L以上；②血液浓缩现象：如红细胞计数、血红蛋白量、血细胞比容轻度增高；③尿比重高。

【治疗】

1. 病因治疗　尽早解除引起失液的病因具有重要的治疗意义。

2. 补液种类　治疗初期补充低渗液，尽量口服，不能口服的患者，可静脉滴注5%葡萄糖溶液或0.45%氯化钠溶液。

3. 计算补液量　根据临床表现的严重程度，按体重百分比的丧失来估计补液丢失量。每丧失体重的1%，补液量为400～500 ml。如50 kg体重的患者轻度缺水补充量为1000～2000 ml，中度缺水补充液体量为2000～3000 ml。

4. 注意事项　①计算所得的补液量不宜在当日一次补给，以免发生水中毒。一般可两日补给。当日先给补液量的一半，余下的一半在次日补给。此外，还应补给日需要量2000 ml；②补液后血清 Na^+ 测定虽有增高，但因同时存在缺水，血液处于浓缩状态，体内钠量实际上仍有减少，故在补水的同时应适当补钠，以纠正缺钠；③如需纠正同时存在的缺钾，应在尿量超过40 ml/h后补钾；④经过补液治疗后，若仍存在酸中毒，可补给碳酸氢钠溶液。

（二）低渗性缺水

低渗性缺水又称慢性缺水或继发性缺水，水和钠同时缺失，但失钠多于缺水，故血清钠低于正常，细胞外液渗透压下降。机体抗利尿激素分泌减少，使水在肾小管内的再吸收减少，尿量排出增多，以提高细胞外液的渗透压。低渗性缺水时细胞外液量更加减少，于是组织间液入血液循环，以部分地补偿血容量。另外，机体肾素-醛固酮系统兴奋，使肾减少排钠，Cl^- 和水的再吸收增加。抗利尿激素分泌增多，水的再吸收增加，尿量减少。如血容量继续减少，将导致休克。这种因大量失钠而致的休克，又称低钠性休克。

【病因】 ①胃肠道消化液持续性丧失：如反复呕吐、腹泻、胃肠和胆胰瘘、长期胃减压引流或慢性肠梗阻，以致钠随着大量消化液而丧失；②大创面慢性渗液；③应用排钠利尿剂（氯噻酮、依他尼酸等）时，未补给适量的钠盐；④在高温环境下劳动发生大量出汗，补充水分而未给钠盐。

【临床表现】 一般均无口渴感，常见症状有疲乏、表情淡漠、食欲缺乏、恶心等。当循环血量明显下降时肾的滤过量相应减少，体内代谢产物潴留，此时可出现神志不清、肌痉挛性疼痛、肌腱反射减弱、昏迷等。

根据缺钠程度，低渗性缺水可分为三度：轻度缺钠：血清钠在135 mmol/L以下，病人感疲乏、头晕和手足麻木。尿中 Na^+ 减少。中度缺钠：血清钠在130 mmol/L以下，除上述症状外，尚有脉搏细速、血压下降、脉压变小、浅静脉萎陷、视物模糊、站立时容易晕倒。尿量少，尿中几乎不含钠和氯。重度缺钠：血清钠在120 mmol/L以下，病人神志不清，肌痉挛性疼痛，肌腱反射减弱或消失；出现木僵，甚至昏迷，常发生休克。

【诊断】 根据患者有上述特点的体液丧失病史和临床表现，可初步做出低渗性缺水的诊断。实验室检查显示：①血清钠低于135 mmol/L，血钠浓度越低，病情越重；②尿比重常在1.010以下，尿Na^+、Cl^-浓度常明显下降；③RBC计数、血红蛋白量、血细胞比容和尿素氮均有增高。

【治疗】

1. 积极处理致病原因。

2. 确定补液种类 应采用含盐溶液或高渗盐水静脉输注，以纠正细胞外液的低渗状态和补充血容量。

3. 补钠量 可参考下列公式：

需补充的钠盐量（mmol）=［血钠的正常值（mmol/L）－血钠测得值（mmol/L）］×体重（kg）×0.6（女性为0.5）

然后以17 mmol Na^+相当于1 g钠盐换算，先补给一半，另一半可第二天补给。例如：体重55 kg的女性患者，测得血Na^+为118 mmol/L。则需要补充的钠盐量=（142－118）×55×0.5＝660 mmol。以17 mmol Na^+相当于1 g钠盐计算，补充氯化钠量约为39 g。当天先补1/2量，即19.5 g，加日需量4.5 g，共24 g，以输注5%葡萄糖氯化钠溶液2500 ml即可基本完成。此外，还需补充日需液体量2000 ml。其余的一半钠可在第二天补给。

4. 注意事项 ①补钠量的计算仅作为补钠安全剂量的估计，临床应用时，先快速补充一部分，以解除急性症状，然后根据监测情况调整补钠速度与数量；②重度缺钠有休克者，应快速输给晶体液和胶体液，补充血容量，改善微循环和组织器官的灌流。晶体液如乳酸复方氯化钠溶液、等渗盐水，胶体溶液如羟乙基淀粉、右旋糖酐和血浆等都可应用。但晶体液的用量一般要比胶体液用量大2～3倍。然后静脉滴注高渗盐水（一般为5%氯化钠注射液）200～300 ml，尽快纠正血钠过低，以进一步恢复细胞外液量和渗透压，减轻脑细胞水肿；③缺钠伴有酸中毒者，在补充血容量和钠盐后，由于机体的代偿调节功能，合并存在的酸中毒常可同时得到纠正，一般不必急于使用碱性药物。如经血气分析测定，酸中毒仍未完全纠正时，可静脉滴注5%碳酸氢钠溶液100～200 ml或平衡盐溶液200 ml，以后视病情纠正程度再决定是否继续补给。在尿量达到40 ml/h后，应补充钾。

（三）等渗性缺水

等渗性缺水又称急性缺水或混合性缺水，是外科患者最易发生的缺水。此时水和钠成比例丧失，血清钠仍在正常范围，细胞外液的渗透压正常，细胞外液量（包括循环血量）却迅速减少，但细胞内液并不会代偿地向细胞外间隙转移，因此细胞内液量基本不变。但这种液体丧失持续时间较久后，细胞内液也将逐渐外移，随同细胞外液一起丧失，以致引起细胞缺水。

【病因】 ①消化液的急性丧失，如大量呕吐、肠瘘等；②体液丧失在感染区或软组织内，如腹腔内或腹膜后感染、肠梗阻、烧伤等，这些丧失的液体成分与细胞外液基本相同。

【临床表现】 等渗性缺水既有缺水的表现，又有缺钠的表现，但早期无口渴：①短期内体液的丧失达到体重的5%时，出现脉搏细速、肢端湿冷、血压不稳或下降等血容量不足的表现；②体液丧失达体重的6%～7%时，出现周围循环衰竭甚至休克；③休克时发生的微循环障碍导致酸性代谢产物的大量产生，常伴发代谢性酸中毒；④幽门梗阻导致缺水者，可能伴发代谢性碱中毒。

【诊断】 主要依靠病史和临床表现。应详细询问有无消化液或其他体液的大量丧失；失液或不能进食已持续多长时间；每日的失液量估计有多少，以及失液的性状等。实验室检查显示：①血液浓缩：红细胞、血红蛋白和血细胞比容均明显增高；②尿比重增高，血清

Na^{+}、Cl^{-}降低不明显。

【治疗】

1. 处理病因 积极处理原发病对纠正等渗性缺水极为有利。

2. 确定补液种类 平衡盐溶液的电解质含量和血浆内含量相仿，用来治疗等渗性缺水比较理想，可以避免输入过多的Cl^{-}，并对酸中毒的纠正有一定帮助。目前常用的平衡盐溶液有乳酸钠和复方氯化钠溶液（1.86%乳酸钠溶液和复方氯化钠溶液体积比为1∶2）与碳酸氢钠和等渗盐水溶液（1.25%碳酸氢钠溶液和等渗盐水之体积比为1∶2）两种。

3. 评估补液

(1) 按临床表现估计 用平衡盐溶液或等渗盐水尽快补充血容量。脉搏细速和血压下降等症状常表示细胞外液的丧失量已达体重的5%，可先从静脉给患者快速滴注上述溶液约3000 ml（按体重60 kg计算），以恢复血容量。若无血容量不足的表现，可给患者上述用量的1/2～2/3，即1500～2000 ml。

(2) 按血细胞比容计算补液量 补等渗盐水量（L）＝血细胞比容上升值/血细胞比容正常值×体重（kg）×0.20。此外，还应补给日需水量2000 ml和钠4.5 g。

(3) 等渗盐水中Cl^{-}含量为154 mmol/L，而血清内Cl^{-}的含量为103 mmol/L，两者相比，等渗盐水的Cl^{-}含量比血清的Cl^{-}含量高50 mmol/L，如从静脉内输给大量等渗盐水，可导致血Cl^{-}过高，引起高氯性酸中毒的危险。

(4) 在纠正缺水后，注意低钾血症的发生。一般应在尿量达40 ml/h后补钾。

（四）水中毒

又称稀释性低血钠。系指机体入水量超过排水量，以致水分在体内潴留，引起血浆渗透压下降和循环血量增多。水中毒较少发生。

【病因】 常见的有：①各种原因所致的抗利尿激素分泌过多；②肾功能不全，排尿能力下降；③机体摄入水分过多或接受过多的静脉输液。

【临床表现】 可分为两类：

1. 急性水中毒 发病急，由于脑细胞肿胀和脑组织水肿造成颅内压增高，引起各种神经、精神症状，如头痛、失语、精神错乱、定向能力失常、嗜睡、躁动、惊厥、谵妄，甚至昏迷等。

2. 慢性水中毒 临床症状有软弱无力、恶心、呕吐、嗜睡等，体重明显增加，皮肤苍白湿润。但往往被原发疾病的症状所掩盖，故临床表现多不明显。

【诊断】 实验室检查显示红细胞计数、血红蛋白含量、血细胞比容和血浆蛋白量均降低；血浆渗透压降低，以及红细胞平均容积增加和红细胞平均血红蛋白浓度降低。表示细胞内、外液均有增加。

【治疗】

1. 预防 对容易发生抗利尿激素分泌过多如疼痛、失血、休克、创伤和大手术等和急性肾功能不全及慢性心功能不全的患者，应严格限制入水量。

2. 对水中毒患者，应立即停止水分摄入，病情较轻者，在机体排出多余的水分后，水中毒即可解除。

3. 用利尿剂促进水分排出 一般用渗透性利尿剂，如20%甘露醇或25%山梨醇200 ml静脉内快速滴注，20 min内滴完，以减轻脑细胞水肿和增加水分排出。也可静脉注射袢利尿剂，如呋塞米（速尿）和依他尼酸（利尿酸）。

二、钾的代谢异常

细胞内钾占总机体钾总量的98%，是细胞内最主要的电解质。而细胞外液钾含量虽仅为2%，却对机体生理功能的影响极大。血清钾的正常值为3.5～5.5 mmol/L，低于或高于正常值均属异常，可分为低钾血症和高钾血症，以前者为常见。

(一) 低钾血症

血清钾低于3.5 mmol/L时，称低钾血症。

【病因】 缺钾或低钾血症的常见原因有：①摄入不足；②自胃肠道丧失：如呕吐、腹泻、胃肠减压或肠瘘等；③尿钾排出过多：应用呋塞米、依他尼酸等利尿剂，肾小管性酸中毒以及盐皮质激素过多，使钾从肾排出过多；④补液患者长期接受不含钾盐的液体或静脉营养液中钾盐补充不足；⑤钾在体内分布异常：输注大量葡萄糖液，尤其与胰岛素合用或伴有碱中毒时，促使钾转入细胞内。

【临床表现】

1. 肌无力是低钾血症的最早表现。血清钾低于3 mmol/L时，可出现软弱无力，低于2.5 mmol/L时，则有软瘫、肌腱反射迟钝或消失。累及呼吸肌可出现呼吸困难。

2. 胃肠系统　恶心、呕吐，严重者可有腹胀、肠麻痹等症状。

3. 心血管系统　引起心律失常和末梢血管扩张，表现为心悸和血压下降。典型心电图特征是早期出现T波低平或倒置，随后出现ST段降低、QT间期延长和U波。但低钾血症患者不一定都出现心电图改变，故不能单凭心电图改变来判定有无低钾血症的存在。伴有严重的细胞外液减少时，低钾血症的一些临床表现有时不典型，而仅有缺水、缺钠所致的症状，在纠正缺水后，由于钾被稀释，出现低钾血症的一些症状。缺钾严重的患者有时会发生多尿及碱中毒，但尿呈酸性，即为反常性酸性尿。

【诊断】 除上述临床表现外，血钾低于3.5 mmol/L有诊断意义，心电图检查可作为辅助性诊断手段。

【治疗】

1. 应尽早处理造成低钾血症的病因，以减少或中止钾的继续丧失。

2. 补钾　临床上常用的钾制剂是10%氯化钾。可参考血清钾测定的结果来初步确定补钾量，通常每日补氯化钾3～6 g。

3. 注意事项

(1) 尽量口服，禁止静脉推注。轻度缺钾可口服氯化钾，并鼓励患者进食含钾丰富的水果、蔬菜和肉类。

(2) 缺钾较重又不能口服者可静脉滴注氯化钾，但应注意　①尿少不补钾：如患者有休克，应先输给晶体或胶体溶液，以尽快恢复血容量，待每小时尿量超过40 ml后，再从静脉补钾；②浓度不宜过高：每500 ml液体中含钾不宜超过1.5 g；③速度不宜过快：补钾的速度一般不宜超过20 mmol/h，每分钟不宜超过60滴，否则血钾在短期内剧增，可引起致命后果；④总量不宜过多：一般术后患者如无额外损失，每日补钾3～4 g，严重时可补6～8 g；⑤因钾的分布特点，补钾时限较长。

(二) 高钾血症

血清钾超过5.5 mmol/L时，即为高钾血症。

【病因】 常见原因有：①进入体内（或血液内）的钾增多：如口服或静脉输入氯化钾，

服用含钾药物，大量输入库血等；②肾排泄功能减退：如急、慢性肾衰竭，应用保钾利尿剂（如螺内酯、氨苯蝶啶）以及盐皮质激素不足等；③细胞内钾的移出，如溶血、组织损伤（如挤压综合征）以及酸中毒等。

【临床表现】 症状无特异性，可有意识模糊、感觉异常和乏力等；严重高钾血症者有皮肤苍白、发冷、青紫、低血压等。常有心动过缓或心律不齐。最危险的是高血钾可致心搏骤停。高钾血症，特别是血钾浓度超过 7 mmol/L，心电图的改变为 T 波高尖，P 波波幅下降，随后出现 QRS 波增宽。

【诊断】 有引起高钾血症原因的患者，又不能用原发病来解释其临床表现时，应考虑有高钾血症的可能。如血清钾≥5.5 mmol/L，诊断即可成立。

【治疗】 由于高钾血症患者可以突然发生心脏停搏，故在发现患者有高钾血症后，应尽快处理原发疾病和改善肾功能，另外还应注意：

1. 停用一切含钾的药物或溶液，以免血钾浓度进一步增高。

2. 对抗心律失常　因钙与钾有对抗作用，应立即静脉注射 10%葡萄糖酸钙溶液 20 ml，缓解 K^+ 对心肌的毒性作用，必要时可重复使用。

3. 降低血清钾浓度　可选用下列措施：

（1）使 K^+ 暂时转入细胞内　①先静脉注射 5%碳酸氢钠溶液 60～100 ml。后静脉滴注碳酸氢钠溶液 100～200 ml。高渗碱性溶液可增加血容量，使 K^+ 得到稀释，又使 K^+ 移入细胞内或由尿排出，有助于酸中毒的治疗。②用 25%葡萄糖溶液 100～200 ml，每 5 g 葡萄糖溶液中加入 1U 胰岛素静脉滴注，可使 K^+ 转移入细胞内，暂时降低血清钾浓度。必要时，每 3～4 h 重复给药；③肾功能不全者，应控制输液量，可用 10%葡萄糖酸钙溶液 100 ml、11.2%乳酸钠溶液 50 ml、25%葡萄糖溶液 400 ml，加入胰岛素 20U，24 h 静脉持续缓慢滴注。

（2）应用阳离子交换树脂　每日口服 4 次，每次 15 g，可从消化道排出较多的 K^+，同时口服山梨醇或甘露醇导泻，既能够防止便秘又促进排钾。

（3）透析疗法　有腹膜透析和血液透析，一般用于上述疗法仍不能降低血清钾浓度时。

三、低钙血症

血钙浓度的正常值为 2.25～2.75 mmol/L，其中维持神经肌肉稳定的离子化钙占 45%。外科患者易发生钙代谢紊乱，尤其是低钙血症。

【病因】 急性胰腺炎、坏死性筋膜炎、肾衰竭、胰瘘及小肠瘘和维生素 D 缺乏、甲状旁腺功能低下等可引起血钙降低。

【临床表现】 主要表现为神经肌肉的兴奋性增高，如易激动、口周和指（趾）尖麻木及针刺感、手足抽搐、肌肉痛、腱反射亢进以及 Chvostek 征阳性。

【诊断】 根据临床表现，血清钙测定低于 2 mmol/L，可确定诊断。

【治疗】 ①纠正原发疾病；②补钙：用 10%葡萄糖酸钙 20 ml 或 5%氯化钙 10 ml 作静脉注射，以缓解症状，必要时 8～12 h 后可重复注射；③对需要长期治疗的患者可服钙剂及补充 VitD 替代。

第二节 酸碱失衡

机体的组织、细胞只有在适宜的酸碱度的体液环境中才能进行正常的生命活动，细胞外液适宜的酸碱度用pH值表示为7.35～7.45，虽然机体不断摄入及产生酸性或碱性物质，但是依靠体液的缓冲系统以及肺和肾的调节功能，血浆pH值仍然稳定在正常范围内。如果机体调节功能障碍，平衡状态将被破坏，形成不同形式的酸碱失衡。

体液pH值的改变取决于HCO_3^-或$PaCO_2$的变化，前者由代谢过程来控制，后者则由呼吸机制来调节。任何情况使HCO_3^-浓度降低，称为代谢性酸中毒；反之，使HCO_3^-浓度升高，称为代谢性碱中毒。呼吸系统不能有效排出CO_2，则发生呼吸性酸中毒；反之，若换气过多，则发生呼吸性碱中毒。不论发生哪种酸碱平衡失调，机体都有继发性代偿反应，减轻酸碱紊乱，使pH值恢复正常，以维持内环境的稳定。此外，还有两种或两种以上的原发性酸碱平衡失调同时存在的情况，称为混合型酸碱平衡失调。

一、代谢性酸中毒

临床上最常见的酸碱失调是代谢性酸中毒。体内H^+的增加或HCO_3^-减少均可引起代谢性酸中毒。

【病因】

1. 碱性物质丢失过多　见于腹泻、肠瘘、胆瘘和胰瘘时，HCO_3^-将大量丢失。应用碳酸酐酶抑制剂（如乙酰唑胺）可使肾小管排H^+及重吸收HCO_3^-减少，导致酸中毒。

2. 酸性物质生成过多　机体在创伤、休克和大手术后或禁食等情况下，分解代谢或无氧代谢将产生大量的酸性产物，积聚于体内将引起代谢性酸中毒。因治疗需要，应用氯化铵、盐酸精氨酸过多，以致血Cl^-增多，引起酸中毒。

3. 肾功能不全　由于肾小管功能障碍，不能将内生性H^+排出而积聚在体内，或HCO_3^-吸收减少，均可致酸中毒。

【临床表现】 ①轻症患者常被原发病的症状所掩盖；②最突出的表现是呼吸深而快，频率有时可达50次/分，呼出的气体带有酮味；③患者面部潮红，心率加快，血压常偏低；④腱反射减弱或消失；⑤重症患者有疲乏、眩晕、嗜睡，可有感觉迟钝或烦躁，甚至昏迷；⑥患者常伴有缺水的症状，可发生心律不齐、急性肾功能不全和休克。

【诊断】 对有代谢性酸中毒诱因的患者，出现深而快的呼吸或呼气中有酮味，即应警惕有代谢性酸中毒。做血气分析可以明确诊断，并可了解代偿情况和酸中毒的严重程度，如无条件进行此项测定，可做二氧化碳结合力CO_2CP测定（正常值为25 mmol/L）和pH值的测定，症状明显者血液CO_2CP和pH值均有一定程度的降低，尿呈酸性。

【治疗】

1. 积极治疗原发病　病因处理是治疗的首要任务。代谢性酸中毒时，机体通过深而快的呼吸及排出更多的CO_2，通过肾的保Na^+、HCO_3^-及排H^+的作用调节酸碱平衡。因此，只要病因被消除和辅以补液纠正缺水，较轻的酸中毒（血浆HCO_3^-为16～18 mmol/L）即可纠正，一般不需应用碱性药物。

2. 纠正酸中毒　①碳酸氢钠溶液是首选的碱性药物，其作用迅速、疗效确切，5%碳酸氢钠溶液每100 ml含有Na^+和HCO_3^-各60 mmol；②5%碳酸氢钠溶液剂量：首次剂量为100～250 ml，2～4 h后复查动脉血气分析及血浆电解质浓度，可酌情重复使用，注意机体总钠的超负荷。

3. 注意事项　①边治疗边观察，逐步纠正酸中毒，是治疗的原则；②严禁一次性快速输入所需碱性溶液，避免过快过度纠正代谢性酸中毒引起的代谢性碱中毒、高钠血症、低钙血症和低钾血症；③使用碱性药物时，应严密观察可能出现的临床症状，发现问题及时处理。例如有手足抽搐时静脉注射葡萄糖酸钙，见尿补钾等。

二、代谢性碱中毒

【病因】 代谢性碱中毒由体内 HCO_3^- 浓度升高引起。原因有：

1. 胃液丧失过多是外科患者发生代谢性碱中毒的最常见原因。严重呕吐或长期胃肠减压时酸性胃液大量丢失，肠液中的 HCO_3^- 不能被来自胃液的 H^+ 所中和，而被重吸收入血，使血浆中 HCO_3^- 增加。此外，Cl^- 丢失引起 HCO_3^- 在肾近曲小管内的重吸收增加，导致碱中毒。Na^+ 丢失代偿性引起 K^+ 和 Na^+ 及 H^+ 和 Na^+ 的交换增加，保 Na^+ 排 H^+ 排 K^+，造成碱中毒和低钾血症。

2. 摄入碱性物质过多　长期服用碱性药物，大量输注库存血致碱中毒。

3. 低钾血症　由于血钾过低，每 3 个 K^+ 从细胞内释出，即有 2 个 Na^+ 和 1 个 H^+ 进入细胞内，引起细胞内酸中毒和细胞外碱中毒。同时，在血容量不足的情况下，为了保存机体内 Na^+，肾远曲小管细胞向尿液中排出过多的 H^+ 和 K^+，同时 HCO_3^- 的回收增加，细胞外液发生碱中毒。

4. 利尿药的作用　呋塞米、依他尼酸能抑制近曲肾小管对 Na^+ 和 Cl^- 的再吸收，但不影响肾远曲小管内 Na^+ 和 H^+ 交换。因此，当 Cl^- 随尿大量排出时，回流入血的 Na^+ 和 HCO_3^- 增多，引起低氯性碱中毒。

【临床表现】 轻者无明显症状，较重者表现为呼吸变浅变慢，或神经精神方面的异常，如谵妄、精神错乱或嗜睡等。严重时发生昏迷。

【诊断】 根据病史和症状可以初步做出诊断，血气分析可明确诊断及其严重程度。血液 pH 值和二氧化碳结合力均有一定程度的增高，也可有 K^+、Na^+ 或 Cl^- 减少，尿液一般呈碱性，但在严重缺钾的代谢性碱中毒时尿可呈酸性反应（反常性酸性尿），据此可做出诊断。

【治疗】

1. 积极治疗原发病　例如止呕、解除幽门梗阻等，这是治疗的关键，一旦病因解除，碱中毒很容易治愈。

2. 纠正碱中毒　①对丧失胃液所致的代谢性碱中毒，可输注等渗盐水或葡萄糖盐水，以恢复细胞外液和补充 Cl^-，纠正低氯性碱中毒；②碱中毒时几乎都伴发低钾血症，故需同时补钾，才能加速碱中毒的纠正，纠正细胞内外离子的异常交换和终止从尿中继续排酸；③对严重碱中毒（血浆 HCO_3^- 45～50 mmol/L、pH 值＞7.65）可使用 0.1 mmol/L 或 0.2 mmol/L 的稀释盐酸溶液，效果好且安全。方法是将 1 mmol/L 盐酸 150 ml 溶于 1000 ml 生理盐水或 5%葡萄糖溶液中，稀释为 0.15 mmol/L 的盐酸溶液，经中心静脉导管缓慢滴入（25～50 ml/h）。

3. 注意事项　①输注盐酸时禁忌从周围静脉输入，以防渗漏致软组织坏死；②纠正碱中毒应注意动态观察，每 4～6 h 监测血气分析及血电解质，必要时次日可重复给药；③纠正碱中毒用药宜缓，不可操之过急，也不必完全纠正。

三、呼吸性酸中毒

呼吸性酸中毒系指肺泡通气功能及换气功能减弱，不能充分排出体内生成的 CO_2，以致血液的 $PaCO_2$ 增高，引起高碳酸血症。

【病因】 常见原因有：①全身麻醉过深、镇静剂过量、中枢神经系统损伤、气胸、急性肺水肿和呼吸机使用不当等；②肺组织广泛纤维化、重度肺气肿等慢性阻塞性肺部疾患等；③术后易由于痰液引流不畅、肺不张，或有胸水、肺炎，加上切口疼痛、腹胀等因素，均可使换气量减少。

【临床表现】 常见的症状是呼吸困难，患者可有换气不足和全身乏力，有时有气促、发绀、头痛、胸闷。严重者可有血压下降、谵妄、昏迷等。

【诊断】 如患者有呼吸功能受损的病史，又出现呼吸性酸中毒的症状，即应考虑有呼吸性酸中毒。血气分析显示血液 pH 值明显下降，$PaCO_2$ 增高，血浆 HCO_3^- 正常或增高。

【治疗】 ①尽快去除病因和改善患者的通气功能是治疗的关键；②必要时行气管插管或气管切开术，并使用呼吸机，以改善呼吸。但需注意呼吸机的频率、压力和容量，保证足够的有效通气量；③给氧时氧浓度应调节在 0.6～0.7 之间，可较长时间持续给氧。

四、呼吸性碱中毒

呼吸性碱中毒系指肺泡通气过度，体内生成的 CO_2 排出过多，以致血的 $PaCO_2$ 降低，引起低碳酸血症。

【病因】 通气过度的主要原因有：癔症、紧张、高热、创伤、疼痛、脑外伤以及使用呼吸机不当等。

【临床表现】 ①有呼吸急促的表现；②碱中毒时血 Ca^{2+} 减少，患者可有手、足和口周麻木及针刺感，肌震颤，手足抽搐；③碱中毒时，氧合血红蛋白在组织中难以离解，引起组织缺氧，尤以脑缺氧表现明显，患者可有眩晕、意识障碍等表现；④危重患者发生急性呼吸性碱中毒，常提示预后不良，或将发生急性呼吸窘迫综合征。

【诊断】 血气分析显示 pH 值增高，$PaCO_2$ 和 HCO_3^- 下降，结合病史和临床表现，可做出诊断。

【治疗】 轻度呼吸性碱中毒常见于手术后患者，一般不需要治疗。对严重者：①积极处理原发疾病；②增加血液 $PaCO_2$：可用纸袋罩住口鼻，增加呼吸道死腔，减少 CO_2 的呼出和丧失；③呼吸机使用不当所造成的通气过度，应调整呼吸频率；④有手足抽搐者，可给葡萄糖酸钙静脉注射。

第三节 体液失衡的防治

一、体液失衡的预防

体液失衡常继发于许多疾病的各个过程中。这类失衡会影响甚至严重妨碍原发病的治疗。因此，凡是遇到能引起体液失衡的一些外科疾病，应积极采取措施进行预防。

1. 补充每日需要量 即 24 h 人体正常需要量。不能进食的成人可每日静脉滴注 5%～10%葡萄糖溶液 1500 ml、5%葡萄糖盐水约 500 ml、10%氯化钾 30～40 ml。

2. 注意 ①特殊情况下的补液：对发热的患者，一般可按体温每升高 1℃，从皮肤丧失低渗性体液约 3～5 ml/kg 的标准量增加补给量；②气管切开术后的患者，每日因呼吸蒸发的水分比正常的多 2～3 倍，每日应增加水分约 1000 ml 左右，以上均用 5%～10%葡萄糖溶液补充；③中度出汗的患者，丧失体液 500～1000 ml（含氯化钠 1.25～2.5 g），大量出汗时，丧失体液 1000～1500 ml，因汗液含低渗氯化钠，故应用 1/3 等渗盐水和 2/3 葡萄糖溶液补充。

3. 手术前后的及时补液　①大型手术需手术当日清晨开始补液；②如果患者的全身情况较差，已经存在体液失衡，如需施行急诊手术，术前尽可能达到部分纠正，在手术过程中再进一步纠正；③手术当日除补充日需要量外，还要补充手术野的蒸发、体温升高、人工呼吸等额外丧失量；④术后，凡是对胃肠功能影响小的手术，应鼓励患者早日进食，一般不需补液；⑤大手术后的患者，胃肠功能恢复以前，必须连续数日补充日需量。

二、体液失衡

无论是哪一种体液失衡，都会造成机体代谢的紊乱，进一步恶化则可导致器官功能衰竭，甚至死亡。因此，如何维持病人水、电解质及酸碱平衡，如何及时纠正已产生的体液失衡，成为治疗的首要任务。处理体液失衡的基本原则是：

1. 详细询问病史，仔细检查病人。大多数水、电解质及酸碱失调都能从病史、症状及体征中获得有价值的信息，得出初步诊断。①了解是否存在可导致体液失衡的原发病。例如严重呕吐、腹泻，长期摄入不足、严重感染、尿毒症等。②有无体液失衡的症状及体征。例如脱水、尿少、呼吸变化、精神异常等。

2. 即刻的实验室检查　①血、尿常规，血细胞比容，肝肾功能，血糖；②血生化及动脉血血气分析；③血、尿渗透压测定。

3. 综合病史、症状、体征及实验室资料，确定体液失衡的类型及程度。

4. 在积极治疗原发病的同时，制订纠正体液失衡的治疗方案。如果存在多种失调，应分轻重缓急，要果断及时，按序进行。一般先扩容，继之纠正酸中毒，再酌情调整 K^+ 的代谢紊乱。

纠正任何一种失衡不可能一步到位，各种输液、补充电解质或调整酸碱的计算方法，只是作为决定补液的量和质的一种参考，而不应视为一种绝对的法则。在治疗过程中，应密切观察病情变化，边治疗边调整方案。掌握“等渗缺水补等渗，高渗缺水补低渗，低渗缺水补高渗，宁少勿多，宁酸勿碱，见尿补钾”的原则，避免“矫枉过正”。

小结

维持水、电解质、酸碱平衡是处理各种外科疾病最基本的原则之一。水、钠丢失比例的不同导致三种不同类型的脱水，治疗亦应有所侧重。外科以等渗性脱水最为常见。摄入不足、丢失过多及体内分布异常是导致低钾血症的主要原因，静脉补钾注意补钾四原则。代谢性酸中毒是外科疾病最常见的酸碱失衡。外科补液应遵循“缺什么，补什么；缺多少，补多少；边治疗、边观察、边调整”的原则。

思考题

1. 试论述等渗性缺水的治疗原则。
2. 低钾血症的常见原因有哪些？

3. 对高钾血症应如何处理？

4. 男性患者，36岁，因绞窄性肠梗阻而行小肠部分切除术。术后4天仍未排气。病人感恶心、呕吐和腹胀，但无阵发性腹痛，体检：精神萎靡，乏力，T38℃，P105次/分，BP120/80 mmHg，全腹膨隆，无肠型和腹部肿块，轻度压痛，肠鸣音消失。膝腱反射消失。血钠浓度142 mmol/L，动脉血pH7.32，血钾2.9 mmol/L，立位腹部平片示小肠多个小的气液平面。请分析病人可能存在问题，应当如何进行处理？

（怀化医学高等专科学校 朱智辉 山东万杰医学院 陈 利）

第四章　输　血

学习目标

1. 掌握输血的适应证、并发症。
2. 熟悉输血的方法、注意事项。
3. 了解自体输血。

第一节　输血的适应证、输血技术和注意事项

输血（blood transfusion）能补充血容量、改善循环、提高携氧能力、补充血浆蛋白、增强机体免疫力和凝血功能，是治疗外伤、失血、感染等疾病引起的血液（成分）丢失或破坏的重要措施。

一、输血适应证

1. 大量失血　大量失血是输血的主要指征：①一次失血量在总血容量的10%（500 ml）以内，可通过机体代偿，不需要输血；②一次失血量达到总血容量的10%～20%（500～1000 ml）时，应参照患者有无血容量不足表现及血红蛋白和血细胞比容（HCT）变化选择治疗方案；③若失血量达总血容量的20%（1000 ml）时，应输入晶体液、胶体液及浓缩红细胞；④若失血量达总血容量的30%（1500 ml），除输入前述成分外，还可输入全血。

2. 贫血或低蛋白血症　输注浓缩红细胞能纠正贫血，补充血浆或白蛋白治疗低蛋白血症。

3. 严重感染　给严重感染患者输注新鲜全血或浓缩粒细胞有助于纠正营养缺乏状况，增强患者的抗感染能力。

4. 凝血异常　可根据导致凝血功能紊乱的原发疾病，选择相应血液成分治疗。如输注Ⅷ因子或抗血友病因子治疗血友病，补充纤维蛋白原或冷沉淀制剂治疗纤维蛋白原缺乏症。血小板减少或血小板功能障碍者输入血小板等。

根据2000年卫生部输血指南建议：Hb＞100 g/L不需要输血；Hb＜70 g/L可输入浓缩红细胞；Hb为70～100 g/L时，应根据患者的具体情况来决定是否输血。对于可输可不输的患者应尽量不输。

二、输血技术

1. 途径　经周围静脉是常用的输血途径。危急情况时可行中心静脉置管或静脉切开术输血，头颈部及上肢创伤宜从下肢静脉输血，腹部、盆腔、下肢创伤宜从上肢静脉输血，以避免输入血液在进入心脏前从创口流失。

2. 输血速度　成人一般为5～10 ml/min，小儿每分钟10滴，老年人或心功能较差者

1 ml/min左右。但急性大失血时，可用加压输血器快速输入或手工挤压输血。

三、输血注意事项

1. 坚持查对制度　包括供血者与受血者的姓名、血型、交叉配血报告、血袋的完整及严密性、血液的外观及保存时间。如确无差错或可疑，方可输血。

2. 严禁振荡　用血前将血袋倒转数次，使血浆和血细胞混匀，但不要用力猛摇，以免破坏血细胞。

3. 严格无菌操作　在输血操作和静脉穿刺时严格无菌操作可有效地防止细胞污染。

4. 注意保存期限　库存血保存时间超过 28 天不得使用，室温下输血时间一次不应超过4 h。

5. 输血前后只能输用生理盐水，血液中不得加入任何药物，以免发生凝血或溶血。

6. 密切观察输血过程中、输血后均可能发生一些并发症，应密切观察患者的生命体征，发现问题及时处理。输血后血袋应保留 2 h 以备后查。

第二节　输血的并发症

一、发热反应

是最常见的早期输血并发症之一。

1. 原因　①免疫反应　常见于多次输血或妊娠后受血者，其体内已产生白细胞抗体或血小板抗体，再次输血时可与相应成分发生抗原-抗体反应而发热。②致热原：蛋白质、死菌或细菌的代谢产物等致热原污染输液器具；③细菌感染和溶血：早期或轻度者可仅表现为发热。

2. 主要表现　畏寒、寒战、高热（体温可达 39～40℃），多于输血开始后 15 min 至 2 h 内发生。同时伴有头痛、出汗、恶心、呕吐及皮肤潮红，症状持续 30 min 至 2 h 后逐渐缓解，严重者可出现抽搐、呼吸困难、血压下降甚至昏迷。

3. 治疗发热反应发生后，首先应分析可能的原因，减缓或暂停输血，出现发热时给予退热剂（阿司匹林），伴寒战者注意保暖。并予肌注异丙嗪 25 mg 或哌替啶 50 mg。

4. 预防　应强调输血器具严格消毒，控制致热原。对于多次输血或经产妇应输不含白细胞和血小板的成分血。

二、过敏反应

在输血数分钟后至输血后均可发生。

1. 原因　常见原因有：①过敏体质，过敏体质受血者对血中蛋白类物质过敏；②被动获得性抗体。过敏体质供血者将体内某种抗体（如青霉素抗体）随血转移给受血者，当受血者再接触到过敏原时（如青霉素），即发生过敏反应；③IgA 抗体，患者因缺乏 IgA 或多次输血刺激产生 IgA 抗体，再次输血即引起过敏反应。

2. 表现　轻症者表现为瘙痒、皮肤红斑、荨麻疹、血管神经性水肿、关节痛，重症者支气管痉挛、咳嗽、寒战、恶心、呕吐、腹痛、腹泻，甚至过敏性休克和昏迷、死亡。

3. 治疗　轻症者减缓输血速度，密切关注病情，口服抗组胺药如苯海拉明 25 mg，重症者应立即停止输血，保留静脉通道，皮下注射肾上腺素（1：1000，0.5～1 ml）和（或）静脉注射糖皮质激素。有喉头水肿者应作气管插管或切开。

4. 预防 ①有过敏史患者，输血前半小时口服抗组胺药和静脉输注糖皮质激素；②避免有过敏史者供血；③IgA 水平低下或已检出 IgA 抗体患者可输用洗涤红细胞、冰冻红细胞。

三、溶血反应

指输入的红细胞（少数情况下为受血者红细胞）在受血者体内发生异常破坏而引起的不良反应。溶血反应发生少，但却是输血最严重的并发症，死亡率高。

1. 原因 ①免疫性溶血反应：最常见由输入 ABO 血型不合的血液引起，其次是 Rh 血型不合或 A 亚型不合或其他血型不合。此外，一次大量输入或短期输入不同供血者血液而供血者之间血型不合也可引起溶血反应；有 30%～40%。O 型血具有免疫性抗 A 及抗 B，作“万能献血者”时发生溶血反应。②非免疫性溶血反应：输入有缺陷的红细胞或输注前红细胞已受到损坏（如冷冻，加热，加入高渗、低渗溶物，对红细胞有损害作用的药物或贮存、运送不当等）时易导致非免疫性溶血反应。③受血者自身免疫性贫血时，其血液中的抗体也可使输入的异体红细胞遭受破坏而诱发溶血。

2. 临床表现 ①血型不合者，即使输注 10～15 ml 也将迅速发生严重的溶血反应；②迟发性溶血多为 Rh 血型不合，常在输血后 7～14 天发生，但症状相对较轻微。表现为原因不明的发热、贫血、黄疸、肝脾肿大，甚至血红蛋白尿及血红蛋白降低；③典型溶血反应症状常在患者输血开始后 10～30 min 出现各种症状，表现为输血静脉的红肿疼痛、寒战、发热、头痛、呼吸困难、胸闷、腰背酸痛、心悸、心率增快乃至血压下降、休克、血红蛋白尿（酱油色）、溶血性黄疸、肾衰竭。术中溶血的最早征象是不明原因的血压下降和手术野渗血。

3. 治疗 只要发现可疑症状，首先应停止输血，保留静脉输液、保暖，并抽取静脉血 5 ml离心观察颜色，若为粉红色即可判断为溶血反应。再次核查血袋标签、验血报告及患者姓名，检血袋残留血及受血者远离输血部位血样，以查出错误异型血的原因。此外，还可借助尿潜血试验、尿血红蛋白测定明确诊断。主要治疗措施包括：①抗休克、补液扩容：输新鲜同型血、浓缩血小板、凝血因子以有效控制溶血性贫血。在扩容基础上适当应用血管活性药物能有效维持血压，改善周围组织灌注；②保护肾功能，成人尿量应维持 100 ml/h 以上。碱化尿液能促使血红蛋白结晶溶解，防止肾小管阻塞。可给予 5%碳酸氢钠 250 ml 静滴。在维持血容量与尿量基本平稳的前提下，应用甘露醇、呋塞米等利尿剂可加速游离血红蛋白排出，如出现尿少、无尿、氮质血症、高钾血症等，可做血液透析。③防止 DIC：肝素治疗应谨慎；④血浆交换治疗：对于严重病例应尽早血浆交换以彻底清除异型红细胞和有害抗原抗体复合物。

4. 预防 ①加强配血、输血中的核查工作；②严格按输血规程操作；③输同型血。

四、细菌反应

细菌污染血液输注患者体内后，其危害及患者反应程度与细菌的种类、毒性、输注数量，以及受血者体质有关。常见污染细菌为大肠埃希菌、铜绿假单胞菌、变形杆菌和其他革兰阴性杆菌，少数为革兰阳性菌。

1. 原因 采血、贮存或运送环节中出现无菌操作漏洞。

2. 临床表现 轻者以发热为主。重者在输注少量血液后即发生烦躁、寒战、高热、面部潮红、恶心、呕吐、呼吸困难、发绀、腹痛、腹泻、血压下降、脉搏细弱。严重者可发生休克、DIC、肾衰竭。

3. 治疗 ①立即停止输血并保持输液通道，查找致病细菌；②有效地抗感染和抗休克治疗。

4. 预防 ①采血、贮血、输血严格无菌操作；②血液在保存期内和输血前定期检查，疑有受污染的可能时，不得输入。

五、循环超负荷

常见于心功能不全者、老年人、婴幼儿。

1. 原因 ①快速大量输血使心脏超负荷；②原有心功能不全、肺功能不全或低蛋白血症者均难以承受血容量增加。

2. 临床表现 主要是急性心力衰竭和肺水肿的表现，常在输血中或输血后突然发生。

3. 治疗 ①立即停止输血；②吸氧、强心、利尿。

4. 预防 对有心功能低下者应严格控制输血速度及输血量。

六、血源传播性疾病

可经血源传播的疾病有：①AIDS；②输血后肝炎；③人类 T 细胞白血病病毒Ⅰ、Ⅱ型感染；④巨细胞病毒感染；⑤梅毒；⑥疟疾；⑦布氏杆菌病。其中以输血后肝炎和疟疾多见。

预防措施有：①严格控制输血指征，必要时尽量自体输血，减少传染机会；②严格控制献血质量：血制品在生产中应进行病毒灭活，以切断传染源。

七、其他

大量输血后可出现低体温、碱中毒、高血钾、暂时性低血钙、凝血异常等。

第三节 自体输血、全血、血液成分制品和血浆代用品

一、自体输血

自体输血是指收集患者自身的血液后，在需要时予以回输的方法，具有简便、安全、经济等优点。

1. 回收式自体输血 包括术中回收式自体输血、术后回收式自体输血、外伤时回收式自体输血。目前多采用血液回收机收集失血，经自动处理去除血浆和有毒物质，得到浓缩红细胞，用于回输。

2. 预存式自体输血 适用于择期手术病人估计术中出血量较大需要输血者。从术前一个月开始采集自身血液保存，待需要时回输，自体采血常 3～4 天 1 次，每次 300～400 ml，采血者需每日补充铁剂，加强营养。

3. 稀释式自体输血 适用于术前估计手术失血量大、术中失血无条件进行输血治疗者。在麻醉前自身取血并补充血浆增量剂维持血容量，取出后可在室温中保存 4 h，在需要时回输。取血量应控制在血容量 15%～20%以下。术中失血量＞300 ml 即可开始回输，即先输

最后采的血，最后输先采的血，先采的血富含红细胞和凝血物质。

自体输血注意事项：①在体内外已污染的血液严禁使用；②严重贫血，肝、肾功能不全者不得采血。

二、全血、血液成分制品及血浆代用品

（一）全血

指血液的全部成分。包括血细胞及血浆中各种成分。通常将血液采入含抗凝剂或保存液的容器中即为全血。我国将200 ml 全血定为1U（单位）全血。血液采集后24 h 以内的全血称新鲜全血；在2～8℃中保存备用的全血称保存全血。新鲜全血各种成分有效存活率明显高于保存全血。

（二）血液成分制品

分为血细胞、血浆和血浆蛋白成分制品。

1. 血细胞制品　包括红细胞制品、白细胞制品、血小板制品三类。

（1）红细胞制品　①从全血中移除一部分血浆，保留较大部分血浆的血液为少浆全血，其血细胞比容为50%～60%；从全血中移除大部分血浆的血液为浓缩红细胞（CRBC），其血细胞比容为70%～80%；将全血离心移去绝大部分血浆后用代血浆或晶体盐保存液代替血浆制成悬浮红细胞。常用于急性失血和各种需要补充红细胞的贫血；②特殊红细胞制剂：将全血经过去白细胞操作，去除70%白细胞为去白细胞红细胞悬液（LPRBC），将全血分离出血浆、白细胞、血小板再用生理盐水洗涤红细胞3～6次制成悬液即为洗涤红细胞（WRBC）。两者主要适用于产生白细胞抗体的贫血患者。WRBC 还用于器官移植、肾功能不全、血液透析者等。WRBC 应当日尽快输完。

（2）白细胞制品　主要有浓缩白细胞。使用后并发症较多、临床少用。

（3）血小板制品　常用的有手工制备浓缩血小板（PC-1）和机器单采浓缩血小板（PC-2）两种。适用于：①再生障碍性贫血；②大量输注库存血或体外循环手术后血小板锐减者；③各种血小板功能低下患者。

2. 血浆成分制品　常用有新鲜冷冻血浆（FFP）、冷冻血浆（FP）和冷沉淀（Cryo）三种。血浆具有抗休克、免疫、止血、解毒等治疗价值，临床主要用于提供凝血因子。FFP 与 FP 适用于：①多种凝血因子缺乏症；②大量输注库血后出血倾向；③肝胆患者凝血障碍；④血友病患者可用 FFP。Cryo 主要用于血友病 A、先天性或获得性纤维蛋白缺乏症。

3. 血浆蛋白成分制品　包括人血白蛋白、免疫球蛋白及浓缩凝血因子。①人血白蛋白有5%、20%、25%三种浓度，以20%浓度最常用，能扩充血容量，补充白蛋白，还有用于解毒、手术创伤后等临床用途；②免疫球蛋白包括正常人免疫球蛋白（丙种球蛋白）、静脉注射用免疫球蛋白、特异性免疫球蛋白（抗乙肝、抗破伤风等），常用于预防和治疗某些病毒感染（如传染性肝炎）或细菌感染（破伤风），静脉注射丙种球蛋白用于治疗低球蛋白血症引起的重症感染；③浓缩凝血因子包括凝血酶原复合物、浓缩Ⅷ因子、Ⅺ因子及Ⅷ因子复合物、抗凝血酶Ⅲ（AT-Ⅲ）、纤维蛋白原制剂等。

（三）血浆代用品

又称为血浆增量剂，是经天然加工或合成技术制成的血浆代用品。其分子量和胶体渗透压与血浆蛋白相似，对人体无害。临床常用的包括右旋糖酐、羟乙基淀粉和明胶类代血浆。

小结

严格把握输血的适应证、掌握各种输血的并发症、发生的原因及处理方法，熟悉输血的各种方法及注意事项。

思考题

1. 试述输血的适应证。
2. 输血发生溶血反应时的表现怎样，如何预防、治疗？
3. 自体输血的禁忌证有哪些？
4. 男性病人，30岁，输血后5分钟即出现寒战高热、头痛，腰背剧痛，心前区压迫感，全身性皮疹，血压82.5/60mmHg，血浆呈粉红色。请做出最有可能的诊断及处理要点。

（怀化医学高等专科学校　朱智辉　山东万杰医学院　陈　利）

第五章　外科休克

学习目标

1. 掌握休克的临床表现、诊断、监测和治疗。
2. 熟悉不同类型休克的鉴别诊断及相应处理措施。
3. 了解休克的病理生理改变。

第一节　概　述

休克（shock）是机体有效循环血量减少、组织灌注不足、细胞代谢紊乱和功能受损的病理过程，是多种病因引起的综合征。

【分类】 临床习惯按照病因不同，将休克分为低血容量性、感染性、心源性、神经性和过敏性休克五类。外科休克是指外科疾病引起的休克，主要有低血容量性休克和感染性休克。

【病理生理】 血流灌注不足引起组织细胞缺氧是休克的本质，产生炎症介质损伤组织细胞是休克的特征。

（一）微循环变化

有效循环血量的减少，将直接导致微循环的改变。

1. 微循环收缩期　休克早期。此时循环血容量减少，动脉血压下降。机体通过一系列代偿机制调节和矫正所发生的病理变化：①通过主动脉弓和颈动脉窦压力感受器引起血管舒缩中枢加压反射，交感-肾上腺轴兴奋，大量儿茶酚胺进入血内，肾素-血管紧张素-醛固酮系统分泌增加等环节，加快心跳，使心排出量增加以维持循环相对稳定；②皮肤、骨骼肌和腹腔内脏（肝脾、胃肠）小血管收缩，循环血量重新分布，优先保证心、脑等重要器官供血；③微循环内毛细血管前括约肌收缩，流入血量减少，组织低灌注缺氧。此期积极复苏，休克较易纠正。

2. 微循环扩张期　休克进展期：①动静脉短路和直捷通道大量开放，加剧了组织灌注不足，细胞处于无氧代谢状态，能量供给不足，乳酸类产物蓄积，舒血管介质释放如组胺、缓激肽等引起毛细血管前括约肌舒张，而后括约肌仍收缩；②微循环淤血，毛细血管内静水压升高，血管壁通透性增强致血浆外渗，血液浓缩，黏稠度增加，回心血量及心输出量减少，动脉血压下降，心肌、脑组织血液供应不足，进而使微循环灌流锐减，休克加重而进入抑制期。

3. 微循环衰竭期　进入不可逆休克期：①微循环内淤血：呈高凝状态；②血小板和红细胞形成微血栓，导致DIC形成；③组织严重缺血、细胞缺氧缺能量，细胞内溶酶体破裂，细胞自溶并损伤周围细胞，导致组织细胞和器官不可逆性损伤，进而出现多器官功能障碍。

（二）代谢变化

1. 无氧代谢引起代谢性酸中毒 当氧释放不能满足细胞对氧的需要时，将发生无氧糖酵解。缺氧时丙酮酸转变成乳酸。当发展至重度酸中毒 pH<7.2 时，心血管对儿茶酚胺的反应性降低，表现为心跳缓慢、血管扩张和心排出下降。

2. 能量代谢障碍 创伤和感染使机体处于应激状态，机体儿茶酚胺和肾上腺皮质激素明显升高，从而抑制蛋白质合成、促进蛋白质分解；促进糖异生、抑制糖降解，导致血糖水平升高。

（三）重要器官继发性损害

休克时各器官功能均发生障碍。其中主要是肺、肾、心、脑、胃肠和肝的功能障碍。

1. 肺 ①休克时，缺血缺氧使肺毛细血管内皮细胞受损，血管通透性增高，渗出增多，出现间质性肺水肿：②由于缺氧使上皮细胞受损，由肺泡Ⅱ型细胞合成的表面活性物质减少，肺泡表面张力增高，继发肺泡萎陷和局限性肺不张；③肺不张、肺水肿液堵塞气道和炎症介质引起支气管痉挛和肺血管收缩。导致肺泡通气与血流比例失调，出现严重低氧血症。临床上出现进行性呼吸困难，称急性呼吸窘迫综合征。常于休克期间或病情平稳后 48～72 h 发生。

2. 肾 休克时，低血压和儿茶酚胺增加使肾血管收缩，肾血流量减少，肾滤过率明显下降而发生少尿。早期为功能性肾衰竭，病情发展，将引起肾小管缺血坏死，发生急性肾衰竭。

3. 心 ①冠状动脉血流减少，导致缺血和酸中毒，从而损伤心肌；②心肌微循环内血栓形成，心肌发生局灶性坏死；③心肌易遭受缺血-再灌注损伤；④电解质异常、心肌抑制因子等因素影响心肌收缩力。

4. 脑 因脑灌注压和血流量下降而致脑缺血缺氧，导致脑水肿和颅内压增高，病人可出现意识障碍，严重者可发生脑病，昏迷。

5. 肝及胃肠道 ①休克可引起肝缺血、缺氧性损伤，可破坏肝的合成与代谢及解毒功能。组织学方面可见肝小叶中央出血、肝细胞坏死等。生化检测有 ALT、血氨升高等代谢异常。②胃肠黏膜因灌注不足而遭受缺氧性损伤及易发生缺血-再灌注损伤，可引起急性胃黏膜病变和肠源性感染，是导致休克继续发展和形成多器官功能障碍综合征的重要原因。

（四）炎症介质释放和细胞损伤

严重创伤、感染、休克可刺激机体释放过量炎症介质形成“瀑布样”连锁放大反应。炎症介质包括白介素、肿瘤坏死因子、集落刺激因子、干扰素和一氧化氮等。活性氧代谢产物可引起脂质过氧化和细胞膜受损。Na^+-K^+泵、钙泵功能障碍、细胞溶酶体膜破裂、线粒体损伤引起细胞损害。

【临床表现】 按休克发展过程，分为休克代偿期（休克早期）和休克抑制期（休克期）。

1. 休克早期 患者烦躁不安、出冷汗，皮肤苍白、四肢冰凉、尿量减少、心率增快、脉压差小。

2. 休克期 病人反应淡漠、迟钝，意识模糊或昏迷；出冷汗、口唇肢端发绀、脉搏细速、血压下降。严重时，全身皮肤、黏膜明显发绀，四肢厥冷，脉搏摸不清、血压测不出，尿少或无尿。出现 DIC 时皮肤、创口、消化道多处出血。并发急性呼吸窘迫综合征时出现进行性呼吸困难，一般吸氧而不能改善呼吸状态。休克各期的临床表现见表 5-1。

【诊断】 ①有严重损伤，大量出血，重度感染，药物过敏或心脏疾病等情况提示有休克的可能；②有出汗、兴奋、心率加快、脉压差小或尿少等疑有休克；③出现神志淡漠、反应迟钝、皮肤苍白、呼吸浅快、收缩压降至90mmHg以下及尿少者，表明已进入休克抑制期。

【休克的监测】 严密动态观察，能正确把握病情变化趋势，有利于及时采取措施。

表5-1 休克各期的临床表现

分期	程度	神志	口渴	皮肤黏膜		脉搏	血压	体表血管	尿量	估计失血量
				色泽	温度					
休克代偿期	轻度	神志清楚，伴有痛苦表情，精神紧张	口渴	开始苍白	正常或发凉	100次/分以下，尚有力	收缩压正常，舒张压增高，脉压缩小	正常	正常	20%以下（800 ml以下）
	中度	神志尚清楚，表情淡漠	很口渴	苍白	发冷	100～120次/分	收缩压90～70 mmHg，脉压小	表浅静脉塌陷，毛细血管充盈迟缓	尿少	20%～40%（800～1600 ml）
休克抑制期	严重	意识模糊，甚至昏迷	非常口渴，可能无主诉	显著苍白，肢端青紫	厥冷（肢端更明显）	速而细弱，或摸不清	收缩压在70 mmHg以下或测不到	毛细血管充盈非常迟缓，表浅静脉塌陷	尿少或无尿	40%以上（1600 ml以上）

（一）一般监测

1. 神志　反映脑血流灌注情况。①神志清楚：对外界的刺激反应正常，说明脑血流灌注正常；②表情淡漠或烦躁、嗜睡、昏迷，说明脑因血循环不良而缺氧。

2. 皮肤　温度、颜色是体表灌流情况的标志。休克时皮肤微血管收缩或血流缓慢，可分别表现为：苍白、发绀、花斑纹；皮肤发冷潮湿是交感神经兴奋、汗腺分泌增加的结果；血容量严重不足，可出现浅表静脉塌陷，休克晚期可出现皮下瘀斑或出血点。

3. 血压　反映循环功能状态，血压并不是反映休克程度最敏感的指标；①通常认为收缩压＜90mmHg、脉压＜20mmHg是休克存在的表现；②血压回升、脉压增大则是休克好转的征象；③临床常以脉率/收缩压［P（次/分）/SBP（mmHg）］计算休克指数，判断休克情况：正常休克指数为0.5；＞1.0～1.5休克存在；＞2.0为严重休克。

4. 脉搏　脉搏变化先于血压变化。血压还较低，但脉率已恢复且肢体温暖者，常表示休克趋向好转。

5. 尿量　反映肾血流灌注状况。

(1) 对休克病人应密切观察尿量变化，记录24h尿量；必要时应留置导尿管；合并急性肾衰竭者，要测定每小时尿量。

(2) 尿量变化的临床意义：①＜25ml/h，比重大，提示肾血管痉挛、血供不足；②血压正常，尿量减少，比重固定于1.010左右，提示急性肾衰竭可能；③尿路损伤或梗阻可引起少尿或无尿；④使用高渗溶液或利尿剂可致多尿。

（二）实验室检查

1. 白细胞计数及分类可了解感染情况；血小板计数：如血小板进行性下降，结合临床，排除其他原因，应考虑DIC。

2. 血生化及血气分析测定可以了解水、电解质和酸碱平衡情况。

(三) 血流动力学监测

1. 中心静脉压（CVP） CVP代表胸腔段腔静脉和右心房压力，可反映全身血容量与右心功能之间的关系。①CVP正常值为5～10 cmH_2O，CVP＜5 cmH_2O提示血容量不足；②CVP＞15 cmH_2O提示心功能不全，静脉血管过度收缩或肺循环阻力增高；③CVP＞20 cmH_2O提示充血性心力衰竭。

2. 肺动脉楔压（PCWP） 测定PCWP能准确反映左心功能和血容量状况，对防止补液过多引起肺水肿有重要意义。但此项检查有时可出现严重并发症，目前限于有条件的大型医院ICU病房，只在抢救危重病人时使用。

(四) 心电监护

连续监测可及时发现心肌缺血或心律不齐。

【治疗】 休克治疗原则是：尽早消除病因，尽快补充血容量，纠正微循环障碍，增强心功能。重点是恢复灌注和对组织提供足够的氧。

(一) 一般急救处理

积极处理原发病，如创伤制动、大出血止血、保证呼吸道通畅。取头部、胸部抬高20°～30°，下肢抬高15°～20°体位，以利增加静脉回心血量。及早建立静脉通道，吸氧，保温，严密观察病情变化。

(二) 补充血容量

迅速恢复组织血液灌流量和供氧是纠正休克的关键。根据连续监测动脉血压、尿量和CVP等数据判断补充血容量的效果。首先采用晶体液和人工胶体液复苏，必要时进行成分输血。也有用3%～7.5%高渗盐溶液行休克复苏治疗。应采取先快后慢的原则。临床上常以血压结合中心静脉压测定指导补液（表5-2）。

表5-2 中心静脉压、血压与补液关系

中心静脉压	血压	原因	处理原则
低	低	血容量严重不足	充分补液
低	正常	血容量不足	适当补液
高	低	心功能不全或血容量相对过多	给强心药物，纠正酸中毒，舒张血管
高	正常	容量血管收缩过度	舒张血管
正常	低	心功能不全或血容量不足	补液试验

*补液试验：平衡溶液250 ml，于5～10 min快速静脉注入。如血压升高而中心静脉压不变，提示血容量不足；血压不变而中心静脉压升高3～5 cmH_2O，提示心功能不全。

(三) 病因治疗

是纠正休克的根本措施。①内脏大出血的控制，张力气胸的排气减压，应与抗休克治疗同步进行；②重症胆管炎、绞窄性肠梗阻者，积极抗休克，稍有好转，尽快手术进行胆道减压，切除坏死肠管；③其他原发病灶的处理，可根据具体情况选择手术时期。

(四) 纠正酸碱失衡

休克早期，可因过度换气引起低碳酸血症、呼吸性碱中毒。由于碱中毒氧不易从血红蛋白中离解，导致组织缺氧加重。故不主张早期使用碱性药物。根本措施是改善组织灌注，并适时和适量地给予碱性药物。目前对酸碱平衡的处理多主张宁酸毋碱，酸性环境能增加氧与血红蛋白的解离从而增加向组织释氧，对复苏有利。另外，使用碱性药物前需保证呼吸功能正常，否则会发生呼吸性酸中毒。

（五）心血管活性药物的应用

当血容量基本补足、酸中毒得到纠正，若循环状态仍无改善，应使用心血管活性药物。

1. 血管收缩药常用的有多巴胺、去甲肾上腺素和间羟胺等。

多巴胺：具有兴奋α、β_1受体的作用，同时作用于多巴胺受体。①小剂量［<10 μg/(kg·min)］：可使β_1受体兴奋，心肌收缩力增强，心输出量增加，肾和胃、肠道血管扩张；②大剂量［>15 μg/(kg·min)］：则使α受体兴奋，血管收缩，增加外周阻力，血压升高。宜采取小剂量。为提升血压，可将小剂量多巴胺与其他缩血管药物合用，而不增加多巴胺的剂量。

去甲肾上腺素：为以兴奋α受体为主、轻度兴奋β受体的血管收缩剂，能兴奋心肌，收缩血管，升高血压及增加冠状动脉血流量，作用时间短。常用量为0.5～2 mg加入5%葡萄糖溶液100 ml内静脉滴注。

间羟胺：间接兴奋α、β受体，对心脏和血管的作用同去甲肾上腺素，但作用弱，维持时间约30 min。常用10～20 mg加入5%葡萄糖溶液100 ml内静脉滴注。

2. 血管扩张药　适用证：面色苍白，皮肤潮湿发冷，出现瘀斑、发绀的休克患者，血容量已补足，CVP高于正常，脉搏、血压未能改善，而无充血性心力衰竭者。常用药有：

α受体阻滞药：①酚妥拉明：作用快，持续时间短，按0.1～0.5 mg/kg+5%GS 100 ml静脉滴注；②酚苄明：作用时间长，常用0.5～1.0 mg/kg+5%GS 250 ml，1～2 h内滴完。

抗胆碱能药物：常用山莨菪碱（654-2），药理作用：能对抗乙酰胆碱引起的平滑肌痉挛使血管舒张，改善微循环，保护细胞膜。成人常用量为40～80 mg/h持续泵入，或10 mg静脉注射，每15 min一次，直到临床症状改善。

3. 强心药　毛花苷C（西地兰）可增强心肌收缩力，减慢心率。适用于输液量已足够，CVP>15 cmH_2O，而血压仍低时。首次缓慢静脉滴注0.4 mg，有效时可用维持量，每日剂量不超过1.2 mg。

（六）肾上腺皮质激素的应用

可用于感染性休克和其他较严重的休克。主要作用为：①扩张血管，降低外周血管阻力，改善微循环；②稳定细胞膜，防止溶酶体破裂；③增强心肌收缩力，增加心输出量；④促进糖原异生，使乳酸转变为葡萄糖，从而纠正酸中毒；⑤提高线粒体功能，防止白细胞凝集。主张应用大剂量，静脉滴注，一次滴完。为了防止多用糖皮质激素后可能产生的副作用，一般只用1～2次。感染性休克需与抗生素并用。

（七）抗生素的使用

用药指征：①感染性休克；②中、重度低血容量休克。要求联合、广谱、大剂量应用。

（八）抗DIC治疗

对诊断明确的DIC，可用肝素抗凝，一般1.0 mg/kg，6 h一次，成人首次可用10 000U（1 mg相当于125U左右）。有时可用氨甲苯酸、氨基己酸、阿司匹林、双嘧达莫和小分子右旋糖酐治疗。

（九）其他药物

1. 应用三磷酸腺苷-氯化镁疗法，具有增加细胞内能量、恢复细胞膜钠-钾泵的作用及防治细胞肿胀和恢复细胞功能的效果。

2. 氧自由基清除剂 超氧化物歧化酶（SOD）可减轻氧自由基对组织的破坏。

3. 钙通道阻滞剂 硝苯地平等有防止 Ca^{2+} 内流、保护细胞结构及功能的作用。

4. 内啡肽拮抗剂 纳洛酮可改善组织灌流量。

5. 前列环素（PGI_2） 能改善微循环。

第二节 低血容量性休克

低血容量性休克（hypovolemic shock）指机体发生急性大量丢失全血、血浆或体液而引起的休克，包括失血性休克和创伤性休克。

一、失血性休克

失血性休克常见于大血管损伤、肝脾破裂、上消化道大出血。失血性休克的发生与失血速度有关：迅速失血、失血量＞全身总血量的 20％时，机体难以代偿时即出现休克。

【治疗】 包括补充血容量和止血，两者应同步进行。

1. 补充血容量 继抽血（定血型、交叉配血）后，立即快速补液：补给平衡盐溶液和人工胶体液，一般认为，维持血红蛋白浓度在 100 g/L，HCT 在 30％为好。可根据病人的代偿能力、一般情况和其他器官功能来决定是否输红细胞；急性失血量超过总量的 30％可输全血。治疗中应严密观察脉搏、血压、尿量的变化，以调节输液速度和输液量。病情危重时：可用 7.5％高渗盐水 200 ml 静脉滴注，以快速回收组织液进入血液，增加血容量，改善微循环。

2. 迅速止血 在补充血容量的同时，尽快止血是抢救休克成败的根本措施。对于肝脾破裂、急性活动性上消化道出血病例，应在积极抗休克的同时积极进行术前准备，尽早手术止血。

二、创伤性休克

创伤性休克（traumatic shock）多见于严重损伤：如骨折、挤压伤、大手术和烧伤等病人，一般均有血液或血浆丧失，属于低血容量休克。休克的发生、发展与失血性休克相似，但病情常比较复杂。

治疗：快速补充血容量，与失血性休克时基本相同。不同的是创伤可有血块、血浆和炎性渗出液积存在体腔和深部组织，需详细检查以准确估计丢失量。对危及生命的创伤如开放性或张力性气胸、连枷胸等，应做必要的紧急处理。手术和较复杂的其他处理，一般应在血压初步回升或稳定后进行。创伤性休克病人，还需抗炎、镇痛等治疗。

第三节 感染性休克

感染性休克（septic shock）外科常见而治疗较为困难。以革兰阴性细菌引起的感染最常见。其特点：①由于感染和细菌内毒素的作用，易引发全身炎症反应；②DIC 发生率高而早；③内脏损害严重。

根据血流动力学特点将感染性休克分两种类型：①高排低阻型：其特点是外周阻力降低，心输出量增高，又叫“暖休克”，较少见，仅是一部分革兰阳性菌感染引起的早期休克。②低排高阻型：其特点是外周阻力增高，心输出量降低，又称“冷休克”，临床多见，且较严重。可由革兰阴性菌感染引起，由革兰阳性菌感染的“暖休克”加重时也成为“冷休克”。

【临床表现】

1. 原发性感染病症表现 外科感染性休克患者多有原发性感染病症表现。部分确诊为感染性休克者，临床上可能找不到明显感染病灶，仅有全身炎性反应综合征（systemic inflammatory response syndrome，SIRS）：①体温＞38℃或＜36℃；②心率＞90 次/分钟；③呼吸＞20 次/分钟或过度通气，$PaCO_2$＜4.3 kPa；④WBC＞12×10^9/L或＜4×10^9/L，或未成熟 WBC＞10％。

2. 感染性休克的临床表现 见表 5-3。

表 5-3 感染性休克的临床表现

临床表现	低排高阻型	高排低阻性
脉搏	细速	慢而有力
脉压（kPa）	＜4	＞4
神志	烦躁、淡漠、嗜睡	清醒
皮肤温度	冷湿	温暖干燥
皮肤颜色	苍白、发绀或花斑样发绀	潮红
毛细血管充盈时间	延长	1～2 s
尿量（ml/h）	＜25	＞30

【治疗】 感染性休克的治疗原则：休克纠正前，重点治疗休克，同时治疗感染；休克纠正后着重治疗感染。

1. 补充血容量 首先输入平衡盐溶液，再适当给予胶体溶液、血浆或全血。要求血红蛋白为 100 g/L，血细胞比容为 30％～35％，以保证心脏正常充盈压和动脉血的含氧量以及合理的血液黏稠度。感染性休克病人常有心肌受损、肾损害，补液过多会造成不良后果。应测定 CVP 借以调节补液量和速度。

2. 处理原发感染病灶 原发感染病灶的存在是发生休克的主要原因，应尽早处理，才能纠正休克和巩固疗效。

3. 抗生素治疗 抗生素的治疗原则：联合、广谱、足量、有效，早期静脉给药。①大肠埃希菌、克雷伯菌感染；可用第三代头孢菌素类抗生素；②腹腔感染、多发脓肿、坏死性筋膜炎：应加用抗厌氧菌抗生素；③经细菌培养和药物敏感试验后，改用针对性强的抗生素。

4. 纠正酸碱失衡 感染性休克时，代谢性酸中毒发生早而严重，应给予及时纠正。

5. 心血管药物的使用 经补充血容量、纠正酸中毒而休克仍未好转者，应使用血管舒张药物，常用的有 654-2、多巴胺等，或与间羟胺、酚妥拉明合用。感染性休克患者多有心功能损害，可应用毛花苷 C、多巴酚丁胺等。

6. 皮质激素的使用 限于早期，用量宜大，可达正常量的 10～20 倍，维持不宜超过 48 h。并用大剂量有效抗生素；应用奥美拉唑（洛赛克）等药物保护胃肠黏膜，以防止感染加重和应激性溃疡的发生。

7. 其他治疗包括营养支持，对并发的 DIC、重要器官功能障碍的处理等。

小结

休克本质上是组织、细胞缺血缺氧以及由此引发的代谢和器官功能障碍。了解休克的微循环改变有助于理解休克的临床表现及分期。不同类型休克的抢救时应注意原发病因的处理，休克的一般及特殊监测尤为重要。低血容量休克和感染性休克是外科最常见的休克。充分扩容、及时控制失血失液，是抢救低血容量性休克的关键措施。感染性休克因感染和毒素的作用，较早发生内脏损害，治疗较为困难，除一般的休克抢救措施外，及时处理原发病灶、改善重要脏器功能，往往能为抢救休克患者创造条件。

思考题

1. 试述休克的治疗原则。
2. 试述糖皮质激素在严重休克和感染性休克时的作用及使用原则。
3. 女性，64 岁，因重症胆管炎入院，体温 36℃，神志淡漠，血压 80/50 mmHg，尿量＜20 ml/h，请分析为何种类型休克？如何处理？
4. 男，37 岁，车祸致脾破裂入院，神志清楚，大汗淋漓，血压 65/40 mmHg，脉搏 130 次/分，无尿，请分析为何种类型休克？如何处理？

（怀化医学高等专科学校 朱智辉 山东万杰医学院 陈 利）

第六章　多器官功能障碍综合征

学习目标

1. 掌握多器官功能障碍综合征、急性肾衰竭、急性呼吸窘迫综合征的概念、病因、表现。

2. 熟悉多器官功能障碍综合征、急性肾衰竭、急性呼吸窘迫综合征的发病机制、诊断和治疗原则。

3. 了解多器官功能障碍综合征与多器官功能衰竭的差异，急性胃肠功能障碍。

第一节　多器官功能障碍综合征

多器官功能障碍综合征（multiple organ dysfunction syndrome，MODS）是指机体急性疾病过程中，有两个或两个以上的器官或系统同时或相继发生功能障碍。它不同于多器官功能衰竭（MOF）或多系统功能衰竭（MSOF），因为MODS如果早期预防、发现及时、合理救治有些病例是可以逆转的。MODS是由感染性疾病和非感染性疾病诱发的，可引起机体发生多种病理生理改变，对各器官和系统的损伤是相同的，但不同器官和系统的负荷、代谢、代偿能力不同，出现器官和系统功能障碍的时间、程度也不同，临床以肺、肾功能障碍多见。

目前，MODS是外科领域重点研究的新课题，因其复杂难治，死亡率高，已成为外科良性疾病患者死亡最直接、最重要的原因之一。

【病因】 外科常见疾病有：

1. 各种严重感染、脓毒症、绞窄性肠梗阻、出血坏死性胰腺炎等。

2. 非感染性因素，如烧伤、大手术、严重创伤、各种原因的休克、心肺复苏后。

3. 毒物、药物急性中毒、缺血-再灌注损伤、大量输血输液等。

4. 原有重要器官的慢性疾病或功能不全者，遭受一般损害时，易发生MODS。

【发病机制】 发病机制至今尚未完全明了。目前学说认为创伤、休克、感染等因素导致的免疫炎症反应，可能是形成MODS最重要的病理生理基础和根本原因，当机体受到损害因子的袭击后，发生强烈的防御反应，在稳定机体内环境的同时损害了正常的组织细胞。

1. 机体遭受感染和非感染因素损害后，引起的不易控制的全身炎症反应综合征（SIRS）。主要是单核细胞释放促炎因子和抗炎介质的结果。由感染引起的SIRS为脓毒症。

2. 创伤、休克是有效血容量下降导致微循环障碍，组织灌注不足，心、脑、肺、肾等重要脏器缺血、缺氧诱发的系列病理生理改变和细胞代谢异常。当肠道缺血时，导致肠黏膜屏障功能受损，肠道细菌和毒素移位，随之发生全身性内皮细胞活化，使炎症介质和细胞因子持续释放，激发SIRS，引起MODS。

3. 缺血再灌注损伤（IRI）学说　当组织缺血再灌注后数小时内细胞产生ATP的能力进一步下降，能量不足；再灌注激活白细胞、巨噬细胞，产生有毒的氧自由基损伤组织。白细胞、血小板阻塞毛细血管形成微血栓，至血管内皮损伤。这种局部或全身组织缺血再灌注时对相应缺血器官及全身各器官造成不同程度的损伤，加剧了 SIRS 并导致 MODS 的发生。

【临床表现与诊断】 MODS 的临床过程可分为两种类型

1. 速发型 指原发急重症发病 24 h 后，有两个或两个以上的器官或系统同时出现功能障碍。

2. 迟发型 先发生一个重要器官或系统的功能障碍（常为心血管、肾或肺），经过一段近似稳定的时间后，再发生更多的器官或系统功能障碍。此型的发生，感染常是始动因素。

各系统器官的功能障碍，有的临床表现较为明显，有的则待病变发展到相当程度时才有明显表现。如心血管、脑、肾和肺的功能障碍大多表现明显，而肝、胃肠和血凝系统等的功能障碍，至病情较重时才有明显的临床表现。利用实验室检查、心电图、影像和介入性监测方法，有助于器官功能障碍的早期诊断。依据临床表现和监测结果，进行综合分析，可以确立 MODS 的诊断。

目前认为完善的诊断应包括以下三项：

1. 诱发因素 严重创伤、休克、感染、复苏延迟综合征、大量坏死组织滞留等。

2. 全身炎症反应综合征（SIRS）。

3. 存在两个和两个以上器官功能障碍。其诊断标准为 ①循环系统：收缩压＜90 mmHg 持续 1 h 以上，心脏指数＜2.5L/（m^2·min），肺毛细血管楔压（PCWP）＞10 mmHg，需要正性肌力药物、血管活性药物维持循环稳定。②肺：呼吸频率≤5 次/分或≥40 次/分，$PaCO_2$≥50 mmHg，低氧血症（PaO_2/FiO_2＜150～200 mmHg）需机械通气维持气体交换。胸片双肺有改变。③肾：尿量≤500 ml/d 或少尿，每日血尿素氮升高 3.6～7.1 mmol/L，血肌酐升高 44.2～88.4 μmol/L。④肝：血清胆红素 34～50 mmol/L，PT 时间延长。丙氨酸氨基转移酶（ALT）、天冬氨酸氨基转移酶（AST）大于正常两倍。⑤胃肠道：黏膜水肿，消化功能减退，应激性溃疡发生及出血，出血量＞400 ml/24 h。⑥凝血系统：血小板≤20×10^9/L，凝血酶原时间（PT）、部分促凝血酶原激酶时间（PTT）延长，发生弥散性血管内凝血（DIC）。⑦中枢神经系统：意识发生改变，对语言、疼痛刺激等的反应减退。

MODS 中从所累及器官、系统频率来看，发生率最高的是肺，其次是胃肠及肾。

【监测】 当前临床上对 MODS 的诊断标准尚未统一，多数学者仍以某器官、系统衰竭的标准和表现来诊断 MODS，有与 MOF 相混淆的嫌疑。因此不要过多地纠缠诊断标准。最重要的临床意义在于当你发现某个原发病的急性过程中出现 SIRS 的表现，应立即针对各器官、系统进行适时监测，及时掌握其动态变化，才能做出可靠诊断，提供有力的治疗依据，遏制连锁反应，预防 MODS 的发生、发展。

监测项目和标准：参照易发器官、系统功能障碍的相关项目。参照诊断标准中的有关指标。

【预防和治疗】 MODS 一旦发生，死亡率极高，必须积极救治以挽救生命，因而预防工作十分重要，具体如下：

1. 积极治疗原发病，及时抢救，消除发生 MODS 的高危因素，阻止 MODS 的发生。

2. 动态监测生命体征，生命体征直接反映器官或系统功能的变化，防止缺血再灌注损伤。

3. 监测中发现器官、系统功能障碍的早期征兆，及时治疗。尤其对首发单个器官、系统功能障碍及早治疗，避免 MODS 的发生。

4. 防治感染是预防 MODS 极为重要的措施，控制感染才能使器官、系统功能障碍获得逆转，具体可采取以下措施：①使用有效抗生素；②清理感染创面和引流感染灶；③加强各种导管和静脉管的护理；④尽量使用肠内营养，防止细菌移位。适时提供肠外营养。

5. 改善全身情况积极纠正水、电解质紊乱、酸碱失衡、低蛋白血症、营养不良等状况，有利于改善器官功能。

第二节　急性肾衰竭

急性肾衰竭（acute renal failure，ARF）是指由各种原因引起的肾功能损害，在较短时间内导致血中氮质代谢产物迅速聚积，水、电解质和酸碱失衡等一系列病理改变的临床综合征。

【病因和分类】 临床上将急性肾衰竭分为肾前性、肾性和肾后性三类。

1. 肾前性　凡能引起机体循环血量减少以及肾血管改变，导致肾血流低灌注状态的原因，均为肾前性肾衰竭的病因。此时肾小球滤过率减少而少尿。早期肾无器质性损害，仅属功能性改变，若不及时处理，将发展为急性肾小管坏死，成为肾性肾衰竭。

2. 肾性　主要是肾缺血和毒素造成的急性肾实质损害，约 75% 发生急性肾小管坏死。原因有：①肾缺血（如大出血、休克）和肾中毒（如药物、重金属、蛇毒）等引起的肾小管坏死；②肾实质弥漫性病变：如急性肾小球肾炎等；③肾小管阻塞：如挤压综合征和大面积深度烧伤等，导致大量血红蛋白和肌红蛋白管型阻塞肾小管。

3. 肾后性　由于双侧输尿管（或孤立肾的输尿管）完全性梗阻所致的急性肾衰竭。常见的原因有结石、肿瘤等，若能及时解除梗阻，肾功能多可恢复。

【发病机制】 ARF 的发病机制十分复杂，目前认为肾血流动力学改变和肾小管功能障碍是主要原因。

1. 肾血流动力学改变　在肾血流量不足时，肾灌注压即下降。当平均动脉压下降至 90 mmHg 以下时，肾小球滤过率（GFR）下降。当平均动脉压下降至 60 mmHg 时，GFR 下降一半。在肾缺血 24～48 h 后，即使肾血流量得到恢复，肾功能也较难恢复。

2. 肾小管上皮细胞损伤及功能障碍　肾持续缺血和肾毒性物质的作用，使肾小管上皮细胞变性坏死和脱落，导致肾小管阻塞和滤液反漏。这是 ARF 持续存在的主要因素。脱落的黏膜、细胞碎片以及挤压综合征、溶血、大面积烧伤等产生的血红蛋白、肌红蛋白均可导致肾小管阻塞。肾小管阻塞间接影响肾小管滤过率，滤液反漏引起肾间质水肿，加重肾缺血，使肾小管滤过率更低。

3. 肾缺血-再灌注损伤　肾缺血与缺血后再灌注均可使氧自由基产生增加。由于缺血引起内源性氧自由基清除系统的物质及酶的缺乏，而使氧自由基清除减少，组织与细胞内源性氧自由基增加。氧自由基的释放和代谢产物聚集，最终使肾小管上皮细胞内膜发生脂质过氧化，导致细胞功能障碍甚至死亡。缺血再灌注时，微血管出现内皮细胞肿胀，血管腔变窄；微血管通透性增高，使细胞间质水肿。

4. 非少尿型急性肾衰竭　此型发病机制尚未明了，可能是肾小管损伤较轻的类型，其 24 h 尿量可超过 800 ml，但血中肌酐、尿素氮呈进行性增高。肾小球滤过率下降程度并不严重，仅有部分肾小管上皮细胞变性坏死和肾小管阻塞，部分肾小管功能还存在，但有尿浓缩功能障碍，所以尿量较多。此型病程相对较短，并发症少，预后好。

【临床表现】 少尿型 ARF 临床表现可分为少尿（或无尿）期和多尿期两个阶段。

（一）少尿（或无尿）期

一般为 7～14 天，长者可达 1 个月，成人 24 h 尿量少于 400 ml 或每小时少于 17 ml 为少尿。少尿期越长，病情越重。成人 24 h 尿量少于 100 ml 为无尿。

1. 水、电解质和酸碱平衡失调（三高三低两中毒）

（1）水中毒　是 ARF 的主要死因之一，此时体内大量水、钠潴留，引起高血压、心力衰竭、肺水肿和脑水肿。出现头晕、心悸、恶心、呕吐、呼吸困难、水肿、嗜睡甚至昏迷等症状。

（2）高钾血症　人体 90％的钾离子经肾排出。少尿时，钾离子排出受限，而病人在严重挤压伤、烧伤或感染时组织分解代谢增加，细胞内钾释放到细胞外液中，血钾迅速升高。达危险水平时需紧急处理。否则可发生心律失常，甚至心脏在舒张期停搏。高钾血症是少尿期最重要的电解质紊乱，也是 ARF 的常见死因。

（3）高镁血症　正常人体 40％的镁通过尿液排泄。在 ARF 时，血镁与血钾成平行改变。高血钾必伴有高镁血症。可引起神经肌肉传导障碍，出现肌力减弱、麻木、呼吸抑制、低血压、昏迷、甚至心脏停搏。

（4）高磷血症和低钙血症　ARF 时，会发生血磷水平提高，60％～80％的磷转由肠道排泄，与钙结合成不溶解的磷酸钙而影响钙的吸收，出现低钙血症。低钙可引起肌肉抽搐，并加重高血钾对心肌的毒性作用。

（5）低钠血症与低氯血症　因水的潴留可引起稀释性低钠和低氯血症。“钠泵”效应下降，细胞内钠不能泵出及肾小管重吸收钠减少亦引起低钠；病人呕吐，腹泻可造成钠、氯的丢失。

（6）代谢性酸中毒　是少尿期的主要的病理生理改变之一，因酸性代谢产物蓄积和肾小管排酸保碱功能显著下降而引起。临床早期表现深而快的呼吸、口唇颜面潮红。代谢性酸中毒可加重高钾血症。

2. 尿毒症症状　蛋白质代谢产物（尿素氮、肌酐）不能经肾排出，含氮物质积聚于血中，形成氮质血症。其他毒性物质如酚、胍等增加，形成尿毒症。临床表现有恶心、呕吐、腹胀、头痛、烦躁、意识模糊，甚至昏迷。

3. 出血倾向　可因血小板质量下降、多种凝血因子减少、毛细血管脆性增加引起。常见皮下、口腔黏膜及消化道出血。严重时可致 DIC。

（二）多尿期

在少尿或无尿过后的 7～14 天，如 24 h 尿量增至 400 ml 以上，即进入多尿期。一般历时 14 天，尿量最多可达 3000 ml/24 h 以上。此期第 1 周，因肾小管上皮的功能尚未完全恢复，血尿素氮、肌酐和血钾仍持续升高，尿毒症症状依旧，此为早期多尿阶段，当肾功能逐渐恢复，尿量显著增多时，可出现缺水、低血钾、低血钠、低血钙等水和电解质紊乱。此时仍有氮质血症，病人体质虚弱，极易发生感染。可因低血钾和感染而死亡。多尿期的尿量可突然增加或逐步增加，若缓慢增加一段时间后停滞不增，提示肾损害难以恢复，预后差。

多尿期后是恢复阶段。肾小管上皮细胞再生、修复，肾功能逐渐恢复。此时病人体质虚弱，有贫血、营养不良、消瘦、疲乏等表现。肾功能需数月后才能恢复，但少数病人仍遗留有不同程度的肾功能损害。

【诊断】

1. 病史及体格检查　详细地询问病史，系统地进行体格检查，注意能引发 ARF 的各种肾前性、肾性及肾后性病因。

2. 尿量及尿液检查

(1) 尿量　准确记录每小时尿量，危重病人应留置导尿。

(2) 尿液检验　①尿色改变：酱油色尿提示血红蛋白或肌红蛋白破坏，尿液呈酸性。②尿比重：肾前性 ARF 时尿浓缩，尿比重和渗透压高；肾性 ARF 为等渗尿，尿比重恒定于 1.010～1.014 之间。③镜检：有大量红细胞管型及蛋白，提示急性肾小球肾炎；有宽大棕色管型为肾衰竭管型，提示急性肾小管坏死；白细胞管型提示急性肾盂肾炎。

3. 血液检查

(1) 血常规　嗜酸性细胞明显增多提示有急性间质性肾炎的可能。

(2) 血尿素氮和肌酐　血尿素氮和肌酐呈进行性升高，每日血尿素氮升高 3.6～7.1 mmol/L，血肌酐升高 44.2～88.4 μmol/L，提示 ARF 进一步发展。

(3) 根据少尿、多尿期血清电解质及酸碱度变化程度进行综合分析。

4. 影像学检查　包括 X 线腹部平片，超声波或尿路造影等检查，确定有无肾后性病变。

5. 补液试验　用以鉴别肾前性和肾性 ARF，在 30～60 min 内静脉滴入 5%葡萄糖氯化钠溶液 250～500 ml，如果尿量增加提示肾前性 ARF，而肾性者尿量不增加。心肺功能不全者不宜做本实验。

【预防】 尽管 ARF 的诊治水平不断提高，但死亡率仍高达 50%左右，因此，正确认识和有效预防 ARF 极为重要。

1. 积极防治可能引发 ARF 的肾前性、肾性、肾后性高危因素。

2. 避免使用肾毒性药物　氨基糖苷类抗生素、造影剂等对肾有损害的药物，尽量不用。

3. 保持肾小管通畅　对严重烧伤、严重挤压伤及误输异型血，应静脉滴注 5%碳酸氢钠 250 ml，以碱化尿液，并使用甘露醇、呋塞米等利尿剂，防止血红蛋白、肌红蛋白阻塞肾小管或其他肾毒素损害肾小管上皮细胞。

4. 少尿时应用补液试验，有助于鉴别肾前性和肾性 ARF，并可预防肾性 ARF。

【治疗】

1. 少尿或无尿期治疗原则是维持机体内环境的稳定。

(1) 限制水和保持电解质平衡　准确记录 24 h 出入水量，量出为入，宁少勿多，以每天体重减轻 0.5 kg 为度，计算补液量：每日补液量＝显性失水量＋非显性失水量－内生水量。显性失水包括尿液、粪便、引流物、呕吐物和异常出汗等途径丢失的液体。非显性失水为经皮肤、呼吸道蒸发的水分，一般为 600～1000 ml/d。内生水为体内代谢生成的水分，为 400～500 ml/d，每日减轻体重 0.5 kg 即丧失水分约 500 ml。中心静脉压正常，即认为补液适当。禁止钾摄入，除纠正酸中毒外，一般不补充钠盐，血钠维持在 130 mmol/L 左右，注意钙的补充。

(2) 预防和治疗高血钾　严格控制钾的摄入，减少导致高血钾的各种因素，如纠正酸中毒、不输库存血、清除坏死组织、控制感染和提供足够的热量等。当血清钾高于 5.5 mmol/L 时，应断然采取措施，改变 K^+ 分布、立即补充钙剂，务必将血清钾控制在正常范围。

(3) 纠正酸中毒　一般情况下酸中毒发展较慢，还可通过呼吸代偿。当血浆 HCO_3^- 浓度低于 15 mmol/L 时，才应用碳酸氢钠治疗。控制液体量，防止血容量过多，严重者可用血液滤过。

(4) 补充营养和保证热量 此举有利于减少蛋白质的分解，减少尿素氮和肌酐的生成，同时能减轻代谢性酸中毒和高钾血症。补充适量糖类能减少体内蛋白质的分解。通常经静脉输注葡萄糖 100～200 g/d，可使蛋白质分解代谢降至 20～45 g/d，肠内营养有利康复，不必限制口服蛋白质，每天摄入 40 g 左右蛋白质，不会加重氮质血症。血尿素氮和肌酐之比以 10∶1为准。注意补充适量维生素。

(5) 预防和控制感染 有利于延缓 ARF 的发展，但应避免使用有肾毒性及含钾的抗生素，并根据病情调整用药剂量和方法。

(6) 血液净化 是治疗 ARF 的重要组成部分。其目的是：①维持体液、电解质、酸碱和溶质的平衡；②防治可引起肾进一步损害的因素（如急性左心衰），促进肾功能恢复；③为原发病或并发症的治疗创造条件，如营养支持、热量供给和抗生素应用等。

常用血液净化的方法及适应证：①血液透析（图 6-1）：适用于病情危重、心功能尚稳定、不宜行腹膜透析的高分解代谢的 ARF；②连续性肾替代治疗（CRRT）：适用于非 ARF 伴血流动力学不稳定和多器官功能衰竭者；③腹膜透析：适用于非高分解代谢的 ARF，以及有心血管功能异常、建立血管通路有困难、全身肝素化有禁忌者和老年病人。具体可根据病情选用。

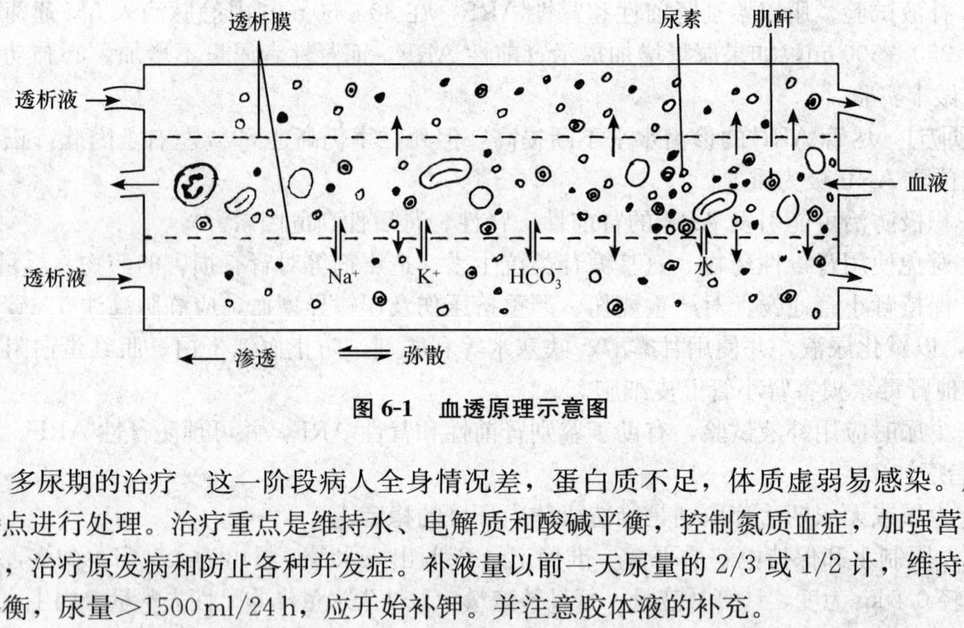

图 6-1 血透原理示意图

2. 多尿期的治疗 这一阶段病人全身情况差，蛋白质不足，体质虚弱易感染。应根据病情特点进行处理。治疗重点是维持水、电解质和酸碱平衡，控制氮质血症，加强营养补充蛋白质，治疗原发病和防止各种并发症。补液量以前一天尿量的 2/3 或 1/2 计，维持体液轻度负平衡，尿量＞1500 ml/24 h，应开始补钾。并注意胶体液的补充。

第三节 急性呼吸窘迫综合征

急性呼吸窘迫综合征（acute respiratory distress syndrome，ARDS）是由各种原因引起肺实质弥漫性损伤而导致的急性缺氧性呼吸衰竭，临床表现为进行性呼吸困难和顽固性低氧血症。

【病因】 ARDS 的病因可分两类：

1. 直接损伤 误吸、溺水、肺挫伤、肺冲击伤、呼吸道烧伤、长时间高浓度吸氧等。

2. 间接损伤 烧伤、创伤、肺部感染、脓毒血症、急性梗阻性化脓性胆管炎、重症胰腺炎、输大量库存血、休克、大手术、体外循环等。

【病理生理】

1. 肺泡上皮细胞及毛细血管内皮细胞损伤引发漏出性肺水肿是ARDS特征性病理改变。创伤和感染等致病因素作用于机体，除中性粒细胞在急性肺损伤中起到的作用外，还和多种炎症介质或细胞因子有关，如肿瘤坏死因子、白介素类、氧自由基、血栓素等，出现全身炎症反应综合征。这些介质和细胞因子的释放，可损伤肺的毛细血管内皮细胞和肺泡上皮细胞，引起肺泡毛细血管通透性增高。体液和血浆蛋白漏至肺间隙和肺泡腔内，形成肺水肿，影响气体交换。

2. 肺表面活性物质的减少和活性降低是引发ARDS病人发生顽固性低氧血症和肺顺应性降低的重要因素，可由炎症反应、肺泡血液低灌注、肺泡水肿及机械通气等引起。

3. 漏出性肺水肿和肺表面活性物质减少导致肺顺应性下降，通气/灌流比例失调和肺内分流增加，造成顽固性低氧血症。

【临床表现】 ARDS通常在原发病之后12～72 h发生，主要临床表现为严重的呼吸困难和顽固性低氧血症，发病一周内病情进展较快，两周后开始恢复，两周后未恢复的病例死亡率较高，死因多为并发严重感染或发展为MODS。

间接原因所致ARDS临床经过大致分为4期：

Ⅰ期：有原发病的症状和体征，同时出现自发性过度通气，呼吸频率稍增快，$PaCO_2$偏低，其他基本正常。Ⅱ期：发病后24～48 h，出现呼吸困难、发绀，呼吸音粗糙，肺部出现细小啰音，X线片示两肺纹理增多。有轻度低氧血症和低碳酸血症的表现。Ⅲ期：进行性呼吸困难，发绀明显，两肺散在干湿啰音，X线片示两肺有小斑片影，周边为重。有中度以上低氧血症的表现，可有呼吸性碱中毒或代谢性酸中毒。Ⅳ期：呼吸极度困难，有神志障碍或昏迷。肺部啰音明显增多，有管状呼吸音，X线片示两肺有小片阴影并融合成大片阴影。重度低氧血症和高碳酸血症，呼吸性碱中毒与代谢性酸中毒可同时存在。

【诊断】 ARDS分为两个阶段，早期为急性肺损伤（acute lung injury，ALI），严重阶段为ARDS。

其诊断标准为：

1. ALI ①存在ARDS的诱因；②急性起病；③氧合指数（动脉血氧分压/吸入氧浓度 PaO_2/FiO_2）≤40 kPa（300 mmHg）（无论$PaCO_2$是否正常或是否应用呼气终末正压通气PEEP）；④肺部X线片显示有双肺弥漫性浸润；⑤肺毛细血管楔压（PCWP）≤18 mmHg或无心源性肺水肿的临床证据。

2. ARDS在ALI诊断的基础上，只要PaO_2/FiO_2≤26.7 kPa（200 mmHg）（无论$PaCO_2$是否正常或是否应用呼气终末正压通气PEEP）即可诊断为ARDS，并反映肺损伤的程度更为严重。

【治疗】

1. 治疗原发病 是预防和治疗ARDS十分重要的措施，尤其是对全身感染和低血容量性组织灌注不足者，应采取积极有效的措施。

2. 循环支持 目的是改善组织缺血缺氧状态，促进受损组织的恢复，具体措施是：①早期患者存在低血容量情况，应积极输液予以纠正；②晚期限制入水量，酌情使用利尿剂以减轻肺间质水肿；③应用正性肌力药物以增加心输出量；④根据尿量、中心静脉压的变化，指导输液。ARDS的输液可按“量出为入，轻度负平衡、无低蛋白血症不补胶体”的原则进行。

3. 呼吸支持 主要方法是应用呼吸机进行氧疗，施行定容、定压的辅助人工呼吸，以纠正低氧血症和改善肺泡换气功能。机械通气能维持良好的气体交换和纠正低氧血症，是治疗通气功能障碍和呼吸衰竭的有效方法，也是 ARDS 重要的支持措施。正确实施呼吸支持方法能为原发病的治疗赢得时间。

（1）初期 用面罩持续气道正压通气（CPAP）。保持呼气相压 0.5～1.0 kPa（5～10 cm H_2O），使肺泡复张，增加肺泡换气面积，并提高吸入氧的浓度。

（2）ARDS 进展期：当氧吸入浓度＞0.6 而仍不能维持 PaO_2＞8.0 kPa（60 mmHg）时，选用最佳 PEEP 治疗。ARDS 的机械通气要求：呼吸道的压力、吸入氧浓度、潮气量、吸气与呼气流速比以及模式的适时调节、转变。

4. 肺血管舒张剂的应用 有利于降低肺动脉压和静脉掺杂，改善低氧血症，经呼吸道给予一氧化氮（NO）或前列腺素 E_1（PGE_1），能选择性舒张有通气功能肺泡的血管，并有一定的抗炎作用。

5. 营养支持 应尽早开始，以支持 ARDS 的高代谢状态，肠道营养为佳。

6. 体位 俯卧位可改善 ARDS 病人的氧合状态，可酌情选用。其机制可能是俯卧后血流重新分布，部分萎陷肺泡再膨胀，使通气/灌流比例改善，降低肺内分流。

第四节 急性胃肠功能障碍

急性胃肠功能障碍（acute gastrointestinal dysfunction，AGD）是继发于创伤、烧伤、休克和其他全身性病变的一种以胃肠道黏膜损害、胃肠运动和屏障功能障碍为特点的胃肠道急性病理改变。包括急性胃黏膜病变（应激性溃疡）、急性无结石性胆囊炎、肠道细菌与毒素移位、危重病人相关腹泻、神经麻痹性肠蠕动消失等。

【病因】 AGD 常见于以下外科疾病：

1. 感染性疾病 如全身严重感染、重度感染性休克等，特别是大肠埃希菌和铜绿假单胞菌引起的腹腔感染。

2. 非感染性疾病 包括严重烧伤、创伤、大出血、各种非感染性休克、DIC、重症胰腺炎、重要脏器的功能衰竭等。

3. 医源性因素 如大手术、麻醉并发症、持续全胃肠外营养、心肺复苏后等。

【发病机制】 主要与胃肠黏膜缺血、缺氧有关。当机体遭受严重创伤、大手术、烧伤或休克的打击之后，机体产生应激反应，引起腹腔动脉系统血管收缩，使胃肠缺血，机械屏障功能受损，通透性增高。蠕动减弱导致细菌及内毒素移位。

【临床表现】 由于肠蠕动减弱或消失引起腹胀、中上腹隐痛或触痛、恶心、呕血、排柏油样便等表现，因肠源性感染出现的全身中毒症状。大出血可导致休克，反复出血可引起贫血。胃穿孔者，则有剧烈腹痛、压痛、板状腹等腹膜炎表现。急性非结石性胆囊炎也是 AGD 的常见表现之一。内镜检查，特别是发病 24～48 h 内行急诊内镜检查见胃黏膜糜烂、出血或浅表溃疡，胃底和胃体部多见。

【诊断】 诊断本病时应该注意以下几点：①了解原发疾病，多有严重感染、缺血缺氧、休克或创伤、手术等急性危重病基础。及时排除胃肠本身疾病和外科急腹症，如坏死性小肠炎、机械性肠梗阻、肠穿孔、出血、腹水等；立位 X 线片可了解有无肠胀气、液气平面或膈下游离气体等；②密切监测其他器官的功能状态，本病常是 MODS 的一部分，要注意全身状态和内环境监测，全面估计病情；③由于胃肠功能的多样性和复杂性，本病尚未有统一的诊断标准。当急性或危重病人有胃肠道吸收、蠕动障碍，黏膜糜烂出血或屏障功能损害时，应诊断为本病。

【预防】 ①积极治疗原发病；②对严重创伤、大手术、烧伤、脓毒血症以及休克等患者，使用胃黏膜保护剂如氢氧化铝凝胶或胃酸抑制剂如雷尼替丁、奥美拉唑等；③对上述病人胃肠减压，抽出胃液及胆汁减低胃张力，改善胃壁血运。

【治疗】

1. 积极控制原发病的进展。

2. 抑制胃酸分泌，保护胃黏膜，恢复胃肠黏膜屏障功能。静脉滴注 H_2 受体拮抗剂如雷尼替丁或质子泵抑制剂如奥美拉唑，可抑制胃酸分泌。同时应用生长抑素、前列腺素保护胃黏膜。

3. 采用强效药物和物理方法止血。

4. 一般不主张手术治疗，对不能控制的反复大出血或溃疡穿孔者，才考虑手术治疗。

小结

正确理解多器官功能障碍综合征和多器官功能衰竭。如发现及时、经积极救治，多器官功能障碍综合征病人有望获救。本章重点在 ARF 的诊断和治疗、ARDS 的病理生理改变。

思考题

1. 你怎样理解 MODS、如何判定器官功能障碍和器官功能衰竭？

2. 大面积烧伤病人第二天呕吐大量咖啡样胃内容物，为什么？你将采取哪些措施？

3. 急性肾衰竭少尿期的水电解质改变有哪些？

（山东万杰医学院　陈　利　怀化医学高等专科学校　朱智辉）

第七章　重症监测治疗与心肺脑复苏

学习目标

1. 掌握心搏骤停的诊断及心肺脑复苏中初期复苏的 ABC 程序、内容、要领及标准。

2. 熟悉心肺脑复苏流程和生存链 4 个早期环节对于心肺脑复苏能否成功的意义。

3. 了解重症监测治疗室的工作内容和心肺脑复苏的进展。

第一节　重症监测治疗

一、概述

重症监测治疗室（intensive care unit，ICU）在世界上开展有 30 多年的历史，我国的 ICU 起步较晚，开始于 20 世纪 80 年代初期，随着医疗技术的进步、检测设备的研造，为了对急、重、危病人更好更及时地抢救治疗，不同等级的医院在 20 世纪 80 年代末开始建立了重症监测治疗室（ICU)，它是集医院各专业知识和技术、多种监测、治疗设备，针对重症病例能进行适时监测和及时有效治疗的专门单位。它的特点是疑难危重病例集中，监测细致及时、治疗积极且针对性强、护理水平高、工作效率高。因此，是现代医学医疗过程中的重要组成部分。

ICU 的组成应包括三个基本部分：①训练有素的医生和护士，这是人员梯队。这个梯队应掌握危重病医学理论，有高度的应变能力，善于配合。②装备有先进的检测、监护、治疗设备。借助于这些设备和技术可进行动态的、定量的检测，捕捉瞬间的变化，反馈、指导强有力的治疗措施。③可以应用先进的理论和技术对危重病进行有效的治疗和护理。

ICU 主要收治那些经过严密检测和积极治疗后有可能恢复的各类危重病人，包括：①严重创伤大手术及器官移植术后需要检测器官功能者；②各种原因引起的循环功能失代偿，需要药物及特殊设备来支持其功能者；③有可能发生呼吸衰竭者，需要严密监测呼吸或需要呼吸机治疗者；④严重水、电解质紊乱及酸碱失衡的患者；⑤麻醉意外、心搏骤停复苏后治疗的患者等。

ICU 可分为综合性 ICU 和专科性 ICU 两类。根据各医院规模大小、病种、技术和设备条件不同，可设立与之相适应的 ICU。为了保障病人的安全，对于麻醉手术后的病人，均应集中到 ICU 进行监测与治疗。麻醉科 ICU 侧重收治麻醉术后的患者。原主管、经治医生仍是该患者的责任医生。

二、ICU的任务、技术和设备

（一）ICU的任务

重症病例的监测包括呼吸、循环、肝肾、胃肠道功能、水电解质和酸碱平衡、血液学和出凝血机制、代谢、神经系统、免疫与感染等。对不同病例的监测内容应有所侧重。

1. 脉搏血氧饱和度（SpO_2） 主要用于监测机体氧合功能，早期发现低氧血症，从某种角度来看也可反映循环功能。SpO_2 监测在重危病人中常规使用，大大提高了危重病人抢救及呼吸治疗的安全性。其优点为无创、连续、无需定标、准确可靠。成人正常值为大于或等于95%，小于90%为低氧血症。

2. 血气分析 血气分析能全面精确地判断患者的呼吸功能，包括通气、换气、组织供氧与氧耗，是重症病人诊治中的一项重要监测项目。一般取动脉血进行血气分析。基本指标有：①酸碱度（pH）是标明血液偏酸或偏碱的强度的指标，正常值为7.35～7.45，pH一旦超出正常范围，说明酸碱紊乱已相当显著。②动脉血二氧化碳分压（$PaCO_2$）指血液中物理溶解的 CO_2 所产生的压力，能反映呼吸性酸碱状态的紊乱。正常值为35～45 mmHg。是重要的无创呼吸功能监测指标，$PaCO_2$ 的临床意义为：监测通气功能，特别是使用呼吸机时，监测正常通气量的调节，避免发生通气不足或过度，及时发现呼吸机的机械故障，调节呼吸机参数，指导呼吸机的撤除。③动脉血氧分压（PaO_2）表示血液中物理溶解的氧分子所产生的压力。正常值为80～100 mmHg，随着年龄的增加呈进行性下降。动脉的氧分压是反映机体氧合状态的重要指标。

3. 心电图（ECG） 危重病人常规进行心电监测，目的是观察心率和心律，及时发现和诊断心律失常、心肌缺血、传导阻滞及电解质紊乱，并可以判断心脏起搏器的功能和药物治疗的效果。

4. 动脉血压（AP） 是最基本的心血管检测项目，血压可以反映心排血量和外周血管总阻力，同时与血容量、血管弹性、血液黏滞度等因素有关，是衡量循环功能的重要指标之一。它与组织灌注、心脏的氧气供需平衡及微循环等关系密切。及时正确地监测血压，对了解病情、指导治疗和保障危重病人的安全具有重要意义。可根据病人的情况选择无创或有创动脉血压监测。

5. 中心静脉压（CVP） 中心静脉插管测压常用于脱水、失血和血容量不足、各类重症休克、心力衰竭和低心排出量综合征，以及体外循环心内直视手术等心脏大血管手术和其他重症病人。正常值为5～10 cmH_2O，小于正常范围，提示心脏充盈欠佳或血容量不足；大于正常范围，提示右心功能不全或血容量超负荷。

6. 肺动脉压（PAP） 用Swan-Ganz导管，从右颈内静脉、左肘静脉或股静脉插入，经上、下腔静脉→右心房→右心室→肺动脉及其分支，可测量右房压（RAP）、右室压（RVP）、肺动脉收缩压（PASP）、肺动脉楔压（PAWP）。除测压外，选择不同类型的导管，还可进行心排血量及混合静脉血氧饱和度测定。通过计算公式能取得重要的血流动力学参数等。通过监测可估计左、右心室功能，区别心源性和非心源性肺水肿，以及为扩容和使用强心药、血管活性药等心血管治疗提供依据。同时，还可以判断治疗效果和患者预后。由于属有创监测方法，有一定的并发症和危险性，且所耗材料费用和监测仪器价格昂贵，故应有选择地应用，严格掌握适应证。

(二) 技术和设备

1. 动脉穿刺和 CVP 测定多由医生来完成，为测定血气、液体平衡和心脏负荷。

2. 气管内插管术与呼吸机 将气管导管经口、鼻插入气管内，是 ICU、麻醉、急救医生必须熟练掌握的技术。它可保持呼吸道通畅，减少呼吸道死腔，实施有效的人工呼吸或机械通气。

呼吸机可分定容型和定压型两种，能设置或调节潮气量、每分通气量、气道压力、吸入氧浓度、呼吸频率、呼吸时间比，根据需要还可设置呼气末正压通气（PEEP）和各种参数的报警界线，以保证正常通气，防止机械通气损伤的发生。

3. 除颤、起搏器及应用 见心肺复苏。

三、重症治疗方法

重症治疗的目的在于维持呼吸循环功能的稳定，改善机体的缺氧状态，维持脑功能、纠正水、电解质、酸碱平衡紊乱及代谢障碍，改善凝血功能，控制传染等。要在积极治疗原发病的基础上，加强对各重要器官的支持治疗。

(一) 液体治疗

是重症病人最基本、最常用的治疗方法。可根据患者的病情选用不同种类的液体，包括水、晶体液、胶体液和血液。可以补充血容量、电解质、凝血因子、营养物质，纠正酸中毒以及给予各种静脉用药，如血管活性药、抗生素等。

(二) 氧疗

是指通过吸入不同浓度的氧，以缓解或纠正缺氧状态，是治疗低氧血症的方法之一，氧疗只能预防低氧血症的并发症，而不能消除病因。因此，氧疗只是改善组织缺氧的一种暂时性措施，不能代替病因治疗。

1. 适应证 $PaO_2 < 70\,mmHg$，$SaO_2 < 90\%$，均需要氧疗。①低氧血症伴通气量基本正常：见于麻醉后、胸腹部手术后患者、中枢神经系统疾病、药物镇静状态等。一般给予稍高浓度的氧气吸入，就能获得较为满意的氧分压。②低氧血症伴通气不足：常见于慢性肺部疾病。对轻度低氧血症虽可不予氧疗，但为了使组织得到足够的氧气和改善因血氧较低所造成的肺动脉高压，也可予以氧疗；对中度或重度低氧血症者，必须给予适当的氧疗，并设法改善通气不足。③无低氧血症的高危患者：如麻醉手术患者、昏迷患者、严重呼吸道感染、大出血、贫血及随时有发生危及生命的低氧血症的各种危重患者，可预防性氧疗。

2. 方法 ①无控制性氧疗：对无通气障碍的患者，应用无控制性氧疗，根据患者的需要调整吸入氧流量，是临床上常用的吸氧方法有：鼻导管、鼻咽导管、面罩、氧帐等给氧。②控制性氧疗：有些患慢性肺部疾病、呼吸衰竭的病人、依赖低氧刺激来维持其通气量的病人。进行控制性氧疗时，需用特制的面罩，根据病人的具体情况来设计吸入的氧浓度。

(三) 机械通气

是应用呼吸机进行人工通气治疗呼吸功能不全的一种有效方法。其主要作用是增加肺泡通气，减少病人呼吸做功和改善氧合，支持呼吸和循环功能，是抢救危重病人的重要措施。

1. 适应证 凡是通气不足和氧合欠佳，面罩吸氧后呼吸急促（$R > 30 \sim 35$ 次/分）或缓慢（$R < 5$ 次/分），肺活量 $< 15\,ml/kg$，潮气量小于正常的 1/3，V_D/V_T（生理死腔量/潮气量）> 0.6 及最大吸气负压 $< 25\,cmH_2O$，结合临床，病人需要应用机械通气者。

(1) 外科疾病及手术后呼吸支持 严重肺部外伤、多发性肋骨骨折和连枷胸、颅脑、腹部及四肢多发性创伤引起的呼吸功能不全。

(2) 术后呼吸功能支持及呼吸衰竭的治疗 ①体外循环心内直视手术；②全肺切除等胸腔手术及上腹部手术后呼吸功能不全；③休克、急性胰腺炎、大量输血及手术创伤引起的急性肺损伤；④重症肌无力施行胸腺手术后，发生呼吸困难和呼吸功能不全。

(3) 气体交换障碍，常见于 ①ARDS；②新生儿肺透明膜病；③心力衰竭、肺水肿；④慢性肺部疾病，如哮喘和COPD（慢阻肺）；⑤严重急性肺部感染。

(4) 呼吸肌活动障碍 神经肌肉疾病、中枢神经功能障碍和骨骼肌疾病。

2. 常见的通气模式

(1) 控制通气（CMV） 其潮气量和频率完全由呼吸机产生，适用于呼吸停止、神经肌肉疾病引起的通气不足、麻醉和手术过程中应用肌松药后控制呼吸、大手术后呼吸支持通气治疗。

(2) 辅助/控制通气（A/CMV） 病人的呼吸力量可触发呼吸机产生同步正压呼吸。当自主呼吸频率超过预设频率时呼吸机起辅助通气作用；若自主呼吸频率低于预设值时则为呼吸机控制呼吸通气。

(3) 间歇指令通气（IMV） 机械通气与自主通气结合，在两次正压通气之间允许病人自主呼吸。同步间歇指令通气（SIMV）与IMV的区别在于正压通气是在病人的吸气力的触发下发生的，因而可避免IMV时有可能发生自主呼吸和正压通气对抗现象。

(4) 压力支持通气（PSV） 病人自主呼吸的呼吸力可触发呼吸机送气，并使气道压迅速上升到预定值，当吸气流速上升到一定程度时则由吸气转为呼气。主要呼吸参数由病人控制，潮气量增加决定于预设值。

(5) 呼气末正压通气（PEEP） 应用PEEP时使呼吸末的气道压及肺泡内压维持高于大气压的水平，可使小的开放肺泡膨大，使萎陷的肺泡再膨胀。结果使肺内分流量降低，低氧血症得到纠正。

（四）肾功能的保护

早期注意、控制对肾损害的因素，如药物、液体等。急性肾衰竭是可以治疗的。

（五）营养支持

营养支持的目的是供给患者能量和营养物质，促进患者对能量的利用。只有利用和消耗了能量，才有利于器官功能的恢复。

第二节 心肺脑复苏

一、概述

现代医学将对各种危重病人所采取的抢救措施统称为复苏。狭义的复苏是指心肺复苏（cardiopulmonary resuscitation，CPR），是针对呼吸、心搏骤停所采取的抢救措施，以人工呼吸代替病人的自主呼吸，以心脏按压形成暂时的人工循环并以此诱发心脏的自主搏动。然而，心肺复苏的意义不仅是自主呼吸和心跳的恢复，更重要的是中枢神经系统功能的恢复。从心跳停止到细胞坏死的时间以脑神经细胞最短，维持脑组织的灌注应是心肺复苏不可忽视的重点，复苏起始就应积极防治脑细胞的损害，力争脑功能的完全恢复。因此心肺复苏已扩展成为心肺脑复苏（cardiopulmonary cerebral resuscitation，CPCR）。

当前对CPCR提出了新的观念和复苏措施：一是生存链的4个早期环节：①早期识别和启动紧急医疗服务系统（EMS），拨打120电话；②早期CPR；③早期电除颤；④早期进行高级生命支持。二是CPR程序的改进：①提倡早期电除颤，如在5 min内进行电除颤复苏成功率明显提高，因此先电话求助再行CPR，目的是尽早得到电除颤；②有效、不间断地胸外心脏按压；③有效的人工呼吸；④建立完善的紧急医疗服务系统（EMS）。

（一）心跳呼吸骤停的原因

1. 心脏本身的器质性病变　如瓣膜狭窄、冠心病、心包炎或严重肺动脉高压的病人。

2. 麻醉意外　如麻醉用药量过大或操作失误等。

3. 神经性心脏停搏　胸腔内的各种手术、气管插管的刺激、腹腔及盆腔手术的牵拉等均可引起反射性的心脏停搏。

4. 各种原因的创伤和急性失血、胸部挤压伤、触电、溺水及各种意外等可引起心搏骤停。

5. 药物中毒　洋地黄、巴比妥、吗啡、有机磷等药物中毒。

6. 呼吸功能障碍　严重肺心病、心肌缺氧可致心搏骤停。

（二）心跳呼吸骤停的诊断

心跳呼吸骤停的诊断，关键在于迅速、果断，稍有延误将给复苏带来困难并严重影响病人的预后。判断心搏骤停的标准、诊断依据为：①神志突然丧失（拍、呼唤无反应）；②大动脉搏动消失（颈总动脉，股动脉）。以上两点足以做出诊断；③呼吸停止或抽搐样呼吸；④瞳孔散大并固定；⑤心电图示：室颤，心电-机械分离，停搏（不及时）。其中神志丧失、大动脉搏动消失为主要依据。手术进行中的病人如手术区停止出血、大动脉搏动消失，也应诊断为心跳呼吸骤停。值得注意的是，不应为了确诊而反复检查血压、心音、脉搏等，以免延误抢救时机。

二、心肺脑复苏

心肺脑复苏（CPCR）分为几个阶段：初期复苏（basic life support，BLS）、后期复苏（advanced life support，ALS）、复苏后治疗（post-resuscitation treatment，PRT）。

临床上认为，大脑能耐受血液循环停止的时间仅为4～6 min，超过这一时限后，大脑缺氧的病理损害将不可逆转。早期开始复苏是提高成活率和脑功能完全恢复率的基础。有效复苏开始时间差之分秒，对复苏效果却有至关重要的影响。在4 min内着手初期复苏，8 min内进行后期复苏的恢复出院率最高。尽早识别、呼叫，尽早进行基本的CPR，尽早电除颤，尽早送到医院，四个环节环环相扣并互为因果，是决定复苏成功的重要环节。

（一）初期复苏

初期复苏（BLS）是呼吸、心跳停止时的现场应急措施。在缺乏复苏设备和技术条件的情况下主要任务是迅速有效地恢复生命器官（特别是心脏和脑）的血液灌注和供氧。初步复苏可归纳为ABC三个步骤：A（airway）保持呼吸道通畅，B（breathing）人工呼吸，C（circulating）建立有效的人工循环。气道通畅、胸前拳击一次、心脏按压和电除颤是初期复苏的主要措施。当疑有呼吸、心跳停止时，要求在10 s内通过看、拍、呼唤、触诊等方法进行判断。如果神志消失、大动脉搏动消失、无呼吸诊断确立，应立即开始心肺复苏，进入BLS程序。

A（airway）保持呼吸道通畅　是进行人工呼吸的先决条件，在施行人工呼吸前必须清除口腔及呼吸道内的异物或分泌物［图7-1（2），（3）］将下颌托起，头略后仰，前推举下颌角，此时是通气的最佳位置，这种方法可消除舌后坠引起的呼吸道阻塞［图 7-1（1）］。条件允许时可借助器械保持呼吸道通畅，如放置口咽导气管或行气管内插管等。

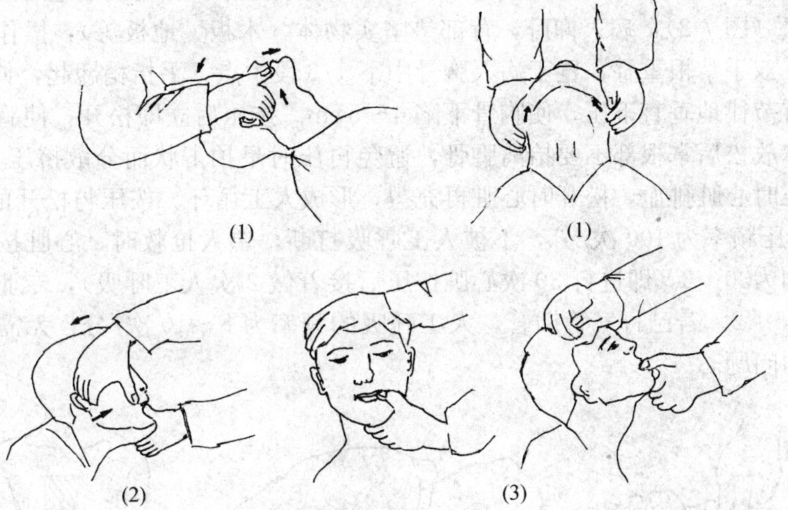

图 7-1　气道开放

（1）举颌，（2），（3）清除异物

B（breathing）人工呼吸　呼吸道通畅后迅速进行人工呼吸，凡能使胸廓容积改变或能将空气（或氧）吹入肺泡的措施，都能取得一定的人工呼吸的效果。有效的人工呼吸，必须能保持病人的动脉血氧分压（PaO_2）和二氧化碳分压（$PaCO_2$）接近正常。人工呼吸方法有多种，其中以口对口（鼻）人工呼吸最适用于现场复苏。这种方法操作简单，效果确切，有时实施困难。

进行口对口人工呼吸时，病人取仰卧位，术者位于病人头侧，一手将病人的下颌托起，使其头部后仰，解除舌根后坠，保持呼吸道通畅；另一手以拇指和示指将病人的鼻孔捏闭并使病人的口唇张开，术者深吸一口气后，对准病人口部用大于 1 s 的时间吹入，以使病人胸廓扩张抬起且口部有气体呼出为有效，也是人工呼吸的标准。成人潮气量达 500～600 ml，首先迅速连续吹入 2 次，施行过程中应观察吹气时的阻力是否过大，是确定气道是否通畅的标准。否则应重新调整呼吸道的位置或清除呼吸道内的异物或分泌物。两人进行 CPR 时，通气频率为 8～10 次/分，如此反复进行。每次吹毕即将口移开并做深吸气，此时病人凭其胸肺的弹性被动地完成呼气。

C（circulating）人工循环　心脏按压：是间接或直接挤压心脏，暂时形成有效人工循环的方法。心脏停搏有三种类型：①心脏停顿：心脏完全处于静止状态；②心室纤颤：心室呈不规则蠕动而无排血功能；③电-机械分离：心电图显示有心电（心室复合波），但无机械性收缩和排血功能。在这三种情况下，心泵做功停止，全身血液循环处于停止状态。有效的心脏按压能维持心脏的充盈和搏出，可能诱发心脏的自律搏动，并能预防生命重要器官（如脑）在较长时间内缺血缺氧发生不可逆的改变。心脏按压分为胸外心脏按压和开胸按压两种方法。

1. 胸外心脏按压　是现场急救最实用而有效的心脏按压复苏方法。近年研究认为，起主要作用的是按压导致胸内压改变。在胸外心脏按压时，胸内压力骤升并传递到心脏和胸内血管，再延及胸腔外大血管，驱使血液在按压间隙流动，胸部回弹，胸内压下降呈负压，静脉血回流到心脏，此为胸泵机制。在胸外按压的张弛之间，暂时的人工循环得以建立，只要正确操作，动脉压可达 80～100 mmHg，足以维持基本循环，防止脑细胞的不可逆损伤。

操作方法（图 7-2）：病人仰卧，背部垫坚实物体（木板、地板等），操作者可站立或跪于病人一侧，双手掌根重叠，置于病人胸骨中下 1/3 段中点，手指稍翘起，伸直肘关节，凭其自身重力有节律地垂直下压，使胸骨下陷 4～5 cm。按压后立即松开，使胸骨自行恢复原位（注意手掌放松后掌根部不要抬离胸骨，避免再压时呈拍击状而分散挤压力量）。如此反复操作，按压时心脏排血，松开时心脏再充盈，形成人工循环。按压与松开的时间比以 1∶1 为最佳，按压频率为 100 次/分，不被人工呼吸打断，单人抢救时，心脏按压次数与人工呼吸次数比例为30∶2（即进行 30 次心脏按压后接着做 2 次人工呼吸），专业人员急救时儿童此比例为 15∶2。若已行气管插管，人工呼吸的频率为 8～10 次/分，无需考虑是否与心脏按压同步的问题。

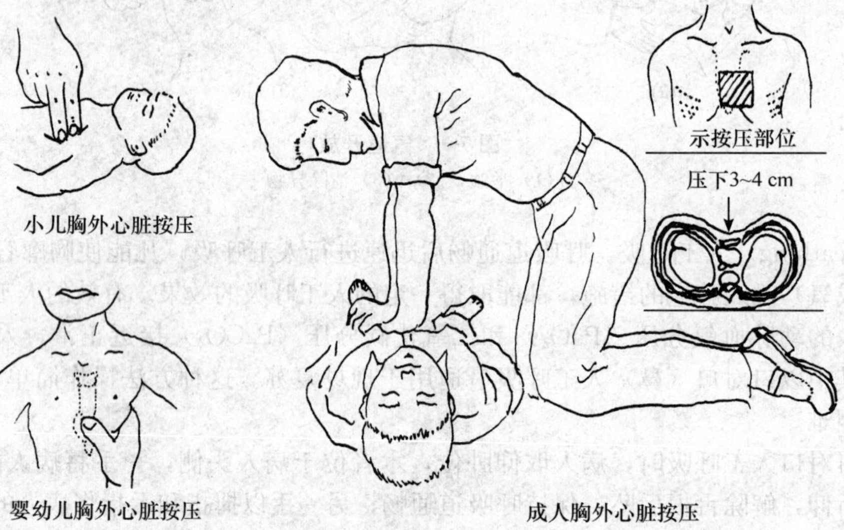

图 7-2 胸外心脏按压方法

胸外心脏按压有效的标志：①按压时可触及大动脉如颈总动脉或股动脉有搏动。②面色由发绀转为红润。③按压过程中瞳孔立即缩小并有对光反射，愈后较好。瞳孔始终散大，角膜灰暗色，预后一般不良。④出现自主呼吸。⑤神志恢复。⑥呼气末 CO_2 分压（$ETCO_2$）升高表明心排出量增加，是自主循环重建的最早指征。

胸外心脏按压的禁忌：胸廓严重畸形，有多发性肋骨骨折、张力性气胸、血胸、心包填塞或有肺、肝损伤和安装人工瓣膜者禁用。

胸外心脏按压较常见的并发症是肋骨骨折。肋骨骨折可损伤内脏，引起内脏的穿孔、破裂及出血等。老年人由于骨质脆弱，胸廓又缺乏弹性，更易发生肋骨骨折，应慎之。

2. 开胸心脏按压　多数是医院内的病例，即开胸后直接用手按压心脏使之建立循环的方法。此法更容易刺激自主心跳的恢复，且对中心静脉压和颅内压的影响较小，能增加心肌和脑组织的灌注压和血流量，有利于自主循环的恢复和脑细胞的保护。因此当胸外心脏按压属禁忌者，应首选胸内心脏按压。胸外心脏按压效果不佳并超过 10 min 者，有条件的也应进行开胸心脏按压。

开胸心脏按压应在无菌条件下进行。切口常选在胸部左侧第4肋间，起于距离胸骨左缘2～2.5 cm处，止于左腋前线。术者将手掌伸进胸腔并将心脏托于掌心，通常四指并拢置于心脏后面，拇指以及大鱼际贴于心脏前方进行按压，使血液搏出。忌用指端着力，以免损伤心肌。此法效果确切，但术者易疲劳。按压频率以60～80次/分为宜。心搏恢复后应认真止血，循环功能稳定后分层缝合切口，安置胸腔闭式引流。

3. 电除颤　心脏停搏以室颤发生率最高，电除颤是以一定量的电流冲击心脏使室颤终止的唯一有效方法，分胸外除颤、胸内除颤两种。室颤有粗、细之分，应用肾上腺素后细颤可转变为粗颤，除颤效果好。当前的观念早除颤是CPR成功的关键，所以一旦发现需要救治者，首先启动EMS立即进入BLS程序，先施行5个循环的CPR（30次胸外按压和2次人工呼吸为一个循环），后再进行电除颤，除颤后继续CPR。除颤器有单项和双向波形两种。单相波形除颤器首次电击能量多数人推荐为360 J，重复除颤仍为360 J。双相波形除颤使用200 J。小儿胸外电除颤的能量一般为2～4 J/kg。与单相波形除颤器相比较，低能量的双相波形除颤在终止心室纤颤的效果方面更为有效。

操作步骤：直流电除颤时，先将所需的电能储存于除颤器的电容器内，称为充电。然后将此电能通过导线和电极板导向病人并在病人身上（向心脏）放电，即电击。胸外除颤时将两个电极板分别放在胸骨右缘的第2肋间和左胸壁心尖部。电极板及其接触的皮肤处应垫以盐水纱布或导电糊并紧密相贴，以免局部烧伤和降低除颤效果。除颤过程中连续电击时间不能太长，以免造成心肌缺氧。一次除颤未成功者，应立即行胸外心脏按压和人工呼吸纠正心肌缺氧，并给除颤器重新充电，准备重复除颤。

（二）后期复苏

后期复苏（ALS）是初期复苏的继续，是以先进的复苏理论为指导，借助相应的器械设备，采用先进的复苏技术和治疗手段。承担后期复苏的单位应具备复苏专用的设备和受过专门训练的人员。

后期复苏的内容包括：①继续心肺复苏，借助专用设备和专门技术建立和维持有效的通气和循环功能；②施行心电监护，防治心律失常；③建立和维持静脉输液，调整体液、电解质和酸碱平衡；④采取一切必要措施（药物、电除颤等）维持病人循环功能的稳定。

后期复苏工作人员接诊病人时，首先应检查病人的呼吸和循环是否已经恢复，否则应继续进行心肺复苏，然后进行必要的生理检测。根据检测结果做出更具有针对性和更细致的处理方案。

1. 呼吸道的管理　后期复苏中，保持呼吸道通畅是管理的重中之重。自主呼吸已恢复者，可放置口咽或鼻咽导气管，持续地保持呼吸道通畅。施行气管内插管可获得最佳的肺泡通气。需行机械通气治疗者，也应采用此法。不宜气管内插管者，应尽早行气管切开术。

2. 呼吸器的应用　利用呼吸器进行人工呼吸，其效果较徒手人工呼吸者为佳。

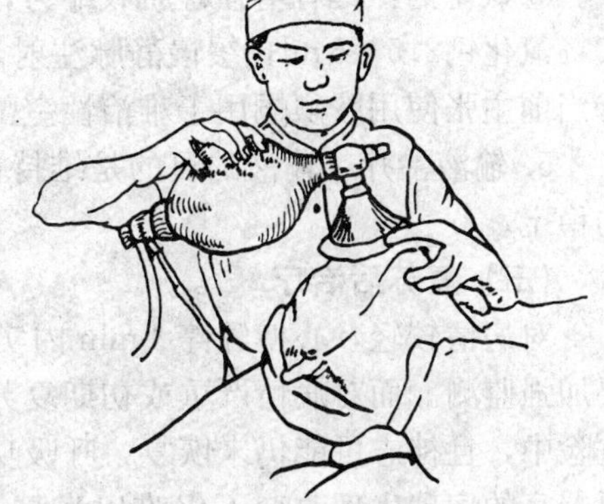

图7-3　简易呼吸器

（1）简易气囊呼吸器或称便携式人工呼吸器　呼吸囊-活瓣-面罩装置为最简单且有效的人工呼吸器，广泛应用于临床（图7-3）。应用时只需将面罩扣紧病人口鼻部，将囊内气体挤入病人肺内。当松开呼吸囊时，由于单向活瓣的导向作用，病人呼出气体只能经活瓣排出，同时从另一活瓣吸入新鲜空气，以备下次挤压时用。呼吸囊上还附有供氧用的侧管，必要时可连接氧源。

（2）多功能呼吸器　是性能完善、结构精细的自动机械装置，如麻醉机、自动人工呼吸机等。可按要求调节多项呼吸参数，并有监测和报警系统。用这种呼吸器进行机械通气，不仅能取代病人的自主呼吸，而且能改善病人的某些呼吸功能不全状态，起到治疗作用。主要在ICU、急诊室及手术室等固定场所使用。

3. 监测

（1）尽早行心电图的监测，以明确心脏停搏的类型及复苏中可能出现的心律失常，来指导用药。

（2）重视呼吸、循环和肾功能的监测，保持 $PaO_2 > 60$ mmHg，$PaCO_2$ 为 36～40 mmHg。密切监测血压并维持其稳定，有条件者监测直接动脉压，留置导尿管监测尿量、尿比重及尿沉渣镜检，以了解肾灌注和肾功能改变，并为输液提供参考。循环功能不稳定者，应留置中心静脉导管检测中心静脉压（CVP），根据结果及时调整通气状态和液体负荷。

4. 药物治疗

（1）用药目的　激发心脏复搏、增强心肌收缩力、防治心律失常、纠正水盐酸碱失衡。

（2）用药途径　复苏时的给药务必做到迅速准确：①静脉输入为首选，一般通过中心静脉置管给药，不能行中心静脉置管者可经肘静脉给药；②气管内给药：已行气管内插管而开放静脉又困难时，使用肾上腺素、利多卡因和阿托品都可经气管内给药，常规药量以注射用水稀释到10 ml，经插入气管内的导管迅速注入，注药后立即行正压通气，使药物弥散到两侧支气管系；③心内注射：并发症较多，只有当静脉或气管内注药途径仍未建立时，才采用心内注射。

（3）心脏复苏常用药物的使用　①肾上腺素：是心脏复苏时的首选药物。使心室纤颤由细颤转为粗颤，便于电除颤；能增加心肌和脑的血液灌流。每次静脉注射0.5～1.0 mg，必要时每5 min可重复1次。剂量可增至3～5 mg。②血管加压素：首次静脉注射用量为40 U。③阿托品：降低心肌迷走神经的张力，提高窦房结的兴奋性；促进房室传导，对窦性心动过缓有较好疗效。用法：心脏停搏时阿托品用量为1.0 mg，静脉注射，必要时5 min后可重复用药。④利多卡因：是治疗室性心律失常的有效药物，尤其适用于室性早搏或阵发性室性心动过速。首次剂量为1～1.5 mg/kg，缓慢静脉注射，必要时以2～4 mg/min的速度静脉滴注。⑤氯化钙：具有增强心肌收缩力，延长心脏收缩期，提高心肌激惹性的作用。成人常用10%氯化钙2.5～5 ml，缓慢静脉注射。⑥碳酸氢钠：是纠正急性代谢性酸中毒的碱性药物。⑦当前主张使用胺碘酮用于难治性室颤。

5. 输液治疗　输液的目的是维持血容量和体液平衡，纠正酸碱失调，维持机体内环境的稳定。

（三）复苏后治疗

对病情较轻，心搏骤停4 min内实施复苏成功者，预后较好，复苏后无需特殊治疗，但要加强监测。而对病情严重或初期复苏较迟者，复苏后，一般情况虽已基本稳定，但仍处于危险中，且神志可能仍未恢复，呼吸功能还可能存在不同程度的障碍，脑、肾、心、肺等重要器官的病理生理改变不仅难以恢复，而且可能还在继续发展，其中尤以脑的病变最为复杂，也最难处理。因此，复苏后的治疗主要是对这些重要器官的功能进行监测和必要的处理。MODS和缺氧性脑损伤是复苏后治疗的主要内容。而在防治MODS时，首先应保持呼吸和循环功能的良好和稳定。

1. 维持良好的呼吸功能 应常规给氧，如果自主呼吸未恢复或有通气功能障碍者，应行机械通气治疗，并根据血气分析结果调节呼吸器以维持适当的PaO_2、$PaCO_2$及pH。氧合功能对心、脑功能的恢复十分重要。维持良好的通气功能有利于降低颅内压，可借助轻度过度通气，使$PaCO_2$保持在25～35 mmHg之间，以减缓脑水肿的发展。

2. 确保循环功能的稳定 循环功能的稳定是一切复苏措施之所以能奏效的先决条件，复苏后期必须严密监测循环功能。循环功能稳定，方能保证心脑灌流量，否则，可出现低血压和组织器官灌流不足（表现为少尿、神志障碍等），此时应进一步判断有效循环血容量及左心室功能状况，密切观察是否有血容量不足，有无水、电解质及酸碱平衡失调，并进行血流动力学监测（如心电图、动脉压、中心静脉压等），发现问题及时处理。应注意使血压维持在正常或稍高于正常水平，以保证脑内微循环血流的重建。循环功能稳定的标志是无任何药物支持下循环功能正常。

3. 防治肾衰竭 呼吸心跳停止可发生急性肾衰竭。最有效的预防方法是维持循环稳定，保证肾的灌流量。复苏后应监测包括每小时尿量、血尿素氮、血肌酐浓度及血尿电解质浓度，以便早期发现肾功能改变并及时进行治疗。下列措施有利于预防肾衰竭：①避免应用使肾血管强烈收缩及损害肾功能的药物；②纠正酸中毒；③使用肾血管扩张药物（如小剂量多巴胺）。

4. 脑复苏 防治心脏停搏后缺氧性脑损伤的措施称为脑复苏。脑复苏的原则在于防止或缓解脑组织肿胀和水肿。心脏骤停后除了循环停止所造成的原发性脑损伤外，更重要的是脑组织缺血缺氧后引起脑水肿造成的继发性脑损伤。

人脑组织按重量计算虽只占体重的2%，而脑血流量却占心排出量的15%～20%，氧耗量占全身的20%～25%，葡萄糖消耗占65%。这种高耗氧高代谢使得脑组织能量储备有限。当脑完全缺血10～15 s，氧储备完全消耗，病人意识丧失；20 s后自发和诱发脑电活动停止，细胞膜离子泵功能开始衰竭；1 min后脑干的活动消失，呼吸停止，瞳孔散大；4～5 min内脑的葡萄糖及糖原储备和三磷酸腺苷（ATP）被耗尽。大脑完全缺血5～7 min以上者，有多发性、局灶性脑组织缺血的形态学改变，大脑发生了不可逆的缺氧性损伤。

当自主循环功能恢复，脑组织再灌注后，脑缺血性改变仍在发展，导致细胞变性和坏死。还可见到多灶性的无再灌流现象，可能与红细胞凝聚、血管痉挛、有害物质的释放等因素有关。因此，防治脑水肿是脑复苏的主要任务，以避免或减轻脑组织的继发性损伤，保护脑细胞功能。

是否实施脑复苏，一方面取决于初期复苏是否及时和有效，另一方面更应参照复苏过程中神经系统的体征。体温升高，肌张力亢进、痉挛、抽搐乃至惊厥，都是脑缺氧性损伤的体征，一旦出现，应立即着手脑复苏。而对心脏停搏在4 min内者不应盲目实施脑复苏。降温、脱水和应用肾上腺皮质激素仍是目前防治急性脑水肿的有效措施。

(1) 低温 是脑复苏综合治疗的重要组成部分。若病人出现体温升高趋势或有肌紧张及痉挛表现时，应立即降温。一般以头部降温为重点，头部冰帽降温效果较好。同时将冰袋置于颈侧、腋窝、腹股沟等大血管经过的部位，可达到全身降温的目的。

低温疗法原则：①无脑缺血性损伤者禁止降温，已有软瘫者亦不宜低温治疗；②降温宜早、宜快，开始降温时应将体温迅速降至35～33℃。持续到病人神志开始恢复或好转为止。

对缺氧性脑损伤严重的病人常需持续 3～7 天，切勿中途升温；③降温期间为防止寒战及抽搐，可根据病人循环功能选用丙嗪类、苯二氮䓬类或巴比妥类药；④降温的幅度可因病人而异，通常以降至肌紧张松弛、呼吸血压平稳为准；⑤复温时应先逐步减少冰袋使体温缓慢回升。而降温所用的辅助药物宜于体温恢复 1～2 天后再停用。

（2）脱水疗法 是防治脑水肿和脑疝的重要疗法。血压平稳后即应开始脱水，此时应维持血浆胶体渗透压不低于 15 mmHg（20 kPa）（血浆白蛋白为 30 g/L 以上），维持血浆渗透压在 280～330 mmol/L。脱水以渗透性利尿为主，首选 20%甘露醇 0.5～1.0 g/kg 静脉滴注，每日 4～6 次，必要时可加用呋塞米 20～40 mg，促进利尿，防止甘露醇过量造成的"肾病"。血浆白蛋白的利尿作用缓和且持续，可与甘露醇合用，而且白蛋白有利于血浆胶体渗透压和血容量的维持，以缓解由于脱水而使血液浓缩的不利影响。脑水肿的发展一般于第 3～4 天达到高峰，因此脱水治疗应持续 5～7 天。

（3）防治脑水肿的其他疗法：防治脑水肿的其他疗法必须在低温和脱水治疗的基础上施行方为安全。常用的是肾上腺皮质激素，其在脑复苏中的应用虽在理论上有很多优点，但临床应用仍有争议。一般认为预防脑水肿的效果优于治疗效果，宜尽早使用。心脏停搏即可静脉滴注氢化可的松 100～200 mg，以后用地塞米松 20～30 mg/24 h。一般使用 3～4 天即可。

小结

心肺脑复苏成功的关键是初期复苏的开始时间和进行 ABC 程序时的操作是否规范、标准。启动紧急医疗服务系统对继续复苏才有后续保障。重视脑复苏的病人有可能完全康复。

思考题

1. 大部分危重病人为什么要实施气管插管或气管切开？
2. 你如何理解胸泵机制，对初期复苏步骤 ABC 的看法有哪些？
3. 整理一份心肺脑复苏流程。

（山东万杰医学院 陈 利 怀化医学高等专科学校 朱智辉）

第八章 麻 醉

学习目标

1. 掌握常用局部麻醉药及各种局部麻醉方法，椎管内麻醉的并发症及处理。
2. 熟悉麻醉前准备，麻醉前用药，麻醉方案的选择和麻醉期间对病人的观察。
3. 了解全身麻醉、气管插管、全身麻醉并发症的防治和疼痛治疗。

第一节 概 述

1. 麻醉的历史 早在公元200年，我国名医华佗使用麻沸散用于病人麻醉成功，是祖国医学对麻醉的巨大贡献。1846年美国麻省总医院使用乙醚麻醉获得成功，标志着现代麻醉的开始。我国的麻醉医学是在20世纪80年代后期才开始快速发展，1987年卫生部把临床麻醉确定为二级学科后，ICU和疼痛门诊的建立、麻醉医生参与危重病人的救治，拓展了临床麻醉工作的内容。

2. 现代麻醉学的范畴 现代麻醉虽仍以解除手术所致的疼痛为其主要任务，但其他如急救复苏、重症监测治疗，以及急、慢性疼痛的治疗，控制性降压、降温等，都属于麻醉学的内容和范畴。

疼痛的产生是依赖于感受器、传入神经和中枢神经。麻醉主要是利用麻醉药物使中枢神经系统或神经系统中某些部位受到完全可逆的抑制，使痛觉暂时消失，即为麻醉。

临床麻醉的任务：在确保病人安全的前提下，消除手术疼痛，提供手术需求，并能迅速恢复生理状态。

目前，麻醉学理论日臻完善，麻醉技术不断提高。在临床麻醉工作中，依病人情况和手术需求，采用不同药物作用于不同部位的麻醉方法较多，分为以下几类：①局部麻醉（局麻）；②椎管内麻醉；③全身麻醉（全麻）；④复合麻醉；⑤基础麻醉。

一、麻醉前准备

麻醉前准备的目的：是对病人病情的科学评估，增强病人对手术与麻醉的耐受力，保障其安全，避免或减少围手术期的并发症。

（一）了解病情

麻醉前必须访视病人，评估全身情况，参考美国麻醉师协会（ASA）分类方法评估术前病人身体健康状况（表8-1），判断病人对麻醉的耐受力，清楚做什么手术，根据手术难易程度选择适合的麻醉方法、制订围手术期最佳的处理方案。

表 8-1 ASA 病情分析和围手术期死亡率

分级	标 准	麻醉耐受力	死亡率（%）
Ⅰ	体格健康，发育、营养良好，各器官功能正常	良好	0.060～0.08
Ⅱ	除外科疾病外，有轻度并存病，功能代偿健全	有一定危险	0.27～0.40
Ⅲ	有严重并存症，体力活动受限，但尚能应对日常生活	危险	1.82～4.30
Ⅳ	并存病严重，丧失正常生活和工作能力，对生命造成威胁	危险很大	7.8～23.0
Ⅴ	无论手术与否，生命难以维持 24 h 的濒死病人	异常危险	9.4～50.7

1. 询问病史　包括饮酒、吸烟、哮喘、过敏、高热等。有针对性地重点检查呼吸和循环系统，并了解对麻醉有影响的相关因素，如下颌的大小、颈的长短、穿刺部位有无感染、脊柱是否畸形、有无外伤史等。

2. 查阅病历及实验室检查结果，全面了解病人各系统功能状况。

3. 了解用药史，如降糖、降血压药物等，决定该病人是否继续服用药物或停药。

4. 与病人、家属谈话，履行告知义务，取得病人和家属的信任与合作，签署麻醉同意书。

5. 与手术医师及时交流，就麻醉方案取得一致意见。

（二）病人准备

1. 改善营养状况纠正生理功能紊乱　拟施手术病人麻醉前应尽力改善营养状况，纠正生理功能的紊乱，积极治疗并发症。提高病人对麻醉和手术的耐受力。包括：①纠正水、电解质紊乱和酸中毒；②贫血、低蛋白血症病人应输血、补充白蛋白，使血红蛋白≥80 g/L，白蛋白≥30 g/L；③高血压病人术前应用药物使血压控制在 160/100 mmHg 以下；④糖尿病人应用降糖药或胰岛素治疗，使空腹血糖不高于 8.3 mmol/L，尿糖低于＋＋，尿酮体阴性；⑤冠心病病人应以抗心律失常药、抗心绞痛药物治疗。即使是急诊手术，也应抓紧时间做好必要的准备，切忌仓促上台麻醉。

2. 心理方面的准备　病人术前的紧张、焦虑和恐惧会引起生理功能紊乱，对整个围手术期产生影响，因此，在访视病人时，应采取各种沟通方式取得病人的理解、信任和合作，消除不良心理状态和焦虑心情。

3. 胃肠道准备　择期手术麻醉前 8～12 h 开始禁食，4 h 禁饮。小儿麻醉前禁食（奶）4～8 h，2～3 h 禁饮。有利于避免或减少呕吐和误吸的发生。

4. 麻醉用具及药品准备　麻醉前必须对麻醉机和急救设备进行检测，准备并检查麻醉用具及药品。无论选择何种麻醉方式，均应准备麻醉机、急救设备，防患于未然。

（三）麻醉前用药

1. 目的　①消除病人对手术的恐惧和紧张心理。②对抗不良神经反射，使麻醉平稳。③提高痛阈、降低痛感，以增强麻醉效果。④对抗某些麻醉药物的毒性反应。⑤抑制呼吸道腺体分泌，保持气道通畅。

2. 常用药物　①镇静安定药：常用地西泮（安定）、咪达唑仑（咪唑安定）。②催眠药：常用苯巴比妥钠（鲁米钠）、司可巴比妥（速可眠）。③镇痛药：常用哌替啶（度冷丁）、吗啡。④抗胆碱药：常用阿托品和东莨菪碱。

3. 应用方法　麻醉前 30 min 肌内注射。①成人全麻：阿托品 0.5 mg，哌替啶 100 mg。②局部麻醉：苯巴比妥钠 100 mg。③椎管内麻醉：阿托品 0.5 mg，苯巴比妥钠 100 mg。全麻病人术前务必使用抗胆碱药以抑制腺体分泌，保持气道通畅。年老、体弱、休克等病人，镇静和镇痛剂应酌情减量。

二、麻醉期间及麻醉后的监测与处理

（一）麻醉期间的监测

1. 一般检测 严密观察病人呼吸、脉搏、血压及神志的改变，每5～10 min记录一次，便于分析当前病情，发现异常立即采取相应措施予以纠正。

2. 特殊监测 麻醉期间应常规心电监护，监测血氧饱和度（SaO_2）、动脉氧分压（PaO_2）、动脉二氧化碳分压（$PaCO_2$）、血液pH、中心静脉压（CVP）、肺毛细血管楔压（PCWP）或左房压（LAP）等。主要用于危重病人手术或复杂性手术的麻醉监测。

3. 麻醉深度监测 是指全麻药的控制作用与手术刺激反作用之间相平衡时所表现的中枢神经系统功能状态，目前尚无一种准确、有效判断麻醉深度的方法。临床上主要依据病人术中血压、心率、呼吸深浅和节律、眼部症状、肌肉松弛情况等进行判断。

4. 麻醉实施前补充禁食水所致的体液不足。麻醉期间对输液、输血、用药、手术重要步骤均应及时准确记录在复写的麻醉单上，以便准确把握当前病情和术毕麻醉备案。

（二）麻醉后的监测与处理

1. 保持呼吸道通畅 麻醉时最早也最易受影响的是呼吸功能，保持呼吸功能正常是麻醉期间一项十分重要的任务。全麻后病人未完全清醒时要严密观察有无反射性呕吐、呼吸道梗阻（舌后坠、分泌物增多）、颈部手术后血肿压迫等导致气道不畅的原因。一旦发现，应及时处理，包括托起下颌，放置口咽或鼻咽通气管道，及时清除分泌物，去除梗阻或压迫因素，并给予面罩吸氧，必要时行气管切开。

2. 维持循环的稳定 麻醉与手术后一定时间内，血压容易波动，加上体位的变化、血容量不足、酸碱失衡、术后疼痛等均可诱发循环功能不全。术后应根据血压、脉搏、尿量、中心静脉压来补充血容量，及时止痛。对心律失常的病人，术后应做心电图监测和必要的药物治疗，纠正电解质紊乱与酸碱失衡。

3. 恶心、呕吐的处理 全麻后的病人呕吐发生率高，尤其是吸入麻醉，腰麻和硬膜外麻醉中应用辅助药或伴有低血压者也可发生。麻醉恢复期发生恶心、呕吐可致呼吸道梗阻，如发生误吸则更加危险。应用氟哌利多或枢复宁可明显减轻恶心、呕吐的发生。

第二节 局部麻醉

用局麻药暂时阻断某些周围神经的冲动传导，使其支配的相应区域痛觉消失称局部麻醉。广义的局部麻醉包括椎管内麻醉。

局部麻醉适用于较表浅而局限性的中小型手术，简便、易行，对重要器官功能干扰轻微，并可保持病人意识清醒，并发症较少，费用低廉，是一种相对安全的麻醉方法。

一、常用局麻药

1. 酯类 如普鲁卡因、丁卡因。

2. 酰胺类 如利多卡因和布比卡因。临床常用局麻药的作用强度、毒性、使用浓度、持续时间和最大剂量各不相同（表8-2）。

表 8-2 常用局麻药比较

	普鲁卡因	丁卡因	利多卡因	布比卡因
麻醉效能	弱	强	中等	强
毒　　性	弱	强	中等	中等
弥散性能	弱	强	强	中等
作用时间（h）	0.75～1	2～3	1～2	5～6
成人一次限量（mg）	1000	80	400	150
浸润麻醉用浓度（%）	0.5～1	0.5～1 表面	0.25～0.5	少用
阻滞麻醉用浓度（%）	1～2	0.15～0.3	1～2	0.15～0.25

二、局麻药的不良反应

（一）毒性反应

单位时间内局麻药超过机体所能耐受的能力，出现一系列中毒症状者，称之为毒性反应。产生局麻药毒性反应的原因有：①一次用量过大；②误注入血管内；③注射部位血管丰富，吸收增快；④病人体弱耐受力低。

临床上有少数病人使用小剂量局麻药后即刻出现毒性反应，称为高敏反应。

1. 毒性反应的主要临床表现　是对中枢神经和心血管系统的影响。表现为：惊恐、多语、谵妄、肌肉震颤、抽搐、惊厥、昏迷等；早期血压升高、心率快，之后表现为心肌及传导系统抑制，心输出量减少、血压下降、呼吸困难、严重时出现呼吸心跳停止。

2. 预防措施　①熟悉局麻药的药理及解剖知识；②准确掌握用药的剂量、浓度；③药液中适当加入肾上腺素以延缓吸收；④为防止注入血管内，每次注药前需回抽无血方可注药；⑤术前用地西泮或苯巴比妥类药物，以减少中毒反应。

3. 急救方法　一经发现中毒反应，立即停用局麻药，对症处理：①维持呼吸和充足给氧；②躁动不安者给予地西泮 0.1mg/kg 静脉滴注；③惊厥者用硫喷妥钠 1～2mg/kg 静脉滴注；反复、持续惊厥使用肌松药行气管插管；④低血压者行静脉输液和麻黄碱或间羟胺等升压；⑤发生呼吸心搏骤停者立即行心肺复苏。

（二）过敏反应

局麻药过敏反应少见，酯类发生机会较酰胺类多。注射少量局麻药即可出现荨麻疹、喉头水肿、支气管痉挛、低血压及血管神经性水肿等，可危及病人生命。一旦有过敏征兆，应立即处理，必要时按过敏性休克程序抢救。

三、常用局麻方法

（一）表面麻醉

将渗透力强的局麻药用于黏膜表面，使之透过黏膜而阻滞黏膜下神经末梢的方法，称为表面麻醉。适用于眼、鼻、咽喉、尿道等处的浅表手术、检查和治疗性操作。常用局麻药为 0.5%～1%丁卡因，成人一次限量 40mg；或 2%～4%利多卡因，成人一次限量 100mg。方法是：眼用点滴、鼻用涂敷、咽喉气管用喷雾、尿道用灌注等。

（二）局部浸润麻醉

将局麻药分层注射到拟行手术部位，使其组织中的神经末梢被阻滞而产生麻醉作用为局部浸润麻醉，临床俗称局麻。方法和注意事项：

1. 掌握局麻药普鲁卡因、利多卡因的浓度与剂量，一次总量不得超过浸润麻药的限量。

2. 一针技术 针斜面向下刺入皮内，注药后形成橘皮样隆起，称皮丘。将针与皮肤夹角缩小继续注药，在切口线上形成皮丘带，上述操作法的目的是使病人只有第一针刺入时的痛感。

3. 逐层浸润 手术部位较深者，依次浸润皮肤、皮下筋膜、肌肉，体腔手术尚需浸润腹（胸）膜后切开，直至病灶充分显露。

4. 回吸无血方可注药，以免局麻药误入血管引起毒性反应。

5. 为减少渗血，适当延长麻醉时间，为减缓吸收可加入少量肾上腺素。

(三) 区域阻滞麻醉

包围手术区，在其四周及底部注射局麻药，阻滞进入手术区的神经纤维，称区域阻滞麻醉。主要用于小囊肿的切除、肿块组织活检、清创术、腹股沟疝修补等门诊小手术。区域阻滞麻醉操作要点及局麻药配制与局部浸润麻醉法相同。其优点在于：①避免直接穿刺病变组织；②可避免因麻醉药液使小肿块不易扪及或局部解剖层难以辨认而增加手术难度。临床经常采用局麻和区域阻滞联合麻醉。

(四) 神经阻滞麻醉

在神经干、丛、节的周围注射一定浓度的麻醉药，阻滞其冲动传导，使受其支配的区域产生麻醉作用，称为神经阻滞麻醉。它操作较简便，用药量较少，效果好。但必须熟悉局部解剖，以免产生严重并发症。临床常用的神经阻滞有颈丛神经、臂丛神经、肋间神经、指（趾）神经阻滞等。

1. 颈丛神经阻滞 颈丛神经由 $C_{1\sim4}$ 脊神经组成。出椎间孔后分深丛和浅丛，支配颈部肌组织和皮肤。深丛在斜角肌间与臂神经丛处于同一水平，并同为椎前筋膜所覆盖。浅丛沿胸锁乳突肌后缘从筋膜下穿出至表面，分成许多支，支配皮肤和浅表结构。$C_{1\sim2}$ 主要是运动神经，故阻滞时不需考虑此脊神经。

(1) 深丛阻滞 常用两种阻滞方法：①颈前阻滞法：常采取 C_4 横突一处阻滞法。病人仰卧，头转向对侧，从乳突尖端至 C_6 横突做一连线，穿刺点在此线上。C_4 横突位于胸锁乳突肌和颈外静脉交叉点附近，用手指按压常可摸到横突。在此水平刺入 2～3 cm 可触及横突骨质，回抽无血液和脑脊液，注入局麻药液 10 ml。②肌间沟阻滞法：同臂神经丛阻滞的肌间沟径路法，但穿刺点在肌间沟尖端，刺过椎前筋膜后，不寻找异感，注入麻药 10 ml，并压迫肌间沟下方，避免药液下行而阻滞臂丛神经。

(2) 浅丛阻滞 体位同上，在胸锁乳突肌后缘中点垂直进针至皮下，注射 1%利多卡因 6～8 ml；或在此注射 3～4 ml，再沿胸锁乳突肌后缘向头侧和尾侧各注射 2～3 ml（图 8-1）。

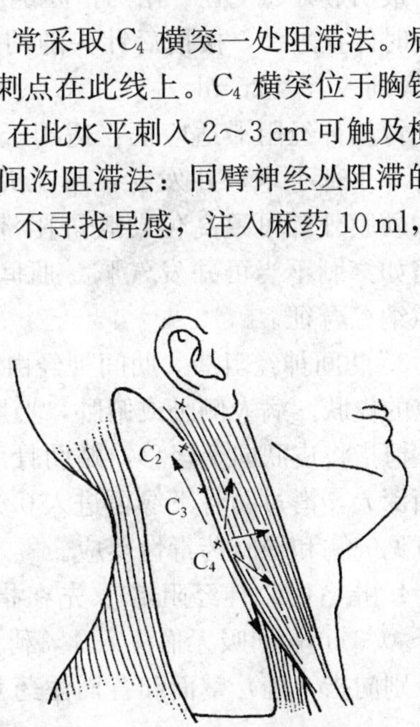

图 8-1 颈浅丛阻滞示意图

颈丛神经阻滞适应证和并发症：可用于颈部手术，如甲状腺手术、气管切开术和颈动脉内膜剥脱术等。浅丛阻滞并发症很少见。深丛阻滞并发症有：①局麻药毒性反应：颈部血管丰富，吸收较快，如意外注入椎动脉，药液直接进入脑内；②药液意外注入蛛网膜下腔或硬膜外间隙；③膈神经麻痹；④喉返神经麻痹，故不能同时做双侧深丛阻滞；⑤霍纳综合征。

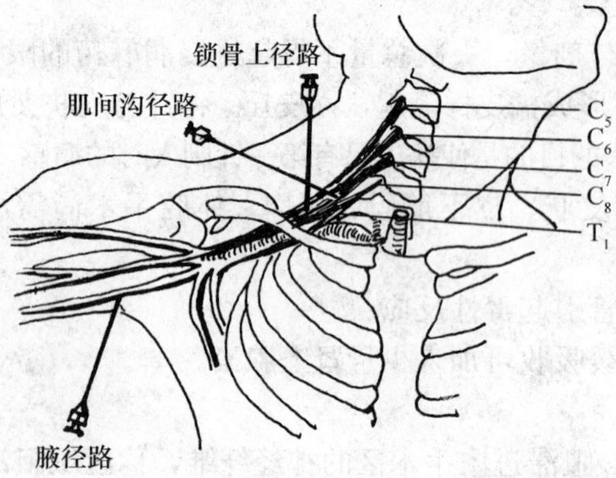

图 8-2 臂丛神经阻滞示意图

2. 臂丛神经阻滞 臂丛神经由 $C_{5\sim8}$ 和 T_1 脊神经的前支组成。这些神经自椎间孔穿出后，行于前、中斜角肌之间，从锁骨外下方与第 1 肋骨上面穿过，经腋窝分布于上肢。臂丛神经有椎前筋膜形成鞘膜，此鞘膜在锁骨上方延伸为锁骨下动脉鞘膜，向腋窝延伸即为腋鞘。在成人鞘内任何部位注入 1.5%利多卡因 20 ml 与 1%普鲁卡因等混合液共 25 ml（均加肾上腺素），可使臂丛神经阻滞 2 h 左右。临床上臂丛神经阻滞，可经肌间沟径路、锁骨上径路或腋径路操作，阻滞部位越高，上肢麻醉范围越大（图 8-2）。①肌间沟法：病人仰卧，头偏向对侧，手臂贴身旁，使肩下垂，充分显露操作部位。消毒铺单后，沿锁骨向后摸寻，在前、中斜角肌之间、锁骨上 2 cm 处，以 6～7 号针垂直穿刺，穿破椎前筋膜时有突破感，继而向后、下、内方向探触，病人诉异样感，此时回抽确定无血或脑脊液，即可注射局麻药，一般用含 1：20 万肾上腺素（5 μg/ml）的 1.3%利多卡因 25 ml。②锁骨上径路法：病人仰卧，肩下垫枕，充分显露操作部位。操作者站在头端，确定锁骨中点，在锁骨上窝摸到锁骨下动脉搏动，臂丛神经一般在此外侧。取 20 ml 的注射器，连接 7 号针头，于锁骨中点上 1 cm，搏动点外侧 0.5 cm 进针，并向后、内、下方向推进 1～2 cm，触及第 1 肋骨，反复针刺骨面，当病人诉有异样感时，固定针头回抽无血、无气即可注药。通常注射 1%～1.5%利多卡因 20 ml（加肾上腺素）；③腋径路法：因安全、易掌握，临床多采用此法。病人仰卧，剃除腋毛，患肢外展 90°，呈行军礼姿势，于腋动脉搏动最明显处做皮丘，用两指固定皮肤及动脉，以 6 号针垂直缓慢刺入腋鞘内，当阻力突然消失时停止进针，松指后针头随动脉搏动而摆动，示针尖已进入腋鞘内，回抽无血后注入 1.5%利多卡因 25 ml。

臂丛神经阻滞适应证：适用于上肢手术，肌间沟法也可用于肩部手术，腋路法仅用于前臂和手部手术。并发症：常见并发症为局麻药毒性反应。肌间沟法如穿刺不当，药液误入硬膜外腔可致高位硬膜外阻滞，药液误注入蛛网膜下腔可引起全脊髓麻醉。锁骨上径路如穿刺不当可并发气胸。肌间沟法和锁骨上路还可发生膈神经麻痹、喉返神经麻痹和霍纳综合征。

3. 肋间神经阻滞 肋间神经由 $T_{2\sim11}$ 脊神经的前支绕躯干环行，支配肋间肌、腹壁肌及相应的皮肤。病人侧卧或俯卧，上肢外展前臂上举，在肋骨角或腋后线摸清相应肋骨，左手示、拇指将皮肤向上轻移，贴肋骨下缘垂直刺入麻醉针头至肋骨，松左手，针头随皮肤下移逐渐深入，滑过肋骨下缘再进入 0.2～0.3 cm，回吸无血无空气后注入麻药 3～5 ml。其并发症可见气胸和局麻药毒性反应。

4. 指（趾）神经阻滞 先在指（趾）根一侧正中处，垂直进针至指（趾）骨后稍退 0.2～0.3 cm，回吸无血注入 1%利多卡因 1.5～2 ml，阻断指（趾）神经，然后再退针至皮下分别向指（趾）掌面和背面注药 0.5 ml，另一侧同法，总加肾上腺素。

第三节 椎管内麻醉

将局麻药注入椎管内不同腔隙，阻滞脊神经根或脊神经的传导，使其所支配的区域产生麻醉作用，称为椎管内麻醉。根据局麻药注入部位不同，将椎管内麻醉分为蛛网膜下腔阻滞（腰麻）、硬脊膜外腔阻滞（硬膜外麻醉）与骶管麻醉。

一、椎管内麻醉的解剖学基础

脊柱由骨性结构、韧带、脊髓与脊神经、被膜与相应腔隙组成。

（一）骨性结构

脊柱由脊椎连结而成，椎体和椎弓构成椎管，脊髓位于其中。脊柱有颈、胸、腰和骶尾（分别用C、T、L、S表示）四个生理弯曲，病人仰卧时，颈、腰椎向前弯曲且C_3与L_3部位最高，胸曲与骶曲向后且T_5与S_4最低。这对一定体位下的麻醉药液扩散有重要影响。

（二）韧带

连接相邻两棘突间的纤维组织，自外向里依次为棘上韧带、棘间韧带、黄韧带。棘上韧带连结脊柱棘突尖端，质地较坚韧，老年时常发生钙化；棘间韧带连结上、下两棘突，质地较疏松；黄韧带连结上、下椎板，覆盖着椎板间孔，几乎全由弹力纤维构成，组织致密厚实，具有阻力抵抗感。故做椎管内麻醉时，穿刺针需经过皮肤、皮下组织、棘上韧带、棘间韧带和黄韧带，即进入椎管内的硬脊膜外腔，如刺过硬脊膜和蛛网膜，即进入蛛网膜下腔。

（三）脊髓与脊神经

椎管内的脊髓，在成人终止于L_1下缘，行腰椎穿刺常选在L_2以下。儿童位置较成人低，新生儿止于L_3，行腰椎穿刺常选在L_4以下，以免损伤脊髓。脊神经有31对（颈8、胸12、腰5、骶5、尾1），分前角和后角。前角含运动和交感（骶段为副交感）神经传出纤维，后角含感觉和交感（骶段为副交感）神经传入纤维。各种神经纤维粗细不同，交感和副交感神经纤维最细，最易被局麻药所阻滞，其次是感觉纤维，最粗的是运动纤维。

（四）被膜与腔隙

脊髓的被膜自内向外，分别是紧贴于脊髓表面的软脊膜、薄而透明的蛛网膜和由坚硬结缔组织形成的硬脊膜。软脊膜与蛛网膜之间称蛛网膜下腔，内有脑脊液25～30 ml，pH7.35，比重为1.003～1.009，与颅内相通，下端终止于S_2。硬脊膜与椎管内壁构成潜在的硬膜外腔，脊神经经此处通过，此间隙内由静脉丛、淋巴管及脂肪组织充填。

（五）脊神经根与体表标志

人体脊神经在体表呈节段性分布，甲状软骨部由C_2支配、两侧乳头连线处为T_4支配、剑突下为T_6支配、脐为T_{10}支配、耻骨联合部为T_{12}～L_1支配、下肢前面是$L_{1\sim5}$支配，下肢后面、骶部及会阴部属$S_{1\sim5}$所支配。

二、椎管内麻醉机制

（一）药物作用部位

腰麻时，脑脊液有稀释和扩散局麻药的作用。药物直接作用脊神经根和脊髓表面，呈横断性阻滞且完善。而硬膜外麻醉时药物作用的途径有：①通过蛛网膜绒毛进入根部蛛网膜下腔。②药液进入椎间孔在椎旁阻滞脊神经。麻醉呈节段性且不完善。硬膜外麻醉的主要作用部位是脊神经根。

（二）麻醉平面

麻醉平面是指感觉神经被阻滞后，用针刺测定皮肤痛觉消失的界线及范围。交感神经被阻滞后，能减轻内脏牵拉反应；感觉神经被阻断后，肌肉和皮肤的疼痛传导消失；运动神经被阻滞后产生肌肉松弛。交感神经被阻滞的平面比感觉平面高 2～4 个节段；运动神经被阻滞的平面比感觉平面低 1～4 个节段。

（三）椎管内麻醉对生理的影响

1. 对呼吸的影响　取决于麻醉平面的高度和高位硬膜外阻滞的局麻药的浓度。

2. 对循环的影响　①低血压：交感神经阻滞后血管扩张，回心血量少，心输出量下降。如麻醉平面不高，范围不大可由未麻醉区域的血管收缩来代偿。②交感神经被阻滞后，迷走神经兴奋，心率减慢。③其他：迷走神经功能亢进，胃肠蠕动增加易发生恶心、呕吐、尿潴留等。

三、蛛网膜下腔阻滞麻醉

将局麻药注入蛛网膜下腔，脊神经根及脊髓表面部分受到阻滞后，使其支配的相应区域及以下区域产生麻醉作用，称为蛛网膜下腔阻滞麻醉，简称腰麻或脊麻。所用麻醉药液的比重高于、等于、低于脑脊液比重时，分别称重比重、等比重、轻比重腰麻。阻滞平面高于 T_4 为高平面，现较少使用，在 T_4～T_{10}之间为中平面，T_{10}以下为低平面腰麻。适用于 2～3 h 以内的下腹部、盆腔、肛门会阴及下肢的手术。

（一）麻醉禁忌证

①中枢神经系统疾病；②休克；③穿刺部位有感染；④脓毒症；⑤脊柱外伤或结核；⑥急性心力衰竭或冠心病。

（二）麻醉方法

主要掌握腰椎穿刺技术（腰穿），病人侧卧头颈前屈，屈髋屈膝腰后弓，确定穿刺间隙，成人穿刺点在 $L_{3\sim4}$间，也可上下改变一个间隙，垂直病人背部做皮肤、皮下组织、棘间韧带逐层浸润麻醉后，取腰麻针于局麻针孔进入，体会进针时的阻力变化，过黄韧带时有突破感，当刺过硬脊膜时有了第二次突破感后，拔出针芯有脑脊液滴出，示穿刺成功。注入已准备好的腰麻药。常用 5％重比重普鲁卡因 100～150 mg 或 0.5％～0.75％重比重布比卡因 8～15 mg，注药速度每 5 s 1 ml 并在短时间内调节和控制麻醉平面。

这种麻醉方法因局麻药呈可流动状态，一旦麻醉平面调控失当，可导致全脊髓麻醉等严重后果。腰麻后头痛发生率为 3％～30％，出现于麻醉后 2～7 天，半数病人 4 天内消失。

四、硬脊膜外腔阻滞麻醉

将局麻药注入硬脊膜外腔，阻滞部分脊神经根，使其支配的区域出现暂时性感觉或（和）运动功能消失的麻醉方法，称硬脊膜外腔阻滞麻醉，简称硬膜外麻醉（图 8-3）。硬膜外麻醉有连续法和单次法两种。连续硬膜外法是通过硬脊膜外穿刺针将一合适导管置入硬膜外腔，借此导管注药，根据病情、手术范围、时间长短，连续分次给药，并可随时掌握用药量，且不受手术时间长短的限制，是临床上较常用的麻醉方法。

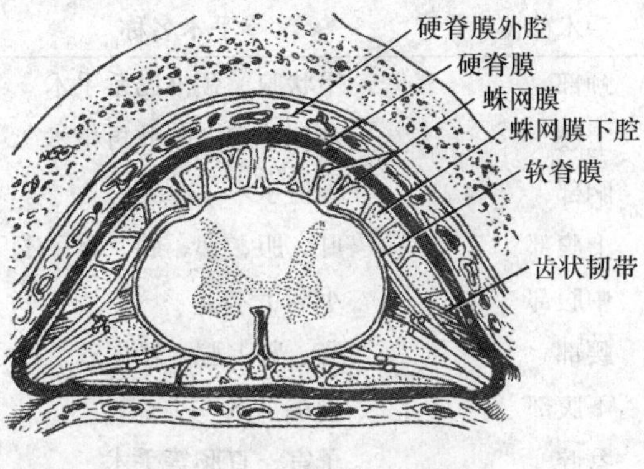

图 8-3 硬脊膜外腔的解剖

（一）适应证和禁忌证

最常用于横膈以下各种腹部、腰部和下肢手术，也可用于颈部、上肢和胸壁手术，但麻醉操作和管理技术都较复杂，采用时应慎重。

禁忌证：①穿刺部位有感染或脊柱有畸形；②凝血机制障碍；③休克或低血压未纠正者；④不合作者，无法完成麻醉操作与管理时。

（二）麻醉方法

1. 硬脊膜外腔穿刺术 穿刺时病人取腰麻体位，使棘突间隙充分张开便于穿刺。根据手术要求选择颈、胸、腰及骶各段间隙，穿刺点应选择支配手术区域中央的相应脊间隙。确定间隙的方法以 C_7 棘突为标志向下触摸，也可在两侧髂棘最高点连线，此线与脊柱相交处即为 L_4 棘突或 $L_{3\sim4}$ 间隙。

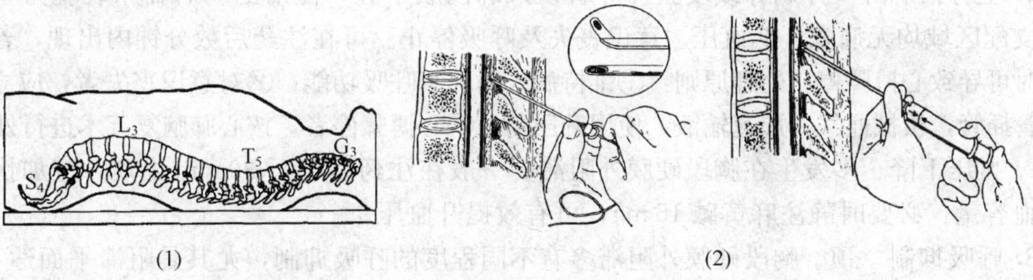

图 8-4 硬脊膜外腔穿刺和置管

硬脊膜外腔穿刺术分直入法和侧入法，穿刺成功的关键是不能刺破硬脊膜，穿破黄韧带有落空感，因硬脊膜外腔呈负压状态。临床上负压测定的方法有悬滴法、毛细玻璃管法和注射器法［图 8-4（1）］。连续硬脊膜外麻醉将特制硬膜外导管插入超过针口 3～4 cm，置管前确定针口方向［图 8-4（2）］，然后边拔针边置入导管，最后将针体拔出，将硬膜外导管固定。确定通畅无脑脊液无出血后摆手术体位。

2. 注射药物 用 1.5%～2%利多卡因和 0.5%～0.75%布比卡因。穿刺置管成功后，将病人仰卧位，先注入试探剂量 3～5 ml，观察 5～10 min，确定药物未注入蛛网膜下腔，以后每间隔 5 min 注入 5 ml 直到初量麻醉用完，可开始手术。当初量作用将消失时，再注入第

2 次量，其剂量约为初量的 1/2～2/3。

表 8-3　硬膜外阻滞穿刺时椎间隙的选择

手术部位	手术名称	穿刺间隙（置管方向）
颈部	甲状腺、颈淋巴系手术	$C_{5\sim6}$、$C_{6\sim7}$（向头）
上肢	双侧手术、断肢再植术	C_7～T_1（向头）
胸部	乳房手术	$T_{4\sim5}$（向头）
上腹部	肝、胆、脾、胰、胃手术	$T_{8\sim9}$（向头）
中腹部	小肠手术	$T_{9\sim10}$（向头）
腰部	肾、肾上腺、输尿管上段手术	$T_{10\sim11}$（向头）
下腹部	阑尾手术	$T_{11\sim12}$（向头）
盆腔	子宫、直肠等手术	T_{12}～L_1、$L_{4\sim5}$（双管法均向头）
腹股沟	腹股沟疝、髋关节等手术	$L_{1\sim2}$（向头）
下肢	大腿手术	$L_{2\sim3}$（向头）
下肢	小腿手术	$L_{3\sim4}$（向头）
会阴	肛门、会阴部手术	$L_{3\sim4}$（向尾）或骶管阻滞

3. 麻醉平面的调节主要取决于　①局麻药容积：注入的量愈多、扩散愈广，麻醉范围愈宽；②穿刺间隙高低决定麻醉平面的高低。若间隙选择不当，常导致麻醉失败，尤其平面过高会影响呼吸与循环；③导管方向：导管向头端置放，药液易向胸、颈段扩散；④注药方式：如一次集中注入则麻醉范围较广，分次注入则麻醉范围缩小；⑤年老、妊娠、失水、恶液质的病人，注药后麻醉范围较一般人为广，故应减少药量。

（三）并发症

1. 全脊椎麻醉　穿刺针或硬膜外导管误入蛛网膜下腔，注射药物后临床表现为全部脊神经支配区域均无痛觉、低血压、意识丧失及呼吸停止。可在注药后数分钟内出现，若处理不及时可导致心搏骤停。处理原则：①维持病人循环和呼吸功能；②对意识丧失者，应立即行支气管插管，机械通气，加速输液，使用升压药；③心搏骤停者，按心肺脑复苏术进行处理。

2. 血压下降　多发生在胸段硬膜外阻滞，一般在注药后 15～30 min 出现，应加快输液补充血容量，必要时静注麻黄碱 15 mg，可有效提升血压。

3. 呼吸抑制　颈、胸段硬膜外阻滞多有不同程度的呼吸抑制，尤其是阻滞平面达 T_2 以上时，病人呼吸功能明显低下。应严密观察病人呼吸，常规面罩给氧，并做好呼吸抑制的急救准备。

4. 脊神经损伤　多因穿刺时操作粗暴所致。穿刺中病人自诉有电击样痛并向单侧肢体放射，需调整进针方向，以防损伤。术后出现该神经根分布区疼痛，感觉障碍。可采取对症处理，数周或数月自愈，一般愈后较好。

5. 硬膜外血肿和硬膜外脓肿。

五、腰麻与硬膜外联合阻滞

腰麻与硬膜外联合阻滞是近年较广泛用于腹、会阴及下肢手术的麻醉方法，利用其各自的优点。

六、骶管阻滞

骶管阻滞是经骶管裂孔将局麻药注入骶管腔内以阻滞骶神经，是硬膜外阻滞的一种方法。适用于直肠、肛门及会阴部手术。

1. 穿刺术　病人取侧卧或俯卧位。穿刺前先摸清尾骨尖端，再沿中线向头的方向3～4 cm处可摸及一“V”形或“U”形凹陷，即为骶管裂孔。摸清骶管裂孔后，在其上端采取垂直进针法和斜型进针法，用7号短针刺过骶尾韧带后，即可注药。当前多采用改进后的垂直进针方法成功率高，又减少了血管的损伤，比较安全。

2. 常用局麻药　为1.5%利多卡因或0.5%布比卡因溶液，需加入1：20万肾上腺素，麻醉持续2～6 h。成人一般用药量为20 ml。

3. 并发症　骶管有丰富的静脉丛，如穿刺损伤血管使局麻药吸收加快，易发生毒性反应。术后尿潴留也较常见。穿刺过程中如误注入蛛网膜下腔可发生全脊椎麻醉。

第四节　全身麻醉

麻醉药经呼吸道、静脉、肌肉进入体内，产生中枢神经系统的抑制，使病人意识丧失、痛觉消失、反射抑制和肌肉松弛的方法称为全身麻醉。这种中枢神经系统的抑制是可逆的、可调控的。现代麻醉采用多种麻醉药或辅助药进行复合麻醉，以满足手术的需求。

一、吸入麻醉

吸入麻醉是指将麻醉药经呼吸道吸入，产生全身麻醉的方法。常用于全身麻醉的维持，有时也用于麻醉诱导。

（一）吸入麻醉药的评价

吸入麻醉药最终以原形从肺中排出，主要从可控性、麻醉强度、对循环和呼吸的影响等方面进行比较。

1. 可控性　可控性与其血/气分配系数有关，血/气分配系数愈小，麻醉药在血液内溶解度愈低，就容易控制它在中枢神经系统中的浓度。

2. 麻醉强度　一般以最低肺泡有效浓度（MAC）表示，即指吸入麻醉药在一个大气压下，使50%的病人对刺激不产生运动性反应时的肺泡气浓度。MAC与麻醉剂的麻醉效能成反比（表8-4）。

表8-4　常用吸入麻醉药的血/气分配系数与MAC

药物	油/气	血/气	MAC（%）	代谢率（%）
氧化亚氮（笑气）	1.4	0.47	105	0.004
恩氟烷（安氟醚）	98	1.9	1.7	2～5
异氟烷（异氟醚）	98	1.4	1.15	0.2
七氟烷（七氟醚）	53.4	0.65	2.0	2～3
地氟烷（地氟醚）	18.7	0.42	6.0	0.02

3. 对心血管系统的抑制作用　目前使用的强效吸入麻醉药，都有不同程度的扩张血管

和降低心肌收缩力的作用。这种作用可被儿茶酚胺所掩盖。有心功能不全时，此种负性作用表现突出。

4. 对呼吸的影响 现有的强效吸入麻醉药均会产生剂量依赖性的呼吸抑制，使通气量减少，呼吸频率增加，动脉血二氧化碳分压增加。

5. 对运动终板的影响 吸入麻醉药具有剂量依赖性肌肉松弛作用，与肌松药联合应用可减少肌松药的用量，增强肌松药的效果。

6. 对颅内压的影响 大多数吸入麻醉药均会使颅内压升高，尤其是在快速提高麻醉药浓度时更为明显。

(二) 常用吸入麻醉药

1. 氧化亚氮（N_2O） 又名笑气，是麻醉效能最弱的吸入麻醉药，常需与其他强效吸入麻醉药联合应用。N_2O吸入时均应混合氧气，以防止低氧血症。

2. 恩氟烷 麻醉效能较强，成人MAC为1.7%。恩氟烷化学性质稳定，不燃烧，与钠石灰接触也不会分解。常用浓度为0.5%～2%，麻醉诱导快，苏醒迅速而平稳。对外周血管有轻度舒张作用，导致血压下降和反射性心率增快。对呼吸道无刺激，不引起唾液和气道分泌物增多，有明显肌肉松弛作用。恩氟烷可使眼内压降低，对眼内手术有利。

3. 异氟烷 麻醉效能强，MAC为1.15%，常用吸入浓度为0.5%～2%，可使脑血管扩张，增加脑血流量，但心肌抑制和升高颅内压的作用较恩氟烷为轻，也不引起心律失常。异氟烷不引起痉挛性脑电图，是颅脑手术较常用的麻醉药之一。

4. 七氟烷 具有血/气分配系数小、麻醉诱导和苏醒迅速，不增加心肌对肾上腺素的敏感性，无异味、不刺激呼吸道等优点，故适合麻醉诱导。七氟烷麻醉效能较强，成人MAC为2%，常用浓度为1.0%～1.5%，对心肌抑制作用与异氟烷相当，比恩氟烷弱。循环稳定，苏醒迅速，苏醒过程平稳。恶心、呕吐的发生率低，故用于麻醉维持。

5. 地氟烷 麻醉效能较弱，成人MAC为6.0%～7.25%，其化学性质稳定，对肝、肾功能影响较小。地氟烷最大的优点是起效和苏醒迅速，且醒后即恢复定向力，能缩短监护时间，适宜于门诊病人麻醉。

(三) 吸入麻醉方法

1. 开放给药法 以金属丝网面罩盖以纱布扣于病人的口鼻部，将挥发性麻醉药滴于纱布上，病人呼吸时将麻醉药吸入而产生麻醉作用。目前较少使用。

2. 管内给药法 将气管导管经口或鼻插入气管内，在麻醉机的控制下将氧气和麻醉药混合而吸入产生的麻醉。适合于难以保证呼吸通畅的手术，特别是开胸手术。

3. 气管内插管术 气管内插管是将特制的气管导管，经口腔或鼻腔插入到病人的气管内。是麻醉医师必须熟练掌握的基本操作技能，也是临床麻醉重要的组成部分。

插管目的：①麻醉期间保持病人的呼吸道通畅，防止异物进入呼吸道，及时吸出气管内分泌物或血液；②进行有效的人工呼吸或机械通气，防止病人缺氧和二氧化碳积蓄；③准确吸入全身性麻醉药。

凡是在全身麻醉时，难以保证病人呼吸道通畅者如颅内手术、开胸手术、需俯卧位手术等，呼吸道难以保证通畅的病人如肿瘤压迫气管，全麻药对呼吸有明显抑制或应用肌松药者，都应行气管内插管。气管内插管在危重病人的抢救中发挥了重要作用。呼吸衰竭需要进行机械通气者、心肺复苏、药物中毒以及新生儿严重窒息时，都必须行气管内插管。常用插管方法有经口腔明视或经鼻腔盲探插管。

通常采用经口腔明视插管技术：借助喉镜在直视下暴露声门后，将导管经口腔插入气管内。插管方法：将病人头后仰，使口张开。左手持喉镜片放入口腔后缓慢推进，先见到腭垂（悬雍垂），将镜片垂直提起前进可见会厌，挑起会厌显露声门。如采用弯镜片插管则将镜片置于会厌与舌根交界处（会厌谷），稍用力向前上方提起即显露声门（图 8-5）。如用直镜片插管，应直接挑起会厌显露声门（图 8-6）。右手持气管导管由右口角插入口腔，同时双目注视导管前进方向，准确轻巧地将导管尖端插入声门。导管插入气管内的深度成人为 4～5 cm，导管尖端至中切牙的距离约 18～22 cm。插管完成后，要确认导管已进入气管内再固定。确认方法有：①压胸部时，导管口有气流；②人工呼吸时，可见双侧胸廓对称起伏，并可听到清晰的肺泡呼吸音；③如用透明导管时，吸气时管壁清亮，呼气时可见明显呈“白雾”样变化；④病人如有自主呼吸，接麻醉机后可见呼吸囊随呼吸而张缩。

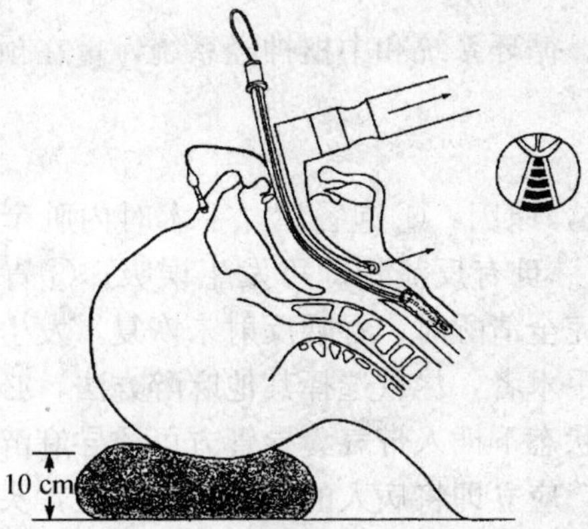

图 8-5　弯喉镜插管示意

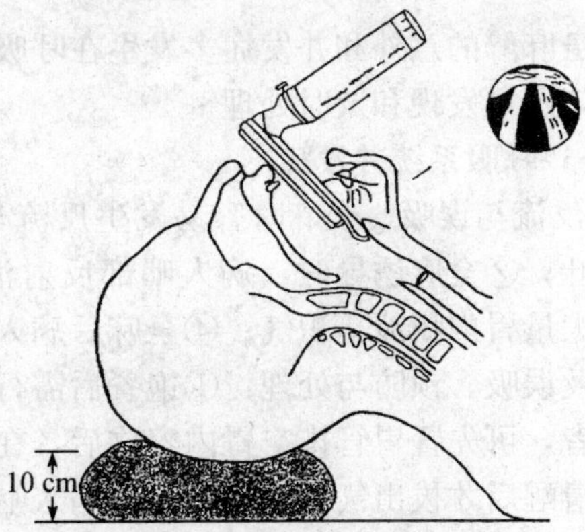

图 8-6　直喉镜声门显露

二、静脉麻醉

静脉麻醉是指将麻醉药经静脉注射直接进入血液循环，作用于中枢神经系统而产生全身麻醉状态。因诱导迅速、病人舒适、操作简便、便于掌握而广泛用于各种手术。

（一）静脉全麻药

1. 硫喷妥钠　是超短效巴比妥类静脉全麻药。

2. 氯胺酮　氯胺酮能选择性抑制大脑联络径路和丘脑新皮层系统，而兴奋边缘叶系统，注药后很快痛觉消失，但肌张力增强，可睁眼，这种意识与感觉分离的现象称为分离麻醉。

3. 咪达唑仑（咪唑安定）　具有较强的镇静、催眠、抗焦虑、抗惊厥及降低肌张力作用。

4. 异丙酚（普鲁泊酚、丙泊酚）　具有镇静、催眠作用，有轻微镇痛作用。

（二）麻醉性镇痛药

具有吗啡特性的天然生物碱和人工合成或半合成阿片类药物，通过与脑和脊髓中的特异性阿片受体结合而产生镇痛、镇静作用。该类药物对呼吸有明显抑制作用，有使胃肠平滑肌痉挛和成瘾等不良反应。临床主要用于辅助麻醉。常用药物有芬太尼、吗啡、哌替啶。

（三）肌肉松弛药

肌肉松弛药简称肌松药，是一种选择性作用于神经肌肉接头处，干扰神经肌肉的兴奋传递，使骨骼肌松弛的药物。按其作用机制，可分非去极化与去极化肌松药两大类。肌松药可松弛骨骼肌以利气管插管和机械通气，并为手术操作创造条件。

1. 琥珀胆碱（司可林） 为去极化肌松药，起效快，肌松完全且短暂，可被血浆胆碱酯酶迅速水解，代谢产物随尿排出。

2. 泮库溴铵（潘可罗宁） 为非去极化肌松药。

使用肌松药的注意事项：①为保持呼吸道通畅，应行气管内插管辅助呼吸或控制呼吸。②肌松药无镇静、镇痛作用，不能单独使用。③琥珀胆碱用后引起血清钾、眼压和颅压暂时升高。④低体温可延长肌松作用时间。⑤全麻药和某些抗生素可增强非去极化肌松药的作用。⑥合并有神经-肌肉接头疾病者，如重症肌无力禁用非去极化肌松药。⑦有哮喘及过敏体质者慎用。

三、全身麻醉的并发症和处理

全身麻醉的意外和并发症多发生在呼吸系统、循环系统和中枢神经系统，重在预防，严密监测，及早发现和及时处理。

（一）呼吸系统并发症

1. 反流与误吸 全麻时容易发生反流与误吸，原因：①饱餐后，手术时内脏牵拉反射诱发呕吐；②全麻诱导时，病人咽部反射消失，一旦有反流物即可发生误吸；③胃排空延迟，如大量胃内积液、积气；④全麻后病人没有完全清醒时，吞咽反射未恢复，发生胃内容物反流及误吸。预防与处理：①饱餐后需行急诊手术者，尽量选择其他麻醉方法，必须用全身麻醉者，可先置胃管排空胃内容物后，在清醒状态下插入带气囊导管方可诱导麻醉；②麻醉完全清醒后才拔出气管内导管；③病人呕吐时，应立即将病人的头部置于低位，头偏向一侧及时清除、吸尽呕吐物或分泌物；④若有较多呕吐物进入气管，应即行气管内插管，彻底吸尽呕吐物；⑤使用一定剂量的支气管解痉药及抗生素（氨茶碱、庆大霉素）。

2. 呼吸道梗阻 以声门为界，分上呼吸道与下呼吸道梗阻或两者同时存在。

（1）上呼吸道梗阻 ①原因：舌后坠、咽喉部分泌物增多及胃肠反流物存积；②临床表现：不全梗阻者出现吸气性呼吸困难，并有鼾声，完全梗阻者有鼻翼扇动和三凹征；③处理：托起下颚，可放置口咽或鼻咽通气管（图 8-7），清除分泌物，吸氧。若不能缓解，应立即静脉注射琥珀胆碱，行气管插管。亦可用 16 号针头行环甲膜穿刺或紧急气管切开。

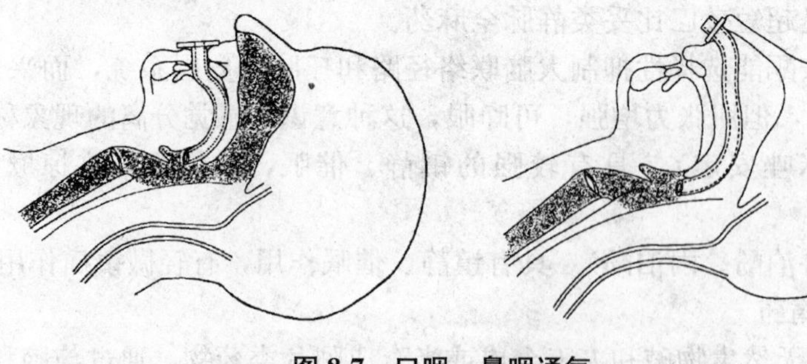

图 8-7 口咽、鼻咽通气

（2）下呼吸道梗阻 ①原因：呕吐物误吸或分泌物较多阻塞气管、支气管痉挛、气管内导管插入过深；②临床表现：病人出现呼气性呼吸困难、缺氧发绀，痰鸣音，听诊湿啰音，肺不张时呼吸音消失；③处理：及时清理呼吸道，维持适当的麻醉深度和良好的氧合是缓解支气管痉挛的重要措施。必要时可静脉滴注氨茶碱 0.125～0.25 g 或氢化可的松 100 mg。

3. 通气量不足　出现呼吸抑制、缺氧、CO_2 蓄积。①原因：全麻过深，麻醉性镇痛药和肌松药用量过大，硫喷妥钠静注过快；②临床表现：呼吸困难、缺氧、发绀、心率增快、血压下降，严重者可导致心搏骤停；③处理：机械通气维持呼吸至呼吸功能完全恢复，必要时使用拮抗药。

4. 低氧血症　吸空气时，脉搏氧饱和度（SpO_2）＜90％，PaO_2＜60 mmHg 或吸纯氧时 PaO_2＜90 mmHg 即可诊断为低氧血症。

（1）原因　①麻醉机故障、氧供应不足所致吸入氧浓度过低；②弥散性缺氧：多见于 N_2O 吸入麻醉；③肺不张：因分泌物过多或通气不足等因素引起肺容量降低；④误吸；⑤肺水肿：见于急性左心衰竭或肺毛细血管通透性增加。

（2）临床表现　病人出现呼吸急促、发绀、躁动不安、心动过速、心律失常、血压升高等。

（3）处理　①吸氧，严重者应以呼气末正压吸氧；②保持气道通畅，严重者应行机械通气治疗；③左心衰者：行强心、利尿、扩血管、吸氧及机械通气治疗；④有感染时，选用适当抗生素。

（二）循环系统并发症

1. 低血压　低血压是指麻醉期间收缩压下降超过基础值的 30％或绝对值低于 80 mmHg。

（1）原因　①麻醉过深；②血容量不足；③胸、腹腔手术，因牵拉或直接刺激迷走神经所致血压下降。

（2）处理　①及时控制和调节麻醉深度；②补充血容量；③术前使用阿托品，手术中力求操作轻柔。

2. 高血压　即麻醉期间舒张压高于 100 mmHg 或收缩压高于基础值的 30％。

（1）原因　①原发性疾病：如高血压、甲亢、颅内高压等；②与麻醉、手术操作有关，如手术探查、压迫腹主动脉、气管插管等；③通气量不足、二氧化碳潴留；④药物所致高血压：如氯胺酮等。

（2）处理　①原有高血压史者，在全麻诱导前用芬太尼 3～5 μg/kg，静脉滴注，可减轻气管插管时的心血管反应；②术中根据手术刺激程度适当调节麻醉深度；③对顽固性高血压者，以药物控制血压。

3. 心律失常　表现为心动过速和心室纤颤或心搏骤停。

（1）原因　麻醉过浅或手术刺激、失血、低氧血症及高碳酸血症等。

（2）处理　去除诱因，室性早搏者，先静脉滴注利多卡因 1～1.5 mg/kg，如发生心室纤颤，行心肺复苏处理。

（三）中枢神经系统并发症

1. 高热、惊厥　多见于小儿病人，因婴幼儿体温调节中枢尚未发育完善，极易受环境温度的影响。高热处理不及时，可招致抽搐甚至惊厥。

2. 苏醒延迟　凡术后超过 30 min 呼唤不能睁眼，对痛觉刺激无明显反应者，视为苏醒延迟。

第五节　疼痛治疗

一、概述

疼痛（pain）是机体受到各种伤害性刺激时产生的一种主观感觉。致痛疾病很多，有时难以忍受，可引起一系列病理生理变化，导致器官、系统的功能紊乱。如手术后疼痛影响病人的康复，慢性疼痛可长期困扰病人的生活和工作。

麻醉学涵盖了许多有关解除疼痛的专业知识和技术，因此，疼痛治疗已成为麻醉学科的重要分支。近年来，通过有组织的多学科合作，在疼痛理论研究、临床诊治等方面都取得了不少经验。目前，许多医院开设了疼痛门诊或疼痛治疗中心，专门对疼痛进行研究和治疗。

（一）疼痛的分类

1. 按疼痛的程度分类　①轻微疼痛：程度很轻或仅有隐痛；②中度疼痛：较剧烈，如切割痛或烧灼痛；③剧烈疼痛：难以忍受，如绞痛。

2. 按疼痛的病程长短分类　①急性疼痛：如发生在创伤、手术、急性炎症、心肌梗死、脏器穿孔等；②慢性疼痛：如慢性腰腿痛、晚期癌痛等。

3. 按疼痛所在的解剖位置分类　如头、颌面、颈、肩、胸、腹、腰、腿痛等。

4. 按疼痛所在的深浅分类　①表浅痛：位于体表皮肤或黏膜，主要由 Aδ 有髓神经的纤维传导，性质多为锐痛，较局限，定位准确；②深部痛：起源于内脏、关节、胸腹膜、骨膜等部位，主要由 C 类无髓神经纤维传导，性质多为钝痛不局限，其中牵涉痛是内脏发散到远离脏器的体表皮肤而出现的一种疼痛。

（二）疼痛的测定与评估

疼痛是一种主观感受，要客观、准确判断疼痛的程度比较困难，目前多采用主观测定或评估法，即利用病人的主诉来评估疼痛的强度，其方法有：

1. 视觉模拟评分法（VAS）　一般采用 10 cm 长的评估标尺，两端分别表示“无痛”（0）和“最剧烈疼痛”（10）。让病人根据自主所感受的疼痛程度，在直线上标出相应位置，然后用尺量出距起点的长度（以 cm 表示），即为评分值。分值越高，表示疼痛程度越重。

2. 口述疼痛评分法（VRS）　病人描述自身感受的疼痛状态，通常可分为四级：Ⅰ无痛；Ⅱ轻微疼痛；Ⅲ中度疼痛；Ⅳ剧烈疼痛。每级 1 分，若为剧烈疼痛则记 4 分。此法病人易理解，简单实用，但不够精确。

二、慢性疼痛治疗

慢性疼痛是指疼痛持续超过一种急性疾病的一般病程或超过损伤愈合所需的一般时间，或疼痛反复持续超过 1 个月。长时间疼痛不仅给病人带来极大的痛苦，往往造成社会问题。因此，诊治慢性疼痛，提高病人生活质量是当前临床医学非常重要的课题。

（一）诊治范围

在疼痛门诊中经常需要诊治的慢性疼痛有：①神经痛：肋间神经痛、三叉神经痛、带状疱疹和带状疱疹后遗神经痛等；②头痛、偏头痛、紧张性头痛；③颈肩腰腿痛：颈椎病、肩周炎、腰椎间盘突出症、腰椎骨质增生、腰肌劳损；④四肢慢性损伤疾病：滑囊炎、狭窄症、腱鞘炎、肱骨外上髁炎、腱鞘囊肿；⑤周围血管性疾病：血栓闭塞性脉管炎、雷诺综合征；⑥癌症性疼痛；⑦心理性疼痛。

（二）常用诊治方法

1. 药物治疗　是急性疼痛治疗最基本、最重要的手段。但对慢性疼痛病人的治疗效果欠佳。

（1）镇痛消炎药　双氯芬酸、尼美舒利等。

（2）麻醉类镇痛药　吗啡、哌替啶、芬太尼、美沙酮、可待因等，主要通过激动阿片受体产生强烈的镇痛作用，但易产生依赖或成瘾，因此，仅用于急性剧痛和癌症晚期病人。

(3) 镇静催眠药 地西泮、苯巴比妥、异戊巴比妥和司可巴比妥等，长期使用可引起药物依赖性和耐药性。

(4) 抗抑郁药 多用于受长期慢性疼痛折磨并出现精神抑郁、情绪低落、言语少、行动迟缓的病人。

2. 神经阻滞治疗 是慢性疼痛的主要治疗手段。阻滞用药多选用长效局麻药，辅以类固醇激素和神经营养剂。癌症疼痛或顽固性头痛如三叉神经疼痛可采用无水乙醇或5%～10%苯酚破坏神经使之达到长期止痛效果。其具体神经阻滞方法和适应证有：

(1) 痛点阻滞 是治疗许多慢性非炎症（如肩周炎、肱骨外上髁炎、紧张性头痛、腰肌劳损等）疼痛最重要的手段。此类疾病多有明确的痛点，可用1%利多卡因或0.25%布比卡因1～4 ml加泼尼松混悬液0.5 ml作痛点注射，每周1～2次，3～5次为一个疗程，效果确切。

(2) 周围神经阻滞 将1%利多卡因或0.25%布比卡因加类固醇激素适量，在疼痛区所支配的神经干（丛）或神经根阻滞。常用于三叉神经阻滞、肋间神经阻滞、枕大和枕小神经阻滞、椎旁神经阻滞、腰大肌间沟阻滞等。

(3) 硬膜外阻滞。

(4) 交感神经阻滞 星状神经和腰交感神经阻滞。

3. 物理治疗（理疗） 常用理疗方法有电疗、光疗、磁疗、蜡疗、超声波与温热疗法等。理疗的主要作用是消炎、解痉、镇痛、改善局部供血、软化瘢痕和兴奋神经肌肉等。

4. 其他 有推拿疗法、针灸疗法、心理疗法、小针刀疗法、醋疗、蜂疗等。

三、手术后的镇痛

外科手术后出现的疼痛称术后疼痛。术后疼痛所致的病理生理变化，直接影响手术预后，因此，应重视术后镇痛。

(一) 药物镇痛

常用的术后镇痛药物有阿片类药，如吗啡、哌替啶和芬太尼等。解热镇痛药因对内脏痛和锐痛效果较差，多与其他药物联合使用以增强镇痛作用。硬膜外镇痛，常选布比卡因，其作用时间较长，浓度在0.2%以下不会阻滞运动神经，较安全。

(二) 镇痛方法

目前较好的方法是硬膜外镇痛和病人自控镇痛。

1. 硬膜外镇痛 采用硬膜外穿刺置管，常用药物为吗啡，成人常用剂量为2～3毫克/次，用生理盐水稀释至10 ml注入，在注药后约30 min显效，维持12 h左右。当病人再度出现疼痛时，可反复给药。常见不良反应有恶心、呕吐、皮肤瘙痒、尿潴留和呼吸抑制。若在药液中加入氟哌利多2.5 mg，可增强镇痛效果，并能减少恶心、呕吐的发生率。

2. 病人自控镇痛 是病人疼痛时自行按压PCA泵的给药键，按设定剂量注入镇痛药进行镇痛的方法。

四、癌症疼痛治疗

癌症晚期病人70%有剧烈疼痛。病人常因疼痛的痛苦而绝望或轻生。因此，对于癌症疼痛的治疗，不但要有效地控制疼痛，而且要重视对病人的心理治疗，包括临终关怀。

(一) 三阶梯疗法

世界卫生组织（WHO）推荐三阶梯疗法 癌痛药物治疗原则：①按药效强弱呈阶梯方式顺序使用；②按时服药；③以口服药为首选；④用药剂量个体化。多数病人按此法治疗后能满意止痛。

1. 第一阶段 应用非阿片类药。疼痛较轻时，可用非阿片类药镇痛，代表药如阿司匹林。也可选用胃肠道反应较轻的布洛芬和乙酰氨基酚等。

2. 第二阶段 应用弱阿片类药。当非阿片镇痛类药不能控制疼痛时，应加用弱阿片类药，以提高镇痛效果，如可卡因。

3. 第三阶段 应用强阿片类药。重度癌痛及第二阶段治疗效果欠佳，选用强阿片类药，如吗啡，多采用口服缓释或控释剂型。口服药物有困难者，可用芬太尼透皮贴剂，其作用可持续 72 h。

4. 辅助用药 癌症疼痛治疗提倡联合用药，加用一些辅助药协同主药的疗效，以减少其用量与不良反应。常用辅助药有：①弱安定药，如地西泮和艾司唑仑等；②强安定药，如氯丙嗪和氟哌利多等；③抗抑郁药，如阿米替林。

(二) 椎管内注药

1. 硬膜外腔注射吗啡 选择与疼痛部位相应的间隙进行穿刺，置管按需要反复给药。吗啡每次剂量为 1～2 mg，用生理盐水 10 ml 稀释后注入，每日 1 次。

2. 蛛网膜下腔内注射神经破坏性药物 用苯酚或无水乙醇注入蛛网膜下腔，破坏后根神经，使其产生脱髓鞘作用达到止痛目的。因其效果差，难以控制，仅作为最后的选择方法。

(三) 放疗、化疗和激素疗法

放疗或化疗用于对其敏感的癌瘤，使肿块缩小，减少因压迫和侵犯神经组织而引起的疼痛。化疗用于乳癌、睾丸癌、卵巢癌等，肝动脉插管化疗对肝癌的疼痛有效。对于一些激素依赖性肿瘤可使用激素疗法。

小结

麻醉虽分离为二级科学，但与外科密不可分。局麻、全麻药及局部、椎管内麻醉方法以及并发症是本章的重要部分。麻醉前准备，麻醉后管理及并发症的处理也是重点。掌握了麻醉方法的选择，术前准备才能同步和完善。麻醉学是外科医生的必须具备的基础知识。

思考题

1. 你能理解吸入全麻时呼出的 CO_2 是如何消除的吗?
2. 全身麻醉深度如何监测、如何控制?
3. 发生全脊髓麻醉如何抢救?

（山东万杰医学院 陈 利 怀化医学高等专科学校 朱智辉）

第九章　围手术期处理

学习目标

1. 掌握术前准备、术后处理的目的及意义。
2. 熟悉术后常见并发症。
3. 了解外科病人的心理治疗。

围手术期是一个时限的概念，是指患者从决定手术治疗开始至手术后基本康复的这一段时间，包括术前准备和术后处理两个阶段。外科手术本身具有双面性，既是治疗外科疾病的重要手段，但又对病人造成创伤，破坏机体解剖和功能的完整性。因此，围手术期处理稳妥与否直接关系到手术成败和患者健康，必须认真做好这一工作。

第一节　手术前准备

手术前准备的目的是运用各种措施，使患者生理功能接近正常，提高对手术的耐受力，保障手术的顺利进行，减少术后并发症。

根据手术时限性要求，手术可分三种：①急症手术：如外伤性脾破裂，需要在诊断确定后很短时间内进行手术，一般只要做简短必要的术前准备。②限期手术：如各种恶性肿瘤根治术，手术时间虽可选择，但有一定时限，要求在尽可能短的时间内做好术前准备。③择期手术：是指手术时机的选择不影响手术效果，可以做充分的术前准备，如腹股沟疝修补术等。

患者对手术的耐受力可归纳为两类：①耐受力良好：重要脏器无器质性病变或功能可以代偿；外科疾病对全身影响不大，手术前进行一般准备即可；②耐受力不良：重要脏器有器质性病变，功能失代偿，外科疾病对全身有明显影响。术前准备除一般准备外，还需进行有针对性的特殊准备。

一、一般准备

（一）心理准备

包括两个方面：

1. 患者的心理准备　做好患者的心理疏导，减轻患者对手术的紧张恐惧情绪，增强信心，积极配合治疗；同时向家属如实介绍病情、手术必要性、预期效果、潜在危险、并发症和预后，争取他们的理解、支持和同意。

2. 施术者的心理准备　施术者在上手术台前要做到“心中有数”，应将患者术前检查的各项资料进行归纳分析，明确诊断、手术适应证，选择适当的麻醉方法及手术方式，针对手术中可能出现的意外准备对策，提交本组或科室讨论，做出决定，分工负责落实。

（二）生理准备

调整患者生理状态，使之能在较好状态下，顺利度过手术。

1. 适应性训练 包括手术中的体位、咳嗽咳痰方法以及手术后床上排便、排尿方法训练。

2. 备血和补液 大、中型手术者术前测血型和交叉配血，备全血或成分血。纠正水、电解质紊乱和贫血。

3. 预防感染 术前应采取各种措施预防感染，如提高病人体质、清除体内局部感染灶、防止病房内病人交叉感染等。为预防术后感染的发生，预防性抗生素使用的指征有：①潜在感染率较高的手术，如污染切口和伴有感染高危因素的清洁切口；②一旦感染，后果严重的手术，如人工移植物的手术，癌肿手术、血管手术等。一般用法是术前 0.5～2 h 内静脉注射一次抗生素，如手术时间超过 3 h 或失血＞1500 ml，应在术中追加一次抗生素。

4. 胃肠道准备 术前 12 h 禁食，术前 4 h 禁饮，以防止术中呕吐致误吸或窒息。腹腔手术一般行胃肠减压。胃肠手术者，术前 1～2 日开始进流质饮食；有幽门梗阻的患者，术前 3 日起，每日用温热等渗盐水洗胃；结肠或直肠手术，术前 2～3 天开始口服肠道制菌药，术前 1 天及术晨清洁灌肠。

5. 其他 手术前夜，可给予镇静剂，保证患者良好睡眠。术日晨如发现女性病人月经来潮，或出现与手术疾病无关的发热，应推迟手术时间；进手术室前应排尿，取下活动义齿，对盆腔手术或手术时间过长者应留置导尿管。

二、特殊准备

对手术耐受性不良者，需针对性地进行特殊准备，促使其临床和实验室指标接近正常时方可手术。

1. 营养不良 常伴有低蛋白血症和贫血。术前进行肠内或肠外营养，使血浆白蛋白＞35 g/L，必要时输血治疗。

2. 高血压 患者血压在 160/100 mmHg 以下，可不做特殊处理。血压过高，术前适当用药物控制血压，但不要求降至正常。

3. 心脏病 手术前处理：①长期低盐饮食和使用利尿剂、有水电解质失衡者，应予纠正；②心律失常：有心房颤动，HR＞100 次/分，可静脉给毛花苷 C 0.4 mg 或口服普萘洛尔 10 mg，每日 3 次；冠心病并心动过缓，HR＜50 次/分，肌注阿托品 0.5～1 mg，必要时请内科医师协助处理，将心率控制在正常范围；对偶发性期前收缩无需特殊处理；③6 个月内有过急性心肌梗死，不宜做择期手术；6 个月内无心绞痛发作，可在严密监护下手术；④心力衰竭患者，应控制心力衰竭 3～4 周后再手术，术前口服地高辛 0.25 mg，每日 1～2 次。

4. 肺功能不全 要求：①手术前 2 周开始戒烟，练习深呼吸和咳嗽，有利于增加肺通气量和排痰；②有呼吸困难者，可用氨茶碱或地塞米松治疗；③痰液黏稠者，可雾化吸入祛痰剂或口服氯化铵治疗，有利于排痰；④肺部有感染者使用抗生素。

5. 肾功能损害 麻醉、手术会加重肾功能负担。手术前准备：①纠正水、电解质、酸碱失衡；②避免使用对肾有损害的药物；③严重肾功能不全的患者，应先行透析治疗。

6. 肝功能障碍 应予充分准备，尽量改善肝功能。供给优质蛋白，补充多种维生素，特别是维生素 K_1，必要时少量多次输入新鲜血液，补充凝血因子和血清白蛋白。

7. 糖尿病 ①控制血糖水平：使血糖维持在 5.6～11.2 mmol/L 之间，尿糖（＋～＋

十）较为适宜；②手术日优先安排手术，以缩短禁食时间；③使用抗生素防治感染；④维持水电解质平衡。

8. 肾上腺皮质功能不全　除慢性皮质功能不全者外，正在使用激素或6～12个月内曾经使用激素超过1～2周者，肾上腺皮质功能均可能受到抑制，应视为肾上腺皮质功能不全。术前处理：术前两日开始使用氢化可的松，每日肌注100 mg；术日300 mg，术中和术后根据应激反应情况，决定用量及停药时间。

第二节　手术后处理

手术后处理的目的，是使手术应激反应减轻到最小程度，减轻病人的痛苦和不适，预防并发症，帮助病人顺利康复。

普通手术病人，如果病情平稳，手术结束后可立即送回原病室，根据病情需要做相应的监测及处理。较大手术病人，全身麻醉未清醒前应将病人送入麻醉恢复室监护，待循环呼吸平稳及神经系统功能恢复后再送回原病室。一些大手术病人，术后病情危重，或需要做呼吸循环支持，则应送入外科重症监护病房，待病人生命体征平稳后，再送回普通病房。

一、病情观察

包括：

1. 监测生命体征　适用于全身麻醉、病情不稳定、大手术患者，包括：测血压，每30～60 min 1次，中、小手术每2～4 h 1次。

2. 保持呼吸通畅。

3. 观察并记录引流情况，有无胸腔、腹腔、伤口出血。

4. 注意口腔、皮肤护理，协助患者饮食、翻身、咳嗽、排便等。

二、体位

1. 根据麻醉方式及恢复情况　①全麻尚未清醒者，取平卧位、头部偏向一侧，有利口腔分泌物和呕吐物流出，以免误吸；②腰麻病人去枕平卧12 h，以防脑脊液外渗引起头痛；③硬膜外麻及局麻者，按手术后要求而定。

2. 根据病情和手术大小、手术部位　①颅脑手术后：取头高脚低15°～30°的斜坡仰卧位；②颈、胸部手术后：取高斜坡卧位；腹部手术后取半坐卧位或斜坡卧位，有利于呼吸和引流；③脊柱手术后：多取俯卧位；④四肢手术后：适当抬高患肢，有利于静脉回流，防止患肢肿胀；⑤休克患者：取平卧位或头与躯干抬高20°～30°，下肢抬高15°～20°的特殊体位。

三、活动与起床

病人手术后原则上应早期下床活动。早期下床活动有利于增加肺活量，减少肺部感染；促进血液循环，防止深静脉血栓形成；促进肠蠕动，防止腹胀和便秘。活动量应根据患者耐受程度逐步增加，开始可在床上做深呼吸，间歇翻身、足趾伸屈、下肢肌肉松弛与收缩交替运动；进而坐起咳嗽，下床站立，床边排尿，搀扶行走。

四、饮食和补液

通常将患者的饮食分为流质饮食、半流质饮食和普通饮食三种。流质一般是指糖水、奶类、肉汤类和果汁等；半流质包括稀饭、面条、藕粉糊和芝麻糊等；普通饮食是指米饭、馒头等易消化、无刺激性的食物。

外科手术后患者的具体饮食要根据麻醉方式、手术大小、是否涉及消化道及病情而定。

1. 非腹部手术　①局麻病人：一般体表四肢手术、全身反应轻，术后即可随意进食；②手术创伤大、全身反应重，手术后1～2天逐步恢复饮食；③硬膜外麻、腰麻：手术后6h逐步恢复饮食；④全麻患者：待麻醉清醒、恶心、呕吐反应消失再进食。

2. 腹部手术　食管、胃肠道手术后1～2天，待肠蠕动功能恢复、肛门排气后，先进流质饮食，逐步改为半流质饮食、普通饮食。一般术后2～3天进流质，4～6天进半流质饮食，7天以后改普通饮食。

患者禁食及流质饮食期间，应经静脉补充水、电解质和能量的不足。

五、术后不适的处理

1. 疼痛　麻醉作用消失后切口会出现疼痛，24h内最剧烈，2～3天后疼痛逐渐缓解。

小手术可口服止痛片，大手术疼痛剧烈可肌注哌替啶或其他止痛剂等，(婴儿则禁用)，必要时4～6h后重复使用；如术后疼痛持续超过3天，应及时查找原因。

2. 发热　系术后最常见的症状。常为手术创伤、分解代谢增高、血液吸收等原因引起低热，但一般不超过38℃，2～3天后恢复正常，对上述变化无需特殊处理；如为高热，或3天后继续发热，要考虑上呼吸道感染、肺部感染、切口感染、腹腔感染、脓腔引流不畅或泌尿系感染等，应分析原因，对因治疗。

3. 恶心呕吐　早期常为麻醉反应，麻醉作用消失后即可停止。其他原因有水、电解质紊乱、颅脑手术后颅内压增高、腹部手术后急性胃扩张、肠梗阻、糖尿病酸中毒等，一般可给予镇静止吐药物，对反复呕吐者，应进一步检查，对因处理。

4. 腹胀　术后早期腹胀系麻醉作用、手术刺激使胃肠蠕动受到抑制，多见于手术后1～2天，随胃肠蠕动功能恢复、肛门排气而消失。手术数日后肠鸣音仍未恢复，可能系低钾、腹腔炎症刺激等原因所致，要补钾、积极抗感染治疗。

5. 呃逆　多为暂时性呃逆。可能是神经中枢或膈肌直接受刺激引起。手术后早期发生者，可采用压迫眶上缘，短时间吸入二氧化碳，抽吸胃内积气、积液，给予镇静或解痉药物等措施。如果出现顽固性呃逆，要考虑膈下感染之可能。要做相应检查，明确病因，及时处理。

顽固性呃逆原因不明，可做膈神经封闭。

6. 尿潴留　多系椎管内麻醉（尤其是腰麻）后排尿反射受抑制，切口疼痛引起膀胱和后尿道括约肌反射性痉挛，以及病人不习惯床上排尿等所致。凡手术后6h病人无尿，耻骨上区腹部隆起、叩诊部位明显浊音，证明尿潴留无疑，应及时处理。先试用下腹部热敷，如病情许可由亲属协助在床边排尿；无效，则在在严格无菌操作下导尿。

六、缝线拆除

1. 缝线的拆除时间　应根据病人年龄、全身状况、局部血供情况及切口部位而定。一般头、面、颈部在术后4～5天拆线，下腹部、会阴部在术后6～7天拆线，胸部、上腹部、背部、臀部手术后7～9天拆线，四肢手术后10～12天拆线（近关节处可适当延长拆线时间），减张缝线14天拆线。年老、营养不良病人可延迟拆线时间，也可根据病人的实际情况采用间隔拆线。

2. 切口愈合情况记录

（1）切口分为三类 ①清洁切口（Ⅰ类切口）：指Ⅰ期缝合的无菌切口，如甲状腺次全切除的切口；②可能污染切口（Ⅱ类切口）：指手术时可能带有污染的缝合切口，如胃大部切除等。皮肤不容易彻底消毒的部位、6 h内的伤口经过清创术缝合、新缝合的切口再度切开者，也属此类；③污染切口（Ⅲ类切口）：指切口靠近感染区或组织直接暴露于感染物中的切口，如坏死、穿孔的阑尾切除术，肠梗阻、肠坏死肠切除术的手术切口。

（2）愈合分三级 ①甲级愈合：切口愈合优良，无不良反应，用“甲”代表；②乙级愈合：切口愈合有炎症反应，如红肿、硬结、血肿、积液但无化脓，用“乙”代表；③丙级愈合：切口化脓，需撑开引流。

（3）切口的分类统计 应根据切口分类、愈合分级，按统一格式记录，如甲状腺大部切除术，伤口愈合良好，记录为“Ⅰ/甲”；肠坏死、肠切除术后伤口愈合有线头反应，记录为“Ⅲ/乙”；依此类推。

第三节 手术后并发症处理

手术后并发症一般分为两类：一是各种手术均有可能发生的并发症；二是与手术方式相关的特殊并发症。后者将在相应章节介绍。

一、手术后出血

可发生在手术切口、脏器及体腔内，多系术中止血不完善，如线结过松，创面渗血未完全控制；原痉挛的小动脉断端舒张、结扎线脱落，凝血机制障碍等引起。

手术后出血多在术后24 h内发生。发生在体腔内的出血，一般难以自止，应严密观察血压、脉搏（尤其脉搏的变化），必要时行胸、腹腔穿刺以确诊。

防治措施在于手术时要求彻底止血，结扎牢靠；术后补液、应用止血药物。如确诊为活动性出血，应再次手术止血。颈部手术后出血出现呼吸困难时，应立即拆除缝线，敞开伤口，以免病人窒息，然后再急送手术室止血。

二、切口感染

清洁切口和可能污染切口并发感染称为切口感染。手术中无菌操作不严、切口暴露过久、伤口内血肿、异物，组织血供不良以及全身抵抗力的低下，是发生切口感染的主要影响因素。

切口感染一般在手术3天后出现，切口疼痛加重，或减轻后又加重，伴体温增高，白细胞计数增加，即提示切口感染。检查切口局部有红、肿、热、痛等明显的炎症表现，如用止血钳撑入切口，可见到钳尖少许脓性分泌物渗出附着，甚至溢脓。

防治措施包括严格无菌操作，彻底止血，缝合不留死腔，术前术后加强营养，提高抵抗力等。一旦形成脓肿，要及时拆除缝线，通畅引流。同时做脓培养＋药敏试验，抗感染治疗。

三、切口裂开

切口裂开系指手术切口的任何一层或全层裂开。切口裂开可以发生在全身各处，但多见于腹部及肢体邻近关节的部位，腹壁切口全层裂开常有腹腔内脏膨出。主要原因有：①营养不良、低蛋白血症，组织愈合能力差；②切口缝合技术有缺陷，如缝线打结不紧，组织对合不全、皮肤内翻缝合等；③术后腹腔内压力突然增高，如剧烈咳嗽，或严重腹胀；④切口感染、拆线过早等。

切口裂开常发生于术后 1 周内。往往在病人一次腹部突然用力时，自觉切口疼痛和突然松开，有淡红色液体自切口溢出，患者自觉伤口突然松开、疼痛，或闻及缝线崩断感；另一种情况是无任何自觉症状，切口突然流出多量血性液体，如皮肤缝线断裂（完全裂开者），有肠管、网膜脱出；有的为深层断裂而皮肤缝线完整（部分断裂）。

防治：术前加强营养支持，纠正低蛋白血症，补足维生素 C。术中仔细正规缝合，如患者体质衰弱，有切口裂开倾向者，缝合腹壁时，应在逐层缝合的基础上，加腹壁全层减张缝合。术后采用腹带加压包扎，保护切口，积极处理引起腹内压力增高的因素。如果切口完全破裂，应立即覆盖无菌敷料、腹带包扎、送手术室，在良好的麻醉下全层缝合腹壁，加减张缝合。切口部分裂开者，可暂用非手术治疗，切口缝线推迟到术后半月逐步拆除。形成切口疝者，日后再作修补术。

四、肺不张、肺部感染

多发生于老年人、长期吸烟和急、慢性呼吸道感染者，因术后伤口痛不敢咳嗽、深呼吸，分泌物堵塞支气管，引起肺不张、肺部感染。

表现为术后早期发热、咳嗽、气促、心率增快，胸部叩诊呈浊音或实音改变，两肺可闻及干、湿性啰音，呼吸音减弱或消失，血象检查：白细胞计数及中性粒细胞比例增高，X 线胸部检查：可发现肺部密度不一、淡薄阴影或呈肺不张的典型征象。

防治：包括手术前戒烟，控制感染，练习深呼吸；术后避免受凉，定期翻身，早期下床活动，协助患者咳嗽、排痰。如痰液黏稠者，可用雾化吸入氯化铵等祛痰剂，使痰液稀释易于咳出。发生肺部感染，及早使用有效抗生素控制炎症。

五、尿路感染

下泌尿道感染是最常见的医院内感染之一。多因手术后尿潴留，导尿时消毒不严格，长期留置导尿管等所致，可向上蔓延引起肾盂肾炎或肾盂炎。

急性膀胱炎表现：尿频、尿急、尿痛，有时排尿困难；尿检查可见较多的红细胞和脓细胞。上行感染引起急性肾盂肾炎，多发生于女性，常为单侧，有畏寒发热，肾区疼痛、叩击痛，白细胞计数增高，尿镜检有红细胞、脓细胞。

防治：及时处理尿潴留；导尿时严格执行无菌操作规程；多饮水，保持每日尿量在 1500 ml 以上；选用有效的抗生素。

小结

外科手术是治疗外科疾病最重要的措施之一。由于手术的双面性，既要求在手术前做好充分的术前准备，为手术创造良好条件，保障手术的安全进行，又要求在手术后采取各种有效措施，减轻手术应激反应，减少各种并发症的发生，使病人得以顺利康复。本章重点内容包括术前生理准备、术后各种不适的处理、伤口拆线时间的选择；难点内容为术前特殊准备、术后各种并发症的防治措施。

思考题

1. 30 岁男性患者，胃、十二指肠溃疡急性穿孔，需立即在连续硬膜外麻醉下施行手术治疗，请问应做好哪些术前准备？

2. 女性患者，25 岁，行阑尾切除术后 5 天，感伤口处疼痛，体温 38.5℃，血常规检查示：白细胞计数 13×10^9/L，中性 90%。问该患者应考虑出现什么并发症？作为住院医生，你首先要做哪项检查？

3. 女性患者，56 岁，左侧乳腺癌行根治术＋双侧卵巢去势手术后 6 小时，患者麻醉已清醒，感心慌，查体：体温 37.4℃，呼吸 22 次/分，脉搏 110 次/分，血压 90/70 mmHg。胸腹部伤口敷料外观无异常，腹部检查移动性浊音阳性，腹穿抽出不凝固血液。问该患者考虑出现什么情况？如何处理？

（怀化医学高等专科学校　曾祥军　山东万杰医学院　陈　利）

第十章　外科病人的营养代谢

学习目标

1. 掌握肠内营养、肠外营养的主要适应证。
2. 熟悉肠内营养、肠外营养的并发症。
3. 了解外科病人营养状态的评定。

机体在正常代谢过程中，每天都要摄取代谢所需的糖、蛋白质、脂肪、电解质、维生素、微量元素和水等营养要素。其中糖、脂肪及蛋白质这三大营养物质常被称为宏量营养素（macronutrients），起支持生长、维持细胞群、组织修复及防御的作用；而矿物质、维生素和微量元素则被称为微量营养素（micronutrients），用于维持生存所必需的生理代谢过程。正常的营养代谢和良好的营养状态，是机体维持生命活动的重要保证。

外科病人常因疾病或手术应激引起进食不足、不能进食和高代谢状态，影响营养代谢，造成营养不良。营养不良会削弱病人对手术、感染的耐受性，增加手术的风险，影响病人术后的顺利康复。营养支持疗法，是20世纪临床医学的重大发展之一，已成为外科危重患者的重要治疗措施。目前的营养支持方式主要包括肠内营养和肠外营养两种。

第一节　营养状态评估

对病人营养状态的评估，既有利于确定营养不良的程度、制定营养支持的方案，又是判断营养支持治疗效果的客观指标。

1. 人体测量

（1）体重变化　可反映营养状态。标准体重与性别、身高等有关：

身高＞165 cm者，标准体重（kg）＝（身高－100）×0.9

身高＜165 cm者，男性标准体重（kg）＝（身高－105）×0.9

女性标准体重（kg）＝（身高－100）×0.9

排除水肿或脱水等影响因素，低于标准体重的15%，提示存在营养不良。

（2）肱三头肌皮褶厚度　是了解体脂储备的指标，低于标准的10%，提示营养不良。

（3）上臂周径　间接了解全身脂肪和肌肉情况，低于标准的10%，提示营养不良。

2. 内脏蛋白测定　包括血清清蛋白（白蛋白）、转铁蛋白及前白蛋白浓度测定，是营养评定的重要指标。

表10-1　内脏蛋白正常值及营养不良指标

项目	正常值	轻度营养不良	中度营养不良	重度营养不良
清蛋白（g/L）	＞35	28～34	21～27	＜21
转铁蛋白（g/L）	2.0～2.5	1.8～2.0	1.6～1.8	＜1.6
前白蛋白（g/L）	0.18～0.45	0.14～0.16	0.10～0.14	＜0.10

3. 氮平衡试验 氮平衡的测定是反映营养支持有效的客观指标，通过测得正氮或负氮平衡状态，来指导营养支持治疗。简便公式为：

氮平衡＝24 h 摄入蛋白质（g）/6.25－［尿中总氮量（g）＋2～3（g）］

（注：后者为常数，表示 24 h 从肺、皮肤和粪便中排出的氮量）

4. 淋巴细胞计数 周围血淋巴细胞计数可反映机体免疫状态。计数＜1.5×10^{9}/L，提示营养不良。

第二节 肠内营养

肠内营养（enteral nutrition，EN）是指经胃肠道，采用口服或管饲的方法提供营养基质及其他各种营养素的临床营养支持方法。凡胃肠道功能正常，或存在部分功能者，营养支持时应首选肠内营养。肠内营养的优点是可以经消化系统吸收、转化、合成，符合正常生理，有利于保护肠黏膜屏障功能，并且没有严重的并发症。

1. 肠内营养制剂 为适合机体代谢的需要，EN 制剂的成分均很完整，包括糖、蛋白质、脂肪或其分解产物，也含有生理需要量的电解质、维生素和微量元素等。

（1）一般制剂 根据氮源不同，分为以下几种：

1）以氨基酸为氮源 不经消化就能吸收，适应于胃肠功能不全患者。

2）以水解蛋白为氮源 经少量消化过程便能吸收，亦适应于胃肠功能不全患者。

3）以整蛋白为氮源 经消化过程后才能吸收，适应于胃肠功能正常患者。

（2）特殊制剂 适应各种脏器功能不全患者，有以下几种：

1）创伤用制剂 含高热量（8368～10 460 kJ）和高蛋白（120～200 g）。

2）肝功能不全用制剂 以支链氨基酸（BCAA）为主，芳香族氨基酸含量低，可缓解肝性脑病症状。

3）肾功能不全用制剂 氮源为 8 种必需氨基酸及组氨酸，目的在于使机体可用尿素氮来合成非必需氨基酸，既可减轻氮质血症，又可合成体蛋白。

2. 肠内营养的实施 病人常不能或不愿口服，或口服量不能达到治疗剂量，因此 EN 的实施基本上均需经导管输入。最常用的是鼻胃管，也有鼻十二指肠管和鼻空肠管，空肠造口管及内镜辅助的胃造口（PEG）、空肠造口（PEJ）等也是常用的输入途径。营养液的输入应缓慢、匀速，常需用输液泵控制输注速度。总液体量一天约为 2000 ml，宜加温至接近体温。

3. 并发症的防治 肠内营养的并发症不多，也不严重，主要有：

（1）误吸 由于病人年老体弱、昏迷或存在胃潴留，当通过鼻胃管输入营养液时，可因呃逆后误吸而导致吸入性肺炎。这是较严重的并发症。预防措施是病人取半卧位，经常检查有胃振水音或回抽胃液量＞150 ml，则考虑有胃潴留存在，应暂停鼻胃管灌注，可改用鼻空肠管输入。

（2）腹胀、腹泻 与输入速度及营养液浓度有关。输注太快是引起症状的主要原因，故应强调缓慢输入。营养液浓度过高，可致肠腔内渗透压增高而引起症状，则可酌情给予阿片酊等药物以减慢肠蠕动。

在实施肠内营养支持过程中，要严密监测血糖浓度及水、电解质、微量元素的出入量，以防糖代谢紊乱和水、电解质失衡。

第三节 肠外营养

肠外营养（parenteral nutrition，PN）是指通过静脉给予适量氨基酸、脂肪、糖类、电解质、维生素和微量元素，供给患者所需的全部或部分营养，以达到营养治疗目的的一种方法。凡不能或不宜经口摄食超过5～7天的病人，都应予以肠外营养。其适应证有：①中、重度营养不良；②急性重症胰腺炎、上消化道瘘、短肠综合征；③复杂的大手术，特别是腹部大手术后；④肠道炎性疾病如溃疡性结肠炎、应激性溃疡等；⑤严重感染与脓毒症、大面积烧伤以及肝功能衰竭、肾衰竭等。

一、肠外营养制剂

1. 葡萄糖　葡萄糖是肠外营养的主要能源物质。补充葡萄糖100 g/24 h就有显著的节省蛋白质的作用。临床上有5%、10%、25%和50%等浓度的制剂，一般以高糖应用为主。简便经济，但有一定的并发症，目前PN时已基本不用单一的葡萄糖能源。

2. 脂肪乳剂　是PN的另一种重要能源。乳剂的能量密度大，10%溶液含热量4.18 kJ（1 kcal）/ml。还有20%及30%的产品。脂肪乳剂安全无毒，但输注太快可致胸闷、心悸或发热等反应。脂肪乳剂的最大用量为2 g/（kg·d）。临床上根据患者病情，常选用兼含长链甘油三酯（LCT）及中链甘油三酯（MCT）的脂肪乳剂（两者重量比为1∶1）。

3. 复方氨基酸溶液　复方氨基酸有平衡型及特殊型两类，是肠外营养的唯一氮源。平衡氨基酸溶液适用于大多数病人。特殊氨基酸溶液专用于不同疾病，例如用于肝病的制剂中含支链氨基酸较多，而含芳香族氨基酸较少。

4. 电解质　肠外营养时需补充钾、钠、氯、钙、镁及磷。其中不少是临床常用制剂，例如10%氯化钾、10%氯化钠、10%葡萄糖酸钙及25%硫酸镁等。

5. 维生素　用于肠外营养的维生素制剂有水溶性及脂溶性两种，均为复方制剂。每支注射液包含正常人各种维生素的每日基本需要量。

6. 微量元素　是指锌、铜、锰、铁、铬、碘等，为复方注射液，每支含正常人体每天所需的微量元素量。

二、肠外营养的实施

用量小、PN支持不超过2周者以经周围静脉输注为宜。对于需长期PN支持者，则经中心静脉导管输入。

三、肠外营养并发症的防治

肠外营养的并发症可分为技术性、感染性及代谢性三类。

1. 技术性并发症　这类并发症与中心静脉导管的放置或留置有关。包括穿刺致气胸、血管损伤，神经或胸导管损伤等。空气栓塞是最严重的并发症，一旦发生，后果严重，甚至导致死亡。上述并发症多可避免，要求术者熟悉解剖，胆大心细，穿刺准确，流程规范。一旦发生，则应及时处理。

2. 感染性并发症　主要是导管性脓毒症，其临床表现为突发的寒战、高热，重者可致感染性休克。导管性脓毒症重在预防：①置管时严格无菌操作，专管专用；②营养液采用全封闭输液系统，定期导管护理。

3. 代谢性并发症　从其发生原因可归纳为三方面：补充不足、糖代谢异常以及肠外营养本身所致。

补充不足所致的并发症主要是：①血清电解质紊乱；②微量元素缺乏；③必需脂肪酸缺乏（EFAD）等。糖代谢紊乱所致的并发症是：①低血糖及高血糖；②肝功能损害等。肠外营养本身引起的并发症有：①胆囊内胆泥和结石形成；②胆汁淤积及肝酶谱升高；③肠黏膜屏障功能减退等。

要求在实施肠外营养支持过程中，加强监测，注意全身情况，每周抽血查血清电解质、血气分析、肝肾功能并注意各营养指标，有条件时测氮平衡，以指导或调整营养治疗方案。

小结

历史上临床营养支持是以外科医师作为先驱者，由 Dudrick 和 Wilmore 于 1967 年率先在小儿外科临床取得成功，所以有人将之称为外科营养。外科营养包括肠内营养和肠外营养两种支持疗法，是 20 世纪临床医学的重大发展之一，是临床各科，尤其是外科重症患者的重要治疗措施。本章的重点内容为肠内、肠外营养的概念，肠内、肠外营养的适应证和并发症的防治；难点是各种肠内、肠外营养制剂的选用和病人营养状态的评估。

思考题

1. 为什么外科患者常发生营养障碍？

2. 患者男性，60 岁，诊断为下段食管癌，进食困难，消瘦。患者需行营养支持，你考虑应用什么措施加强其营养支持？并应该注意哪些事项？

3. 急性重症胰腺炎患者，静脉营养选用经外周静脉输注为主，请问是否恰当？为什么？

（怀化医学高等专科学校　曾祥军　山东万杰医学院　陈　利）

第十一章　外科感染

学习目标

1. 掌握外科感染的病因、临床表现、诊断要点和治疗。

2. 熟悉软组织急性感染、全身性外科感染的临床表现和治疗。

3. 了解手部急性化脓性感染、破伤风和气性坏疽的诊断和治疗原则，抗生素的合理应用。

第一节　概　　述

外科感染（surgical infection）一般系指需要手术治疗的感染，包括创伤、手术、器械检查或插管等治疗后的感染。外科感染多属几种需氧菌与厌氧菌的感染；以内源性（自身）感染为主，病原菌多来自人体的正常菌群；多数有明显的局部症状和体征，病变常导致组织结构破坏与修复、愈合并形成瘢痕；常需手术治疗。

外科感染按其临床特性，分为非特异性感染与特异性感染两种。按病程区分外科感染可分为急性、亚急性与慢性感染三种。病程在 3 周以内的外科感染为急性感染，病程超过 2 个月或更久的感染为慢性感染，病程介于急性与慢性感染之间的称亚急性感染。按病因、微生物学的种类分为：①细菌性感染；②真菌性感染；③病毒性感染三类。

一、外科感染的病原菌

外科感染的病原菌有细菌、真菌及病毒等，但以细菌感染为主。除有葡萄球菌、链球菌、大肠埃希菌、铜绿假单胞菌和变形杆菌等化脓性病菌外，一些革兰阴性杆菌和厌氧菌与外科感染亦有重要关系。目前革兰染色阳性球菌感染相对增多。

1. 葡萄球菌　革兰染色阳性。常存在于人的鼻、咽部黏膜和皮肤及其附属的腺体。金黄色葡萄球菌的致病力甚强，主要产生溶血素和血浆凝固酶等。金黄色葡萄球菌感染的特点是局限性组织坏死、脓液稠厚、色黄而臭，常引起疖、痈、急性骨髓炎及败血症等，亦可在全身各处形成转移性脓肿。

2. 链球菌　革兰染色阳性。多存在于口腔、咽部、肠道和阴道，溶血性链球菌、草绿色链球菌及粪链球菌为最多见。溶血性链球菌能产生溶血素和多种酶，对组织的破坏性很大。感染易于扩散，脓液稀薄，色淡红，量较多。典型的感染如急性蜂窝织炎、丹毒、急性淋巴管炎等，容易引起败血症。草绿色链球菌是胆道感染和细菌性心内膜炎的主要致病菌。

3. 大肠埃希菌　革兰染色阴性。是外科感染中最常见的革兰阴性杆菌，大量存在于肠道内，对维生素 K 的合成有重要作用。单独致病力并不大，常与其他细菌混合感染，如阑尾周围脓肿、急性腹膜炎等。

4. 铜绿假单胞菌　革兰染色阴性。常存在于皮肤及肠道内，对多数抗生素不敏感。是条件性致病菌，常发生于免疫功能低下的患者。多为继发性感染，如大面积烧伤。脓液淡绿色，有特殊的腥臭味，可引起严重的败血症。

5. 变形杆菌 革兰染色阴性。存在于肠道及前尿道，是条件性致病菌，为泌尿系统感染、急性腹膜炎和大面积烧伤感染的病原菌之一。脓液有特殊的恶臭味。

6. 克雷伯菌和沙雷菌 革兰染色阴性。为肠内正常菌群，平常不致病，当数量多、毒力大或机体抵抗力下降时，则成为致病菌，常为医院内感染的病原菌。近年来感染有上升的趋势，对常用抗生素有较大的耐药性。

7. 厌氧菌 是正常菌群的主要组成部分，是肠道、口腔内数量最大的菌群，需要在厌氧环境下才能生长，坏死组织和胃肠道是厌氧菌较多存在的场所，最常见为类杆菌属和梭状芽胞杆菌属。

二、外科感染的病理表现

病菌侵入人体并不都发生感染，感染的发生取决于人体的抵抗力，细菌种类、数量和毒力等综合因素。当人体抵抗力低、细菌的数量及毒力大时，才能发生感染。人体的抵抗力包括局部及全身两方面。全身抵抗力与年龄、营养、一般状况有关。长期营养不良、血浆低蛋白、维生素缺乏、失血、过度疲劳等均能降低抵抗力。糖尿病、放疗、化疗等亦能降低抵抗力。局部抵抗力与组织结构、部位、血供情况有关。伤口的大小、深浅，有否异物、血肿、死腔和坏死组织，对局部抵抗力均有一定的影响。

病变的演变与结局取决于病原菌的毒性、机体的抵抗力、感染的部位以及治疗措施是否得当，可能出现下列结果：

1. 炎症好转 经有效药物的治疗，吞噬细胞和免疫作用能抵制病原体，清除组织细胞崩解产物与死菌，炎症消退，感染就可以治愈。

2. 局部化脓 人体抵抗力占优势，感染局限化或形成脓肿。在有效的治疗下，炎症病变或小的脓肿可以吸收消退；或脓肿切开引流脓液后感染好转，形成瘢痕愈合。

3. 炎症扩散 病菌毒性大、数量多超过机体抵抗力，感染迅速扩展，可出现菌血症；机体对于感染的过度反应还可引起全身炎症反应综合征（SIRS）成为脓毒症，对机体造成很大的损害。

4. 转为慢性炎症 大部分病菌被消灭，但还有少量残存；组织炎症持续存在，变为慢性炎症。在机体抵抗力减低时，病菌可再次繁殖，感染可重新急性发作。

三、外科感染的临床表现

（一）局部症状

急性炎症局部表现为红、肿、热、痛及功能障碍。其程度和范围随感染的位置、轻重和病程而不同。早期感染范围小、位置深，红、肿、热等不明显；范围大、位置浅、程度重的感染局部表现十分明显。如体表病变脓肿形成时，触诊可有波动感。若病变的位置深，则局部症状不明显。

（二）全身症状

轻微的感染可无全身症状；感染重时，常有发热、头痛、乏力、食欲减退及脉率加快等症状。白细胞计数增加。严重脓毒症时可有神志不清、尿少、代谢性酸中毒等器官灌注不足的表现，甚至可出现休克和多器官功能障碍。

四、外科感染的诊断

依据病史、体格检查和典型的局部表现，浅表的外科感染，诊断常无困难。深部外科感染除局部压痛外，其他体征不明显。必要时做诊断性穿刺。但有些部位深，如膈下、肠袢间、腹膜后等感染，缺乏定位症状，诊断可借助辅助检查。

（一）实验室检查

1. 血细胞检查 外科感染多有白细胞计数增加或减少，或发现未成熟的白细胞。

2. 尿液检查 不仅可诊断泌尿系感染，且可检查病人有否糖尿病，对治疗外科感染有重要意义。

3. 脓液涂片 脓、血培养及药物过敏试验，有助于选择有效的抗菌药物。

（二）影像学检查

1. 超声波检查 超声检查可显示出脓肿的部位和范围，还可显示胸腹腔积液情况。

2. 放射线检查 胸腹部病变用X线透视或摄片可确定有无膈下游离气体、肠管内气液积存的情况。对膈下脓肿的诊断亦有帮助，CT检查对腹腔内脓肿的诊断率可高达90%以上。

五、外科感染的治疗

外科感染的治疗原则是消除感染病因和毒性物质，抑止病菌生长，增强人体抗感染能力及促使组织修复。包括全身治疗和局部治疗，其中外科手术治疗和抗菌药物的应用占重要的地位。

（一）全身治疗

1. 支持疗法 让患者充分休息，给予高营养、易消化的饮食；纠正水、电解质和酸碱平衡失调；严重感染者，多次少量输新鲜血、丙种球蛋白增加免疫力，必要时应用肾上腺皮质激素，宜在足量有效的抗生素同时应用。

2. 抗感染药物的应用 正确、适当地应用抗生素是治疗外科感染的重要措施之一，盲目使用，不仅浪费药物，且可引起细菌的耐药性，影响治疗。较轻或局限的感染可不用或口服抗菌药物，范围较大或疑有扩展趋势的感染，需全身用药。应根据细菌培养与药敏试验选用有效药物，在细菌培养与药敏试验尚无明确结果时，常根据临床表现、感染部位、脓液性状等估计病原菌种类，选用适当抗菌药物。

3. 中医疗法 我国中医学在治疗外科感染方面有丰富的经验，原则是“清热解毒、活血化瘀、扶正祛邪、补益托毒”。

（二）局部治疗

局部治疗的目的在于减少毒素吸收，减轻疼痛、促使感染局限化、易吸收，以及通畅排除毒素及坏死组织，改善局部情况和增强抵抗力。

1. 局部固定 感染部位避免受压，适当限制活动，以免感染范围扩展，有利于炎症局限化。

2. 物理疗法 炎症早期局部热敷可改善血液循环、促进炎症消退、止痛。

3. 手术治疗 脓肿形成后应及时切开引流排出脓液，以减轻局部和全身症状，阻止感染继续扩散。

第二节 软组织急性感染

一、疖

疖（furuncle）是单个毛囊及其所属皮脂腺的急性化脓性感染，常扩展到皮下组织。多由金黄色葡萄球菌引起，少数由表皮葡萄球菌致病。感染好发于头面、颈项、背部毛囊与皮脂腺丰富的部位，夏季多见。

疖初起时局部皮肤有红、肿、痛的小硬结，数日后中央组织坏死、软化形成脓肿，中心处出现脓栓；脓栓脱落、破溃流脓炎症逐步消退后而愈合。

面部疖特别是鼻、上唇周围“危险三角区”的疖危险性较大，因细菌可经内眦静脉、眼静脉进入颅内海绵状静脉窦引起脑膜炎，病人表现颜面部肿胀，寒战、高热、头痛、呕吐、甚至昏迷等，死亡率高。

疖以局部治疗为主，可选用热敷、理疗等措施，也可涂络合碘或鱼石脂软膏，禁忌挤压。脓肿形成时做切开引流。症状严重者给予抗菌治疗。

二、痈

痈（carbuncle）是多个相邻毛囊和皮脂腺或汗腺的急性化脓性感染。致病菌以金黄色葡萄球菌为主。

痈好发于皮肤较韧厚的颈后部、背部，常见于糖尿病或身体较衰弱患者。初起为小片皮肤硬肿、呈紫红色炎症区、疼痛。随后中央区皮肤逐渐坏死、溃烂，全身症状加重。接着病变部位出现多个脓栓，脓栓脱落后中心部塌陷，形似“火山口”。可有畏寒、发热、全身不适。唇痈易引起海绵状静脉窦炎，危险性更大。

【治疗】

1. 全身支持治疗及使用适当抗菌药物，一般根据细菌培养和药物敏感试验结果选药，常选用青霉素或红霉素。

2. 局部早期可用50％硫酸镁湿敷或鱼石脂软膏等敷贴，少部分痈创面逐渐愈合。大部分患者需要及时做“＋”或“＋＋”形切口切开引流，切口长度应超出病变边缘皮肤，清除已化脓和已失活的组织。术后注意创面更换填塞敷料。

三、皮下急性蜂窝织炎

皮下急性蜂窝织炎是皮下、筋膜下、肌间隙或深部疏松结缔组织的急性化脓性感染。

【病因】 感染大多发生在软组织或皮肤损伤后，致病菌最常见为溶血性链球菌和金黄色葡萄球菌。

【临床表现】 局部红、肿、热、痛，表面色暗红，无明显界限。产气性病菌引起者可触感皮下捻发音，破溃后可有臭味，全身状态恶化较快。病变部位较深，组织致密者，除局部水肿、疼痛和压痛外常伴有不同程度的全身症状如畏寒、发热和全身不适；严重者体温增高明显或过低，甚至有意识改变等表现。

【治疗】 休息、加强支持治疗，应用有效足量抗菌药物控制感染。

局部抬高、休息，早期以50％硫酸镁湿敷，或敷贴中草药，如脓肿形成则需切开引流。

口底、颌下急性蜂窝织炎应及早切开减压，以防喉头水肿，压迫气管。

四、丹毒

丹毒（erysipelas）是溶血性链球菌侵入皮肤或黏膜内的网状淋巴管引起的急性感染。

【病因】 乙型溶血性链球菌从皮肤、黏膜的细小伤口侵犯皮肤、黏膜、网状淋巴管引起。

【临床表现】 好发于下肢或面部，起病急，常有寒战、发热、头痛、全身不适等。炎症呈片状，皮肤红疹边缘稍隆起、色鲜红、中间稍淡、界限清楚，压之褪色。局部有疼痛、压痛，区域淋巴结常肿大、疼痛，但皮肤和淋巴结少有化脓破溃。如丹毒多次、反复发作使淋巴管阻塞、淋巴淤滞发展成“象皮肿”。

【治疗】 卧床休息，抬高患肢。以 50%硫酸镁液湿热敷，同时全身应用抗菌药物，疗效显著。全身、局部症状消失后，继续用药 3～5 天，以防复发。一般不需手术治疗。

五、浅部急性淋巴管炎和淋巴结炎

溶血性链球菌、金黄色葡萄球菌等致病菌从皮肤、黏膜破损处或邻近病灶侵入淋巴管内，引起淋巴管及其周围组织的急性感染为急性淋巴管炎；若所属淋巴结受累则为急性淋巴结炎。

【临床表现】 浅层急性淋巴管炎表皮下可见红色线条，病变部位有压痛，红线向近心端延伸。深层的淋巴管炎不出现红线，但患肢肿胀，有条形触痛区。

急性淋巴结炎早期为局部淋巴结肿大、触痛。炎症扩散时表面皮肤可发红发热，并可出现畏寒、发热、全身不适等症状。少数可发展成脓肿。

【治疗】 主要为针对原发灶的治疗。若已形成脓肿，应切开引流，同时应用抗菌药物。

六、脓肿

化脓性感染在组织、器官或体腔出现的脓液聚合、周围有完整的腔壁者称为脓肿。体表软组织内多见。致病菌常为金黄色葡萄球菌。脓肿一般继发于急性蜂窝织炎、急性淋巴结炎、疖、痈，或损伤后感染；或由远处原发感染灶，经血流、淋巴管转移而来。

【临床表现】 浅表脓肿临床表现为略高出于体表的局限性红、肿、热、痛和波动感，小的脓肿多无全身反应，波动感与脓肿大小、位置、深浅及脓腔壁厚薄有关。脓肿小、位置深、腔壁厚时，波动感一般不明显。深部脓肿仅局部有疼痛和压痛，体表有水肿，而全身中毒症状明显。于波动感或压痛明显处穿刺抽得脓液即可确诊。

【治疗】 当脓肿尚未局限时，局部应理疗、热敷等。一旦脓肿形成，应切开引流。切口应做在波动最明显处或脓肿低位，脓肿较大者应将手指伸入脓腔，分开间隔通畅引流。全身症状明显时，应用抗菌药物治疗及对症处理。

第三节 手部急性化脓性感染

一、甲沟炎

指甲一侧或两侧的甲沟及其周围组织的化脓性感染，称为甲沟炎（paronychia）。甲沟炎常因微小创伤引起，如小刺、肉刺逆剥、修甲过短等损伤所致。致病菌多为金黄色葡萄球菌。

【临床表现】 常先出现于一侧甲沟皮下，出现红肿、疼痛。若感染蔓延至甲根部和对侧，形成甲下脓肿，则疼痛加剧，红肿区内有波动感，出现白色脓点，但不易破溃出脓，指甲与甲床分离。感染加重时常有疼痛加剧和发热等全身症状。

【治疗】 甲沟炎初起未成脓时，可采用非手术治疗，局部可选用鱼石脂软膏敷贴或超短波、红外线等理疗，并以抗菌药物治疗。已成脓时应行手术，应沿甲沟旁纵行切开引流。甲下脓肿，需要分离拔除一部分指甲甚至全片指甲，手术时需注意避免损伤甲床，以利指甲再生。

二、脓性指头炎

是手指末节指腹皮下组织化脓性感染，称为脓性指头炎（felon），多由刺伤引起。致病菌多为金黄色葡萄球菌。

【临床表现】 起病初阶段，指头有针刺样痛和异物感，轻度红肿。继而指头肿胀加重、可出现跳痛，指下垂时尤为明显。可有发热、全身不适、白细胞计数增高。严重时手指皮肤破溃溢脓后，末节指骨常发生骨髓炎。

【治疗】 病变早期可采用非手术治疗。应悬吊前臂平置患手，避免下垂以减轻疼痛。给予大剂量抗菌药物，以金黄散糊剂敷贴患指。若患指有波动感或穿刺抽得脓液，应当及时切开引流，以免感染侵入指骨。常采用指神经阻滞麻醉，选用末节指侧面做纵切口，切口远侧不超过甲沟的1/2，近侧不超过指节横纹，为引流通畅，可做对口引流，切口内放置橡皮片引流，有死骨片应当除去；但不应做成鱼口形切口，以免术后瘢痕形成影响手指感觉。

三、急性化脓性腱鞘炎、滑囊炎和掌深间隙感染

（一）急性化脓性腱鞘炎、滑囊炎

手指屈肌腱鞘的化脓性感染，称为急性化脓性腱鞘炎。手背伸指肌腱鞘的感染少见。多由腱鞘刺伤、鞘内注射所致。滑液囊的化脓性感染称为急性化脓性滑囊炎。原发性化脓性滑囊炎较少见，多数继发于大拇指、小指的化脓性腱鞘炎。二者的致病菌多为金黄色葡萄球菌。

【临床表现】

1. 急性化脓性腱鞘炎　病情发展迅速，早期即有明显的全身症状，如高热、寒战、恶心、呕吐等。典型的体征为：患指中、近节呈均匀性肿胀，皮肤高度紧张。沿患指整个腱鞘均有压痛，各个指关节呈轻度弯曲，任何被动伸指运动，均能引起中、重度疼痛。即使有脓肿，波动感也不明显。

2. 化脓性滑囊炎　分别由小指和拇指腱鞘炎引起。桡侧滑液囊感染时，拇指常有红肿微屈、不能伸直和外展，大鱼际处也有肿胀。尺侧滑液囊感染时肿胀偏于手掌尺侧，以小鱼际隆起与掌侧横纹交界处最为明显。小指及无名指呈半屈位，伸直动作可引起剧烈疼痛。

【治疗】 早期使用抗菌药。休息、平置或抬高患侧前臂和手以减轻疼痛。如经治疗仍无好转应尽早切开引流减压，可在肿胀腱鞘的远端与近端各做一与手指平行的纵形小切口，做对口引流，切口应当避开手指、掌的横纹。切忌在手指掌面正中做切口，以免肌腱脱出，且以后所发生的粘连或皮肤瘢痕挛缩可影响患指伸直。

（二）掌深间隙感染

手掌内的筋膜间隙化脓性感染称之为掌深间隙感染。掌深间隙感染可以由腱鞘炎感染蔓延而引起，也可因直接刺伤而引发。致病菌多为金黄色葡萄球菌。

【临床表现】 掌深间隙感染均有发热、头痛、脉搏快、白细胞计数增加等全身症状。掌中间隙感染可见手掌肿胀、疼痛，掌心凹陷消失，压痛明显；中、环指、小指呈半屈曲状，

主、被动伸指可引起剧痛。鱼际间隙感染时大鱼际掌侧及背侧红肿，拇指呈外展位，第一指蹼处肿胀，拇、示指呈轻度屈曲位，活动受限，不能对掌。

【治疗】 早期可用大剂量抗生素。局部早期处理同化脓性腱鞘炎，如短期无好转必须及时切开引流。掌中间隙感染时纵行切开中指与无名指间的指蹼掌面，切口不应超过手掌远侧横纹，以免损伤掌浅动脉弓，亦可在无名指相对位置的掌远侧横纹处做一小横切口，进入掌中间隙。鱼际间隙感染引流的切口可直接在大鱼际纹旁做切口，注意保护指神经、正中神经鱼际肌支。

第四节 全身性外科感染

病原菌侵入人体血液循环，生长繁殖或产生毒素，引起严重的全身感染症状或中毒症状，称为全身性感染。常见致病菌为金黄色葡萄球菌、溶血性链球菌、大肠埃希菌、铜绿假单胞菌、变形杆菌等化脓菌和真菌。

【病因】 全身化脓性感染多为继发性。可继发于污染或损伤严重的创伤后的感染和各种化脓性感染，如大面积烧伤、开放性骨折、急性弥散性腹膜炎、胆道或尿路感染等可致肠内致病的细菌和内毒素经肠道移位而导致肠源性感染。导管性感染：导尿管、中心静脉置管、各种引流导管等，以及不适当地应用抗生素、激素等。

病原菌侵入体内后，在致病菌数量多、毒力强和（或）机体抗感染能力低下时引起全身化脓性感染。

【分类】 随着对感染病理生理的进一步认识，感染的词义及用词发生了变化，目前国际通用的是脓毒症（sepsis）和菌血症（bacteremia），不再使用以往的“败血症”一词。

1. 脓毒症 是指因病原菌因素引起的全身性炎症反应，体温、呼吸、循环、神志等有明显的改变者，以区别一般非侵入性的局部感染。

2. 菌血症 是脓毒症中的一种，指血培养检出病原菌者。但其不限于以往多偏向于一过性菌血症的概念，如内镜检查时，血液在短时间出现细菌，现在多指临床有明显感染症状的菌血症。

【临床表现】 脓毒症的主要表现为：

1. 起病急骤，进展快。全身情况严重，伴有寒战、高热、大汗、脉细速或低温。神志淡漠、烦躁、谵妄或昏迷。

2. 头痛、头晕、恶心、呕吐、食欲缺乏、腹胀、腹泻、关节酸痛、全身无力，神志淡漠、烦躁、谵妄或昏迷。

3. 可出现肝脾肿大，重者出现黄疸或皮下出血、瘀斑等。若病情发展，感染未控制时，可出现脓毒性休克以及发展为多器官功能不全乃至衰竭。

【实验室检查】

1. 白细胞计数增加，可达（20～30）$\times 10^9$/L 以上，中性粒细胞占 80%以上或降低、左移、幼稚型增多，可出现毒性颗粒。

2. 常伴有不同程度的酸中毒、氮质血症及代谢失衡和肝、肾受损征象。

3. 寒战发热时抽血进行细菌培养易发现细菌。

【诊断】 主要根据病史、临床表现和实验室检查，一般诊断并不太困难。但有时原发灶隐蔽，或临床表现又不典型的病人，而造成诊断困难或延误。因此，对一些难用原发病灶来解释的临床表现，如畏寒、发热、贫血、呼吸急促、脉细速、低血压、呼吸性碱中毒、腹胀、黏膜皮肤瘀血点、神志改变等，应密切观察，对这类病人应密切观察和进一步检查，以免误诊和漏诊。

在鉴定是哪一种病原菌所引起的脓毒症时，可根据原发感染灶的性质及其脓液性状，结合一些特征性的临床表现和实验室检查结果综合分析，可大致区分致病菌为革兰染色阳性或阴性菌。如血小板明显减少，早期即出现紫（发）绀、低血压、腹胀、少尿等休克表现，常提示为革兰阴性杆菌所致的败血症。真菌性脓毒症，眼底检查有一定帮助，可见眼底视网膜和脉络膜上有小的、白色发亮的圆形隆起，做尿和血液真菌检查和培养可以确诊。

值得注意的是，有些脓毒症并非由一种病原菌所致，常为两种或更多的菌种所引起。近年来有上升的趋向，常为革兰阴性杆菌所致。如疑为这类感染应及时送动脉血和静脉血做需氧菌、厌氧菌和真菌培养，以利早期明确诊断。

病原菌的检查对确诊和治疗有重要意义，确定致病菌应做体液和分泌物的细菌培养，但由于在发生脓毒症前多数病人往往已经抗菌药物治疗，以至血液培养常得不到阳性结果，故应多次、最好在发生寒战、发热时抽血做细菌培养，可提高阳性率。对于多次血液细菌培养阴性者，应考虑厌氧菌或真菌性脓毒症，可抽血做厌氧性培养，或做尿和血液真菌检查与培养。

【治疗】 总的治疗的原则为应用综合性治疗，关键是处理原发感染灶，同时增加病人的抵抗力和应用抗菌药物控制感染。

1. 对症支持疗法　卧床休息，给予高营养、易消化的饮食，不能口服者应静脉补充能量、蛋白质及纠正水、电解质失衡、酸中毒。必要时反复输给新鲜血，以补充血容量，纠正贫血，增加血浆蛋白和免疫力。

2. 抗菌疗法　可先根据原发病灶的性质、部位来选用抗菌药物，并选用抗菌谱较广的抗菌药物，以后根据治疗效果、病原菌培养结果及药敏测定，调整抗菌药物的种类。真菌性脓毒症，应尽量停用抗菌谱较广的抗菌药物，选用抗真菌药物。

3. 局部治疗　目的是处理原发感染灶。原发感染灶的处理重要的是明确感染的原发灶，做及时、彻底的处理，包括清除坏死组织和异物、脓肿引流等，同时要解除相关的病因，如血流障碍、梗阻等因素。急性腹膜炎、急性梗阻性化脓性胆管炎、绞窄性肠梗阻等应做手术治疗。若一时找不到原发灶，应进行全面的检查，尤其是应注意一些潜在的感染源和感染途径，并予以解决。如静脉导管感染时拔除留于体内的导管等。疑为肠源性感染时，应及时纠正休克，尽早恢复肠黏膜的血流灌注；早期肠道营养促使肠黏膜的尽快修复及维护肠道正常菌群等。

第五节　有芽胞厌氧菌感染

一、破伤风

破伤风（tetanus）是由革兰阳性梭状芽胞杆菌——破伤风杆菌侵入人体伤口、生长繁殖并产生毒素所引起的一种严重急性特异性感染。

【临床表现】

1. 潜伏期　潜伏期长短不一，与创伤性质、伤口处理方式、有无预防接种等有关。潜伏期通常是7天左右，个别病人可在伤后1～2天就发病，还有在伤后数月或数年而发病的。平均6～14天。潜伏期越短者预后越差。

2. 前驱期　前驱期一般为1～2天，也有仅12 h左右者。主要是全身乏力、头晕、头痛、咀嚼无力等，有时患者可出现烦躁不安、局部肌肉发紧、扯痛、反射亢进等。

3. 发作期 此期典型症状是在肌紧张性收缩的基础上，阵发性强烈痉挛，常最先受影响的肌群是咀嚼肌，随后顺序为面部表情肌、颈、背、腹、四肢肌，最后为膈肌。绝大部分患者开始感咀嚼不便、张口困难，随后出现疼痛性强直、牙关紧闭；面部表情肌阵发性痉挛，形成独特的"苦笑"面容；当颈部肌肉痉挛时出现颈项强直，头后仰；背、腹肌同时痉挛时，由于背肌力量较强，故腰部前凸，结合颈、四肢的屈膝、弯肘、半握拳等痉挛姿态，形成"角弓反张"或"侧弓反张"；膈肌受影响后，发作时面唇青紫，通气困难，可出现呼吸暂停。每次发作持续数秒或数分钟不等，发作间歇期长短不一，发作时神志清楚，表情痛苦。上述表现在肌肉持续紧张收缩基础上会因任何轻微刺激，如声、光、饮水、注射或触碰患者而诱发。

病程一般为3～4周，重者可持续到6周以上，以后痉挛发作次数逐渐减少，程度减轻，间歇期延长。

少数患者表现为局部破伤风，仅表现为受伤部位肌持续性强直，可持续数周或数月，病情往往较轻，预后好。

【诊断】 临床诊断破伤风一般不需做微生物检查，诊断的主要依据有近期外伤史和典型临床表现，凡有外伤史，不论伤口大小、深浅，如果伤后出现肌紧张、张口困难、颈项强直、反射亢进等，均应考虑此病的可能性，诊断一般无困难。但对仅有某些前驱症状或局限型破伤风者，需密切观察，以免延误诊断。

【预防】 破伤风是可以预防的疾患。由于破伤风梭状芽胞杆菌是厌氧菌，因该菌是在缺氧的环境下生长繁殖的，因此预防破伤风发生的关键是，创伤后早期彻底清创，改善局部循环；此外，还可通过人工自动和被动免疫两种方法，产生较稳定的免疫力。临床常用被动免疫。被动免疫法是对伤员尽早皮下注射破伤风抗毒素（TAT）1500～3000 U。

【治疗】

1. 抑杀破伤风杆菌，消除毒素来源。

（1）手术清创 清创包括清除一切坏死及无活力组织，去除异物，消灭死腔。暂不宜彻底清创者，可将创口完全敞开，经常换药，用3%过氧化氢或1∶5000高锰酸钾液浸透的纱布湿敷。

（2）抗生素的应用 青霉素对破伤风梭状芽胞杆菌有抑制作用，一般用量为400万～800万U/d。也可给甲硝唑2.5g/d，分次口服或静脉滴注，持续7～10天。由于破伤风患者多为混合感染；故也可加用头孢菌素或氨基糖苷类抗生素。

（3）高压氧治疗 高压氧治疗可有效提高血氧和局部组织的氧浓度，可抑制破伤风杆菌生长。

2. 中和游离毒素 抗素毒应尽早使用，以防止更多的毒素与神经细胞结合。临床常用的破伤风免疫制剂有破伤风抗毒素（TAT）和人体破伤风免疫球蛋白（TIG）。

（1）TAT 可做肌内注射、静脉注射、鞘内注射和伤口周围浸润注射。通常在破伤风确诊后，可用TAT 1万～6万U肌内注射或静脉滴注，持续1～7天。也有人主张首次用5万U TAT 静脉滴注，以后每天肌肉注射TAT 1万～2万U。连续5～7天。鞘内注射TAT 剂量为5000～10 000 U，在鞘内注射TAT 的同时加入泼尼松12.5mg可减少引起炎症和水肿等不良反应。处理伤口前，最好在周围组织浸润注射TAT 1500～3000 U，以中和伤口周围的游离毒素。

（2）TIG TIG的半衰期长，一般只需一次性深部肌内注射3000～6000 U，或初次肌注3000 U；以后每次肌注5000 U。也可用TIG 1000 U加泼尼松12.5mg做鞘内注射，TIG也可用于伤口周围组织浸润注射。

3. 控制和解除肌肉痉挛　病人应住隔离病室，避免光、声等刺激。根据情况可交替使用镇静、解痉药物，以减少病人的痉挛和痛苦。

（1）地西泮　应用地西泮需及时、足量、连续，一般用量为1 mg/（kg·d），静脉滴注，或10～20 mg，静脉注射每日1次。

（2）人工冬眠　病情严重者可用人工冬眠疗法，即氯丙嗪、异丙嗪各50～100 mg，哌替啶50～100 mg加入5%葡萄糖液250～500 ml中缓慢静脉滴注。对轻症者可用巴比妥、水合氯醛或氯丙嗪。

（3）肌松剂　痉挛发作频繁不易控制者，可用2.5%硫喷妥钠缓慢静注，每次0.25～0.5 g，但要警惕发生喉头痉挛和呼吸抑制。肌松剂如筒箭毒碱、氯琥珀胆碱等效果也较好。但是应警惕这些药有引起呼吸肌麻痹的危险。

（4）东莨菪碱　东莨菪碱能解除外周血管痉挛，改善微循环。此外，它对中枢神经系统有较强抑制作用，和地西泮配合应用能有效控制痉挛。一般用量为0.03～0.05 mg/kg，肌内注射，每4～6 h一次。

4. 保持呼吸道通畅　有资料显示，窒息是破伤风致死的首要原因。其次为呼吸衰竭，而肺部感染居第三位。对严重病人，应尽早进行气管切开，以便改善通气，清除呼吸道分泌物，必要时可进行人工辅助呼吸。气管切开适应证为：①潜伏期短，抽搐发生早而频繁，持续时间长；②严重抽搐，解痉药效果不显著；③呼吸道分泌物多而不易排出；④有窒息或发绀；⑤有呼吸衰竭征兆；⑥老年患者合并有肺气肿、肺部感染等；⑦需用硫喷妥钠或不能配合治疗者。已并发肺部感染者，根据菌种选用抗生素。

5. 全身支持疗法　由于反复肌肉收缩和痉挛，常造成人体严重消耗，每日消耗热量和水分丢失较多。因此要十分注意高热量、高蛋白、高维生素营养补充和水与电解质平衡的调整。必要时可给予胃肠外（或内）营养支持。

二、气性坏疽

气性坏疽（gas gangrene）是一种发展迅速的严重急性感染，肌肉广泛坏死，可有（或无）气体产生，伴有严重的毒血症。通常发生于开放性骨折，深部肌肉广泛性挫裂伤，伤口内有异物或伴有血管损伤，血运不良，大量组织坏死，也可发生于截肢、结肠手术及胆囊手术后。

【病因】　梭状芽胞杆菌为本病病原菌，是革兰阳性厌氧杆菌，种类较多，主要由产气荚膜梭菌、恶性水肿杆菌、腐败杆菌、溶组织杆菌及产气芽胞杆菌等引起。感染发生时，往往不是单一细菌，而是几种细菌的混合。泥土中或肠道中的产气荚膜梭菌污染伤口不一定致病，当全身或局部条件适合时，如开放性骨折伴有血管损伤，挤压伤伴有深部肌肉损伤、上止血带时间过长等严重创伤，继发此类感染的几率较高，细菌在局部生长繁殖，并分泌多种外毒素和酶。主要外毒素有α、β、γ等12种，以α毒素为最强，它是致命的坏死性溶血性毒素，能破坏多种细胞的细胞膜，造成广泛的组织坏死和严重的毒血症。有些毒素可直接侵犯心脏、肝及肾，造成局灶性坏死和多器官功能衰竭。

【临床表现】　潜伏期长短不一，通常为1～4天。有的短至8～10 h、最迟为5～6天。临床特点是病情急剧恶化，全身表现烦躁不安，伴有恐惧或欣快感；面色苍白、大量出汗、脉快、呼吸急促、体温上升。随着病情的发展，可出现溶血性贫血、黄疸、血红蛋白尿、酸中毒，全身情况可在12～24 h内全面迅速恶化。严重病人出现血压下降和多器官功能衰竭。

病人常诉伤口处疼痛，持续加重，呈“胀裂样”，程度常超过创伤伤口所能引起者，一般止痛剂难以缓解。起初伤口周围水肿，皮肤苍白，紧张发亮，随后快速变为紫红色，最后变为灰黑色，皮肤表面可出现如大理石样斑纹，并出现水疱，伤口内流出带有恶臭的浆液性或血性液体。伤口周围的组织间隙气体积聚，触压有捻发音，有气泡和血性液体溢出。伤口内肌肉色暗红肿胀，失去弹性，刀割不出血。

【实验室检查】 红细胞迅速降至（1.0～2.0）$\times 10^{12}$/L，血红蛋白降至30%～40%，白细胞计数（12～15）$\times 10^{9}$/L。伤口渗出物涂片染色可发现革兰阳性粗大杆菌。

【诊断】 出现典型的临床表现时诊断不难。因病情发展急剧，重在早期诊断，而早期诊断和治疗是保存伤肢和抢救生命的关键。因此凡创伤、手术后，伤口突然出现剧痛、肿胀，伴明显的全身中毒症状，无一般炎症的红、热表现时，应高度怀疑梭状芽胞杆菌性肌坏死。伤口周围触诊有捻发音，渗出液细菌涂片检查出革兰阳性粗大杆菌，X线平片检查发现肌群内有积气阴影，是早期诊断的三项主要依据。

【治疗】 伤口污染严重，软组织损伤较多，在清创后应尽量敞开，不予缝合，以预防梭状芽胞杆菌的生长。对疑有气性坏疽的伤口，可用3%过氧化氢或1∶1000高锰酸钾等溶液冲洗、湿敷。对已缝合的伤口和石膏绷带包扎的伤口应立即拆除缝线和石膏，伤口完全敞开，按上法处理。诊断已确定者，需立即开始积极治疗。越早越好，可以挽救病人的生命，减少组织的坏死或截肢率。

1. 手术治疗 手术前给予大剂量青霉素静脉滴注或注射头孢菌素和输血等。手术应在病变区做广泛、多处切开，彻底清除伤口及其周围的坏死肌肉、异物、碎骨片等，直达色泽正常、有弹性、易出血的健康组织为止，整块切除肌肉，包括肌肉的起止点。如感染限于某一筋膜腔，应切除该筋膜腔的肌群，伤口完全敞开。如病情进展迅速，经上述治疗无效，仍不能控制者，为抢救生命应果断进行截肢，残端全部开放，不予缝合，伤口以大量氧化剂冲洗或湿敷。

2. 抗生素的应用 对这类感染，首选青霉素，需大剂量，每天应在1000万U以上。如患者对青霉素过敏，可静脉滴注大环内酯类（如麦迪霉素），硝咪唑类（如甲硝唑）也有一定疗效。

3. 辅助疗法 高压氧治疗提高组织间的含氧量，造成不适合细菌生长繁殖的环境，可提高治愈率，降低伤残率。其方法为：第1日3次，第2、3日各2次，3日内共行7次，每次2h，间隔6～8h。同时应给予病人高营养、易消化的饮食，补充维生素，维持水、电解质平衡，必要时少量多次输新鲜血。

第六节 抗生素的合理应用

抗生素对防治感染起到很重要的作用。但外科感染关键是外科处理，抗菌药物不能取代外科处理，更不可依赖药物而忽视无菌操作，这是必须重视的一条外科原则。

一、抗生素经验治疗

因药物的最佳疗效是在感染的早期，急性外科感染的抗生素治疗一般都是在尚未获得细菌培养和药物敏感试验结果的情况下开始，特别对一些危重病人，属于经验性用药。经验性用药并不是单纯凭医生个人习惯或经验用药，经验来自对有关感染的认识，包括本地区、本单位常见菌和药敏的动态。如皮肤、皮下组织的感染，常驻菌以革兰阳性球菌居多；链球菌感染，炎症扩散快，易形成创周蜂窝织炎、淋巴管炎等；葡萄球菌感染，化脓性反应较明显，脓液稠厚，易有灶性破坏；若病情急剧，很快发展为低温、低血压、休克者以革兰阴性杆菌感染居多；病程迁延，持续发热，口腔黏膜出现霉斑，对一般抗生素治疗反应差时，或有明显免疫低下如粒细胞减少和使用皮质激素或免疫抑制剂者应考虑真菌感染。

严重感染时一种抗生素不能控制的感染以及多种细菌引起的混合感染，往往需联合用药。最合理也最常用的配伍是繁殖期杀菌剂和静止期杀菌剂联用，二者有互相协同作用。当考虑有厌氧菌参与时，常需加用抗厌氧菌药物。用药剂量应掌握在既能形成血和组织中有效浓度又不易产生毒副反应的范围内。重症感染病情变化快，用药要抓紧时机，不可拖延。最好经静脉给药。感染常有多种细菌参与，在病原菌尚不明确的情况下，用药要贯彻“全面覆盖”的方针，即同时控制最常引起外科感染的革兰阳性葡萄球菌和链球菌和革兰阴性肠道杆菌科细菌，并且应有足够大的抗菌力度。

二、抗生素目标治疗

抗生素、磺胺药的发明与应用在医学史上具有划时代意义。对防治感染起到不可磨灭的作用。但随着新抗菌药物的不断问世，因抗菌药物滥用而导致的细菌耐药性和种种不良反应已相当严重。抗生素品种繁多，病原菌对药物治疗的反应可因病原菌株种属和耐药菌株的变化，随时间、地区甚至单位的不同而有差异，所以应强调根据细菌学检查与药物敏感试验选择合适的抗菌药物。抗生素目标治疗就是针对培养出来的主要细菌，选用敏感的抗生素进行治疗。但有时药敏试验涵盖的抗菌药物不够全面。甚至有些实验室不能提供可靠的药敏试验结果，则可根据现有的相关资料，针对已发现的细菌选择适当的抗生素进行治疗。

需要注意的是，在进行抗生素针对性治疗时，决不能单纯按照细菌培养和药敏报告结果对号入座，而要根据对病情和患者特点的掌握，对照实验室报告，进行综合分析，确定用药方案。对培养出来的多种细菌，无需一一顾及。例如咽拭子或痰中培养出真菌，只是为诊断提供线索，而不一定是真菌感染的确证，若临床上并无真菌感染的相关证据，则不必使用抗真菌药。

三、抗生素治疗中的观察和调整

确定和实施某个抗生素治疗方案之后，一般应观察 3 天，才能对其效果做出可靠的判断，在此之前不宜频繁更动。抗菌药物的剂量一般按体重计算，还要结合年龄和肾功能、感染部位而综合考虑。如老年人肾功能趋向衰退，要减少药物量。对有肾功能障碍的病人，更要注意延长两次用药的间隔时间。浆膜腔、滑液囊等部位，抗生素浓度一般只有血清浓度的一半，亦应适当增量。当治疗反应不好，或病情短暂好转后又再度恶化，可能由于药物未能充分覆盖主要病原菌；抗菌治疗力度不够；原有药物不能有效进入感染组织；病原菌耐药；出现以上情况时应对原有方案进行必要的调整。可考虑改用抗菌谱更广的同类抗生素，根据感染组织的特点选择有效抗生素，并注意细菌培养和药物敏感试验，务求有的放矢，避免疏漏。

四、预防性应用抗生素

必须强调正确的预防性用药，借应用抗菌药物以增强临床的“安全感”是不可取的，反而导致医院感染中耐药菌的滋生和病人体内菌群失调。手术的预防性抗菌药是否应用，应根据手术野的局部感染或污染的程度而定。以下情况时需要预防性应用抗生素：①可能术中的污染手术，如胃肠道、呼吸道、女性生殖道中、大型手术。②清洁大手术，一旦感染后果严重者，如开颅手术，心脏和大血管手术、乳腺癌根治术、门静脉高压症的门、体静脉分流术等。③需使用人工材料的手术，如人工关节置换术、人工心脏瓣膜置换和人工血管移植术等。④有感染高危因素者如高龄、营养不良、糖尿病、免疫功能低下等。⑤术前已发生污染的手术（如开放性骨折、火器伤、腹腔脏器破裂等）。

有效及合理的预防性用药常在麻醉开始时自静脉滴入，剂量要足够；如手术时间较长，术中还可追加一次剂量，一般均在术后 24 h 内停药。无需术前、术后漫长用药。要使用广谱杀菌剂，杀菌活性要强，耐药菌株较少，毒副作用较少。腹部手术，应选用主要针对革兰阴性杆菌的抗生素如第二、三代头孢菌素等，兼顾革兰阳性球菌。结肠、直肠手术前的药物准备为：在手术前一日口服胃肠道不吸收的抗菌药（如新霉素、卡那霉素、庆大霉素或诺氟沙星等）2～4 次，这样便能在次日手术时将肠道细菌浓度降到最低水平。过去习惯在手术前连续服药 3～5 天的方法往往不能达到预期目的，而容易引起肠道菌群紊乱，增加手术后感染和肠道并发症的机会。

小结

本章内容主要讲述了外科感染的概述、常见的软组织感染、手部感染、全身性感染和有芽胞的厌氧菌感染，同时简要介绍了抗生素的应用原则。本章重点内容包括外科感染的病因、临床表现、诊断要点和治疗原则。难点内容是全身性外科感染中的脓毒症、菌血症的定义；脓毒症的临床表现、诊断和治疗。

思考题

1. 女性，40 岁，工人，5 天前因仓库起火致全身约 55%面积烧伤，其中Ⅲ度占 16%，深Ⅱ度占 39%，昨晚起出现高热、谵妄，全身皮疹，创面有较多的黄稠脓性分泌物，血常规报告白细胞明显增高。

请问：本患者的诊断是什么？写出其诊断依据和治疗原则。

2. 患者，男，27 岁。今晨无明显诱因突然出现左下肢片状红疹，并有局部烧灼痛，伴畏寒、发热、头痛，查体：左下肢皮疹为片状，颜色鲜红，中间颜色较淡，手压可使颜色消退，放手后颜色很快恢复，边缘清楚，并略隆起，左腹股沟淋巴结增大，压痛，但边界清楚，活动好，左足有足癣。

(1) 请写出最可能的诊断是什么？

(2) 治疗原则有哪些？

3. 患者，女，23 岁，农民，2 天前感头痛、头晕、乏力、咀嚼不便，但能进食，进而出现张口困难，颈活动不灵活，昨天出现四肢肌肉抽搐，但无呕吐、发热。追问病史 9 天前在田间劳动时曾被铁钉刺伤，当时未予处理，现伤口已愈合。5 天前曾被猫抓伤。查体：神志清，烦躁不安，但无恐水表现。"苦笑"面容，张口困难，颈项强直，四肢肌张力增高，碰触后出现肌肉抽搐，肌肉痉挛，脑神经检查未见异常，四肢肌力及感觉正常，腱反射正常。

(1) 写出可能的诊断。

(2) 需要与哪些疾病相鉴别？

(3) 写出治疗原则。

（邵阳医学高等专科学校　李洲成　漯河医学高等专科学校　孟凡勇）

第十二章　创　　伤

学习目标

1. 掌握创伤的临床表现、并发症、诊断、急救和处理原则，伤口的清创方法。
2. 熟悉创伤的分类和创伤后人体的病理变化。
3. 了解创伤的修复。

人体在各种致伤因子作用下可发生各种损伤。创伤一般是指机械性因素接触人体或人体内部结构之间牵张力失衡造成的人体组织结构的破坏。进入现代，由于频发的战争、交通事故和自然灾害，创伤的发生率甚高，已引起人们的高度重视。现代创伤与急救是一门新兴学科，涉及医学多学科内容。

第一节　概　　述

一、创伤分类

创伤的分类是为了尽快对伤员做出正确的诊断，以便使伤员得到及时有效的救治，提高救治工作的效率，使创伤的救治水平不断得到提高和发展。创伤多用以下几种分类方法：

（一）按致伤原因和有无伤口分类

1. 开放性损伤（opened injury）　是指皮肤或黏膜有破损者。

（1）擦伤　致伤物与皮肤表面快速摩擦造成的表皮损伤，创面常有少量渗出和轻度的炎症反应。

（2）撕裂伤　由于暴力牵拉作用造成组织裂开或剥脱。伤口多不规则，可有大片创面暴露，污染严重。

（3）挫裂伤　为钝性暴力冲击所造成组织破裂，伤口可呈放射状，组织细胞挫裂较重。

（4）切伤和砍伤　为锐器所致，伤口整齐，可伤及深部血管、神经和肌腱等。所施暴力强大，组织损伤多较严重，一般对非接触组织无间接损害。

（5）刺伤　由尖锐物贯穿组织所致，伤口小而创道较深，易发生厌氧菌感染。

（6）火器伤　枪弹或弹片等投射物击中人体所致，除直接损伤外，还造成非接触组织的间接损伤，伤口易感染并多有异物存留其中。

2. 闭合性损伤（closed injury）　是指皮肤或黏膜尚保持完整者。

（1）挫伤　为钝性暴力所致软组织损伤。可有局部皮肤青紫、肿胀或血肿等。但无皮肤破裂。

（2）挤压伤　致伤机制与挫伤相同，常由巨大重物较长时间挤压所致，受伤范围广，伤后局部严重肿胀和循环障碍等，可并发休克和急性肾衰竭。

（3）扭伤　主要发生在关节受力失衡时，可造成关节暂时半脱位，可有关节囊、韧带或肌腱损伤。表现为局部青紫、肿胀、关节一时性功能障碍。

(4) 关节脱位 肢体受暴力牵拉或动力失衡时造成构成关节各骨失去正常的对合，关节结构的完全分离。

(5) 冲击伤 为高速高压冲击波所致，又称爆震伤。听觉感受器、肺、脑、胃肠等易发生损伤。

(二) 按受伤部位分类

按受伤部位分类一般分为颅脑伤、颌面部伤、颈部伤、胸背部伤、腹腰部伤、骨盆伤、脊柱脊髓伤、四肢伤和多发伤等。诊治时就进一步区分损伤的组织器官及其多寡，如软组织损伤、骨折、内脏损伤、颅内血肿等。

(三) 按伤情轻重分类

1. 重伤 指危及生命或治愈后有严重残疾者。如休克和内脏伤，呼吸、循环、意识等生理功能出现障碍。

2. 中等伤 主要是广泛软组织伤、肢体挤压伤及一般的腹腔脏器伤等，丧失作业能力和生活能力，需手术，但一般无生命危险。

3. 轻伤 主要是局部软组织伤，无生命危险，一般轻微的撕裂伤、扭伤等。

二、创伤病理

创伤反应包括局部和全身两方面，如果不发生感染，轻度创伤主要是局部反应，较重的创伤使局部和全身均起反应。

(一) 局部反应

创伤的局部反应是由于组织结构破坏，或细胞变性坏死、微循环障碍，或病原微生物入侵及异物存留等所致。主要表现为局部炎症反应：局部充血、渗出，引起红、肿、痛、热等症状。如果有细菌、异物进入伤口，炎症反应则加剧。局部反应的轻重与致伤因素的种类、作用时间、组织损害程度和性质，以及污染轻重和是否有异物存留等有关。创伤性炎症反应是非特异性的防御反应，有利于清除坏死组织、杀灭细菌，有利于组织修复。

(二) 全身反应

是一种非特异性应激反应。其表现为一综合性的复杂过程，包括神经内分泌系统、物质能量代谢、凝血系统、免疫系统、重要的生命器官的功能变化和一些炎症介质及细胞因子的作用等。创伤愈严重，全身反应愈显著。

1. 神经内分泌系统的变化 创伤后机体的应激反应首先表现为神经内分泌系统的改变，通过下丘脑-垂体轴和交感神经-肾上腺髓质轴的应激反应，产生大量的儿茶酚胺、肾上腺皮质激素、抗利尿激素、生长激素和胰高血糖素；同时，肾素-血管紧张素-醛固酮系统也被激活。以上神经应激活动起着调节和维持重要脏器功能的重要作用，以对抗致伤因素的损害作用。

2. 代谢变化 严重创伤后机体的应激使儿茶酚胺、肾上腺皮质激素、胰高血糖素等增加，蛋白质、糖原、脂肪、分解增加，使分解代谢超过合成代谢，一方面为伤后机体提供能量，提供了氨基酸重新组成创伤修复所需的蛋白质。另一方面又可导致机体消瘦、体重降低等，故需对机体提供相应的营养支持。

(三) 并发症

由于组织或器官损伤及相应器官功能和代谢紊乱，易发生较多的并发症，可影响伤员的伤情及病程的发展和预后。

1. 感染 开放性损伤伤口都有污染或异物存留，处理不及时或不当，加之免疫功能降低，很容易发生感染。闭合性创伤如累及呼吸道或消化道，也容易发生感染。深部伤口还可能发生厌氧菌感染，如破伤风、气性坏疽等，后果严重。

2. 休克 早期属于低血容量性休克，主要是在剧烈暴力打击，重要脏器的损失和大出血的基础上附加疼痛，神经系统受强烈刺激等因素所致。晚期因感染发生者可导致脓毒症，甚至感染性休克。

3. 器官功能障碍 常见于创伤时伴有组织的严重损伤，存在大量的坏死组织，可造成机体严重而持久的炎症反应，或并发休克、感染后所继发，如急性肾衰竭、急性呼吸窘迫综合征、应激性溃疡、中枢神经系统衰竭等。此外，由于缺血缺氧、毒性产物、细胞因子和炎症介质的作用，还可发生心脏和肝功能损害。多系统器官衰竭死亡率甚高，目前认为应采取预防为主、防治结合的综合性措施。

三、创伤的修复

不同的组织创伤，其修复过程不一，但又有一定的共同规律。创伤修复的基本方式是由伤后增生的细胞和细胞间质再生增殖、充填、连接或替代受损的组织。理想的创伤修复，是组织缺损完全由原来性质的细胞来修复，并完全恢复原组织的结构和功能，称完全修复。不能由原来性质细胞修复的组织，而由其他性质的细胞（常为成纤维细胞）增生来替代，且形态和功能不能完成复原，这种创伤组织的修复形式称纤维组织-瘢痕愈合。

（一）组织修复过程

大致可以分为三个阶段：

1. 局部炎症阶段 伤后立即发生，组织裂隙内先为血凝块，后由炎症反应的纤维蛋白所填充。

2. 细胞增生 伤后不久在炎症反应基础上开始有细胞增生，24～48 h 有血管内皮细胞增生，逐渐由成纤维细胞、内皮细胞、新生血管等共同构成肉芽组织充填。成纤维细胞合成的前胶原和氨基多糖，作为细胞间沉积基质的主要成分、其中胶原使肉芽组织具有张力强度和韧性，氨基多糖则在胶原与细胞间起连接作用。

3. 组织塑形 经过细胞增生和基质沉积，创伤组织得以初步修复。但是新生的组织如纤维组织，在数量和质量方面并不一定达到结构和功能的要求，需进一步改构和重建，随着机体状态的好转和活动的恢复而逐步变化调整。

（二）创伤的愈合类型

创伤修复有两种方式，即一期愈合和二期愈合。

1. 一期愈合 组织的修复是以原来细胞为主，创口边缘对合良好，缝合后能顺利愈合，伤口的瘢痕组织很少。愈合后功能良好。

2. 二期愈合 以纤维组织修复为主，创口经过伤口收缩和肉芽组织增生而达愈合，伤口的瘢痕组织较多，故又称瘢痕愈合。愈合后功能不良，严重者可有瘢痕挛缩或增生，致畸形、腔道狭窄等。因此在创伤治疗时创造条件，争取达到一期愈合。

（三）影响创伤修复的因素

创伤修复必须经过早期炎症反应、细胞增生和组织塑形的过程，其中不论哪个环节受到干扰，都会影响创伤的修复。

1. 感染 是影响创伤修复最常见的因素。感染的细菌不仅直接损害局部组织细胞和基质，还可以使局部形成脓性病灶，对创伤的修复有明显的破坏作用。

2. 局部血供不良 局部血管损伤或受压，或发生休克等，可使创伤组织缺血缺氧，发生代谢障碍，抑制炎症反应和细胞增生。

3. 异物存留或血肿 这类物质充填组织裂隙成为一种机械性障碍，阻碍新生细胞和基质连接，延迟治愈时间。

4. 全身性因素 全身因素主要有营养不良、大量使用细胞增生抑制剂（如皮质激素等）、免疫功能低下等。因此，在创伤处理时，应重视影响创伤愈合的因素，并积极采取相应的措施予以纠正。

四、创伤的诊断

诊断创伤主要是明确损伤的部位、程度、性质、全身改变及并发症，特别是原发损伤部位相邻或远处内脏器官是否损伤及其程度。故必须详细地了解受伤史，进行较全面的体格检查和必要的辅助检查才能得出全面、正确的诊断。

（一）病史

详细了解受伤的经过、症状及既往疾病情况等，必要时还需问现场目击者、护送人员及（或）家属。

1. 受伤情况 了解受伤的原因、时间、部位、伤时姿势等，如左下胸或左上腹的撞击，跌倒左身着地可发生脾破裂；刺伤，虽伤口较小，但可伤及深部血管、神经或内脏器官。

2. 伤后的表现及演变的情况 不同部位创伤，伤后表现不尽相同。如胸部损伤是否有呼吸困难、咳嗽及咯血等；对腹部创伤应了解最先疼痛的部位，疼痛的程度和性质及疼痛范围等情况。创伤后出现腹部相应症状，继而又出现颅脑损伤表现，可能是腹部伤合并颅脑伤的多发伤。

3. 既往健康状况 了解有无其他相关的疾病。如原有高血压病史，伤后应根据基础血压估计创伤引起的改变。又如原有糖尿病病史、慢性尿毒症或长期使用肾上腺皮质激素，估计伤口易引发感染或愈合延迟。

（二）体格检查

首先应从整体上观察伤员状态，判断伤员的一般情况，要求既全面系统，又重点突出。首先应迅速查明有无心搏骤停、窒息、活动性大出血、休克等，如有需要先做紧急处理的伤情，应优先处理后再做有重点的系统检查。对伤情复杂，可一边抢救一边检查，不可为了检查而延误治疗时机。

1. 注意呼吸、脉搏、血压、体温等生命体征以及意识状态、面容、体位姿势等。

2. 根据病史或某处突出的体征，详细检查。同时应遵循各部位理学检查的要求，腹部伤需观察压痛、腹肌紧张、反跳痛、移动性浊音、肝区浊音和肠鸣音等；胸部伤需注意肋骨检查、双侧呼吸音是否对称等；骨盆骨折可有尿道损伤。

3. 开放伤还须仔细观察伤口或创面，注意其形状、大小深浅、出血、渗出物、外露组织、污染情况、异物存留、伤道位置等。

（三）辅助检查

对诊断有一定的价值，但应有针对性选择检查项目，切不可面面俱到，以免增加伤员的痛苦和浪费时间、人力和物力。

1. 实验室检查　可根据需要选用，如血、尿常规，血细胞比容，可提示失血、感染和泌尿系统损伤等；血气分析、血电解质检查，判定有无呼吸功能障碍和电解质紊乱、酸碱平衡失调；疑有胰腺损伤时，应作血或尿淀粉酶测定等。

2. 穿刺和导管检查　穿刺是一种简单、安全的辅助方法，阳性时能迅速确诊。如胸、腹腔穿刺可观察体腔内有无气体或出血等，以判断内脏器官的损伤；留置导尿可辅助尿道和膀胱损伤的诊断。

3. 影像学检查　X线平片检查对骨折伤员可明确骨折类型和损伤情况、胸腹部伤可明确是否有气胸、血气胸、肺病变或腹腔积气等；还是可以判断有无异物存留的常用检查方法；超声检查可发现胸腹腔的积液和腹部实质性脏器损伤；CT可辅助诊断颅脑损伤和某些腹部实质性器官的损伤；MRI有助于诊断颅脑、脊柱、脊髓等损伤。

4. 手术探查　当诊断不明，或不具备检查条件时，手术探查仍是诊断闭合性创伤的重要方法之一，不仅是为了明确诊断，更重要的是为了抢救和进一步治疗，但必须严格掌握手术探查指征。

五、创伤的救治

创伤病情往往都比较危重，其处理是否及时和正确直接关系到伤员的生命安全和功能恢复。故必须十分重视创伤的处理，特别是早期急救处理。创伤救治必须是抢救组织管理与抢救技术两者的结合，共同发挥作用，才能使伤员及早得到合理救治。

（一）急救

创伤发生时，首先判断患者有无危及生命的情况存在，如有应当紧急处理。

1. 保证呼吸道通畅　维持足够的通气量和肺泡换气功能。对舌根后坠者应使其头部侧向，抬起下颌，可立即用口咽通气管，或将舌牵出固定；立即清除口腔及气道内异物、凝血块、分泌物等；心跳呼吸骤停者立即行心肺复苏救治；吸氧，必要时做气管切开或气管插管接呼吸机辅助呼吸等。

2. 保证循环功能　对外出血可视情况应立即止血，对内脏大出血者要进行手术处理；并采取治疗措施（输液、输血或用药物等）改善心功能，恢复循环血量。

3. 创伤处理　紧急情况下，应对创伤部位尽快进行止血、包扎、固定处理，防止继发性损伤，减轻疼痛，对腹内脏器脱出、脑膨出等，应进行保护性包扎，尽快手术。

（二）一般处理

1. 体位和局部制动　较重创伤的伤员应卧床休息，取有利于呼吸、伤处静脉回流和引流的体位，如半卧位有利于呼吸和腹腔等处引流，抬高伤肢有利于减轻水肿。如骨折、血管神经损伤、肌肉肌腱损伤应重视制动。

2. 软组织损伤的处理　小范围的软组织损伤，早期可用局部冷敷以减少组织渗血。伤后24 h可用温敷和理疗，以利炎症消退。内服或外敷活血化淤中草药。有血肿形成者，先加压包扎。

3. 防治感染　开放伤或有胸、腹内脏器损伤的闭合伤，都应重视防治感染。主要是及时正确清创和对闭合伤的手术处理，根据污染和组织损伤程度选用抗生素，并注射破伤风抗毒血清等。

4. 营养支持　口服高蛋白、高维生素、高热量的饮食有利于创伤修复和增强免疫功能。若不能口服或消化功能障碍者，应选用要素饮食和肠外营养法。

5. 维持水、电解质平衡 创伤后机体因失血、失液或饮食受限制、分解代谢亢进等，容易发生水电解质和酸碱平衡失调，应予及时调整。

6. 对症处理 在不妨碍伤情判别的情况下酌情选用药物镇痛、镇静等对症处理。

（三）伤口处理

1. 清洁伤口 指未被细菌污染的伤口，一般系无菌手术切口（甲状腺切除术、腹股沟疝修补手术等），直接缝合后可一期愈合。污染伤口通过处理也可成为清洁伤口，可当即缝合，一般可达一期愈合。

2. 污染伤口 是指伤口有大量细菌繁殖，但尚未发展成感染。一般创伤后 6～8 h 以内伤口属于此类，可采用清创术处理。

3. 感染伤口 指细菌严重污染伤口甚至化脓，包括延迟处理的开放伤和继发感染的手术切口。伤口多须经过换药延期缝合达到二期愈合。

第二节 清 创 术

清创术是将污染伤口通过手术处理成为新鲜、清洁的伤口，并使其顺利愈合的方法。是处理开放性损伤最重要、最基本、最有效的手段。

1. 清创目的 是通过清除伤口内的污物、异物、无生机的坏死组织，彻底止血等措施使之变为清洁伤口，使伤口顺利愈合争取达到一期愈合。

2. 适应证 适用于开放性创伤。清创一般在伤后 8 h 内效果好，血运丰富部位（如头面部）的伤口，也可在 24 h 内行清创后缝合。一般伤口超过 12 h，污染严重时，按感染伤口处理，清创后不缝合，无感染征象时再给予缝合。

3. 术前准备

（1）充分了解伤情，判断伤口是否伴有神经血管、肌腱和骨等损伤，完善必要的实验室检查。

（2）有活动性大出血者应先行止血，抗休克，全身情况稳定后再清创。

4. 清创步骤

（1）根据伤口部位、大小和估计手术所需时间，选用安全有效的麻醉，如局部麻醉、静脉麻醉、臂丛麻醉或椎管内麻醉。

（2）清洗伤口 伤口内以无菌纱布填塞，剃去伤口周围毛发，用洗手刷或钳夹纱布以肥皂液（油污可用汽油清洗）洗净伤口周围皮肤，除去伤口纱布，按生理盐水→双氧水→生理盐水顺序，连续冲三遍。

（3）伤口周围皮肤按常规消毒并铺巾。

（4）清理伤口

1）仔细检查伤口后，清除异物、血块、组织碎片。修整创缘皮肤等。

2）逐层切开皮肤、皮下组织、深筋膜，必要时扩大伤口，充分显露潜在的死腔，彻底切除失活组织。清理伤口直至比较清洁和显露血液循环较好的组织，充分止血并随时用生理盐水冲洗。

3）组织修复 清创时根据各组织特点进行修复。非重要血管可结扎。重要血管应予及时修复；重要的神经断裂，应修齐断端，用 5-0 丝线间断缝合神经鞘；肌腱若缺损过多，则行肌腱移植；骨污染不重，骨折可行直视复位，同时做内固定。

4）伤口缝合　按组织解剖层次缝合创缘。如伤口污染严重或已伤后超过 8 h 而清创有可能感染者，在伤口内放置引流物，只缝合深层组织，无感染时再将伤口关闭。

5. 注意事项

（1）创伤清创术应尽早施行，按一定顺序进行，由一侧开始，依次清创。

（2）在清理伤口时，由浅入深，消灭死腔，尽可能保留和修复重要的血管、神经、肌腱和较大游离骨片，并尽力一期修复。

（3）缝合时注意组织层次对合，勿留死腔。

6. 术后处理

（1）伤肢适当抬高和制动，并注意患肢血运。

（2）严密观察伤口渗液和引流情况，观察有无感染征象，如有感染，应及时拆除缝线以利引流。

（3）给予抗生素预防感染，并按破伤风预防常规处理。

小结

本章主要阐述了创伤的分类、病理、修复、创伤的诊断和救治。本章重点内容包括创伤的临床表现、并发症、诊断及创伤急救的处理原则；清创术适应证和步骤。难点内容包括创伤后人体的局部变化和全身变化；清创步骤。

思考题

1. 试述创伤愈合的基本过程。

2. 车祸现场发现，一年轻男摩托车驾驶员，酒后驾车撞击车道护栏，神志不清，右大腿中上段血流不止，医院急诊接 120 电话后，即派车到达现场。假设你是急诊医生，现场如何处理？

3. 以上车祸患者经急救处理后送回医院。假设你是急诊接诊医生，如何进一步检查？

（邵阳医学高等专科学校　李洲成　漯河医学高等专科学校　孟凡勇）

第十三章　烧伤、冷伤、咬螯伤

学习目标

1. 掌握烧伤面积计算、深度估计和吸入性损伤的诊断，中小面积烧伤的治疗方法。
2. 熟悉烧伤的病理生理和临床分期，毒蛇咬伤的急救。
3. 了解电烧伤、化学烧伤和冷伤的特点与防治方法。

第一节　热力烧伤

由热力，如火焰、热液、热蒸气、热金属等所引起的组织损伤统称烧伤（burn）。

一、烧伤的病理变化

（一）局部反应

取决于热力的高低和组织接触的时间，轻度烧伤热力作用于皮肤和黏膜后，烧伤区及其邻近组织的毛细血管发生扩张、充血、渗出、血栓形成等变化，引起局部轻度红肿。强热可使皮肤，甚至其深部组织炭化。烧伤区渗出是血管通透性增高的结果，渗出液与血浆成分可形成表皮真皮间的水疱和组织水肿。

（二）全身反应

烧伤后出现全身反应，主要取决于烧伤面积和烧伤深度。小面积的浅度烧伤，病情轻，创面愈合快，常无明显的全身反应；大面积的深度烧伤时全身反应重。

二、烧伤的诊断

（一）烧伤面积诊断

烧伤面积的计算　目前在我国采用两种计算法，即新九分法和手掌法。

1. 中国新九分法　按体表面积分成 11 个 9%，另加 1%，构成 100%的体表面积以便计算，即头颈部占体表面积 1×9%；双上肢占 2×9%；躯干占 3×9%（会阴部占 1%）；双下肢占 5×9%+1%（46%）（表 13-1，图 13-1）。

2. 手掌法　以患者的一个手掌 5 指并拢为身体体表面积的 1%来估计，此法测定小面积烧伤比较方便（图 13-2）。

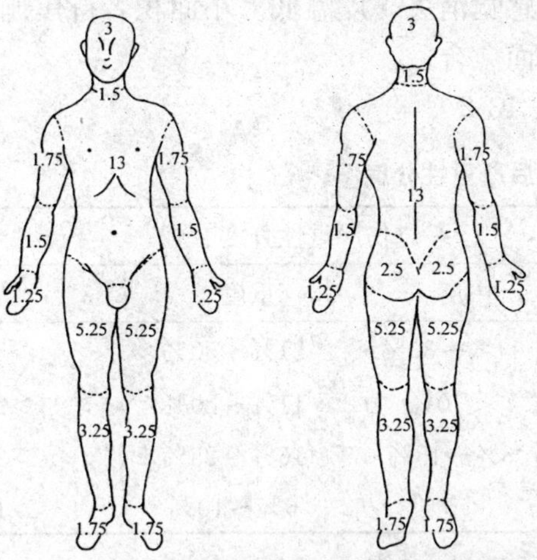

图 13-1 成人体表各部所占百分比示意图

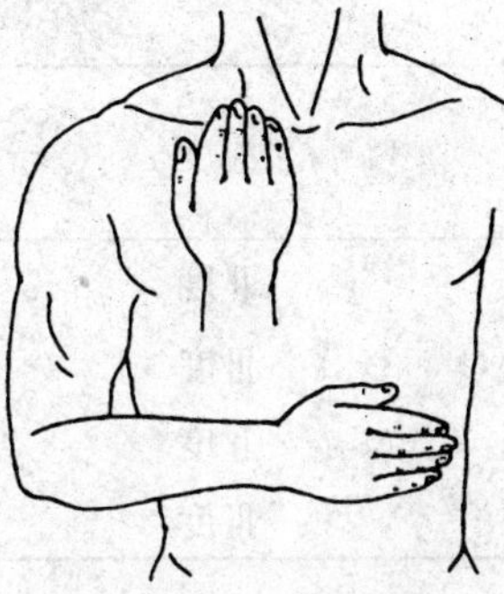

图 13-2 烧伤面积诊断手掌法

表 13-1 中国新九分法

部位		占成人体表面积百分比（%）		占儿童体表面积百分比（%）
头颈	发部	3	9	9＋（12－年龄）
	面部	3		
	颈部	3		
双上肢	双上臂	7	9×2	9×2
	双前臂	6		
	双手	5		
躯干	躯干前	13	9×3	9×3
	躯干后	13		
	会阴	1		
双下肢	双臀	5*	9×5＋1	9×5＋1－（12－年龄）
	双大腿	21		
	双小腿	13		
	双足	7*		

* 成年女性的臀部和双足各占 6%

（二）烧伤深度诊断

1. 根据烧伤的深度分为Ⅰ度、浅Ⅱ度、深Ⅱ度、Ⅲ度。

Ⅰ度烧伤：仅伤及表皮浅层，生发层健在，局部呈现红肿，无水疱，有疼痛和烧灼感，皮温稍增高。3～7 天脱屑痊愈，短期内有色素沉着。

浅Ⅱ度烧伤：仅伤及真皮浅层，一部分生发层存在。因渗出较多，局部红肿明显，水疱大小不一，有剧痛和感觉过敏，皮温增高。如不感染，1～2 周内愈合，一般不留瘢痕，多数有色素沉着。

深Ⅱ度烧伤：伤及真皮深层，尚残留皮肤附件。水疱较小，感觉稍迟钝，皮温可稍低。去表皮后创面呈浅红色或红白相间，可见网状栓塞血管；表面渗液少，但底部肿胀明显。若不感染，3～4 周可愈，可留轻度瘢痕。

Ⅲ度烧伤：伤及皮肤全层，甚至可深达皮下、肌肉、骨等。创面无水疱，蜡白或焦黄色，皮层凝固性坏死后形成焦痂，硬如皮革。感觉消失，皮温低。小面积者待焦痂脱落，肉芽组织生长后形成瘢痕，大面积者必须靠植皮而愈合。

2. 烧伤严重性分度，我国常用分度法见表 13-2。

表 13-2 烧伤后严重性分度

	深度	烧伤严重性分度			
		轻度	中度	重度	特重
成人	Ⅱ度	<10%	11%～30%	31%～50%	>50%
	Ⅲ度		<10%	11%～20%	>20%
小儿	Ⅱ度	≤5%	6%～15%	16%～25%	>25%
	Ⅲ度		<5%	6%～10%	>10%

（三）吸入性损伤诊断

吸入性损伤习惯称“呼吸道烧伤”，是较危重的部位烧伤。其致伤因素不单纯由于热损伤，还由于呼吸道梗阻导致通气功能障碍，以及肺泡损伤。中毒导致换气功能障碍。吸入性损伤的诊断：①燃烧现场相对密闭；②面、颈、口鼻周常有深度烧伤，鼻毛烧伤，声音嘶哑；③呼吸道刺激，咳出炭末痰，呼吸困难，肺部可能有哮鸣音。

（四）烧伤并发症

1. 休克　早期为低血容量性休克。发生感染时，可出现感染性休克。

2. 脓毒症　皮肤保护屏障被破坏，免疫力低下，致病菌多为金黄色葡萄球菌和铜绿假单胞菌。

3. 肾衰竭　可为多方面原因所致，如低血容量性休克、脓毒症、游离血红蛋白、感染毒素等造成肾衰竭。

4. 肺部感染和急性呼吸窘迫综合征　主要是与呼吸道烧伤、休克、感染等多种因素有关，使肺间质水肿，换气功能低下，造成严重缺氧症状。

5. 应激性溃疡。

6. 多器官功能衰竭。

在严重烧伤患者，除观察全身和局部变化外，还要严密监测心、肺、肾等重要器官的功能变化，及时发现器官功能衰竭，以便早期预防和治疗。

三、烧伤的临床分期

根据烧伤病理生理的特点，病程大致分为三期，但这是人为的分期，各期之间往往互相重叠，分期的目的是为了突出各阶段临床处理的重点。

1. 休克期　组织烧伤后的立即反应是体液渗出，一般要持续 36～48 h。小面积浅度烧伤，体液的渗出量有限，通过人体的代偿，不致影响全身的有效循环血量；烧伤面积大而深者，由于体液的大量渗出和其他血流动力学的变化，可急剧发生休克，此外，烧伤区因失去皮肤保护而水分蒸发加速，加重脱水，可引起低血容量性休克，所以临床习惯称为休克期。烧伤早期的休克基本属于低血容量休克，液体复苏是烧伤早期最重要的措施。

2. 感染期　烧伤水肿回收期一开始，感染就上升为主要矛盾。浅度烧伤如早期创面处理不当，此时可出现创周炎症；严重烧伤由于经历低血容量甚至休克的打击，中性粒细胞功能和免疫功能下降，伤后机体能量消耗增加，分解代谢加速而引起负氮平衡，全身免疫功能处于低迷状态，对病原菌的易感性很高，早期暴发全身性感染的概率也高，且预后也最严重。

3. 修复期　组织烧伤后，炎症反应的同时，组织修复也已开始。浅Ⅰ度和浅Ⅱ度烧伤多能自行修复，深Ⅱ度靠残存的上皮岛融合修复，Ⅲ度烧伤靠皮肤移植修复。修复期应注意对一些关节、功能部位采取防挛缩、畸形的措施与进行锻炼。大面积深度烧伤的康复过程需要较长的时间，有的还需要做整形手术。

四、烧伤的治疗

（一）治疗原则

小面积浅表烧伤按外科原则，清创、保护创面，能自然愈合。大面积深度烧伤的全身性反应重，治疗原则是：

1. 保护烧伤区，防止和尽量消除外源性污染。

2. 预防和治疗低血容量或休克。

3. 治疗局部和全身感染。

4. 用非手术和手术的方法促使创面早日愈合，并尽量减少瘢痕所造成的功能障碍和畸形。

5. 预防和治疗多系统器官衰竭。

（二）现场急救

现场抢救的关键是迅速消除致伤原因，使患者尽快脱离现场和及时给予适当的处理。

1. 迅速消除致伤物，保护创面，迅速脱离现场。首先设法扑灭伤者身上的火焰，就地翻滚或是跳入水池，熄灭火焰。迅速脱去燃着的衣服、鞋袜，伤处的衣裤袜之类应剪开取下，不可剥脱。然后用消毒敷料或清洁的布单包裹创面，送往近处医疗单位进行抢救，转运时，伤处向上以免受压。

2. 对有呼吸道烧伤，发生呼吸道梗阻者，应及时行气管切开，给予吸氧。

3. 对合并伤也应同时予以处理，如大出血应及时止血，骨折应做固定等。

4. 口渴的患者，可口服烧伤饮料。安慰和鼓励受伤者，使其情绪稳定。对伤情严重者，应争取尽快建立静脉通道，进行有计划的液体治疗。

5. 严格掌握转送时机，大面积严重烧伤早期应避免长途转送，必须转送者应建立静脉输液通道，休克控制，无活动性出血，途中继续输液，保证呼吸道通畅。

（三）小面积轻度烧伤治疗

Ⅰ度烧伤创面一般只需保持清洁和防止再损伤，面积较大者可冷敷、湿敷或涂抹烧伤油膏以缓解疼痛。

（四）大面积深度烧伤治疗

1. 创面初期处理　清创术，目的是尽量清除创面污物。对已并发休克者需先行抗休克治疗，待休克好转后再行清创。

2. 包扎疗法和暴露疗法　创面经初期处理后，根据情况可选用包扎或暴露疗法。包扎后，应经常检视敷料松紧，有无浸透及臭味，肢端循环是否良好等。如已发生感染，则应充分引流。浅Ⅱ度烧伤面包扎后，若无不良情况，可保持10～14天首次更换敷料。深Ⅱ度或Ⅲ度的创面包扎后，3～4天后更换敷料。头颈、会阴等处不适用包扎疗法。暴露要求在无菌或较干净的病室，室温要求在 28～30℃，定时更换无菌床单，2～4 h 翻身一次。暴露疗法适用于全身、臂部、会阴、躯干或四肢的大面积深度烧伤；以及创面污染较重，不能彻底清创的大面积烧伤，特别是铜绿假单胞菌感染的创面。

3. 去痂和植皮

（1）手术切痂、削痂和植皮　切痂主要用于Ⅲ度烧伤，切痂深度应达深筋膜。若深部组织已失活，一并切除。创面彻底止血后，尽可能及时植皮，一般于伤后一周进行，每次切痂不超过 25%。削痂主要用于深Ⅱ度烧伤、削去坏死组织，然后植皮。

（2）植皮　目的是使创面早日愈合，从而可减少烧伤的并发症，利于功能恢复。所用的自体皮为中厚或薄层，制成大张网状、小片邮票状或粒状。异体皮取自新鲜尸体，新鲜使用或深低温保存待用。异体皮在创面上移植成活后终将溶解。异体皮适用于自体皮片不足时。

4. 感染创面的处理

（1）引流和清洁创面是处理感染创面的基本原则。可选用湿敷、半暴露法（用薄层油纱布或药液纱布覆盖）或浸浴法等，防止形成脓痂，使感染创面生长出新鲜的肉芽组织，以利植皮或自行愈合。

（2）创面用药　主要是为了杀灭或抑制致病菌。一般的细菌感染，可用呋喃西林、苯扎溴铵（新洁尔灭）、氯己定（洗必泰）、新霉素等；铜绿假单胞菌感染时，创面用磺胺灭脓、磺胺嘧啶银、多黏菌素等冷霜制剂；真菌感染，创面可选用大蒜液、制霉菌素等，同时应停用广谱抗生素及激素。

5. 全身治疗　液体疗法是防治烧伤休克的主要措施，是中度以上烧伤早期治疗的重点之一。主要方法是根据Ⅱ度、Ⅲ度烧伤面积补液，抗渗扩容，以静脉补液为主，以保持有效循环血量。

（1）早期补液方案　烧伤后第 1 个 24 小时的补液量，按每 1%面积，每公斤体重补给胶体液和晶体液各 0.75 ml（小儿 2.0 ml）。另外，补给日需水量，成人以 5%葡萄糖液 2000 ml计算（小儿依年龄或体重计算）。补液速度要求，伤后第 1 个 8 h 输入第 1 个 24 小时总量的一半，其余半量在伤后第 16 个小时平均输入。举例，一成人患者烧伤面积为 80%，体重 60 kg，第 1 个24 小时补液为：胶体液 80×60×0.75＝3600 ml，晶体液 80×60×0.75＝3600 ml，日需水分 5%葡萄糖 2000 ml 共计 9200 ml，伤后前 8 小时输入 4600 ml，后 16 小时平均输入 4600 ml。伤后第 2 个 24 小时的补液，胶体液及晶体液皆为第 1 个 24 小时的一半，日需水分不变。伤后第 3 天因渗出开始吸收，为减少并发症，尽量不补液及少补液。成人简便补液计算法，伤后第 1 个 24 小时的补液量为烧伤面积×100±1000 ml，烧伤面积小于 50%者加 1000 ml，面积大于 50%者减 1000 ml，其中包括日需水分 2000 ml。适用于现场急救。胶体液与晶体液比例一般为1∶1～1∶2。输液的原则是先晶体后胶体，先盐后糖、先快后慢；早给碱性药，早给利尿药，预防并发症。

（2）由于病人伤情和个体的差异，抗休克期更应强调严密观察，根据病人的反应，随时调整输液的速度和成分。简便的几项观察指标是：观察尿量和比重，成人要求每小时尿量在 30 ml 以上，小儿每公斤体重每小时不低于 1 ml；成人脉率在 120 次/分以下，小儿 140 次/分以下；成人收缩压维持 90 mmHg，动、静脉脉压差在 20 mmHg 以上；呼吸平稳；神志清楚，不烦躁，治疗合作。如出现血压低、尿量少、烦躁不安等现象，则应加快输液速度。在注意输液的同时，特别应注意呼吸道的通畅。否则，只靠输液，休克期是不可能平稳的。

此外，广泛深度烧伤者，常伴有较严重的酸中毒和血红蛋白尿，为了减轻肾小管痉挛和阻塞，应碱化尿液，预防肾衰竭，及早给予利尿药和碱性药物。

（五）全身性感染的防治

烧伤全身性感染的成功防治，关键在于对其感染发生和发展的规律性认识。应理解烧伤休克和感染的内在联系，及时积极地纠正休克，维护机体的防御功能。应认识烧伤感染途径是多渠道的，包括外源性与内源性以及静脉导管感染等，才能全面予以防治。

1. 及时积极地纠正休克，维护机体的防御功能，保护肠黏膜的组织屏障，对防止感染有重要意义。

2. 正确处理烧伤创面，特别是深度烧伤创面是主要感染源，应强调正确的外科处理。

3. 选择抗生素应针对致病菌，主要在病菌侵入伊始，及时用药。一般烧伤创面的病菌多为多菌种的混合感染，为了减少细菌耐药性，先联合使用足量抗生素，然后依细菌培养结果，选用敏感抗生素，静脉给药，剂量需足够。应注意防止继发真菌感染。

4. 营养的支持，水、电解质紊乱的纠正，脏器功能的维护等综合措施均属重要。要增加营养，少量多次输入新鲜血浆或全血，给予免疫球蛋白、烧伤免疫血清、纤维结合素等，营养支持可尽可能用肠内营养法，因其接近生理、可促进肠黏膜屏障的修复，且并发症较少。

5. 创面处理　力争及早控制创面感染和植皮覆盖。

第二节　电烧伤和化学烧伤

一、电烧伤

电烧伤（electric burn）包括电弧伤或闪光伤所引起的体表热烧伤，电流通过人体所引起的电接触烧伤以及闪光损伤。电接触烧伤系电流直接通过身体，不仅烧伤深，交流电对心脏损害较大，电流通过脑、心等重要器官可危及患者生命。

【临床表现】

1. 全身性损害　轻者可出现一过性神志丧失、心悸、头晕或耳鸣等；重者在接触烧伤或闪电烧伤时，可立即出现电休克、呼吸暂停和脉搏消失。

2. 局部损害　电流通过人体有“入口”和“出口”，形成裂口或洞穴，烧伤常深达肌肉、肌腱、骨周，损伤范围常外小内大；深部组织可夹心坏死，没有明显的坏死层面，早期很难确定损伤范围和严重程度；局部渗出较一般烧伤重，包括筋膜腔内水肿；伤 24 h 后，伤处周围组织发红、肿胀，范围逐渐扩大。由于邻近血管的损害，经常出现进行性坏死，伤后坏死范围可扩大数倍，在电流通过的途径中，肘、腋或膝、股等屈面可出现“跳跃式”伤口。

【治疗】

1. 现场急救　立即切断电源，或用木棒、竹竿等不导电的物品，使伤者脱离电源，切不能用手拉患者或电器，以免施救者触电，对呼吸心搏骤停者，立即进行心肺脑复苏；复苏后还应注意心电监护。

2. 液体复苏　补液量不能根据其表面烧伤面积计算，对深部组织损伤应充分估计。由于肌肉和红细胞的广泛损害，必将释放大量的血红蛋白和肌红蛋白，在酸血症的情况下，很易沉积于肾小管，导致急性肾衰竭，为此，早期补液量要高于一般烧伤，应补充碳酸氢钠以碱化尿液，还可用甘露醇利尿，每小时尿量应高于一般烧伤的标准。

3. 对深度电烧伤创面的处理，应争取尽早地进行早期探查与清创，清创时特别应注意切开减张，彻底切除坏死组织。

4. 早期全身应用较大剂量的抗生素，同时注射破伤风抗毒素。

二、化学烧伤

化学烧伤（chemical burn）不同于热力烧伤；某些化学物质在接触人体后，除立即损伤外，往往在一个较长的时间内继续在皮肤表面、深部和水疱下发挥其作用，所以损害是进行性的；其损害程度除与化学物质的性质有关外，还取决于剂量、浓度和接触时间的长短。处理时应了解致伤物质的性质，方能采取相应的措施。本节介绍一般的处理原则与常见的酸、碱烧伤及磷烧伤。

化学烧伤的急救处理，除复苏补液外，应迅速脱离有害化学物质的场所，阻止化学物质继续损害人体，已明确为化学毒物致伤者，应选用相应的解毒剂或对抗剂。

（一）酸烧伤

较常见的酸烧伤为强酸（盐酸、硫酸、硝酸），其共同特点是使组织蛋白凝固而坏死，能使组织脱水；很少有水疱，皮革样成痂，一般不向深部侵蚀，烧伤严重程度与酸的种类、浓度、接触时间及烧伤部位等有关。急救时用大量清水冲洗伤处，随后按一般烧伤处理。

（二）碱烧伤

强碱包括腐蚀性最强的氢氧化钠（或钾）、氧化钠（或钾）和腐蚀性较弱的氧化钙（生石灰）、氨水等。强碱类烧伤对组织破坏力大，渗透力强，碱烧伤使局部细胞脱水，碱离子与组织蛋白形成碱-变性蛋白复合物，皂化脂肪组织，皂化时产生的热使深部组织继续损伤；碱烧伤后，应立即用大量清水冲洗或浸浴，冲洗时间越长，效果越好。

生石灰烧伤：生石灰遇水后生成氢氧化钙，并放出大量反应热，因此必须先去除伤处的颗粒或粉末，再用清水冲洗，以免加水后产热。

（三）磷烧伤

磷烧伤是有特点的化学烧伤，磷与空气接触即自燃；磷是细胞质毒物，吸收后能引起肝、肾、心、肺等脏器损害。磷烧伤特点是创面有大蒜样臭味，Ⅱ度创面呈棕褐色，Ⅲ度创面呈蓝黑色，创面上无水疱形成，界限清晰，疼痛明显。早期可出现头痛、头晕和乏力，后期个别患者可出现烦躁不安，磷中毒者可出现肝区疼痛、肝肿大和黄疸，血清胆红素含量增加，可出现少尿、血红蛋白尿或管型尿，血肌酐及血尿素氮含量升高，严重者可发展为急性肾衰竭。急救时用大量清水冲洗伤处或将其浸于清水池中，以隔绝氧气，以免继续燃烧，在缺水情况下，可用浸水的湿布包裹创面，防止磷颗粒继续燃烧，忌用油质敷料，因磷易溶于油脂而更易吸收；适用3%～5%的碳酸氢钠湿敷包扎。

对于深度创面尽早切除植皮。

第三节 冷 伤

冷伤（cold injury）是机体遭受低温侵袭所引起的局部或全身性损伤，分为非冻结性冷伤和冻结性冷伤两类。

一、非冻结性冷伤

【致病因素】 一般是人体接触 10℃以下至冰点以上的低温和潮湿的环境中即可发生。

如冻疮、战壕足、浸渍足。

冻疮在个体常有复发现象，此点提示与皮肤抗寒能力降低有关。冻疮常在不知不觉中发生，好发于耳廓、手、足等处，局部发红或发紫，肿胀、发痒或刺痛，一部分可起水疱，而后糜烂或结痂，冻疮易复发。

【预防】 做好防冻的宣传教育工作，冬季在野外劳动、执勤的人员，应有防寒、防水服装；患过冻疮的人、特别是儿童，在寒冷季节要注意手、足、耳等的保暖，并可涂擦某些防冻疮霜剂；肢端等易冻部位局部温度的保持，主要靠血液循环带来的热量，所以一切能阻碍局部血流的情况，均应避免或纠正。

【治疗】 发生冻疮后，每日湿敷数次，局部表皮存在者可涂冻疮膏，有糜烂或溃疡者可用含抗生素的软膏，也可用冻疮膏，还应有效改善肢体循环。

二、冻结性冷伤

【致病因素】 局部冻伤和全身冻伤（冻僵）大多发生于意外事故或战时，环境低温是冻伤发病的最主要原因；局部防护不当，衣着保暖不良，散热量大于局部获得的热量，局部温度持续下降到组织冰点以下，组织即会发生冻结。全身冷伤常发生在严寒季节、高海拔地区，或是在雪崩、暴风雪等灾害状况下发生。风和潮湿也是促进冻伤发病的强力因素。因人体组织对热的传导很差，冻伤的程度与局部暴露于寒冷的时间成正比。

全身受低温侵袭时，首先周围血管强烈收缩和寒战（肌收缩）反应，继而体温可由表及里逐渐降低（中心体温降低至32℃以下），使心血管、脑等重要器官功能受损，如不及时抢救，可直接致死；如果及时抢救复苏，也常由于血循环曾经接近或完全停滞，组织、细胞可发生继发坏死和凋亡，导致多器官功能不全，此外还可能有局部冻伤的病变。

【临床表现】 局部冻伤后伤处皮肤苍白，温度低，麻木刺痛，不易区分其深度，复温后不同深度的创面表现有所不同。

Ⅰ度冻伤：伤及表皮层。局部红肿，有发热、痒、刺痛的感觉，数日后表皮脱落、红肿消退而愈，不留瘢痕。

Ⅱ度冻伤：损伤达真皮层。局部红肿较明显，且有水疱形成，水疱内为血清状液或稍带血性，有自觉疼痛，但感觉迟钝，若无感染，局部可成痂，经2～3周脱痂愈合，少有瘢痕，若并发感染，则创面形成溃疡，愈合后有瘢痕。

Ⅲ度冻伤：损伤皮肤全层或深达皮下组织。创面由苍白变为黑褐色，感觉消失，其周围有红肿、疼痛，可出现血性水疱，若无感染，坏死组织干燥成痂，而后逐渐脱痂和形成肉芽创面，愈合甚慢而且留有瘢痕。

Ⅳ度冻伤：损伤深达肌肉、骨等组织。局部表现类似Ⅲ度冻伤，即伤处发生坏死，其周围有炎症反应，常需在处理中确定其深度，容易并发感染而成湿性坏疽，还可因血管病变（内皮损伤、血栓形成等）扩展而使坏死加重，治愈后多留有功能障碍或致残。

全身冻伤 初起时，由于血管强烈收缩和肌痉挛，患者出现寒战、四肢发凉、皮肤苍白或发绀、疲乏、无力、打呵欠等表现，当体温由表及里渐降时，患者感觉迟钝、四肢无力、头昏、嗜睡、严重者神志不清，继而出现肢体僵硬、幻觉或意识模糊甚至昏迷、心律失常、呼吸抑制，最终发生心跳、呼吸骤停；患者如能得到抢救，其心跳、呼吸虽可恢复，但常有心室纤颤、低血压、休克等；呼吸道分泌物多或发生肺水肿；尿量少或发生急性肾衰竭；其他器官也可发生功能障碍。

【预防】 对寒区人员应实施防冻教育，普及防冻知识，采取防冻措施，备好足够的防冻物资；加强耐寒锻炼；对身体的暴露部位如手、耳、鼻等处要加强防护，戴手套、口罩、棉帽等。对在寒冷环境中作业的人员，饮食应有足够的热量，做到热食、热饮，保证睡眠时间充足，禁忌大量饮酒，以免血管扩张，增加身体热量散失。

【治疗】

1. 急救和复温 迅速使患者脱离低温环境和冰凉物体，衣服、鞋袜等连同肢体冻结者，不可勉强卸脱，应用温水（40℃左右）使冰冻融化后脱下或剪开。水温保持40～42℃为宜，保持水温恒定，使受冻局部在20 min内、全身在30 min内复温。复温以肢体红润、循环恢复良好、皮温达到36℃左右为妥。浸泡时可轻轻按摩未损伤的部分，帮助改善血液循环。快速复温时疼痛剧烈（应给镇痛药），复温后较早出现水疱，肿胀可更明显，但预后较佳；对心跳、呼吸骤停者要立即施行心肺脑复苏。

2. 局部冻伤的治疗 Ⅰ度冻伤创面保持清洁干燥，数日后可治愈。Ⅱ度冻伤经过复温、消毒后，创面干燥者可加软干纱布包扎；有较大的水疱者，可将疱内液体吸出后，用软干纱布包扎，或涂冻伤膏后暴露；创面已感染者先用含抗生素纱布湿敷，而后再用冻伤膏；Ⅲ度、Ⅳ度冻伤多用暴露疗法，保持创面清洁干燥，待坏死组织边界清楚时予以切除，若出现感染，则应充分引流；并发湿性坏疽者常需截肢。

Ⅲ度以上冻伤还常需全身治疗：注射破伤风抗毒素；注射抗生素抗感染；选用改善血液循环的药物，常用的有低分子右旋糖酐、妥拉唑林、罂粟碱等，也可选用活血化瘀中药；Ⅲ度、Ⅳ度冻伤患者需要高效价营养，包括高热量、高蛋白和多种维生素等。

3. 全身冻伤的治疗 复温后首先要防治休克和维护呼吸功能。防治休克主要是补液、选用血管活性药等，有房颤者应积极除颤；胃管内热灌洗或温液灌肠有助复温；还需考虑到脑水肿和肾功能不全，故又需选用利尿剂；维护呼吸功能主要是保持呼吸道通畅、给予吸氧，必要时给予辅助呼吸、防治肺部感染等；其他处理如纠正水、电解质失衡、酸碱失衡和维持营养等。全身冻伤常合并局部冻伤，故不可忽视创面处理。

第四节 咬螯伤

一、兽咬伤

家畜或野兽可能咬伤人体，以犬咬伤多见。

兽咬伤均有伤口或伤痕，利齿咬伤伤口深细，周围组织常有不同程度的挫裂伤；并有致病微生物的污染，因此可能继发感染，较严重的感染是狂犬病病毒感染，病毒由患狂犬病的犬、猫或狼等咬伤或抓伤后带入人体组织。

咬伤后，伤口应立即清创，一般应开放引流，不宜做一期缝合，以生理盐水或稀释的聚维酮碘液冲洗伤口，再用3%过氧化氢液淋洗；给予破伤风抗毒素1500U注射，并应用抗生素如青霉素、甲硝唑等，同时，必须密切观察伤人的犬或猫，判别是否患有狂犬病；高度怀疑及肯定为患狂犬病动物伤害的患者，应接受免疫治疗。狂犬病发病后预后不良，因此预防极为重要，主要是加强对犬、猫的管理工作，此外，可以对婴儿接种白喉、破伤风、百日咳、脊髓灰质炎和狂犬病的联合疫苗。

二、蛇咬伤

蛇分无毒蛇和毒蛇两类。无毒的蛇咬伤只在人体伤处皮肤留下细小的齿刺痕，轻度刺痛，有的可引起小水疱，无全身性反应，一般无不良后果。毒蛇咬人时，毒腺周围肌群收缩，挤出毒液，通过毒牙注入人体，被咬伤处皮肤留下一对大而深的牙痕，因有蛇毒进入组织、并进入淋巴和血流，可引起严重的中毒，必须急救治疗。

（一）蛇毒按毒理学分类

蛇毒是含有多种毒蛋白、溶组织酶以及多肽的复合物。可分为神经毒素与血液毒素两种，有些蛇毒两种性质兼有，属混合蛇毒。

1. 神经毒类毒蛇咬伤　神经毒素对中枢神经和神经肌肉节点有选择性毒性作用，常见于金环蛇、银环蛇咬伤。因其毒素分子量小、吸收快、故全身症状出现较早而局部症状较轻，表现为软弱、疲乏、视物模糊、眼睑下垂、言语不清、吞咽困难、四肢麻木、感觉迟钝、嗜睡、昏迷，呼吸肌受抑制时，出现胸闷、呼吸困难，严重时呼吸停止，有时心肌受抑制而出现血压下降等循环衰竭表现；局部症状较轻，伤口麻木，常不引起注意。

2. 血液毒类毒蛇咬伤　血液毒素对血细胞、血管内皮及组织有破坏作用，可引起出血、溶血、休克、心力衰竭等，见于竹叶青、五步蛇咬伤。因其分子量大，吸收较慢，局部症状出现早而全身症状出现较迟，患者有全身出血现象，如出现广泛皮下瘀斑，并可有眼结膜下出血、咯血、呕血、便血和血尿等，严重时，因休克、心力衰竭或急性肾衰竭而死亡。

（二）毒蛇咬伤的急救

急救原则是阻止蛇毒吸收和使蛇毒从局部排出。伤者切勿奔跑，以免毒素加快吸收和扩散，必须就地急救。

1. 在现场立即用条带绑紧咬伤处近侧肢体，如足部咬伤者在踝部和小腿绑扎两圈，松紧以阻止静脉血和淋巴回流为度，尽快转送，绑扎应每 20 min 松开 2～3 min。

2. 到达医疗单位后，先用 3%过氧化氢或 0.05%高锰酸钾液冲洗伤口，拔出残留的毒蛇牙，去除污物；伤口较深者切开真皮层少许，再用拔罐法或吸乳器抽吸，促使部分毒液排出；胰蛋白酶有直接解蛇毒作用，可取 1000～6000U 加于 0.05%普鲁卡因 10～20 ml，封闭伤口外周或近侧，减少毒素吸收。

（三）治疗

1. 蛇药是治疗毒蛇咬伤有效的中成药，可以内服或以蛇药外敷伤口周围，有的还有注射剂。

2. 抗蛇毒血清有单价的和多价的两种，单价抗毒血清对已知的蛇类咬伤有较好的效果，用前需做过敏试验，结果阳性应用脱敏注射法。

3. 防治合并感染可用抗生素及使用破伤风抗毒素。

4. 采取相应的治疗措施防治各种器官功能不全或休克；在治疗过程中禁用中枢神经抑制剂、肌松剂、肾上腺素和抗凝剂。

三、虫螫伤

（一）蜂螫伤

毒蜂螫伤后局部发生痛、红、肿，甚至刺伤的中心组织坏死；全身表现为毒素作用和过敏反应，还有头晕目眩、恶心呕吐、面部水肿、呼吸困难、烦躁不安，出现昏迷、休克甚至死亡。

毒蜂螫伤后可用肥皂水、3%氨水或5%碳酸氢钠冲洗伤口，并用尖镊子取出可见的尾刺，以食醋纱条贴敷，或蛇药敷伤口，可以较快治愈；如果被蜜蜂群螫伤，则可引起严重的症状，除了多处皮肤红肿，还有头晕、恶心呕吐、烦躁不安等，甚至出现昏迷、尿少、呼吸困难、血压降低等危重症状；全身症状严重者，应口服抗组胺药，皮下注射肾上腺素，支气管痉挛者可静脉注射氨茶碱，全身支持疗法包括吸氧、补液、维持循环和血压，防治急性肾衰竭等。

（二）蝎螫伤和蜈蚣咬伤

1. 蝎尾端有一钩刺，刺入时有蝎毒进入皮肤，可引起局部和全身性反应。人被蝎螫后局部红肿、疼痛，具烧灼感、发麻，局部组织坏死；全身性症状有头晕、头痛、流泪、畏光、恶心、流涎、体温降低或增高等，严重时可出现心律失常、血压降低、消化道出血、肺水肿、偏瘫或失明、昏迷等。

治疗：蝎螫伤后，用稀氨水涂于患处，疼痛即可快速缓解，严重的病例先在螫伤处冷敷，用1%碳酸氢钠液洗敷，较深的伤口，用0.25%普鲁卡因液封闭后，以刀尖扩大口径，取出残留的钩刺，可向伤处注射3%依米丁1 ml或复方奎宁0.3 ml（均加注射用水5 ml）；全身症状较重时，静滴地塞米松或静注葡萄糖酸钙，注射抗蝎毒血清，并进行其他对症治疗。

2. 蜈蚣咬伤后，蜈蚣毒进入皮肤，伤处红肿，出现剧痛，局部组织可坏死，还可出现全身症状，如头痛、发热、呕吐、抽搐等；伤口处理可用碱性溶液冲洗，剧痛者可用0.25%～0.5%普鲁卡因在伤口周围封闭，口服镇痛药，出现全身症状时给予对症治疗。

（三）水蛭咬伤

水蛭（蚂蟥）的头尾各有吸盘。前吸盘叮在人（也可叮牛、马等）的皮肤上，用吸盘内腭齿咬伤皮肤，并分泌有抗凝作用的蛭素，能顺利地吸血，直至吸饱后脱离人体，而人体伤口暂时还不能止血；发现水蛭叮吸在身上，可用手轻拍外周皮肤，或选用浓盐水、酒精、醋滴在蛭体上，使水蛭自行脱落，勿用手直接拉下蛭体，以免其吸盘留在伤口内；如果伤者已经硬拉下蛭体。应止血后仔细检查伤口，如有蛭吸盘残留，应设法摘出，以呋喃西林等纱布条包扎；伤口流血可用纱布条包扎；干纱布压迫5 min左右止血，伤口出血仍不止时用止血剂。

小结

本章主要阐述了热力烧伤的病理、诊断、临床分期和治疗原则，同时分别简要地讲述了电烧伤、化学烧伤、冷伤和咬螫伤的临床表现和治疗。本章重点内容包括烧伤面积计算和深度估计；吸入性损伤的诊断；烧伤现场的急救；中小面积烧伤的治疗；冷伤的诊断和防治方法。难点内容包括烧伤的主要病理和病理生理；大面积烧伤休克期的液体复苏。

思考题

1. 患者，男性，32岁，3小时前因车库着火被烧伤，伤后曾大声呼喊，叫人救命。入院查见患者躁动，面色苍白，四肢冷，体温 36.2℃，呼吸 33 次/分，因四肢烧伤未测血压，脉搏摸不清，心率 138 次/分，头面颈部烧伤，鼻毛烧焦，呼吸困难，双肺闻及干啰音，双上肢、胸腹部、双下肢前半被烧伤，创面分布小水疱，部分水疱破裂见基底红白相间。

请写出入院诊断及依据。

2. 患者，男，48 岁，体重 60 kg，2 小时前被烧伤。入院查体：Ⅰ度烧伤面积 10%，浅Ⅱ度烧伤面积 20%，深Ⅱ度烧伤面积 25%，Ⅲ度烧伤面积 35%。

请写出第一个 24 小时的补液量是多少？

3. 烧伤休克的临床表现有哪些？

（邵阳医学高等专科学校　李洲成　漯河医学高等专科学校　孟凡勇）

第十四章　常见体表肿瘤与肿块

学习目标

1. 掌握纤维瘤、脂肪瘤、血管瘤、囊性肿瘤与囊肿的诊断和治疗。
2. 熟悉皮肤癌、神经纤维瘤的特征和治疗方法。
3. 了解痣与黑色素瘤的诊断和治疗。

体表肿瘤是来源于皮肤、皮肤附属器、皮下组织等浅表软组织的肿瘤。皮肤包括表皮、真皮和皮下组织，有丰富的血管、淋巴管、神经、肌肉和各种皮肤附属器。在各种致病因素作用下，这些组织可异常增生而形成肿瘤或瘤样改变。常见的良性体表肿物有：脂肪瘤、纤维瘤、血管瘤等；常见的恶性体表肿瘤有：皮肤癌、黑色素瘤等。某些体表肿瘤属癌前病变，如皮肤或黏膜的乳头状瘤、交界痣等。

一、皮肤乳头状瘤

皮肤乳头状瘤（skin papilloma）是因表皮乳头样结构的组织增生所致，而且向表皮下乳头状伸延，易恶变为皮肤癌，临床上常见的有：

乳头状疣　又称寻常疣，多由病毒所致。表面是乳头向外突出，见多根细柱状突出物，基底平整不向表皮下伸延。常为多发性，有时微痒，有时可自行脱落。

老年性色素疣　又名老年斑，多见于头额部、暴露部位或躯干，高出皮面，黑色，斑块样，表面干燥、光滑或呈粗糙感。基底平整，不向表皮下伸延。如局部扩大增高、出血破溃需注意癌变可能。

二、皮肤癌

皮肤癌（skin carcinoma）常见有基底细胞癌与鳞状细胞癌，多发生于头面部及下肢。

（一）基底细胞癌

来源于皮肤或附件基底细胞，为皮肤癌中最常见类型。可分为表浅溃疡型、表皮下型及基底鳞形细胞癌。早期为淡黄色或粉红色，为略高于皮面的小结，表面光滑，质地硬，常无疼痛，发展缓慢，发生溃疡后边缘呈鼠咬状，呈浸润性生长，但很少发生转移。治疗可采用手术、放疗、冷冻及激光治疗，预后较好。

（二）鳞状细胞癌

早期即可呈溃疡，多见于老年男性或继发于慢性溃疡和窦道，边缘隆起不规则，表面呈菜花状，易出血，分泌物恶臭，可局部浸润及淋巴结转移。血行转移以肺多见。手术治疗为主。

三、痣与黑色素瘤

黑痣（pigment nevus）为色素性斑块，来源于神经外胚叶，可分为皮内痣和交界痣。

位于表皮下方，真皮浅层为皮内痣，常高出皮面；位于表皮下、和真皮层交界处为交界痣；皮内痣与交界痣同时存在称混合痣。黑痣表面光滑，有汗毛者很少恶变，当黑痣色素加深、变大，或有瘙痒、疼痛时，为恶变可能，应及时作完整切除，送做病理检查。

黑色素瘤（melanoma）由制造黑色素的细胞组成，为高度恶性肿瘤，发展迅速，当妊娠时发展更快。可发生于皮肤、口腔、消化道、呼吸道、生殖系统的黏膜及眼球。早期为皮肤豆大的丘疹或结节，褐色或灰黑色，色素不均匀，边缘不规则，表面过度角化，可破溃出血。普通痣多为棕黄色，呈圆形隆起，边界清楚，表面光滑，直径<5 mm，数目较多，常见于暴露部位。恶性黑色素瘤主要以淋巴转移和血行转移为主。治疗上，以手术根治为主，辅以免疫治疗、化疗和放疗。免疫治疗为卡介苗或白介素及干扰素治疗。

四、脂肪瘤

脂肪瘤（lipoma）为正常脂肪样组织的瘤状物，多见于项背、臀部及大腿。多为单发，境界清楚，呈分叶状，质软可有假囊性感、无痛，生长缓慢，但可达巨大体积。多发者瘤体常较小，常呈对称性，有家族史，可伴疼痛。对于影响功能和外观及可疑恶变的较大脂肪瘤以手术彻底切除为宜，少有复发。

五、纤维瘤

纤维源性肿瘤种类较多，其好发部位各不相同。一般纤维瘤发自皮内、皮下及浅筋膜等处。弹力纤维瘤大多数位于肩胛骨下角附近深部组织内。韧带样瘤多发于女性腹壁肌肉及腱膜组织内。隆突性皮纤维肉瘤来源于皮肤真皮层，生长在体表、躯干部。纤维瘤多有包膜，边界清，体积小，呈球形，无皮肤粘连。质地较硬，多无疼痛。手术切除宜彻底，特别是隆突性皮纤维肉瘤手术切除应包括足够的正常皮肤及足够的深部相应筋膜，否则极易复发。

六、神经纤维瘤

神经纤维瘤可分为神经鞘瘤和神经纤维瘤。前者由鞘细胞组成，后者为特殊软纤维。

1. 神经鞘瘤（Schwannoma）　常发生于头颈部和四肢神经干的分布部位。恶性者除上述部位外，还可发生于腹膜后间隙。良性神经鞘瘤体积不大，边界清楚。恶性者体积较大，易破溃出血。神经鞘瘤触之在远段大多有触电感。治疗以手术为主，应沿神经纵行方向切开去除肿瘤，避免损伤神经。

2. 神经纤维瘤（neurofibroma）　可夹有脂肪、毛细血管等，常对称性生长，沿神经干分布，呈多发性。病变广泛，遍及体表各部位。肿瘤大小不等，均高出皮面，与皮肤粘连，有的边界不清呈弥散性组织增厚。神经瘤有明显触痛，因肿瘤无明显边界，手术治疗不易彻底，只能部分切除改善症状。

七、血管瘤

血管瘤是一组常见疾病，发病率约 0.3%～1%，血管瘤按其结构分为三类，临床过程和预后各不相同。

（一）毛细血管瘤

是位于皮肤浅表的异常毛细血管，多见于婴儿，大多数是女性，好发于颜面、肩和颈部。出生时或生后早期见皮肤有红点或小红斑，逐渐增大、红色加深并可隆起。如增大速度快，则为真性肿瘤。瘤体境界分明，压之可稍退色，释手后恢复红色。大多数1年内可停止生长或消退。

早期瘤体较小时容易治疗，施行手术切除或以液氮冷冻治疗，效果均良好。瘤体增大时手术或冷冻治疗，易留有瘢痕。亦可用放疗，使毛细血管栓塞，瘤体萎缩。个别生长范围较广的毛细血管瘤（capillary hemangioma），可试用泼尼松口服治疗。

（二）海绵状血管瘤

由充满血液的血窦和薄壁的静脉所构成的皮内深层和皮下的暗红、蓝色或紫色结节。多数生长在皮下组织内，也可在肌内，少数可在骨或内脏等部位。皮下海绵状血管瘤（hemangioma cavernosum）可使局部轻微隆起。皮肤正常，或有毛细血管扩张，或呈青紫色。肿块质地软而有弹性，有的稍有压缩性，可有钙化结节，可触痛。肌海绵状血管瘤常使肌肥大、局部下垂，在下肢者久站或多走时有发胀感。

治疗应及早施行血管瘤切除术，以免增长过大，影响功能且增加治疗困难。术前需充分估计病变范围，必要时可行血管造影、超声和MRI等检查。术中要注意控制出血和尽量彻底切除血管瘤组织。非手术治疗可在局部注射5%鱼肝油酸钠或40%尿素等血管硬化剂。

（三）蔓状血管瘤

占血管瘤发病的1.5%。好发于头皮、面、颈部和四肢，由较粗的迂曲血管构成，大多数为静脉，也可有动脉或动静脉瘘。除了发生在皮下和肌肉，还常侵入骨组织，范围较大，甚至可超过一个肢体。其典型特征是：血管瘤外观常见蜿蜒的血管，有明显的压缩性和膨胀性，或可听到血管杂音，或可触到硬结。此外，局部病灶组织明显扩张增大，皮肤可因营养障碍而变薄、着色、甚至破溃出血。青少年累及骨组织的肢体可增长、增粗。

合理的手术是蔓状血管瘤（hemangioma racemosum）最主要的治疗方法，术前作血管造影检查，详细了解血管瘤范围，同时可进行栓塞治疗，设计好手术方案。必须充分做好准备，包括准备术中控制失血及大量输血等。

八、囊性肿瘤与囊肿

1. 皮样囊肿（dermoid cyst） 为囊性畸胎瘤，浅表者好发于眉梢或颅骨骨缝处，可与颅内交通呈哑铃状。手术摘除前应有充分估计和准备。

2. 皮脂腺囊肿（sebaceous cyst） 为皮脂腺排泄受阻所致。多见于皮脂腺分布密集部位，如头面部、背部。表面可见皮脂腺开口处之小黑点，与皮肤紧密粘连，囊内皮脂呈油脂样“豆渣物”，易继发感染，感染控制后手术切除。手术时勿使囊肿破裂，否则易复发。

3. 表皮样囊肿（epidermoid cyst） 多因外伤时表皮基底细胞层植入皮下而成，与皮肤及皮下均无粘连，活动度大。多见于易受外伤或磨损部位，如臀部、肘部，间或发现于注射部位，手术切除效果佳。

4. 腱鞘（滑液）囊肿（synovial cyst） 非真性肿瘤，由表浅滑囊经慢性劳损粘连而成。多见于活动较多的腕背、足背等关节处。囊肿较硬呈圆形、光滑，有弹性感或波动感，有一定活动度，无痛。可行加压挤破自行吸收或手术切除，但较易复发。

小结

本章简要讲述了常见体表肿瘤与肿块的临床表现、诊断和治疗原则。本章重点内容包括常见体表肿瘤的诊断和处理原则。难点内容是皮肤癌的诊断，血管瘤的分类。

思考题

1. 皮肤癌的分类及各自的特点是什么？
2. 脂肪瘤的特点是什么？如何治疗？
3. 血管瘤的分类有哪些？各血管瘤的治疗原则是什么？

（邵阳医学高等专科学校 李洲成 漯河医学高等专科学校 孟凡勇）

第十五章　移　　植

学习目标

熟悉器官移植的适应证、排斥反应以及新进展。

移植术（transplantation）是指用手术或其他方法将供体的细胞、组织或器官移植到受体的某一部位，使之继续发挥原有的功能。所移植的细胞、组织、器官为移植物。提供移植物的个体叫作供者或供体（donor），接受移植物的个体为受者或受体（recipient）或宿主。供体与受体可为同一个体或不同个体。

一、移植的分类

（一）按供者和受者遗传学关系

1. 自体移植　供、受者为同一个体。在自体移植时，移植物重新移植到原来的解剖位置，称为再植术，如断肢再植术。

2. 同质移植（同基因移植）　即同卵双生之间的移植。因抗原结构完全相同，移植后无排斥反应。

3. 同种异体移植　临床最常用的移植方法。供受者种类相同，但基因不同，移植后有排斥反应。

4. 异种移植　不同种之间的移植，移植后会引起强烈的排斥反应。如猪与人之间的移植。目前尚处于试验阶段，尚未正式应用于临床。

（二）按移植物是否保持活力

1. 活体移植　需保持活力，移植后即能恢复功能的为活体移植。临床上绝大部分移植术为活体移植。

2. 结构移植（支架移植）　移植物移植后仅提供机械性解剖结构，保留其外形，或使受者的同类细胞得以生长存活，称为结构移植，术后不会出现排斥反应。如冻干血管、骨库存骨等移植。

（三）根据移植物分类

1. 细胞移植　指将适量游离的某种具有活力的细胞输注到受者的血管、体腔或组织器官内的方法。如输全血、浓缩红细胞即为一种细胞移植。临床上还有骨髓与造血干细胞移植治疗血液系统恶性肿瘤（如白血病）、重症再生障碍性贫血、遗传性联合免疫缺陷病，胰岛移植治疗胰岛素依赖型糖尿病。细胞移植的有效期多数是短暂的。

2. 组织移植　指某一种组织（皮肤、筋膜、软骨、骨、血管）或整体联合几种组织（如皮肌瓣）等移植术。属活体、自体移植。

3. 器官移植　指一种器官或联合几种器官进行移植，如肝移植、肾移植、心肺移植等。

二、移植的基本原则和步骤

(一) 供者的选择

1. 免疫学方面的选择

(1) 血型 同种异体间的移植必须血型相同或相容。

(2) 淋巴细胞毒交叉配合试验 一般来说，受者血清与供者淋巴细胞之间的交叉配合，必须是阴性才能施行。如淋巴细胞毒性试验阳性（>10%），提示有发生超急性排斥反应或加速性排斥反应的风险。

(3) 白细胞抗原的血清学测定（HLA 配型） HLA 抗原系统是引起强烈移植反应的人类移植抗原系统。目前，国际标准只要求测定供者与受者Ⅰ类抗原 HLA-A、HLA-B、HLA-C、Ⅱ类抗原 HLA-DR、DP、DQ 共 6 个位点的相容程度。

2. 非免疫学要求 供者年龄不超过 50～55 岁；没有血管性疾病、高血压、血液病、肝炎或恶性肿瘤；没有全身感染和局部化脓性疾病；心、肝、肾功能要良好；体重与身体应与受者相仿；供移植用的器官的体积，要和切除的病人的器官相等或略小，不宜过大。

(二) 器官的切取与保存

1. 切取 目前移植器官多来源于脑死亡供体或无心跳供体，一般采取多器官快速原位灌洗，整块切取，保证器官质量。

2. 快速降温的原则 器官切取要尽量缩短热缺血时间，一般不宜超过 10 min，冷缺血（从 37℃降至 0℃可使细胞新陈代谢率下降到原来的 50%）过长对器官的长期存活率也有一定的影响。

3. 灌洗保存法 切取的器官一般采用低温保存，用特制灌洗液（0～4℃）以 60～100 cmH_2O 压力快速灌洗器官后，置于器官保存液（2～4℃）中保存。国际上广泛使用的器官保存液如 UW 液，可保存肾、胰腺 72 h，保存肝 20～24 h。

三、移植的排斥反应与防治

临床上把排斥反应分为超急性、急性和慢性三类。

(一) 超急性排斥反应

产生于供、受者血型不合、淋巴细胞毒性试验阳性者。移植器官在血管吻合后 24 h、甚至数分钟内遭到严重破坏，器官切面可见严重的弥漫性出血，器官功能迅速衰竭。临床尚无治疗方法，唯一治疗措施是再移植。但可通过移植前各项检查尽量避免。

(二) 急性排斥反应

是临床器官移植排斥反应中最常见的类型，T 细胞介导的免疫反应起主要作用。多在移植后的 2 周左右出现，短则在术后 3～4 天即可发生，且能在十年内反复发生。主要症状为突然发生寒战、高热、移植物肿胀、局部胀痛、功能减退。大剂量激素冲击治疗和联合应用免疫抑制药物效果满意。常用的药物有皮质类固醇激素和免疫抑制药物如硫唑嘌呤、环磷酰胺、环孢素、抗淋巴细胞球蛋白（ALG）、抗胸腺细胞球蛋白（ATG）、莫罗莫娜-CD3（OKT_3）等。

(三) 慢性排斥反应

是导致移植物功能最终丧失的原因。在移植术后数月至数年发生。临床表现为移植器官功能逐渐减退，直到功能完全丧失。其病因尚有争论，免疫抑制剂无明显疗效，再次移植是目前唯一有效治疗方法。

（四）加速血管排斥反应

罕见，可在移植术后1周内发生。应用血浆除去法治疗。

四、器官移植

器官移植在近年取得很好的临床效果，已有肾、肝、心、胰、肺、小肠、脾、肾上腺、甲状旁腺、睾丸、卵巢移植和心肺、心肝、胰肾、肝小肠、腹内多器官联合移植等移植效果逐年提高。

1. 肾移植 肾移植是目前器官移植中疗效最显著的。各种终末期肾病都是肾移植的适应证，如慢性肾小球肾炎、慢性肾盂肾炎、多囊肾等。肾移植可以作异位移植。

2. 肝移植 肝移植在器官移植外科中难度较大，但移植例数逐年递增。肝移植在大器官移植中仅次于肾移植位居第二。适于终末期肝病，但患者有明显黄疸、腹水的终末期肝硬化或腹内及远处转移的肝癌属禁忌证。一般采用原位移植。

3. 心脏移植 适用于终末期心脏病而其他方法无效者。

4. 胰腺移植 适用于：①1型糖尿病，有并发症时；②2型糖尿病并发终末期肾衰竭；③全胰切除术后。

5. 肺移植 适应证为不适合药物或手术治疗的终末期肺病。目前肺移植病人1年存活率为80%～90%，5年存活率43%，移植术后90天内死亡的主要原因是感染与阻塞性支气管炎。

6. 小肠移植 适于短肠综合征。

7. 甲状旁腺移植 适应证为各种原因所致甲状旁腺功能低下，药物治疗无效或已发生严重并发症者。一般采用异位移植。临床效果很好。

8. 脾移植 适于重症血友病甲。对不能作肝切除、肝移植的晚期肝癌行脾移植，可明显降低甲胎蛋白值，有较好的姑息性疗效。异位移植为主。

五、皮肤移植

皮肤移植简称植皮，是临床上最常用的组织移植，主要用于各种原因所致的皮肤及其皮下组织的缺损，以矫正外形、修复功能。移植皮源有自体皮、同种异体皮、异种皮及人造皮等，一般可分为皮肤的游离移植、皮瓣移植、吻合血管的皮瓣移植。下面介绍临床常用的前一类。

（一）皮肤游离移植的皮片分类

1. 刃厚皮片 又称表皮皮片，含表皮及部分真皮乳头层。最薄厚度仅0.15～0.25 mm。供皮区损伤轻微易愈合。移植易存活但易收缩，不耐磨。

2. 中厚皮片 含表皮和真皮的1/2～1/3，厚0.3～0.7 mm，弹性与耐磨性好，移植后较易成活。

3. 全厚皮片 含皮肤全层，存活后皮片功能、外观均达到较满意的效果，但受皮区有感染或血供较差则难以存活。

（二）供皮区的选择

供皮区应与受皮区皮肤色泽、质地相似，应尽量选用大腿、胸、腹、背部的皮肤，供皮区应远离感染区。植皮术前应全身治疗稳定病情，加强创面处理，使创面无感染、无积血、肉芽组织生长良好，并做好供皮区清洁备皮。

（三）取皮方法

常用取皮器械有滚轴式切皮刀、剃须刀、鼓式取皮机等，根据需要，确定供皮厚度，取下皮片先置于生理盐水中，再根据创面的形状、大小进行加工。

（四）游离皮片的成活

1. 植皮时机　创面无感染、积血，肉芽创面新鲜、致密、且轻擦有新鲜渗血，可以接受皮片移植。

2. 要求　对超过创面边缘的肉芽组织应剪去，以温盐水纱布压迫止血后植皮，全厚皮片不用于肉芽创面植皮。

3. 方法　可选用：①邮票植皮法是指将皮片剪成 1～2 cm^2 大小均匀、间隔地放置于受皮区，间隙约为 0.5～1.0 cm，外用一层凡士林纱布紧贴皮片上，多层无菌纱布覆盖后以绷带加压包扎；②大张植皮法是在根据创面形状适当修剪皮片后将边缘对合、缝合，用抗生素溶液或生理盐水冲洗皮下积血，挤出积液，外用凡士林纱布及多层无菌干纱布覆盖，以绷带加压包扎。

4. 成活　皮肤移植于受区后，借渗出的血浆物黏附并提供营养，24 h 毛细血管芽可深入皮片，48 h 皮片血液循环逐渐形成，1 周左右皮片血液循环基本建立，皮片色泽红润。

小结

移植术包括细胞、组织和器官的移植，尤其是器官移植，成为治疗终末器官衰竭的主要方法之一。但移植的排斥反应的存在，限制了器官移植的远期效果。随着人类基因工程和克隆技术的进步，器官移植的未来前景广阔。本章的重点在于移植术的概念、移植的基本原则和步骤，移植的排斥反应；难点是移植排斥反应的防治。

思考题

1. 为什么受体对供体的移植器官会产生排斥反应？怎样才能最大可能降低其发生率？

2. 肾移植术后 8 天，患者发热，血压升高，情绪异常，下肢水肿，尿少，白细胞增高，考虑出现何种情况？如何处理？

3. 试述自体皮和异体皮在皮肤移植时的优缺点。

（怀化医学高等专科学校　曾祥军　山东万杰医学院　陈　利）

第十六章　内镜外科

学习目标

1. 掌握内镜外科的概念。
2. 熟悉内镜的分类、内镜技术在外科临床的应用。
3. 了解内镜技术的基本原理。

内镜外科（endoscopic surgery）技术是指将内镜通过人体正常通道或人工建立的通道，送到或接近体内病灶处，在内镜直视、X 线透视或 B 超辅助下，以达到诊断或治疗疾病目的的一门技术。自 1805 年德国人 Bozziniz 最早提出了内镜的设想，迄今已有 200 余年，医学内镜经过不断发展和改进已逐步趋向完善，成为现代临床重要的诊断和治疗方法之一，目前已广泛应用于临床各科，尤其是最近几年，通过内镜的“微创外科”，更是深入人心。

内镜（endoscope）的种类繁多。习惯上把通过人体正常通道进入者称为内镜，例如胃镜、结肠镜、支气管镜、膀胱镜等。把经过戳创等人工建立的通道进入体内者称为腔镜，例如腹腔镜、胸腔镜、输尿管镜、宫腔镜、关节镜等。根据内镜的结构特点，分为刚性硬质内镜和软性内镜。

一、内镜技术的基本原理

根据工作原理，可分为纤维内镜和电子内镜：

1. 纤维内镜　所用的光导玻璃纤维的导光原理是基于光的全反射作用。当光线进入玻璃纤维丝的内表面后，被反射至对侧表面，如此反复，向前传递，光从一端传入另一端。

2. 电子内镜　内镜多属软质内镜，其镜身及头端均可弯曲，可通过安装在内镜顶端的“微型摄像机”的 CCD，将光能转化为电能，再经视频处理器处理后，将图像显示在电视监测器上。电子内镜的发明，为内镜手术的发展创造了条件，被很多学者称为内镜史上的里程碑；电子内镜也是目前临床上主要使用的内镜。

二、内镜外科设备

内镜外科的基本工具为：内镜系统、手术设备和手术器械。以腹腔镜手术设备为例，它包括腹腔镜、冷光源、摄像系统、气腹装置、电刀电凝器、冲洗抽吸装置和各种专用手术器械，如抓钳、探条扩张器、止血夹等。

三、内镜技术在外科临床的应用

随着内镜技术的发展和在外科领域的广泛应用，“微创外科”的理念逐步深入人心。所谓“微创外科”（minimally invasive surgery，MIS）是指在尽可能准确去除病变的同时，使手术引起的机体局部创伤和全身反应降低到最小程度的外科理念和技术体系。内镜技术是微创外科手术的基石，利用内镜技术可以在治疗疾病的同时尽可能减少对机体的损伤。

（一）内镜技术在普通外科的应用

腔镜技术已趋于完善，传统的普通外科手术大都可以通过腔镜完成。

1. 胆囊结石　腹腔镜胆囊切除术（laparoscopic cholecystectomy，LC）已成为胆囊结石病的首选治疗方法，具有对病人全身及腹腔局部干扰少，术后疼痛轻，住院时间短，遗留瘢痕小等优点。适应证与开腹手术相同。

并发症及处理：

（1）出血　可分为渗血、小动脉出血、大动脉出血及静脉出血。可先用压迫法或电凝法止血，凡无法止血或有严重的出血，均需立即开腹止血。

（2）胆管损伤　解剖变异，术中解剖关系不清，容易发生胆管误伤。对于损伤小或侧壁的损伤，可予缝合并予以腹腔引流。若胆管损伤严重，则需开腹手术。

（3）胆囊破损　术中胆囊破损属常见现象，不会增加死亡率。移出胆囊、吸净胆汁后，用生理盐水冲洗右结肠旁沟即可。

（4）内脏器官损伤　多发生于横结肠、十二指肠以及上腹部小肠，可在腹腔镜下缝合修补，必要时开腹手术，术后需使用抗生素。

2. 胆管结石　胆管结石的开腹胆道探查术有较大的盲目性和局限性，并发症也较多。纤维胆道镜可用于胆道探查取石，也能完成取异物、止血、狭窄胆管扩张、胆道支架放置等操作。纤维胆道镜可在术中指引狭窄段胆管的扩张，或经肝实质切开处或肝断面取出胆管结石。胆道镜经T管窦道取出残留结石是传统胆道探查术的重要补救措施。

腹腔镜已逐步开始应用于胃、肝、胰腺、结肠肿瘤及乳腺和甲状腺疾病的外科治疗。

（二）内镜技术在泌尿外科的应用

泌尿外科是内镜技术应用最为广泛的临床科室之一，约90%以上的泌尿外科手术均可通过内镜来施行。泌尿系结石已经很少需要进行开放手术治疗。经皮肾镜、输尿管镜、膀胱镜或腹腔镜，可采用气压弹道、液电、超声、激光等方法碎石，清除绝大多数肾、输尿管或膀胱结石。

自20世纪70年代以来，经尿道前列腺电切术已经成为治疗良性前列腺增生症的“金标准”，外科医生已很少实施开放手术来摘除前列腺。

内镜技术在泌尿系肿瘤的治疗中占有重要地位。传统的开放手术如肾上腺肿瘤切除术、肾癌根治术、膀胱癌根治术、前列腺癌根治术等都可以在内镜下完成。膀胱癌根据其不同分期，可以选择不同的内镜治疗。浅表性膀胱癌可经尿道做膀胱肿瘤电切术。侵袭性膀胱癌可在腹腔镜下作膀胱癌根治术。镜下手术与开放手术在肿瘤的控制上没有区别，镜下手术反而视野清晰、操作精细，对保护神经和血管有很大的优越性，且较开放手术出血少，术后排尿及性功能恢复也好。

（三）内镜技术在神经外科的应用

神经内镜手术范围已从最初的治疗脑积水扩展到脑室内病变、脑囊肿、脑脓肿、脑内血肿的处理，甚至脑内实质性肿瘤的切除等。内镜手术的特点是侵袭性小，可在直视下操作，安全系数高，并发症少，术后恢复快，特别对脑深部细小病变的处理更能体现其优点。

（四）内镜技术在胸外科的应用

胸外科使用的内镜技术包括胸腔镜、纵隔镜和支气管镜。应用范围包括食管外科、肺外科、纵隔外科以及心脏外科等广泛领域。纵隔镜可应用于肺癌分期的判断、纵隔疾病的诊断以及某些纵隔肿瘤的切除。胸腔镜可应用于食管肿瘤的切除和食管重建、纵隔淋巴结清扫、食管破裂修补等。胸腔镜可用于肺活检、肺大疱和自发性气胸的诊治、肺楔形切除、肺叶及全肺切除。在心脏外科领域，胸腔镜技术已广泛应用于先天性心脏病（如动脉导管未闭、房间隔缺损、室间隔缺损、法洛四联症等）、后天性心脏病（如二尖瓣疾病、左房黏液瘤等）和冠心病的治疗。

（五）内镜技术在骨科的应用

内镜技术是“微创骨科”的重要组成部分，目前在关节疾病和脊柱疾病有广泛的应用。在部分领域已取代了传统手术方式，成为新的治疗标准。

1. 关节疾病　关节镜下手术已成为治疗一些关节疾病的金标准。在关节镜下可进行各种骨、软骨、韧带、关节囊的刨削、修整、修补或重建手术。可应用于包括膝、肘、肩、踝等在内的全身各关节，治疗范围包括急性关节创伤和关节内骨与软骨的骨折、慢性关节创伤等。

2. 脊柱疾病采用内镜技术行前路或后路的脊柱手术具有组织损伤小、出血少、脊柱稳定性能破坏小、术后疼痛轻、住院时间短和功能康复快等优点，但同时也增加了手术的难度与风险。经胸腔镜或腹腔镜可对胸椎或腰椎疾病行前路治疗，包括锥体病灶清除、椎体切除、脊柱侧弯松解、椎体间植骨融合以及前路矫形内固定等。经椎间盘镜行腰椎间盘切除术也已开始进入临床应用。

四、内镜技术的发展

内镜技术还在迅速发展之中，近年来又有许多革命性的进步，如机器人手术、胶囊内镜及各种新型内镜的问世等，这些进步极大地扩充了内镜医学的应用领域，标志着内镜的跨时代飞跃。

小结

内镜外科是20世纪最激动人心的一门临床诊疗技术，尤其是近年来利用内镜技术，由机器人在电脑的操控下进行精细手术操作，为微创外科带来更加美好的前景。本章重点是内镜外科的概念和分类、难点为内镜技术在外科临床的具体应用。

思考题

1. 什么是微创外科？
2. 微创手术有哪些特点？
3. 根据你所学过的知识，试比较一下胆囊结石传统的开腹手术和腹腔镜胆囊切除术手术的优缺点。

（怀化医学高等专科学校　曾祥军　朱智辉）

第十七章　颅内压增高与脑疝

学习目标

1. 掌握颅内压增高的临床表现和治疗原则。

2. 了解引起颅内压增高的机制、病因、病理、病理生理和脑疝形成机制及颅内压增高的诊断。

第一节　颅内压增高

一、颅内压的形成及其生理调节

（一）颅内压的形成与正常值

颅腔是一个相对密闭的骨性腔状结构，通过底部的枕骨大孔与相对密闭的骨性管状结构椎管相通。颅腔中内容物由脑组织、脑脊液和血液组成。成人脑组织的重量为1300～1500 g，体积为1150～1350 ml，占颅腔容积的80%。成人脑脊液总量约为120～150 ml，占颅腔容积的9%，脑脊液的45%位于颅腔内，55%位于脊髓蛛网膜下腔。脑脊液由脑室中的脉络丛分泌，两侧侧脑室脑脊液通过室间孔进入第三脑室，与第三脑室的脑脊液一起通过导水管进入第四脑室，再与第四脑室脑脊液一起通过正中孔和两个侧孔进入枕大池、脑和脊髓蛛网膜下腔，最后被上矢状窦旁的蛛网膜颗粒吸收进入静脉血中。正常情况下，脑脊液的分泌和吸收是平衡的。成人脑血容量依据脑血流量的不同而变化较大，大约为60 ml左右，占颅腔容积的4%。椎管内由脊髓组织、脊神经根、脑脊液和血液填充，椎管中的脑脊液与颅腔中的脑脊液是相互流通的。

成人和颅缝已闭合的儿童，颅腔的容积是恒定不变的，成人为1400～1500 ml。大气压力、颅内液体静水压力和颅内容物的充填压力形成了颅腔内的压力，我们把这种压力称为颅内压（intracranial pressure，ICP）。由于颅腔与椎管相通，通常通过侧卧位腰椎管蛛网膜下腔穿刺测量椎管中脑脊液的压力，并以这一压力代表颅内压，并用高于大气压的压力数值表示。成人的正常颅内压为0.7～2.0 kPa（70～200 mmH_2O），儿童的正常颅内压为0.5～1.0 kPa（50～100 mmH_2O）。正常情况下，颅内压可有小范围的波动，它与血压和呼吸关系密切，收缩期颅内压略有增高，舒张期颅内压稍有下降，呼气时压力略增加，吸气时压力稍降低。

（二）颅内压的生理调节与代偿

颅缝闭合后的颅腔是不可压缩和扩张的，其容积是不变的。颅腔内容物（脑组织、脑脊液和血液）按一定比例填充颅腔并维持颅内正常的压力，其中任何一种内容物体积增加，其他内容物体积必然同量地缩小，或新增了异常内容物，如血肿、脓肿、肿瘤等，正常的内容物体积也必然同量地减少，才能维持正常颅腔容积量和正常的颅内压。如果任何一种颅内容物体积增加或新增了异常的内容物，而其他内容物体积不能相应减少，就会引起颅内压力的升高，颅内压力持续升高并超过正常值，则为颅内压增高。

颅腔内容物中，脑组织是不可因其他内容物的增加而压缩减少的，只有脑脊液和脑血容量可因其他内容物的增加而减少，从而完成颅内压的生理调节，其中脑脊液起主要的调节作用。脑脊液的分泌取决于脉络丛与脑室内脑脊液之间的压力差，称为分泌压，这种压力差越大，脑脊液分泌就越多。脑脊液的吸收取决于蛛网膜下腔内脑脊液与上矢状窦颗粒处矢状窦内压力差，称为吸收压，吸收压越大，脑脊液的吸收就越快。正常情况下，脑室中脉络丛每天分泌 400～500 ml 脑脊液，分泌和吸收处于平衡状态，当颅内压力增高时，分泌压缩小，脑脊液分泌相应减少，吸收压增大，脑脊液吸收相应增加，反之亦然，从而使颅内压相对稳定。当颅腔其他内容物体积增加或新增了异常的内容物时，引起了颅内压增高，脑脊液通过上述机制减少分泌和增加吸收来减少颅腔中脑脊液的总量，稳定颅内的总容量，从而维持正常颅内压。由于脑脊液仅占颅腔容积的 9%左右，所以，最大的代偿调节容积仅为 9%。

脑血容量的多少是由脑血流量决定的，脑血流量受 $PaCO_2$ 的影响，当 $PaCO_2$ 下降时，脑血流量减少，致使脑血容量减少引起颅内压下降，这是颅内压的另一生理调节机制。这一机制是通过脑血管的自动调节机制完成的，这一调节机制更为主要的功能是维持相对恒定的脑血流以适应脑组织的耗氧量来维持脑功能正常，因此，这种调节通常受脑组织耗氧量的影响远远大于受颅内压的影响。另外，脑血容量仅占颅腔容积的 4%，因此，通过调节脑血容量来调节颅内压的作用远比通过调节脑脊液量来调节颅内压的作用要小。一般情况下，颅内容物体积增加 5%以内时，通过上述两种调节，可维持正常的颅内压，超过 5%以上时，颅内压随之升高，当颅内容物体积增加超过 8%～10%时，则会产生严重的颅内高压。

二、颅内压增高的病因和病理生理

（一）颅内压增高的病因

任何引起颅腔内容物的体积增加或颅内增生了异常内容物都可以导致颅内压增高。

1. 颅内容物体积增加

（1）脑组织体积增加　各种原因引起的脑水肿，如感染、缺血、缺氧、出血、中毒、颅脑外伤和颅内肿瘤等。

（2）脑脊液量增加　有三种原因引起脑脊液量增加：①脑脊液循环通路受阻：如先天性导水管狭窄或闭塞、颅内占位病变阻塞室间孔或导水管或第四脑室、脑膜炎症引起脑池和蛛网膜下腔粘连等；②脑脊液分泌过多：常见于脉络丛乳头状瘤或炎症；③脑脊液吸收障碍：多见于炎症等其他原因引起的脑脊液蛋白质含量增高、蛛网膜下腔出血以及颅内静脉窦血栓形成。

（3）颅内血容量增加　各种原因引起的高碳酸血症、外伤和手术损伤下丘脑和脑干，都能引起脑血管调节功能麻痹，导致脑血管扩张淤血，使脑血容量急剧增加。颅内静脉窦梗死或受压，可引起颅内静脉回流障碍，造成脑淤血和水肿。

2. 颅腔内增加异常内容物

最常见的原因是颅内肿瘤和血肿，另外还有脓肿、肉芽肿和各种寄生虫病等，这些病变统称为颅内占位性病变。

（二）颅内压增高的病理生理

1. 影响颅内压增高的因素

（1）年龄　婴幼儿颅缝未闭，颅内压力增高时可使颅缝分离而扩大了颅腔容积，从而缓解颅内压升高而延长病程的进展。老年人因脑萎缩使颅腔代偿空间增大，也可延缓病情的进展使临床表现出现较晚或不明显。

（2）病变进展速度 1965 年 Langlitt 在狗的颅内硬膜外放置一个橡皮囊，以每小时注入 1 ml 水使之逐渐扩张，同时监测颅内压变化，开始由于颅内压的生理调节作用，颅内压无明显的变化，随着球囊的不断扩张，在颅腔内所占体积逐渐增大，颅内压缓慢上升，随着球囊进一步扩大，当调节作用被渐渐耗竭，颅内压升高加快，当注入囊内的水达 4 ml 时，达到一个临界点，这时只要向囊内注入极少量的水，颅内压立即就有大幅度升高，如果释放极少量的水，颅内压立即有显著下降。这种颅腔内容物的体积与颅内压之间的关系可用图 17-1 中的曲线表示，称为颅内体积/压力曲线。从此曲线可以看出，颅内容物体积增加达到临界点之前时，颅内压自主调节作用可使颅内压维持于正常水平，不引起颅内高压的征象，当颅内容物体积增加到临界点以上时，生理调节功能耗尽，颅内压骤然升高，引起颅内高压征象，病情迅速加重，往往在短期内出现脑疝。在临界点以下，如释放少量的脑脊液仅能引起颅内压轻微下降，表明颅内压处于代偿阶段，而在临界点以上时，释放少量的脑脊液可使颅内压明显下降，表明颅内压处于失代偿阶段。我们把这一现象称为体积压力反应，临界点数据是颅内压增高程度的重要参数，并以此理论指导临床治疗。

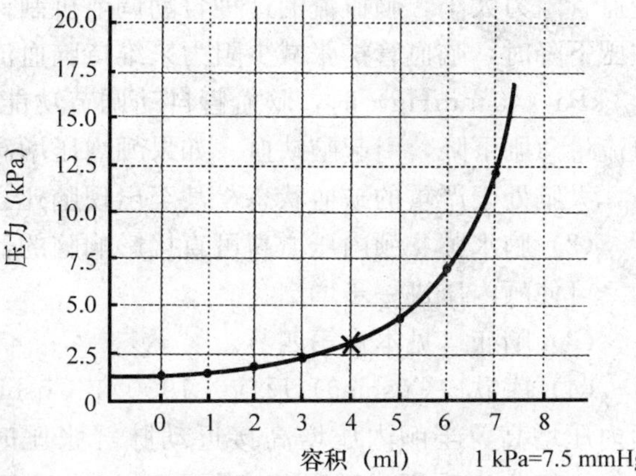

图 17-1 颅内体积/压力关系曲线

如体积/压力关系已达到×处，再增加体积，颅内压上升速度将明显增快（1 cmH_2O=0.098 kPa）

（3）病变部位 位于或接近脑室系统的病变，除了本身的占位效应外，还容易阻塞脑脊液循环通路造成脑室系统梗阻，引起梗阻性脑积水，颅内高压征象出现得早而且严重。颅内大静脉窦本身或附近的病变，早期可堵塞或压迫静脉窦或静脉，致使颅内静脉回流障碍或影响脑脊液吸收，使颅内压早期增高而引起症状。

（4）伴发脑水肿 很多颅内病变会引起脑水肿而使颅内压急剧增高，如脑脓肿、脑转移瘤、脑结核瘤和脑寄生虫等。

（5）全身系统性疾病 尿毒症、肝昏迷、毒血症、严重的缺氧、肺部感染、酸碱平衡失调、高热等都可继发脑水肿，引起颅内压增高。

2. 颅内压增高的后果

持续的颅内压增高，可以引起一系列中枢神经系统功能紊乱和病理变化，进而影响全身其他器官功能。

（1）脑血流量降低 正常情况下，脑灌注压（平均动脉压和颅内压的压差）维持脑血流量的稳定，正常成人每分钟约有 1200 ml 血液流进颅内，这种稳定是通过脑血管的自动调节功能而实现的，可以用以下公式表示：

$$\text{脑血流量（CBF）}=\frac{\text{平均动脉压（MAP）}-\text{颅内压（ICP）}}{\text{脑血管阻力（CVR）}}$$

上式中的平均动脉压－颅内压即为脑灌注压（CPP），正常的脑灌注压为 9.3～12 kPa

(70～90 mmHg)，脑血管阻力为0.16～0.33 kPa（1.2～2.5 mmHg)。血压和颅内压的升降决定脑灌注压的升降，脑灌注压的升降会伴有小动脉的扩张和收缩，通过小动脉的舒缩来改变血管阻力大小，脑血流的这种自动调节机制保证脑血流量的稳定。当颅内压增高引起脑灌注压下降时，脑血管扩张减少阻力来维持脑血流量不变。假如颅内压不断增高使灌注压低于5.3 kPa（40 mmHg）时，脑血管自动调节功能就会丧失，脑血管不能进一步扩张，导致脑血流量急剧下降，引起脑缺血。如果颅内压增高至接近平均动脉压时，颅内血流几乎完全停止，大脑处于严重的缺血状态，甚至出现脑死亡。

(2) 脑水肿　颅内压增高可直接影响脑的代谢和脑血流而产生脑水肿，水肿使脑体积增大又可使颅内压进一步增高。

(3) 脑疝　见本章第四节。

(4) 库欣（Cushing）反应　1900年Cushing用等渗盐水注入犬的蛛网膜下腔以造成颅内压增高，当颅内压增高接近动脉舒张压时，犬就出现血压升高、脉搏减慢、脉压差增大，继之出现潮式呼吸、血压下降、脉搏细弱、最终呼吸停止，随后心脏停搏而死亡。这一结果与临床现象相似。我们把颅内压增高引起的这种生命体征的改变（血压升高、脉搏减慢、脉压差增大和呼吸变慢而不规则）称为库欣（Cushing）反应或颅内高压危象三联征。

(5) 胃肠功能紊乱及消化道出血　颅内压增高可造成下丘脑自主神经中枢缺血而使其功能紊乱，或导致消化道黏膜血管收缩，引起呕吐、胃及十二指肠出血、溃疡和穿孔等。

(6) 神经源性肺水肿　大约有5%～10%的急性颅内压增高病例，颅内压增高压迫下丘脑或延髓，导致α-肾上腺素能神经活性增强，使血压反应性增高，加重左心室负荷，引起肺水肿。临床表现为呼吸急促、痰鸣，并有大量泡沫状血性痰液。

三、颅内压增高的临床表现及诊断

(一) 颅内压增高的类型

1. 依据颅腔内压力增高的部位不同分类

(1) 弥漫性颅内压增高　颅腔内各部位和各腔隙间压力均匀升高，各腔之间不存在明显的压力差，不引起脑组织明显移位。常见于弥漫性脑膜脑炎、弥漫性脑水肿、交通性脑积水等。

(2) 局灶性颅内压增高　颅内局灶性占位性病灶使周围或颅内某一腔隙压力增高，造成颅内各腔间存在压力差，这个压力差使周围脑组织移位，特别是脑室、脑干及中线结构移位，移位牵拉血管致使脑血管调节作用丧失或血管痉挛，造成上述重要结构的缺血性损害，这种损害恢复较慢或不能完全恢复。

2. 依据病变进展的快慢不同分类

(1) 急性颅内压增高　常由急性颅脑损伤并发的颅内血肿或脑水肿、高血压性脑出血等急性颅脑疾病引起。病情进展迅速，临床症状和体征变化快而且重，处理不及时很快危及生命。

(2) 亚急性颅内压增高　常由发展较快的颅内恶性肿瘤、转移瘤和各种炎症引起。临床症状和体征变化较慢，有时表现不明显。

(3) 慢性颅内压增高　常由生长缓慢的颅内良性肿瘤、慢性硬膜下血肿等引起。病情发展较慢，时好时坏，或长期无颅内压增高的表现。

(二）颅内压增高的临床表现

代偿期颅内压正常或有时稍高，可以没有临床表现，随着代偿功能的耗尽，患者逐渐出现头痛、呕吐和视神经乳头水肿的颅内高压“三主征”和其他的表现。

1. 头痛 是颅内压增高最常见的症状。头痛的程度各不相同，多在额部和颞部，早晨和晚间较重，随着颅内压的增高而头痛进行性加重。凡是可引起颅内压增高的因素均可诱发或加重头痛，如用力、弯腰、咳嗽等。

2. 恶心、呕吐 常在头痛加重或剧烈时出现恶心、呕吐，呕吐多发生在清晨或饭后，呈喷射状。小儿常以呕吐为首发症状。

3. 视神经乳头水肿 是颅内压增高的重要客观体征，表现为视神经乳头充血、边缘模糊不清、中央凹陷消失、视盘隆起和静脉怒张。早期视力无明显减弱。若视神经乳头水肿长期存在，则可继发视神经萎缩，表现为视盘颜色苍白、视野向心性缩小、视力减退，甚至失明。约60%～90%的颅内压增高患者出现视神经乳头水肿。

4. 意识障碍和生命体征变化 颅内压增高的程度不同，意识障碍表现程度也不同。早期可出现嗜睡，进而昏睡，发生脑疝后则表现为浅昏迷，甚至深昏迷，伴有瞳孔散大，对光反射消失。随着意识障碍加重，可出现库欣反应，表现为血压升高，脉搏缓慢、呼吸不规则、体温升高。最终因呼吸循环衰竭死亡。

5. 小儿的特殊表现 小儿患者可有头皮和额眶部浅静脉扩张、头颅增大、颅缝增宽和分离、前囟饱满隆起。头颅叩诊时呈破罐音。

(三）颅内压增高的诊断

诊断应首先确定是否有颅内压增高，当病人出现头痛、呕吐、视神经乳头水肿三主征，小儿出现反复呕吐、头围迅速增大、颅缝分离和前囟饱满隆起时，基本可诊断为颅内压增高。不同原因引起的颅内高压有其相应的局灶性症状和定位体征。依据临床表现，进行相应的辅助检查多可明确诊断。

1. 电子计算机X线断层扫描（CT） CT是诊断颅内占位性病变的首选检查，它不仅能对大多数占位病变作出定位诊断，而且有助于定性诊断。可以显示脑挫裂伤的部位和范围。对脑积水病人可显示积水程度。

2. 磁共振成像（MRI） 除了可以对颅内病变进行精确的定位诊断和较为可靠的定性诊断外，还能准确地显示脑室扩张程度及脑脊液通路阻塞部位、脑水肿的部位和范围、脑组织和中线结构移位的程度、脑池受压闭塞及脑疝的情况。

3. 数字减影血管造影（DSA） 主要用于自发性蛛网膜下腔出血的病因诊断，如颅内动脉瘤、脑血管畸形等。对于占位性病变，除了可以提供病变血供的信息外，还可通过血管移位，间接地反映病变部位和脑组织移位的程度。

4. 头颅X线平片 缓慢进展的颅内压增高，尤其是小儿患者，头颅平片可表现为颅缝分离或增宽、脑回压迹增多、蝶鞍扩大和后床突脱钙等改变。有些肿瘤平片上可显示出钙化影，如颅咽管瘤、胶质瘤等。

5. 腰椎穿刺 腰椎穿刺可测定颅内压，并可留取标本进行脑脊液常规及生化检查，但颅内压过高时腰椎穿刺可诱发脑疝，除颅内感染性疾病必须检查外，应慎重进行。

四、颅内压增高的治疗

（一）一般处理

颅内压增高的病人，应留观严密观察神志、瞳孔、血压、呼吸、脉搏及体温变化，有条件可行颅内压监测，以指导治疗。对体弱或意识不清的病人，及时吸出痰液，必要时行气管切开，保持呼吸道通畅。吸氧有助于降低颅压。频繁呕吐者应禁食，采取头侧位防止吸入性肺炎。视病人的饮食情况，适量补充液体和电解质，保持水、电解质平衡。补液量应以出入平衡为度，过度补液会加重颅内高压。便秘者用缓泻剂通便，禁用灌肠，因为用力排便和灌肠可使颅内压骤然增高而诱发脑疝。躁动不安者可使用镇静剂，但不能用吗啡和哌替啶等能抑制呼吸的药物。

（二）病因治疗

颅内压增高最根本的治疗是去除病因，针对病因采取相应的措施，如颅内占位病变切除术和血肿清除术等。脑积水者行脑脊液分流术。急性颅内压增高伴脑室扩大暂不能手术者或脑疝病人可行短暂脑室穿刺外引流术，不伴脑室扩大又不能立即去除病因者，可先行减压术，待以后进一步治疗。

（三）降低颅内压治疗

1. 脱水　脱水是降低颅内压的主要措施。高渗性脱水药是目前应用最广泛，疗效最好且安全的脱水药，它可以提高血浆渗透压，增大血浆与脑脊液、脑组织的渗透压差，使小分子物质从脑组织转移到血浆中。常用的药物有：20%甘露醇 125～250 ml，快速静脉滴注，每日 2～4 次。肾功能有障碍的病人应注意肾功能损害；甘油果糖注射剂 250 ml 静脉滴注，每日 2～3 次，该药肾毒性小，适用于长时间应用脱水剂者。

利尿剂也有脱水降压作用，常和高渗性脱水药联合使用。常用的药物有：呋塞米（速尿）20～40 mg，肌内或静脉注射，每日 1～2 次；氢氯噻嗪 25～50 mg，口服，每日 3 次，长期服用者应注意补钾；乙酰唑胺 250 mg，口服，每日 3 次。

另外 20%人血清蛋白 20～40 ml 静脉注射，可提高血浆胶体渗透压，减轻脑水肿。

2. 激素应用　糖皮质激素具有抗脑水肿作用。常用地塞米松 5～10 mg 静脉或肌内注射，每日 2～3 次；氢化可的松 100 mg 静脉注射，每日 1～2 次；醋酸泼尼松 5～10 mg，口服，每日 1～3 次。

3. 辅助过度换气　是控制急性颅内压增高的有效方法，可增加体内 CO_2 的排出，当动脉血的 CO_2 分压每下降 1 mmHg 时，脑血流量递减 2%，从而降低颅内压。

4. 亚低温疗法或冬眠低温疗法　通过降低脑的新陈代谢减少脑组织氧耗量，防止脑水肿发生和进展。

5. 巴比妥疗法　大剂量异戊巴比妥钠或硫喷妥钠注射，可降低脑的代谢，改善脑循环，抑制脑脊液产生，从而降低颅内压。要达到上述治疗目的，巴比妥用量近乎达中毒剂量，因此需要在严密的药物浓度监测下用药。

（四）抗生素应用

颅内感染性疾病要根据药敏试验选用敏感的抗生素，而且需要联合用药。非颅内感染性疾病应选用广谱抗生素预防肺部、尿路和术后感染。

第二节 脑 疝

当颅腔或颅内某分腔发生病变时，颅腔或分腔的压力大于脊髓腔或邻近分腔，使脑组织从高压力区通过各腔之间的硬膜孔道向低压力区移动，甚至挤入孔道，推移和压迫孔道中的脑干组织、血管和脑神经等重要结构，从而引起一系列严重的临床症状和体征，这就被称为脑疝。

一、脑疝的解剖学基础

颅腔被小脑幕分为幕上腔和幕下腔，两腔之间借小脑幕切迹裂孔相通，幕下腔容纳脑桥、延髓及小脑，中脑通过小脑幕切迹裂孔，其外侧面与幕上的颞叶的钩回、海马回相邻。动眼神经自大脑脚发出后越过小脑幕切迹走行在海绵窦的外侧壁（图 17-2）。幕上腔被大脑镰分隔成左右两分腔，各容纳左右大脑半球。颅腔与脊髓腔借枕骨大孔相通，延髓下端通过此孔与脊髓相连，小脑蚓椎体下部两侧的小脑扁桃体位于延髓下端的背侧，其下缘与枕骨大孔后缘相对。

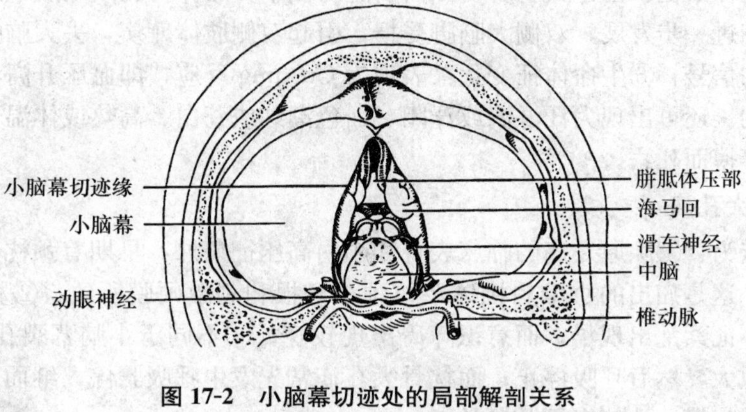

图 17-2 小脑幕切迹处的局部解剖关系

（由小脑幕下向上看时所见的情况）

二、脑疝的病因及分类

颅内任何疾病引起严重颅内压增高，在颅内各腔间或颅腔与椎管间压力不均匀时，均可发生脑疝。常见的原因有：①颅脑损伤所致的各类颅内血肿和严重的脑挫裂伤；②各种颅内肿瘤尤其是颞叶肿瘤和颅后窝的肿瘤；③严重的颅内感染疾病和脑脓肿；④颅内寄生虫病；⑤颅内压增高的病人行腰穿放出过多脑脊液或过快放出脑脊液。

临床上最常见以下三类脑疝：①小脑幕切迹疝，又称颞叶钩回疝；②枕骨大孔疝，又称小脑扁桃体疝；③大脑镰下疝，又称扣带回疝。

三、脑疝的病理

小脑幕切迹疝是颞叶的海马回、钩通过小脑幕切迹挤入小脑幕裂孔中，挤压同侧动眼神经使之麻痹。挤压中脑内网状结构和大脑脚，使其血管痉挛或断裂，造成脑干缺血、出血，引起昏迷和对侧偏瘫。挤压大脑后动脉可使枕叶皮层缺血坏死。

枕骨大孔疝是小脑扁桃体挤入枕骨大孔中，挤压腹侧的延髓下端，使之缺血或出血，致使延髓呼吸心跳中枢功能衰竭，引起呼吸骤停，继而心搏停止。小脑幕裂孔和枕骨大孔的间隙被挤入的脑组织堵塞，都可引起脑脊液循环通路受阻，导致脑积水而进一步加重颅内高压，使病情迅速恶化。

四、脑疝的临床表现

不同类型的脑疝因挤压损害的脑重要结构不同而各有其临床特点，分述如下：

（一）小脑幕切迹疝

其临床特点为：①多发生于幕上一侧的占位病变，有相应的病史和定位征象；②颅内压增高的表现：如进行性加重的剧烈头痛、频繁呕吐、烦躁不安。急性颅内压增高者可无视神经乳头水肿；③意识障碍：由于中脑网状结构损害，意识障碍逐渐加重，由嗜睡、朦胧、浅昏迷到深昏迷；④瞳孔散大：脑疝初始动眼神经受刺激导致患侧瞳孔缩小，对光反射迟钝，脑疝加重后，动眼神经受压迫而麻痹，出现患侧瞳孔散大，直接和间接对光反射消失，这是小脑幕切迹疝最重要的体征。晚期脑干内动眼神经核受压损害后，双侧瞳孔散大固定，对光反射消失；⑤锥体束征：由于大脑脚受压而引起对侧半身肢体力弱或瘫痪，肌张力增高，出现病理征。脑疝进一步发展，双侧大脑脚受损，引起双侧肢体瘫痪，去大脑强直发作，这是脑干严重受损的信号；⑥生命体征变化：表现为Cushing反应，即血压升高、心率变缓、呼吸变慢而不规则。还可出现大汗淋漓或汗闭、面色潮红或苍白、高热或体温不升。到晚期呼吸停止，心脏停搏而死亡。

（二）枕骨大孔疝

其临床特点为：①除原发病的临床表现和颅内高压征象外，早期有颈枕部疼痛，颈项强直，强迫头位。这是疝出的小脑扁桃体牵拉颈神经根和刺激硬膜所致；②相对小脑幕裂孔疝，病人生命体征紊乱出现早，而意识障碍出现较晚；③不同于小脑幕裂孔疝，先是昏迷，随后一侧瞳孔散大，然后呼吸停止；而枕骨大孔疝常先发生呼吸骤停，继而昏迷、双侧瞳孔散大，随后心脏停搏，致使来不及抢救。

五、脑疝的处理

脑疝是由于急剧的颅内压增高引起的，处理不及时会立即导致病人死亡，即便维持了生命也会遗留严重的后遗症。因此在确诊脑疝的同时，必须采取以下急救措施：

1. 立即经静脉快速滴注20%甘露醇250 ml，以缓解病情，为进一步治疗争取时间，如效果不好可追加250 ml甘露醇或静脉滴注20 mg地塞米松。

2. 保持呼吸道通畅，维持正常呼吸，对呼吸停止者立即行气管插管，辅助呼吸。

3. 有脑积水者立即行脑室穿刺，放置外引流，暂缓病情。

4. 通过上述措施争取时间后，立即处置原发病，去除病因。如手术清除血肿，手术切除肿瘤，或行脑脊液分流术等。

5. 不能完全去除病因的，立即行减压手术。

小结

本章主要内容是颅内压增高症的病因、病理生理变化、颅内压增高的临床表现。重点内容包括颅内压增高的诊断、治疗原则。难点内容包括脑疝的诊断，枕骨大孔疝与小脑幕切迹疝的鉴别，脑疝的治疗原则。

思考题

1. 颅内压增高的后果和主要表现是什么？
2. 引起颅内压增高的常见病因有哪些？
3. 枕骨大孔疝的特点是什么？

（新疆医科大学　栾新平　张掖医学高等专科学校　付林海）

第十八章 颅脑损伤

学习目标

1. 掌握颅骨骨折的临床表现、诊断和治疗原则，颅内血肿（特别是硬膜外血肿）的临床表现、鉴别诊断和诊断方法。

2. 熟悉原发性脑损伤的发病机理、临床表现、诊断和治疗原则。

3. 了解颅内血肿的治疗原则。

第一节 概 述

外界暴力作用于头颅而引起的损伤称为颅脑损伤。常见于交通事故、工程事故、地震灾害、暴力打击和火器伤等。依据受伤的部位不同分为头皮损伤、颅骨损伤和脑损伤。可单独发生，也可合并存在，也常与身体其他部位损伤复合存在。急危重病人多，致残率和死亡率高。

一、颅脑损伤的分类

颅脑损伤的分类方法较多，常用的有以下几种。

（一）依据颅脑损伤后颅腔是否与外界相通分类

分为开放性颅脑损伤和闭合性颅脑损伤。

（二）依据颅脑损伤的部位和病理改变进行分类

1. 头皮损伤　包括：①头皮擦伤；②头皮裂伤；③头皮血肿；④头皮撕脱伤。

2. 颅骨损伤　包括：①颅盖骨折；②颅底骨折。

3. 脑损伤　分为原发性脑损伤和继发性脑损伤，原发性脑损伤包括：①脑震荡；②脑挫裂伤；③原发性脑干损伤；④丘脑下部损伤；⑤弥散性轴索损伤。继发性脑损伤包括：①脑水肿；②颅内血肿；③继发性脑干损伤。

4. 火器损伤　包括：①穿通伤；②非穿通伤。

（三）依据昏迷的程度和患者的反应分类

1974 年英国 Teasdale 和 Jennett 提出了格拉斯哥昏迷评分法（Glasgow Coma Scale，GCS）。按检查时病人的睁眼、言语和运动 3 项反应程度进行评分（表 18-1）。总分为 15 分，最低分为 3 分，评出的总分越低，意识障碍越重。然后又按 GCS 评分多少和伤后昏迷时间长短，将伤情分为轻、中、重、特重 4 型。

表 18-1　格拉斯哥昏迷评分法

睁眼反应	计分	言语反应	计分	运动反应	计分
自动睁眼	4	回答正确	5	遵嘱活动	6
呼唤睁眼	3	回答错乱	4	刺痛定位	5
刺痛睁眼	2	语句不清	3	躲避刺痛	4
无反应	1	只能发音	2	刺痛肢体屈曲	3
		无反应	1	刺痛肢体伸直	2
				无反应	1

1. 轻型　13～15 分，伤后昏迷在 30 min 以内。
2. 中型　9～12 分，伤后昏迷时间为 30 min 至 6 h。
3. 重型　6～8 分，伤后昏迷在 6 h 以上或在伤后 24 h 内意识恶化再次昏迷 6 h 以上者。
4. 特重型　3～5 分，伤后持续昏迷。

二、闭合性颅脑损伤的致伤机制

颅脑损伤是外界暴力作用于头部而引发的，作用于头部的致伤物不同、暴力的大小不同和头部位置及身体的姿势不同，可引发不同类型的损伤。锐器或火器等直接作用于头部，造成头皮、颅骨、硬脑膜和脑组织的损伤，或头颅受到碰撞或挤压等，引起颅腔瞬间变形，致使颅底骨破裂并撕破硬脑膜，引起脑脊液漏或伴脑组织外溢，这类损伤称之为开放性颅脑损伤。头颅外伤未致硬脑膜破裂，无脑脊液漏，称之为闭合性颅脑损伤。头部和身体其他部位与暴力相互接触的方式不同，损伤头颅的机制也不同，会引起不同部位和不同性质损伤。

（一）直接暴力损伤

直接暴力是指直接作用于头部而引起颅脑损伤的外力，头部有着力点，依据着力部位和暴力作用方式的不同，分为加速性损伤、减速性损伤和挤压性损伤。

1. 加速性损伤　外力直接作用于相对静止的头部而造成的损伤称加速性损伤。损伤机制有以下两种：①当暴力较强或致伤物为锐器时，直接导致头皮裂伤、颅骨凹陷性骨折并挫伤脑组织，锐器甚至穿透头皮和颅骨，直接损伤脑组织。②当致伤物为钝物时，着力部位的颅骨因受力产生瞬间的局部凹陷变形或凹陷的颅骨回弹产生负压，使其深面的脑组织受到冲击或负压吸引而受伤。

2. 减速性损伤　运动的头部突然撞到静止的物体上，致使头颅瞬间由动态转变为静态而造成的损伤称为减速性损伤。其机制是头颅受暴力后，首先造成受力部位的脑损伤，称为冲击伤。接着脑组织因惯性作用而撞向着力点对侧的颅腔内壁而损伤，称为对冲伤（图 18-1）。由于颅底凹凸不平，对冲伤常因枕部着地而发生在额极、颞极及其脑底面。

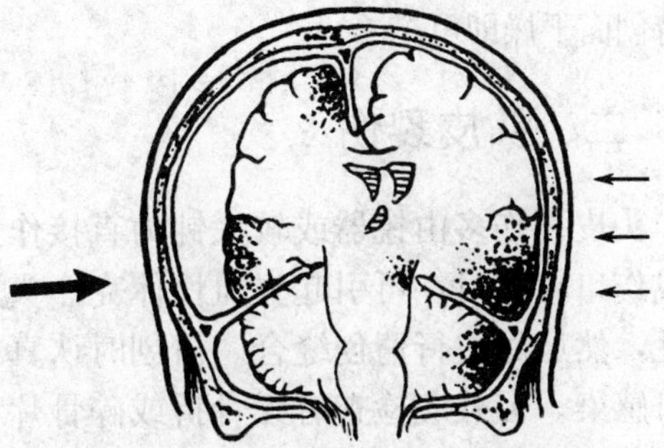

图 18-1　头部做减速运动时的脑损伤

3. 挤压性损伤　头颅被外力作用后挤压在外力与稳定的物体之间或被两侧相对的外力

挤压而引起的损伤称为挤压性损伤。

（二）间接暴力损伤

间接暴力是指着力点不在头部，暴力作用于身体的其他部位后外力传递至头部而引起的颅脑损伤。

1. 挥鞭样损伤 头部在加速或减速运动中，头颅与躯干向相反方向运动，导致颅颈交界处损伤称为挥鞭样损伤。

2. 颅脊联合伤 身体自高处坠落后下肢或臀部着地，重力沿着脊柱向上传递到颅颈交界处，引起颅底骨和脑的损伤称为颅脊联合伤。

3. 胸部挤压伤 是因胸部受到瞬间大力挤压，骤然升高的胸腔压力致使上腔静脉血液逆行注入颅内，使颅内静脉窦甚至毛细血管内压力瞬间升高，引起血管壁的损伤。

（三）继发性脑损伤

原发性脑损伤是指暴力作用于头部或身体其他部位后传导至头部时即刻引起的脑组织损伤，有脑震荡、脑挫裂伤、原发性脑干损伤等。继发性脑损伤是指受伤一定时间后，由原先的损伤引发和加重的脑组织损伤，主要有脑水肿、颅内血肿和继发性脑干损伤。原发性脑损伤的症状和体征一般是在受伤当时即出现，并且不继续加重。如果伤者症状和神经功能障碍进行性加重，或者出现新的症状和体征，均为继发性脑损伤所致。严密观察病情变化，区分和发现继发性脑损伤非常重要，原发性脑损伤的预后主要取决于原发损伤的轻重，除颅骨凹陷外，一般无需手术。继发性脑损伤病情变化快，不及时处理或手术，常会引起严重的不良后果，甚至危及生命。

第二节 头皮损伤

头皮由皮肤、皮下组织、帽状腱膜层、帽状腱膜下层和颅骨骨膜组成（图 18-2）。头皮损伤有多种类型，不同的类型处理原则和方法不同。

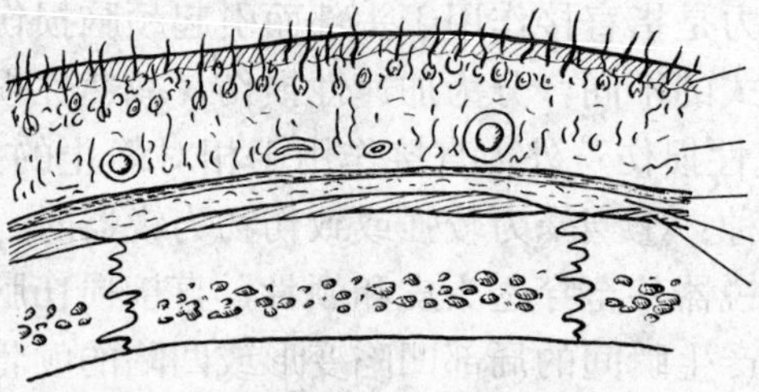

图 18-2 头皮各层示意图

一、头皮擦伤

头皮擦伤仅限于头皮表层，创面不规则，可有少量的渗液或渗血。一般不需特殊处理。创面大、渗血多的剪除局部头发，清洁消毒创面后外涂皮肤消毒液，暴露并保持创面干燥即可。

二、头皮裂伤

头皮裂伤多由锐器或较大钝力直接作用所致。由于头皮血管丰富，出血较多，处理不及时或伤口较大时，可引起失血性休克。头皮裂伤急救处理主要是止血。最常用的方法是加压包扎，然后尽快行清创缝合。清创时认真检查伤口深处有无异物，异物应彻底清除以防引发伤口感染。另外应检查有无骨折或碎骨片，如有脑脊液漏或脑组织外溢，应按开放性脑损伤处理。头皮血供丰富，一期缝合时限可延长至 24 h。

三、头皮撕脱伤

头皮撕脱伤多因留有长发的妇女不慎将发辫卷入转动机轮，将大块头皮自帽状腱膜下层或连同颅骨骨膜撕脱所致。可导致失血性或疼痛性休克。治疗上首先应压迫止血，防止休克。然后清创，在抗感染的前提下，行中厚皮片植皮术。对骨膜已撕脱者，需在颅骨外板上多处钻孔至板障，待肉芽组织长满后植皮。技术和条件允许时，可行头皮小血管吻合，原位缝合头皮。

四、头皮血肿

头皮血肿多因钝器伤所致，按血肿出现于头皮内的不同层次，可分为头皮下血肿、帽状腱膜下血肿和骨膜下血肿三种。

（一）头皮下血肿

血肿位于皮肤层与帽状腱膜层中间，体积小，疼痛显著，有时因血肿周围组织肿胀隆起，中心反而凹陷，易误认为凹陷性骨折，需用X线摄片鉴别。头皮下血肿1～2周内可自行吸收，无需特殊治疗。

（二）帽状腱膜下血肿

由该层内小血管撕裂引起。由于帽状腱膜下为疏松结缔组织，血肿可蔓延至整个帽状腱膜下层，血肿触之柔软，有波动感。小儿可导致贫血或休克。

较小的血肿可采用局部加压包扎，防止血肿扩大并待其自行吸收。巨大血肿应在严格的皮肤消毒下，分次穿刺抽吸后加压包扎。应尽量少穿刺，以防感染。

（三）骨膜下血肿

骨膜下血肿多见于颅骨骨折和产伤之后。血肿局限于某一颅骨范围之内，不跨越颅缝。应在严格皮肤准备和消毒情况下行血肿抽吸，一般1～2次即可恢复。婴幼儿骨膜下血肿，时间较长会有钙盐沉着，形成骨性包膜，难以消散，因此，婴幼儿血肿应及时抽吸，在密切观察下加压包扎。

第三节　颅骨损伤

颅骨损伤表现为颅骨骨折，是指颅骨受暴力作用所致的颅骨结构改变。颅骨骨折提示伤者受暴力较重。临床上应注意有无并发脑膜、血管、脑神经和脑损伤。颅骨骨折按骨折部位可分为颅盖骨折和颅底骨折。按骨折形态又可分为线形骨折、凹陷性骨折和粉碎性骨折。按骨折处是否与外界相通，分为开放性骨折和闭合性骨折。

一、颅盖骨折

（一）线形骨折

颅盖部线形骨折无特殊临床表现，主要靠X线摄片确诊。

单纯的线形骨折不需要特殊处理，但应注意有无并发脑膜、血管和脑组织的损伤，特别是骨折线通过脑膜中动脉和静脉窦时，应警惕硬膜外血肿的发生，受伤早期需要严密观察和多次CT复查。

（二）凹陷性骨折

凹陷性骨折好发于额骨和顶骨，多数为全层凹陷，少数仅为内板凹陷。成人凹陷性骨折多为粉碎性骨折，婴幼儿可呈“乒乓球”样凹陷骨折。除拍摄头颅正侧位片外，还应拍切线位片显示凹陷的深度。CT扫描可全面了解骨折情况，并可了解有无并发脑损伤和继发颅内出血。

手术适应证包括：①合并脑损伤或大面积骨折陷入颅腔，引起颅内压增高，CT示中线结构移位，有可能发生脑疝者，应行急诊开颅去骨瓣减压术；②因骨折片压迫脑重要部位引起神经功能障碍，如偏瘫、癫痫等，应行骨折片复位或取除手术；③在非功能部位的小面积凹陷骨折，无颅内压增高，深度超过1 cm者，为相对适应证，可择期手术；④位于大静脉窦处的凹陷骨折，如未引起神经体征或颅内压增高，即使凹陷较深，也不应手术。如要手术，术前和术中都需做好处理大出血的准备。

（三）粉碎性骨折

粉碎性骨折多由较大暴力引起，颅骨骨折成游离骨片，骨折片可刺入脑组织中。手术应清除骨片，缝合或修补硬脑膜。

（四）开放性骨折

开放性骨折可分为单纯头皮、颅骨开放和头皮、颅骨及颅腔开放。伤口内常有异物或碎骨片，应彻底清创。线形骨折在没有严重污染时，将头皮分层缝合即可。有严重污染时，应将骨折边缘部分的骨质咬除，以防感染。凹陷性骨折先行头皮彻底清创，视需要再复位凹陷的骨折。如为与颅腔相通的开放性骨折，在彻底头皮清创后，清除全部的碎骨片，然后严密缝合或修补硬脑膜，以防颅内感染。

二、颅底骨折

颅底骨折绝大多数都是由颅盖部骨折线延伸至颅底而致。也可因挤压和间接暴力所致。由于骨折线经常累及副鼻窦、颞骨岩部或乳突气房，使颅腔和这些窦腔相通而形成隐形开放性损伤，引起颅内感染。颅底骨折按部位分：

（一）颅前窝骨折

颅前窝骨折常累及眶顶和筛骨，出血可经鼻孔流出，或淤滞于眶内、眶周皮下及球结膜下形成淤血斑，称为“熊猫眼征”。骨折处脑膜撕破时，脑脊液经额窦和（或）筛窦由鼻孔流出称为脑脊液鼻漏，空气可也经漏口逆行进入颅腔内形成颅内积气。筛板及视神经管骨折损伤嗅神经和视神经，可引起嗅觉障碍和失明。骨折累及眶上裂损伤动眼神经，可引起眼运动障碍。

（二）颅中窝骨折

颅中窝骨折累及蝶窦时，血液和脑脊液可经蝶窦由鼻孔流出。累及颞骨岩部同时又有脑膜和骨膜破裂时脑脊液经中耳由鼓膜裂孔流出形成脑脊液耳漏。如鼓膜完整，脑脊液可经咽鼓管流到鼻咽部，再从鼻孔漏出。此外也常合并第Ⅶ或Ⅷ脑神经损伤，引起面瘫和听力障碍。如骨折累及蝶骨和颞骨内侧可伤及脑垂体和第Ⅱ、Ⅲ、Ⅳ、Ⅴ、Ⅵ对脑神经。如骨折伤及颈内动脉海绵窦段，可形成外伤性颈内动脉海绵窦瘘，表现为搏动性突眼和颅内杂音。破裂孔或颈内动脉管处骨折引起颈动脉破裂，则发生致命性的鼻出血和耳出血。

（三）颅后窝骨折

颅后窝骨折累及颞骨岩部后外侧时，多在伤后1～2天出现乳突部皮下淤血（Battle

征）。累及枕骨大孔周围时可在伤后数小时出现枕下部肿胀和颈后皮下淤血。骨折累及枕大孔或岩部后缘，可损伤后组脑神经（第Ⅸ～Ⅺ对脑神经）而出现声音嘶哑、吞咽困难等症状。

颅底骨折主要依据临床表现来诊断，表现为相应部位的皮肤黏膜瘀血斑、脑神经损伤和脑脊液漏等。颅骨X线平片检查阳性率仅为30%～50%。CT扫描时，通过调节窗宽和窗距，可显示骨折线，CT可显示颅内积气、副鼻窦积液积血、眼眶和视神经管骨折和脑损伤等。

颅底骨折本身无需特殊治疗，重点是处理脑损伤、脑脊液漏和脑神经损伤等合并伤。耳鼻出血和脑脊液漏者，应按颅脑开放性损伤处理，切不可堵塞或冲洗耳鼻腔，也不宜行腰椎穿刺，以免引起颅内积气和逆行感染。取头高位卧床，尽量避免擤鼻、咳嗽和打喷嚏，同时预防应用抗生素。大多数漏口会在1～2周内自行愈合。持续1个月以上或伴颅内积气经久不消时，应及时手术，进行脑脊液漏口修补和封堵。对伤后视力减退，疑为视神经管骨折或血肿压迫视神经者，力争在12 h内行视神经减压术。颅内积气者，一般可在2～3周内完全吸收，不必处理。

第四节 脑损伤

一、脑震荡

脑震荡系由轻度脑损伤引起的临床综合征，其特点是头部外伤后短暂的意识丧失，逆行性遗忘和无任何神经系统缺损表现。

【病理】 脑组织无肉眼可见的病理变化。电镜下可见着力点处的神经细胞线粒体肿胀、神经元轴突肿胀和间质水肿。一般认为引起意识障碍是由于脑干网状结构短暂功能障碍。

【临床表现】

1. 短暂意识障碍　伤后立即出现，神志不清或完全昏迷，常为数秒钟或几分钟，一般不超过30 min。

2. 逆行性遗忘症　清醒后大多不能回忆受伤当时和伤前一段时间内的情况。

3. 其他表现　伤后短时间内可出现面色苍白、出汗、血压下降、心动徐缓、呼吸浅慢、肌张力降低、各种生理反射迟钝或消失等。此后可能出现头痛、头昏、恶心、呕吐等。这些症状多在数日内好转或消失，部分病人头痛等症状长时间存在。

4. 神经系统检查无阳性发现。

【诊断】 脑震荡诊断的依据是外伤史、典型的临床表现和神经系统检查阴性。

【治疗】 脑震荡无需特殊治疗。一般卧床休息7～14天，给予对症治疗，减少外界刺激，适当应用镇静剂即可。但伤后早期应严密观察病情变化。

二、脑挫裂伤

脑挫裂伤是脑挫伤和脑裂伤的统称。脑挫伤指脑组织遭受破坏较轻，软脑膜尚完整者；脑裂伤指软脑膜、血管和脑组织同时有破裂。二者常同时并存，不易区别，故合称为脑挫裂伤。

【病理】 脑挫裂伤主要发生在大脑皮质，多在暴力的着力点部和对冲部位，如额极、颞极及脑底面。小者如点状出血，大者呈紫红色片状。显微镜下，伤灶中央为出血块，四周为碎烂或坏死的皮层组织以及星茫状出血。脑挫裂伤早期的继发改变主要是脑水肿、血肿形成和外伤性蛛网膜下腔出血。中期，损伤部位出现修复性病理改变，病灶处有小胶质细胞增生，同时有星形细胞、少突胶质细胞增生。晚期，小的伤灶留下单纯瘢痕，巨大者则成为含有脑脊液的囊腔，颅内各层组织可发生粘连，形成外伤性癫痫的致痫灶。因外伤性蛛网膜下腔出血，脑组织与蛛网膜的广泛粘连，可形成外伤后脑积水。较重的脑挫裂伤伤后可出现脑萎缩，脑室相应扩大。

【临床表现】

1. 意识障碍　受伤当时立即出现。意识障碍的程度和持续时间与脑挫裂伤的程度、范围直接相关，绝大多数昏迷在半小时以上，严重者长期昏迷。挫裂伤范围小者，可不出现意识障碍。

2. 颅内压增高症状　脑水肿、血肿和外伤性蛛网膜下腔出血可引起头痛、恶心、呕吐，后者还可引起脑膜刺激征。可有生命体征变化，如血压偏高、脉搏加快，呼吸急促。如果血压升高，脉搏缓慢有力、呼吸深慢，则提示可能发生脑疝。

3. 局灶症状和体征　受伤当时立即出现与受伤灶相应的神经功能障碍的症状和体征。如运动区受伤出现肢体瘫痪、抽搐和锥体束征。语言中枢损伤出现失语等。发生于“哑区”的损伤，则无局灶症状和体征。

【诊断】 脑挫裂伤的诊断依据是外伤史、临床表现和超过 30 min 的昏迷史、颅内高压征象及局灶症状和体征，CT 检查为首选检查，可发现点片状高密度或高低密度混合病灶。CT 和 MRI 还能了解脑水肿的程度、有无蛛网膜下腔出血和颅内血肿、中线结构移位等情况。

三、脑干损伤

脑干损伤是指中脑、脑桥和延髓的损伤，分为原发性和继发性两类。前者指受伤当时直接伤及脑干，后者是指由于脑水肿、颅内血肿等引起颅内压增高诱发脑疝，推移压迫脑干使之受伤。

【病理】 原发性脑干损伤是直接外力作用致使脑干和周围结构发生撞击或脑干受压、牵拉、扭曲而受伤。以中脑被盖多见，轻者在脑干可见点状出血灶和局部水肿灶，重者可见脑干内神经结构断裂和片状出血灶，晚期形成软化灶。

【临床表现】

1. 意识障碍　昏迷系脑干网状结构受损，上行激活系统功能障碍所致。原发脑干损害病人，伤后立即昏迷，持续时间较长，如出现中间清醒期或中间意识好转期，则应考虑脑水肿或颅内血肿引起的继发性脑干损伤。

2. 瞳孔和眼球运动变化　中脑受损时眼球固定，瞳孔大小、形态变化无常，对光反射消失。脑桥受损时，可出现两侧瞳孔极度缩小，眼球同向凝视。

3. 去大脑强直　是中脑损伤的表现，头部后仰，双上肢过伸和内旋，双下肢也过伸，呈现角弓反张状态。去大脑强直开始为间断性，轻微刺激可诱发，后逐渐转为持续性。

4. 锥体束征　这是脑干损伤的重要体征之一，包括肢体偏瘫、肌张力增高、腱反射亢进、病理征阳性。

5. 生命体征变化　脑干损伤后生命体征变化出现早而且重。中脑和脑桥上端呼吸调节中枢受损伤时，引起呼吸节律的改变，如陈-施呼吸、抽泣样呼吸等。当延髓吸气和呼气中枢受损时，则发生呼吸停止。当延髓心血管中枢受损伤时，则不能维持血压和心跳。在一般情况下，呼吸停止早于心跳停止，在人工维持呼吸的情况下，心跳则可维持数日到数月，最后因心力衰竭而死亡。当脑干体温调节中枢受损伤后，可引起体温调节障碍，出现高热和体温不升。

6. 其他器官表现 脑外伤尤其是脑干损伤后，应激反应常引起上消化道出血。有些病人可出现顽固性呃逆。由于交感神经过度兴奋，引起体循环和肺循环阻力增高，导致神经源性肺水肿。

【诊断】 单纯原发性脑干损伤临床少见，常与其他类型脑损伤合并存在。从临床表现严格区分原发性和继发性脑干损伤是困难的。CT 和 MRI 是有效的检查手段，尤其是 CT 更为便利，可发现脑干内灶状出血，表现为点片状高密度影，脑干周边脑池消失。如果受伤后没有典型的继发性脑干损伤过程和表现，依据 CT 显示，可诊断为原发性脑干损伤。

四、丘脑下部损伤

丘脑下部是自主神经系统重要的皮质下中枢，与机体内脏活动、内分泌、物质代谢、体温调节以及维持意识和睡眠有重要关系。单纯性丘脑下部损伤较少，多与严重脑挫裂伤和脑干损伤伴发，因此丘脑下部损伤后临床表现多而且重，表现为：意识和睡眠障碍、循环和呼吸紊乱、体温调节障碍、水代谢紊乱、糖代谢紊乱和消化系统功能障碍。

丘脑下部损伤常与脑挫裂伤和脑干损伤同时伴发，临床表现复杂，如有下丘脑损伤的特殊征象，可考虑诊断。MRI 能显示下丘脑细小的损伤灶，诊断具有一定优势。

五、弥散性轴索损伤

是由于外力作用使脑扭曲变形、脑内产生剪切或牵拉，造成脑白质广泛性轴突损伤。病变可分布于大脑半球、胼胝体、小脑和脑干。显微镜下可见轴突断裂和结构改变。主要表现为伤后立即出现的较长时间昏迷和脑干受损的症状和体征。CT 扫描可见大脑皮质与髓质交界处、胼胝体、脑干、内囊和第三脑室周围多个点状或小片状出血灶。MRI 检出率更高。

六、开放性颅脑损伤

非火器伤或火器伤造成头皮、颅骨、硬脑膜和脑组织与外界相通的创伤统称为开放性颅脑损伤。与闭合性颅脑损伤相比，除了损伤原因和机制有差别外，治疗也不相同。

（一）非火器伤性开放性颅脑损伤

【病因和损伤机制】 受伤机制有两种，一种是利器如刀、斧、钉等所致开放性损伤，利器穿透头皮、颅骨和硬脑膜，进入脑内。伤口比较整齐，主要损伤着力部位组织，造成脑挫裂伤和引发颅内血肿。另一种是钝器如铁块、石块、棍棒等所致，砸烂头皮、颅骨和硬脑膜，损伤脑组织，伤口不整齐，除了损伤着力部位组织外，还有因惯性力所致的对冲性脑挫裂伤和血肿。

【临床表现】

1. 创伤局部表现 因致伤物不同，局部表现差别较大，伤口形状和大小不同，颅骨和脑组织损伤的范围也不一样。非火器性开放性颅脑损伤伤口一般出血较多，伤口中往往夹杂着头发、泥沙、碎石、玻璃等异物，有时可见脑脊液和脑组织外流。

2. 局灶症状和体征 依据受伤的部位不同，有相应表现，如肢体瘫痪、感觉障碍、失语、偏盲等。

3. 其他脑损伤表现 依据脑受伤程度不同，有不同程度的意识障碍，一般钝器伤意识障碍比锐器伤重。当颅内压增高并引发脑疝时，可有头痛、恶心、呕吐和生命体征变化。开放性损伤由于脑脊液及坏死液化脑组织从伤口溢出，可在一定程度上缓解颅内压的增高。

4. 失血 开放伤口处理不及时可引起大量失血，尤其是伤口较大者，可引起失血性休克。

【诊断】 通过检查头部伤口，有脑脊液和脑组织溢出，诊断不困难。辅助检查如X线平片和CT扫描，能提供骨折的类型和范围、脑损伤范围和程度、有无颅内血肿、有无异物和碎骨片、脑水肿等信息，为手术提供参考。

（二）火器所致开放性颅脑损伤

火器损伤多为开放性颅脑损伤，在战时常见。除具有非火器所致的开放性颅脑损伤的特征外，还具有弹片或弹头所形成弹道伤的特点。

【分类】 有切线伤、盲管伤、贯通伤、颅内反跳伤和颅外反跳伤（图18-3）。

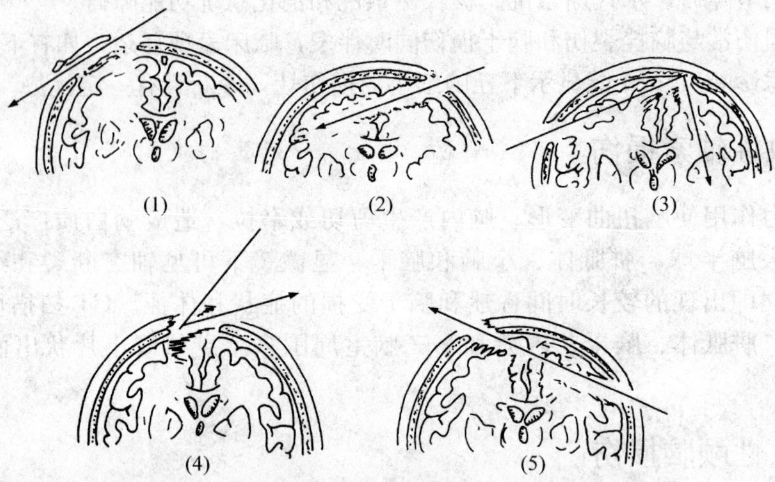

图18-3 火器所致开放性脑损伤的几种不同形式

（1）切线伤；（2）盲管伤；（3）颅内反跳伤；（4）颅外反跳伤；（5）贯通伤

【病理和损伤机制】 高速的弹片或弹头穿通硬脑膜后，在脑内形成伤道，其病理改变为：①原发性伤道区：指伤道中心区，内含有毁损和液化的脑组织碎块、血块、碎骨片、头发、泥沙、弹片和弹头等。碎骨片常位于伤道近端，弹片或弹头常在伤道远端。伤道周围可形成血肿。②伤道外围脑挫裂伤区：是由于高速投射物在穿过颅腔瞬间，在脑内形成暂时性空腔，产生超压现象，冲击波向周围脑组织传递，使脑组织瞬间承受高压和相继而来的负压作用而引起挫伤。病理征象为点状出血和脑水肿带。③脑挫裂伤区周围脑震荡区：脑组织在肉眼和光镜下无明显病理改变，但可出现暂时性功能障碍。

【临床表现】

1. 意识障碍　其发生率和严重程度与投射物的能量大小有关，枪弹伤时，枪弹能量以压力波形式广泛作用于脑组织，常累及下丘脑和脑干，伤后意识障碍程度重。

2. 生命体征变化　伤后多数立即出现呼吸、脉搏、血压变化。伤及脑干时，可在早期发生呼吸缓慢或间歇性呼吸、脉搏缓慢或细速、脉律不齐、血压下降等中枢衰竭征象。如果伤后呼吸慢而深、脉搏慢而有力、血压升高是颅内压增高引发脑疝所致，提示有颅内血肿。伤口大量出血，可引起失血性休克。

3. 颅内压增高　早期多因颅内血肿和脑水肿引起颅内压增高。晚期多因颅内感染、脑脊液循环受阻所致。表现为头痛、呕吐、视神经乳头水肿和视物模糊。

4. 局灶性症状和体征　因损伤部位不同而表现为肢体瘫痪、失语、感觉障碍、癫痫发作和脑神经麻痹等。

【诊断】　应用头颅X线平片和CT检查，迅速明确脑损伤的部位和范围，伤道的走向和其与重要结构的关系，颅内异物性质、数目及存在部位，有无颅内血肿及脑水肿的程度等。晚期了解有无脑脓肿的发生及发生部位。

第五节　外伤性颅内血肿

颅内血肿是颅脑损伤最危重的继发病变，其发生率占闭合性颅脑损伤的10%左右，重型颅脑损伤中有半数并发颅内血肿，其主要威胁是引发脑疝而危及生命。颅内血肿按症状出现的时间分为：特急性血肿（3 h以内）、急性血肿（3 h至3 d以内）、亚急性血肿（3 d至3周以内）和慢性血肿（3周以上）。另有首次CT检查阴性，复查CT时血肿出现，称为迟发性血肿。根据血肿所在的解剖部位不同分为：硬膜外血肿、硬膜下血肿和脑内血肿。因特殊部位的血肿有其特殊的表现和不同的处理方法，血肿又分为：脑干血肿、基底节血肿、脑室内血肿、颅后窝血肿、多发性血肿和横窦沟微型硬膜外血肿。

一、硬脑膜外血肿

【病理和形成机制】　硬脑膜外血肿的形成与颅骨损伤密切相关，颅骨骨折和瞬间的变形撕破位于颅骨内侧面硬脑膜上的动脉、静脉窦或颅骨板障出血，血液积聚与颅骨和硬脑膜之间，随着血肿增大，撕破更多的小血管使之出血，形成更大血肿。由于颅盖部的硬脑膜与颅骨附着不紧，易于分离，而颅底部有诸多孔道，孔道中的血管神经和骨嵴处硬膜皱折牵拉，硬膜与颅底附着紧密，所以硬脑膜外血肿多见于颅盖部。脑膜中动脉是硬脑膜血供的最大一支动脉，在颞部翼点处走行于脑膜中动脉沟和翼管之中，颞部颅骨菲薄，受力后易发生骨折，颞部骨折极易撕破该动脉，因此脑膜中动脉出血是引起硬膜外血肿最常见的原因，硬膜外血肿也多位于颞部。引起颅内压增高与脑疝所需的出血量依据出血的速度，受力时硬膜与颅骨分离的范围、血肿部位、代偿机能、原发性脑损伤的轻重而异，一般成人小脑幕上20 ml以上、小脑幕下10 ml以上即有颅内压增高表现。脑膜中动脉等动脉性出血血肿形成速度快，症状出现早且进展快，静脉性出血血肿形成速度慢，症状出现晚且进展慢。

【临床表现】

1. 外伤史　颅盖部、特别是颞部直接暴力伤，局部有头皮伤痕或皮下血肿。或后枕部受伤，有软组织肿胀和皮下淤血。

2. 意识障碍　急性硬膜外血肿意识障碍有四种类型：①当原发脑损伤轻微时，伤后可出现短暂的昏迷，随后清醒，随着血肿增大，发生脑疝时再次引起昏迷，两次昏迷之间有一段“中间清醒期”，这是硬膜外血肿典型的表现。“中间清醒期”的长短由血肿形成的速度决定。②如果原发脑损伤较重，原发昏迷时间较长，或血肿形成迅速，病人还未完全清醒，脑疝后昏迷再次加深，这称为“中间意识好转期”。③如血肿形成太快，短时间形成脑疝，则表现为持续性进行性加重的意识障碍。④少数病人原发脑损伤极轻，无原发昏迷史，随着血肿增大引发脑疝，则表现为受伤一段时间后发生昏迷。

3. 颅内压增高　在昏迷或再次昏迷前，因颅内压增高，可表现为进行性加重的剧烈头痛、恶心呕吐、极度烦躁或表情淡漠、遗尿等。

4. 小脑幕切迹疝表现　发生脑疝后即有同侧的瞳孔改变、对侧锥体束征和库欣（Cushing）综合征，最后因呼吸循环衰竭而死亡。

【诊断】　根据头部外伤史和临床表现，应尽快行 CT 检查，若发现颅骨内板与脑表面之间有双凸镜形或弓形密度增高影（图 18-4），有助于确诊。CT 检查除了可直接显示血肿的部位和大小外，还可显示脑室受压及中线结构移位的程度，脑挫裂伤和脑水肿的程度。颅内血肿的形成速度有快有慢，当在血肿还没有形成之前行 CT 检查结果为阴性时，对病人不能放松观察，受伤早期应按具体情况定时复查 CT。特别是临床表现如频繁呕吐或意识障碍加重时，应马上复查 CT。

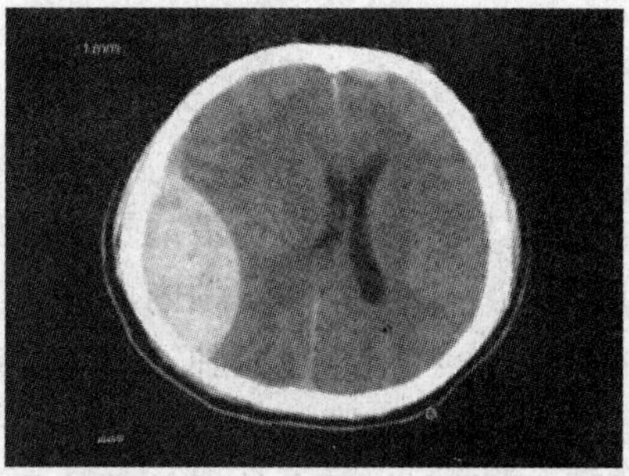

图 18-4　右侧颞枕部硬膜外血肿

二、硬脑膜下血肿

硬脑膜下血肿为颅内出血积聚于硬脑膜下腔所致，约占颅内血肿的 40%，是最常见的颅内血肿。

（一）急性硬脑膜下血肿

【病理和形成机制】　脑损伤时脑挫裂伤灶有大有小，只要损伤了皮层血管，就能引发急性或亚急性硬膜下血肿。此类血肿大多由对冲伤所致，血肿多在着力点对侧的额极、颞极及脑底面的脑挫裂伤部位，也可发生在加速性或减速性损伤的着力部位。

【临床表现】　多数伴有较重的脑挫裂伤，病情一般较重。脑挫裂伤、脑水肿和血肿所致脑疝的意识障碍相互重叠，表现为持续性昏迷并进行性加重，少有中间清醒期和意识好转期。颅内压增高和脑疝的征象多因血肿和脑水肿进行性加重。脑挫裂伤重、脑肿胀剧烈或血肿形成快且大时，伤后很快发生脑疝，病情呈急性进展。脑挫裂伤轻和血肿形成速度慢，且血肿可在 72 h 后出现，病情进展相对较为缓慢，呈亚急性进展。

【诊断】　CT 检查除显示脑挫裂伤灶外，可见颅骨内板与脑表面之间出现新月形高密度影（图 18-5），有助于确诊。

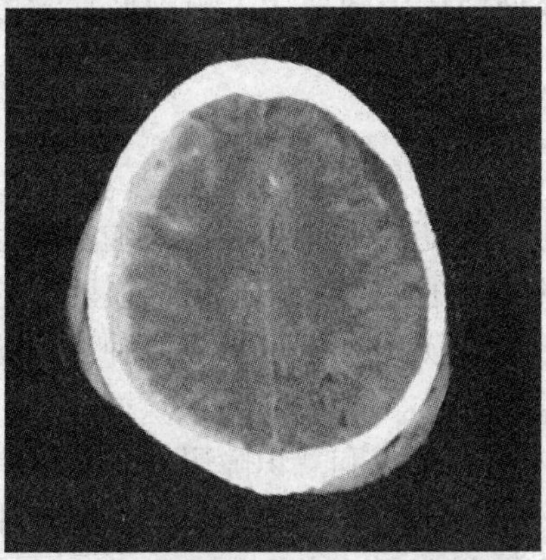

图 18-5　右侧额颞顶部急性硬膜下血肿

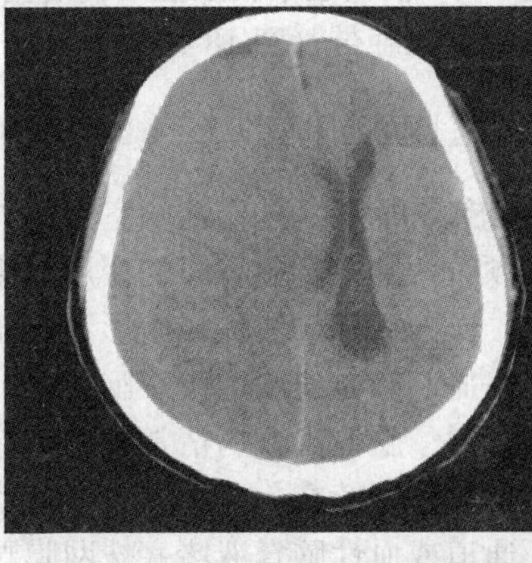

图 18-6　右侧额颞顶部表现为等密度的慢性硬膜下血肿

（二）慢性硬膜下血肿

慢性硬膜下血肿好发于 50 岁以上的老年人，追问病史时仅有轻微头部外伤或没有明确的外伤史，起病隐袭，临床表现无特征，容易误诊。

【病理和形成机制】 出血来源和发病机制尚不完全清楚，可能与老年脑萎缩后颅腔空间相对增大有关，遇到轻微外力作用时，因惯性作用，脑与颅骨产生相对运动，使进入上矢状窦的桥静脉撕裂出血，血液积聚于硬膜下腔，血块外周炎性反应形成包膜，新生包膜产生的组织活化剂进入血肿腔，使局部纤维蛋白溶解，纤维蛋白的降解产物升高，后者的抗凝血作用使血肿腔内丧失凝血机能，导致包膜新生毛细血管不断出血及血浆渗出，从而使血肿进一步扩大。

【临床表现】 主要表现为慢性颅内压增高的征象，如头痛、恶心、呕吐和视神经乳头水肿。血肿较大压迫脑功能区可引起局灶症状和体征，如轻偏瘫、失语和局限性癫痫等。脑萎缩和血肿压迫都可引起智力障碍、精神失常和记忆力减退等。

【诊断】 本病易被误诊为神经官能症、老年性痴呆、高血压脑病和脑血管意外后遗症等。如有上述临床表现，不论有无外伤史，都应行 CT 检查，CT 表现为颅骨内板下的新月形、半月形或双凸镜形等密度、混杂密度或高密度影像（图 18-6），有助于确诊。有时血肿包膜甚至血肿可见钙化影。

三、脑内血肿

脑内血肿是指颅脑外伤后脑实质内形成的血肿，多见于额叶和颞叶，约占颅内血肿的 5%。

【病理与形成机制】 脑内血肿有两种类型：①浅部血肿的出血均来自脑挫裂灶处破裂血管，血肿位于挫裂灶处或其附近。常与硬膜下血肿或刺入脑内的碎骨片同时存在。②脑深部血肿位于白质深部，脑表面无明显挫裂伤，系脑深部血管因外力作用破裂出血所致。脑内血肿早期为血凝块，随后逐渐溶解液化吸收留下空腔或纤维组织。

【临床表现】 脑内血肿如与急性硬膜下血肿并存，表现与之相同。加速性损伤导致凹陷性骨折刺破皮层血管，或脑挫裂伤很轻的脑内血肿，可有中间清醒期和明确的局灶定位症状和体征。

【诊断】 CT检查显示在脑挫裂伤灶附近或脑深部白质内圆形或不规则形高密度影，血肿周边有低密度水肿带（图18-7），有助于确诊。

四、脑室内血肿

【病理和形成机制】 外伤性脑室内血肿多见于脑室邻近的脑内血肿破入脑室，也可因暴力作用于头颅时，脑室产生瞬间的变形而撕破脑室壁上的血管导致出血形成血肿，脑室内出血量不大时，血液被脑脊液稀释而形不成血肿，当出血量大时，则可形成血肿。因脑脊液冲洗作用，脑室血肿吸收速度远快于脑内血肿。

【临床表现】 脑室出血病情常较重，除了有颅内高压征象和意识障碍外，还可有明显的中枢性高热，体温持续在40℃以上，呼吸急促和去大脑强直等表现。另外脑室血肿可堵塞脑脊液循环通道或血性脑脊液堵塞蛛网膜颗粒，可引起梗阻性或交通性脑积水而加重颅内压增高。

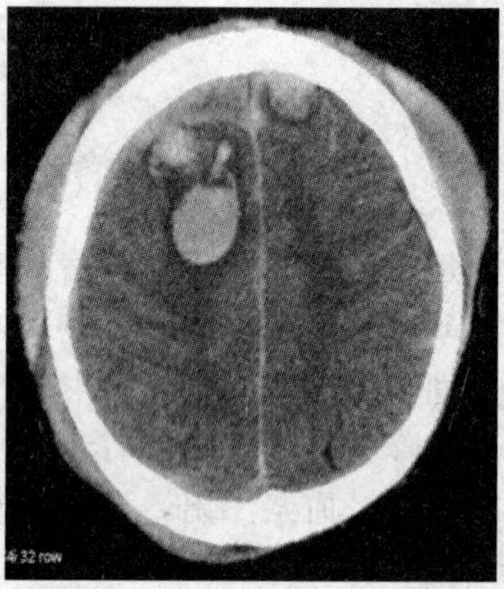

图18-7 双侧额叶脑挫裂伤并脑内血肿

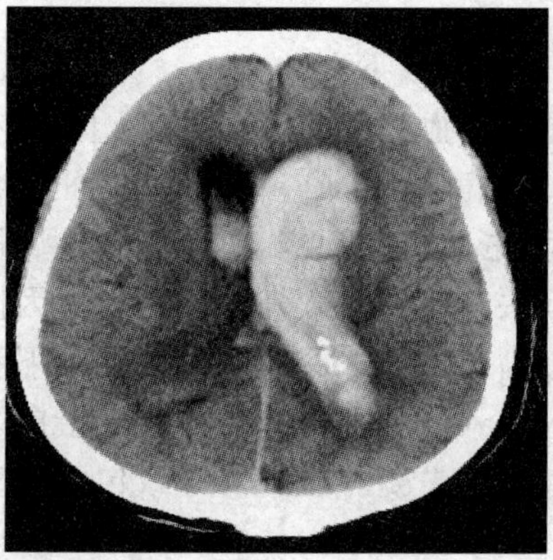

图18-8 脑室内血肿

【诊断】 CT检查显示脑室扩大，脑室内有高密度凝血块影或血液与脑脊液混合的中等密度影（图18-8），有助于确诊。

五、迟发性颅内血肿

迟发性颅内血肿是指头部外伤后，首次CT检查未发现颅内血肿，经过一段时间后再次CT检查出现的颅内血肿，或者在手术清除颅内血肿一段时间后又在脑不同部位出现的颅内血肿。发生率为1%～10%，多见于老年患者，出现血肿的高峰在脑挫裂伤后3天内或在血肿清除和脑外伤减压术后。

血肿的形成可能是外伤当时血管未完全受损，伤后由于损伤灶局部二氧化碳蓄积、酶的释放及血管痉挛等因素，使未完全损伤的血管完全破裂而出血。也可能是因为手术前脑组织在颅腔中相对稳定，手术中脑组织因减压或释放脑脊液而松动，促使原先未完全破裂的血管完全破裂出血。另一种原因是受伤后病人血压一直较低，破裂血管未出血，待血压恢复正常后，同时随着脑压降低，破裂血管开始出血而引发血肿。迟发血肿可发生在脑内、硬膜下和硬膜外，以脑内多见。

病人入院或手术后，病情稳定一段时间，再次出现进行性加重的意识障碍和颅内高压征象，或出现新的神经功能缺损，提示可能发生迟发性颅内血肿。CT 多次复查可及时确诊迟发性血肿。

第六节　颅脑损伤的处理

颅脑损伤处理的重点是预防和处理继发性脑损伤，着重预防脑疝的发生，同时要防止并发症，减少伤残程度。

一、病情观察

动态观察病情变化是鉴别原发性和继发性脑损伤的重要手段，目的是为了尽早发现继发性脑损伤，如脑水肿和颅内血肿等，并及时采取有效的治疗措施，防止脑疝的发生或及时纠正已发生的脑疝。无论头部外伤是轻是重，必须在伤后即开始严密观察病情，并以观察结果指导病人的诊治。

1. 意识状态　观察意识状态是颅脑外伤病情观察中最重要的内容。意识障碍程度反映了脑干、皮层、丘脑、下丘脑和轴索损伤的程度，意识障碍出现的时间是区别原发性和继发性脑损伤的重要依据，意识障碍的变化反映了病情的好转或恶化，意识障碍加重提示继发性脑损伤存在和进行性加重。

传统的分级方法把意识障碍分为五个级别，即意识清楚、意识模糊、浅昏迷（半昏迷）、昏迷和深昏迷。意识模糊为最轻的，也是继发性脑损伤中最早出现的意识障碍，表现为对外界反应能力降低，语言与合作能力降低，可有淡漠、迟钝、嗜睡、语言错乱、定向障碍（不能辨别时间、地点、人物）、谵妄和遗尿等表现，此时呼唤病人能答应或睁眼。浅昏迷表现为对语言完全无反应，呼之不应，压眶、针刺、捏掐等痛刺激时，患者能用手做简单的防御动作，或有躲避动作，或仅能表现皱眉。昏迷表现为对痛觉反应迟钝，随意动作完全丧失，可有鼾声和尿潴留等，瞳孔对光反射和角膜反射尚存在。深昏迷表现为对痛刺激完全没反应，瞳孔散大，对光反射和角膜反射均消失，可伴生命体征紊乱。

Glasgow 昏迷评分法简单易行，已广泛应用于临床。它以睁眼、语言和运动三项指标的不同表现，分别制订出具体评分标准，并给病人打分，最后以三项的积分表示意识障碍的程度。最高分为 15 分，最低分 3 分，评分在 8 分以下为昏迷。详见本章第一节表 18-1。

2. 瞳孔　动眼神经、视神经和脑干等部位损伤可引起瞳孔改变，应用某些药物、剧痛、惊骇时也会影响瞳孔。小脑幕切迹疝早期，同侧瞳孔可短时间缩小或大小多变，脑疝一旦形成，同侧瞳孔则散大，直接、间接对光反射均消失。原发性视神经损伤表现为伤侧瞳孔散大、直接对光反射消失，而间接对光反射存在。

3. 局灶性症状和体征　原发性脑损伤引起的局灶症状和体征如偏瘫、失语等，在受伤当时即出现，且不再继续加重。继发性脑损伤如脑水肿和颅内血肿等引起的局灶症状和体征则在伤后逐渐出现，并多呈进行性加重，并常伴意识障碍进行性加重。

4. 生命体征　生命体征紊乱为脑干受损征象。受伤后即刻出现的呼吸、脉搏、血压的改变，多为原发性脑干损伤所致。伤后与意识障碍和瞳孔变化同时或相继出现的进行性心率减慢、血压升高、呼吸缓慢则为小脑幕切迹疝所致。枕骨大孔疝也表现为心率减慢、血压升高，但常无明显的意识障碍和瞳孔变化的阶段而突然呼吸停止。开放性颅脑损伤或合并胸腹及四肢复合伤时，特别是复合伤，可因失血过多而发生休克，造成脉搏细速和血压降低等改变。因此，凡脑外伤病人一旦出现休克表现，一定要警惕并及时认真检查有无并发其他器官损伤。颅脑损伤致颅内压增高时，可引起心电图的异常改变如窦性心动过缓、早搏、窦性心动过速及T波低平等。

5. 其他　进行性加重的剧烈头痛、频繁呕吐和烦躁不安常是脑疝的预兆。烦躁应及时排除呼吸道不通畅、尿潴留、其他部位损伤所致疼痛等原因。

二、特殊监测

1. CT复查　颅脑外伤患者大多数都会产生继发性脑损伤，如脑水肿、颅内血肿和脑疝等，特别是在受伤早期，继发性脑损伤变化极快，仅凭严密观察病情变化来判断常会误诊和漏诊，CT复查能够：①早期发现迟发性血肿；②了解脑水肿或血肿有无变化；③了解脑中线结构有无移位及移位程度。

2. 颅内压监测　颅内压监测用于早期重型颅脑损伤病人，有以下目的：①了解颅内压变化，可尽早预防和控制颅内压增高和脑疝的发生；②根据颅内压的变化来判断病人烦躁、呕吐及生命体征变化的原因；③根据颅内压是否稳定，确定某些血肿是否需要手术治疗；④评价颅内高压的治疗效果和判断预后。

三、急救处理

颅脑损伤的急救处理要点有：

1. 首先行创口止血和包扎，及时输血输液，防止和纠正休克。

2. 保持呼吸道通畅，防止窒息。病人应采取头侧位，及时清理和吸出呕吐物和积血，昏迷病人舌后坠时抬起下颌或及时置入口咽通气道。口鼻腔出血较多和有脑脊液漏者，尽早行气管插管或气管切开，并用气囊封闭上呼吸道。

3. 受伤早期，病人如有皮肤黏膜苍白发冷、脉搏细弱和血压下降等休克征象，或有与头皮伤口出血量不相应的休克时，应及时诊视和检查身体其他部位和脏器，防止遗漏复合伤。

4. 头皮有创口者，常规注射破伤风抗毒素。

5. 开放性颅脑损伤和重型颅脑损伤病人，手术前后应常规加强应用抗生素，预防和控制感染。

6. 插入颅腔的致伤物不可贸然摇动和拔出，以免引起颅内大出血，应在有手术条件的医院并准备充分后手术取出。

四、脑水肿的治疗

1. 脱水疗法　适应证有：①病情较重的脑挫裂伤，尤其是脑水肿明显者；②有头痛、恶心、呕吐等颅内压增高表现者；③发生脑疝者；④颅内血肿手术前或颅内血肿采取保守治疗并在严密监测病情时；⑤脑挫裂伤减压术和颅内血肿清除术后。（具体方法参见第十七章第一节。）

急性颅内压增高已有脑疝征象时，必须立即用20%甘露醇250 ml静脉滴注，同时用地塞米松40 mg静脉注射，然后急诊手术。

应用脱水疗法过程中，应随时监测电解质、血细胞比容、酸碱平衡和肾功能，适当补充液体和电解质。

2. 糖皮质激素　重型脑损伤应尽早短期使用糖皮质激素。用法有：①地塞米松：成人量 5 mg 肌注，6 h 一次，或 20 mg/d 静脉滴注，一般用药 3 天；②ACTH：成人量 25～50 U/d，静脉滴注，一般用药 3 天。应用糖皮质激素可诱发消化道出血和加重感染，应同时用 H_2 受体拮抗剂如雷尼替丁和大剂量抗生素。

3. 过度换气　一般在手术中和使用呼吸机控制呼吸时短暂使用，通过降低 CO_2 分压，促使适度脑血管收缩，减少脑血容量来降低颅内压。

4. 其他　尚有巴比妥药物应用、亚低温治疗和脑室外引流术。

五、手术治疗

（一）开放性脑损伤

1. 非火器性开放性颅脑损伤清创术　清创术应争取在 6～8 h 内实施，如在无明显污染并应用抗生素的前提下，清创时限可延长到 72 h。术前应认真阅读颅骨 X 线平片和 CT 片，并通过仔细检查伤口，确定骨折类型、碎骨片和异物的分布、脑挫裂伤的范围和有无颅内血肿、大血管和脑神经等重要结构有无损伤等。清创由浅入深，逐层进行，彻底清除头发、碎骨片等异物，吸出血肿和破碎的脑组织，彻底止血。硬脑膜严密缝合，如脑膜缺损大，可取自体帽状腱膜或颞肌筋膜修补，然后逐层缝合头皮。

2. 火器性颅脑损伤清创术　火器性颅脑损伤因多发生在战时，伤员常得不到及时清创，所以有早期、延期和晚期三个时限的清创原则。早期彻底清创应在 24 h 内完成，血肿形成常在伤后 3～8 h，故最好在此时限内清创。在应用有效抗生素的前提下，清创可延时至 72 h。延期处理期限是伤后 4～6 天内，如伤口无明显感染者，行彻底清创，术后缝合伤口，已有明显感染者，清创应限于伤道，不宜行脑内清创，以免感染扩散，待感染局限后再行二期手术。晚期处理时限是伤后 7 天以上，创伤多已有明显感染或化脓，应扩大骨窗，清除碎骨片，引流伤道，以后行二期处理。

清创原则是切除挫烂和污染的头皮损伤部分，清除皮下污物和异物，头皮缺损较大时可用整形方法修复，止血后缝合帽状腱膜和头皮，皮下置引流 1～2 天。逐块摘除游离碎骨片和异物，清除污物和血块，修齐骨窗缘，如有颅内血肿或伤道较深时，应扩大骨窗，剪开硬脑膜，以便操作。彻底清除伤道内失活脑组织、血肿和异物，严格止血。弹头或弹片太深，不应强求在一期清创中摘除，以免损伤正常脑组织。彻底清创后，严密缝合硬脑膜。

（二）闭合性颅脑损伤

闭合性颅脑损伤手术目的有两个；一是消除颅内血肿和重度挫裂伤合并脑水肿引起的颅内压增高和脑疝，二是消除颅内血肿或凹陷性骨折片等引起的局灶性脑损害。

1. 重度脑挫裂伤合并脑水肿手术　手术指征：①意识障碍进行性加重或已有一侧瞳孔散大的脑疝表现；②CT 检查发现脑中线结构明显移位、脑室明显受压；③在脱水等保守治疗过程中，病情仍恶化者。

手术方法有颞肌下减压术，或额颞部挫裂伤处去骨瓣减压术、大骨瓣开颅减压术和内减压术。

2. 颅内血肿手术　颅内血肿的治疗有保守治疗和手术治疗两种方法，保守治疗必须是在有手术条件的医院，并在做好手术准备的前提下实施，一旦血肿扩大或有脑疝的前兆，应立即手术。

颅内血肿暂行保守治疗的指征：①无意识障碍和颅内压增高症状，或虽有意识障碍和颅内压增高症状，但已明显减轻好转；②无局灶性脑损害体征，CT检查所见血肿不大（小脑幕上者<40 ml，小脑幕下者<10 ml），中线结构移位<0.5 cm，无脑室或脑池明显受压，颅内压监测压力<2.67 kPa（273 mmH_2O）。

颅内血肿手术指征：①意识障碍逐渐加深；②颅内压监测压力在2.67 kPa（273 mmH_2O）以上，并呈进行性升高；③有局灶性脑损害体征；④虽无明显意识障碍或颅内压增高症状，但CT检查血肿较大（小脑幕上>40 ml，小脑幕下>10 ml），或血肿虽不大但中线结构移位明显（移位>1 cm），脑室或脑池受压明显者；⑤在非手术治疗过程中病情恶化者；⑥颞叶血肿因易导致小脑幕切迹疝，手术指征应放宽；硬膜外血肿因不易吸收，也应放宽手术指征。

手术方法：急性和亚急性硬膜外、硬膜下和脑内血肿一般采用开颅血肿清除术。

脑室内血肿目前多采取穿刺侧脑室，行脑室外引流术，并使用尿激酶促使血肿溶解。

慢性硬脑膜下血肿采用钻孔引流术，术后血肿腔放置引流管，并置管48～72 h，如血肿腔闭合不理想，可适当延长置管时间。

六、对症治疗和并发症处理

1. 高热　常见的原因是脑干和下丘脑损伤以及呼吸道、泌尿系统和颅内感染等。高热易造成脑缺氧而加重脑损伤。常用的降温措施有冰帽冰毯，敷冰水毛巾，或头、颈、腋下、腹股沟等处放置冰袋。如物理降温效果不好，可采取冬眠疗法。

2. 躁动　病人突然变得躁动不安，常为病情恶化的先兆，提示有颅内出血或脑水肿加重可能。意识模糊病人出现躁动，可能为疼痛、颅内压增高、尿潴留、体位不适等原因引起，应先寻找原因并相应处理，然后才考虑给予镇静剂。

3. 外伤性癫痫　大脑额叶、顶叶和颞叶皮层受损后易发生外伤性癫痫。早期（伤后1个月内）癫痫发作的原因常为凹陷性骨折、蛛网膜下腔出血、颅内血肿和脑挫裂伤；晚期（伤后1月以上）癫痫发作主要是脑瘢痕、脑皮层囊肿、蛛网膜炎及异物等引起。脑外伤后常规应用苯妥英钠，每次0.1 g，或丙戊酸钠，每次0.2 g，口服，每日3次，预防发作。如癫痫发作时，用安定10～30 mg静脉缓慢注射，然后将安定加入10%葡萄糖溶液中静脉滴注，每日用量不超过100 mg，连续3天。癫痫完全控制后，应继续服药1～2年，脑电图检查正常后方可停药。

4. 消化道出血　为重型脑损伤引起应激性溃疡所致，大量使用皮质激素可诱发出血。处理原则是停用激素、补充血容量和使用药物。常用药物有奥美拉唑40 mg静脉注射，每8～12 h 1次，直至出血停止，然后用H_2受体拮抗剂雷尼替丁0.4 g或西咪替丁（甲氰咪胍）0.8 g，静脉滴注，每日1次，连续3～5天。

5. 尿崩　为下丘脑损伤所致，当每日尿量>4000 ml，尿比重<1.005时可诊断。轻者补足液体，几天后可自行恢复，严重者或短期不恢复者可用垂体后叶素，首次2.5～5U皮下注射，然后记录每小时尿量，如超过200 ml/h，追加1次用药。较长时间不恢复者，可注射长效的鞣酸加压素油剂。尿崩病人，在用药的同时，应注意监测水、电解质，及时补钾和液体。

6. 急性神经源性肺水肿　多见于下丘脑和脑干损伤。主要表现为呼吸困难、咳出血性泡沫痰、肺部满布水泡音。血气分析显示PaO_2降低和$PaCO_2$升高。处理方法：采取头胸稍高位，双下肢下垂，以减少回心血量；吸入经过盛有95%乙醇水封瓶的40%～60%浓度的氧，以消除泡沫；必要时气管切开，保持呼吸道通畅；呼吸机辅助呼吸，行呼气末正压通气，有助于提高氧交换。同时应用地塞米松 10 mg、毛花苷 C（西地兰）0.4 mg 和 50％葡萄糖 40 ml 静脉注射，以增加心输出量，改善肺循环和减轻肺水肿。

小结

本章主要内容包括开放性颅脑损伤的临床特点，颅骨凹陷性骨折的治疗原则，颅底的解剖特点，颅底骨折的临床表现及诊断，脑震荡的诊断及治疗，硬膜外血肿的临床表现及影像学特点。硬膜下血肿影像学特点。重点难点内容包括颅脑损伤的分类、脑损伤分级及治疗。

思考题

1. 颅底骨折的临床表现和处理原则是什么？
2. 脑挫裂伤的临床表现有哪些？
3. 急性硬膜外血肿的发生机制和临床表现是什么？
4. 各种外伤性颅内血肿有什么临床特点？
5. 颅脑外伤的病情观察包括哪些内容？

（新疆医科大学　栾新平　张掖医学高等专科学校　付林海）

第十九章　颅脑和椎管内肿瘤及先天性畸形

学习目标

了解常见的颅脑和椎管内肿瘤及先天性畸形的临床表现和治疗原则。

第一节　颅内肿瘤

颅内肿瘤分为原发性和继发性肿瘤两大类。原发性肿瘤发生于脑组织、脑膜、脑神经、垂体、血管及残余胚胎组织等。而继发性肿瘤则指身体其他部位恶性肿瘤转移或侵入颅内的肿瘤。颅内肿瘤可发生于任何年龄，以 20～50 岁年龄组多见。儿童及少年患者以后颅窝及中线部位的肿瘤多见，如髓母细胞瘤、脑干星形细胞瘤、颅咽管瘤和松果体肿瘤等。成年患者最多为胶质细胞瘤如星形细胞瘤、胶质母细胞瘤等，其次是脑膜瘤、垂体腺瘤及听神经瘤等。老年患者多见胶质细胞瘤和转移瘤。发生于小脑幕上的颅内肿瘤是发生于小脑幕下的 2 倍。颅内肿瘤的发病原因尚不清楚，近来研究结果表明，与遗传因素、物理因素、化学因素和某些病毒有关。随着检测手段和治疗方法的不断改进和完善，颅内肿瘤的死亡率和致残率已有很大的下降。如能早期发现，早期治疗，相当一部分病人可以得到根治。

【分类】 颅内肿瘤分类方法很多，1993 年 WHO 分类简介如下：

1. 神经上皮组织肿瘤　包括星形细胞瘤、少突胶质细胞瘤、室管膜瘤、脉络丛肿瘤、松果体肿瘤、胚胎性肿瘤如髓母细胞瘤等。

2. 脑神经和脊神经肿瘤　包括神经鞘瘤、神经纤维瘤、恶性周围性神经鞘瘤。

3. 脑膜肿瘤　包括脑膜瘤、非脑膜上皮型脑膜肿瘤如脂肪瘤和脑膜肉瘤等。

4. 淋巴瘤及造血细胞肿瘤　包括恶性淋巴瘤等。

5. 生殖细胞肿瘤　包括生殖细胞瘤、畸胎瘤等。

6. 囊肿和肿瘤样变　包括表皮样囊肿、皮样囊肿、Rathke 裂囊肿等。

7. 血管畸形　包括动脉瘤、海绵状血管瘤、动静脉畸形等。

8. 鞍部肿瘤　包括垂体腺瘤、垂体腺癌、颅咽管瘤。

9. 局部肿瘤的局限性扩张　包括颈静脉球瘤、脊索瘤等。

10. 转移性肿瘤。

【发病部位和生长方式】 肿瘤发病最多见的部位是大脑半球，其次是蝶鞍及周围、脑桥小脑角、小脑、脑室及脑干。转移瘤常在颅内多个部位多发，某些颅内原发性肿瘤也可在颅内生成 2 个以上的多发肿瘤。不同性质的肿瘤各有其好发部位，星形细胞瘤、少突胶质细胞瘤、多形性胶质母细胞瘤好发于大脑半球皮层下白质内；室管膜瘤好发于脑室壁；髓母细胞瘤好发于小脑蚓部；脑膜瘤好发于蛛网膜颗粒的主要分布部位如大静脉窦的壁及静脉分支处，颅底的嗅沟、鞍底、斜坡上部，以及从第Ⅲ至第Ⅻ对脑神经穿出颅腔的骨孔附近；神经鞘瘤好发于脑桥小脑角；血管母细胞瘤好发于小脑半球；颅咽管瘤好发于鞍上区；脊索瘤好发于颅底、鞍背及斜坡；垂体腺瘤发生于鞍内。依据肿瘤的发病部位，可大体推测肿瘤的性质。

颅内肿瘤有两种基本生长方式，一种是浸润性生长，肿瘤恶性倾向明显，与正常组织分界不清，手术不易全切除，术后易复发。另一种是膨胀性生长，推移压迫正常脑组织，与脑组织分界清楚，多属良性肿瘤，手术切除后不易复发，但肿瘤常与重要血管神经关系密切，手术难度大。

【临床表现】

（一）颅内压增高的症状和体征

1. 头痛　头痛的进展与肿瘤的生长速度密切相关，恶性肿瘤如转移瘤和胶质瘤生长较快，伴有明显的脑水肿，头痛短期内进行性加重。良性肿瘤由于生长缓慢，可以长期无头痛。幼儿因颅缝未闭和老年人因脑萎缩，颅内压代偿功能好，头痛出现较晚。

2. 呕吐　早期多不出现恶心呕吐，发生呕吐说明颅内压代偿功能已耗尽。呕吐多为喷射状，以清晨多见。

3. 视神经乳头水肿　是颅内压增高重要的客观体征。

除上述颅内压增高三主征外，还可出现视力减退、黑矇、头晕、复视、淡漠等表现，晚期因脑疝发生可表现为意识障碍，二便失禁和生命体征变化。

（二）局灶性症状和体征

不同部位的颅内肿瘤，在其生长过程中，会对周边神经组织产生刺激、压迫和破坏，从而引起这些神经组织受损，并以受损顺序依次出现相应临床表现，依据这些与部位相关的特有症状和体征，可以做出肿瘤的定位诊断。局灶性表现有刺激性和麻痹性的，前者如癫痫、疼痛和肌肉抽搐等，后者有肢体瘫痪、失语和感觉障碍等。首发症状和体征是肿瘤最早损害的组织的表现，因此最早出现的局灶性症状和体征具有定位的意义。下面对几个典型部位肿瘤的局灶性表现加以描述。

1. 大脑半球肿瘤的临床特点　发生于大脑半球非功能区（“哑区”）的肿瘤，早期可无症状，发生于大脑半球功能区的肿瘤，可引起相应的功能障碍。①精神症状：常见额叶肿瘤，表现为个性改变和智力减退；②癫痫发作：额叶肿瘤较易出现，其次为颞叶和顶叶。多表现为全身阵挛性大发作和局限性发作；③感觉障碍：顶叶肿瘤常见症状，表现为两点辨别觉、实体觉及对侧肢体位置觉障碍；④运动障碍：为中央前回肿瘤所致，表现为对侧肢体肌力减弱，或呈上运动神经元完全性瘫痪；⑤失语症：为大脑优势半球肿瘤引起，肿瘤发生在不同语言中枢，引起的失语表现不同，有运动性失语、感觉性失语、混合性失语和命名性失语；⑥视野损害：枕叶及颞叶深部肿瘤累及视皮质和视放射，引起对侧同象限视野缺损或对侧同向性偏盲。

2. 鞍区肿瘤的临床特点　鞍区肿瘤早期出现内分泌功能紊乱，接着为视力改变，肿瘤很大时方能出现颅内高压征象。临床特点是：①内分泌功能紊乱：泌乳素（PRL）腺瘤，女性主要表现为停经、泌乳和不孕。男性主要表现为性功能减退。生长激素（GH）腺瘤，在成人表现为肢端肥大症，在儿童表现为巨人症。促肾上腺皮质激素（ACTH）腺瘤，导致Cushing综合征，表现为向心性肥胖、满月脸、水牛背、皮肤紫纹等；②视力和视野改变：肿瘤压迫视神经和视交叉，引起视力减退和视野缺损；③晚期眼底检查可显示原发性视神经萎缩。

3. 松果体区肿瘤的临床特点　肿瘤损害四叠体及中脑，表现为眼球上视困难。儿童发生松果体肿瘤表现为性早熟。由于肿瘤位于中脑导水管附近，易压闭导水管引起梗阻性脑积水，肿瘤很小时即可引起颅内压增高。

4. 脑桥小脑角肿瘤的临床特点 早期可有耳鸣和进行性听力下降。常见症状为眩晕，肿瘤较大时，可表现为第Ⅴ、Ⅶ对脑神经麻痹症状及眼球震颤等小脑体征，晚期侵犯第Ⅸ、Ⅹ、Ⅺ后组脑神经后，表现为饮水呛咳、吞咽困难，肿瘤压迫脑桥和阻塞脑脊液回流通道，可引起对侧肢体偏瘫和梗阻性脑积水。

5. 小脑肿瘤的临床特点 小脑半球肿瘤主要表现为患侧肢体协调动作障碍、爆破性语言、眼球震颤、同侧肌张力减低、腱反射迟钝、易向患侧倾倒等。小脑蚓部肿瘤主要表现为步态不稳、行走不能、站立时向后倾倒，小脑肿瘤易阻塞第四脑室，早期引起梗阻性脑积水和颅内压增高表现。

【常见颅内肿瘤的特点】

（一）神经胶质瘤

来源于神经上皮，属恶性肿瘤，是颅内最常见的肿瘤，占全部颅内肿瘤的40%～50%，根据肿瘤细胞的分化情况分为：星形细胞瘤、少突胶质瘤、室管膜瘤、髓母细胞瘤、多形性胶质母细胞瘤等。

1. 星形细胞瘤 为胶质瘤中最常见一种，约占胶质瘤的40%，恶性程度较低，生长缓慢。肿瘤可为实质性或囊性，多见于大脑半球，儿童多在小脑半球。手术不易彻底切除，需辅以放疗和化疗。5年生存率约为30%左右。

2. 少突胶质细胞瘤 约占胶质瘤7%，多生长在大脑半球白质内，生长缓慢，瘤内常有钙化，手术切除后需辅以放疗和化疗。

3. 室管膜瘤 约占胶质瘤12%，好发于儿童和青年人，由脑室的室管膜细胞发生，多见于侧脑室、第四脑室和第三脑室，易堵塞脑脊液通道引起梗阻性脑积水。肿瘤有种植倾向。手术切除后会复发，应辅以放疗和化疗。

4. 髓母细胞瘤 高度恶性肿瘤，好发于2～10岁儿童，大多生长在小脑蚓部并向第四脑室和两侧小脑半球及延髓侵犯。肿瘤生长迅速，易阻塞第四脑室引起梗阻性脑积水，因此病情进展快。肿瘤细胞易脱落而随脑脊液漂移，种植在蛛网膜下腔和椎管中，对放疗敏感，手术后辅以放疗并照射全椎管常能获得良好的疗效。

5. 多形性胶质母细胞瘤 约占胶质瘤20%，是胶质瘤中恶性程度最高的肿瘤。多发生于成人的大脑半球，以额叶、顶叶和颞叶为多。肿瘤呈浸润性生长，增长迅速，常因供血不足导致肿瘤中心多处坏死。病情进展快，治疗困难，生存时间短。

（二）脑膜瘤

良性肿瘤，发生率仅次于胶质瘤，占颅内肿瘤的20%左右。发病高峰年龄为45岁，男∶女之比为1∶2。肿瘤起源于脑表面的蛛网膜帽状细胞，因此肿瘤也多发生在富有蛛网膜绒毛部位，最常见是矢状窦旁，其次为大脑凸面，蝶骨嵴、鞍结节、嗅沟、颅后窝、岩骨尖、斜坡和脑室内等。肿瘤与硬脑膜粘连紧密，并以此为瘤蒂，通过此处接受来自颈外的供血。邻近骨质常有增生和侵蚀。在病理上肿瘤可分为内皮型、纤维型、血管型和沙砾型等多型，纤维型坚韧，肿瘤位于颅底时手术切除较难，血管型血供丰富，手术分块切除出血较多。CT和MRI是最有效的诊断手段，阳性率高。脑膜瘤可有钙化和囊变，具有完整包膜，与正常组织有界限，手术时可充分利用。手术切除是治疗脑膜瘤最有效的手段，彻底切除应包括切除受侵犯的硬脑膜和颅骨。脑膜瘤生长缓慢，如与重要结构粘连且切除风险较大时，可残留部分肿瘤行 X-刀或伽玛刀照射。

（三）垂体腺瘤

为良性肿瘤，随着 MRI 的应用，肿瘤检出率有明显提高。按分泌功能可将垂体腺瘤分为催乳素腺瘤（PRL 瘤）、生长激素腺瘤（GH 瘤）、促肾上腺皮质激素腺瘤（ACTH 瘤）及促甲状腺素腺瘤（TSH 瘤）等。按肿瘤的大小将之分为大腺瘤（直径>10 mm）和微腺瘤（直径<10 mm）。垂体腺瘤依据典型的临床表现、内分泌激素的测定和 CT 及 MRI 影像学表现，诊断并不困难。首选的治疗方法是手术切除肿瘤，巨大的肿瘤一般经额底入路或翼点入路切除，较小的肿瘤多从单鼻孔经蝶窦用显微镜或神经内镜切除肿瘤，随着显微技术和内镜技术的提高，越来越多的大腺瘤可以达到完全切除。垂体腺瘤对放疗比较敏感，不能耐受手术和术后有残留的可行放射治疗。要求维持月经和期望受孕的女性患者，还可口服溴隐亭抑制肿瘤生长，口服溴隐亭停药后，肿瘤会重新生长。

（四）听神经鞘瘤

位于脑桥小脑角区，约占颅内肿瘤的 10%，发病年龄高峰在 30～50 岁。临床上为脑桥小脑角区肿瘤的表现。头颅增强 CT 和 MRI 可很好地显示肿瘤影像和内听道扩大，后者可以用于鉴别脑桥小脑角脑膜瘤。治疗以手术切除为主，最常见手术并发症是面神经麻痹，近年来随着术中监测技术的不断提高，面瘫发生率大幅降低。直径小于 3 cm 的肿瘤，伽玛刀治疗效果良好。

（五）颅咽管瘤

从胚胎期颅咽管残余组织发生的良性先天性肿瘤，约占颅内肿瘤的 5%，多见于儿童。肿瘤大多位于鞍上区，向周围发展压迫视神经及视交叉，阻塞脑脊液循环导致脑积水。肿瘤大多为囊性，囊液呈黄褐色或深褐色，含有大量胆固醇结晶，瘤壁常有钙化。临床上主要表现为鞍区占位症状和尿崩、肥胖及发育延迟等。CT 和 MRI 可确诊本病。手术全切除常会引起水电解质和内分泌系统严重并发症，放疗是辅助治疗的重要手段。

【颅内肿瘤的诊断和鉴别诊断】

（一）颅内肿瘤的诊断

首先要详细询问病史和进行仔细的神经系统检查，结合各部位肿瘤特征性的局灶表现，初步确定肿瘤的部位和性质，再进一步结合辅助性检查，最后明确诊断。

1. 电子计算机断层扫描（CT） CT 诊断颅内肿瘤主要通过直接征象，即肿瘤形成的异常密度区（肿瘤影像）和间接征象，即脑室脑池和脑结构的变形、移位来判断。肿瘤的密度与正常脑组织对比有低、等、高三种密度，注射造影剂后肿瘤与正常脑组织密度反差更明显，肿瘤的影像显示得更清晰。

2. 核磁共振成像（MRI） MRI 对各种性质的肿瘤和不同神经组织及结构的细微分辨力远胜于 CT，具有无 X 线辐射、对比度高和可多层面扫描重建的特点。

3. 神经系统 X 线检查 头颅平片显示垂体腺瘤的蝶鞍扩大、颅咽管瘤和少突胶质细胞瘤的钙化，听神经瘤的内听道扩大有一定的价值。数字减影脑血管造影（DSA）可以提供肿瘤的血供、肿瘤与颅内动脉的关系和动脉瘤及血管性占位病变的信息。

4. 脑电图（EEG） 对大脑半球凸面的肿瘤或病灶具有较高的定位价值。

5. 脑干诱发电位 包括：①视觉诱发电位（VEP），用于诊断视觉传导通路上的肿瘤和病变。②脑干听觉诱发电位（BAEP），用于脑桥小脑角和脑干病变的监测。③体感诱发电位（SEP），用于颅内肿瘤患者的感觉评定。

6. 正电子发射断层扫描（PET）除诊断肿瘤外，还可了解肿瘤的恶性程度，评估手术、放疗及化疗效果，监测肿瘤的恶变和复发。

（二）颅内肿瘤的鉴别诊断

除了颅内肿瘤外，还有一些疾病也具有占位性质、慢性颅内压增高表现以及局灶症状和体征，甚至在CT和MRI影像上，具有与肿瘤相似的影像表现，应认真进行鉴别，常见的有脑脓肿、脑结核瘤、脑寄生虫病、慢性硬膜下血肿、脑血管病和良性颅内压增高等。

【治疗】

（一）降低颅内压的治疗

参见第十七章第四节颅内压增高的治疗。

（二）手术治疗

手术是治疗颅内肿瘤最有效的方法，大多数的良性肿瘤通过手术可以得到治愈。多数恶性肿瘤手术也是控制其生长、缓解颅内压增高、消除局灶症状和体征，改善神经功能和延长寿命的主要手段。

手术治疗的方法有：①肿瘤切除术，其原则是在保留正常神经功能的基础上，尽可能彻底切除肿瘤；②内减压手术，当肿瘤不能完全切除或肿瘤复发较快时，将肿瘤周围非功能区脑组织切除，留出空间，降低颅内压，延长生命；③外减压手术，当肿瘤位于深部不能切除，或切除肿瘤后会留下严重并发症，或行肿瘤放疗前，去除颅骨骨瓣减压，硬膜行减张缝合，从而达到降低颅内压目的；④脑脊液分流术，当肿瘤阻塞脑脊液通道，引起梗阻性脑积水，此时肿瘤不能切除，或肿瘤对放疗和化疗敏感，准备行放疗或化疗，或全身情况不能耐受手术时，可行脑脊液分流术降低颅内压，为后续治疗做准备。

（三）放射治疗

当肿瘤位于重要功能区，手术切除有很大风险，或肿瘤部位太深不能手术，或病人全身情况差不能耐受手术，或病人不愿接受手术，或手术后肿瘤有残留和肿瘤对放疗敏感时，可采用放射治疗来抑制肿瘤生长和延长病人生命。放射治疗有体内照射和体外照射方法。

（1）体内照射法　即将放射性同位素通过注射或吸附在明胶海绵上，植入肿瘤组织内照射，又称为间质内放疗。常用的有^{90}钇、^{198}金和^{192}铱。

（2）体外照射法

1）普通放射治疗　放射源有X线机、^{60}Co和加速器。在颅外远距离照射，因对头颅正常组织和造血系统损伤大，已很少应用。

2）等中心直线加速器治疗　又称X刀，在CT或MRI成像及计算机辅助下，利用立体定向技术，以肿瘤为中心做移动旋转，将X射线聚焦肿瘤靶点，照射到肿瘤的剂量大，疗效好，又对周边正常组织损伤小，但照射精度不如γ-刀。

3）伽马刀（γ-刀）治疗　利用立体定向技术和计算机辅助将201个小孔中射出的γ射线集中于颅内肿瘤靶点，聚焦精度为0.1mm，聚焦后产生很大能量，足以使肿瘤细胞变性、坏死，而对周围正常组织不会造成明显损伤。适合γ-刀治疗的疾病有：①中、小型脑血管畸形；②听神经瘤；③鞍内垂体腺瘤；④鞍区及颅底脑膜瘤；⑤第三脑室后部和脑干内肿瘤；⑥功能神经外科疾病，如癫痫、三叉神经痛、运动性疾病的神经核团毁损等。

（四）化学治疗

化学治疗已成为颅内恶性肿瘤综合治疗的重要手段之一。因中枢神经系统肿瘤特殊的生物学行为和生长环境，其疗效不及身体其他部位的某些肿瘤化疗效果明显。选择和使用化疗药物应遵循以下原则：①选择脂溶性高、分子量小、非离子化、对正常脑组织毒性小的药物；②对不能通过血脑屏障的药物，应选择瘤腔内放置或鞘内给药；③对脑转移癌病人，可考虑原发肿瘤的病理类型选择药物；④根据肿瘤细胞动力学原理，选择作用不同周期的药物联合应用。

第二节 椎管内肿瘤

椎管内肿瘤是指发生在脊髓本身及椎管内与脊髓邻近组织（脊神经根、硬脊膜、脂肪组织、血管和先天性残留组织等）的原发性肿瘤或转移性肿瘤的总称，笼统地称为脊髓肿瘤。椎管内肿瘤约占中枢神经系统肿瘤的15%，发病高峰年龄为20～50岁。发生于胸段约占半数，颈段约有1/4，其余在腰段和马尾。

【分类及特点】

根据肿瘤与硬脊膜及脊髓的关系，椎管内肿瘤可分为硬脊膜外、髓外硬脊膜下和髓内肿瘤三类。

1. 髓外硬脊膜下肿瘤　是最常见的椎管内肿瘤，约占椎管内肿瘤的65%～70%，多为良性，主要是神经鞘瘤和脊膜瘤。临床上最早出现的症状是根性疼痛，典型的表现是根性疼痛和其后出现并进行性加重的脊髓半切综合征。

2. 髓内肿瘤　约占椎管内肿瘤的5%～10%，主要是室管膜瘤和星形细胞瘤。临床上表现为自上而下发展的感觉和运动障碍，并有感觉分离体征。

3. 硬脊膜外肿瘤　多为恶性，如转移瘤和肉瘤。多数病人病程短，进展快，短期内出现感觉障碍和截瘫。

【临床表现】 随着肿瘤的增大，脊髓及神经根受压进行性加重，按症状和体征出现顺序及加重的进程，临床表现可分为三个阶段。

1. 神经根刺激期　此时肿瘤较小，刺激和压迫神经根产生剧烈的根性疼痛，区域固定，常沿一侧神经根分布区放射，伴相应皮节感觉过敏。疼痛初为阵发性，后转为持续性，疼痛为刺痛、灼痛和绞痛，多在夜间发作，咳嗽、喷嚏、用力排便时诱发或加重，“夜间痛”或“平卧痛”是椎管肿瘤特征性表现之一。

2. 脊髓部分受压期　由于肿瘤不断增大，进一步压迫脊髓和脊神经根使其功能障碍，典型体征为脊髓半切综合征（Brow-Sequard's syndrome），表现为受压平面以下同侧肢体运动障碍，对侧半身感觉障碍。

3. 脊髓麻痹期　此时脊髓逐渐完全受压损害，表现为病变以下深、浅感觉丧失，肢体完全瘫痪，大小便功能障碍及自主神经功能障碍。

【诊断和辅助检查】

（一）病变节段性定位

1. 上颈段肿瘤（C_1～C_4）枕颈部放射性疼痛，C_1～C_4以下感觉障碍，四肢痉挛性瘫痪，可出现呼吸肌麻痹。

2. 颈膨大段肿瘤（C_5～T_1）　肩及上肢放射性疼痛，病灶以下感觉障碍，上肢迟缓性瘫痪伴手肌萎缩，下肢痉挛性瘫痪，Horner综合征。

3. 胸髓段肿瘤（T_2～T_{12}）　胸腹部放射痛（多表现为肋间神经痛）和束带感，上肢正常，下肢痉挛性瘫痪，病灶以下感觉障碍。

4. 腰膨大段肿瘤（L_1～S_2） 下肢放射性疼痛，下肢迟缓性瘫痪伴肌萎缩，下肢感觉障碍，会阴部感觉障碍，括约肌功能障碍明显。

5. 马尾 表现为马尾综合征，腰骶部和坐骨神经痛，膝、踝反射消失，鞍区感觉障碍，肛门反射消失，括约肌功能障碍出现晚且不甚明显。

（二）辅助检查

1. MRI 检查 是最具诊断价值的检查方法，能准确确定病变部位和提供病变与脊髓、神经根、硬脊膜和椎骨相互关系的信息，对指导手术有极为重要的意义。

2. 脊髓血管造影 可显示肿瘤血供是否丰富及供血动脉和引流静脉的情况，尤其对脊髓血管性病变，有指导手术的意义。

3. CT 检查 能很好地显示椎骨破坏情况，通过强化可了解肿瘤血运情况。对诊断哑铃形神经鞘瘤和转移瘤有较大意义。

4. 脊髓造影 可提供蛛网膜下腔梗阻的直接影像，确定梗阻平面和程度。可根据影像特征，初步区别肿瘤位于硬脊膜外、脊髓外硬脊膜下，还是脊髓内。

5. 脊柱 X 线平片 可提供肿瘤破坏椎骨和使椎间孔扩大及椎弓根改变的信息。

（三）鉴别诊断

早期不典型的椎管肿瘤常容易与椎间盘突出、脊髓空洞症和脊髓蛛网膜炎相混淆，行 MRI 检查很容易鉴别。

【治疗】 椎管内肿瘤有效的治疗方法是手术切除。占椎管内肿瘤 3/4 的良性肿瘤全切除后预后良好。椎管内原发的恶性肿瘤经手术大部分切除后需行外减压，术后再辅以放疗，常能有效地延缓病情进展。椎管转移癌手术后很快复发，效果不好。

第三节 先天性脑积水

先天性脑积水又称婴儿脑积水，是婴儿时期脑脊液循环受阻、吸收障碍或分泌过多使脑脊液积聚于脑室系统或蛛网膜下腔，导致脑室或蛛网膜下腔扩大，引起头颅扩大、颅内压增高和脑功能障碍。

【分类】

1. 梗阻性脑积水 第四脑室出口及以上脑脊液循环通路受阻，梗阻以上脑室扩大。梗阻部位多在室间孔、导水管和第四脑室两个侧孔及正中孔。

2. 交通性脑积水 梗阻部位在脑脊液流出第四脑室后的远端，如基底池、大脑表面蛛网膜下腔和蛛网膜颗粒处。脑室系统均扩大。

【病因】

1. 先天性因素 如脑和脊膜膨出；先天性导水管狭窄；Dandy-Walker 畸形；Arnold-Chiari 畸形等。

2. 产伤后颅内出血。

3. 新生儿和婴儿期颅内感染。

【临床表现】 主要临床表现为出生后头围迅速增大，囟门扩大隆起，颅缝增宽，头皮静脉怒张，颅面比例失调。颅骨变薄，叩诊呈破罐音，严重者透光试验阳性。晚期因眶顶受压变薄并下移，使眼球下旋以致上部巩膜外露，呈“落日征”。患儿可伴有精神萎靡、智力低下和抽搐发作等症状。较大儿童因颅缝闭合，头颅不能扩大来代偿颅内压增高，可主要表现为头痛、呕吐和视神经乳头水肿。

【诊断和辅助检查】 发现上述临床表现后，可行下列检查确诊。

1. X线颅骨平片　颅腔增大，颅骨变薄，前囟扩大，颅缝增宽，脑回压迹加深，颅面比例增大。

2. 超声检查　显示脑皮质变薄和脑室扩大，通过囟门检查更清晰。

3. 头颅CT检查　脑皮质变薄伴脑室扩大，可根据脑室扩大的部位推断梗阻部位，也可同时显示有无其他畸形和肿瘤等病变。

4. MRI检查　能从横断面、矢状面和冠状面三个面比CT更清晰地显示脑积水的程度、部位、梗阻部位和脑发育异常的情况。还可进行脑脊液动力学检查。

5. 放射性核素扫描（ECT）　有助于明确是否存在脑脊液吸收障碍。

【治疗】

（一）非手术治疗

常作为手术前辅助治疗，首选药物是乙酰唑胺（diamox），这类药物能抑制脑脊液分泌。

（二）手术治疗

几乎所有的先天性脑积水需要通过手术治疗，手术方法有：

1. 解除梗阻的手术　如Arnold-Chiari畸形行后颅窝减压术或同时行正中孔松解开放术，Dandy-Walker畸形行正中孔开放术。

2. 建立旁路引流的手术有Torkildsen手术和第三脑室造瘘术。

3. 分流术是目前最常用的手术方法。所用的分流管有低压、中压和高压三种类型，婴儿脑积水应选用低压分流管，较大儿童和成人应选择中压分流管。现已有可在头皮外根据需要调节压力的分流管。最常用的分流术是脑室-腹腔分流术，另外还有脑室-心房分流术和腰脊髓蛛网膜下腔-腹腔分流术，后者只能适用于交通性脑积水。

手术治疗的并发症有：堵管、过度分流、感染、颅内血肿和分流管外露。

第四节　颅裂和脊柱裂

颅裂和脊柱裂都是胚胎发育过程中神经管闭合不全所致，病因尚不明确。颅裂和脊柱裂均可分为显性和隐性两类，隐性颅裂只有颅骨缺损而无颅腔内容物的膨出，隐性脊柱裂只有椎管的缺损而无椎管内容物的膨出，隐性颅裂和脊柱裂大多不需要治疗而不予叙述。

一、显性颅裂

【病理和分类】

1. 脑膜膨出　内容物为脑膜和脑脊液。

2. 脑膨出　内容物为脑膜、脑组织，不含脑脊液。

3. 脑膜脑囊状膨出　内容物为脑膜、脑组织和部分脑室，脑膜和脑实质间有脑脊液存在。

4. 脑囊状膨出　内容物为脑膜、脑组织和部分脑室，但脑膜和脑实质间无脑脊液存在。

【临床表现和诊断】

1. 临床表现 颅裂多发生在颅骨中线部位，其中枕部最多见，占70%，其次为额部、顶部和颅底。显性颅裂最直接的表现是发生在上述部位的肿块，局部肿块出生即有，并随年龄增长而增大。单纯脑膜膨出，颅骨缺损直径小，肿块囊性感明显，能压缩，哭闹时张力可变化，透光试验阳性。伴有脑组织的膨出时，颅骨缺损直径常较大，肿块为实质感，不能压缩，哭闹时张力变化不大，透光试验阴性。肿块巨大时，其表面皮肤菲薄，极易发生破溃感染。颅底部囊性颅裂常在鼻根部，表现为眼距增宽，可填塞鼻腔引起呼吸困难。颅裂患儿常与脑积水、脊柱裂、唇腭裂等畸形伴发。

2. 诊断和辅助检查 临床表现再加X线摄片发现颅骨缺损可以确诊。CT和MRI检查可清楚显示颅裂部位、大小、内容物及是否合并脑发育不全和脑积水等。

【治疗】 应尽早手术，防止膨出增大而牵拉损伤更多脑组织。手术治疗目的是切除膨出肿块，尽可能复位膨出脑组织，封闭颅裂处缺损。有脑积水者应先做分流，然后再切肿块。

二、显性脊柱裂

【病理和分类】

1. 脊膜膨出 脊膜囊状膨出，含脑脊液，不含脊髓和脊神经。

2. 脊膜脊髓膨出 膨出物含脑脊液和脊髓及脊神经。

3. 脊髓膨出 脊髓外露。

【临床表现和诊断】

1. 临床表现 脊柱裂发生在背部中线部位，多在腰骶部，偶有从骶前膨出至盆腔者。出生后在背部中线有一囊性肿物，随年龄增长而增大。肿物基底可宽阔，或为颈样细蒂，表面皮肤正常或有稀疏或浓密长毛及色素沉着。单纯脊膜膨出有囊性感，可压缩，啼哭时增大明显，透光试验阳性。伴有脊髓膨出时，囊性感不明显，可压缩性小，透光试验阴性。膨出巨大时局部皮肤易发生破溃感染。脊髓膨出则表面无皮肤。

多伴有脊髓、神经受损表现，如膀胱、肛门括约肌功能障碍、下肢不同程度迟缓性瘫痪和感觉障碍，遗尿可能是隐性脊柱裂唯一的症状，系脊髓栓系所致。

2. 诊断和辅助检查 临床表现再加脊柱X线摄片发现棘突、椎板缺损可确诊。CT和MRI能显示椎管骨质缺损范围、膨出物中的脊髓和神经、脊髓下降的位置及是否并发脊髓空洞。MRI还可辨别牵拉栓系脊髓的神经根和终丝。

【治疗】 手术时间越早越好，因为早期手术能尽早解除脊髓栓系，防止患儿在生长过程中，进一步栓系牵拉脊髓，造成脊髓进一步的损害。手术目的是切除膨出肿块，尽可能还纳脊髓及神经组织，切断栓系脊髓的终丝，封闭椎管缺口。

小结

本章主要内容包括颅内肿瘤的分类、临床表现、诊断及治疗原则；椎管内肿瘤分类、临床表现、诊断及治疗原则；脑积水的概念；脑积水的病因，病理生理，临床分型，临床表现；脊柱裂的临床表现及治疗原则。

思考题

1. 颅内不同部位的肿瘤都有什么样局灶症状和体征？
2. 颅内常见的肿瘤都有什么特点和治疗方法？
3. 椎管内肿瘤典型的临床表现是什么？
4. 如何依据临床表现进行椎管内肿瘤的定位诊断？
5. 先天性脑积水和脊柱裂的临床表现有哪些？

（新疆医科大学　栾新平　张掖医学高等专科学校　付林海）

第二十章　颅内和椎管内血管性疾病

学习目标

了解常见的颅脑和椎管内血管性疾病的临床表现和治疗原则。

脑血管疾病的发病率和死亡率都很高，与恶性肿瘤、冠心病和外伤构成人类死亡的四大疾病，尤其是其致残率更是居所有疾病之首。随着诊断和手术技术的发展，越来越多的脑血管疾病通过外科手段得以治疗，如颅内动脉瘤、脑血管畸形、高血压性脑出血和颈动脉粥样斑块性狭窄等。

第一节　自发性蛛网膜下腔出血

自发性蛛网膜下腔出血（subarachnoid hemorrhage，SAH）是各种原因引起的颅内和椎管内血管突然破裂，血液流至蛛网膜下腔的统称。其发生率约为 9～19/10 万人口，约占急性脑血管意外的 15%，北欧和日本发病率偏高。SAH 中 70%～80%需外科治疗。

【病因】 成人常见的病因是颅内动脉瘤，约占 SAH 的 70%，儿童多发的原因是脑血管畸形，其他原因有脑底异常血管网症（烟雾病，moyamoya disease）、颅内肿瘤卒中、血液病、动脉炎及抗凝治疗中。

【临床表现】

1. 出血症状　SAH 发病急，发病前常有情绪激动、用力、排便、咳嗽等诱因。表现为突发的剧烈头痛、恶心、呕吐、面色苍白、全身冷汗。半数病人可出现精神症状，如烦躁不安、意识模糊和定向力障碍。一过性意识障碍多见，严重者持续昏迷，甚至导致脑疝而死亡。部分病人可有抽搐发作和眩晕。椎管内出血可有项背痛和下肢疼痛。出血后 1～2 天出现脑膜刺激征。

2. 神经功能损害　一侧动眼神经麻痹常见，约占 6%～20%，提示颈内动脉-后交通动脉瘤。出血形成颅内血肿可引起相应部位的定位体征，如偏瘫等。出血沿视神经鞘延伸，眼底检查可见玻璃体膜下片状出血。另外可引起视力障碍、偏盲和视神经乳头水肿。

3. 约 1%的颅内动静脉畸形和动脉瘤可出现颅内杂音。

4. 20%～30%病人在急性期后并发脑积水。

【诊断】

1. 头颅 CT 扫描　急性期阳性率极高，显示脑池和脑沟密度增高。CT 还可显示是否并发颅内血肿、脑积水、脑梗死和脑水肿。增强后还可显示动静脉血管畸形（AVM）、大的动脉瘤、脑肿瘤等。多层螺旋 CT 血管造影（CTA）能很好地显示颅内动脉瘤的二维和三维图像。

2. 头颅 MRI 检查　发病后 24～48 h 内，急性 SAH 很难检出。MRI 对确定颅内 AVM、海绵状血管瘤和肿瘤有其他检查不可相比的优越性。磁共振血管成像（MRA）为无创性血管成像方法，可用于颈内动脉狭窄、脑血管畸形和颅内动脉瘤的诊断。

3. 数字减影脑血管造影（DSA）是确定颅内动脉瘤、AVM、脊髓血管畸形和烟雾病的最有效手段。

4. 腰椎穿刺 出血极少或出血逐渐被吸收后，可行脑脊液检查证实SAH，一般情况下慎用，颅内压增高时可诱发脑疝。

【治疗】

1. 严密观察病情，包括神志、瞳孔及生命体征变化。

2. 应用止血药和对症处理，如镇静、止痛、保持排便通畅、止咳等，防止再出血。

3. 脱水治疗，应用甘露醇和糖皮质激素等，合并脑室出血和严重脑积水时，行短时脑室外引流。

4. 抗癫痫，出血后如能进食，至少口服抗癫痫药一个月。

5. 预防脑血管痉挛，有效的药物是尼莫地平（尼莫通）等钙通道阻滞剂。

6. 病因治疗，应早明确诊断，早期手术夹闭动脉瘤、切除畸形血管团、摘除肿瘤是预防二次出血最可靠的办法。

第二节 颅内动脉瘤

颅内动脉瘤系颅内动脉壁的局限性囊性膨出，是引起SAH的首要病因，在脑血管意外中，仅次于脑血栓和高血压脑出血，居第三位。本病多见于40～60岁。

【病因】 目前尚不十分清楚。多数人认同动脉壁先天缺陷学说，另外细菌性心内膜炎栓子脱落侵蚀动脉壁可引起细菌性动脉瘤，头部外伤也是原因之一。动脉硬化和高血压引起的剥离性动脉瘤临床少见。

【病理和分类】

1. 病理学 颅内动脉瘤从形态上分为囊性动脉瘤（或称浆果样动脉瘤）和梭形动脉瘤，前者占98%。囊性动脉瘤呈球形或浆果状，外观紫红色，瘤壁极薄，术中可见瘤内的血流旋涡，瘤顶更薄弱，98%动脉瘤出血位于瘤顶，破口处与周围组织粘连，术中牵拉可撕破瘤顶而出血。梭形动脉瘤好发于基底动脉或颈内动脉。巨大的动脉瘤瘤内常有血栓形成，甚至钙化，血栓分层呈“洋葱”状。组织学检查发现瘤壁仅有一层内膜，缺乏中层平滑肌组织，弹力纤维断裂消失。

2. 动脉瘤好发部位 动脉瘤好发于动脉呈直角分叉处，多见于Willis环及其分出的主干上，90%在Willis环前半部。

3. 动脉瘤的大小分类 动脉瘤依据直径大小分5型：微小型<2 mm；小型为2～6 mm；中型为6～15 mm；大型为15～25 mm；巨大型>25 mm。

颅内同时存在2个以上动脉瘤为多发性动脉瘤，约占20%。

【临床表现】

1. 出血症状 相当一部分动脉瘤破裂出血前有“警兆症状”，如偏头痛、眼眶痛和动眼神经麻痹。出血后表现为SAH。约21%～62%的病人出血后3～15天发生脑血管痉挛，导致脑供血不足，甚至脑梗死，此时病人意识障碍加重、偏瘫、甚至死亡。动脉瘤破裂出血停止后，可能会在两周内再次出血，其发生率为15%～20%，6个月内再出血发生率为50%，约1/3的病人死于再出血。

2. 局灶表现 取决于动脉瘤的部位和出血后血肿形成的部位。后交通动脉瘤常可引起同侧动眼神经麻痹，表现为同侧眼睑下垂，瞳孔散大，直接、间接对光反射消失，眼球内收、上、下视不能。前交通动脉瘤破裂可引起一侧或双侧下肢一过性轻瘫及缄默症状。大脑中动脉动脉瘤出血后常引起偏瘫和失语。

3. 癫痫发作 约20%的患者在SAH出血时或出血后有抽搐发作，抽搐也常伴再出血发生。

4. 有的病人合并多囊肾、动静脉畸形和结缔组织疾病。

【辅助检查】

1. 头颅CT 可确定SAH、血肿大小和部位、脑梗死和脑积水。SAH血液积聚较多的部位可间接提示动脉瘤的部位，如纵裂出血提示前交通动脉瘤，侧裂出血提示中动脉动脉瘤，鞍上池和颈动脉池出血者为后交通动脉瘤的可能性大。

2. 头颅MRI MRI可见动脉瘤流空，MRA可明确动脉瘤的部位及与载瘤动脉和周边动脉的关系。

3. 数字减影血管造影（DSA） 是确诊颅内动脉瘤的金标准检查方法。可明确动脉瘤的数目、位置、形态、内径、蒂宽、朝向，与载瘤动脉和周围血管的关系，Willis环的交通情况及有无血管痉挛和斑块性狭窄。为手术夹闭和介入栓塞动脉瘤提供详细的信息。

首次造影阴性的SAH病人，应在脑血管痉挛期过后再次行DSA检查，以防漏诊。

4. 经颅多普勒超声（TCD） 可推测脑血管痉挛和脑缺血的程度。

【治疗】

（一）术前评估和手术时机的选择

常用Hunt和Hess分级法：

Ⅰ级 无症状，或有轻微头痛和颈强直。

Ⅱ级 头痛较重，颈强直，除脑神经麻痹外无其他神经症状。

Ⅲ级 嗜睡或有局灶性神经功能障碍。

Ⅳ级 昏迷、偏瘫，早期去大脑强直和自主神经功能障碍。

Ⅴ级 深昏迷、去大脑强直，濒危状态。

Ⅰ、Ⅱ级病人应及早行造影和争取在一周内手术治疗；Ⅲ级以上提示出血严重，可能伴发脑血管痉挛和脑积水，手术风险大，应在病情平稳好转后再行手术。

（二）围手术期治疗

1. 绝对卧床，避免任何刺激，便秘者给予缓泻剂。

2. 严密监测意识、瞳孔和生命体征变化。

3. 维持正常血压，减少波动。

4. 应用止血药物，如6-氨基己酸等。

5. 补充足够液体和红细胞，避免使用升压药，应用尼莫地平等钙离子拮抗剂，术后病人发生脑血管痉挛可采用“三H”治疗，即高血容量、高灌注压、高血流动力学治疗。以上措施有利于预防和控制脑血管痉挛和脑梗死的发生。

（三）手术治疗

开颅夹闭颅内动脉瘤是最理想的方法，不能耐受手术或不愿手术的病人，可选择介入下可脱性微弹簧圈（GDC）栓塞术。

第三节 颅内和椎管内血管畸形

颅内血管畸形属先天性中枢神经系统血管发育异常，有四种类型：①动静脉畸形（AVM）；②海绵状血管畸形；③毛细血管扩张；④静脉畸形。其中以动静脉畸形最常见，分别占颅内小脑幕上、下血管畸形的62.7%和42.7%，其次为海绵状血管畸形。

一、颅内动静脉畸形

颅内动静脉畸形（AVM）是脑内一团发育异常的病态血管团。动脉血液不经毛细血管直接流入静脉，形成血流短路，继之引起血流动力学变化，周围脑组织可因AVM“盗血”发生缺血而萎缩，呈角质增生带，发育不良的畸形血管可因动脉血流入，压力增高而破裂出血。大脑半球的AVM多呈楔形，尖端指向侧脑室。

【临床表现】

1. 颅内出血　30%～65%的AVM是以出血为首发症状，与动脉瘤相反，出血多发生于脑内，约三分之一引起SAH，占SAH的9%，仅次于动脉瘤。高发年龄为15～20岁。AVM再出血率和出血后死亡率低于颅内动脉瘤，出血后也很少发生脑血管痉挛。出血后表现为脑内血肿和SAH的症状和体征。

2. 头痛　长期呈间断性或迁移性头痛，可在单侧局部或全头痛。

3. 癫痫　AVM癫痫发生率高，成人21%～67%以抽搐为首发症状，14%～22%出过血的AVM病人会发生抽搐。抽搐一半以上发生在30岁以前，多见于额颞部AVM，额部以大发作多见，顶部则以局限性发作为主。癫痫发作药物常难以控制。

4. 神经功能缺损　4%～12%未出血的AVM病人呈进行性神经功能缺损，出现运动、感觉、语言障碍及视野缺失，多因AVM盗血引起。出血后颅内血肿可引起相应功能区的神经功能缺损。

【辅助检查】

1. 头部CT　CT加强扫描AVM表现为混杂密度区，中线结构无移位。出血后可见脑内血肿和SAH。

2. 头部MRI　病变内高速血流在T_1WI和T_2WI出现流空现象。

3. 数字减影脑血管造影（DSA）　是确定AVM的金标准检查方法。可以确定畸形血管团大小、部位、范围、异常增粗的供血动脉和早显的引流静脉、血流速度，甚至对侧颈内动脉和基底动脉的盗血现象。

4. 脑电图　可用于致痫灶的定位、AVM及周边致痫灶切除术中的监测。

【治疗】

（一）AVM的Spetzler分级法

1. AVM直径＜3 cm为1分，3～6 cm为2分，＞6 cm为3分。

2. AVM位于非功能区为0分，位于功能区为1分。

3. AVM表浅静脉引流为0分，深部静脉引流为1分。

根据上述AVM大小、是否位于功能区、有无深部静脉引流三项得分相加的数值定级，最高为5级，级别越高手术难度越大。完全位于功能区的巨大AVM或累及下丘脑和脑干的AVM定为6级，任何方法治疗危险性都极大。

（二）手术切除

是治疗颅内 AVM 最彻底的方法。切除病灶的目的是防止出血；阻止畸形血管盗血以改善脑供血和控制癫痫发作。

（三）γ-刀治疗

直径小于 3 cm 的 AVM，可根据脑血管造影，应用 γ-刀治疗。γ-刀治疗后畸形血管内皮逐渐增生，最后形成血栓阻塞畸形血管，这一过程需 1～3 年。

（四）血管内介入治疗

用氰基丙烯酸正丁酯（NBCA）或弹簧圈等材料栓塞不适合直接手术的巨大 AVM，使其体积缩小，便于手术切除。

二、脑海绵状血管畸形

脑海绵状血管畸形又称海绵状血管瘤。良性，占中枢神经系统血管畸形的 5%～13%，多位于小脑幕上脑内和脑桥内，直径通常为 1～5 cm，圆形致密包块，边界清楚，内含钙化灶和血栓，没有大的供血动脉和引流静脉。

以癫痫为首发症状者占 60%，其次为反复出血。出血量小时，病人可无任何不适，出血量大时，表现为头痛、呕吐和进行性加重性神经障碍。

DSA 检查病灶不显影。增强 CT 可显示脑内高密度病变，多为出血所致。MRI 检查有明显的优势，表现为脑内 T_2WI 像周边低信号，内为混合信号的圆形病灶。

治疗以手术切除为主，功能区和脑干内病灶可用 γ-刀治疗。

三、脊髓内血管畸形

脊髓内血管畸形少见，主要为 AVM，其次为髓内海绵状血管瘤。发病年龄多在 20～40 岁。

脊髓 AVM 系先天性脊髓血管发育异常，由扩张迂曲的畸形血管团构成，有一或几条供血动脉和扩张迂曲的引流静脉。病变可位于髓内或（和）髓外，常见于下胸段以下，可见于颈段和上胸段。临床表现为间歇性跛行，肢体力弱甚至瘫痪和括约肌功能障碍。症状是由于动脉血不经过毛细血管而直接流入静脉，引起局部组织供血不足和静脉压增高，远侧静脉血液淤滞，血管扩张迂曲，压迫脊髓和神经根引起。突然用力如举重物可诱发 AVM 破裂出血，引起脊髓蛛网膜下腔出血和脊髓内血肿，表现为腰部突发疼痛和双下肢瘫痪。

脊髓 MRI 检查，AVM 表现为流空血管影，或异常条索状等 T_2WI 信号，出血后，表现为不规则点片状短 T_1WI 高信号。脊髓 DSA 检查可清楚显示 AVM 的病变部位，供血动脉、畸形血管团和早显扩张的引流静脉。

本病以手术治疗为主，对无临床表现的脊髓 AVM，手术应慎行。

第四节 脑卒中的外科治疗

一、颈动脉粥样硬化性斑块的外科治疗

缺血性脑卒中的发病率高于出血性脑卒中，约占脑卒中总数的 3/4，国内每年新增加缺血性脑血管病患者约 150 万。缺血性脑血管病的病因有脑动脉狭窄或闭塞、脑动脉栓塞、短

暂性低血压和各种原因引起的血液高凝状态等。颈内动脉和椎基底动脉都可因动脉粥样硬化而发生动脉狭窄和闭塞，其中颈动脉狭窄远多见于椎基底动脉狭窄，狭窄常发生在颈内外动脉分叉部和颈内动脉起始部。动脉内膜发生粥样硬化斑块除了造成动脉狭窄和闭塞，引起脑缺血和脑梗死外，斑块脱落后随血流入颅，堵塞脑血管，还可引起脑栓塞。研究表明缺血性脑卒中患者中，有8%～29%是由颈动脉粥样硬化斑块引起的。下面仅对颈动脉粥样硬化性狭窄的诊断和治疗做简单叙述。

【临床表现和分型】 依据有无症状，颈动脉粥样硬化性狭窄可分为无症状颈动脉狭窄和症状性颈动脉狭窄，后者临床表现有：

1. 一过性视力障碍 如黑矇、失明、偏盲，发作从几分钟到1～2 h不等，可反复发作。

2. 短暂性脑缺血发作（TIA） 突然头晕，一过性单个肢体瘫痪或偏瘫、偏身感觉障碍或失语等，最长不超过24 h，可自行缓解，多反复发作。

3. 缺血性卒中 表现为偏瘫、偏身感觉障碍和同向性偏盲，发生在优势半球可有失语。

【辅助检查】

1. 颈部B超 准确性高并可精确测量出狭窄程度和部位，用于筛查极为方便和经济。

2. 经颅多普勒超声（TCD） 可测量狭窄血管的血流速度，评估缺血的程度。

3. 螺旋CT血管成像（CTA） 由多种成像技术显示二维或三维的血管影像，最大密度投影（MIP）的影像几乎相似于DSA影像，CT仿真内镜（CTVE）能显示血管腔内和血管内斑块的三维图像。

4. 磁共振血管成像（MRA） 具有无创优点，能二维显示颈动脉颅外和颅内段狭窄。MRI还能显示出斑块的软硬程度，为手术治疗提供依据。

5. 数字减影脑血管造影（DSA） 作为金标准可以显示动脉狭窄、闭塞范围和程度及动脉扭曲状况。

【治疗】 颈动脉粥样硬化性狭窄多发生在颈内动脉起始部和颈内外动脉分叉部。治疗方法有颈动脉内膜剥脱术和颈动脉支架置入术。

1. 颈动脉内膜剥脱术 颈内动脉颅外段狭窄位于下颌角以下手术可及者，符合下列情况之一者可手术：①TIA发作，同侧颈内动脉狭窄超过70%；②因颈内动脉狭窄所致脑缺血症状持续性加重，同侧颈内动脉狭窄超过50%；③无症状颈内动脉狭窄为50%～60%，MRI检查显示为软斑块者；④颈内动脉斑块为溃疡型斑块，狭窄超过30%者；⑤已发生过脑梗死，颈内动脉内膜切除可减少致命的脑梗死发作。

脑梗死急性期和全身情况差不能耐受手术者，不宜手术。颈动脉内膜剥脱术术中应行脑电图和TCD监测。

2. 颈动脉支架置入术 可用于不能耐受手术和不愿接受手术的病人。

3. 围手术期治疗 术前5天口服阿司匹林。术后进入ICU严密监测，防止颈部血肿、脑缺血和高灌注综合征，有条件行TCD连续监测。术后血压维持在比术前高10～20 mmHg为宜。术后72 h开始口服阿司匹林。

二、高血压脑出血的外科治疗

高血压脑出血80%发生于小脑幕上，20%发生在小脑幕下。好发部位依次是：①壳出血，约占60%；②丘脑出血，约占10%；③大脑半球白质出血，约占10%；④脑桥出血约占10%；⑤小脑出血，约占10%。出血量最少者只有数毫升，多者可达300 ml，出血的多少可用多田氏公式计算：血肿量（ml）＝1/2A×B×C（式中A、B分别代表CT层面上血肿的最大长度和最大宽度，C代表血肿出现的CT层面数即血肿厚度）。

高血压脑出血可以采取内科保守治疗和外科手术治疗，外科治疗的目的是：①降低颅内压力，恢复脑血管调节功能、提高脑灌注压、改善脑供血；②清除血肿，解除血肿对周围脑组织的压迫和血肿分解产物对脑组织的刺激，有利于消除引起脑水肿和脑缺血的因素，促进神经功能恢复；③解除和防止引起严重并发症甚至威胁生命的脑疝；④解除急性梗阻性脑积水和防止脑室内出血继发交通性脑积水。

（一）是否实施外科手术应考虑的因素

高血压脑出血在什么情况下需要实施手术治疗，一直以来都存在很多争议，下列几点是需要综合考虑的最重要因素：

1. 出血的深浅　浅部位的血肿要优先考虑手术，如大脑皮层下、壳和小脑半球的出血。丘脑出血因其位置深在，血肿位于内囊内侧，手术时经过内囊会损伤内囊纤维而加重神经功能障碍，不宜开颅手术。脑桥血肿病情重，位置深，手术效果欠佳且手术易损伤重要结构，不宜手术。

2. 出血量　同侧大脑半球出血≥30 ml，小脑血肿≥10 ml，即有手术指征。少于此血肿量的病人，无论手术治疗还是保守治疗都有良好的疗效，外科手术反而增加了手术本身的风险，所以不行手术。

3. 血肿部位　颞部血肿容易引起小脑幕切迹疝，小脑血肿容易引起枕骨大孔疝，尤其是后者，应尽早手术。

4. 病情的进展情况　出血后病情进展迅速，短期陷入深昏迷者，手术多无效，不宜手术。发病后病情轻，随后逐渐加重，神经系统功能障碍逐渐进展者，应积极手术，不宜长时间观察和保守治疗。

5. 意识状态　格拉斯哥评分6～12分，手术效果较好。如病人意识障碍逐渐加重，应积极手术。

6. 经保守治疗后，脑水肿和中线移位未见好转，反而明显加重，应尽早手术。

7. 并发有心、肺、肾等严重疾病和严重糖尿病者。不宜手术。

8. 是否采用手术治疗不应过分强调年龄因素，年龄大，各器官功能正常，适合手术治疗的患者，应积极手术，减少长时间昏迷和卧床引发的并发症。

（二）手术时机

手术时机的选择至今仍有争论，有人主张早期（24～48 h）甚至超早期（出血后6 h内）手术，理由是出血数小时后血肿周围脑组织即开始出现有害的组织学改变，脑水肿开始加重，24 h后血肿周围脑组织便发生不可逆的继发损害。早期手术能阻断这种继发性损害。而有人主张在出血后4～14天手术，理由是此时病情已稳定，手术死亡率低。10天以后血肿开始液化，简单穿刺便能吸出血肿，手术损伤小。目前多数人主张，如果病人条件合适，应该尽早手术。

（三）手术方法

1. 开颅血肿清除术　是传统的方法，手术损伤较大，但血肿清除彻底。随着显微技术的应用，手术损伤在逐渐减小。

2. 锥孔或钻孔血肿引流术　操作简单，创伤小，但早期难以抽出固体血块，很难解除颅内压增高，病人如能平稳两周，血肿开始液化，此方法较为适用。

3. 立体定向血肿清除术　穿刺定位准确，穿刺后利用负压或超声手术吸引器吸出血肿，效果好。缺点是操作复杂，需要特殊设备。

4. 神经内镜血肿清除术　是一项新技术，正在逐渐推广。

5. 血肿腔置管血块溶解术　是钻孔血肿引流术和立体定向血肿清除术的辅助手段。常用的药物有尿激酶，用法是在吸出血肿腔部分液性血液后，将尿激酶 6000～20 000IU 溶于 2 ml盐水中注入血肿腔，夹管 1～2 h，然后开放引流，反复给药，直至血肿被完全溶解排出。

（四）术后处理

1. 保持稳定的血压，防止血压过高再出血，或过低导致供血不足。
2. 控制颅内压增高，避免颅内高压引起继发损害。
3. 防止并发症。
4. 尽早进行脑卒中后康复治疗和训练。

小结

本章主要内容包括自发性蛛网膜下腔出血的病因，颅内动脉瘤的病因、分类、临床表现、诊断和治疗原则，颅内动静脉畸形的临床表现、诊疗原则。重点难点内容包括自发性蛛网膜下腔出血的临床表现及治疗原则，脑卒中的外科治疗。

思考题

1. 蛛网膜下腔出血的临床表现有哪些？急性期最适合的检查方法是什么？
2. 通用的颅内动脉瘤的分级和手术原则是什么？
3. 颅内动静脉畸形的临床表现有哪些？
4. 颈动脉粥样硬化性斑块手术剥脱的适应证是什么？
5. 外科手术治疗高血压脑出血应考虑哪些因素？

（新疆医科大学　栾新平　张掖医学高等专科学校　付林海）

第二十一章　颈部疾病

学习目标

1. 掌握颈部肿块的鉴别诊断方法及甲状腺癌的诊断要点及处理原则。

2. 熟悉颈部淋巴结结核、单纯性甲状腺肿的诊断及处理原则，甲状腺结节的诊断及处理原则，甲状腺功能亢进的外科治疗原则及常见并发症的防治。

第一节　甲状腺疾病

一、甲状腺的解剖生理概要

甲状腺位于甲状软骨下方、气管的两旁，由中央的峡部和左右两个侧叶构成，峡部有时向上伸出一锥体叶。峡部一般位于第2～第4气管软骨环的前面，两侧叶的上极通常平甲状软骨，下极多数位于第5～第6气管环。甲状腺由两层被膜包裹着，内层被膜为甲状腺固有被膜，很薄，紧贴腺体并形成纤维束伸入到腺实质内。外层被膜包绕并固定甲状腺于气管和环状软骨上，易于剥离，因此又叫甲状腺外科被膜。两层膜间有疏松的结缔组织、甲状腺的动、静脉及淋巴、神经和甲状旁腺，手术时分离甲状腺应在此两层被膜之间进行。正常情况下，不容易看到或摸到甲状腺。甲状腺借外层被膜固定于气管和环状软骨上，还借左、右两叶上极内侧的悬韧带悬吊于环状软骨上，因此，吞咽时甲状腺可随之而上、下移动。临床上常借此鉴别颈部肿块是否与甲状腺有关。

甲状腺的血液供应十分丰富，主要由两侧的甲状腺上动脉和甲状腺下动脉供应。甲状腺上、下动脉的分支之间，以及甲状腺上、下动脉分支与咽喉部、气管、食管的动脉分支之间，都有广泛的吻合和沟通，因此手术时，虽将甲状腺上、下动脉全部结扎，甲状腺残留部分仍有血液供应。甲状腺有三条主要静脉即甲状腺上、中、下静脉，其中，甲状腺上、中静脉血液流入颈内静脉，甲状腺下静脉血液流入无名静脉。甲状腺的淋巴液流入沿颈内静脉排列的颈深淋巴结。

喉返神经来自迷走神经，行走在气管、食管之间的沟内，多在甲状腺下动脉的分支间穿过，支配声带运动。喉上神经也来自迷走神经，分为内外两支，内支（感觉支）分布在喉黏膜上，外支（运动支）贴近甲状腺上动脉并同行，支配环甲肌，使声带紧张。

甲状腺的主要功能是合成、贮存和分泌甲状腺素。甲状腺素分四碘甲状腺原氨酸（T_4）和三碘甲状腺原氨酸（T_3）两种，与体内的甲状腺球蛋白结合，贮存在甲状腺的滤泡中。释放入血的甲状腺素与血清蛋白结合，其中90%为T_4，10%为T_3。甲状腺素的主要作用包括：①增加全身组织细胞的氧消耗及热量产生；②促进蛋白质、糖和脂肪的分解；③促进人体的生长发育及组织分化，此作用与机体的年龄有关，年龄越小，甲状腺素的缺乏对机体影响越大。胚胎期缺乏常影响脑及智力发育，可致痴呆，同样也对出生后脑和长骨的生长、发育影响较大，缺乏时可导致呆小症。T_3 作用于垂体细胞，与生长激素分泌有关。

甲状腺功能与人体各器官系统的活动和外部环境互相联系。主要的调节机制包括下丘脑-垂体-甲状腺轴控制系统和甲状腺腺体内的自身调节系统，两个系统的调节，保证了甲状腺激素正常的产生、分泌和释放，从而维持机体正常的生长、发育和代谢功能。

二、单纯性甲状腺肿

【病因】

1. 甲状腺素原料（碘）缺乏　碘是合成甲状腺激素的主要原料，人生活的环境缺碘，导致长期碘摄入量不足，使甲状腺因缺碘而合成和分泌甲状腺素减少，通过反馈作用，使垂体前叶分泌过多的促甲状腺素，导致甲状腺代偿性增生肿大，引起地方性甲状腺肿，也称缺碘性甲状腺肿。

2. 甲状腺素需求量增加　青春发育期、妊娠期或哺乳期等，使机体对甲状腺激素的生理需求量增加，使甲状腺激素相对不足，导致甲状腺出现代偿性增生。这属于暂时性生理现象，常在成年或妊娠哺乳期后恢复正常。

3. 甲状腺合成和分泌甲状腺素障碍　长期服用硫尿嘧啶、磺胺类、对氨基水杨酸钠等药物，可阻止甲状腺素的合成而引起甲状腺肿大。

【临床表现】

1. 甲状腺肿大　早期一般无症状，主要表现为甲状腺弥漫性肿大，随着吞咽动作向上、下移动，质软、对称，表面光滑。继续发展可出现结节和不对称，有时结节可钙化，质地变硬，但活动良好，这点有助于同甲状腺癌相区别。

2. 压迫症状　甲状腺肿体积较大时，可压迫气管，导致气管弯曲变形而引起呼吸困难；压迫喉返神经和食管而引起声音嘶哑和吞咽困难；巨大的甲状腺肿可压迫颈静脉和上腔静脉，引起头面部及上肢静脉回流障碍、淤血肿胀。

【诊断】

1. 病史和临床表现，外加家属中有相同疾病和生活在缺碘地区可作出诊断。

2. 对于结节型甲状腺肿还应做放射性^{131}I 和^{99m}Tc 显像检查，当发现一侧或两侧甲状腺内有多发性大小不等、功能状况不一的结节时多可诊断。

3. B超　有助于发现甲状腺内囊性、实质性或混合性多发结节的存在。

【预防和治疗】

1. 青春期、妊娠和哺乳期所致暂时甲状腺肿，一般不需特殊治疗，应多食用含碘丰富的食物，如海带、紫菜等。

2. 单纯弥漫性甲状腺肿以内科治疗为主，口服甲状腺素片，常用剂量为 30～60 mg，每日 2 次，3～6 个月为一个疗程。

3. 有以下情况，应及时施行甲状腺大部切除术：①压迫气管、食管或喉返神经引起临床症状者；②胸骨后甲状腺肿；③巨大甲状腺肿影响生活和工作者；④结节性甲状腺肿继发甲状腺功能亢进者；⑤结节性甲状腺肿疑有恶变者。

三、甲状腺功能亢进的外科治疗

【甲状腺功能亢进的分类】　甲状腺功能亢进（甲亢）是由各种原因引起循环中甲状腺素异常增多而出现以全身代谢亢进为主要特征的疾病。按病因可分为：原发性甲状腺功能亢进、继发性甲状腺功能亢进和高功能腺瘤三类。①原发性甲亢最常见，是指伴随着甲状腺肿大出现的功能亢进。多在20～40岁之间发病。腺体肿大为弥漫性，两侧对称，常伴有眼球突出，故又称“突眼性甲状腺肿”。是一种自身免疫性疾病。②继发性甲亢较少见，如继发于结节性甲状腺肿的甲亢，病人先有结节性甲状腺肿多年，以后才出现功能亢进症状。发病年龄多在40岁以上。腺体呈结节状肿大，两侧多不对称，无眼球突出，容易发生心肌损害。③高功能腺瘤，少见，甲状腺内有单发的自主性高功能结节，结节周围的甲状腺组织呈萎缩改变。病人无眼球突出。继发性甲亢和高功能腺瘤发病原因不明。

【临床表现】 甲亢的临床表现包括患者甲状腺肿大；性情急躁、容易激动、失眠、两手颤动、怕热、多汗和皮肤潮湿；食欲亢进但却消瘦、体重减轻；心悸、脉快有力（脉率常在每分钟100次以上，休息及睡眠时仍快）、脉压增大（主要由于收缩压升高），脉率增快及脉压增大尤为重要，常可作为判断病情程度和治疗效果的重要指标；内分泌紊乱（如月经失调）、无力、易疲劳、出现肢体近端肌萎缩等。

【诊断】

1. 基础代谢率测定 可根据脉压和脉率计算，或用基础代谢率测定器测定。前者简便，后者较可靠。常用计算公式为：基础代谢率＝（脉率＋脉压）－111（脉压单位为mmHg）。测定基础代谢率要在完全安静、空腹时进行。正常值为±10%；增高至＋20%～30%为轻度甲亢，＋30%～60%为中度，＋60%以上为重度。

2. 甲状腺摄^{131}碘率测定 正常甲状腺24 h内摄取^{131}碘量为人体总量的30%～40%。如果在2 h内甲状腺摄取^{131}碘量超过人体总量的25%，或在24 h内超过人体总量的50%，且吸^{131}碘高峰提前出现，均可诊断为甲亢。

3. 血清中T_3和T_4含量的测定 甲亢时，血清T_3可高于正常4倍左右，而T_4仅为正常的2倍半，因此，T_3测定对甲亢的诊断敏感性高。

【治疗】

（一）手术病人的选择

甲状腺大部切除术对中度以上的甲亢仍是目前最常用而且有效的疗法，能使90%～95%的病人获得痊愈，手术死亡率低于1%。手术治疗的缺点是有一定的并发症和约4%～5%的病人术后甲亢复发，少数病人术后发生甲状腺功能减退。

手术治疗指征为：①继发性甲亢或高功能腺瘤；②中度以上的原发性甲亢；③腺体较大，伴有压迫症状，或胸骨后甲状腺肿等类型甲亢；④抗甲状腺药物或^{131}I治疗后复发者或坚持长期用药有困难者。此外，鉴于甲亢对妊娠可造成不良影响（流产、早产等），而妊娠又可能加重甲亢，因此，妊娠早、中期的甲亢病人凡具有上述指征者，仍应考虑手术治疗。

手术禁忌证为：①青少年患者；②症状较轻者；③老年病人或有严重器质性疾病不能耐受手术者。

（二）术前准备

甲亢病人在基础代谢率高亢的情况下进行手术有一定的危险，术前应采取充分而完善的准备以保证手术顺利进行和预防术后并发症。

1. 一般准备 对精神过度紧张或失眠者可适当应用镇静和安眠药以消除病人的恐惧心理。心率过快者，可口服利血平0.25 mg或普萘洛尔（心得安）10 mg，每日3次，发生心力衰竭者，应予以洋地黄制剂。

2. 术前检查　除全面体格检查和必要的化验检查外，还应包括：①颈部透视或摄片，了解有无气管受压或移位；②做心电图等检查详细了解心脏有无扩大、杂音或心律不齐等；③喉镜检查，确定声带功能；④测定基础代谢率，了解甲亢程度，选择手术时机。

3. 降低基础代谢率　有三种方法：①可先用硫脲类药物，通过降低甲状腺素的合成，而控制甲亢。常用的硫脲类药物有：甲基或丙基硫氧嘧啶、甲巯咪唑（他巴唑）、卡比马唑（甲亢平）等。服用硫脲类药物后必须加用碘剂 2 周，待甲状腺缩小变硬，血供减少后，再进行手术。常用的碘剂是复方碘化钾溶液，每日 3 次，第一日每次 3 滴，第二日每次 4 滴，以后逐日每次增加 1 滴，至每次 16 滴，然后维持此剂量。②开始即用碘剂，2～3 周后甲亢症状得到基本控制，便可进行手术。但少数病人，服用碘剂 2 周后，症状减轻不明显，此时，可在继续服用碘剂的同时，加用硫氧嘧啶类药物，直至症状基本控制后，停用硫氧嘧啶类药物，继续单独服用碘剂 1～2 周，再进行手术。③对于常规应用碘剂或合并应用硫氧嘧啶类药物不能耐受或无效者，单用普萘洛尔或与碘剂合用作术前准备。普萘洛尔是一种肾上腺素 β 受体阻滞剂，能控制甲亢的症状，缩短术前准备时间，且用药后不引起腺体充血，有利于手术操作。用法为每 6 h 口服 1 次，每次 20～60 mg，一般 4～7 天后脉率降至正常水平时，便可施行手术。由于普萘洛尔在体内的有效半衰期不到 8 h，所以最末一次口服普萘洛尔要在术前 1～2 h，术后需继续口服普萘洛尔 4～7 天。

经术前药物准备，达到下列条件者，便可进行手术：①脉率降至 90 次/分钟以下；②基础代谢率下降至＋20％以下；③甲状腺腺体缩小变硬，血管杂音减轻或消失；④患者睡眠好转，情绪稳定，体重增加等。

（三）手术和手术后注意事项

1. 麻醉　甲亢术前不用阿托品，以免引起心动过速。采用气管插管全身麻醉，尤其对巨大胸骨后甲状腺肿压迫气管，或精神异常紧张的甲亢病人，以保证呼吸道通畅和手术的顺利进行。

2. 手术应轻柔、细致，认真止血、保存两叶腺体背面部分，以防损伤甲状旁腺和喉返神经。

3. 手术切除腺体数量应根据腺体大小或甲亢程度决定，通常需切除腺体的 80％～90％并同时切除峡部，每侧残留腺体以如成人拇指末节大小为宜（约 3～4 g）。腺体切除过少容易引起复发，过多又易发生甲状腺功能低下而导致黏液水肿。

4. 术后观察和护理　术后当日应密切注意病人呼吸、体温、脉搏、血压的变化，预防甲亢危象发生。如脉率过快，可使用利血平肌内注射。病人采用半卧位，以利呼吸和引流切口内积血。协助病人及时排出痰液，保持呼吸道通畅。此外病人术后要继续服用复方碘化钾溶液，每日 3 次，每次 10 滴，共 1 周左右，或由每日 3 次，每次 16 滴开始，逐日每次减少 1 滴。

（四）手术的主要并发症

1. 术后呼吸困难和窒息　由于气道堵塞引起，多发生在术后 48 h 内，是术后最危急的并发症。常见原因有：①切口内出血压迫气管，多因手术时止血（特别是腺体断面止血）不完善，或血管结扎线滑脱所引起；②喉头水肿，主要是手术创伤所致，也可因长时间气管插管引起；③气管塌陷，是气管壁长期受肿大甲状腺压迫，发生软化，切除甲状腺体的大部分后软化的气管壁失去支撑的结果；④双侧喉返神经损伤。

临床表现为进行性呼吸困难、烦躁、发绀，甚至发生窒息。如有颈部肿胀，切口渗血时，多为切口内出血所引起。发现上述情况时，必须立即在床旁剪开缝线，敞开切口，迅速清除血肿。如此时病人呼吸仍无改善，则应立即施行气管插管。情况好转后，再送手术室做进一步的检查、止血和做其他处理。因此，术后应常规地在病人床旁放置无菌的气管插管、手套和切开缝合包，以备急用。

2. 喉返神经损伤 多是因为手术处理甲状腺下极时，不慎将喉返神经切断、缝扎或挫夹、牵拉造成永久性或暂时性损伤。也可由血肿或瘢痕组织压迫或牵拉而发生。一侧喉返神经损伤，大都引起声嘶，可由健侧声带代偿性地恢复发音。双侧喉返神经损伤，可导致失音或严重的呼吸困难，甚至窒息，需立即作气管切开。由于手术切断、缝扎、挫夹、牵拉等直接损伤喉返神经者，术后立即出现症状，而因血肿压迫、瘢痕组织牵拉等所致者，则在术后数日才出现症状。切断、缝扎引起永久性损伤，挫夹、牵拉、血肿压迫所致则多为暂时性，经理疗等及时处理后，一般能在 3～6 个月内逐渐恢复。

3. 喉上神经损伤 多发生于处理甲状腺上极时。喉上神经分内（感觉）、外（运动）两支，损伤外支会使环甲肌瘫痪，引起声带松弛、音调降低。损伤内支则喉部黏膜感觉丧失，进食特别是饮水时，容易误咽发生呛咳。一般经理疗后可自行恢复。

4. 手足抽搐 是手术时误伤甲状旁腺或其血液供给受累所致，导致血钙浓度下降，当下降至 2.0 mmol/L 以下（正常为 2.25～2.75 mmol/L），神经肌肉的应激性显著增高，在术后 1～3 天出现面部、唇部或手足部的针刺样麻木感或强直感。经过 2～3 周后，未受损伤的甲状旁腺增大，发挥代偿作用，症状即可消失。严重者引起手足抽搐，甚至面肌和手足伴有疼痛的持续性痉挛，反复发作，每次持续 10～20 min 或更长，最严重者可发生喉和膈肌痉挛，引起窒息死亡。

发生手足抽搐后，要限制含磷较高、影响钙吸收的食品如肉类、乳品和蛋类等。抽搐发作时，立即静脉注射 10％葡萄糖酸钙或氯化钙 10～20ml 阻止发作。随后症状轻者可口服葡萄糖酸钙或乳酸钙 2～4 g，每日 3 次。症状较重或长期不能恢复者，可加服维生素 D_3，每日 5 万～10 万 U，以促进钙在肠道内的吸收，或口服双氢速甾醇（双氢速变固醇）（DT_{10}）油剂，后者能明显提高血中钙含量，降低神经肌肉的应激性。

5. 甲状腺危象 是甲亢的严重并发症。危象发生与术前甲亢症状未能很好控制及手术应激有关。危象时病人主要表现为：高热（＞39℃）、脉快（＞120 次/分）、烦躁、谵妄、大汗、呕吐、腹泻等神经、循环及消化系统严重功能紊乱的症状。是由于甲状腺素过量释放引起的暴发性肾上腺素能兴奋现象，若不及时处理，可迅速发展至昏迷、虚脱、休克甚至死亡，死亡率约 20％～30％。

发生危象后应即刻采用下列措施：①肾上腺素能阻滞剂：可选用利血平 1～2 mg 肌注或胍乙啶 10～20 mg 口服。前者用药 4～8 h 后危象可有所减轻，后者在 12 h 后起效。还可用普萘洛尔 5 mg 加 5％～10％葡萄糖溶液 100 ml 静脉滴注以降低周围组织对肾上腺素的反应；②碘剂：口服复方碘化钾溶液，首次为 3～5 ml，或紧急时用 10％碘化钠 5～10 ml 加入 10％葡萄糖溶液 500 ml 中静脉滴注，以降低血液中甲状腺素水平；③氢化可的松：每日 200～400 mg，分次静脉滴注，以拮抗机体对甲状腺素的反应；④镇静剂：常用苯巴比妥钠 100 mg，或冬眠合剂Ⅱ号半量，肌内注射，6～8 h 1 次；⑤降温：用退热剂、冬眠药物和物理降温等综合方法，保持病人体温在 37℃左右；⑥静脉输入足量葡萄糖溶液补充能量；⑦吸氧，以减轻组织的缺氧；⑧有心力衰竭者，加用洋地黄制剂。

四、甲状腺腺瘤

甲状腺腺瘤是最常见的甲状腺良性肿瘤。按形态学可分为滤泡状和乳头状囊性腺瘤两种。滤泡状腺瘤多见，周围有完整的包膜，乳头状囊性腺瘤少见，常不易与乳头状腺癌区分，应注意鉴别。本病多见于40岁以下的妇女。

【临床表现和诊断】 多表现为颈部甲状腺区域内单发圆形或椭圆形结节。稍硬，表面光滑，无压痛，随吞咽上下移动。常无任何症状。腺瘤生长缓慢。当乳头状囊性腺瘤因囊壁血管破裂发生囊内出血时，肿瘤可在短期内迅速增大，局部出现胀痛。

甲状腺腺瘤与单发结节性甲状腺肿在临床上较难区别。组织学上腺瘤有完整包膜，周围组织正常且分界明显，而结节性甲状腺肿的单发结节包膜常不完整。

【治疗】 因甲状腺腺瘤有引起甲亢（发生率约为20%）和恶变（发生率约为10%）的可能，应早期行包括腺瘤的患侧甲状腺部分或大部切除。切除标本必须立即行冰冻切片检查，以排除恶变者。

五、甲状腺癌

甲状腺癌是最常见的甲状腺恶性肿瘤，约占全身恶性肿瘤的1%。除髓样癌外，绝大部分甲状腺癌起源于滤泡上皮细胞。

【病理分类】

1. 乳头状癌　成人甲状腺癌60%为乳头状癌，儿童甲状腺癌则全部为乳头状癌。成人多见于30～45岁女性，恶性程度较低，约80%肿瘤为多中心性，约1/3累及双侧甲状腺。颈淋巴结转移较早，但预后较好。

2. 滤泡状腺癌　约占20%，常见于50岁左右中年人，肿瘤生长较快，属中度恶性，颈淋巴结侵犯仅占10%，有侵犯血管倾向，33%可经血运转移到肺、肝、骨和中枢神经系统。因此病人预后不如乳头状癌。

3. 未分化癌　约占15%，多见于70岁左右老年人。发展迅速，约50%患者早期就有颈淋巴结转移，高度恶性。除侵犯气管和（或）喉返神经或食管外，还能经血运向肺、骨远处转移。预后很差。平均存活3～6个月，一年存活率仅5%～15%。

4. 髓样癌　仅占7%。来源于滤泡旁降钙素分泌细胞。细胞排列呈巢状或囊状，无乳头或滤泡结构，呈未分化状，瘤内有淀粉样物沉积。可兼有颈淋巴结侵犯和血行转移。预后不如乳头状癌，但较未分化癌好。

【临床表现】

1. 甲状腺肿块　甲状腺内肿块，质地硬而固定、表面不平是各型癌的共同表现。腺体在吞咽时上下移动性小，未分化癌肿块增长迅速并侵犯周围组织，几乎不移动。

2. 压迫症状　晚期可产生声音嘶哑、呼吸困难、吞咽困难和交感神经受压引起Horner综合征。

3. 侵犯转移　侵犯颈丛出现耳、枕、肩等处疼痛。局部淋巴结及远处器官转移有相应的表现。未分化癌较早发生颈淋巴结转移，有的病人甲状腺肿块不明显，会因发现转移灶而就诊。

【诊断】 主要根据临床表现，如甲状腺肿块质硬、固定，颈淋巴结肿大，或有压迫症状者，或存在多年的甲状腺肿块，在短期内迅速增大者，均应怀疑为甲状腺癌。应注意与慢性淋巴细胞性甲状腺炎鉴别，细针穿刺细胞学检查可帮助诊断。此外，血清降钙素测定可协助诊断髓样癌。

【治疗】 手术是除未分化癌以外各型甲状腺癌的基本治疗方法，可辅助应用核素、甲状腺激素及放射治疗等。

(一) 手术治疗

手术治疗包括甲状腺本身的手术及颈淋巴结清扫术。

1. 应根据肿瘤的临床特点来选择手术切除范围：①腺叶次全切除术仅适用于良性疾病和手术后病理诊断为孤立性乳头状微小癌；②腺叶加峡部切除术适用于肿瘤局限于一叶，直径≤1.5 cm者；③近全切除术适用于较广泛的一侧乳头状癌，肿瘤直径>1.5 cm，伴有颈淋巴结转移者；④甲状腺全切除术适用于高度侵袭性乳头状和滤泡状癌，明显多灶性，两侧颈淋巴结肿大，肿瘤侵犯周围颈部组织或有远处转移者。

2. 预防性颈淋巴结清扫应以保证病人的生活质量为前提。

(二) 内分泌治疗

甲状腺癌做次全或全切除者应终身服用甲状腺素片，以预防甲状腺功能减退及抑制TSH。一般剂量掌握在保持TSH低水平，但不引起甲亢为宜。可用干燥甲状腺片，每天80～120 mg，也可用左旋甲状腺素，每天100 μg，服用期间测定血浆 T_4 和TSH，以此调整用药剂量。

(三) 放射性核素治疗

对乳头状腺癌和滤泡状腺癌腺叶全切除者，或多发性癌灶、局部侵袭性肿瘤及存在远处转移的45岁以上患者，可用^{131}碘治疗。

(四) 外照射放射治疗

主要用于未分化型甲状腺癌。

六、甲状腺结节的诊断和处理原则

甲状腺结节是一类常见疾病，90%以上属良性，但早期确诊恶性结节对选择恰当有效的治疗方案至关重要。

【诊断】

1. 病史 很多病人是在体格检查时偶然发现结节的。原有的甲状腺结节短期内突然疼痛性增大，可能是腺瘤囊性变出血所致。过去存在甲状腺结节，近日突然快速、无痛地增大，应考虑癌肿可能。有分化型甲状腺癌家族史者，发生癌肿的可能性较大。

2. 体格检查 检查甲状腺应全面仔细，要明确是弥漫性肿大或还存在其他结节。应高度重视明显的孤立结节，因为约4/5分化型甲状腺癌及2/3未分化癌表现为单一结节，尤其是男性，部分甲状腺癌表现为多发结节。癌肿病人常于颈部下1/3处触及大而硬的淋巴结，特别是儿童及年轻乳头状癌病人。

3. 血清学检查 甲状腺球蛋白水平与未分化癌的复发相关，可用于检测是否存在早期复发。

4. 核素扫描 用^{131}碘或^{99m}锝扫描，将结节的放射性密度与周围正常甲状腺组织的放射性密度进行比较，密度高者为热结节，密度相等者为温结节，密度低者为凉结节，完全缺如者为冷结节。热结节几乎为良性，甲状腺癌多为冷结节，但冷结节并非一定是恶性病变，多数甲状腺冷结节是良性病变。有无功能一般不能作为鉴别良性或恶性的依据。

5. B超检查　B超检查可显示三种基本图像：囊肿、混合性结节及实质性结节，并提供甲状腺的解剖信息。B超对良恶性肿瘤的鉴别意义不大。

6. 针吸涂片细胞学检查　细针抽吸细胞学检查是明确甲状腺结节性质的最好办法，90%以上的结节可以得到确诊，能为更精确地选择治疗方法提供依据。具体操作为：病人仰卧，肩部垫枕，颈部过伸。在局部麻醉下，采用7号针头，多方向穿刺肿块并抽吸标本，至少应穿刺6次，以保证取得足够的标本。穿刺时以左手示、中指固定结节，以右手持针筒，回抽针栓以产生负压，同时缓慢向外将针头拔出2 mm，再刺入，重复数次。见到注射器头部内有细胞碎屑后停止抽吸，去除负压吸引，拔出针头，脱开针筒，针筒内吸入数毫升空气，再接上针头，并将针头内标本排到玻片上。然后用另一玻片按45°推出涂片，或以另一玻片平放稍加压后分开，可得到薄而均匀的涂片。

【处理原则】　甲状腺结节的治疗原则是：

1. 对于良性多发结节，若甲状腺功能正常或减退，可先试行甲状腺干制剂治疗，结节可能消退。如无改善，行甲状腺腺叶大部分切除术。

2. 为热结节的甲状腺单发结节，癌变可能性小，可采用手术治疗，也可采用核素治疗。如是冷结节应手术治疗。对于生长迅速、质硬，特别是伴有颈部淋巴结肿大的结节，或儿童及男性患者的单发性结节，因恶性可能性极大，应尽早手术治疗，还应术中冰冻切片，以防漏诊恶性病变。

3. 手术时如发现为单个囊性结节，可做单纯囊肿摘除。若为实质性结节，应将结节和包膜连同周围1 cm范围的正常组织整块切除，或腺体大部切除，同时做快速冰冻切片检查，如证实为癌，则应立即按癌肿手术原则处理。颈部淋巴结清扫与否需根据有无淋巴结肿大和病人的基本情况而定。

第二节　原发性甲状旁腺功能亢进

【甲状旁腺的解剖和生理】　甲状旁腺紧密附于甲状腺左右二叶背面，数目不定，一般为4枚。呈卵圆形或扁平形，外观呈黄、红或棕红色，平均重量每枚35～40 mg。上甲状旁腺约80%位于以喉返神经与甲状腺下动脉交叉上方1 cm处为中心、直径为2 cm的一个圆形区域内。下甲状旁腺有60%位于甲状腺下、后、侧方，其余可位于甲状腺前面，或紧贴胸腺，或位于纵隔。

甲状旁腺分泌甲状旁腺素（parathyroid hormone，PTH），PTH的主要靶器官为骨和肾，对肠道也有间接作用。PTH的生理功能是调节体内钙的代谢并维持钙和磷的平衡，当发生甲状旁腺功能亢进时，临床表现为高血钙、低血磷、高尿钙和高尿磷。切除甲状旁腺后，血钙降低，血磷升高，尿钙、尿磷都降低。

【病理分型】　甲状旁腺功能亢进主要分为：原发性甲状旁腺功能亢进、肾衰竭后甲状旁腺功能亢进和肾移植术后甲状旁腺功能亢进。原发性甲状旁腺功能亢进包括增生、腺瘤及腺癌，其中增生约占12%，增生时4枚腺体均受累。甲状旁腺腺瘤约占80%，为单发腺瘤。腺癌仅占1%～2%。

【临床表现】　原发性甲状旁腺功能亢进包括无症状型及症状型两类。无症状型病例可仅有骨质疏松而无临床症状，常在体检时因血钙增高而被确诊。临床以症状型原发性甲状旁腺功能亢进多见。按其症状可分为三型：

Ⅰ型 最为多见，以骨病为主，也称骨型。病人可诉骨痛，易于发生骨折。骨膜下骨质吸收是本病特点，最常见于中指桡侧或锁骨外1/3处。

Ⅱ型 以肾结石为主，也称肾型。在尿路结石病患者中，甲状旁腺腺瘤者约为3%，病人在长期高血钙后，逐渐发生氮质血症。

Ⅲ型 为兼有上述两型的特点，表现有骨骼改变及尿路结石。

其他症状可有消化性溃疡、腹痛、神经精神症状、虚弱及关节痛。

【诊断】 主要根据临床表现，结合实验室检查、定位检查来确定诊断。

1. 血钙测定 是确诊甲状旁腺功能亢进的首要指标，正常人的血钙值一般为2.25～2.75 mmol/L，甲状旁腺功能亢进者＞3.0 mmol/L。

2. 血磷值测定 ＜0.65～0.97 mmol/L。

3. 甲状旁腺素（PTH）测定 PTH值升高。

4. 原发性甲状旁腺功能亢进时，尿中环腺苷酸（cAMP）排出量明显增高。

5. 对可疑病例，可做B超、核素扫描或CT检查，主要帮助定位，也有定性价值。

【治疗】 主要采用手术治疗。因甲状旁腺位置变异较大，可在术前利用超声、CT、MRI及放射性示踪剂进行定位。术后并发症很少，如术后发生口周及肢端麻木，或手足抽搐，可用10%葡萄糖酸钙注射液静脉注射。

第三节 颈淋巴结结核

颈淋巴结结核多见于儿童和青年人。结核分枝杆菌大多经扁桃体、龋齿侵入，约5%继发于肺和支气管结核病变，并在人体抵抗力低下时发病。

【临床表现】

1. 颈部肿块 颈部一侧或两侧有多个大小不等的肿大淋巴结，一般位于胸锁乳突肌的前、后缘。初期，肿大的淋巴结较硬，无痛，可推动。病变继续发展，发生淋巴结周围炎，使淋巴结与皮肤和周围组织发生粘连，淋巴结之间也相互粘连，融合成团，形成不易推动的结节性肿块。晚期，淋巴结发生干酪样坏死、液化，形成寒性脓肿。脓肿破溃后形成经久不愈的窦道或慢性溃疡。上述不同阶段的病变，可同时出现于不同淋巴结。

2. 结核中毒症状 少部分病人可有低热、盗汗、食欲缺乏、消瘦等全身症状。

【诊断】 根据结核病接触史及局部体征，特别是已形成寒性脓肿，或已溃破形成经久不愈的窦道或溃疡时，多可做出明确诊断。

【治疗】

1. 全身治疗 适当注意营养和休息。口服异烟肼6～12个月。伴有全身症状或身体他处有结核病变者，加服乙胺丁醇、利福平或阿米卡星肌内注射。

2. 局部治疗 原则为：①少数局限的、较大的、能推动的淋巴结，可考虑手术切除，手术时注意勿损伤副神经；②寒性脓肿尚未穿破者，可行穿刺抽吸治疗，应从脓肿周围的正常皮肤处进针，尽量抽尽脓液，然后向脓腔内注入5%异烟肼溶液做冲洗，并留适量溶液于脓腔内，每周2次；③对溃疡或窦道，如继发感染不明显，可行刮除术，伤口不加缝合，开放引流；④寒性脓肿继发化脓性感染者，需先行切开引流，待感染控制后，必要时再行刮除术。

小结

本章主要内容包括颈部及甲状腺的局部解剖，甲状腺癌的病理类型、临床表现和诊断，甲状腺结节的诊断和处理原则。重点内容是甲状腺功能亢进的临床表现、特殊检查及术前准备。难点内容为甲状腺手术的原则和术后并发症防治。

思考题

1. 单纯性甲状腺肿的原因和主要临床表现有哪些？
2. 甲状腺功能亢进的术前、术后注意事项有哪些？如何治疗手术并发症？
3. 甲状腺结节的诊断和处理原则有哪些？
4. 颈淋巴结结核的局部治疗原则是什么？

（新疆医科大学　栾新平　齐　海）

第二十二章　乳房疾病

学习目标

1. 掌握乳腺体检中的视诊、触诊的基本方法，并对乳腺病理特征进行准确描述，乳腺良恶性疾病的诊断与鉴别诊断。

2. 熟悉乳腺乳房钼靶X线恶性肿瘤的影像学特征，乳腺活组织检查及溢液涂片检查应用选择及临床意义。

3. 了解乳腺癌的TNM分期，乳腺B超检查、磁共振检查、空心针活检、纤维乳腺导管镜检查的应用选择指征。

第一节　乳腺检查法

一、乳腺体检

（一）环境、体位

要求提供光线明亮、室温适宜、隐私保护良好的环境。检查者若为男性医生，应有女性医护人员在场。受检者体位：一般取坐位，与医师面对面端坐。乳房肥大下垂、肿物位置较深或乳房下半部肿物也可结合仰卧位检查。

（二）视诊

1. 乳房外形　观察两侧乳房外形、大小、高低位置有无异常，并了解其原因是先天性发育异常或疾病所致。正常人两侧乳房并非完全对称，双侧哺乳不均也可造成这种现象。近期出现或逐渐加重的乳房大小差异可能与乳房炎症和良、恶性肿瘤有关。发现局部隆起、皮肤凹陷首先考虑肿瘤可能。

2. 皮肤　注意有无酒窝征、红肿、橘皮样改变、静脉扩张、卫星结节及破溃等。酒窝征常是肿瘤侵入Cooper韧带引起的表面皮肤凹陷。肿瘤晚期皮肤可因淋巴管阻塞而发生水肿，由于皮肤在毛囊处与皮下组织连接紧密，因此乳房的水肿呈现橘皮样外观。弥漫性红肿一般因炎症所致，但炎性乳癌也常有类似表现。静脉扩张常见于生长迅速体积较大的肿瘤。卫星结节及破溃常是恶性肿瘤的表现。

3. 乳头　两侧是否对称。乳头及其周围皮肤的糜烂和湿疹样改变常是乳头湿疹样乳腺癌（Paget disease）的主要征象。乳晕区的癌瘤或炎症等病变可引起乳头回缩甚至固定。

（三）触诊

进行右侧乳房检查应以左手为主，右手固定乳房。反之亦然。将中间三指并拢，将末节指腹（不是指尖）平放在乳房上做小范围的按揉动作。不能对乳房进行握捏检查。触摸力度应轻重结合，以保证不同深度的组织都被触摸到。

1. 肿物检查与描述　首先应当明确正常乳腺组织触诊有不同程度的小结节感或局限性

增厚，一般为片状，无法清楚测量。病理性肿物应当描述：部位：分外上、外下、内上、内下象限及中央区，共五个区；单发或多发；大小：测量两个垂直的最长径；形状：片状、条索状、球形、结节状、结节融合状等；硬度：软、质地中等、硬；活动度：良好、差、固定。

2. 乳头检查　轻牵乳头，了解乳头是否与深处组织或病灶粘连或固定。自乳房外周向乳晕区轻轻推压，如发现溢液，须查明溢液管口部位及溢液性状（乳汁状、无色透明、脓性、浆液性、血性、褐色等），并行溢液涂片细胞学检查。

3. 腋窝淋巴结检查　一般取坐位，检查右侧腋窝时，用右手托持患者右前臂，使胸大肌松弛，用左手从胸壁外侧逐步向腋顶部仔细全面触诊，如触到肿大淋巴结，应明确部位、大小、个数、硬度、活动度、是否有压痛。

4. 锁骨上淋巴结检查　可与患者对坐或站在患者背后检查，乳腺癌锁骨上淋巴结转移多发生在胸锁乳突肌锁骨头外侧缘处，检查时可沿锁骨上和胸锁乳突肌外缘向左右和上下触诊。

二、乳房特殊检查

1. 乳房钼靶 X 线摄影　是公认的早期发现和诊断乳腺癌最有效的影像学检查。尽管其辐射剂量很低，致癌危险性接近自然发病率，但目前国内一般仍不做常规普查，仅对体检可疑异常病人选用。影像特征与年龄、月经、妊娠、哺乳等生理因素有关，一般分为致密型、导管型、混合型。恶性疾病常表现为不规则的高密度影，边缘毛刺或小而密的沙粒状钙化影。X 线钼靶乳腺立体定位穿刺还能帮助早期发现不易触及的乳腺恶性病变；检查中留置导丝是准确切除不可触及病灶的重要途径。

2. 乳房 B 超检查　B 超具有方法简单、安全易行、无损伤的特点，适用于各个年龄段和不同乳腺疾病的诊断。高频 B 超（7.5～10.0MHz），适于致密性乳腺，引导肿物定位和穿刺活检，鉴别病变为囊性拟或实质性。但对于无临床表现的较小的不典型病灶难以诊断。

3. 乳房磁共振成像　乳房磁共振成像较 X 线有更高的特异性。尤其动态增强显像在鉴别良恶性肿块方面具有更高的准确性。但作为人群普查目前尚受到一定限制。

4. 空芯针活检　空芯针活检是将穿刺针直接刺入乳腺可疑病变区取得组织标本进行组织病理学检查的一种方法。总体诊断准确率比细针穿刺细胞学检查高。

5. 纤维乳腺导管镜检查　将 0.5 cm 纤维内镜经乳头开口插入乳腺大导管直接观察，并可进行冲洗及细胞学检查，是诊断乳头溢液的好方法，可早期发现乳管内小病灶，明确病变部位及范围。

6. 病理检查　包括溢液涂片、细针针吸细胞学检查，乳头或其他糜烂溃疡面刮取涂片、手术标本印片以及空心针穿刺和手术切除病理组织学检查。

第二节　乳腺良性疾病

一、急性乳腺炎

【病因】　急性乳腺炎是乳腺的细菌性、化脓性炎症。多发生在哺乳 3～6 周或在断乳期。常见致病菌为金黄色葡萄球菌，链球菌次之。除个人卫生习惯不良外，婴儿的鼻腔、咽喉是重要的细菌来源。乳头皲裂或破损、皮肤擦伤等皮肤屏障的破坏即为细菌隐藏和增殖提供了场所，更为细菌入侵提供了门户；乳汁引流不畅则是细菌致病的重要条件。

【临床表现】 乳房疼痛、肿胀、变硬、皮肤水肿、红热等局部症状和寒战、高热、心慌等全身症状。若得不到控制，局部会出现肿块，形成脓肿。查体可有波动感。超声检查常可发现液性暗区。脓肿即将破溃时表面皮肤紧张、变薄、发亮。腋窝淋巴结可肿大、触痛。外周血白细胞计数升高，甚至可出现类白血病样反应。有发生中毒性休克的报道。

【治疗】 应停止哺乳，排空乳汁尽早抗生素治疗常可防治脓肿形成。抗生素治疗前应进行乳汁或脓液培养和药物敏感试验。目前金黄色葡萄球菌多已耐药，宜及时根据药敏试验选用耐酶药物或加有抗耐药制剂的青霉素类药物。脓肿形成时，应切开引流。一般采用放射状切口和环乳晕弧形切口或乳房下皱褶处切口。如有数个脓肿相邻或内有间隔，应将间隔打通，甚至做对口引流。

二、乳腺囊性增生病

【病因】 乳腺囊性增生病的病理组织学基础是乳腺导管和小叶在结构上的退行性变化，肉眼或镜下表现为导管多发的囊性扩张及导管上皮细胞不同程度的乳头状增生。目前认为本病可能与体内激素代谢障碍有关。临床和尸体解剖发现，有上述异常的妇女占成年妇女的绝大多数，而其中相当一部分并非属于病态。

【临床表现】 乳房肿胀为最常见症状。约1/3到半数患者可有不同程度局部疼痛，10%～25%合并乳头溢液，常为数个导管或两侧乳头溢液，多为浆液性，也有棕色，少数间有血性。触诊：乳房腺体局限性增厚，有结节感，但触不到清楚分界的肿块，与皮肤无粘连。偶尔在多结节的基础上可以触及较大的囊肿。

【诊断】 主要根据症状体征，并需取得病理组织学证据，同时除外其他疾病，尤其是乳腺癌，方能肯定诊断。

【治疗】 本病一般具有自限性，治疗以自我调节为主，用药为辅，本病与乳腺癌关系的流行病学调查尚需更多循证医学的证据。病史在6个月内，症状不重者，缓解精神压力、保持情绪平稳、调解生活规律、注意劳逸结合、采用低脂饮食，患者症状多可在数月内自行减轻，一般不必药物治疗。少数病史超过6个月，症状较重者可考虑药物治疗。安慰剂的有效率一般达到40%左右。小剂量他莫昔芬（三苯氧胺，tamoxifen）疗效明显优于安慰剂。用法为10mg/d，连用3个月，有效者再半量应用3个月，无效者可使用加倍量。对于已发展到上皮重度不典型增生者，癌变机会增大，应当高度警惕。

三、乳腺纤维腺瘤

【病因】 性激素功能失调，雌激素水平过高或乳腺局部组织对雌激素作用过于敏感，可能为其主要致病因素。是一种既含有上皮成分，也有基质成分的良性疾病。它起源于单一乳腺小叶，瘤内导管与周围正常组织的导管仍保持延续关系。周围腺体发生变化时，瘤体也会发生相应的变化。在妊娠、哺乳期间，瘤体可能迅速生长；绝经后可退化。好发年龄为18～35岁。

【临床表现】 为最常见的肿瘤，20岁前后多见。多为单发，约15%为同时性或异时性多发，包括双侧发生。常在无意中发现肿块，少数可有轻度疼痛。肿瘤大小在1.0～2.0cm，个别可达10cm以上。尸检发现亚临床病灶的发生率高达10%。该病发现后半数以上会保持原大小或增大，部分可在 2 年内自行消失或缩小。纤维腺瘤内同时含有乳腺癌的比例约在 0.1%左右，一般为微小或镜下癌，且多为原位癌。

【诊断】 根据病史和体征，必要时辅以 B 超和 X 线检查或行空芯针活检；一般显示密度均匀、边界清楚、形态规整的影像，病灶内外血流不丰富。

【治疗】 体检发现符合纤维腺瘤表现的肿物可考虑手术切除，最为简便，并可消除顾虑。年轻病人和多发者也可结合体检、超声、针吸细胞学或穿刺病理学检查，选择较大和不典型病灶手术活检，而对其他典型病灶进行随访观察。复查时对任何不典型表现或 2 年内不消退的病灶应考虑手术切除。

四、巨纤维腺瘤和青春期纤维腺瘤

这是一类以快速生长，可在较短时间内达到较大体积为临床特征的纤维腺瘤。故只将快速生长的纤维腺瘤（不论大小）划归此类，更有临床实际意义。在病理上这类肿瘤的基质细胞增殖较明显，数量较多，常有导管上皮的增生并形成腺体样结构。据此又称之为多细胞性纤维腺瘤。月经初潮前后发病的快速增长型纤维腺瘤也称为青春期纤维腺瘤。临床上这种肿瘤可以小至 1 cm，亦可大至 20 cm 以上；临床很难与肉瘤鉴别。单发者完整切除复发率很低，故在切口设计时应充分考虑到美观与舒适，青春期病人要尽可能多地保留正常组织，以免影响正常发育。多发者可切除全部肿瘤，或酌情只切除较大者和临床、超声、穿刺病理学检查有怀疑者，而对典型的纤维腺瘤进行密切观察。

五、乳腺导管内乳头状瘤

导管内乳头状瘤包括孤立性（中央型）、多发性（周围型）乳头状瘤和乳头状瘤病。孤立性导管内乳头状瘤起源于大导管。中年女性多见。极少双侧发生。约 3/4 出现乳头溢液，多为血性或陈旧血性。少数可触及肿块，常在乳晕附近，球形，直径一般为 0.3～0.5 cm，偶可达 4 cm 以上，位于扩张的大导管内，或在囊肿内，一般呈棕褐色，有蒂，有时可在其表面见到绒毛突起。其质地软而脆，表面血管丰富，壁薄易破裂出血。肿瘤偶可脱落，甚至自乳头排出。钼靶 X 线平片一般无阳性所见，导管造影可示导管扩张、导管内充盈缺损或导管阻断征象。导管内镜检查可见瘤体。治疗应切除病变的导管系统，常行乳段切除。很少复发。导管系统内有多个可触及的周围型分布的乳头瘤为多发性乳头状瘤，常为双侧性，较少出现乳头溢液。治疗后复发率高，发生乳腺癌的危险亦增高，但主要限于有上皮非典型增生者。镜下的多发性乳头状瘤又称为乳头状瘤病。

第三节 乳 腺 癌

【病因和流行病学】 乳腺癌是我国女性发病第一位的恶性肿瘤。津京沪三城市流行病学调查发病率大约 50/10 万。其确切病因不清楚。男、女发病危险相差约 100 倍。年轻妇女发病率很低，育龄妇女发病危险会随年龄而快速升高，绝经前后升势略缓，此后继续升高。月经生育因素与乳腺癌发病关系亦较密切，初潮早或绝经晚者及高龄初产者乳腺癌危险性相对较大；多产者危险较小；哺乳亦有一定保护作用。城镇居民的发病水平高于农村居民；目前推测可能是人群之间饮食、营养、内分泌、生育方面的差异导致了乳腺癌发病率的差异。近年研究发现某些特定基因，尤其是与遗传有关的 BRCA1 和 BRCA2 在乳腺癌发病中起重要作用。多数乳腺癌都有雌激素受体（ER）表达，为激素依赖性肿瘤，内分泌治疗敏感。但乳腺癌发展过程中会逐渐失去ER表达，在无雌激素刺激下亦能生长和增殖，为激素非依赖性肿瘤。抗雌激素药物他莫西芬（tamoxifen）可有效预防高危人群乳腺癌发生。

【病理类型】

1. 非浸润癌　包括小叶原位癌和导管原位癌。

2. 浸润癌　有多种类型。浸润性导管癌最常见，与浸润性小叶癌均为普通型乳腺癌，总体预后较差。黏液癌（胶样癌）、典型髓样癌、乳头状癌、小管癌（高分化腺癌）、腺样囊性癌的预后较好，但非典型髓样癌的预后较差。这些预后较好者常称为特殊类型乳腺癌。分泌型（幼年型）癌、大汗腺样癌、伴化生性癌和其他类型乳腺癌较为罕见，预后不一。

【临床表现】 乳腺癌好发于乳房的外上象限。最常见的表现是无痛性肿块。多数患者是无意中发现。肿块质硬，表面不光滑，外形不规则，与周围组织分界不清。如果癌肿侵犯乳房悬韧带（Cooper 韧带），使之失去弹性，短缩，向深面牵拉皮肤出现“酒窝征”或稍大面积的皮肤凹陷。这种体征并非表明癌肿已侵犯皮肤；值得注意的是：即使早期小癌或微小癌，肿块并不明显，但当其位置较浅时，也常出现上述体征，必须给予重视。癌肿侵犯皮内和皮下淋巴管可引起淋巴管阻塞，形成淋巴水肿，因皮肤在毛囊处与皮下组织联结紧密，可见毛囊处很多点状凹陷，形成所谓“橘皮样改变”。邻近乳头的肿块因侵入乳管使之收缩，可把乳头牵向肿块方向，使乳头偏斜或内陷。皮下淋巴管内癌细胞的生长可使肿瘤周围出现分散而又多发的皮肤结节，即所谓“卫星结节”；这些结节还可相互融合，甚至波及整个胸部形成“铠甲样癌”。晚期可形成皮肤菜花样溃疡，常恶臭，易出血。

【分期】 乳腺癌临床病理分期（国际抗癌联盟 TNM 分期，UICC1997 年）。

T：原发癌

Tx：原发癌无法评价。

T_0：无原发癌证据。

T_{is}：原位癌［导管原位癌（DCIS）、小叶原位癌（LCIS）及未查到肿块的乳头湿疹样乳腺癌。］

T_1：肿瘤最大径≤2 cm。

T_1mic：最大径≤0.1 cm 的微浸润癌。

T_1a：最大径＞0.1 cm 但≤0.5 cm。

T_1b：最大径＞0.5 cm 但≤1 cm。

T_1c：最大径＞1 cm 但≤2 cm。

T_2：肿瘤最大径＞2 cm 但≤5 cm

T_3：肿瘤最大径＞5 cm。

T_4：侵犯胸壁或皮肤的任何大小的肿瘤。

T_4a：侵犯胸壁。

T_4b：乳腺皮肤水肿（包括橘皮样变）或溃疡，或患侧乳房出现皮肤卫星结节。

T_4c：上述（T_4a 和 T_4b）情况同时出现。

T_4d：炎性乳癌。

N：区域淋巴结

Nx：区域淋巴结无法评价。

N_0：区域淋巴结无转移。

N_1：同侧腋窝淋巴结转移

N_2：同侧腋窝淋巴结转移，彼此融合或与其他结构融合固定。

N_3：同侧内乳淋巴结转移

M：远隔转移

Mx：远隔转移情况无法评价。

M_0：无远隔转移。

M_1：有远隔转移。

期别划分法

0 期：$T_{is}N_0M_0$

Ⅰ期：$T_1N_0M_0$。

ⅡA 期：$T_0N_1M_0$、$T_1N_1M_0$、$T_2N_0M_0$。

ⅡB 期：$T_2N_1M_0$、$T_3N_0M_0$。

ⅢA 期：$T_0N_2M_0$、$T_1N_2M_0$、$T_2N_2M_0$、$T_3N_1M_0$、$T_3N_2M_0$。

ⅢB 期：T_4 任何 NM_0、任何 TN_3M_0。

Ⅳ期：包括 M_1 的任何 TN。

【组织学分级】 除髓样癌外，所有浸润癌均应被分级。组织学分级：G_x——无法确定分级；G_1——低度恶性（分化好）；G_2——中度恶性（分化中等）；G_3——高度恶性（分化差）。

【雌激素受体和孕激素受体】 乳腺癌的发生发展与患者的内分泌密切相关，去除卵巢等性激素分泌器官即可使部分患者病情好转。研究发现，约 60% 患者的乳腺组织中存在雌激素受体蛋白，此即为肿瘤对雌激素依赖的物质基础，称为雌激素受体（estrogen receptor，ER）。雌激素通过与 ER 结合刺激癌细胞生长。如果同时有孕激素受体（progesterone receptor，PR）存在，则能更准确地预示 ER 功能。ER 阳性患者，内分泌治疗有效率可达 60%，而 ER 水平越高，内分泌治疗有效的可能性越大。而 ER 阴性患者内分泌治疗有效率仅 10%。现在，ER 和 PR 检测已成为乳腺癌诊治中的常规检查。

【诊断】 虽然用于乳腺癌的检查手段不断增多，技术水平也逐渐提高，但全面细致地询问病史和体格检查，仍是医师对乳腺疾病做出全面综合分析的重要基础，有经验的专科医师，据此诊断乳腺癌的符合率可达 70% 以上。乳腺位于体表，易于检查，大部分癌瘤的体征可经体检发现，但有些早期乳腺癌，并非皆以局部肿块为主述就诊，这就是近年经常被检出的所谓触不到肿块的乳腺癌，亦称 T_0 癌。这些患者多是在发现乳房异常表现后经追踪检查而被检出。因此现代临床诊断乳腺癌，应当将患者的症状、体征，结合病史、X 线和超声波检查等做全面综合分析，方可不漏诊。X 线摄片，可见致密影，外形不规则，分叶状，有毛刺，内部密度不均，部分可见小杆状、小叉状或泥沙样钙化点；周围血管影丰富。超声波检查，呈边界不清、边缘不规则的低回声区。空芯针活检比细针穿刺细胞学检查准确性高。钼靶定位微钙化灶病灶切除，有助于临床不能触及的乳腺微钙化病变切除。乳头溢液细胞学检查和纤维乳腺导管镜检查是诊断溢液的好方法。

早期诊断仍然是提高乳腺癌生存率最合理的途径。欧美等发达国家原位乳腺癌检出比例达到 20%，我国仅少数三级甲等医院该检出比例达 15%。美国癌症协会（ACS）制定了不同年龄段乳腺癌普查原则，其中要求 18～39 岁每月乳房自我检查，三年一次临床检查；40 岁以上，每年一次临床检查和 X 线检查。近年来 MRI、CT、超声、乳腺数字 X 线摄片，使乳腺癌检查有了更广泛的选择。

【治疗】 近代实验研究及临床观察证实，乳腺癌瘤体发展到>1 cm的过程中，癌细胞就有机会进入血流，可能形成潜伏于体内的微小转移灶，不管原发癌的切除范围如何广泛，并不影响转移癌灶持续生长。因此，乳腺癌并不完全是限于乳房的局部病变，多数应视为全身性疾病。由此开始了以生物学概念为基础的乳腺癌现代治疗理念。许多新术式如改良根治术、全乳切除术以及保留乳房的肿瘤局部切除术等纷纷适用于临床。大量研究资料表明，多数乳腺癌通过合理的综合治疗可获得最大的生存机会和最佳的生活质量。在综合治疗中，缩小手术切除范围并不影响远期疗效，关键在于是否进行全身治疗而有效控制远处转移的发生。

（一）外科治疗

1. 乳腺癌根治术 手术范围包括患侧全部乳腺组织、覆盖肿瘤的表面皮肤、胸大肌、胸小肌、腋窝和锁骨下脂肪及淋巴组织并腋动、静脉向腋下分支整块切除。目前该术式已基本不用。

2. 乳腺癌改良根治术 保留胸大、小肌，皮肤切口多采用横行或斜梭形切口，腋窝淋巴结范围多清至胸小肌内缘以外。保留胸前神经及伴行血管。

3. 保留乳房的乳腺癌术式 主要用于临床Ⅰ期和Ⅱ期乳腺癌。自20世纪80年代以来，在欧美一些国家，该术式已逐渐成为乳腺癌的主流手术。

（二）放射治疗

1. 保乳手术后全乳放疗杀灭可能残存的癌灶。

2. 改良根治术后辅助放疗可降低局部复发率。

3. 用于术后局部复发癌灶。

4. 转移癌灶的姑息性放疗，可以止痛，减轻压迫症状等，从而改善患者的生活质量。

（三）化学治疗

1. 术前化疗（新辅助化疗） 降低乳腺癌的临床期别，增加保乳手术机会，有可能提高生存率。

2. 术后化疗 杀灭可能存在的微转移灶，提高生存率。

3. 晚期乳腺癌的化疗 用于已发生远处或广泛转移，不适合手术者。

4. 复发转移后的解救治疗 乳腺癌复发转移后仍可通过化疗延长患者生命，减轻症状，改善生活质量。

5. 常用的联合化疗方案CMF方案（环磷酰胺、甲氨蝶呤、氟尿嘧啶）；CAF方案（环磷酰胺、阿霉素、氟尿嘧啶）；CA方案（环磷酰胺、阿霉素）；AC→T方案（环磷酰胺、阿霉素、紫杉醇）；FEC→T方案（环磷酰胺、阿霉素、氟尿嘧啶、多西紫杉醇）；TAC方案（环磷酰胺、阿霉素、多西紫杉醇）密集方案［每两周方案，同时粒细胞刺激因子（G-CSF）支持］等。二线药物有诺维本、卡培他滨、吉西他滨、异环磷酰胺、铂类。

（四）内分泌治疗

对雌激素依赖性乳腺癌，即ER或PR阳性者，减少或抑制雌激素水平，可以取得一定疗效。

1. 卵巢去势 通过手术切除或药物去除卵巢功能，降低患者体内雌激素水平，从而达到治疗目的。

2. 抗雌激素药物 最常用者为他莫昔芬（tamoxifen，三苯氧胺），作用机制是与雌激素竞争与ER结合而发挥作用，不论患者绝经与否，均有一定疗效。

3. 芳香化酶抑制剂　可阻断或减少绝经后体内雌激素的来源，因为绝经后妇女体内的雌激素主要由外周雄激素在芳香酶作用下转化而来。主要药物有来曲唑（letrozole）、阿那曲唑（anastrozole）、依西美坦（exemestane）等。

（五）生物靶向治疗

目前明确的乳腺癌生物靶点为HER-2基因，它是位于17号染色体的癌基因，它的扩增或高表达与乳腺癌的发生发展及不良预后有关。注射用曲妥珠单抗（赫赛汀，herceptin）是HER-2的单抗，是一种生物靶向制剂，它的应用为乳腺癌的治疗开辟了一个新领域。适应证是：HER-2基因过表达的各期乳腺癌。禁忌证：治疗前左心室射血分数<50%。

（六）综合治疗方案

进入21世纪，乳腺癌的治疗率先实现了循证医学证据指导的规范方案。NCCN（美国国家癌症网）临床实践指南为临床诊断和治疗提供了必要的指导。依据详实的临床、组织病理以及免疫组织学的检查，可以清晰地掌握患者分期、分级，并根据肿瘤对不同治疗方法的反应设计选择个体化的多学科综合治疗方案。

1. 非浸润性乳腺癌　小叶原位癌（LCIS）的治疗：目前认为LCIS并非癌，而是乳腺癌的高危因素，诊断后需行双乳钼靶检查，然后随诊，每6～12个月临床检查一次，每12个月一次钼靶检查。为降低乳癌风险，也可考虑口服他莫昔芬。

导管原位癌（DCIS）的治疗：行双乳钼靶检查，肿物切除或乳腺单纯切除±同期乳腺重建手术。单病灶≤0.5 cm，低分级可仅行肿物切除或以上手术，不需行腋窝淋巴结清扫。对ER阳性的DCIS，尤其行保乳手术者，术后考虑口服他莫昔芬五年。

2. 浸润性乳腺癌　原则上采用综合治疗。手术（改良根治术、保乳术、前哨淋巴结活检术）和放疗；全身治疗：化疗、内分泌治疗和靶向药物治疗。实施细则根据病灶（T）大小和腋窝淋巴结（N）情况分别进入以下两个流程治疗：0～ⅡA期可直接手术（保乳或改良根治术）；ⅡA～ⅢB期可先行新辅助化疗或新辅助内分泌治疗再手术；Ⅳ期以化疗、内分泌和靶向治疗为主。

【预防】 口服他莫昔芬可使高危妇女乳腺癌发病率降低约一半，主要是降低了ER阳性患者的乳腺癌发病率。对高危人群应用钼靶X线检查可以早期发现乳腺癌并降低人群乳癌死亡率。

小结

乳腺的各种良恶性疾病是各年龄段妇女的常见病。乳腺体格检查是区分和诊断乳腺疾病的第一步。本章重点内容是乳腺体格检查和对各种乳腺疾病准确的描述。难点是对良、恶性病变进行鉴别诊断。

思考题

1. 简述乳房触诊及腋下淋巴结触诊的正确手法。
2. 乳腺囊性增生病最主要的临床特点有哪些？
3. 乳腺癌综合治疗包括哪几种方法？

（新疆医科大学　齐　海　栾新平）

第二十三章　胸部损伤

学习目标

1. 掌握胸外伤的分类和血气胸的病理生理机制，多发性肋骨骨折、反常呼吸的病理生理机制，张力性气胸的诊断和急救处理方法，胸腔闭式引流术的应用指征和基本方法。

2. 熟悉胸腔闭式引流装置的观察，血胸开胸探查的指征。

3. 了解心脏损伤的诊断和急救处理，胸腹联合伤的诊断和处理原则。

第一节　胸部损伤概述

一、胸部损伤的病因和病理生理

胸部损伤包括胸壁软组织挫伤、肋骨骨折、肺挫裂伤和心脏大血管破裂。胸部损伤是胸部外科急症，由于病情变化快，严重者往往引起呼吸循环功能障碍，如不及时有效地处置，可迅速导致患者死亡。死亡率25%。入院病人中85%仅需要放置胸腔闭式引流管，及时有效的处理可以大大减少死亡率。

胸部损伤按胸膜腔是否与外界相通可分为闭合性损伤和开放性损伤。闭合性损伤多由车祸、高处坠落、暴力挤压或钝性打击所致。严重者可发生肺破裂伤导致气胸、血胸、血气胸，甚至心脏大血管破裂出血，即使没有明显的胸壁损伤，也可能存在致命的胸内脏器损伤。开放性损伤多由利器、弹头、弹片、爆炸物碎片致伤。造成开放性气胸、血气胸，往往严重影响呼吸和循环功能，伤情严重。

无论闭合性损伤或开放性损伤都可同时伤及腹部，造成腹内脏器损伤，临床称之为胸腹联合伤。

二、胸部损伤的临床表现

1. 胸痛　所有胸部损伤都伴有胸痛，受伤处疼痛和压痛明显，咳嗽时加重。肋骨骨折胸痛最为显著。

2. 呼吸困难　严重胸部损伤、原有心肺疾患，特别是老年人，多伴有呼吸困难。疼痛抑制呼吸是许多胸部损伤引起呼吸困难的主要诱因。其他直接导致呼吸困难的因素有：血胸、气胸、血气胸；各种原因导致的肺湿变；胸壁软化引起的反常呼吸运动；严重胸部损伤引起的呼吸窘迫综合征（ARDS）。

3. 咯血　咯血提示有严重的肺实质的挫伤或裂伤，以及气管、支气管裂伤；肺爆震伤患者可以出现血性泡沫痰。

4. 休克症状群　脉搏细速、血压低、烦躁或淡漠、出冷汗、面色苍白或发绀、气急，大出血、张力性气胸、开放性胸部损伤都可以导致循环、呼吸衰竭。这就是胸部损伤所致休克的多因素性。

三、胸部损伤的体征

望诊：胸部皮肤擦伤、淤血、瘀斑，胸廓畸形，反常呼吸运动；触诊：触及“握雪感”，扪及骨摩擦感；叩诊：患侧胸部叩诊为鼓音、浊音或实音；听诊：闻及气体进出胸膜腔的“嗞嗞”声、骨摩擦音，呼吸音减弱或消失。

四、胸部损伤的诊断

1. 粗略估计和判断　临床思维的客观规律往往是，根据简要的病史询问和检查，粗略估计和判断损伤的类型、范围、严重程度，迅速发现损伤对心肺功能的严重损害，及时了解其他系统、器官可能存在的问题，并做必要的紧急处理。

2. 全面细致检查　全面细致的物理检查（望、触、叩、听），X线检查，并应用穿刺技术明确诊断。

胸部X线检查是诊断胸部损伤的基本依据。尽量应用移动X线机对患者就地拍片，减少对患者监护和治疗的干扰。

3. 特殊检查　怀疑气管、支气管损伤，应行纤维支气管镜检查。疑有心脏损伤，应行超声心动图检查。对疑有活动性出血患者，全麻下的胸腔镜检查可避免损伤的不必要加重，处置小的活动性出血，明确诊断，指导进一步处理。

五、胸部损伤的治疗

（一）一般治疗

首先，应当采取各种有效手段尽快使心肺功能恢复或接近正常。例如：张力性气胸的粗针减压，呼吸道分泌物的迅速清理，面罩吸氧等。

1. 保持呼吸道通畅　呼吸道的阻塞如同张力性气胸一样凶险，应该在建立静脉通道和处理休克之前或同时解决呼吸道阻塞问题。不应有分秒的耽搁。

2. 纠正休克　调整输入液体的种类和速度；适当使用血管活性药物，纠正休克改善循环状况。

3. 处理心包压塞　胸部损伤所致的心包压塞，多为严重的心脏损伤；因为有超声检查以及X线、CT检查的可靠依据，应当及时开胸探查。此时的心包穿刺并不是必不可少的常规检查，应当慎重选用，以免加重损伤和延误治疗。

4. 胸腔闭式引流　不管是胸部损伤合并的血胸、气胸或是血气胸，应及时安放胸腔闭式引流管，这既是必要的治疗，同时为进一步观察病情提供了方便。

（二）手术探查指征

1. 考虑活动性出血。

2. 疑有气管、支气管裂伤或肺的深、大裂伤。

3. 怀疑有食管破裂。

4. 疑有膈肌破裂。

5. 疑有心脏大血管损伤，应在体外循环准备的条件下，及时开胸探查。

第二节 肋骨骨折

肋骨是构成骨性胸廓的主要部分。在人体中的面积较大，受伤几率高。肋骨骨折发生的比例占胸伤的61%～90%，位居第一。肋骨骨折可以是单根或多根，可以是单根单处，也可以是单根多处和多根多处。第1～第3肋较短，且由锁骨、肩胛骨及邻近肌肉组织覆盖，位置较深，较少发生骨折，一旦发生骨折，多属严重创伤，常合并锁骨、肩胛骨骨折和邻近神经血管损伤。第4～第7肋较长，且固定，容易发生骨折。第8～第10肋前方上下有软骨连接且有一定的活动度，不易折断，一旦发生骨折，多合并肝脾损伤，甚至发生失血性休克危及患者生命。

【病理生理】

（一）受伤机制

1. 直接暴力　直接暴力使得肋骨承受打击的部位向内弯曲折断，尖锐的骨折断端可刺破胸膜和肺组织，刺伤肋间血管，产生气胸、血胸、血气胸，甚至引起大出血。

2. 间接暴力　间接暴力骨折断端可发生在直接承受暴力以外部位。例如胸廓前后挤压，骨折发生在肋骨中段，骨折端朝外，不会穿破胸膜。

（二）不同年龄和类型特点

1. 小儿或青少年骨折　小儿或青少年肋骨富有弹性，承受暴力的能力强，不易折断；有时有胸腔内脏器损伤而不发生肋骨骨折。

2. 老年人骨折　老年人即便是单根肋骨骨折，如果处理不当，可因疼痛限制呼吸和咳嗽排痰，使本来较低的肺顺应性进一步下降，肺部感染率升高；严重者出现缺氧，甚至出现ARDS。

3. 连枷胸　严重胸伤造成的多根多处肋骨骨折使受累胸壁失去支持而形成胸壁软化，出现反常呼吸运动：即吸气时胸膜腔内负压绝对值增高，软化的胸壁向内凹陷；呼气时胸膜腔内负压绝对值降低，使该处胸壁向外突出。这类胸壁被称为连枷胸（图23-1）。

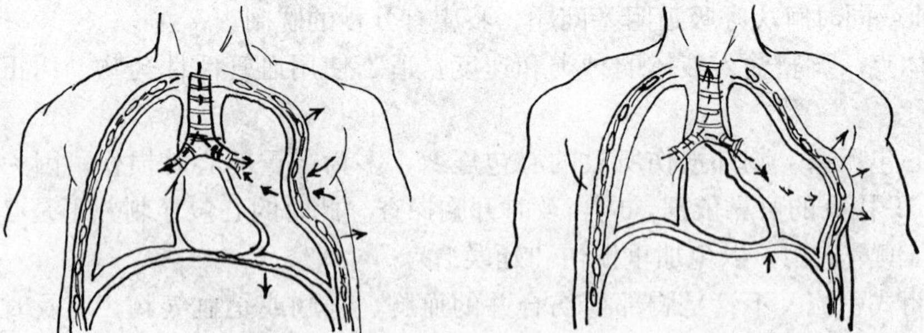

(1) 吸气　　(2) 呼气

图23-1　多根多处肋骨骨折与胸壁软化

（三）反常呼吸的病理机制

1. 胸壁浮动破坏了胸廓机械运动的稳定性，剧烈疼痛干扰排痰，致使呼吸道阻力增加，呼吸效率减低。

2. 纵隔摆动影响静脉血回流，严重者可发生呼吸循环衰竭。

3. 严重的胸部创伤多合并广泛的肺挫伤。肺挫伤的病理基础是肺的毛细血管损伤及其渗透性增加，间质出血，水肿，肺顺应性降低，肺泡萎陷；肺内通气不均匀引起通气血流比例失调；通俗地说：就是许多肺组织“有血没气”，相当于这些区域“肺内动静脉瘘”或相当于“右向左分流”，从而出现低氧血症。

【临床表现和诊断】

(一) 症状

胸痛，深呼吸、咳嗽或转动体位时加重。可伴有呼吸困难。

(二) 体征

局部压痛，可有胸壁肿胀，骨摩擦感。前后挤压或左右挤压胸部，挤压以外部位出现疼痛，称为“间接挤压试验阳性”，由此可以确诊肋骨骨折。特别是对X线检查无法显示的肋软骨骨折具有特别重要的诊断价值。

(三) X线摄片

显示骨折线和断端错位，即可明确诊断。还可有助于判断有无气胸、血胸的存在。X线显示肺的渗出改变，提示湿肺存在，应当警惕随即发生或已经存在的低氧血症，并及时应对。

【治疗】

(一) 一般病例的处理

1. 闭合性单处肋骨骨折的处理：包括单根单处和多根单处肋骨骨折，治疗原则是镇痛和防止并发症。适当的胸带固定有助于减轻疼痛，但以不限制呼吸为原则。过去临床常用的胶布固定，因为过敏反应和强力粘贴汗毛，不透气，它给患者带来的不适甚至超过肋骨骨折本身的痛苦，所以目前已基本被临床淘汰。1%普鲁卡因作肋间神经封闭，是最简单有效的治疗选择。在有效镇痛的基础上，鼓励患者主动咳嗽排痰，可以减少肺部并发症的发生，有助于患者康复。

2. 闭合性多根多处肋骨骨折的处理

(1) 依然首先强调镇痛，鼓励患者主动咳嗽排痰。

(2) 包扎固定　适用于较小范围的胸壁软化；用棉垫加多头胸带，尽量避免使用胶布固定。

(3) 切开内固定　一种方法是用钢丝做内固定；将肋骨断端直接打孔穿绕钢丝固定。另一种方法是近些年在临床开展的记忆金属内固定装置稳妥固定骨折断端。后一种方法可以明显缩短住院期，减轻患者痛苦；缺点是目前材料费用较高。

3. 开放性肋骨骨折　大多需在插管全麻下行伤口清创，进行肋骨的固定和胸腔闭式引流。

(二) 重症病例处理

1. 牵引固定　针对大面积胸壁软化的固定方法。在局部麻醉下，消毒软化区域皮肤，用无菌巾钳夹住软化区中央部位肋骨，再用绳带吊起，通过滑轮作重力牵引，使浮动胸壁固定。牵引重量以能有效牵引固定软化区域的最小重量为原则。固定时间为1～2周。此法的缺点是不利于病人活动。

2. 内固定　在病情稳定的情况下，可以考虑切开复位内固定法的应用。

3. 大面积胸壁软化常伴发广泛的肺挫伤、肺水肿，患者往往无力有效排痰，严重的肺湿变，直接影响肺的气体交换；此时的气管切开、呼吸机辅助呼吸可以有效地帮助患者度过危险期。

4. 适当限制液体输入和联合应用有效的抗菌药物是必需的。

第三节 气 胸

各种原因引起的胸膜腔内积气称为气胸。根据发生原因简单地分为自发性、创伤性和医源性三大类。胸膜腔的完整性被破坏，外界空气可以通过胸壁伤口、通过肺经破损的脏层胸膜或破裂的气管、支气管进入胸膜腔，而经破裂的食管进入胸膜腔的情况较少见。

【病理生理】

（一）闭合性气胸

闭合性气胸多为肋骨骨折的并发症，肋骨骨折断端刺破肺表面，空气进入胸膜腔。气胸形成后，肺表面破口闭合，不再继续漏气。

（二）开放性气胸

利器或枪弹所致的胸壁伤口不易闭合，使胸膜腔与外界相通，空气随呼吸自由出入胸膜腔。其病理生理特点为：

1. 伤侧胸膜腔负压消失，肺完全萎陷，患侧胸膜腔压力随呼吸以大气压为零点上下波动。

2. 出现纵隔摆动。机理是：吸气时，健侧胸膜腔负压绝对值增大，与伤侧压差加大，纵隔进一步向健侧移位；呼气时，两侧胸膜腔压力差减小，纵隔移回伤侧。

3. 由于纵隔摆动存在，在两侧肺间产生“摆动气”。也就是说：吸气时健侧肺扩张，吸进气体不仅来自呼吸道进入的外界空气，也来自伤侧肺排出的含氧量低的气体；呼气时健侧肺呼出气体不仅从呼吸道排出体外，同时也有部分进入伤侧肺。含氧量低的气体在两肺内重复交换形成死腔通气，进一步加重缺氧。这种传统理论实际是一种推测。近些年，有人用实验证明这种“摆动气”并不存在（图 23-2）。

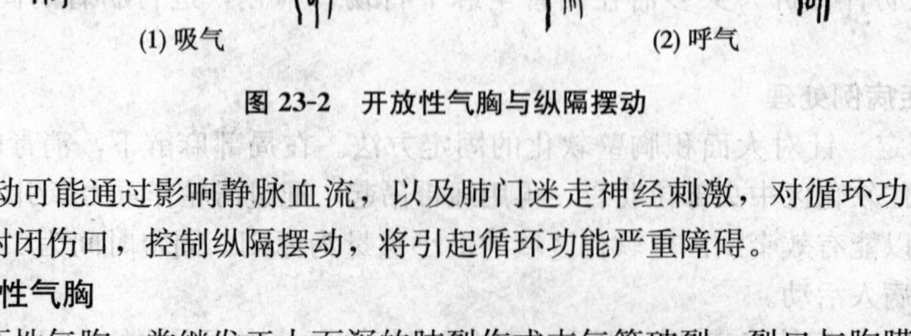

(1) 吸气　　(2) 呼气

图 23-2 开放性气胸与纵隔摆动

4. 纵隔摆动可能通过影响静脉血流，以及肺门迷走神经刺激，对循环功能稳定干扰很大。如不立即封闭伤口，控制纵隔摆动，将引起循环功能严重障碍。

（三）张力性气胸

又称为高压性气胸，常继发于大而深的肺裂伤或支气管破裂。裂口与胸膜腔相通且形成活瓣，吸气时空气可从裂口进入胸膜腔内，而呼气时活瓣关闭，胸膜腔内积气不断增多，压力不断升高，严重压迫伤侧肺使之萎陷，并将纵隔持续推向健侧，挤压健侧肺，产生急性呼吸和循环功能严重障碍。胸膜腔内高压气体被挤入纵隔，扩散至颈部、面部、胸部、腹部、甚至四肢。

【临床表现】

1. 少量气胸 肺萎陷在30%以下者，对健康人呼吸循环功能影响较小，多无明显症状。但对于慢性阻塞性肺气肿（COPD）等肺功能差的病人则可能有明显的呼吸困难。

2. 中、大量气胸 烦躁、胸闷、呼吸困难。老年、小儿或对侧肺功能欠佳者可以出现发绀。大量气胸，病人出现胸闷症状。检查气管向健侧移位，伤侧胸部叩诊呈鼓音，听诊呼吸音减弱或消失。X线检查显示肺萎陷。

3. 张力性气胸 病人表现为极度呼吸困难，发绀，烦躁、谵妄甚至昏迷。体格检查可见广泛皮下气肿，伤侧胸部胀满，呼吸幅度减低，叩诊呈鼓音，听诊呼吸音消失，胸部X线检查显示皮下气肿，伤侧肺纹理消失，气管和心影明显偏向健侧。胸穿时注射器活塞有被向外推顶感。置放胸腔引流管，当血管钳刺入胸膜腔时，气体向外冲出。

【治疗】

1. 少量闭合性气胸 少量闭合性气胸（积气<30%）多不需要治疗，可于1～2周内自行吸收；但伴有严重肺气肿等慢性重症疾病患者，少量气胸也会有严重呼吸困难，通常需要放置胸腔闭式引流管治疗。

2. 中、大量气胸 中、大量气胸，胸膜腔穿刺抽气多不满意，应行胸腔闭式引流术，促使肺及早膨胀，同时应用抗生素预防感染。

3. 开放性气胸 开放性气胸需现场急救处理。用无菌敷料如凡士林纱布加厚棉垫或其他相对干净的织物封盖伤口，再用绷带包扎固定，使开放性气胸转变为闭合性气胸，然后行闭式引流术。开放性气胸的清创缝合术多需要在气管插管全麻下稳妥进行。

4. 张力性气胸 张力性气胸是胸外伤中最危急的临床重症。急救处理原则是立即排气，降低胸膜腔压力，变张力性气胸为暂时的开放性气胸。在危急状况下可用注射器针头由锁骨中线第二肋间刺入胸膜腔，抽气减压。暂时解除呼吸困难。在病人转送过程中，于刺入针的尾部缚扎一橡胶手指套；将指套顶端剪一细长口，起到活瓣作用。这一装置既能排气，又能防止外界气体进入胸膜腔。条件允许时，应尽快实施胸腔上方闭式引流术。置管后观察1～3天，如果漏气呈大量，应该想到肺大的、不易自行闭合的裂伤或支气管破裂；必要时应行剖胸探查术。

5. 创伤性气胸胸腔镜检查或手术的指征

（1）胸腔闭式引流术后观察，怀疑肺大的裂伤或气管支气管损伤，不应久拖观察，及早实施胸腔镜检查或辅助手术，有利于及时正确的诊断治疗。

（2）气胸合并活动性出血，应在全麻下，实施胸腔镜探查术。但对于生命体征不稳，怀疑大出血患者，不适用胸腔镜探查；应实施直接常规开胸探查术。

第四节 创伤性血胸

胸外伤后的胸膜腔内积血，称为创伤性血胸。血胸是胸部创伤的严重并发症之一。

【病理生理】

（一）肺组织裂伤与少量出血

肺组织裂伤出血。因为肺动脉压力较低（约为主动脉压力的1/4～1/6），出血量较小而缓慢，多可自行停止。

（二）肋间动脉或胸廓内动脉出血

这些胸壁血管，压力高，出血量多，常需手术止血。

（三）大血管出血

大血管出血（腔静脉，主动脉，肺动、静脉），很快出现失血性休克，抢救难度大，死亡率高。

（四）心脏破裂出血

心脏的锐器伤，不同于大血管伤，因为有心包的保护，损伤发生时，心脏出血迅速在心包内形成血凝块并压迫心脏。心包破口与心脏破口并不总能恰好正对，两者的相对错位有利于压迫止血。也就是说心脏裂伤相对于大血管裂伤有更多的救治机会。

（五）血胸的其他病理生理特征

1. 中到大量血胸可压迫肺并挤压纵隔向健侧移位，直接影响呼吸循环。

2. 肺、膈肌、心脏的运动具有去纤维蛋白作用，使得胸腔内血液不易凝固。

3. 短期内大量出血，去纤维蛋白作用难以充分，可形成血凝块。血凝块的积极作用是有利于止血，不利作用是血凝块无法有效地通过胸腔闭式引流排出体外，日后的纤维组织束缚肺和胸壁，限制呼吸运动，严重损害呼吸功能。

4. 血凝块成为细菌良好的培养基，伤口或肺、支气管裂伤处的细菌在积血中滋生繁殖，形成脓胸。

【临床表现】

（一）一般症状

最早出现的症状是脉搏细速。中到大量出血，尤其是急性失血，可出现呼吸急促、面色苍白、血压逐渐下降等休克症状群。

（二）体征

少量血胸除有体表软组织伤的表现，并无其他特殊体征。中到大量血胸会出现：肋间隙饱满、气管向健侧移位、伤侧胸部叩诊浊音、心界移向健侧、呼吸音减弱或消失。

（三）X线检查

积液征。胸膜腔阴影逐渐增大。

（四）积血量的估算

1. 小量积血　胸腔积血少于300～500 ml。特征是X线胸部平片显示肋膈角变钝。

2. 中等量积血　胸腔积血在500～1000 ml。特征是X线胸部平片显示积液平横膈。

3. 大量积血　胸腔积血量超过1000 ml。特征是X线胸部平片显示液平面超过膈肌水平。

（五）进行性血胸的征象

1. 脉搏细速、血压持续下降，经输血补液后，血压不回升或升高后由迅速下降。

2. 血红蛋白、红细胞计数和血细胞比容重复测定，呈现持续下降。

3. 胸腔引流量每小时大于200 ml，连续3 h以上者。

4. 确定血胸而抽不出血液。

5. 血胸继发感染　高热、寒战、乏力、出汗、白细胞升高。胸腔穿刺抽出血液涂片检查，红细胞与白细胞比例达到100∶1（血胸未合并感染时，这一比例为500∶1）。

【治疗】

1. 血胸治疗原则　纠正休克、止血、清除胸腔积血、处理并发症。治疗方法首选胸腔闭式引流术。胸腔闭式引流术既是治疗的需要又是进一步观察的需要。引流胸膜腔血液可以解除积血对心肺的压迫，及时确定进行性出血并处理，同时防止血胸合并感染。

2. 小量血胸　病情稳定的小量血胸，胸腔积血可以自行吸收，多不需特殊处理。

3. 中等量及以上血胸　中等量及以上血胸都应尽早放置胸腔闭式引流管。一旦确定进行性血胸，在补液、输血、纠正休克的同时，及时剖胸探查。

4. 胸腔镜手术（VATS）　对于病情相对稳定的血胸患者，可以急诊探查并止血；利用胸腔镜手术技术对不涉及气管、支气管破裂的肺裂伤、肋间血管出血、胸廓内动脉出血可以直接处理。

5. 凝固性血胸　应尽早剖胸清除积血、血块和纤维组织；可以有效防止血胸继发脓胸，并防止日后血胸机化对肺的束缚，有效保护肺功能。

小结

本章系统介绍了胸部损伤的分类和病理生理，临床表现、诊断和处理原则。重点介绍了多发性肋骨骨折、反常呼吸运动、张力性气胸的发生机制；以及胸腔闭式引流装置的基本原理和应用指征。本章节难点是反常呼吸运动的病理生理机制。

思考题

1. 为什么说对于肋骨骨折，临床医生最关心的不是肋骨骨折本身，而是肋骨骨折所造成的并发症？简述肋骨骨折固定的方法和意义。

2. 胸壁软化与反常呼吸运动的病理生理机制是什么？

3. 为什么张力性气胸可以迅速导致休克？这种休克的机制是怎样的？如何因地制宜地及时有效地处理张力性气胸？（由教师和同学设想各种不同的致伤环境和条件）

4. 胸腔闭式引流术对于血胸的诊断与治疗都有哪些临床意义？

5. 血胸积血不易凝固的机制是什么？血胸形成血块意味着什么？

6. 为什么创伤性血胸引流部位选择腋中线或腋后线第 7、第 8 肋间不是绝对的？

（新疆医科大学　齐　海　栾新平）

第二十四章　胸壁疾病与脓胸

学习目标

1. 掌握胸壁结核的病因、临床表现、诊断和治疗原则，急、慢性脓胸发生机制和诊断与治疗原则。

2. 熟悉漏斗胸的外科手术方式和手术指征。

3. 了解鸡胸的诊断和处理原则。

第一节　先天性胸壁畸形

一、漏斗胸

【病因和病理】　漏斗胸是胸骨、肋骨和肋软骨的内陷畸形。表现为胸骨切迹以下胸骨、肋骨和肋软骨向胸骨内侧凹陷，胸骨体和剑突交界处凹陷最显著。发病率 1/（300 万～400 万），病因不明，有家族倾向。

【临床表现和诊断】　通常没有心肺功能不全的临床表现，但测试证明：进行手术矫正后，患者心肺功能可有不同程度改善。少数患者可诉运动后心前区疼痛，可出现暂时的房性心律失常而导致心悸甚至晕厥。诊断依据体格检查所见胸骨肋骨凹陷外，胸部 X 线侧位片及胸部 CT 能清晰显示畸形存在。畸形严重程度用漏斗指数（FI）表示：$FI=a\times b\times c/A\times B\times C$。a：漏斗凹陷部纵径；b：漏斗凹陷部的横径；c：漏斗凹陷部的深度；A：胸骨长度；B：胸廓横径；C：胸骨角至椎体最短距离。

【治疗】　手术指征：$FI>0.2$ 均应手术治疗。手术时机选择尚有争议，多数专家认为：3～10 岁手术为宜。常用手术方法：

1. 胸骨抬高术　手术要点主要包括：自第二肋骨以下两侧畸形肋软骨的骨膜内切除、第二肋软骨由内向外后斜行切断、胸骨上段相当于第二肋骨水平的后骨板横行截骨并植入骨楔，使胸骨抬高；两侧第二肋相应固定。

2. 胸骨肋骨抬高术。

3. 带血管蒂胸骨翻转术。

4. 骨膜内胸骨翻转术。

近年来有采用胸腔镜辅助 Nuss 钢板植入的矫形方法。该方法的优点是手术创伤小，皮肤瘢痕小，恢复快；缺点是：目前手术材料费高，需要两次手术（3 年后去除钢板）。

二、鸡胸

【病因和病理】　鸡胸是一种胸骨的前凸畸形，表现为胸骨前凸，两侧肋软骨和肋骨凹陷。鸡胸占胸壁畸形的 15%左右。病因不清楚，可能与遗传有关。

【临床表现】 患者很少有心肺受压的症状。大部分患者因胸壁畸形，精神负担重。体征主要是胸廓前后径增大，胸骨体向前突出畸形，肋软骨向前突出或凹陷。

【诊断和治疗】 鸡胸根据肋软骨、胸骨向前突出畸形的形状分为三型：Ⅰ型：胸骨弓状前凸，是一种对称型畸形，最常见，占90%。Ⅱ型：为非对称性，较少见，占9%。胸骨和两侧肋软骨前凸程度不平衡，表现为一侧高，一侧低平。Ⅲ型：胸骨柄前凸畸形，胸骨柄及上部肋软骨向前突出，胸骨体部及下部肋软骨凹陷，剑突指向前方，侧面观胸骨呈“Z”字形。由于症状轻，鸡胸手术年龄较漏斗胸推迟。鸡胸手术主要用于畸形重、症状严重和精神负担大的患者。手术方法要点：Ⅰ型：切除双侧畸形肋软骨和胸骨成形（离断剑突、切除过长的胸骨下端、胸骨前板横行截骨）。Ⅱ型：高位横行截骨，向反方向扭转并叠起，以“8”字缝合固定。Ⅲ型：胸骨第三肋间及剑突上3 cm水平横断楔形截骨，使“Z”字形变平直。

第二节 胸壁结核

胸壁结核是指肋骨、胸壁软组织、胸骨的结核病变，多继发于肺、胸膜或椎体结核，是常见的胸壁疾病。

【病理】 肺或胸膜结核经淋巴系统、血行播散或直接蔓延累及胸壁淋巴结及胸壁各层组织，包括骨骼和软组织。胸壁组织受到结核感染后，发生干酪样坏死、液化，形成无痛、无红的寒性脓肿。部分脓肿呈哑铃状。

【临床表现】 胸壁结核全身症状多不明显。大多数病人仅表现为胸壁局部寒性脓肿。脓肿呈半球形隆起，基部固定，肿块多有波动感。若继发感染，可出现急性炎症症状，局部触痛明显；若脓肿穿破皮肤，常排出混浊脓液，无臭，伴有干酪样物质，可形成溃疡和经久不愈的窦道。

【诊断】 对于胸壁无痛性肿块，或先有肿块后形成瘘管经久不愈者，首先应考虑胸壁结核的可能性。胸部X线检查除可发现有肺、胸膜结核外，还可见肋骨或胸骨不规则的骨质破坏和缺损。但X线检查阴性并不能排除胸壁结核的诊断。若有慢性瘘管或溃疡可做活检明确诊断。若肿块波动明显，可行诊断性穿刺；若抽出无臭稀薄白色脓液或干酪样物，涂片及细菌培养阴性，多可确定诊断。穿刺部位应选在脓肿上方，避免垂直刺入而致脓液沿针道流出形成瘘管。

【治疗】 胸壁结核是全身结核的一部分，故应重视全身抗结核治疗和加强营养、注意休息。有活动性结核者不宜立即手术治疗，对胸壁结核性脓肿，在上述全身治疗基础上，可行穿刺，排脓后注入抗结核药物。手术治疗的要点是彻底切除病变组织，切开所有窦道，清洗后用邻近肌瓣充填残腔，并撒入青、链霉素粉预防感染。术毕加压包扎。必要时安放引流。24 h拔除引流后再加压包扎。术后继续抗结核治疗，以防复发。

第三节 脓 胸

脓胸是指脓性渗出液积聚于胸膜腔内的化脓性感染。按病理发展过程可分为急性脓胸和慢性脓胸；根据病原菌不同，分为化脓性脓胸、结核性脓胸及其他特殊病原菌所致的脓胸；按胸膜腔受累范围，可分为局限性脓胸和全脓胸。

1. 继发于肺部感染灶的脓胸 许多脓胸是肺部化脓性病变直接侵及胸膜或病灶，破溃进入胸膜腔产生急性脓胸。致病菌以肺炎链球菌、链球菌多见。由于抗生素的应用，葡萄球菌特别是耐药性金黄色葡萄球菌却大大增加，且感染不易控制。若为厌氧菌感染，则成为腐败性脓胸。

2. 创伤性脓胸 胸部穿透伤时，异物带入致病菌，伴随的血胸成为细菌生长的培养基，很容易引起化脓性感染。

3. 胸腔内手术后并发症 食管、肺手术后食管胃吻合口瘘、支气管胸膜瘘常合并脓胸。

4. 血源性感染 败血症或脓毒血症时，可形成脓胸。脓胸早期脓液稀薄，呈浆液性(渗出期)，此期若能及时排出渗液，肺易复张。如果得不到及时处理，将进入慢性脓胸期；其病理特征是：在壁、脏层胸膜形成致密厚韧的纤维板（机化期），纤维板紧束肺组织，牵拉胸廓内陷，纵隔移向患侧，限制胸廓活动，呼吸功能减退。

一、急性脓胸

【临床表现和诊断】 病人常有高热、脉快，咳嗽、咳痰、胸闷、呼吸急促，食欲缺乏、胸痛、乏力。查体：患侧语颤减弱，叩诊呈浊音，听诊呼吸音减弱或消失。严重者可伴有发绀和休克。胸部X线检查显示致密阴影；脓液不多时可同时看到肺内病变。伴有气胸时出现液平面。超声波检查可明确范围和准确定位。穿刺抽得脓液可诊断为脓胸。

【治疗】 原则：根据致病菌对药物的敏感性，选择有效抗生素；及时彻底排净脓液，使肺早日复张；控制原发感染，全身支持治疗。胸腔闭式引流：脓胸早期可行肋间插管引流，否则应采取肋床引流。在有条件的情况下，脓胸一旦确诊，应选择胸腔闭式引流术，不宜选择反复穿刺抽液的方法；后者不能保证持续、彻底引流脓腔，往往延误治疗的最佳时机。经过引流和全身支持治疗，全身感染得以控制，患者病情稳定，可考虑尽早在胸腔镜辅助下，用小切口实施脓胸纤维板剥脱术；这样做可明显缩短病期，有效减轻肺功能损害。

二、慢性脓胸

【病因】

1. 急性脓胸治疗不及时。

2. 急性脓胸处理方法不当：反复穿刺引流，迟迟不做闭式引流；引流管过细，过长；引流位置不当，过深、过浅。

3. 原发病处理不彻底：如膈下脓肿、肝脓肿、肋骨骨髓炎，合并支气管或食管瘘未有效处理。

【临床表现和诊断】 由于长期感染和慢性消耗，病人常有低热、消瘦、贫血、低蛋白血症。有时尚有气促、咳嗽、咳脓痰。体格检查常见患侧胸廓塌陷畸形，呼吸运动受限，肋间隙变窄，叩诊呈浊音，呼吸音减低或消失。气管移向患侧。胸部X线摄片见：胸膜增厚、肋间隙变窄、膈肌上升、纵隔移位。

【治疗】

1. 治疗原则 尽量消除致病因素和消灭脓腔；恢复肺功能。

2. 全身治疗 加强营养，纠正贫血和低蛋白血症，改善全身状况；可少量多次输血。根据细菌学检查和药物敏感测定，选择抗生素。脓胸治疗过程往往漫长，抗生素不宜长期使用，在全身感染控制的情况下，抗生素的全身使用要尽早停止。保持引流通畅，抗菌药液的局部冲洗有利于愈合。

3. 改进胸腔引流 慢性脓胸时胸膜增厚、肋间隙变窄，先前放置的肋间引流管往往引流不畅，多应改为肋床引流。尽量避免使用过细的引流管做脓胸引流。引流部位的选择，尽量将引流管置于脓腔的最低位；因为患者体位是变换的，所以“最低位”总是相对的；背部在平卧位时多处于低位，但置管后患者无法平卧，影响患者休息，故应避免将胸管置于患者背部。

4. 胸膜纤维板剥脱术 剥除脓腔壁层胸膜和脏层胸膜上的纤维板，使肺得以复张，消灭脓腔，减轻肺功能的损害。从理论上讲这是理想的手术，但实际应用中，有手术成功机会的患者为数不多。很多患者手术时，厚韧致密的纤维板不可能与肺组织分离；许多的胸膜纤维板剥脱术，实际只起到改善引流的作用。

5. 胸膜肺切除术 如果脓胸伴有支气管扩张症或结核性空洞或纤维化实变毁损等复杂情况，可将纤维板剥脱术加肺切除一次完成。这一手术难度大、出血多，手术指征严格。

小结

本章介绍了临床最常见的胸壁疾病的发生机制、临床表现和处理原则。重点内容是胸壁结核的诊断和处理原则，以及急、慢性脓胸的诊断和处理原则。难点是各种治疗方法在胸壁结核、急慢性脓胸的正确选择和实施。

思考题

1. 漏斗胸矫形手术的适应证有哪些？各种不同的手术方法各自的利弊是怎样的？
2. 胸壁结核治疗的整体观念包括哪些内涵？
3. 如何及时正确地处理急性脓胸？急性脓胸处理不及时、不正确意味着什么？

（新疆医科大学 齐 海 栾新平）

第二十五章　肺部疾病

学习目标

1. 掌握肺癌的病理类型、临床表现、影像特征，肺癌手术与非手术治疗各自的适应证，支气管扩张的临床表现、影像特征和外科的治疗原则，肺结核外科的治疗原则。

2. 熟悉肺癌手术的方法和选择。

3. 了解肺癌 TNM 分期的含义和对治疗以及预后判断的意义。

第一节　肺　癌

癌症是人类死因的第二号杀手，肺癌是各种癌症中的头号罪魁。早在 16 世纪，人们就在德国的 Schneeberg 和捷克斯洛伐克的 Joachimstal 的矿山中发现职业接触与肺癌之间存在一定联系；这些矿工长期患有严重、最后是致命性的肺部疾患。这些矿山中的铀和镭气体与肺部恶性肿瘤的发生有关。当时这种病被称作“矿山病”。今天，肺癌最重要的病因是吸烟。

【流行病学】 20 世纪 70 年代，全国平均肺癌死亡率为 7.17/10 万，标准化死亡率是 7.4/10 万。占所有恶性肿瘤死亡数的 7.4%，居胃癌、食管癌、肝癌及子宫颈癌之后，排第五位。上海男性肺癌标准化死亡率为 25.58/10 万。

20 世纪 80 年代 1982—1984 年间上海男性肺癌发病率已跃居各种恶性肿瘤首位，占 23.7%。标准化发病率为 57.1/10 万。

近 10 年来上海肺癌发病率增长 6 倍，也就是说上海男性肺癌发病率已达 300/10 万。香港地区肺癌发病率占全部恶性肿瘤的 1/3。2005 年中国肺癌病人超过 100 万。

【病因】 吸烟作为肺癌的病因有充分的证据。有人在 117 名男性尸解中，对整个支气管树进行了细致的观察。其中 34 例死于肺癌，剩下 83 例中，在每一张切片上均观察到四种细胞学改变：基底细胞增生、细胞分层、鳞状化生和原位癌。另一项研究中 2000 例肺癌患者，仅 5%不吸烟。

【病理】 肺癌起源于支气管上皮。主要有四种病理类型：鳞癌、小细胞癌、腺癌和大细胞癌。由于治疗和预后的差异，常把肺癌分成两大类：即小细胞癌和非小细胞癌。小细胞癌以外的三种癌治疗方法非常相似，常在一起讨论。

TNM 分期是对癌肿在体内生长、发展、分布的病理描述。客观、准确的 TNM 分期，对确定治疗方案、判断预后，有着十分重要的意义。需要注意的是术前 TNM 分期和术后 TNM 分期往往存在误差，术前术后 TNM 分期与真实的 TNM 分期仍存在偏差。要意识到特定条件下的 TNM 分期的局限性，避免绝对化。TNM 分期见表 25-1。

【临床表现】

1. 中心型肺癌症状　主要表现为咳嗽、哮喘、咯血、呼吸困难和胸痛，最常见的症状是咳嗽。

2. 周围型肺癌症状 主要是胸痛，其次是咳嗽和呼吸困难。

3. 晚期症状 声嘶、上腔静脉综合征、霍纳征（颈交感神经综合征）。

4. 肺外症状 神经内分泌症状。

表 25-1 1997 年 UICC 新修订的肺癌 TNM 分期

原发肿瘤（T）

T_0：无原发肿瘤证据

T_{is}：原位癌

T_1^*：癌肿直径≤3 cm；在叶支气管或以远；无局部侵犯，被肺、脏胸膜包绕

T_2：癌肿直径＞3 cm；在主支气管（距隆凸≥2 cm）；或有肺不张或阻塞性肺炎影响肺门，但未累及全肺；侵及脏胸膜

T_3：肿瘤可以任何大小；位于主支气管（距隆凸＜2 cm）；或伴有累及全肺的肺不张或阻塞性肺炎；侵及胸壁（包括肺上沟癌）、膈肌、纵隔胸膜或壁心包

T_4：肿瘤可以任何大小；同侧原发肿瘤所在肺叶内出现散在肿瘤结节；侵及纵隔、心脏、大血管、气管、食管、椎体、隆凸或有恶性胸腔积液或心包积液

淋巴结（N）

N_X：不能确定局部淋巴结受累

N_0：无局部淋巴结转移

N_1：转移到同侧支气管旁和（或）同侧肺门（包括直接侵入肺内的淋巴结）淋巴结

N_2：转移到同侧纵隔和（或）隆凸下淋巴结

N_3：转移到对侧纵隔、对侧肺门、同侧或对侧斜角肌或锁骨上淋巴结

远处转移（M）

M_X：不能确定有远处转移

M_0：无远处转移

M_1：有远处转移（包括同侧非原发肿瘤所在肺叶内出现肿瘤结节）

TNM 分期

0 期（$T_{is}N_0M_0$）

Ⅰ$_A$ 期（$T_1N_0M_0$）

Ⅰ$_B$ 期（$T_2N_0M_0$）

Ⅱ$_A$ 期（$T_1N_1M_0$）

Ⅱ$_B$ 期（$T_2N_1M_0$，$T_3N_0M_0$）

Ⅲ$_A$ 期（$T_3N_1M_0$，$T_{1\sim3}N_2M_0$）

Ⅲ$_B$ 期（T_4 任何 NM_0，任何 TN_3M_0）

Ⅳ期（任何 T 任何 NM_1）

*：不多见的表浅肿瘤，不论其大小，局限于支气管壁，即使在主支气管仍属于 T_1

【诊断】

1. 肺癌误诊率 高达 30%～40%，原因首先为：症状缺乏特异性；其次，10%的患者毫无症状。误诊对于患者是生命之光的熄灭，对于医生是终身的愧疚。

2. X 线诊断 阳性检出率 90%。典型征象是：不规则的球形阴影、分叶、毛刺、厚壁

偏心空洞。支气管阻塞所致的肺不张（片状、段、叶、全肺）、肺炎。

3. CT 检查　在 X 线检查的基础上，CT 可以更加清晰地判断肿块性质，了解肿块与纵隔结构的关系，对于确定诊断，明确手术指征，有重要价值。目前已成为肺癌诊断的常规检查。

4. 纤维支气管镜　阳性检出率 60%～80%。指征：痰中带血、久治不愈的刺激性咳嗽、肺门肿块。

5. 痰细胞学检查　阳性检出率 50%～60%，假阳性 1%～2%。对于纤维支气管镜检查不能确诊的患者应列为常规。

6. 经皮肺穿刺　仅适用于无开胸探查指征的周围型占位病变。并发症是气胸、血胸、癌肿针道播散；故要慎重选用。

7. 磁共振检查　仅用于判别是否有大血管浸润，不作为常规。

8. 正电子发射断层扫描（PET）　仅用于纤维支气管镜检查和痰细胞学检查阴性，手术指征存在疑虑，怀疑肺外转移时；价格昂贵，不作为常规。

【鉴别诊断】

1. 肺结核球　除非比较典型的结核球，两者之间往往容易混淆。有报告某结核病院收治的 460 例肺癌中，45%曾误诊为肺结核。

2. 肺门淋巴结核　难与中心型肺癌鉴别。

3. 肺炎　当肺癌造成阻塞性肺炎，往往忽略肺癌诊断。

4. 中叶综合征　肿大淋巴结位于肺门，纤维支气管镜、痰细胞学不能提供有价值的资料，影像资料常不典型，这是过去、现在和未来肺癌鉴别诊断的难点。

【治疗】

（一）基本原则

目前可靠的治疗手段是手术、放疗、化疗；其他治疗都不确切，不应轻易向患者推荐。

（二）手术适应证

Ⅰ、Ⅱ、$Ⅲ_A$ 的非小细胞肺癌，$Ⅲ_B$ 中的部分 $T_4N_0M_0$（又被称作“局部晚期”非小细胞肺癌）。$Ⅲ_B$ 外科治疗存在争议。局限性的小细胞肺癌，在化疗的基础上可以慎重选择手术。

（三）手术禁忌证

简言之，超出上述期别的各类肺癌为手术禁忌证（主要指：存在 M_1、N_3 情况，或全身情况不能耐受手术，或外科技术难以实现的 $Ⅲ_B$ 中的部分 $T_4N_0M_0$ 情况）。

（四）手术方式

包括肺叶切除、一侧全肺切除。肺叶切除包括支气管“袖式”肺叶切除和支气管、肺动脉“双袖”式肺叶切除。右肺全切仅适用于左肺能够良好代偿的中青年患者。实施右侧全肺切除术要慎而又慎。

（五）化疗

1. 小细胞肺癌首选化疗。

2. 化疗可以作为Ⅱ、Ⅲ期非小细胞肺癌术前术后的辅助治疗，其疗效较单一手术显著提高。

（六）放疗

术前术后放疗的益处存在争议。单纯放疗适用于不宜手术或拒绝手术的病变局限的患者。

第二节 肺部感染性疾病的外科治疗

一、支气管扩张症的外科治疗

【病因和病理】 支气管扩张症（支扩）是多种原因造成的肺和支气管的慢性化脓性疾病；可分为先天性和获得性（又称感染性）两大类。先天性因素包括先天性囊状支扩、选择性免疫球蛋白A缺乏症、原发性丙种球蛋白缺乏症、囊性纤维化、α抗胰蛋白酶缺乏症、先天性支气管软骨缺乏症等；获得性支扩的病因包括感染、支气管内梗阻和外压性梗阻、中叶综合征、结核瘢痕、获得性血丙种球蛋白缺乏症等。前者多为弥漫性扩张，后者以局限性为主。继发于结核的支扩一般位于上叶；而继发于细菌或病毒的支扩通常位于下叶。

支气管扩张通常发生于第三、四级支气管分支，炎症损坏管壁纤毛柱状上皮、弹力纤维和平滑肌、软骨等，并以纤维组织替代，支气管遂呈柱状或囊状扩张，病理上将支扩分为囊状、柱状和混合型三类。支扩的病理改变是不可逆的。

【临床表现和诊断】 典型症状：反复发作的呼吸道和肺部感染、咳嗽、咳脓痰、咯血。囊性支扩痰量大，并有体位性排痰的特点。咯血是支扩的另一常见症状，通常为鲜血。少量咯血系源于感染受损的气道黏膜；大量咯血，尤其是致命性咯血通常是由于增粗的支气管动脉受损破裂所致。上叶支扩多无症状或少数病人可有无痰性咳嗽。根据典型症状和影像学特征易于做出诊断。支气管碘油造影是诊断支扩最可靠的方法。它能够清楚地显示病变部位、范围、类型和程度。近年来，胸部高分辨率薄层CT已逐渐取代支气管碘油造影，成为支扩诊断的首选。对于病变广泛（病变范围在两叶以上）的患者，咯血期间支气管镜检查，具有定位诊断和确定手术切除范围的重要临床意义。

【治疗】 支扩治疗包括内科治疗和外科治疗。

（一）内科治疗原则

内科治疗的目的是预防和控制感染。体位引流和根据细菌培养加药敏试验合理使用抗生素是内科治疗的主要手段。

（二）外科治疗原则

1. 对于局限于单一肺叶的支扩应力求切除病肺。

2. 有典型症状的右肺中下叶支扩应做两叶切除。

3. 右肺上、中、下叶广泛支扩，第一次手术可考虑先切除中下叶，而保留上叶；术后观察不再有症状者，可长久保留上叶。

4. 左肺上、下叶广泛支扩，原则同右肺，第一次手术只切除下叶和舌段肺组织。支扩患者的全肺切除要慎重，除非病变严重无法保留上叶，一般不选择全肺切除。双肺广泛病变，预计切除主要病肺后，患者肺功能难以维持生命，可选择双肺移植。

二、肺结核的外科治疗

（一）肺切除术的适应证

包括：①空洞性肺结核。②结核性球形病灶，直径＞2 cm。③一侧毁损肺。④肺结核合并支扩。⑤结核病灶反复咯血。当今外科治疗仅作为药物治疗的辅助手段。

（二）肺切除术的禁忌证

包括：①结核活动期。患者有全身中毒症状；血沉不正常；肺内其他部位出现新病灶。②全身状况差、心肺代偿能力差。③合并肺外其他脏器结核病，经过系统抗结核治疗，病情仍在进展。

（三）肺切除手术的并发症

包括：①支气管胸膜瘘。肺结核切除手术后支气管胸膜瘘发生率远高于非结核疾患的肺切除。②结核播散。主要因为术前未能有效地控制活动性肺结核或术后发生支气管胸膜瘘。③脓胸。

小结

本章介绍的肺癌外科治疗和肺部感染性疾病的相关知识是临床面对的肺外科的主要问题。本章重点内容是肺癌的病理类型、临床表现、诊断方法和手术与非手术治疗的基本原则。难点内容是肺癌与肺部良性肿瘤的鉴别诊断、支气管扩张症手术治疗与非手术治疗时机的选择。

思考题

1. 支气管扩张症的手术指征是怎样的？

2. 双侧广泛、弥漫性囊柱状支气管扩张症患者，频繁发生咯血，内科处理效果欠佳，有无外科治疗指征？如何处理？

3. 男性，42岁，长期咳嗽，经常咳脓痰15年，发热、咳脓臭痰一周来诊，查体，左肺下背部呼吸音弱，可闻湿啰音。初步诊断是什么？为明确诊断首选什么检查？如何治疗？

（新疆医科大学　齐　海　栾新平）

第二十六章　食管疾病

学习目标

1. 掌握食管癌的早期症状、诊断与鉴别诊断及外科治疗原则，贲门失弛缓症的影像学特征及外科治疗原则，贲门失弛缓症的鉴别诊断。

2. 熟悉食管癌的手术治疗方法。

3. 了解食管癌流行病学特点以及病因学，贲门失弛缓症病因学和病理学。

第一节　食 管 癌

食管癌是发生于食管黏膜的恶性肿瘤；在世界某些地区和国家，是一种常见的恶性肿瘤。估计全世界每年约 30 万人死于食管癌。我国属于高发国家之一。统计数据表明：早期食管癌手术切除率为 100%，5 年生存率达 90%以上。但目前大多数患者就诊时已为中、晚期，远期疗效仍不满意。

【流行病学】　食管癌在全球常见恶性肿瘤中排列第九位，死亡率约为 21/10 万人口。食管癌发病率地区差异大，高发区和低发区发病率相差 60 倍。高发地区包括亚洲（中国、伊朗、哈萨克斯坦、土库曼、沙特阿拉伯、埃及等）、东南非洲、法国北部和南部非洲。美国食管癌发病率较低，仅占所有恶性肿瘤的 1%。

【食管的解剖要点】

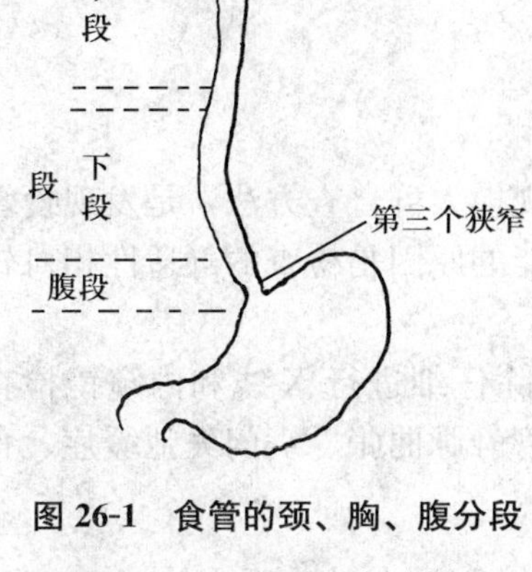

图 26-1　食管的颈、胸、腹分段

成人食管长 25～30 cm，分为颈段、胸段和腹段。门齿距食管入口约 15 cm，门齿距气管分叉处约 26 cm，门齿距食管贲门交界约 40～45 cm。胸段食管长约 18 cm。为统一食管癌的诊断和治疗方法描述的一致性，将食管做如下分段（国际抗癌联盟 UICC）：颈段食管起自食管入口或相当于环状软骨下缘至胸骨柄上缘；胸段相当于胸骨柄上缘至食管裂孔水平。胸段食管又分为上、中、下三段。上段自胸骨柄上缘至支气管分叉平面；中段自气管分叉平面至贲门全长的上 1/2；下段的上界为中段的下界，贲门口为下段的下界（图 26-1）。腹段食管常被包括在胸段食管的下段内。

【病因】

食管癌的发病原因虽无明确定论，但某些致病因素已通过临床及实验研究得到证实。目前一般认为亚硝酸盐类物质和某些真菌毒素与食管癌发生有一定关系。食管的某些良性疾病可能为癌前病变，如：贲门失弛缓症、食管裂孔疝、食管瘢痕性狭窄、Barrett 食管。不良的卫生和饮食习惯，如：过硬、过热、进食过快、长期大量饮烈性酒；口腔卫生差；长期缺乏多种维生素，也与食管癌的发生有关。遗传因素：资料表明：25%～60%的食管癌病人有家族史。

【病理】

（一）早期食管癌

1. 隐伏型 为原位癌，侵及上皮全层。

2. 糜烂型 大多限于黏膜固有层。

3. 斑块型 多半侵及黏膜肌层及黏膜下层。

4. 乳头型或隆起型。

（二）中晚期食管癌

1. 髓质型 占临床病例的 60%，肿瘤累及食管部分肌层或全层，可呈中、重度梗阻。食管造影可见充盈缺损及狭窄。

2. 蕈伞型 约占 15%，如蘑菇状，梗阻症状较轻，食管造影见食管肿块上下形成圆形隆起的充盈缺损。

3. 溃疡性 约占 10%，肿瘤形成凹陷的溃疡，梗阻症状轻；食管造影可见溃疡龛影。

4. 缩窄性 约占 10%，病变长度短，梗阻症状重；狭窄上方往往扩张。

5. 腔内性 约占 2%～5%。

【临床表现】

1. 早期症状 哽噎感，咽下痛，胸骨后不适感，异物感，这些症状可反复出现，间歇期无症状。

2. 中晚期症状 进行性吞咽困难，胸背疼痛，刺激性咳嗽，呛咳，肺部感染，声音嘶哑，消瘦等。其中胸背疼痛和刺激性咳嗽多预示肿瘤已外侵。

【诊断】 食管癌诊断主要依据症状、X 线检查、内窥镜检查。

（一）X 线检查

1. 早期食管癌的典型 X 线征象 利用气钡双重造影，可显示局限性黏膜皱襞增粗、中断、迂曲、小的充盈缺损或龛影；局限性管壁僵硬。这些征象易被忽略或漏诊。

2. 中晚期食管癌 呈现典型的充盈缺损、软组织影和龛影。

（二）纤维内窥镜检查

在影像检查的基础上，进一步行内窥镜检查可以获得病理组织学的明确诊断。内窥镜检查所见的详细描述，对于手术选择入路有十分重要的指导意义。

（三）胸部 CT 检查

可以进一步了解癌肿外侵情况和判断手术能否切干净。

（四）细胞学检查

拉网细胞学检查是我国老一辈医学工作者创用的一种大规模人群普查方法，是发现食管早期癌的行之有效的方法，但临床目前已很少有人应用。可能的原因是检查的舒适性相对较差，现在已难以被患者接受。

【鉴别诊断】 当患者自述症状类似早期食管癌症状时，除仔细进行 X 线和内窥镜检查以免早期食管癌漏诊外，应当认真与食管炎、食管憩室、食管静脉曲张、贲门失弛缓症、食管良性肿瘤相鉴别。

【治疗】

1. 手术指征　外科手术目前仍然是治疗食管癌的首选方法。手术包括根治性切除和姑息性切除。凡未发现手术禁忌证的，都应力争手术切除。

2. 手术禁忌证　气管食管瘘，癌肿远处转移，恶病质，严重的心肺肝肾功能不全。

3. 手术方法　主要有不同的入路组合。左胸入路为大多数医生所接受，其中包括单一胸切口和左胸切口联合颈部切口。右胸切口包括两切口和三切口，即右胸切口加上腹切口和颈、胸、腹三切口。左右胸切口各自的特点是：左胸切口开胸、关胸简单，特别适合食管下段癌、贲门癌手术；右胸切口因为没有主动脉弓遮盖，对于中段食管癌的切除操作方便；特别对于食管旁淋巴结及气管隆突下淋巴结的清除较左胸入路安全、便利。食管癌切除后，消化道的重建，主要利用胃的上提与食管吻合实现。利用结肠重建上消化道，一般仅针对残胃食管癌或食管胃双原发癌的切除。也可用空肠重建食管。

4. 手术效果　总体手术切除率为80%～95%；手术死亡率2%～3%；5年生存率25%～40%。

5. 放射治疗　是治疗食管癌的重要手段之一，对鳞癌、未分化癌效果较好，腺癌效果差。对一些手术禁忌的患者，或病人拒绝手术，可选择放疗。恶病质、食管穿孔、气管食管瘘、纵隔炎、已经出现消化道出血患者，放疗可视为禁忌。

【放疗与手术联合应用】　术前放疗能使癌肿及局部转移淋巴结缩小，癌肿周围小血管和淋巴管闭锁，提高切除率。

【术前化疗】　可控制原发病灶，使肿瘤缩小，临床分期降低，以利于切净肿瘤。同时有利于消灭亚临床转移灶，对长期生存有利。

第二节　贲门失弛缓症

贲门失弛缓症或称贲门痉挛是指吞咽时食管体部无蠕动，贲门括约肌松弛不良。20～50岁多见，女性多于男性。

【病因和病理】　病因不明。病理特征系食管肌层内神经节变性、减少或缺失，食管失去正常的推动力。食管下括约肌和贲门不能松弛，致使食物滞留于食管内。本病的癌变发生率为0.3%～20%。

【临床表现】

1. 吞咽困难　吞咽困难不随食物性状而改变，不管进固体食物或流质食物都一样。吞咽困难程度与食管扩张程度成反比，即食管越扩张，吞咽困难越轻。食管排空主要靠重力，病人可采取各种方式，如站着进食或不停地走动，饮大量液体以及用力吞咽。

2. 反流　反流症状较吞咽困难发生迟，发病初期90%的病人发生在餐中和餐后。随着食管体部的不断扩张，反流的次数较前减少，可每2～3天一次。睡眠中的反流往往导致误吸；患者常发生呼吸系统感染。

3. 胸痛　自发性胸骨后疼痛。疼痛发生后，进饮料或舌下含服硝酸盐类药物可缓解。

4. 体重减轻　进食困难和畏惧进食，常造成营养不良。

【诊断】

1. 食管吞钡造影检查　食管吞钡造影检查具有特征性，表现为：食管蠕动消失、食管下端及贲门部呈鸟嘴状，边缘光滑，痉挛上方食管明显扩张。

2. 纤维内窥镜检查　根据症状特点和食管钡餐透视检查已能确诊，内镜检查的目的是排除肿瘤。

【治疗】

1. 治疗原则　持久有效而地解除食管下括约肌的痉挛性收缩，以利食管排空。

2. 内科治疗　亚硝酸盐和心痛定能使部分患者食管下括约肌压力降低，以利食管排空；但作用时间短。

3. 扩张术　除一直使用的橄榄头扩张器外，现在还有气压或水压强行扩张，效果由过去持续时间短而需长期扩张变为现在能长期缓解症状；但一般需要反复多次扩张。扩张术最严重的并发症是食管穿孔。

4. 手术治疗　主要有食管下端肌层切开术（Heller 手术），方法简单，效果肯定。但研究发现许多贲门失弛缓症患者，其实伴有“潜在的食管裂孔疝”，而食管裂孔疝都伴有反流性食管炎。因此许多外科医生都在 Heller 手术的基础上加做抗反流手术。接受后一种手术方法的人术后很少有人再被贲门失弛缓症和反流性食管炎困扰。

小结

本章介绍了食管癌的系统知识。这一章的重点是食管癌的早期症状和 X 线表现，及贲门失弛缓症的诊断。难点是食管癌的鉴别诊断。

思考题

1. 早期食管癌专指何种病理特征的食管癌?
2. 早期食管癌的临床症状与 X 线征象有哪些?
3. 贲门失弛缓症各种治疗方法的利与弊?
4. 男性，52 岁，6 个月发现进食哽噎感，其后症状逐渐加重，近 3 周只能进全流质，体重减轻，体力下降。查体：脉搏 80 次/分，血压 17/12 kPa，体温 36.5℃，消瘦，颈、锁骨上淋巴结未触及，化验正常，食管钡剂造影，于食管中、下段见 8 cm 狭窄，黏膜破坏。

根据病史初步诊断是什么？如何进行治疗?

（新疆医科大学　齐　海　栾新平）

第二十七章　原发性纵隔肿瘤

学习目标

1. 掌握纵隔分区与纵隔肿瘤病理类型的一一对应关系。
2. 熟悉重症肌无力与胸腺瘤的关系。
3. 了解纵隔肿瘤外科治疗的意义。

一、纵隔的划分

纵隔是指胸骨、脊柱和两侧胸膜间的区域。为描述和诊断的需要，人为将纵隔分为几个部分。纵隔划分方式分两种（图 27-1、图 27-2）：一是将纵隔分为 5 个区域（旧分区）：从胸骨角向后引水平线至第四胸椎下缘，将纵隔分为上、下 2 个区，以气管前缘为界将上纵隔分为前上纵隔和后上纵隔；下纵隔从心包前缘到胸骨下段为前纵隔；心包后缘至 5～12 胸椎的区域为后纵隔；心脏所占据的区域及前、后纵隔之间为中纵隔。二是将纵隔分为 3 个区域（新分区）：含有很多重要器官的纵隔间隙，称为“内脏器官纵隔”（以往称中纵隔）；在气管、心包前方的间隙为前纵隔；气管、心包后方（包括食管和脊柱旁纵隔）称后纵隔。临床实际描述中往往是将两种划分法联合应用，以便准确定位。

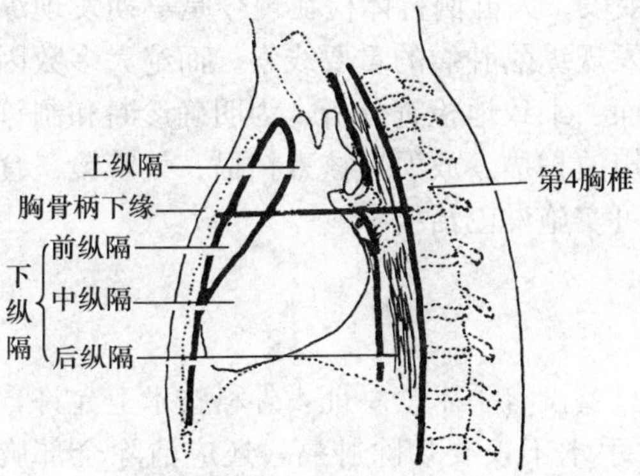

图 27-1　纵隔的分区

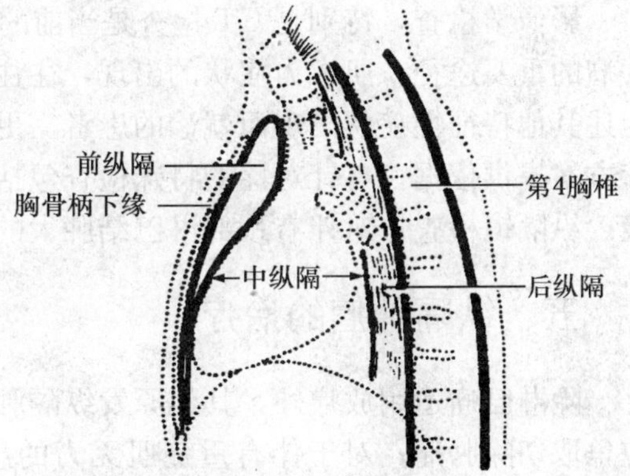

图 27-2　纵隔的分区

二、常见的纵隔肿瘤

纵隔肿瘤来源复杂，而纵隔肿瘤的类型与部位有对应关系；这对辨别纵隔肿瘤提供了有利的帮助。前纵隔好发胸骨后甲状腺肿、胸腺瘤、畸胎瘤和皮样囊肿。中纵隔好发心包囊肿。后纵隔好发神经源性肿瘤、气管或支气管囊肿、淋巴源性肿瘤。

（一）神经源性肿瘤

多源于交感神经，少数起源于外围神经。这类肿瘤多位于后纵隔脊柱旁。单侧多见。自主神经系统的恶性肿瘤有：神经母细胞瘤、节细胞神经母细胞瘤；良性肿瘤有：神经节细胞瘤。尚有少数发生于迷走神经的神经纤维瘤。周围神经的恶性肿瘤有：恶性神经鞘瘤、神经纤维肉瘤；良性肿瘤有：神经鞘瘤和神经纤维瘤。

（二）畸胎瘤与皮样囊肿

根据胚层来源分成皮样囊肿、畸胎瘤。10%的畸胎瘤为恶性。

（三）胸腺瘤

分为上皮细胞型、淋巴细胞型和混合型三类。胸腺瘤的良、恶性，病理组织学较难区分，其包膜是否完整与生物学行为，对其良恶性的判别更具有临床意义。目前临床与病理学常将所有胸腺瘤视为潜在恶性的肿瘤。胸腺瘤患者15%合并重症肌无力；而重症肌无力患者半数以上有胸腺瘤或胸腺异常增生。

三、纵隔肿瘤的临床表现

纵隔肿瘤症状一般出现较晚。多数病人肿瘤长到相当大尚无症状或症状轻微。许多病人是在例行体检时偶尔发现。而一些特异症状的出现，成为诊断的先兆。常见症状仍然是胸痛、胸闷、咳嗽。压迫交感神经，出现 Horner 综合征；压迫喉返神经出现声嘶；臂丛神经受压出现上臂麻木、肩胛区及上肢放射性疼痛；压迫大血管，可出现头面部上肢肿胀、颈静脉怒张等上腔静脉综合征的征象。压迫食管引起吞咽困难。伴有重症肌无力，提示胸腺瘤。

四、纵隔肿瘤的诊断

影像学检查，特别是 CT 检查是当前的主要手段。人群例行体检在现今是早期发现纵隔肿瘤的重要途径。肌无力症状的出现，往往成为发现纵隔肿瘤的重要线索。而绝大多数因为上述其他特征性症状出现而就诊的患者，更应全面、细致地检查分析，为明确诊断和制订治疗方案提供依据。有针对性的特殊检查包括：超声波扫描、放射性核素扫描、气管镜、食管镜、纵隔镜检查；对伴有颈部淋巴结肿大的患者可实施淋巴活检术。

五、纵隔肿瘤的治疗

除淋巴瘤适用放疗外，其他原发纵隔肿瘤，只要没有手术禁忌证，外科技术上允许，都应争取切除肿瘤；对于伴有重症肌无力的患者，手术不仅要切除肿瘤，还应清除全部胸腺组织。

小结

本章简要介绍了纵隔肿瘤的基本知识。重点内容是纵隔分区与纵隔肿瘤病理类型的一一对应关系，这种对应关系是胚胎发育过程中各胚层的关系决定的。难点内容是不同病理类型肿瘤的临床特点。

思考题

1. 纵隔的划分与纵隔肿瘤的病理类型的对应关系是怎样的？
2. 从临床角度考虑，有人认为，“纵隔肿瘤都应视为恶性”，这种观点是对还是错？
3. 合并重症肌无力的纵隔肿瘤是什么？如何治疗？

（新疆医科大学　齐　海　栾新平）

第二十八章　心脏疾病与主动脉瘤

学习目标

1. 掌握动脉导管未闭、室间隔缺损的病理生理学和血流动力学机制，动脉导管未闭、室间隔缺损的外科治疗原则，二尖瓣狭窄、二尖瓣关闭不全的病理生理学和血流动力学机制，三尖瓣狭窄、关闭不全的外科治疗原则。

2. 熟悉胸主动脉瘤的病因、临床表现、诊断和治疗原则。

3. 了解各种心脏病的外科治疗方法。

第一节　先天性心脏病的外科治疗

一、动脉导管未闭

动脉导管是胎儿期连接降主动脉峡部与左肺动脉根部之间的正常通路，经此通路胎儿血液由肺动脉流入主动脉。出生后，肺动脉阻力下降，前列腺素 E_1、E_2 显著减少，血氧分压增高，约85%正常婴儿出生后2个月内动脉导管闭合，成为动脉韧带，逾期不闭合者即成为动脉导管未闭。动脉导管可以单独存在，也可合并室间隔缺损、法洛四联症等先天性心血管畸形。

【病理生理】 出生后主动脉收缩期、舒张期压力始终超过肺动脉压，未闭的动脉导管使得主动脉血持续流向肺动脉，形成左向右分流。分流量大小与导管粗细及主、肺动脉压力阶差相关。左向右分流增加肺循环血量，左心负荷增加，导致左心室肥厚，甚至左心衰竭。肺循环血量的持续增加使肺动脉压力升高，使得肺小动脉反应性痉挛，长期痉挛导致肺小动脉壁增厚和纤维化，造成右心阻力负荷增加和右室肥厚。当肺动脉压力接近或超过主动脉压力时，呈现双向分流或右向左分流，病人出现发绀，称作艾森曼格综合征。

【临床表现】 典型体征是体检发现胸骨左缘第二肋间粗糙的连续性机器样杂音，杂音占据整个收缩期和舒张期。导管细、分流量小者常无明显症状。长期肺动脉高压者，可以仅闻及收缩期杂音，甚至杂音消失；肺动脉瓣听诊区第二心音亢进。左向右分流量大，产生相对性二尖瓣狭窄，可闻及心尖部舒张中期杂音。左向右分流量大时，还可导致动脉舒张压降低，脉压增宽，表现为甲床毛细血管波动、水冲脉和股动脉枪击音。婴幼儿可表现为发育迟缓，喂养困难，常见伴有肺炎。肺动脉压超过主动脉压所致右向左分流时，出现下半身发绀和杵状指，称为差异性发绀（紫绀）。

心电图：正常或左心室肥厚，肺动脉高压时左、右心室肥厚。X线检查：心影增大，肺动脉圆锥隆出，肺血管影增粗。超声心动图：左房、左室内径增大，二维切面可显示未闭动脉导管，多普勒超声发现异常血流信号。

【诊断】 根据杂音性质、部位，结合超声心动图检查、X线胸片、心电图提示，不难做出诊断。关键问题是：在做出动脉导管未闭诊断前，必须明确是否合并其他先天性心脏病，如：室间隔缺损、法洛四联症等。同时需要与主动脉窦瘤破裂、冠状动脉-主动脉瘘和室间隔缺损合并主动脉关闭不全等心血管疾病鉴别。

【治疗】

（一）手术适应证

早产儿、婴幼儿反复发生肺炎、心力衰竭、喂养困难、生长发育延缓者，应当及时手术。无明显症状者，多主张学龄前择期手术，近年来，亦有主张更早期手术。发（紫）绀型心脏病合并动脉导管未闭不能单独结扎动脉导管，需同期进行畸形矫正。艾森曼格综合征是手术禁忌证。

（二）手术方法

1. 结扎或钳闭术　经外侧胸切口或胸腔镜辅助完成手术。

2. 导管封堵术　逆行主动脉造影显示动脉导管形态与位置后，再经右心导管释放适当的封堵器材。导管封堵术还可在超声引导下，经胸部小切口完成。后者的优点是避免经右心导管实施封堵对小儿过多的X线照射。

二、室间隔缺损

室间隔缺损是胎儿室间隔发育不全所致的心室间的异常交通，使得血液自左向右分流，产生相应的病理生理学变化。室间隔缺损可以单独存在，也可以是其他复杂心脏畸形的一部分。

【病理生理】　室间隔缺损左向右分流主要发生在心脏收缩期。小的缺损（缺损直径小于主动脉瓣口的1/3）分流量少，稍微增加的心室容量负荷不影响病人的自然寿命，但感染性心内膜炎发生率明显增加。大缺损（缺损直径大于主动脉瓣口的2/3）分流量多，左室容量负荷加重，左心房、左心室扩大。由于肺循环血流量过高，小动脉痉挛产生肺动脉高压，右心室阻力负荷增大导致右心室肥大。随着病程进展形成梗阻性肺动脉高压，最后导致右向左分流，出现艾森曼格综合征。

【临床表现】　室间隔缺损小，分流量小，患者一般无明显症状。分流量大者出生后即反复呼吸道感染、充血性心力衰竭、喂养困难、发育迟缓；能度过婴幼儿期的较大室间隔缺损患儿，则表现为活动耐力较同龄人差。室间隔缺损病人易并发感染性心内膜炎。

体格检查：胸骨左缘第2～第4肋间闻及Ⅲ级以上粗糙响亮的全收缩期杂音，常伴收缩期震颤。肺动脉高压者，心前区杂音变得柔和、短促，肺动脉瓣听诊区第二心音亢进。分流量大者，心尖部可闻及柔和的舒张中期杂音。

超声心动图：左心房、左心室内径扩大，或双室扩大；二维超声可显示室间隔缺损部位及大小。多普勒超声能判断血流方向、分流量，并可了解肺动脉压力。

【治疗】

（一）手术适应证

约半数室间隔缺损在3岁以前可能自然闭合，且多在1岁以内，以膜部缺损最多见。无症状和房室无扩大的小缺损可长期观察。加强预防感染性心内膜炎。缺损和分流量大，婴幼儿期喂养困难、反复肺部感染、充血性心力衰竭或肺动脉高压者，应尽早手术。缺损小，已有房室扩大者需在学龄前手术。肺动脉瓣下缺损易并发主动脉瓣叶脱垂导致主动脉关闭不全，应及时手术。艾森曼格综合征是手术禁忌证。

（二）手术方法

手术治疗仍然是治疗的主要方法。手术经胸骨正中切口，建立体外循环，在心脏停搏或跳动下完成室间隔缺损修补术。根据室间隔缺损部位，选择肺动脉切口、右心房切口显露缺损，多发性肌部缺损时需使用平行于室间沟的左室切口才能良好显露。缺损小可以直接缝合，缺损≥1 cm 或位于肺动脉瓣下者，需用自体心包片或涤纶片修补。手术时应避免损伤主动脉瓣和房室传导束。

第二节 后天性心脏病的外科治疗

一、二尖瓣狭窄

二尖瓣狭窄可由多种原因造成，其中 90％的二尖瓣狭窄是由风湿病所致。风湿热所致的瓣膜病占我国心脏外科病人的 30％左右，而风湿性心脏瓣膜病中，最常累及的是二尖瓣，其次是主动脉瓣，三尖瓣少见，肺动脉瓣罕见。

【病理】 二尖瓣两个瓣叶在交界处互相融合，造成瓣口狭窄。瓣叶增厚、挛缩、变硬和钙化都进一步加重瓣口狭窄，并限制瓣叶活动。

【病理生理】 正常二尖瓣口面积为 4～5 cm^2。每分钟约 4～5 L 血液在舒张期从左心房通过二尖瓣口流入左心室。瓣口面积＞2 cm^2 以上，左房发生代偿性扩大及肥厚，跨瓣压差增大，以增加瓣口血流量，延缓左房平均压的升高。若瓣口面积＜1.5 cm^2，即可产生血流障碍。若瓣口面积＜1 cm^2 时，血流障碍更加严重。左房逐渐扩大，造成肺部慢性梗阻性淤血，影响肺泡换气功能。当肺毛细血管压力升高到 40 mmHg，超过正常血浆渗透压 30 mmHg，即可产生急性肺水肿。随着病情的发展，肺泡与毛细血管之间的组织增厚，毛细血管渗液不易进入肺毛细血管床，并限制肺毛细血管压力过度升高，从而减轻肺水肿发生率。但肺小动脉阻力增高，肺动脉压力可显著增高。左房和肺静脉收缩压持续上升至 30～40 mmHg 以上时，肺动脉收缩压可上升至 80～90 mmHg 以上。右心室后负荷增加，产生右室扩张和肥厚，终致右心衰竭。

【临床表现】 绝大多数二尖瓣狭窄病人都患过风湿性心瓣膜炎，二尖瓣口的狭窄梗阻则需要数年形成。重症二尖瓣狭窄通常需要经 10 年才会出现。

（一）症状

1. 气急为最常见症状。开始是在用力时，以后在日常生活时也有呼吸困难。重症患者在静息状态下也有气急。部分患者可出现夜间阵发性呼吸困难，甚至端坐呼吸。
2. 咳嗽多在活动后和夜间入睡后。
3. 咯血：10％～20％的患者有咯血。有的病例可出现大量咯血。
4. 心悸、心前区痛。
5. 乏力。

（二）体征

1. 面颊和口唇轻度发绀，被称作二尖瓣面容。
2. 右心衰竭患者可出现肝肿大和下肢水肿。
3. 心律不齐。

4. 杂音 当瓣口面积<2.5 cm^2 时，心脏听诊可闻及隆隆样舒张期杂音。杂音在第二心音后开始出现，持续到舒张中期。

5. 心前区扪及舒张期震颤。

（三）辅助检查

1. 心电图 中度以上狭窄可呈现电轴右偏、P 波增宽，呈双峰或电压增高。肺动脉高压患者可出现右束支阻滞或右心室肥大。病史长者常表现为房颤。

2. X线检查 中重度患者，左房、右房和右室扩大。食管钡餐透视可见食管受压，心影右缘呈现左右心房重叠的双心房阴影。肺动脉段隆出，提示肺动脉高压。肺下野部可见横向线条状阴影，称为 Kerley 线。

3. 超声心动图 M 型超声心动图显示瓣叶活动受限，大瓣正常活动波形消失，代之以城墙垛样的长方波。

4. 心导管检查 仅用于杂音不典型，诊断存疑的患者。可以测量肺动脉压力和肺毛细血管楔压。

【诊断】 根据上述病史、临床表现、心电图、X线、超声心动图检查即可确诊。

【治疗】

（一）手术适应证

心脏功能Ⅱ级以上者均应手术治疗。

（二）术前准备

重度二尖瓣狭窄伴心力衰竭或房颤者，术前应强心利尿，纠正水电解质失衡，待全身情况和心脏功能改善后进行手术。

（三）手术方法

1. 闭式二尖瓣交界分离术 适用于隔膜型二尖瓣狭窄，特别是瓣叶活动好，没有钙化，听诊能闻及开瓣音者。这种方法损伤小，恢复快。可进行经皮穿刺球囊导管二尖瓣交界扩张分离术，或在全麻下剖胸手术行二尖瓣交界分离术。

2. 直视手术 须在体外循环下进行。适用于瓣膜增厚、硬化、钙化、挛缩的二尖瓣狭窄患者。需切除瓣膜，做人工瓣膜替换术。

二、二尖瓣关闭不全

风湿性二尖瓣关闭不全较多见，半数以上合并狭窄。主要病理改变是瓣叶和腱索增厚、挛缩、瓣膜面积缩小、瓣叶活动度受限以及二尖瓣环扩大等。

【病理生理】 早期，收缩期左室血液回流入左房的量不多；随着病变的加重，收缩期左室血液流入左心房增多，左心房压力升高，逐渐产生左心房代偿性扩大和肥厚，左心室也逐渐扩大和肥厚。随着左心房、左心室扩大，使二尖瓣环也相应扩大，二尖瓣关闭不全加重。久之，终于产生左心衰；同时导致肺静脉淤血，肺循环压力升高，最终引起右心衰。

【临床表现】

（一）症状

二尖瓣关闭不全病人的临床表现与反流轻重程度、进展快慢、肺动脉压高低等因素有关。轻症的二尖瓣关闭不全病人可终身无症状。病变较重可出现乏力、心悸，劳累后气促等症状。急性肺水肿和咯血的发生率远较二尖瓣狭窄少。临床上出现症状后，病情可在较短时间内迅速恶化。

（二）体征

心前区可闻及全收缩期杂音，常向左侧腋中线传导。肺动脉瓣区第二音亢进，第一心音减弱或消失。晚期病人可呈现右心衰竭以及肝肿大、腹水等症状。

（三）辅助检查

1. 心电图 较重者显示电轴左偏、二尖瓣型P波、左室肥大和劳损。

2. X线检查 左房、左室扩大。X线食管钡餐透视见食管受压向后移位。

3. 超声心动图 M型超声显示二尖瓣大瓣曲线呈双峰或单峰型。合并狭窄的病例仍可显示城墙垛样长方波。超声多普勒测试舒张期血流，可估计关闭不全的轻重程度。

【治疗】

1. 二尖瓣修复成形术 利用病人自身组织和部分人工代用品修复二尖瓣装置，使其恢复功能，包括瓣环的重建和缩小，乳头肌和腱索的缩短或延长。

2. 二尖瓣置换术 二尖瓣损坏严重，不适于修复需行二尖瓣置换术。

第三节 胸主动脉瘤

主动脉管壁因各种原因的损伤和破坏引起瘤样扩大，称为主动脉瘤。主动脉各个部位均可受累。通常所说的主动脉瘤包括三种病理类型：

1. 真性动脉瘤 动脉全层瘤样变和扩大。

2. 假性动脉瘤 瘤壁无主动脉壁的全层结构，仅有内膜面覆盖的纤维结缔组织。

3. 夹层动脉瘤 主动脉壁发生中层坏死或退行性病变，当主动脉内膜破裂时，血液在主动脉压力作用下，在中层内形成血肿并主要向远端延伸形成夹层动脉瘤。

【病因】

1. 动脉硬化 动脉硬化时主动脉内皮细胞变性或脱落，胆固醇和脂质浸润沉积，形成粥样硬化斑块；或老年性动脉硬化，发生弹力纤维层变性，均可使主动脉壁受到破坏，逐渐膨出扩张形成动脉瘤。此类主动脉瘤多见于降主动脉，常呈梭形。病人年龄均在40岁以上。

2. 主动脉囊性中层坏死 某些先天性疾患和遗传性疾患使主动脉中层囊性坏死，弹力纤维消失，伴有黏液样变性，主动脉壁薄弱，形成的主动脉瘤常位于升主动脉，呈梭形或梨形。有时还形成夹层动脉瘤。多见于青年人，如马方（Marfan）综合征等。

3. 创伤性主动脉瘤 多因胸部挤压伤、汽车高速行驶突然减速碰撞胸部或从高处坠下，引起胸主动脉破裂。主动脉全层破裂者，伤员在短时间内即因大量失血致死。如主动脉内膜和中层破裂，但外层或周围组织仍保持完整，则可形成假性动脉瘤或夹层动脉瘤。

4. 细菌性感染 常继发在感染性心内膜炎基础上。主动脉壁中层受损害，局部形成动脉瘤，大多呈囊性。

5. 梅毒 主动脉壁弹性纤维被梅毒螺旋体所破坏，形成动脉瘤。梅毒感染人体后，往往经历10～20年才产生主动脉瘤。

【临床表现】

1. 胸痛 胸痛为常见症状。多为钝痛，也有剧烈的刺痛，呈持续性，也可随运动和呼吸而加剧。

2. 压迫症状 压迫症状为胸内各种器官受动脉瘤压迫引起的各种功能紊乱。如：呼吸困难、咳嗽声音嘶哑等。

3. 体征　早期多无体征。当动脉瘤体积增大至相当程度后，向前可侵蚀胸骨、肋骨或锁骨，向后可侵蚀肋骨或椎体，而使胸骨表面膨出，故晚期病例胸骨上可见搏动性肿块。上腔静脉受压常出现上腔静脉阻塞综合征，即颈静脉和胸壁静脉怒张、面部肿胀和发绀等。听诊常可闻及局限性收缩期杂音，胸主动脉瘤伴有主动脉关闭不全时，则在主动脉瓣听诊区第二心音之后有舒张期吹风样杂音。动脉瘤压迫交感神经时，可出现霍纳综合征。

【诊断】　动脉瘤较小，临床上尚无症状的病例，往往在体检做胸部X线检查时，偶然发现。目前对怀疑患有胸主动脉瘤的病人有许多影像学检查方法，这些检查包括胸部CT、磁共振、超速CT及三维成像、胸主动脉造影、数字减影造影术等。可根据病人的具体情况分别应用。

【治疗】　动脉瘤切除人工血管替换术是最有效的治疗方法。胸主动脉瘤直径大于5 cm如无手术禁忌证，应及早手术治疗。阻断主动脉血流的方法与主动脉的重建比较复杂，涉及不少重要器官在阻断血流时的保护问题。手术危险性较大，处理不当可发生严重并发症。对于主动脉夹层动脉瘤（B型）、胸主动脉假性动脉瘤，经股动脉放入带膜支架（或称支撑性人工血管），进行封闭内膜破口、腔内血管成形术，取得良好效果。

小结

本章对最具代表性的先天性心脏病、后天性心脏病进行了讲解。这一章的重点是动脉导管未闭、室间隔缺损、二尖瓣狭窄、二尖瓣关闭不全的病理生理学和血流动力学机制、临床表现、诊断和治疗原则。难点是上述疾病的病理生理学。

思考题

1. 年龄因素在动脉导管未闭和室间隔缺损手术时机把握中是如何权衡的？
2. 手术修补、X线下的伞堵和超声引导下的伞堵，对于室间隔缺损治疗各自的利与弊有哪些？
3. 主动脉夹层动脉瘤非手术治疗的死亡风险有多大？
4. 如何选择二尖瓣病变的手术方式？术后应注意些什么？

（新疆医科大学　齐　海　　栾新平）

第二十九章　腹外疝

学习目标

1. 掌握腹股沟疝的临床表现和治疗原则。

2. 熟悉腹外疝的概念、病因、临床类型，直疝、斜疝的鉴别以及股疝的临床表现和治疗原则。

3. 了解腹壁切口疝和脐疝的临床表现和治疗原则。

第一节　概　述

体内某个脏器或组织离开其正常解剖部位，通过先天或后天形成的薄弱点、缺损或孔隙进入另一部位，称为疝。疝多发生于腹部，以腹外疝为多见。腹外疝是由腹腔内的脏器或组织连同腹膜壁层，经腹壁薄弱点或孔隙，向体表突出而致。

【病因】 腹壁强度降低和腹内压力增高是腹外疝发生的两个主要原因。

1. 腹壁强度降低　引起腹壁强度降低的潜在因素很多，最常见的因素有：①某些组织穿过腹壁的部位，如精索或子宫圆韧带穿过腹股沟管、股动静脉穿过股管、脐血管穿过脐环等处；②腹白线因发育不全也可成为腹壁的薄弱点；③手术切口愈合不良、外伤、感染、腹壁神经损伤、老年、久病、肥胖所致肌萎缩等也常是腹壁强度降低的原因。

2. 腹内压力增高　慢性咳嗽、慢性便秘、排尿困难（如包茎、良性前列腺增生、膀胱结石）、搬运重物、举重、腹水、妊娠、婴儿经常啼哭等是引起腹内压力增高的常见原因。

【病理解剖】 典型的腹外疝由疝囊、疝内容物和疝外被盖等组成。疝囊是壁层腹膜的憩室样突出部，由疝囊颈和疝囊体组成。疝囊颈是疝囊比较狭窄的部分，是疝环所在的部位，是疝突向体表的门户，又称疝门，亦即腹壁薄弱区或缺损所在。各种疝通常以疝门部位作为命名依据，例如腹股沟疝、股疝、脐疝、切口疝等。疝内容物是进入疝囊的腹内脏器或组织，以小肠为最多见，大网膜次之。此外如盲肠、阑尾、乙状结肠、横结肠、膀胱等均可作为疝内容物进入疝囊，但较少见。疝外被盖是指疝囊以外的各层组织。

【临床类型】 腹外疝有易复性、难复性、嵌顿性、绞窄性等类型。

易复性疝　疝内容物很容易回纳入腹腔的疝，称易复性疝。

难复性疝　疝内容物不能回纳或不能完全回纳入腹腔内，但并不引起严重症状者，称难复性疝。少数病程较长的疝，因内容物不断进入疝囊时产生的下坠力量将囊颈上方的腹膜逐渐推向疝囊，以至盲肠（包括阑尾）、乙状结肠或膀胱随之下移而成为疝囊壁的一部分（图29-1）。这种疝称为滑动疝，也属难复性疝。

嵌顿性疝　疝囊颈较小而腹内压突然增高时，疝内容物可强行扩张囊颈而进入疝囊，随后因囊颈的弹性收缩，又将内容物卡住，使其不能回纳，这种情况称为嵌顿性或箝闭性疝。

绞窄性疝　肠管嵌顿如不及时解除，肠壁及其系膜受压情况不断加重可使动脉血流减少，最后导致完全阻断，即为绞窄性疝。此时肠系膜动脉搏动消失，肠壁逐渐失去其光泽、弹性和蠕动能力，最终变黑坏死。如继发感染，疝囊内的渗液则为脓性。感染严重时，可引起疝外被盖组织的蜂窝织炎。积脓的疝囊可自行穿破或误被切开引流而发生粪瘘（肠瘘）。

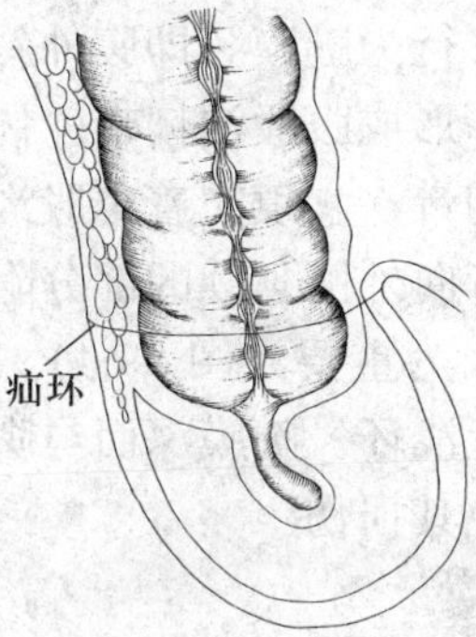

图 29-1 滑动疝
（盲肠形成疝囊壁部分组织）

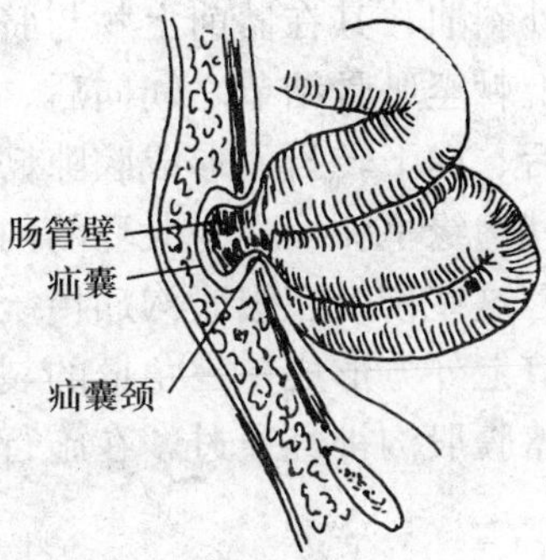

图 29-2 Richter 疝

嵌顿性疝和绞窄性疝实际上是一个病理过程的两个阶段，临床上很难截然区分。肠管嵌顿或绞窄时，可导致急性机械性肠梗阻。但有时嵌顿的内容物仅为部分肠壁，系膜侧肠壁及其系膜并未进入疝囊，肠腔并未完全梗阻，这种疝称为肠管壁疝或 Richter 疝（图 29-2）。如嵌顿的小肠是小肠憩室（通常是 Meckel 憩室），则称为 Littre 疝。嵌顿的内容物通常多为一段肠管，有时嵌顿肠管可包括几个肠袢，形如 W，疝囊内各嵌顿肠袢之间的肠管可隐藏在腹腔内，这种情况称为逆行性嵌顿疝或 Maydl 疝（图 29-3）。因为逆行性嵌顿一旦发生绞窄，不仅疝囊内的肠管可坏死，腹腔内的中间肠袢亦可坏死，甚至有时疝囊内的肠管尚存活，而腹腔内的肠袢已发生坏死。所以，在手术处理嵌顿或绞窄性疝时，应准确判断肠管活力，特别应警惕有无逆行性嵌顿，防止隐匿于腹腔内的坏死中间肠袢被遗漏。儿童疝，因疝环组织一般比较柔软，嵌顿后很少发生绞窄。

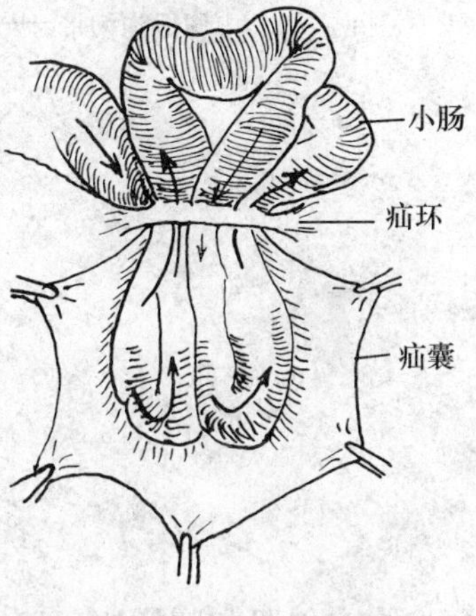

图 29-3 逆行性嵌顿疝

第二节 腹股沟疝

腹股沟区是前外下腹壁的一个三角形区域，其下界为腹股沟韧带，内界为腹直肌外侧缘，上界为髂前上棘至腹直肌外侧缘的一条水平线。腹股沟疝是指发生在这个区域的腹外疝。

腹股沟疝分为斜疝和直疝两种。疝囊经过腹壁下动脉外侧的腹股沟管深环（内环）突出，向内、向下、向前斜行经过腹股沟管，再穿出腹股沟管浅环（外环或皮下环），并可进入阴囊，称为腹股沟斜疝。疝囊经腹壁下动脉内侧的直疝三角区直接由后向前突出，不经过内环，也不进入阴囊，称为腹股沟直疝。

斜疝是最多见的腹外疝，男女发病率之比约为 15∶1；右侧比左侧多见。

【腹股沟区解剖概要】

1. 腹股沟区的解剖层次由浅而深，有以下各层：

(1) 皮肤、皮下组织和浅筋膜。

(2) 腹外斜肌 其在髂前上棘与脐之间连线以下移行为腱膜，即腹外斜肌腱膜。该腱膜下缘在髂前上棘至耻骨结节之间向后、向上反折并增厚形成腹股沟韧带。韧带内侧端一小部分纤维又向后、向下转折而形成腔隙韧带，又称陷窝韧带，它填充着腹股沟韧带和耻骨梳之间的交角，其边缘呈弧形，为股环的内侧缘。腔隙韧带向外侧延续的部分附着于耻骨梳，为耻骨梳韧带。这些韧带在腹股沟疝传统的修补手术中极为重要（图 29-4）。腹外斜肌腱膜纤维在耻骨结节上外方形成一三角形的裂隙，即腹股沟管浅环。腱膜深面与腹内斜肌之间有髂腹下神经及髂腹股沟神经通过，在施行疝手术时应避免其损伤。

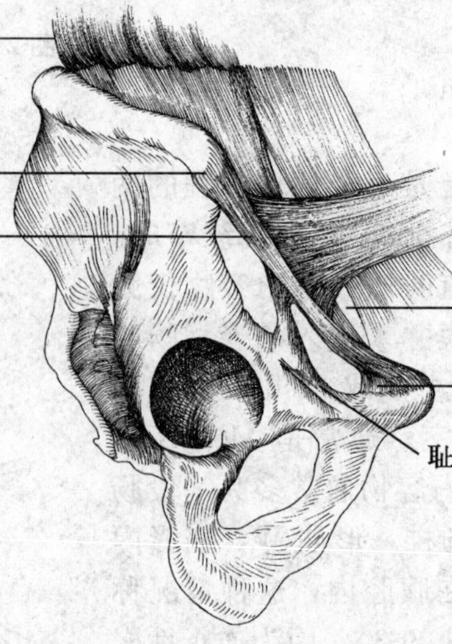

图 29-4 腹股沟区的韧带

(3) 腹内斜肌和腹横肌 腹内斜肌在此区起自腹股沟韧带的外侧 1/2。肌纤维向内下走行，其下缘呈弓状越过精索前方、上方，在精索内后侧止于耻骨结节。腹横肌在此区起自腹股沟韧带外侧 1/3，其下缘也呈弓状越过精索上方，在精索内后侧与腹内斜肌融合而形成腹股沟镰（或称联合腱），也止于耻骨结节。

(4) 腹横筋膜 位于腹横肌深面。其下面部分的外侧 1/2 附着于腹股沟韧带，内侧 1/2 附着于耻骨梳韧带。腹横筋膜与包裹腹横肌和腹内斜肌的筋膜在弓状下缘融合，形成弓状腱膜结构，称为腹横肌腱膜弓；腹横筋膜至腹股沟韧带向后的游离缘处加厚形成髂耻束（图 29-5），在腹腔镜疝修补术中特别重视腹横肌腱膜弓和髂耻束。在腹股沟中点上方 2 cm、腹壁下动脉外侧处，男性精索和女性子宫圆韧带穿过腹横筋膜而造成一个卵圆形裂隙，即为腹股沟管深环（内环或腹环）。腹横筋膜由此向下包绕精索，成为精索内筋膜。深环内侧的腹横筋膜组织增厚，称为凹间韧带（图 29-6，7）。在腹股沟韧带内侧 1/2，腹横筋膜还覆盖着股动脉、股静脉，并在腹股沟韧带后方伴随这些血管下行至股部。

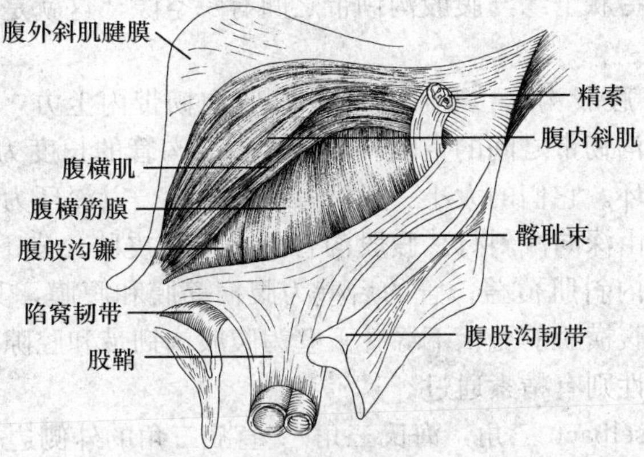

图 29-5 髂耻束的解剖

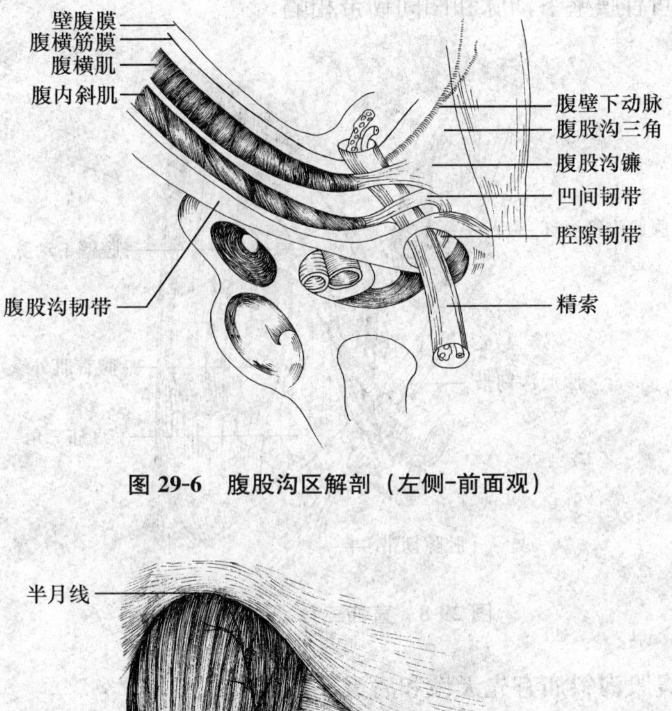

图 29-6 腹股沟区解剖（左侧-前面观）

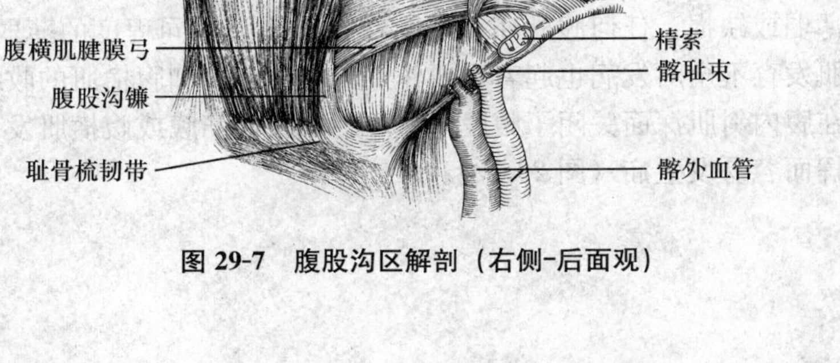

图 29-7 腹股沟区解剖（右侧-后面观）

(5) 腹膜外脂肪和腹膜壁层。在腹股沟内侧 1/2 部分，腹壁强度较为薄弱，因为该部位在腹内斜肌和腹横肌的弓状下缘与腹股沟韧带之间有一空隙，这就是腹外疝好发于腹股沟区的重要原因。

2. 腹股沟管解剖　腹股沟管位于腹前壁、腹股沟韧带内上方，大体相当于腹内斜肌、腹横肌弓状下缘与腹股沟韧带之间的空隙。成年人腹股沟管的长度为 4～5 cm。腹股沟管的内口即深环，外口即浅环。它们的大小一般可容纳一指尖。以深环为起点，腹股沟管的走向由外向内、由上向下、由深向浅斜行。腹股沟管的前壁有皮肤、皮下组织和腹外斜肌腱膜，但外侧 1/3 部分尚有腹内斜肌覆盖；管的后壁为腹横筋膜和腹膜，其内侧 1/3 尚有腹股沟镰；上壁为腹内斜肌、腹横肌的弓状下缘；下壁为腹股沟韧带和腔隙韧带。女性腹股沟管内有子宫圆韧带通过，男性则有精索通过。

3. 直疝三角（Hesselbach 三角，海氏三角）　直疝三角的外侧边是腹壁下动脉，内侧边为腹直肌外侧缘，底边为腹股沟韧带。此处腹壁缺乏完整的腹肌覆盖，且腹横筋膜又比周围部分薄，故易发生疝。腹股沟直疝即在此由后向前突出，故称直疝三角（图 29-8）。直疝三角与腹股沟深环之间有腹壁下动脉和凹间韧带相隔。

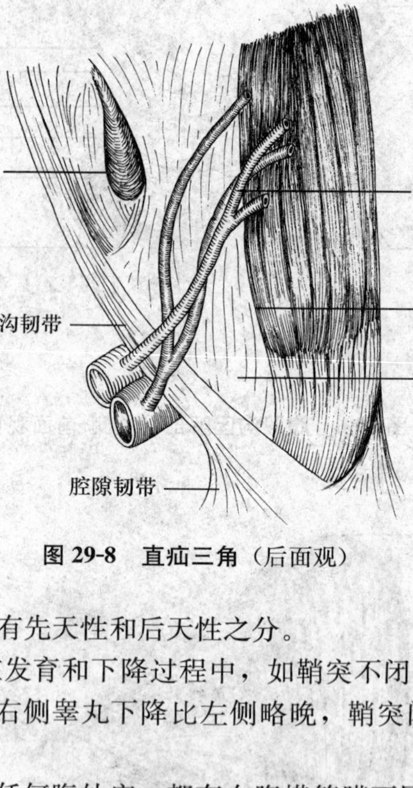

图 29-8　直疝三角（后面观）

【发病机制】 腹股沟斜疝有先天性和后天性之分。

先天性解剖异常：睾丸在发育和下降过程中，如鞘突不闭锁或闭锁不完全，就成为先天性斜疝的疝囊（图 29-9）。右侧睾丸下降比左侧略晚，鞘突闭锁也较迟，故右侧腹股沟疝较多。

后天性腹壁薄弱或缺损：任何腹外疝，都存在腹横筋膜不同程度的薄弱或缺损。此外，腹横肌和腹内斜肌发育不全对发病也起着重要作用。腹横筋膜和腹横肌的收缩可把凹间韧带牵向上外方，而在腹内斜肌深面关闭了腹股沟深环。如腹横筋膜或腹横肌发育不全，这一保护作用就不能发挥而容易发生疝（图 29-10）。

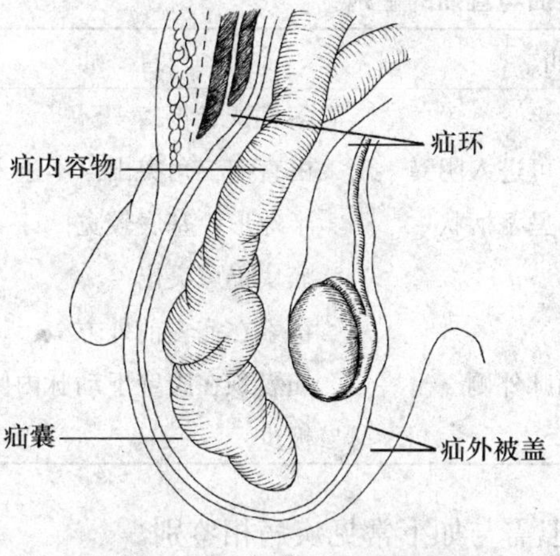

图 29-9 先天性腹股沟斜疝

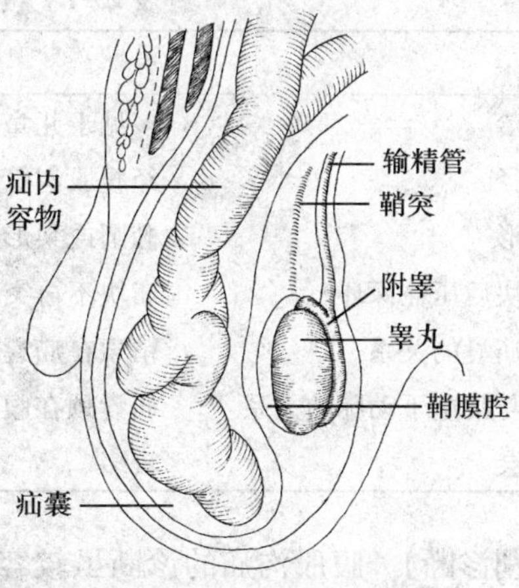

图 29-10 后天性腹股沟斜疝

【临床表现和诊断】 腹股沟斜疝的基本临床表现是腹股沟区有一突出的肿块。有的病人开始时肿块较小，仅通过深环刚进入腹股沟管，疝环处仅有轻度坠胀感，此时诊断较为困难；一旦肿块明显，并穿过浅环甚或进入阴囊，诊断就较容易。

易复性斜疝除腹股沟区有肿块和偶有胀痛外，并无其他症状。肿块常在站立、行走、咳嗽或劳动时出现，多呈带蒂柄的梨形，并可降至阴囊或大阴唇。用手按肿块并嘱病人咳嗽，可有膨胀性冲击感。如病人平卧休息或用手将肿块向腹腔推送，肿块可向腹腔回纳而消失。回纳后，以手指通过阴囊皮肤伸入浅环，可感浅环扩大、腹壁软弱；此时如嘱病人咳嗽，指尖有冲击感。用手指紧压腹股沟管深环，让病人起立并咳嗽，斜疝疝块并不出现；但一旦移去手指，则可见疝块由外上向内下鼓出。

难复性斜疝在临床表现方面除胀痛稍重外，其主要特点是疝块不能完全回纳。滑动性斜疝疝块除了不能完全回纳外，尚有消化不良和便秘等症状。

嵌顿性疝通常发生在斜疝，强力劳动或排便等腹内压骤增是其主要原因。临床上表现为疝块突然增大，并伴有明显疼痛。平卧或用手推送不能使疝块回纳。肿块紧张发硬，且有明显触痛。嵌顿内容物如为大网膜，局部疼痛常较轻微；如为肠袢，不但局部疼痛明显，还可伴有腹部绞痛、恶心、呕吐、停止排便排气、腹胀等机械性肠梗阻的临床表现。疝一旦嵌顿，自行回纳的机会较少；多数病人的症状逐步加重。如不及时处理，将会发展成为绞窄性疝。肠管壁疝（Richter 疝）嵌顿时，由于局部肿块不明显，又不一定有肠梗阻表现，容易被忽略。

绞窄性疝的临床症状多较严重。但在肠袢坏死穿孔时，疼痛可因疝块压力骤降而暂时有所缓解。因此，疼痛减轻而肿块仍存在者，不可认为是病情好转。绞窄时间较长者，由于疝内容物发生感染，侵及周围组织，引起疝外被盖组织的急性炎症。严重者可发生脓毒症。

腹股沟直疝常见于年老体弱者，其主要临床表现是当病人直立时，在腹股沟内侧端、耻骨结节上外方出现一个半球形肿块，并不伴有疼痛或其他症状。直疝囊颈宽大，疝内容物又直接从后向前顶出，故平卧后疝块多能自行消失，不需用手推送复位。

腹股沟疝的诊断一般不难，但确定是腹股沟斜疝还是直疝，有时并不容易（表 29-1）。

表 29-1 腹股沟斜疝与直疝的鉴别

	斜 疝	直 疝
发病年龄	多见于儿童及青壮年	多见于老年
突出途径	经腹股沟管突出，可进入阴囊	由直疝三角突出，不进入阴囊
疝块外形	椭圆或梨形，上部呈蒂柄状	半球形，基底较宽
回纳疝块后压住深环	疝块不再突出	疝块仍可突出
精索与疝囊的关系	精索在疝囊后方	精索在疝囊前外方
疝囊颈与腹壁下动脉的关系	疝囊颈在腹壁下动脉外侧	疝囊颈在腹壁下动脉内侧
嵌顿机会	较多	极少

【鉴别诊断】 腹股沟疝的诊断虽较容易，但需与如下常见疾病相鉴别。

1. 睾丸鞘膜积液　鞘膜积液所呈现的肿块完全局限在阴囊内，其上界可以清楚地摸到；用透光试验检查肿块，鞘膜积液多为透光（阳性），而疝块则不能透光。腹股沟斜疝时，可在肿块后方扪及实质感的睾丸；鞘膜积液时，睾丸在积液中间，故肿块各方均呈囊性而不能扪及实质感的睾丸。

2. 交通性鞘膜积液　肿块的外形与睾丸鞘膜积液相似。于每日起床后或站立活动时肿块缓慢地出现并增大。平卧或睡觉后肿块逐渐缩小，挤压肿块，其体积也可逐渐缩小。透光试验为阳性。

3. 精索鞘膜积液　肿块较小，在腹股沟管内，牵拉同侧睾丸可见肿块移动。

4. 隐睾　腹股沟管内下降不全的睾丸可被误诊为斜疝或精索鞘膜积液。隐睾肿块较小，挤压时可出现特有的胀痛感觉。如患侧阴囊内睾丸缺如，则诊断更为明确。

5. 急性肠梗阻　肠管被嵌顿的疝可伴发急性肠梗阻，但不应仅满足于肠梗阻的诊断而忽略疝的存在；尤其是病人比较肥胖或疝块较小时，更易发生这类问题而导致治疗上的错误。

【治疗】 腹股沟疝如不及时处理，疝块可逐渐增大，终将加重腹壁的损坏而影响劳动力；斜疝又常可发生嵌顿或绞窄而威胁病人的生命。因此，除少数特殊情况外，腹股沟疝一般均应尽早施行手术治疗。

1. 非手术治疗　一岁以下婴幼儿可暂不手术。因为婴幼儿腹肌可随躯体生长逐渐强壮，疝有自行消失的可能。可采用棉线束带或绷带压住腹股沟管深环，防止疝块突出并给发育中的腹肌以加强腹壁的机会。

年老体弱或伴有其他严重疾病而禁忌手术者，白天可在回纳疝内容物后，将医用疝带一端的软压垫对着疝环顶住，阻止疝块突出。长期使用疝带可使疝囊颈经常受到摩擦变得肥厚坚韧而增加疝嵌顿的发病率，并有促使疝囊与疝内容物发生粘连的可能。

2. 手术治疗　腹股沟疝最有效的治疗方法是手术修补。如有慢性咳嗽、排尿困难、严重便秘、腹水等腹内压力增高情况，或合并糖尿病，手术前应先予处理，以避免和减少术后复发。手术方法可归纳为下述三种。

（1）传统的疝修补术　手术的基本原则是疝囊高位结扎、加强或修补腹股沟管管壁。疝囊高位结扎术：显露疝囊颈，予以高位结扎、贯穿缝扎或荷包缝合，然后切去疝囊。婴幼儿的腹肌在发育中可逐渐强壮而使腹壁加强，单纯疝囊高位结扎常能获得满意的疗效，不需施行修补术。绞窄性斜疝因肠坏死而局部有严重感染，通常也采取单纯疝囊高位结扎、避免施行修补术，因感染常使修补失败；腹壁的缺损应在以后另做择期手术加强之。

加强或修补腹股沟管管壁：成年腹股沟疝病人都存在程度不同的腹股沟管前壁或后壁薄弱或缺损，单纯疝囊高位结扎不足以预防腹股沟疝的复发，只有在疝囊高位结扎后，加强或修补薄弱的腹股沟管前壁或后壁，才有可能得到彻底的治疗。

加强或修补腹股沟管前壁的方法：以 Ferguson 法最常用。它是在精索前方将腹内斜肌下缘和联合腱缝至腹股沟韧带上，目的是消灭腹内斜肌弓状下缘与腹股沟韧带之间的空隙。适用于腹横筋膜无显著缺损、腹股沟管后壁尚健全的病例。

加强或修补腹股沟管后壁的方法：常用的有四种：

①Bassini 法：提起精索，在其后方把腹内斜肌下缘和联合腱缝至腹股沟韧带上，置精索于腹内斜肌与腹外斜肌腱膜之间。临床应用最广泛。

②Halsted 法：与上法很相似，但把腹外斜肌腱膜也在精索后方缝合，从而把精索移至腹壁皮下层与腹外斜肌腱膜之间。

③McVay 法：是在精索后方把腹内斜肌下缘和联合腱缝至耻骨梳韧带上。适用于后壁薄弱严重病例，还可用于股疝修补。

④Shouldice 法：将腹横筋膜自耻骨结节处向上切开，直至内环，然后将切开的两叶予以重叠缝合，先将外下叶缝于内上叶的深面，再将内上叶的边缘缝于髂耻束上，以再造合适的内环，发挥其括约肌作用，然后按 Bassini 法将腹内斜肌下缘和联合腱缝于腹股沟韧带深面。这样既加强了内环，又修补了腹股沟管薄弱的后壁，其术后复发率低于其他方法。适用于较大的成人腹股沟斜疝和直疝。

（2）无张力疝修补术　传统的疝修补术存在缝合张力过大，术后手术部位有牵扯感、疼痛等缺点，现代疝手术强调在无张力的情况下进行缝合修补。

手术方法：分离出疝囊后，将疝囊内翻送入腹腔。无需按传统方法高位结扎疝囊。然后用合成纤维网片制成一个圆柱形或花瓣形的充填物，将其充填在疝的内环处以充填疝环的缺损，再用一个合成网片缝合于腹股沟管后壁而替代传统的张力缝合。1986 年有人将这一术式命名为无张力疝修补术。

（3）经腹腔镜疝修补术　方法有四种：①经腹膜前法（TAPA）；②完全经腹膜外法（TEA）；③经腹腔内法（IPOM）；④单纯疝环缝合法。目前临床上较少开展。

3. 嵌顿性和绞窄性疝的处理原则　嵌顿疝具备下列情况者可先试行手法复位：①嵌顿时间在 3～4 h 以内，局部压痛不明显，也无腹肌压痛或腹肌紧张等腹膜刺激征者；②年老体弱或伴有其他较严重疾病而估计肠袢尚未绞窄坏死者。复位方法是让病人取头低足高卧位，注射吗啡或哌替啶（杜冷丁），以止痛和镇静，并松弛腹肌。然后托起阴囊，持续缓慢地将疝块推向腹腔，同时用左手轻轻按摩浅环和深环以协助疝内容物回纳。此法手法必须轻柔，切忌粗暴，防止挤破肠管。由于嵌顿性疝复位后，疝并未得到根治，大部分病人迟早仍需手术修补，而手法复位本身又带有一定的危险性，所以要严格掌握其指征。

除上述情况外，嵌顿性疝原则上需要紧急手术治疗，以防止疝内容物坏死并解除伴发的肠梗阻。手术的关键在于正确判断疝内容物的活力，然后根据病情决定处理方法。如肠管尚未坏死，则可将其送回腹腔，按一般易复性疝处理。不能肯定是否坏死时，可在其系膜根部注射 0.25%～0.5%普鲁卡因 60～80 ml，再用温热等渗盐水纱布覆盖该段肠管或将其暂时送回腹腔，10～20 min 后再行观察。如果肠壁转为红色，肠蠕动和肠系膜内动脉搏动恢复，则证明肠管尚具有活力，可回纳腹腔。如肠管确已坏死，在病人全身情况允许的前提下，切除该段肠管并进行一期吻合。病人情况不允许肠切除吻合时，可将坏死或活力可疑的肠管外置于腹外，待全身情况好转，再施行肠切除吻合术。

手术处理中应注意：①如嵌顿的肠袢较多，应特别警惕逆行性嵌顿的可能。②切勿把活力可疑的肠管送回腹腔，以图侥幸。③少数嵌顿性或绞窄性疝，临手术时因麻醉的作用疝内容物自行回纳腹内，遇此情况，必须仔细探查肠管，以免遗漏坏死肠袢于腹腔内。必要时另做腹部切口探查之。④凡施行肠切除吻合术的病人，因手术区污染，在高位结扎疝囊后，一般不宜做疝修补术，以免因感染而致修补失败。

4. 复发性腹股沟疝的处理原则　腹股沟疝修补术后发生的疝称复发性腹股沟疝（简称复发疝）。处理：①要由具有丰富经验的、能够做不同类型疝手术的医师施行；②所采用的手术步骤及修补方式要个性化处理。

第三节 股　疝

疝囊通过股环、经股管向卵圆窝突出的疝，称为股疝。股疝的发病率约占腹外疝的3%～5%，多见于40岁以上妇女。女性骨盆较宽大、联合肌腱和腔隙韧带较薄弱，以致股管上口宽大松弛而易发病。妊娠是腹内压增高的主要原因。

【股管解剖概要】 股管是一个狭长的漏斗形间隙，长1～1.5cm，内含脂肪、疏松结缔组织和淋巴结。股管有上下两口。上口称股环，直径约1.5cm，有股环隔膜覆盖；其前缘为腹股沟韧带，后缘为耻骨梳韧带，内缘为腔隙韧带，外缘为股静脉。股管下口为卵圆窝。卵圆窝是股部深筋膜（阔筋膜）上的一个薄弱部分，覆有一层薄膜，称筛状板。它位于腹股沟韧带内侧端的下方，下肢大隐静脉在此处穿过筛状板进入股静脉。

【病理解剖】 在腹内压增高的情况下，对着股管上口的腹膜，被下坠的腹内脏器推向下方，经股环向股管突出而形成股疝。疝块进一步发展，即由股管下口顶出筛状板而至皮下层。疝内容物常为大网膜或小肠。由于股管几乎是垂直的，疝块在卵圆窝处向前转折时形成一锐角，且股环本身较小，周围又多坚韧的韧带，因此股疝容易嵌顿。在腹外疝中，股疝嵌顿者最多，高达60%。股疝一旦嵌顿，可迅速发展为绞窄性疝，应特别注意。

【临床表现】 疝块往往不大，常在腹股沟韧带下方卵圆窝处表现为一个半球形的突起。平卧回纳内容物后，疝块有时不能完全消失，这是因为疝囊外有很多脂肪堆积的缘故。由于疝囊颈较小，咳嗽冲击感也不明显。易复性股疝的症状较轻，常不为病人所注意，尤其在肥胖者更易疏忽。一部分病人可在久站或咳嗽时感到患处胀痛，并有可复性肿块。股疝如发生嵌顿，除引起局部明显疼痛外，也常伴有较明显的急性机械性肠梗阻，严重者甚至可以掩盖股疝的局部症状。

【鉴别诊断】 股疝的诊断有时并不容易，特别应与下列疾病进行鉴别：

1. 腹股沟斜疝　腹股沟斜疝位于腹股沟韧带上内方，股疝则位于腹股沟韧带下外方，一般不难鉴别诊断。应注意的是，较大的股疝除疝块的一部分位于腹股沟韧带下方以外，一部分有可能在皮下伸展至腹股沟韧带上方。用手指探查腹股沟管外环（浅环）是否扩大，有助于两者的鉴别。

2. 脂肪瘤　股疝疝囊外常有一增厚的脂肪组织层，在疝内容物回纳后，局部肿块不一定完全消失。这种脂肪组织有被误诊为脂肪瘤的可能。两者的不同在于脂肪瘤基底不固定而活动度较大，股疝基底固定而不能被推动。

3. 肿大的淋巴结　嵌顿性股疝常被误诊为腹股沟区淋巴结炎。

4. 大隐静脉曲张结节样膨大　卵圆窝处结节样膨大的大隐静脉在站立或咳嗽时增大，平卧时消失，可能被误诊为易复性股疝。压迫股静脉近心端可使结节样膨大增大；此外，下肢其他部分同时有静脉曲张对鉴别诊断有重要意义。

5. 髂腰部结核性脓肿　脊柱或骶髂关节结核所致寒性脓肿可沿腰大肌流至腹股沟区，并表现为一肿块。这一肿块也可有咳嗽冲击感，且平卧时也可暂时缩小，可与股疝混淆。仔细检查可见这种脓肿多位于腹股沟的外侧部、偏髂窝处，且有波动感。检查脊柱常可发现腰椎有病征。

【治疗】 股疝容易嵌顿，一旦嵌顿又可迅速发展为绞窄性。因此，股疝诊断确定后，应及时手术治疗。对于嵌顿性或绞窄性股疝，更应紧急手术。

最常用的手术是 McVay 修补法。此法不仅能加强腹股沟管后壁而用于修补腹股沟疝，同时还能堵住股环而用于修补股疝。另一方法是在处理疝囊后，在腹股沟韧带下方把腹股沟韧带、腔隙韧带和耻骨肌筋膜缝合在一起，借以关闭股环。也可采用无张力疝修补法或经腹腔镜疝修补术。

嵌顿性或绞窄性股疝手术时，因疝环狭小，回纳疝内容物常有一定困难。遇此情况时，可切断腹股沟韧带以扩大股环。但在疝内容物回纳后，应仔细修复被切断的韧带。

第四节　其他腹外疝

一、切口疝

切口疝是发生于腹壁手术切口处的疝。临床上比较常见，占腹外疝的第三位。腹部手术后切口获得一期愈合者，切口疝的发病率通常在 1%以下；如切口发生感染，则发病率可达 10%；伤口哆开者甚至可高达 30%。在各种常用的腹部切口中，最常发生切口疝的是经腹直肌切口；下腹部因腹直肌后鞘不完整而更易发生。其次为正中切口和旁正中切口。

腹部切口疝多见于腹部纵行切口，原因是：除腹直肌外，腹壁各层肌及筋膜、鞘膜等组织的纤维大体上都是横行的，纵行切口势必切断这些纤维；在缝合这些组织时，缝线容易在纤维间滑脱；已缝合的组织又经常受到肌的横向牵引力而容易发生切口哆裂。此外，纵行切口虽不至切断强有力的腹直肌，但因肋间神经可被切断，其强度可能因此而降低。除上述解剖因素外，手术操作不当是导致切口疝的重要原因。其中最主要的是切口感染所致腹壁组织破坏，由此引起的腹部切口疝占 50%左右。其他如留置引流物过久，切口过长以至切断肋间神经过多，腹壁切口缝合不严密，手术中因麻醉效果不佳、缝合时强行拉拢创缘而致组织撕裂等情况均可导致切口疝的发生。手术后腹部明显胀气或肺部并发症导致剧烈咳嗽而致腹内压骤增，也可使切口内层哆裂而发生切口疝。此外，创口愈合不良也是一个重要因素。发生切口愈合不良的原因很多，如切口内血肿形成、肥胖、老龄、营养不良或某些药物（如皮质激素）。

腹部切口疝的主要症状是腹壁切口处逐渐膨隆，有肿块出现。肿块通常在站立或用力时更为明显，平卧休息则缩小或消失。较大的切口疝有腹部牵拉感，伴食欲缺乏、恶心、便秘、腹部隐痛等表现。多数切口疝无完整疝囊，疝内容物常可与腹膜外腹壁组织粘连而成为难复性疝，有时还伴有不完全性肠梗阻。

检查时可见切口瘢痕处肿块，小者直径数厘米，大者可达 10～20 cm，甚至更大。有时疝内容物可达皮下。此时常可见到肠型和肠蠕动波，扪之则可闻及肠管的咕噜声。肿块复位后，多数能扪到腹肌裂开所形成的疝环边缘。腹壁肋间神经损伤后腹肌薄弱所致切口疝，虽有局部膨隆，但无边缘清楚的肿块，也无明确疝环可扪及。切口疝的疝环一般比较宽大，很少发生嵌顿。

【治疗】 原则是手术修补。手术步骤：①切除疝表面原手术切口瘢痕；②显露疝环，沿其边缘清楚地解剖出腹壁各层组织；③回纳疝内容物后，在无张力的条件下拉拢疝环边缘，逐层细致地缝合健康的腹壁组织，必要时可用重叠缝合法加强之。以上要求对于较小的切口疝是容易做到的。对于较大的切口疝，因腹壁组织萎缩的范围过大，要求在无张力前提下拉拢健康组织有一定困难。对这种病例，可用人工高分子修补材料或自体筋膜组织进行修补。如在张力较大的情况下强行拉拢，即使勉强完成了缝合修补，术后难免不再复发。

二、脐疝

疝囊通过脐环突出的疝称脐疝。脐疝有小儿脐疝和成人脐疝之分，两者发病原因及处理原则不尽相同。小儿脐疝的发病原因是脐环闭锁不全或脐部瘢痕组织不够坚强，在腹内压增加的情况下发生。小儿腹内压增高的主要原因有经常啼哭和便秘。小儿脐疝多属易复性。

临床上表现为啼哭时脐疝脱出，安静时肿块消失。疝囊颈一般不大，极少发生嵌顿和绞窄。有时，小儿脐疝覆盖组织可以穿破，尤其是在受到外伤后。

临床发现未闭锁的脐环迟至 2 岁时多能自行闭锁。因此，除了嵌顿或穿破等紧急情况外，在小儿 2 岁之前可采取非手术疗法。满 2 岁后，如脐环直径还大于 1.5cm，则可手术治疗。原则上，5 岁以上儿童的脐疝均应采取手术治疗。

非手术疗法是在回纳疝块后，用一大于脐环的、外包纱布的硬币或小木片抵住脐环，然后用胶布或绷带加以固定勿使移动。6 个月以内的婴儿采用此法治疗，疗效较好。

成人脐疝为后天性疝，较为少见，多数是中年经产妇女。由于疝环狭小，成人脐疝发生嵌顿或绞窄者较多，故应采取手术疗法。孕妇或肝硬化腹水者，如伴发脐疝，有时会发生自发性或外伤性穿破。

脐疝手术修补的原则是切除疝囊，缝合疝环；必要时可重叠缝合疝环两旁的组织。手术时应注意保留脐眼，以免对病人（特别是小儿）产生心理上的影响。

小结

腹外疝是腹腔内脏器或组织经腹壁缺损或薄弱区向体表突出形成的外疝。临床上十分常见，其中以腹股沟疝尤为多见。本章重点内容为腹股沟疝的临床表现和治疗原则。难点是腹股沟管的解剖及腹股沟斜疝和直疝的鉴别。

思考题

1. 简述腹股沟斜疝和直疝的鉴别要点。
2. 股疝为何容易发生嵌顿？治疗原则是什么？
3. 嵌顿性疝与绞窄性疝的治疗原则是什么？

（邵阳医学高等专科学校　陈小红　漯河医学高等专科学校　孟凡勇）

第三十章　急性化脓性腹膜炎

学习目标

1. 掌握急性弥漫性腹膜炎的临床表现和治疗原则。

2. 熟悉急性弥漫性腹膜炎的病因、病理生理、鉴别诊断以及膈下脓肿的表现和治疗原则。

3. 了解腹膜的解剖、生理及盆腔脓肿、肠间脓肿的表现和治疗。

第一节　腹膜的解剖生理概要

一、腹膜的解剖结构

腹膜分为相互连续的壁腹膜和脏腹膜两部分。壁腹膜贴附于腹壁、横膈脏面和盆壁的内面；脏腹膜覆盖于内脏表面，成为其浆膜层。腹膜从腹壁向脏器移行或从一个脏器移行到另一个脏器则形成一些腹膜皱襞即韧带、网膜、系膜。腹内脏器通过它们悬垂或固定于膈肌、腹后壁或盆腔壁。

二、腹膜腔

壁腹膜与脏腹膜之间的潜在腔隙为腹膜腔，男性是密闭的；而女性通过内生殖器与体外相通。腹膜腔是人体最大的体腔，正常情况下，腔内有 75～100 ml 由腹膜分泌的淡黄色澄清浆液，起润滑作用。腹膜腔又为大腹腔、小腹腔两部分，两者借网膜孔相通（图 30-1）。

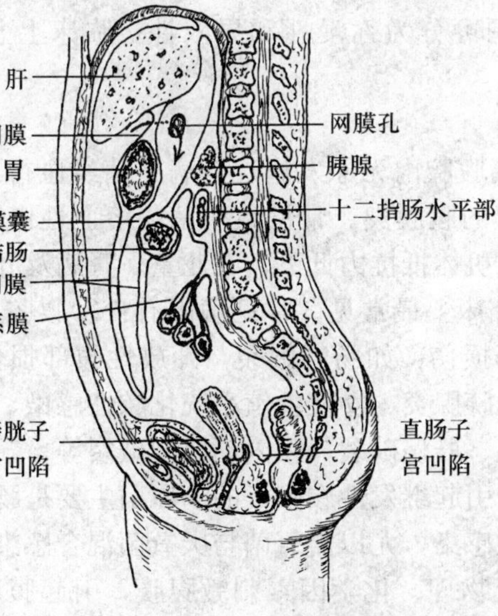

图 30-1　腹膜解剖模式图

三、盆腔内凹陷

在盆腔，腹膜覆盖各脏器之间形成深浅不同的凹陷，如膀胱直肠凹陷（男性），膀胱子宫凹陷（女性），直肠子宫凹陷（女性），这些凹陷是腹腔最低处，腹腔有渗出液时常在此积聚。

四、腹膜的神经支配特点

壁腹膜主要受体神经（肋间神经和腰神经分支）的支配，因而对各种刺激敏感，痛觉定位精确，因此当腹前壁腹膜受到炎症刺激时可出现典型的定位准确的腹痛。脏腹膜受自主神经（交感神经和迷走神经末梢）支配，对切割、烧灼等刺激不敏感，而对牵拉、胃肠腔内压力增加、炎症、压迫等刺激较敏感，痛觉常为钝痛，定位不准确，刺激较强时出现心率减缓、血压下降、肠蠕动减弱等表现。

五、腹膜的主要生理功能

①分泌功能：急性炎症时渗出明显增加，可稀释毒素，减轻刺激；②吸收功能：腹膜可吸收腔内的积液、积血、空气和毒素等，上腹部腹膜比盆腔腹膜吸收功能强；③防御功能：腹膜渗出液含淋巴细胞、巨噬细胞，当细菌、异物入侵时，一定量的细菌、毒素会被吞噬、吸收；同时大网膜能移行至病灶处将其包裹，使炎症局限；④修复功能：腹膜渗出液中纤维蛋白沉积在病变周围，发生粘连以防止感染扩散并修复损伤组织。但广泛粘连可导致肠梗阻。

第二节 急性弥漫性腹膜炎

腹膜炎是指由细菌感染、化学或物理性损伤引起的脏腹膜和壁腹膜的炎症。按病因分为细菌性和非细菌性；按临床经过将其分为急性、亚急性和慢性三类；按发病机制可分为原发性和继发性；按病变范围可分为弥漫性和局限性。临床上急性、细菌性、继发性腹膜炎多见。

【病因】

1. 原发性腹膜炎 指腹腔内无原发病灶，病原菌经血行或淋巴途径，经肠壁或经女性生殖系统进入腹膜腔引起的腹膜炎。常见致病菌为溶血性链球菌、肺炎链球菌或大肠埃希菌。病人常有营养不良或机体抵抗力低下，在儿童、肾病及肝硬化腹水病人中多见。

2. 继发性腹膜炎 临床上最常见。常见病因有：①腹腔内脏器穿孔：如消化性溃疡穿孔、胆囊穿孔等；②腹部损伤：如肠管破裂，开放性腹部损伤；③腹腔内组织器官炎症扩散：如急性阑尾炎、急性胰腺炎、女性生殖系统化脓性感染、绞窄性肠梗阻等；④腹腔内出血性疾病：如宫外孕破裂、肝癌破裂、腹内动脉瘤破裂等；⑤手术：术中污染腹腔、术后吻合口渗漏、术后出血等。引起继发性腹膜炎的病原菌主要是肠道常驻菌，其中大肠埃希菌最为多见，且一般为混合性感染，尤以需氧菌与厌氧菌混合感染常见（图 30-2）。

【病理生理】 细菌及物理、化学因素刺激腹膜，引起腹膜炎症反应。表现为充血、水肿，并产生浆液性渗出，随着大量巨噬细胞、中性粒细胞的出现，加上坏死组织、细菌、凝

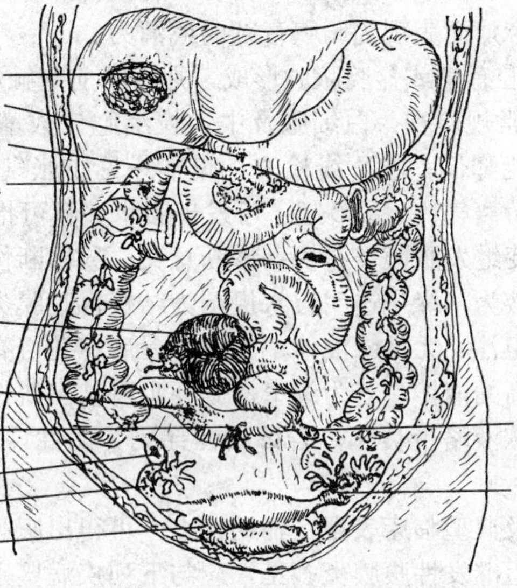

图 30-2 继发性腹膜炎常见病因示意图

固的纤维蛋白，渗出液逐渐混浊而成为脓液。

由于腹膜大量渗出，可导致水、电解质紊乱，血浆蛋白降低；而发热、呕吐、肠腔大量积液及腹膜渗出使血容量明显减少；另腹腔内脏器及腹膜浸泡在脓性液体中，肠管蠕动受抑制，可出现麻痹性肠梗阻致腹胀明显，并使膈肌抬高，影响血液循环和气体交换；大量毒素被腹膜吸收，最终导致感染性休克，甚至死亡。

病理结局主要与病人的防御能力及刺激因素的性质、数量、时间以及治疗措施有关。如各方面因素均有利于疾病控制，炎症反应将终止，自行修复而痊愈。如不利于疾病控制，则炎症不断扩散，全身情况不断下降，形成弥漫性腹膜炎，甚至休克、死亡。另外也可能炎症局限化，形成局限性腹腔脓肿。

【临床表现】 腹膜炎的临床表现因病因不同而异，其共有表现主要有：

1. 腹痛　是最主要的临床表现。通常为持续性，较为剧烈。其程度与原发病病因、刺激原性质以及年龄、身体素质等有关。其范围如为局限性腹膜炎则为局部腹痛，若为弥漫性腹膜炎则为全腹痛或相应部位腹痛，以原发病变部位为剧；主要伴随症状有发热。继发性腹膜炎多先有腹痛，后有发热。另疼痛在深呼吸、咳嗽、转体时加剧，因而病人多不愿改变体位。

2. 恶心、呕吐　早期因腹膜受到刺激，可发生轻度恶心、呕吐；晚期出现麻痹性肠梗阻，呕吐反复出现。部分病人可无此症状。呕吐常在腹痛之后发生，如先呕后痛或只呕不痛，则应考虑非外科疾病。呕吐物多为胃内容物，亦可呕吐粪样内容物。

3. 腹胀　主要是弥漫性腹膜炎导致肠麻痹。

4. 感染中毒症状　①体温升高，脉搏增快；②病人可出现脱水、酸中毒以及休克表现。

5. 腹部体征　①腹式呼吸减弱甚至消失；②腹膜刺激征明显，即腹肌紧张、腹部压痛和反跳痛是腹膜炎的标志性体征，原发病灶处最明显。腹膜刺激征的程度与患者病因及感染程度、年龄、体质、胖瘦有关。如消化性溃疡穿孔、胆囊穿孔，可引起强烈的腹膜刺激征，腹肌如木板样强直；老人、幼儿、体弱者腹膜刺激征可不甚明显，肥胖者腹肌紧张可不甚明显；③腹部叩诊呈鼓音，有胃、十二指肠穿孔者，肝浊音界缩小或消失；腹水多可有移动性浊音；④腹部听诊因肠麻痹而表现为肠鸣音减弱或消失。

6. 直肠指检 如盆腔感染或盆腔脓肿形成，则直肠前壁触痛或直肠前窝饱满。

7. 辅助检查 ①血常规检查：白细胞及中性粒细胞计数增高，如病情危重或机体反应低下，可不增高甚至可能降低；②X 线检查：腹平片见肠胀气，伴多个小液平面提示肠麻痹。胃肠穿孔可见膈下游离气体；③B 超：可发现腹水，且可指导诊断性腹穿；④腹部 CT：对腹腔内实质性脏器病变继发腹膜炎有协助诊断意义；⑤诊断性腹腔穿刺：对于查找原发病灶有重要意义。如抽出液为草绿色透明腹水提示为结核性腹膜炎；如为胃、十二指肠急性穿孔可抽出黄色混浊、含胆汁、无臭味液体；如为饱食后穿孔可有食物残渣；急性重症胰腺炎可抽出血性、含淀粉酶高的液体；若为绞窄性肠梗阻可抽出血性、臭味重的液体；急性阑尾炎穿孔时抽出液为稀薄脓液略带臭味；若诊断性穿刺为阴性，可能为腹水过少（＜100 ml）或穿刺针未进积液处。

【诊断】 根据病史及典型临床表现，辅助检查，可得出腹膜炎诊断。

【鉴别诊断】 临床上继发性腹膜炎多见，应与下列疾病鉴别：

1. 原发性腹膜炎 ①患者多有发病基础，如肝硬化腹水患者，上呼吸道感染史儿童、女性患者等；②患者无腹部炎症、脏器穿孔、损伤、破裂、手术等可能导致继发性腹膜炎的疾病；③腹痛常在发热之后突然发生；④诊断性腹穿抽出液涂片为革兰阳性球菌。

2. 内科疾病 ①心绞痛：可有剑突下或上腹部疼痛，多见于老年人。无腹膜刺激征，多有高血压或动脉粥样硬化病史，心电图可明确诊断；②肺炎、胸膜炎：可因神经反射致上腹痛，有白细胞增高，无腹膜刺激征，有呼吸道感染史，如有发热，则在腹痛之前。肺部听诊病变区有湿啰音；摄胸部 X 线片可发现胸部原发病变；③糖尿病酮症酸中毒：有表现剧烈腹痛者，伴恶心、呕吐、深大呼吸。可有腹部压痛及腹肌紧张，但压痛部位不明确，无反跳痛。查血糖升高，尿糖阳性，尿酮体阳性。

3. 妇科疾病 ①宫外孕破裂：会出现腹膜炎症状、体征、但宫外孕破裂有停经史，hCG 试验阳性；可出现失血性休克；妇科检查宫颈举痛明显，阴道后穹窿穿刺可抽出不凝固血液。②卵巢囊肿蒂扭转：表现为一侧下腹部突发剧痛，伴有恶心、呕吐；妇科检查可发现附件肿块；B 超能明确诊断。③卵巢滤泡或黄体破裂：多见于未婚女性，滤泡破裂多在月经中期，黄体破裂常在经前，主要表现为病侧下腹部突发剧痛。

4. 结核性腹膜炎 可为原发，也可为继发。患者有结核中毒表现，压痛较轻，反跳痛不明显，腹肌紧张有韧性如揉面感。另腹部多有腹水。

在继发性腹膜炎诊断明确后，应进一步分析可能致病的原发病灶。通过详细的病史询问，起初出现的症状以及现有腹膜炎的表现特点，结合实验室检查等资料，一般会推断出可能的原发病灶。

【治疗】 原发性腹膜炎以非手术治疗为主。结核性腹膜炎仍需按结核病的治疗原则实施。继发性腹膜炎常需手术治疗。

（一）非手术治疗

非手术治疗适于病情较轻或病程较长（＞24 h）且病情呈减轻趋势者，或伴有严重心肺等脏器疾患不能耐受手术者，亦常作为术前准备。

1. 一般处理

（1）体位 如已有休克或血压下降，应采取休克体位或平卧位，其他情况均应取半卧位。其目的有利于腹内渗液向盆腔内引流积聚，减少毒素吸收；另有利于膈肌活动，改善呼吸与循环；且有利于腹肌松弛，减轻疼痛。

(2) 禁食、持续胃肠减压　禁食可减轻胃肠胀气，亦可作为术前准备。如为胃肠道穿孔除必须禁食外，还需留置胃肠减压管，抽出胃肠道内容物、气体，有利于减轻腹胀，改善呼吸和胃肠壁的血运，促进肠蠕动恢复。同时减少胃肠内容物继续进入腹腔，减少刺激和污染。

(3) 镇静、止痛　诊断明确，治疗方案已确定或术后病人，可使用止痛药物，否则不应使用止痛药，以免掩盖病情。

(4) 吸氧。

2. 纠正水、电解质、酸碱失衡　由于发热，腹腔渗出增加，胃肠减压及恶心、呕吐、禁食等原因，患者会出现不同程度的体液失衡。纠正措施有：①根据病人失水及酸碱失衡情况以及生理需要量补充液体，尽可能纠正体液失衡；②通过监测血压、脉搏、中心静脉压、尿量、血细胞比容、血气分析、血清电解质等调整输液量、成分、速度，维持生命体征稳定；③病情严重者应适当补充血清蛋白或输血浆、全血；④有休克倾向或已有休克者，应在补充血容量的基础上，根据情况可考虑用血管活性药物；⑤中毒症状明显者可使用一定剂量的激素，对减轻中毒症状有一定帮助。

3. 营养支持　在输注葡萄糖补充热量后补充血清蛋白、氨基酸等，以防热量补充不足。静脉输注脂肪乳剂可补充较高热量。

4. 抗生素的使用　过去主张大剂量联合应用抗生素，现在认为单一、广谱抗生素治疗大肠埃希菌感染的效果更好。根据细菌培养及药敏结果选用抗生素最恰当。但有手术指征者，均应以手术作为主要治疗措施，不能以抗生素来代替手术治疗。

(二) 手术治疗

1. 手术适应证　①非手术治疗 6～8 h 后腹膜炎症状及体征无缓解或加重者；②腹膜炎原因不明且无局限趋势者；③原发病严重者：如肠胃、胆囊穿孔，腹内脏器破裂，绞窄性肠梗阻，术后吻合口瘘等；④全身中毒症状严重或休克者。

2. 麻醉方法　多选用硬膜外麻或全身麻醉，个别休克危重患者也可选用局部麻醉。

3. 手术原则

(1) 切口选择　以靠近原发病灶有利于手术操作为原则。如不能确定原发病灶时，从右旁正中切口为好，开腹后依需要可上下延长。

(2) 原发病灶的处理　进入腹腔后先观察腹腔内积液性状和有无气体溢出、网膜移位、血凝块形成等。以便找到原发病灶。探查时切忌动作粗暴，避免不必要的解剖和分离以免炎症扩散。查清原发病灶后决定术式。如空腹时胃、十二指肠穿孔且时间＜12 h，可行胃大部切除术，否则只行穿孔修补术。小肠坏死应切除后吻合；结肠穿孔常做肠外置或造口术，不行一期切除吻合。坏疽的阑尾及胆囊应切除，如胆囊炎症、解剖层次不清，病人情况不好，宜行胆囊造口术和腹腔引流。

(3) 清洗腹腔　进入腹腔后立即吸净积液，清除异物，处理完原发病灶后，充分清洗腹腔。清洗时应注意易积脓的部位如膈下、结肠旁沟、盆腔。至于冲洗液的选择，可依病情而定。一般使用甲硝唑及生理盐水，如有高热，可使用 4～10℃凉生理盐水以利降温。清洗时如发现有脓苔、假膜、凝固纤维蛋白应一并清除，直至清洗液清亮。

(4) 通畅引流　手术后有不定量的渗出液及残留液等积聚于腹腔，为了防止腹腔脓肿的形成，常在术毕关闭腹腔前留置引流管，将上述液体排出体外。常用引流装置有橡胶管、硅胶管等。引流管留置一般不以探查切口作留置部位，选择稍低于原发病灶部位做切口置入引流管。引流管前端常剪数个侧孔以便通畅引流，且常放置在病灶附近、膈下、结肠旁沟或盆腔。留置腹内端应稍高于腹外部分，外接无菌引流袋，并妥善固定。严重感染时需放置多条引流管。

4. 术后处理 继续术前治疗，保持引流通畅，观察病情，防治并发症。常见术后并发症有出血、吻合口渗漏、腹腔脓肿形成、多器官功能衰竭（如肝、肾、肺等）、DIC等。

第三节 腹腔脓肿

脓液在腹腔积聚，其周围被网膜、肠袢、内脏等粘连包裹形成腹腔脓肿。腹腔脓肿是腹部手术、急性腹膜炎的并发症之一。它通常分为膈下脓肿、肠间脓肿和盆腔脓肿。

一、膈下脓肿

凡脓肿位于膈肌下、横结肠及其系膜上的间隙中，均称为膈下脓肿。

【病理】 急性腹膜炎或其他腹部手术后，因体位原因腹腔内积液积聚于膈下形成脓肿。此外，细菌可经门静脉和淋巴系统达膈下形成脓肿。胃穿孔、脾切除术后并发膈下脓肿常在左膈下；而十二指肠、胆道系统、阑尾等病变后并发膈下脓肿常在右膈下。膈下脓肿因靠近吸收能力强的膈肌脏面腹膜和上腹部腹膜，易导致明显的全身中毒症状。长期感染使机体消耗、衰竭，死亡率较高。

【临床表现】 膈下脓肿一旦形成，可出现明显的全身和局部症状。

1. 全身症状 ①发热：术后体温不降或下降后数天又逐渐上升至39℃以上，持续不退；②脉搏快；③全身乏力；④病程长者有盗汗、厌食、消瘦等消耗表现。

2. 局部表现 ①持续钝痛：发生于脓肿部位，深呼吸时加重；②牵涉痛：常有脓肿侧肩、颈部牵涉痛。肝下后方膈下脓肿可有肾区压痛；③反应性胸膜炎：尤其是靠近膈肌的脓肿。表现为胸腔积液、胸闷、胸痛、咳嗽等；④脓胸：系脓肿向胸腔溃破所致；⑤呃逆：为脓肿刺激膈神经所致。凡腹部手术后出现顽固性呃逆均应考虑膈下脓肿的可能。

【诊断】 有腹腔炎症病史或腹部手术、外伤史，结合患者临床表现，常提示诊断。常用辅助检查有：

1. X线 X线透视或X线腹平片可见：①患侧膈肌抬高，运动减弱或消失；②患侧肋膈角模糊有积液；③可见膈下气液平面；④膈下可有占位阴影。

2. B超 可见局部液性暗区，可指导诊断性穿刺。

3. CT 有助于诊断和鉴别诊断。

4. 血常规 白细胞计数升高，中性粒细胞比例增高。

5. 诊断性穿刺 常在B超或CT定位指导下进行。局部抽吸出脓液即可诊断。但穿刺抽液阴性也不能排除诊断。

【治疗】 以外科手术治疗为主。术前治疗同急性腹膜炎。

1. 经皮脓肿穿刺置管引流术 适于靠近体壁、单房、较表浅脓肿。在B超或CT定位指引下先以细针穿刺确诊，然后改用粗针或血管扩张器扩张针道，置入较粗的多孔导管，抽吸脓液、固定导管、连结引流装置。每日以生理盐水或抗生素溶液冲洗1～2次，至B超示脓腔明显缩小，每日引流量小于10 ml，临床症状基本消失，即可拔管。

此法具有创伤小、引流好、相对安全的优点。如引流不畅、体温不降或降而复升应及时手术治疗，或穿刺置管失败或发生并发症应及时中转手术。

2. 切开引流术　脓腔较大或穿刺引流效果不佳者，应尽早手术切开引流治疗。根据脓腔部位选择合适切口及引流途径，有利于引流，效果也越好。常用的有两种途径：①经前腹壁肋缘下切口：此途径较安全而最常用。在局麻或硬膜外麻醉下，经左或右侧肋缘下切口，进入腹腔，以穿刺针试穿刺确定脓腔部位，切开脓腔吸净脓液，用手指探查脓腔，分开间隔，置多孔引流管或双套管负压引流（图 30-3）；②经后腰部切口：适于肝右叶下或左膈下靠后的脓肿，在第 12 肋下缘作切口（图 30-4），平第一腰椎水平进入腹膜后间隙，试穿刺抽出脓液后，切开脓腔，置多孔引流管或双套管引流。术后注意冲洗，并继续使用抗生素，加强营养支持等治疗。

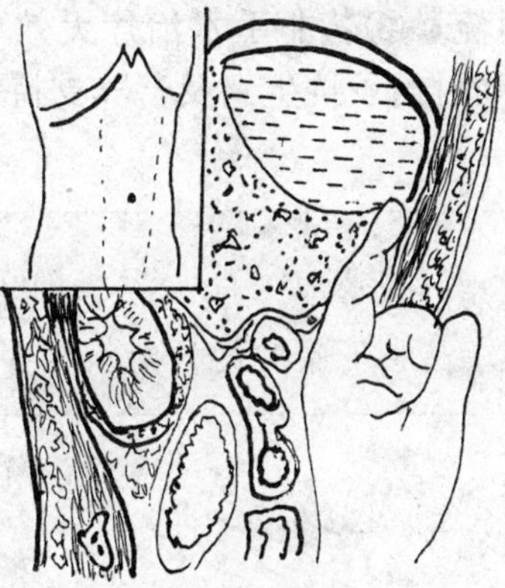

经前肋缘下引流

图 30-3　经前腹壁肋缘下切口

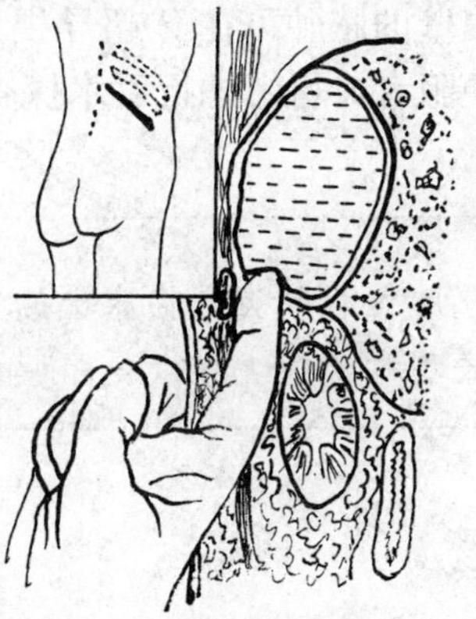

经后腰部引流

图 30-4　经后腰部切口

二、盆腔脓肿

盆腔位置最低，脓液易积聚于此而形成脓肿。由于盆腔腹膜面积较小，吸收能力低，毒素吸收少，故盆腔脓肿时全身中毒症状较轻，且处理相对较容易，因此，手术后或腹膜炎病人常取半卧位。

【临床表现】

1. 近期有腹膜炎、腹腔手术或外伤史。

2. 体温升高，轻度的全身中毒症状。

3. 直肠刺激征或（和）膀胱刺激征，如里急后重、黏液便；尿频、尿急、尿痛等。

4. 肛门指检　肛管括约肌松弛，直肠前壁饱满有触痛，可有波动感。

5. 诊断性穿刺　男性可经直肠穿刺，已婚女性可经阴道后穹窿穿刺，抽出脓液即可诊断。

6. B 超、CT 可明确脓肿位置、大小等有助于诊断。

7. 血常规检查　白细胞计数及中性粒细胞比例增高。

【治疗】

1. 非手术治疗　脓肿较小或尚未形成，全身中毒症状不明显时适用。措施有应用抗生素、热水坐浴、温热水保留灌肠、物理透热治疗可治愈。

2. 手术治疗 脓肿较大或全身中毒症状明显者需手术治疗。方法：男性经直肠前壁，已婚女性可经阴道后穹窿在波动处试穿刺抽出脓液后，切开引流 3～4 天，同时应用抗生素。

三、肠间脓肿

肠间脓肿是指脓液被包围在肠管、肠系膜、腹膜之间的脓肿。多与术中清洗不尽、残余积脓、引流不畅等有关。可为单发或多发。

【临床表现】 患者主要表现有持续性腹痛、腹胀、消瘦、发热等。查体可有腹部压痛，可扪及包块，肠鸣音有亢进亦可减弱。脓肿可向肠管、膀胱溃破形成内瘘，脓液可随小便排出。另肠间脓肿可继发肠梗阻而出现相应的表现。X 线片、B 超、CT 等检查有助于诊断。

【治疗】 ①对于多发的小脓肿可予抗生素、物理透热及全身支持等非手术治疗；②若为单发、靠近腹壁的脓肿可在 B 超导视下穿刺置管引流；③若非手术治疗无效、中毒症状明显或继发肠梗阻者，可考虑行手术探查并行引流，同时给予抗生素及营养支持等治疗。

小结

急性化脓性腹膜炎是临床上的常见病、多发病。本章重点内容为急性化脓性腹膜炎的临床表现和治疗。难点是腹膜的解剖、生理以及膈下脓肿的诊断和治疗。

思考题

1. 何谓腹膜刺激征，其临床意义是什么？
2. 试述急性化脓性腹膜炎非手术处理的原则。
3. 试述急性化脓性腹膜炎患者，若生命体征平稳，为何常取半卧位？

（邵阳医学高等专科学校 陈小红 漯河医学高等专科学校 孟凡勇）

第三十一章　腹部损伤

学习目标

1. 掌握腹内器官损伤的临床表现。
2. 熟悉腹内器官损伤的诊断和处理原则。
3. 了解常见腹内脏器损伤的表现和治疗。

第一节　概　述

腹部损伤包括腹壁和腹部脏器损伤。在战争与和平年代均常见。其早期正确诊断与及时妥当的处理是降低腹部损伤死亡率的关键。

【病因和分类】 腹部损伤常因腹部受到锐器或钝性暴力所致。根据腹壁的完整性分为开放性损伤和闭合性损伤；根据有无腹内脏器损伤分为单纯腹壁损伤和腹内器官损伤。此外，各种穿刺、内镜、灌肠、刮宫、腹部手术等治疗措施所引起的腹部损伤称为医源性损伤。

开放性损伤即使涉及内脏伤，其诊断常较明确；但闭合性损伤要确定有无内脏器官损伤，有时很困难，故闭合性损伤更具有重要的临床意义。

【临床表现】 腹部损伤的临床表现差异很大，其损伤范围、严重程度，有无合并伤与暴力作用的方向、速度、强度、着力部位以及暴力冲击时空腔脏器充盈情况，患者体位等诸多因素有关。

（一）腹壁损伤

1. 单纯腹壁挫伤　症状、体征较轻，主要表现为受伤部位疼痛，局部肿胀与压痛，有时可见局部皮肤青紫或瘀斑。其特点是：①生命体征平稳；②局部症状和体征随时间推移逐渐减轻；③无腹膜炎征象。

2. 开放性腹壁损伤　腹壁有伤口，但无腹内器官受损的表现。

（二）腹内器官损伤

1. 实质器官和血管破裂　以腹腔内或腹膜后出血为主要表现。其特点是：①急性失血致血容量不足表现，甚至出现失血性休克；②单纯出血性腹膜炎腹痛呈持续性，一般不剧烈，以损伤脏器所在部位最先发生且最剧烈，腹膜刺激征通常不严重；③若肝、肾、胰等脏器破裂时，其胆汁、尿液或胰液可致严重腹膜炎；④肝、脾包膜下破裂及系膜、网膜内出血则可能表现为腹（或腰）部包块；⑤肾损伤时常伴有血尿。

2. 空腹脏器损伤　以弥漫性腹膜炎为主要临床表现。其特点是：①最突出的表现是腹部有腹膜刺激征，其程度因空腔器官内容物不同而异。通常胆汁、胃液、胰液刺激最强，肠液次之，血液最轻；②原发损伤部位腹痛最先出现且腹膜刺激征最明显；③如未及时处理可致肠麻痹而出现腹胀、肠鸣音减弱或消失，严重者可发生感染性休克；④消化道损伤可有恶心、呕吐、不同程度的呕血、便血；⑤消化道破裂或穿孔后，可因气体进入腹膜腔而出现气腹征；⑥膀胱破裂可致尿液性腹膜炎，移动性浊音等。

多发性损伤患者临床表现更为复杂，在临床救治工作中，要注意一些危及生命的合并损伤：如颅脑损伤、胸部损伤等；同时也不要因为关注上述损伤的突出表现而忽视腹部损伤的可能。因为腹部损伤的表现可能被上述损伤的明显症状所掩盖。

【诊断】 了解受伤过程和检查体征是诊断腹部损伤的主要依据。但许多腹部损伤患者，因伤情重，抢救需争分夺秒，所以切忌做一些繁琐而不重要的病史采集与体格检查而延误抢救时机；有时需和一些必要的治疗措施（如止血、输液、抗休克、保持呼吸道通畅等）同时进行。另外，还应注意腹部损伤以外的合并伤（如颅脑损伤、肋骨骨折、胸部损伤、脊柱、骨盆及四肢骨折等）。

（一）开放性损伤

其诊断要慎重考虑是否为穿透伤。若有腹膜刺激征或腹内组织脏器自伤口突出者，说明腹膜已穿透且大多合并有内脏损伤。同时，穿透伤诊断还应注意：①腹部穿透伤的入口或出口可能不在腹部而在胸、腰、臀或会阴等；②有些腹壁切线伤虽未穿透腹膜，但并不排除内脏损伤的可能；③穿透伤的入、出口与伤道不一定呈直线，和检查时可有不同；④伤口大小与伤情严重程度不一定成正比。

（二）闭合性损伤

其诊断重点是要判断有无内脏损伤，具体包括以下各点：

1. 有无内脏损伤　多数伤者根据表现可明确诊断，但仍有不少患者诊断并不容易，尤其是腹部以外的较严重的合并伤掩盖了腹部内脏损伤的表现。如颅脑损伤者可因意识障碍而不能提供腹部损伤的自觉症状；胸部损伤者因明显的呼吸困难使注意力被引至胸部而导致忽略了腹部情况。因此，为了防止漏诊，必须做到：

（1）详细询问受伤史　包括受伤时间、地点、致伤物性质及暴力冲击强度、硬度、速度、着力部位、作用方向和受伤时患者体位、空腔脏器充盈情况、伤后接受救治情况等。若患者不能清楚表达，应向目击者及护送人员询问上述情况。

（2）监测生命体征变化　包括体温、脉搏、呼吸、血压等，注意有无休克表现。

（3）全面而有重点地体格检查　包括有无腹膜炎征象、有无气腹征及移动性浊音、肠蠕动情况；直肠指检是否有阳性发现等。同时，还应注意腹部以外部位有无损伤。

（4）必要的实验室检查　红细胞、血红蛋白、血细胞比容下降，表示有失血；血淀粉酶升高提示胰腺或胃肠道可能损伤等。

腹部损伤后有下列情况之一者，应考虑腹内脏器损伤的可能：①腹痛持续存在且进行性加重，伴恶心、呕吐等消化道症状；②有明显腹膜刺激征；③有气腹征表现；④腹部出现移动性浊音；⑤有便血、呕血、血尿；⑥直肠指检阳性发现者或指套染血者；⑦伤后早期即出现休克表现者。

在明确患者是否有腹内脏器损伤时还应注意以下三点：①无论是血压变化或腹膜炎的发生均需一定时间，可能在数分钟、数十分钟或更长时间后发生，因此不能因为目前没有发现上述表现而否定腹内脏器损伤的可能；②单纯腹壁损伤亦有较严重的腹壁压痛、肌紧张和反跳痛应予鉴别；③不因关注颅脑损伤、胸部损伤、脊柱、盆骨骨折等症状而忽略腹部损伤的可能，也不能只考虑腹部损伤而疏忽上述可能危及生命的严重损失的救治。

2. 什么脏器受到损伤　在确定腹内脏器损伤后，要进一步明确是什么脏器受到损伤。

通常，空腔脏器损伤表现以腹膜炎为主，实质脏器损伤以内出血为主。

(1) 有气腹征和胃肠道症状者（恶心、呕吐、呕血等）多为胃肠道损伤，再结合受伤部位、腹痛发生急缓、腹膜炎程度、腹膜刺激征最典型部位以及便血情况可基本确定受伤部位。

(2) 单纯实质性脏器损伤因血液对腹膜刺激不大，故腹膜炎程度较轻，但腹痛持续存在，压痛与肌紧张不明显；但随出血量不断增加大可出现移动性浊音、腹胀甚至休克等。并且肝、脾损伤常有受伤同侧肩背部牵涉痛。

(3) 实质性脏器和空腔脏器同时损伤或肝、胰腺损伤伴胆管和胰管破裂会出现较剧烈腹痛和明显腹膜刺激征。失血较多时，会出现不同程度休克表现。

(4) 空腔脏器损伤若为上消化道破裂，腹膜炎表现早而明显，下消化道破裂腹膜炎表现迟而严重。

3. 是否有多发性损伤　临床上即使已明确了内脏损伤，但仍应警惕多发性损伤的可能，避免漏诊，否则将导致严重后果。提高警惕和保持诊治中的全局观点是避免错误的关键。下列情况均为多发伤：①腹部损伤合并其他部位损伤；②某一脏器有多处损伤；③腹内有两个或两个以上脏器损伤；④腹部以外损伤累及腹内脏器。

4. 诊断有困难时怎么办　通过以上分析和检查，对疑似病例仍不能确诊者，可采取以下措施：

(1) B超　可发现实质脏器裂伤及1～2 cm以上的血肿、腹腔积液的量；也可发现腹腔内积气，有助于对空腔脏器穿孔的诊断。

(2) 诊断性腹腔穿刺术和腹腔灌洗术　简单、安全、可靠，且能在急诊室进行操作，阳性率高达90%左右。但阴性者不能完全排除腹内脏器损伤。

诊断性腹腔穿刺术：患者排空膀胱后向穿刺侧侧卧5 min，穿刺点局部皮肤常规消毒，在拟穿刺点做局麻，然后用腰椎穿刺针缓缓刺向腹腔，在针尖穿透腹膜进入腹腔时有落空感，拔出针芯，插入有侧孔的细塑料管进行抽吸。若抽出液体应观察其性状，必要时做些检查，以推断哪类脏器受损。①不凝固血液：提示有内出血；②食物残渣：提示胃、十二指肠破裂；③穿刺液含淀粉酶高，提示胰腺或十二指肠损伤；④抽出凝固性血液：可能出血量大或穿刺进入血管所致；⑤穿刺阴性：应继续观察，必要时重复穿刺，不能简单地排除内脏受损的可能。

诊断性腹腔灌洗术则是经上述诊断性腹腔穿刺置入的塑料管尾端连静脉输液管，向腹腔内灌入500～1000 ml无菌生理盐水，然后将输液瓶转至地上，利用虹吸作用使腹腔灌洗液流回输液瓶中，取瓶中液体肉眼观察或送检。此法对腹内少量出血可提高确诊率。有下列情况之一者，即为阳性：①灌洗液含肉眼可见灌洗液为血性，或含胆汁、胃肠内容物或证明是尿液；②镜下红细胞计数$>100\times10^9/L$或白细胞$>0.5\times10^9/L$；③淀粉酶超过100索氏(Somogyi)单位；灌洗液涂片发现细菌者。

对于有严重腹胀、中、晚期妊娠，既往有腹部手术史或炎症史及躁动不能合作者不宜做腹腔穿刺术。

(3) 影像学检查

1) X线检查　腹部平片显示膈下半月形阴影，提示有游离气体，常见于胃十二指肠破裂和少数小肠、结肠破裂。腹膜后有气体积聚时腹平片可见花斑状阴影，常见于腹膜后十二指肠、结肠、直肠穿孔。X线可发现金属异物的部位、数目。

2）CT 检查 CT 对实质性脏器损伤的诊断帮助较大，能清楚地显示肝、脾、肾等实质脏器的损伤情况，但对空腔脏器损伤诊断的意义不大。

（4）腹腔镜 如仍不能明确诊断又疑有内脏损伤时，可考虑行腹腔镜检查，以便确定诊断，并能决定治疗方案，但必须考虑患者对麻醉及人工气腹的耐受能力，同时患者应无腹腔镜手术禁忌证。

【处理】

1. 现场急救与转送 首先处理对生命威胁最大的损伤。对危急病例，心肺复苏是压倒一切的任务，其中解除气道梗阻是首要一环。其次是控制明显的外出血、处理开放性或张力性气胸、尽快恢复血容量、防治休克。对开放性腹部损伤并有内脏及组织突出者，切忌现场还纳，以免加重腹腔污染，应用辅料遮盖，外用无菌碗或类似物品覆盖、包扎。转运途中应不断监测患者生命体征。

2. 非手术治疗 主要是针对诊断不确定且生命体征基本稳定的患者进行观察治疗，也是对单纯实质性脏器轻度损伤的观察治疗。观察期间要注意四禁止：①禁止随意搬动病人；②对诊断欠明确者禁止使用强效止痛药；③禁食；④禁灌肠。

治疗措施主要包括：①禁食、胃肠减压；②输液、输血防治休克；③使用广谱抗生素防治感染；④营养支持；⑤注射破伤风抗毒素。

在此阶段病情监测十分重要，根据病情的发展变化，必要时要及时调整治疗方案，中转手术治疗。

3. 手术治疗 凡确定或高度怀疑腹内脏器损伤者，应及时进行手术治疗。对已发生休克的内出血患者，力争在收缩压回升至 90 mmHg 以上进行手术。若经积极的抗休克治疗，仍未能纠正，提示腹内有进行性出血，则应当机立断，在抗休克的同时迅速剖腹止血。

（1）麻醉选择 以气管内麻醉比较理想，既能保证麻醉效果，又能保证患者供氧。椎管内麻醉有诱发或加重休克可能，应尽可能不用。

（2）切口选择 常用正中切口或右腹直肌切口，进腹迅速，创伤和出血少，能满足探查腹腔内所有部位的需要，且延长切口方便。腹部有开放伤时，不可通过扩大伤口去探查腹腔，以免切口愈合不良。

（3）探查原则 初步判断腹腔情况：①切开腹膜时，首先应注意有无气体或血液溢出；②寻找原发损伤部位：进腹后，先看腹腔积液情况和大网膜移行方位即血肿所在部位，据此可找到原发损伤部位；③先止血后修补；④有序探查，防止遗漏：若未找到明确损伤部位，应吸尽积液，再有序探查。顺序一般先查肝、脾、膈，然后自胃至大肠消化道全程及相应系膜，再探查盆腔脏器，最后切开胃结肠韧带显露网膜囊，检查胃后壁及胰腺，根据情况决定是否切开后腹膜探查十二指肠二、三、四段；⑤冲洗：处理完腹内脏器的所有损伤后，清理残留异物和组织碎片，用大量生理盐水反复冲洗腹腔并吸干净；⑥引流及缝合：腹腔冲洗完后，常规放置引流管或双腔引流管充分引流腹腔。腹壁切口污染不严重者，逐层缝合；污染严重者，应置皮下引流。

（4）术后处置 ①术后应密切观察病情，定时监测血压、脉搏、呼吸、尿量、神志变化；②注意并记录各引流管的引流液性质及量的变化；③继续禁食、胃肠减压至肠内功能恢复；④输血、输液、防治休克；⑤营养支持；⑥抗生素的应用。

第二节　常见腹内脏器损伤

一、实质脏器损伤

（一）脾破裂

脾是腹内脏器最易受损的器官。从病理上脾外伤分三种类型：中央型破裂、被膜下破裂、真性破裂。前两种因被膜完整，出血量受限制，临床上无明显内出血征象，可形成血肿而被吸收，也可在外力作用下，血肿外被膜破裂转化为真性破裂。

【临床表现】　①左上腹外伤后感腹痛：始于左上腹，逐渐及全腹，可出现左肩部放射痛；②腹胀：主要是内出血淤积所致；③全身表现：随血容量丢失，逐渐出现面色苍白、烦躁不安、脉速无力、血压下降等休克表现；④腹部体征：腹式呼吸减弱，腹部压痛，可有左上腹包块或移动性浊音，肠鸣音减弱，诊断性腹腔穿刺可抽出不凝固血液。

【治疗】　脾破裂一经诊断，原则上应紧急手术治疗。对于伤后生命体征稳定，影像学检查证实脾破裂伤较局限、表浅，无其他合并伤，可在严密观察下行非手术治疗。手术方式：①脾切除手术；②保脾或脾部分切除术。对于小儿脾破裂，只要伤情许可，尽可能保脾或行脾部分切除术，以防日后因脾切除而发生凶险性感染。

（二）肝破裂

肝破裂无论在致伤因素、病理类型和临床表现方面都与脾破裂极为相似。但肝破裂后常伴有胆管损伤，胆汁溢入腹腔，故腹痛和腹膜刺激征较脾破裂更明显。其次，肝破裂后，血液可通过胆管进入十二指肠而出现黑便或呕血。肝被膜下破裂也有转为真性破裂的可能，而中央型肝破裂更易发展为继发性肝脓肿。

【治疗】　肝破裂原则上应紧急手术治疗。手术治疗原则是确切止血、彻底清创、消除胆漏，通畅引流。

1. 手术治疗　开腹后为尽快查明伤情，首先要控制出血，可用纱布压迫创面，同时用手指或橡皮管阻断肝十二指肠韧带控制出血。常温下每次阻断的时间不宜超过 20 min。若需控制更长时间，应分次进行。有肝硬化者，肝血流阻断时间不宜超过 15 min。然后根据伤情决定行何种术式。常用有肝单纯缝合、肝动脉结扎、肝部分切除等术式。若医院条件或技术能力有限，可先用纱布块填塞止血，争取转院做进一步处理。不论采用何种术式，术后应在创面或肝周、腹腔置多孔硅胶管引流。

2. 非手术治疗　对于血流动力学指标稳定，无腹膜炎体征，B 超或 CT 检查证实损伤较轻且无其他腹内脏器合并伤，可在严密观察下进行非手术治疗。包括禁食、卧床休息、输液、输血抗休克、应用抗生素、止血、营养支持等。如病情有变化应尽早剖腹探查。

二、空腔脏器破裂

（一）小肠破裂

小肠占据中、下腹大部分空间，故受伤机会较多。小肠破裂早期即有明显的腹膜炎，故诊断并不困难。另少数病人可出现气腹；若系膜血管受伤，可发生失血性休克。

治疗原则是尽快手术。手术方式以简单修补为主。下列情况应行小肠部分切除吻合术：①短距离有多个裂孔；②裂口大或裂口周围肠段挫伤严重；③肠系膜损伤影响肠管血液循环；④肠管挫伤严重，血运障碍者；⑤肠管大部分或完全断裂者；⑥肠壁内或系膜缘有大血肿者术中应尽量保留肠管，小肠剩余不足 100 cm 将导致短肠综合征。

（二）结肠破裂

结肠损伤发病率较小肠低。因结肠内容物液体成分少而细菌含量多，故腹膜炎出现较晚，但较严重。有部分结肠位于腹膜后，常导致严重的腹膜后感染，且容易漏诊。

结肠破裂需手术治疗，术前有休克者应首先控制休克。由于结肠壁薄、血液供应差、细菌多、腹腔污染重，故结肠破裂的手术治疗不同于小肠破裂。其手术方式应根据患者血压是否稳定、是否合并其他脏器损伤、受伤距手术间隔时间、损伤严重程度、腹腔污染程度等决定。大部分病人需先行结肠外置或结肠造口术等，待 3～4 周后病情稳定，全身情况好转再行关闭瘘口。仅少数病人裂口小，腹腔污染轻，全身情况良好者，可考虑一期修补。

小结

本章重点内容是腹内器官损伤的临床表现和治疗原则。难点是腹内脏器损伤的诊断。

思考题

1. 120 急救车送来一位疑为外伤性脾破裂的伤员，你是接诊医师，你将如何处理？
2. 腹内空腔脏器与实质性脏器损伤的临床表现是什么？
3. 试述结肠损伤的处理原则。

（邵阳医学高等专科学校 陈小红 漯河医学高等专科学校 孟凡勇）

第三十二章　胃、十二指肠疾病

学习目标

1. 掌握胃、十二指肠溃疡并发急性穿孔、大出血、瘢痕性幽门梗阻的临床表现和治疗原则。

2. 熟悉胃癌的临床表现、诊断方法和治疗原则，胃大部切除术后常见并发症及其预防。

3. 了解胃的解剖和生理。

第一节　胃、十二指肠的解剖生理概要

一、胃

（一）胃的解剖

1. 胃的位置、分区和韧带　胃位于左上腹部，介于食管和十二指肠之间，上端与食管相连的入口部位称贲门，距门齿约 40 cm，下端与十二指肠相连的出口为幽门。胃的左侧缘称为胃大弯，右侧缘为胃小弯，将胃小弯和胃大弯各作三等份，再连接各对应点可将胃分为三个区域，上 1/3 为贲门胃底部 U（upper）区，中 1/3 为胃体部 M（middle）区，下 1/3 即幽门部 L（lower）区（图 32-1）。胃与周围器官由韧带连接，包括胃膈韧带、肝胃韧带、脾胃韧带、胃结肠韧带和胃胰韧带，胃凭借韧带固定于上腹部。

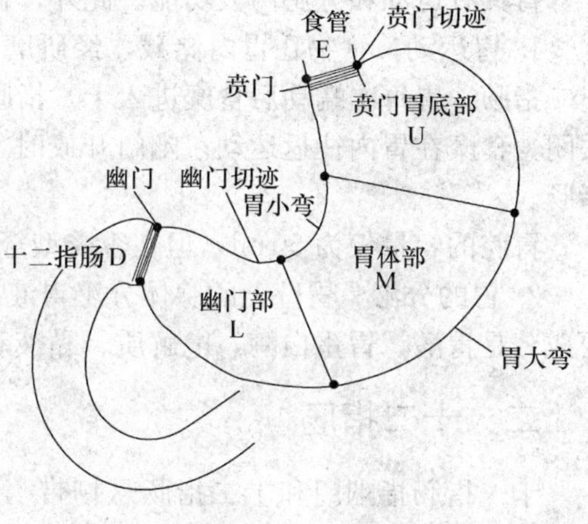

图 32-1　胃的解剖和分区

2. 胃的血管和淋巴引流　胃有丰富的血液供应，且动脉相互之间有交通，形成血管网络。主要供应血管有胃左动脉、胃右动脉、胃短动脉、胃网膜左动脉和胃网膜右动脉。胃的静脉多数与同名动脉伴行，最后汇入门静脉。个别静脉如胃左静脉的食管支和胃黏膜下静脉丛，可经食管静脉丛汇流入奇静脉，与上腔静脉相交通。

胃的毛细淋巴管在黏膜下层最为丰富，并可以通过与贲门腹段食管的黏膜下毛细淋巴管网构成丰富的吻合，因此，胃黏膜内的肿瘤可以侵犯食管。幽门则不同，十二指肠缺乏黏膜下层，向十二指肠播散的机会比较小。胃周淋巴结沿胃主要动脉及其分支分布，经多个淋巴结逐步向动脉根部聚集。在临床上行胃癌根治性手术切除时胃的淋巴回流有着重要的意义。

通常解剖学将胃的淋巴分为四群①腹腔淋巴结群：引流胃小弯上部淋巴液；②幽门上淋巴结群：引流胃小弯下部淋巴液；③幽门下淋巴结群：引流胃大弯右侧淋巴液；④胰脾淋巴结群：引流胃大弯上部淋巴液。（图 32-2）

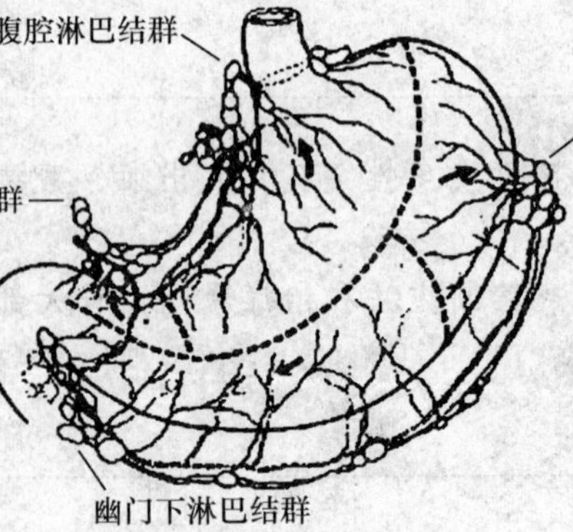

图 32-2 胃的淋巴引流

3. 胃的神经 支配胃的神经有交感神经和副交感神经。交感神经的作用主要是抑制胃液的分泌和胃的蠕动。副交感神经来自迷走神经。其兴奋可以增加胃液的分泌，促进胃的蠕动。

（二）胃的生理

胃具有运动和分泌两大功能。此外，胃黏膜还有吸收某些物质的功能。

1. 胃运动 食物在胃内储藏，经研磨、搅拌形成食糜，经胃规律的运动，将食糜排入十二指肠。胃每次蠕动后食糜进入十二指肠的量取决于蠕动的强度与幽门的开闭状态。幽门关闭，食糜在胃内往返运动；幽门开放时，每次胃的蠕动将大约 5～15 ml 的食糜送入十二指肠。

胃腔的容量仅为 50 ml，但在容受型舒张状况下，可以承受 1000 ml 而无胃内压增高。

2. 胃的分泌 胃壁上的腺体分泌胃液，正常成人日分泌量为 1500～2500 ml，胃液的主要成分是胃酸、胃蛋白酶，电解质、黏液和水。

二、十二指肠

十二指肠指幽门和十二指肠悬韧带（Treitz 韧带）之间的小肠，长约 25 cm，呈 C 型，是小肠最固定的部分。十二指肠分为四部分：①球部：长 4～5 cm，活动度大，是溃疡好发部位；②降部：与球部呈锐角下行，固定于后腹壁，内侧与胰头紧密相连。胆总管和胰管开口于此部中下 1/3 交界处内侧肠壁的十二指肠乳头；③水平部：自降部向左行走，长约 10 cm，完全固定于腹后壁，其末端前方有肠系膜上动、静脉跨越下行；④升部：先向上行，然后急转向下、向前与空肠相接，由十二指肠悬韧带（Treitz 韧带）固定于后腹壁，此韧带是十二指肠、空肠的分界标志。整个十二指肠环抱在胰头周围。

十二指肠接受胃内食糜以及胆汁、胰液。十二指肠黏膜内有能分泌含多种消化酶的腺体，其内分泌细胞能分泌多种肠道激素如胃泌素、胆囊收缩素、促胰液素、抑胃肽等。

第二节　胃、十二指肠溃疡的外科治疗

胃、十二指肠溃疡是指胃、十二指肠黏膜局限性圆形或椭圆形的全层黏膜缺损。因其形成与胃酸-胃蛋白酶的消化作用有关，故俗称消化性溃疡。其治疗以内科治疗为主。外科治疗的适应证主要有：①规范性的内科治疗无效的顽固性溃疡；②发生溃疡穿孔、出血、瘢痕性幽门梗阻者；③溃疡巨大（直径＞2.5 cm）或高位溃疡；④胃、十二指肠复合性溃疡；⑤溃疡不能排除恶变或已经恶变者。

一、胃、十二指肠溃疡急性穿孔

急性穿孔是胃、十二指肠溃疡常见的严重并发症。胃溃疡穿孔常见于老年妇女的胃小弯处；十二指肠溃疡穿孔多见于男性患者的球部前壁。

【病因和病理】 90%的十二指肠溃疡穿孔发生在球部前壁，而胃溃疡穿孔 60%发生在胃小弯，40%分布于胃窦及其他各部。急性穿孔后，有强烈刺激性的胃酸、胆汁、胰液等消化液及食物溢入腹膜腔，引起化学性的腹膜炎，导致剧烈腹痛和大量腹腔渗出液。6～8 h 后腹膜腔内细菌繁殖转化为化脓性腹膜炎。病原菌以大肠埃希菌、链球菌多见。因腹膜腔内大量渗液以及细菌毒素吸收等诸多因素的影响，可导致休克。胃、十二指肠后壁穿孔少见，且发生过程缓慢并与周围组织包裹，形成慢性穿透性溃疡。

【临床表现】 多数患者有长期的胃、十二指肠溃疡史。穿孔前数日溃疡症状加重。暴饮暴食、情绪激动、疲劳及服用皮质激素药物等常为诱发因素。穿孔多在夜间空腹或饱食后突然发生，表现为骤起剑突下、上腹部刀割样持续剧痛，迅速波及全腹。病人腹痛难忍，可出现面色苍白、脉搏细速、呼吸困难、出冷汗、血压下降等表现。常伴有恶心、呕吐。查体时患者表情痛苦，仰卧拒动。腹式呼吸减弱或消失；全腹压痛、反跳痛，以右上腹为甚，腹肌紧张呈“板样”强直；叩诊肝浊音界缩小或消失，听诊肠鸣音减弱或消失，病人可有发热，实验室检查白细胞计数增加，在站立位腹部 X 线检查 80%患者可见膈下有半月形游离气体影。

【诊断和鉴别诊断】 根据既往有溃疡病史，突发上腹部刀割样剧痛及腹膜炎体征，结合腹部立位 X 线检查的所见膈下游离气体，即可做出诊断。必要时可行腹腔穿刺检查，诊断困难时需与下列疾病鉴别：

1. 急性胰腺炎　与胃、十二指肠溃疡穿孔相似是上腹部突发持续剧痛，但急性胰腺炎腹痛常在上腹偏左、向腰背放射。无气腹症，血清淀粉酶大于 500 索氏单位。

2. 急性胆囊炎　胃、十二指肠溃疡在空腹穿孔或穿孔较小时，腹膜炎可能局限在右上腹，此时与急性胆囊炎表现相似。但急性胆囊炎疼痛向右肩放射，Murphy 征阳性，可触及肿大的胆囊，无气腹征，B 超可提示胆囊炎。

3. 急性阑尾炎　溃疡穿孔后消化液沿右结肠旁沟流到右下腹，引起右下腹痛和腹膜炎体征，与急性阑尾炎相混，但急性阑尾炎症状较轻，体征局限于右下腹，以麦氏点为甚，腹肌无板样强直，常无气腹征。

【治疗】

1. 非手术治疗　适用于症状轻、体征局限、一般情况好的空腹小穿孔患者。不适用于伴有出血、幽门梗阻、疑有癌变等情况的穿孔病人。处理措施：①禁食禁饮，胃肠减压，减

少胃内容物继续进入腹膜腔；②维持水、电解质平衡并给予营养支持；③全身用抗生素控制感染；④经静脉给予 H_2 受体阻断剂或质子泵拮抗剂。若经 6～8 h 非手术治疗无转好或加重者应立即中转手术治疗。

2. 手术治疗　手术方式包括单纯穿孔修补术和彻底性溃疡手术。

(1) 单纯穿孔修补术　适用于穿孔超过 8 h，腹腔内感染及炎症水肿严重，无出血、梗阻、恶变等并发症，以及病情重，不能耐受更大的手术者。其优点是手术时间短，操作简单，安全性高。但术后仍需内科治疗。

(2) 彻底性溃疡手术　适用于一般情况好、穿孔时间在 8 h 以内或超过 8 h 腹腔感染较轻者、有幽门梗阻或出血史者，可行彻底性溃疡手术。其优点是一次性解除溃疡和穿孔两个问题。手术方式包括胃大部切除术、十二指肠溃疡穿孔修补加高选择性迷走神经切断术或选择性迷走神经切断术加胃窦切除术。

二、胃、十二指肠溃疡大出血

胃、十二指肠溃疡大出血引起红细胞、血红蛋白和血细胞比容明显下降，脉率加快、血压下降，出现休克前期或休克表现，称为溃疡大出血。好发于胃小弯和十二指肠球部后壁，是上消化道大出血中最常见的原因，约占 50%以上。

【病因和病理】 溃疡基底部的动脉血管被侵蚀而引起大出血。动脉出血迅速，短期内可致失血性休克，危及患者生命。有时大出血后血容量减少，血流变慢，可在血管破裂处形成血凝块而暂时止血，但由于胃的蠕动和胃内容物与溃疡病灶的接触摩擦，仍可再次出血。

【临床表现】 大部分患者有溃疡病史。主要症状是呕血和柏油样黑便。迅猛出血可出现鲜血便。呕血前常有上腹不适或恶心，便血前常突感有便意，便血后可出现心悸、乏力、双眼发黑甚至晕厥。短期内出现休克前期症状，提示失血量超过 400 ml；若有明显休克征象，提示出血量超过 800～1000 ml。查体患者有急性重度贫血貌，休克体征，稍有腹胀、肠鸣音亢进；实验室检查发现血红蛋白值、红细胞计数、血细胞比容均呈进行性下降。

【诊断和鉴别诊断】 对既往有溃疡病史，出现上述表现，诊断并不困难。对于没有溃疡病史，应与食管胃底静脉曲张破裂出血、胃癌出血、应激性溃疡出血和胆道出血相鉴别。必要时，结合纤维胃镜检查，既可用于上消化道出血的鉴别诊断，亦可施行简单的治疗措施。

【治疗】

1. 非手术治疗　采取的措施主要是针对失血后出现休克的防治，亦是手术治疗前的准备。措施包括：①补充血容量：建立可靠畅通的静脉通道补充血容量，同时严密观察血压、脉搏、尿量，以判断失血量，指导补液。出血量达全身总血量的 20%时应输入右旋糖酐或代血浆，用量在 1000 ml 左右。出血量大时可输注浓缩红细胞或全血，应保持血细胞比容＞30%。输入液体中晶体与胶体比例以 3∶1 为宜。②急诊胃镜检查：在病人低血容量状态基本纠正后可行急诊胃镜检查，既可明确诊断又可局部止血。③止血、制酸、生长抑素等药物的应用，如静脉或肌注立芷雪（立止血）；静脉给予西咪替丁或奥美拉唑等。

2. 手术治疗　多数胃、十二指肠溃疡大出血经非手术治疗可以止血，约 10%患者需急诊手术止血。手术指证为：①以前有类似的大出血病史；②年龄在 60 岁以上，尤其伴动脉硬化者，自行止血机会小；③合并穿孔或幽门梗阻者；④出血量大，短期内发生休克，或 6～8 h输入大量血液（＞800 ml），血压、脉搏及全身情况仍不见好转者，或一度好转，停止输血后又迅速恶化者；⑤正在进行药物治疗的胃、十二指肠溃疡病人发生大出血，表明溃疡侵蚀性大，非手术治疗难以止血；⑥纤维胃镜检查发现动脉搏动性出血。急诊手术应争取在出血 48 h 内进行，反复止血无效，拖延时间越长越危险。手术方式有：①包括溃疡在内的胃大部切除术；②切开胃、十二指肠前壁，贯穿缝扎溃疡底部的出血动脉，再行选择性迷走神经切断加胃窦切除术或幽门成形术；③重症患者难以耐受手术时，可直接采用非吸收缝线于溃疡基底部缝扎止血。

三、瘢痕性幽门梗阻

胃、十二指肠溃疡病人因幽门、幽门管或十二指肠球部溃疡反复发作形成瘢痕狭窄合并幽门痉挛水肿造成幽门梗阻。

【病因和病理】 溃疡引起幽门梗阻的机制有痉挛、炎症水肿和瘢痕三种，前两种情况是可逆的，在炎症消退，痉挛缓解后幽门恢复通畅，瘢痕造成的梗阻是永久性的，需手术才能缓解。

病理改变：

1. 在梗阻初期，胃蠕动增强，胃壁肌肥厚，胃扩张；后期，胃高度扩张无张力，胃蠕动消失。

2. 胃内容物潴留，胃泌素分泌增加，使胃酸分泌亢进，引起胃黏膜糜烂、充血、水肿、溃疡。

3. 由于胃内容物不能进入十二指肠导致营养障碍。

4. 呕吐可引起脱水和低钾低氯性碱中毒。

【临床表现】 大部分患者有长期溃疡病史。其临床主要表现为腹痛和呕吐宿食。呕吐的特点：①呕吐前出现阵发性胃收缩痛，伴嗳气、恶心；②呕吐常发生在下午或晚上；③呕吐物量多，一次约 1000～2000 ml，有酸臭味，不含胆汁；④呕吐后觉胃部饱胀改善，故病人常自行诱吐。查体患者常有营养不良、消瘦、贫血和脱水表现；上腹可见胃型、胃蠕动波，晃动上腹部可闻及振水声。

【诊断和鉴别诊断】 根据患者长期的溃疡病史和典型的临床表现即可做出诊断。诊断步骤：清晨空腹置胃管可抽出大量酸臭液和食物残渣；X 线钡餐检查，见胃扩大，排空延迟，24 h 后仍有钡剂存留；纤维胃镜检查可确定梗阻，并能明确梗阻原因。瘢痕性幽门梗阻需与下列疾病鉴别：

1. 痉挛水肿性幽门梗阻 常为间歇性梗阻，经用解痉、制酸药、胃肠减压等处理后症状可缓解或消失。

2. 胃癌致幽门梗阻 病程较短，胃扩张较轻，上腹可扪及包块；X 线钡餐、纤维胃镜加活检可以鉴别。

3. 十二指肠球部以下的梗阻性病变 十二指肠肿瘤、胰头癌、十二指肠淤滞症也可引起上消化道梗阻，但其呕吐物含胆汁，X 线钡餐和纤维胃镜可助鉴别。

【治疗】 诊断明确后，瘢痕性梗阻是手术治疗的绝对适应证。但术前需行盐水负荷试验：空腹置胃管，一次性注入生理盐水 700 ml，30 min 后经胃管回抽，若抽出的液体量超过 350 ml，提示幽门梗阻。经过一周包括胃肠减压、全肠外营养以及静脉给予制酸药治疗后，重复盐水负荷试验，如为幽门痉挛水肿则症状明显改善，可继续保守治疗；如无改善则应考虑手术。术前准备充分，具体包括禁食、温盐水洗胃、纠正贫血及低蛋白血症和维持水、电解质及酸碱平衡等。术式以胃大部分切除为主。

第三节 胃 癌

胃癌是常见的恶性肿瘤，在各种恶性肿瘤中居第一位。胃癌好发于中老年人，男性多于女性。常见发生部位是胃窦，其次是胃底贲门部。

【病因】 具体病因尚未明确，现已知与胃的某些良性病变（如胃溃疡、胃息肉、萎缩性胃炎、残胃炎等）、胃黏膜上皮异型性增生、胃幽门螺旋杆菌感染、遗传、环境和饮食习惯等因素密切相关。

【病理】

（一）大体分型

1. 早期胃癌 不论病灶大小、是否有淋巴转移，若病变仅局限于黏膜或黏膜下层者，均为早期胃癌。有时癌灶很小，仅在胃镜黏膜活检时诊断为癌，但切除后的胃标本虽经全黏膜取材亦未见癌组织，称“一点癌”。早期胃癌根据病灶形态可分为三型：Ⅰ型隆起型，肿块突出超过 5 mm；Ⅱ型浅表型，肿块隆起或凹陷均在 5 mm 以内；Ⅲ型凹陷型，凹陷深度超过 5 mm。此外还有混合型。

2. 进展期胃癌 病变超过黏膜下层侵入胃壁肌层的胃癌为中期胃癌；病变达浆膜下层或超出浆膜浸至邻近脏器或有转移者均为晚期胃癌。中、晚期胃癌统称为进展期胃癌。按 Borrmann 分型可分为四型：Ⅰ型（结节型）为边界清楚突入胃腔的块状癌灶；Ⅱ型（溃疡局限型）为中心凹陷，边缘呈不规则隆起，境界清楚，此型最常见；Ⅲ（溃疡浸润型）为边界不清的浸润性溃疡状癌灶；Ⅳ型（弥散浸润型）癌细胞沿胃壁各层生长，累及全胃时，胃壁僵硬呈皮革状又称“皮革胃”。此型恶性程度最高，转移早。

（二）组织学分型

世界卫生组织 1979 年提出的国际分类法，将胃癌组织学分为常见的普通型与少见的特殊型。普通型有：①乳头状腺癌；②管状腺癌；③低分化腺癌；④黏液腺癌；⑤印戒细胞癌。特殊型癌主要有：腺鳞癌、鳞状细胞癌、类癌、未分化癌等。

（三）胃癌的扩散与转移

胃癌的扩散与转移有四种形式：①直接蔓延至相邻器官；②淋巴转移，是胃癌的主要转移途径；③血行转移，常发生在晚期，经门静脉及体循环扩散，多见于肝、肺，其次为胰腺、骨等处；④腹膜种植转移，即癌细胞突破浆膜，种植于腹膜及其他脏器表面而形成转移结节，如女性卵巢的 Krukenberg 瘤。

【临床表现】 早期胃癌多数病人无明显症状，少数人有恶心、呕吐或是类似溃疡病的上消化道症状，无特异性。疼痛和体重减轻是进展期胃癌最常见症状；胃窦癌可引起幽门梗阻；贲门胃底癌有进行性吞咽困难和胸骨后疼痛。胃癌侵及血管时表现为消化道出血。晚期出现上腹部固定肿块和其他转移症状，如左锁骨上淋巴结肿大、癌性腹水、黄疸、肝肿大、呼吸困难等。主要体征为上腹部偏右侧的结节状肿块，有压痛。

【诊断】 根据胃癌的表现，结合 X 线钡餐检查和纤维胃镜加活检，诊断中晚期胃癌不困难。但胃癌治愈的关键在于早期诊断，而早期胃癌的表现不典型，易被患者和医师忽略。因此，为提高胃癌的早期诊断，对下列情况的患者应引起重视：①中老年男性患者，近期内出现消化不良或突发呕血或黑便；②胃溃疡 2 个月治疗无效，溃疡持续增大；③胃息肉大于 2 cm；④胃大部切除术后 15 年以上。

【治疗】

1. 手术治疗　是目前唯一可能根治胃癌的手段。对早期胃癌或进展期胃癌但无远处转移者行根治手术或扩大根治术；对已有远处转移者，且行姑息术，以保证消化道通畅和改善营养。

2. 化学疗法　早期胃癌根治术后原则上不必辅助化疗，有下列情况者应行辅助化疗：病理类型恶性程度高，癌灶面积大于 5 cm^2；多发癌灶；年龄低于 40 岁；进展期胃癌根治术后、姑息术后、根治术后复发者需化疗。施行化疗的胃癌病人应有明确的病理诊断，且一般情况良好，心、肝、肾与造血功能正常，无严重并发症。常用方案为：FAM 方案：5-Fu 600 mg/m^2，静脉注射，第 1、2、5、6 周用药；ADM（阿霉素）30～40 mg/m^2，静脉注射，第 1、5 周用药；MMC（丝裂霉素）10 mg/m^2，静脉注射，第 1 周用药。6 周为一个疗程。ELP 方案：CF（叶酸钙）200 mg/m^2，静脉注射，第 1～3 日；5-Fu 500 mg/m^2，静脉滴注，第 1～3 日；VP-16（依托泊苷）120 mg/m^2，静脉滴注，第 1～3 日。3～4 周为一个疗程。

3. 胃癌的其他治疗　包括放疗、热疗，中医中药免疫增强治疗；以及通过内镜进行激光、微波、电灼等治疗。

第四节　胃大部切除术后并发症及其防治

胃大部切除术是我国治疗胃、十二指肠溃疡的首选方法，其切除范围是胃的远侧 2/3～3/4，包括胃体的远侧部分、胃窦部、幽门和十二指肠球部的近胃部分。手术方式有毕Ⅰ式和毕Ⅱ式。毕Ⅰ式是胃大部分切除后将残胃与十二指肠端端吻合，常用于胃溃疡的治疗（图 32-3）。毕Ⅱ式则将残胃与上段空肠行端侧吻合，常用于胃、十二指肠溃疡的治疗（图 32-4）。胃大部切除术治疗胃、十二指肠溃疡的原理是：①切除了溃疡本身及其好发部位；②切除了胃窦部，减少了胃泌素的分泌，从而减少了胃酸的分泌；③切除了大部分胃体，使胃酸、胃蛋白酶的分泌大为减少。

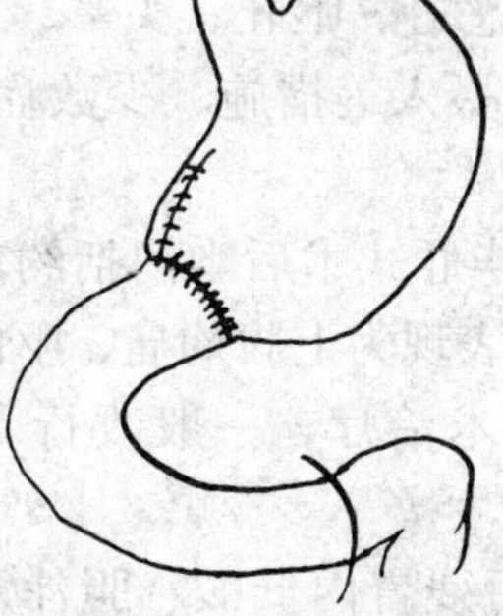

图 32-3　毕Ⅰ式胃大部切除术

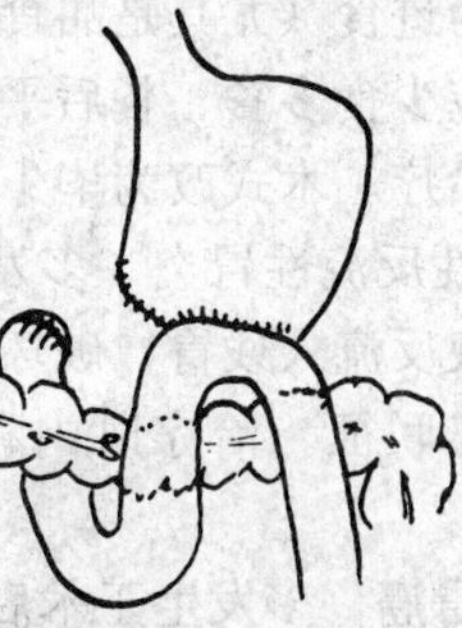

图 32-4　毕Ⅱ式胃大部切除术

胃大部切除术后的并发症分近、中、远期三类。其中近、中期并发症的发生有些与手术操作不当有关；术后远期发生的一些并发症则常与手术自身带来的解剖、生理、代谢和消化功能改变有关。为减少并发症，应严格手术指征和手术操作规程。常见的手术后并发症有：

1. 术后胃出血 术后 24 h 内自胃管抽出少许暗红色或咖啡色液体，量不超过 300 ml，均属正常现象，多因术中残留或缝合面渗血所致。若术后从胃管中不断抽出大量新鲜血液，24 h 后仍未停止，则为术后胃出血，多为术中止血不确切或遗漏病变术后出血或旷置的溃疡出血。大部分术后出血患者经止血药物、输血、禁食等非手术治疗可止血；若无效或每小时出血量超过 500 ml，则应再次手术探查止血。

2. 十二指肠残端破裂 发生在毕Ⅱ式胃大部切除术后早期的严重并发症。多见于十二指肠残端处理不当或胃空肠吻合口输入袢梗阻引起十二指肠内压力升高有关。表现为术后突发的右上腹部剧烈疼痛，继之出现全腹压痛、反跳痛等急性弥漫性腹膜炎症状。处理：一旦确诊，应立即手术。术中应尽量妥善关闭十二指肠残端；如发生在术后 48 h 后或腹膜腔感染严重者，残端破裂处缝合极难成功，宜选用十二指肠破裂处置 T 管造瘘及腹膜腔引流，结合空肠造瘘维持营养。如伴有输入袢不全梗阻，应行输入-输出袢侧侧吻合。术后积极纠正水、电解质失衡、控制感染。

3. 术后梗阻 按梗阻部位分 ①吻合口梗阻：原因多见于吻合口太小或吻合时胃肠壁内翻过多而引起。表现为食后上腹饱胀、恶心、呕吐、呕吐物不含胆汁。处理前两种情况常需重新手术治疗，后者禁忌再次手术，应结合禁食、胃肠减压和新斯的明等综合治疗。②空肠输入袢梗阻：有急、慢性两种类型。急性常表现为完全性梗阻且多为闭袢性，易发生肠绞窄，原因有输出袢系膜悬吊过紧压迫输入袢，或是输入袢过长，疝入输出袢与横结肠系膜间隙形成内疝。表现为上腹剧烈疼痛，呕吐、呕吐物量少，多不含胆汁，查体上腹有时可扪及包块，处理常需手术。慢性多为不完全性梗阻，原因有输入袢过长扭曲、过短牵拉呈锐角等影响十二指肠排空。表现由于进食刺激，消化液分泌增加，肠管剧烈收缩，常在餐后半小时左右出现上腹胀痛或绞痛，伴大量呕吐，为喷射性，呕吐物为胆汁，几乎不含食物，呕吐后症状缓解消失。处理应采用禁食、胃肠减压、营养支持等治疗。若无效，应手术。③空肠输出袢梗阻：多数因粘连、大网膜炎性水肿压迫所致。表现为上腹饱胀、呕吐、呕吐物含有食物和胆汁。钡餐检查可明确梗阻部位，若非手术治疗无效，应手术解除病因。

4. 倾倒综合征 多因胃大部切除术后使胃容积减少和幽门括约功能丧失，引起食物和液体快速通过十二指肠或空肠，导致胃肠功能和血管舒缩功能紊乱而出现的特异性症候群。主要表现为进食（尤其是甜食）后，自觉剑突下不适、恶心、呕吐、头晕、乏力、出汗等症状。治疗应少食多餐、餐后平卧、调整饮食、减少液体摄入等措施。少数症状不能改善者，尚需手术治疗。术式改为毕Ⅰ式或 Roux-en-Y 吻合。

5. 碱性反流性胃炎 多发生在术后 1～2 年内，因毕Ⅱ式术后幽门括约功能丧失，碱性胆汁、胰液反流入残胃，破坏了胃黏膜屏障所致。主要表现为上腹灼痛、呕吐胆汁样液体和体重减轻三联征。治疗以内科治疗为主，严重者需手术治疗，一般改行 Roux-en-Y 胃肠吻合。

6. 残胃癌 多发生于术后 5 年以上，其原因与术后残胃内低酸、胆汁及肠内细菌反流入胃致慢性萎缩性胃炎有关。表现为腹胀、腹痛、消瘦、贫血等。胃镜及活检等可确诊。需采用根治性手术治疗。

其他还可出现营养不良，吻合口溃疡、贫血、腹泻和骨病等并发症。

小结

胃、十二指肠溃疡临床上常见。本章重点是胃、十二指肠溃疡的外科治疗指征，以及并发急性穿孔、大出血、瘢痕性幽门梗阻的表现和治疗原则。难点是胃癌的早期诊断以及胃大部切除术后常见并发症的表现和防治。

思考题

当你遇到一例疑为消化性溃疡穿孔的患者。

1. 该患者可能会有哪些表现?
2. 如果缺乏检查设备，此时最简便可靠的诊断方法是什么?
3. 该患者初步处理措施有哪些?

（邵阳医学高等专科学校　陈小红　漯河医学高等专科学校　孟凡勇）

第三十三章　小肠疾病

学习目标

1. 掌握肠梗阻的诊断、鉴别诊断和治疗。

2. 熟悉肠梗阻的病因、分类，熟悉粘连性肠梗阻、肠套叠和肠扭转的诊断和治疗。

3. 了解肠梗阻的病理生理，粘连性肠梗阻、肠套叠和肠扭转的病因和病理，肠炎性疾病和小肠肿瘤的临床表现和治疗

第一节　小肠的解剖生理概要

【解剖】 小肠上起自胃幽门，下端连接盲肠，包括十二指肠、空肠和回肠三部分。在成人小肠全长约 3～5.5 m，但个体差异较大。十二指肠上接胃幽门，下止于十二指肠悬韧带（Treitz 韧带），长约 25～30 cm；十二指肠以下为空回肠，二者间并无明确的解剖标志，小肠上段 2/5 为空肠，下段 3/5 为回肠。空肠和回肠的活动性较大，通过小肠系膜从左上向右下附着于腹后壁。空肠黏膜向肠腔内隆起，形成高而密的环状皱襞，自近至远，皱襞逐渐低而稀少，因而肠壁亦逐渐变薄、肠管也逐渐变细。

小肠血液供应来自从腹主动脉分出的肠系膜上动脉，在胰腺颈部下缘穿出，跨过十二指肠横部入小肠系膜，从右侧分别分出结肠中动脉、右结肠动脉、回结肠动脉、胰十二指肠下动脉。在其左侧发出 10～20 支小肠动脉，逐级分支并相互吻合形成动脉弓，最后分出直支供血肠壁。近端小肠的动脉只有初级动脉弓，直支较长，血管稠密，肠系膜的脂肪较少；远端小肠可有二级、三级甚至四级动脉弓，直支较短，肠系膜脂肪较多。这些特征有助于从外观上判断空回肠。

小肠的静脉与动脉伴行分布，汇入肠系膜上静脉，再与脾静脉汇合成为门静脉干。

在黏膜层、黏膜下层和浆膜下有丰富的淋巴管丛，小肠淋巴管起始于黏膜绒毛中央的乳糜管，淋巴液汇于肠系膜根部的淋巴结，至肠系膜上动脉周围淋巴结，再经腹主动脉前的腹腔淋巴结汇入乳糜池。

小肠接受交感和副交感神经支配。交感神经兴奋使小肠蠕动减弱，血管收缩；副交感神经兴奋使肠蠕动增强，腺体分泌增加。

【生理】 小肠的主要功能是消化食物吸收营养。除了来自肝和胰腺的消化液外，小肠黏膜分泌大量的碱性肠液，含有多肽酶在内的多种酶，能将小肠内的食糜消化分解为葡萄糖、氨基酸、脂肪酸等，并由小肠黏膜吸收，经肠壁毛细血管、门静脉到达肝。此外，小肠还吸收水、电解质、维生素、某些微量物质，以及胃液、胆汁、胰液和脱落的胃肠道上皮细胞的成分所构成的大量内源性物质。成年男性这些物质的液体量估计每天达 5000～8000 ml，经吸收后进入结肠仅剩 500 ml 左右，所以，如小肠发生梗阻或肠瘘时可引起营养障碍和体液失调。

小肠黏膜还分泌多种胃肠激素，如肠高糖素、生长抑素、肠抑胃肽、胃动素、胆囊收缩

素、血管活性肠多肽、胃泌素等，它们在调节消化道的功能上有重要作用。

肠具有丰富的肠淋巴组织，有重要的免疫功能。肠固有层的浆细胞能分泌多种免疫球蛋白，主要是分泌性 IgA（sIgA）。

第二节 肠梗阻

肠内容物的运行和通过发生障碍称为肠梗阻（intestinal obstruction），是外科常见的急腹症之一。该病的病情复杂多变，梗阻肠管一旦发生绞窄，可危及病人生命。

【病因和分类】

1. 按引起梗阻原因分类

（1）机械性肠梗阻　是最常见的一类肠梗阻。由各种机械性的因素导致的肠腔狭窄，如寄生虫团、粪块、异物等引起肠腔堵塞；肿瘤、炎症、肠套叠等肠壁病变；粘连带压迫、肠管扭转、嵌顿疝等使肠管受压。

（2）动力性肠梗阻　又分为麻痹性和痉挛性梗阻两种。麻痹性肠梗阻是因肠管蠕动能力减弱或消失所致，多见于弥漫性腹膜炎、腹腔手术、腹部严重创伤等，是较为常见的一类梗阻。痉挛性肠梗阻是因肠管痉挛所致，可见于铅中毒、急性肠炎或急性肠功能失调患者。

（3）血运性肠梗阻　因肠管血运障碍所致的梗阻，如肠系膜血管栓塞或血栓形成。

2. 按肠壁有无血运障碍分类

（1）单纯性肠梗阻　梗阻发生后肠管无血运障碍。

（2）绞窄性肠梗阻　梗阻发生后肠管有血运障碍，如不及时处理，可继发坏死、穿孔等。

3. 按梗阻的部位分类　分为高位（空肠）、低位（回肠）和结肠梗阻。结肠梗阻属于“闭袢性肠梗阻”，因回盲瓣的抗反流作用和结肠远端的梗阻，使两端均不能通畅，易发生肠坏死和穿孔。

4. 按梗阻的程度分类　分为完全性和不完全性肠梗阻。

5. 按梗阻过程的急缓分类　分为急性和慢性肠梗阻。在不断变化的病理过程中，各种类型的肠梗阻可同时存在，并可在一定条件下互相转化。

【病理生理】

（一）肠管的变化

1. 肠蠕动增强或减弱　单纯性肠梗阻时，梗阻以上肠蠕动代偿性增强，以促使肠内容物通过梗阻处。由于长期肠蠕动增强，肠壁呈代偿性肥厚，腹部出现扩大的肠蠕动波。麻痹性肠梗阻时，肠蠕动减弱或消失。

2. 肠膨胀　肠管因气体和液体在梗阻以上肠腔内积贮而膨胀，而梗阻以下肠管因内容物少则瘪陷、空虚。肠管膨胀与瘪陷处往往有明确的界限，多是手术中寻找梗阻位置的标志。肠梗阻部位愈低、时间愈长、肠膨胀愈明显。

3. 肠壁缺血、坏死、穿孔　急性完全性肠梗阻时，因肠内容物的潴留使肠管迅速膨胀，肠壁变薄，静脉回流受阻，肠壁充血、水肿、增厚，呈暗红色。加上组织缺氧，毛细血管通透性增加，使血性渗出液渗入肠腔和腹腔。继而肠动脉血供障碍，血栓形成，肠管失去活力，最后可坏死、溃破、穿孔。

（二）全身改变

1. 体液失衡　急性肠梗阻时，由于不能进食和大量呕吐，加上肠管过度膨胀，使肠壁水肿和血浆向肠壁、肠腔和腹腔渗出。如有肠绞窄，更丢失大量血液，同时潴留在肠腔内的液体导致体液在第三间隙的丢失。这些均可引起血容量下降和水、电解质紊乱。高位肠梗阻呕吐早而频繁，易丢失大量胃酸和氯离子，可引起代谢性碱中毒；低位小肠梗阻丢失大量碱性消化液，组织灌注不足所致酸性代谢产物大量增加，可引起代谢性酸中毒。

2. 感染 梗阻以上肠腔内细菌大量繁殖，产生毒素，通过受损的膨胀肠壁渗透至腹腔，引起严重的腹膜炎和脓毒症。

3. 呼吸和循环功能障碍 肠腔膨胀使腹压增高，膈肌上抬，影响肺内气体交换和下腔静脉血液回流，加上全身血容量骤减，使心输出量明显减少。

4. 休克 由于缺水、血液浓缩、血容量减少、电解质紊乱、酸碱平衡失调、细菌感染和中毒，可致严重的低血容量性休克和中毒性休克。最后可因多器官功能衰竭而死亡。

【临床表现】

（一）症状

不同的肠梗阻类型有着共同的症状，即腹痛、呕吐、腹胀和肛门停止排便排气。

1. 腹痛 机械性肠梗阻的腹痛特点为阵发性绞痛，自觉腹内有肠鸣和“窜气”感。绞窄性肠梗阻的腹痛特点是持续性剧烈腹痛伴阵发性加剧。麻痹性肠梗阻一般为持续性胀痛或不适。

2. 呕吐 肠梗阻一般早期为反射性呕吐，进食和饮水均可引起呕吐。梗阻部位愈高，呕吐出现愈早、愈频繁、但呕吐物量较少；低位肠梗阻时，呕吐出现晚而量大，呕吐物可呈粪样。如肠管有绞窄时，则呕吐物呈血性。麻痹性肠梗阻时，呕吐呈溢出性。

3. 腹胀 一般出现较晚，其程度与梗阻时间和部位有关。高位肠梗阻腹胀不明显，但低位肠梗阻及麻痹性肠梗阻腹胀显著。腹部局限性隆起，不对称性腹胀，是绞窄性肠梗阻的特征。

4. 肛门停止排便排气 完全性肠梗阻，特别是低位梗阻时，患者多不再排便排气；但梗阻早期，特别是高位梗阻时，可因梗阻以下肠内残存粪便或气体，仍可由肛门排出。绞窄性肠梗阻时，尚可排出血性黏液便。

（二）体征

1. 全身变化 单纯性肠梗阻早期全身无明显变化。晚期因呕吐等出现唇干舌燥、眼窝凹陷、尿量减少等脱水，甚至休克和全身中毒表现。

2. 腹部变化 机械性肠梗阻可见肠型、蠕动波和腹胀。肠扭转时为不对称性腹胀；肠麻痹时腹胀是均匀的。单纯性肠梗阻腹壁软，有轻度压痛；绞窄性肠梗阻有腹膜刺激征，有时可扪及绞窄的肠袢、肿瘤、肠套叠或粪块。腹腔内有较多渗出时，可叩出移动性浊音。机械性肠梗阻可闻及肠鸣音亢进，有气过水声或金属音；麻痹性肠梗阻时，肠鸣音减弱或消失。

（三）实验室检查

因缺水、血液浓缩使血红蛋白及血细胞比容升高。尿少，尿比重增高。随病情进展，可逐渐出现血清钾钠氯失衡及酸中毒。绞窄性肠梗阻病人的呕吐物和粪便中可有大量红细胞或隐血阳性，白细胞计数和嗜中性粒细胞亦明显升高。

（四）X线检查

一般在梗阻4～6 h后，腹部立或卧位平片可见多数液平面及气胀肠袢。空肠胀气可显示“鱼肋骨刺”状，结肠胀气位于腹周边，显示结肠袋形。肠套叠、乙状结肠扭转或结肠肿瘤时，作钡灌肠可显示结肠梗阻的部位和性质。

【诊断】 应首先判断是否为肠梗阻，再确定梗阻的类型和性质，最后明确梗阻的部位和原因。

1. 是否肠梗阻 根据腹痛、呕吐、腹胀和肛门停止排气排便四大症状，及腹部出现肠型或肠蠕动波，听诊肠鸣音亢进，有气过水声或金属音，X线检查显示肠管扩张、有积气、积液而形成气液平面等，一般可做出肠梗阻的诊断。

2. 是机械性还是动力性肠梗阻 机械性肠梗阻具有上述典型临床表现，而麻痹性肠梗阻仅有持续性腹胀，肠鸣音消失，且多继发于腹腔内严重感染、腹膜后出血和腹部大手术后等。机械性肠梗阻的X线检查显示梗阻以上肠管扩张、胀气，有梯形气液平面；麻痹性肠梗阻的X检查示大、小肠全部充气扩张。

3. 是单纯性还是绞窄性肠梗阻 出现下列表现时提示绞窄性肠梗阻，应急诊手术治疗。

(1) 发病急骤，持续性腹痛阵发性加重，不因呕吐而有所减轻。

(2) 呕吐出现早而频繁。

(3) 腹部局限性、不对称隆起伴腹胀，可触及有压痛较固定、孤立胀大肠袢。

(4) 病程进展快，休克出现早并逐渐加重，经抗休克治疗效果不明显。

(5) 有明显的腹膜刺激征和全身中毒症状。

(6) 呕吐物、胃肠减压引流液、肛门排出物为血性。

(7) 腹腔穿刺液为血性。

(8) X线检查显示孤立、固定的胀大肠袢，不因时间和体位而改变。

4. 是高位还是低位肠梗阻 高位小肠梗阻呕吐发生早而频繁，腹胀不明显，水、电解质及酸碱平衡失调显著。低位小肠梗阻的早期为反射性呕吐，以后则出现反流性呕吐，呕吐出现晚且不频繁，呕吐物可有粪样物。结肠梗阻呕吐发生晚且不频繁。X线检查示结肠梗阻扩大肠袢位于腹部周围，可见结肠袋；而低位小肠梗阻，扩张的肠袢在腹中部，呈“阶梯状”排列。

5. 是完全性还是不全性肠梗阻 完全性肠梗阻发病急，进展快，呕吐频繁、肛门完全停止排便排气。X线检查显示梗阻以上肠袢充气扩张，梗阻以下结肠内无气体。不完全肠梗阻呕吐轻或无呕吐，X线检查见肠袢充气扩张均不明显，结肠内仍有气体存在。

6. 梗阻原因 结合年龄、病史、症状、体征和X线检查等综合分析。如有腹部手术、损伤或炎症史，应考虑粘连性肠梗阻；如为新生儿应考虑先天性畸形；如为2岁以内小儿则考虑肠套叠；如为儿童应考虑蛔虫性肠梗阻。老年人则以肿瘤及粪块堵塞或乙状结肠扭转引起者多见。

【治疗】 肠梗阻治疗原则是矫正全身生理的紊乱和解除梗阻，恢复肠道功能。

1. 非手术治疗 适于早期单纯性肠梗阻、麻痹性或痉挛性肠梗阻、蛔虫性肠梗阻、便秘引起的肠梗阻及炎症引起的不完全性肠梗阻等。

(1) 禁饮食、胃肠减压 是治疗肠梗阻的主要措施之一，目的是减少胃肠道内潴留的气、液体，减轻肠腔膨胀，有利肠壁血液循环的恢复，减少肠腔内细菌和毒素的吸收，改善局部和全身情况。

(2) 纠正水、电解质紊乱和酸碱失衡 根据临床表现和实验室检查结果，确定体液失衡的类型，并选择不同的液体来矫正水、电解质及酸碱失衡，必要时可考虑输血浆、全血、血浆代用品等。

(3) 防治感染 多因肠道细菌移位引起腹腔的混合性感染，所以应联合使用有效抗生素。

(4) 其他疗法 如针刺疗法、中药、氧气驱虫、空气灌肠等。

2. 手术治疗 适于各类绞窄性肠梗阻、非手术治疗无效的肠梗阻、肠道肿瘤或先天性畸形导致的梗阻。手术原则是尽快地解除梗阻、恢复通畅。

(1) 去除梗阻的病因 如解除粘连、取除肠内异物、肠套叠或肠扭转复位等。

(2) 切除梗阻病灶 如坏死的肠段，肠管内、外肿瘤，炎症性瘢痕狭窄、先天性闭锁狭窄的肠段。

(3) 肠袢短路手术 对既不能切除病灶，又不能解除梗阻时，如晚期肿瘤的浸润固定，与周围组织紧密愈着粘连成团的肠袢，则可作梗阻近端与远端肠袢的侧侧吻合术。

(4) 肠造口或肠外置 因病变复杂或病人全身情况差，不能耐受较复杂手术时，一般应先作梗阻近侧（盲肠或横结肠）造口，或将已坏死肠段切除后两断端外置造口，留待二期手术重建肠道的连续性。

一、粘连性肠梗阻

粘连性肠梗阻是肠袢间相互粘连或粘连带压迫肠管所致肠梗阻，是临床最常见的一种类型，占各类肠梗阻的40%左右。

【病因】 粘连性肠梗阻按原因可分先天性和后天性二种。先天性者较少见，多因发育异常或胎粪性腹膜炎所致；后天性多见，多由腹腔内手术、炎症、创伤、出血和异物等引起。临床上以腹部手术后所致粘连性肠梗阻多见，约占各类肠梗阻原因的40%～60%。

一般来说，腹部手术后会有不同程度的腹腔粘连，但要发生梗阻则需要一定的条件，如肠袢间粘连呈团状压迫肠管，或扭曲、牵拉成角使肠腔变窄，或肠袢以腹壁粘连处为支点扭转，或肠袢套入粘连带环孔形成内疝（图 33-1）等，才会发生肠梗阻。

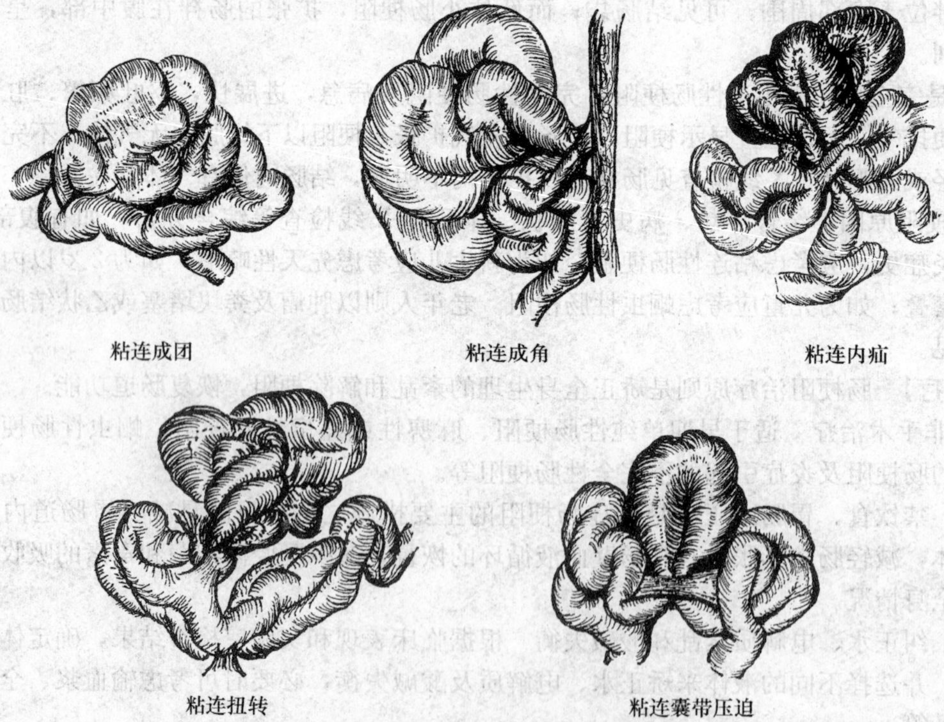

图 33-1 粘连性肠梗阻

【临床表现与诊断】 多表现为机械性肠梗阻的特征。有明显的相关病史，如腹腔手术、创伤或感染的病史，或有多次急性发作的慢性肠梗阻症状。腹部X线平片示多个阶梯状气液平面和肠管扩张，即可诊断。如果长期无症状，突然出现急性肠梗阻症状，剧烈腹痛和腹膜刺激征，考虑绞窄性肠梗阻。

【预防】 减少组织损伤、减轻腹腔的炎症反应、彻底清除异物是预防腹腔内粘连的关键。要求手术医师严格遵守无菌原则，进行精细的手术操作、妥善的止血，减少引流物放置的时间和数量等。病人术后早期活动和尽快进食也利于防止粘连。此外，某些防粘连药物如链激酶、透明质酸酶、硫酸软骨素等，也有一定的预防效果。

【治疗】 粘连性肠梗阻多为单纯性肠梗阻。一般单纯性肠梗阻和术后早期发生的粘连性肠梗阻可先采用非手术治疗。措施有禁食、胃肠减压、输液、应用抗菌药物，必要时中医中药、口服或灌注生植物油、肥皂水灌肠等非手术疗法多能解除梗阻。对经非手术治疗不见好转甚至病情加重，或疑为绞窄性肠梗阻患者，均应及早手术治疗。手术方法如下：

1. 粘连松解或束带切除术 适于粘连带和片状粘连导致梗阻者。

2. 肠切除吻合术 适于肠袢紧密粘连成团又不能分离者。

3. 短路手术 若无法切除粘连的肠袢，则可作梗阻部分近、远端肠侧侧吻合；或闭合远侧端，将近端肠管与梗阻以下肠管做端侧吻合。

4. 小肠折叠排列术 如反复发作又无法分离的广泛粘连，可采用小肠折叠排列，以防梗阻再发。

二、肠扭转

肠扭转是指一段肠管沿其系膜长轴顺时针或逆时针旋转而形成的闭袢型肠梗阻。因肠管旋转时伴有肠系膜血管受压，导致肠管血供障碍，故肠扭转属于绞窄性肠梗阻。

【病因】

1. 解剖因素 先天性的肠袢及其系膜过长、系膜根部附着处太窄，乙状结肠冗长，游离盲肠等；腹腔手术后的肠系膜粘连收缩而靠拢均为发病的解剖学基础。

2. 诱发因素 饱食、便秘、蛔虫团、肠管肿瘤等所致肠内容重量增加。强烈的肠蠕动及体位突然改变使增重的肠管发生不同步运动，可形成肠扭转。

肠扭转多发生在小肠和乙状结肠。以顺时针扭转多见，一般扭转360°，严重者可扭转2～3转。

【临床表现】 肠扭转属于闭袢型、绞窄性肠梗阻，多具有绞窄性肠梗阻的表现特征。肠扭转好发于小肠、乙状结肠和盲肠，临床表现各有特点。

1. 小肠扭转 多见于青壮年，常于饱餐后剧烈运动时发生。起病急，进展快，早期出现休克。突出的表现为突然发作的持续性剧烈腹部绞痛伴阵发性加剧，位于脐周，常牵涉至腰背部。呕吐频繁，腹部可扪及有压痛的扩张肠袢。肠鸣音弱，可闻及气过水声。腹部X线检查符合绞窄性肠梗阻特点，有时可见空、回肠换位，或排列成多种形态的小跨度蜷曲肠袢等特有的征象。

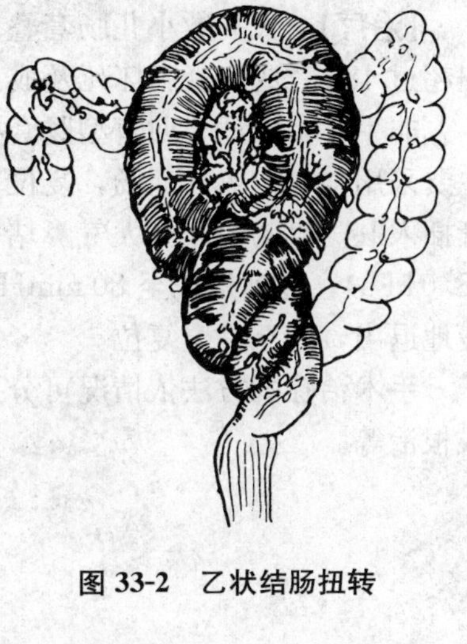

图33-2 乙状结肠扭转

2. 乙状结肠扭转 多见于男性老年人，有便秘习惯，或慢性的、反复发作的腹痛腹胀病史。发病缓慢，主要表现为腹部持续胀痛，呕吐少，无排便排气。左侧腹部呈不对称高度膨隆（图 33-2）。腹部 X 线平片可见极度扩张的马蹄状双腔充气肠袢，立位时有两个液平面。钡灌肠 X 线检查在扭转部位钡剂受阻，钡影尖端呈“鸟嘴”形。

早期乙状结肠扭转，可在严密观察下经乙状结肠镜插管复位。一旦疑有肠绞窄，须及时手术治疗。术中发现扭转的乙状结肠无坏死，可行复位加乙状结肠系膜折叠缝合术；如果有坏死，切除坏死肠段后，将断端作肠造口术，以后再二期手术作肠吻合。

三、肠套叠

一段肠管套入其邻近的肠腔内称为肠套叠。按发生部位可分为回盲部套叠、小肠套叠与结肠套叠等型（图33-3）。

【病因与分类】 肠套叠分为原发性和继发性两种，前者多于后者。原发性肠套叠多发于 2 岁以下小儿，主要是与食物性质改变引起的肠蠕动节律紊乱有关；继发性肠套叠多见于成人，与肠管的活动度大、肠壁肿瘤、息肉、憩室等因素有关。

依肠管套入部位不同，将肠套叠分为小肠型套叠（小肠套入小肠）、回盲型套叠（回肠套入结肠）、结肠型套叠（结肠套入结肠）、回结肠型套叠（回肠、盲肠套入结肠）。临床上，回结肠型套叠多见。

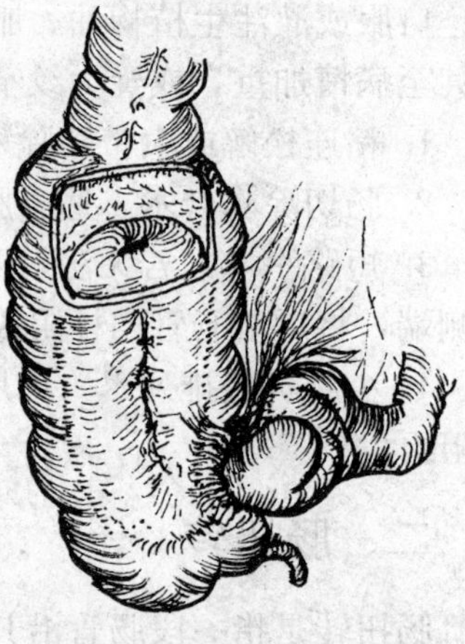

图 33-3 小肠结肠型肠套叠

【临床表现和诊断】 肠套叠三大典型表现是腹痛、血便和腹部肿块。

急性肠套叠是小儿肠梗阻常见原因。表现为突然发作的阵发性腹痛，腹痛发作时患儿哭闹不止，伴面色苍白、出汗，呕吐和果酱样血便。疼痛间歇期，患儿安静如常。脐右方可扪及腊肠形肿块，表面光滑，有压痛，右下腹有空虚感。肛门指检指套上有黏液或血迹。低压空气或钡灌肠 X 线检查，可见套叠头部的肿块影，呈“杯口”状或“弹簧”状。

慢性肠套叠多见于成人，多表现为反复发作的不完全性肠梗阻特征。肠套叠常可自行复位，钡灌肠或纤维结肠镜检查常可发现存在的肠道病变。

【治疗】 大多数小儿肠套叠采用非手术方法即可复位，只有少数非手术治疗无效、或病程超过 48 h、或怀疑肠坏死及成人肠套叠需要手术治疗。

非手术治疗适于回盲型肠套叠或结肠型肠套叠的早期，全身情况好，且无腹膜炎征象。主要采用空气或氧气灌肠，复位率可达 90%以上。在 X 线透视下，将特制带气囊的双腔导管插入肛门直肠内，充大气囊堵住肛门后，将气体注入结肠，一般空气压力先用 60 mmHg（8.0 kPa），逐渐加压至 80 mmHg（10.0 kPa）左右，随肠内压力的增高，套入的肠管可缓慢地退出，直至完全复位。

手术治疗的方法依情况可分别采用套叠复位术、肠切除吻合术、肠道器质性病变的切除或根治等。

第三节 肠炎性疾病

一、急性坏死性小肠炎

急性坏死性小肠炎又称急性出血性肠炎，是一种好发于小肠的局限性急性出血坏死性炎症，其主要症状是血便。

【病因和病理】 本病病因未完全明确，近年来有人认为与肠腔内C型魏氏杆菌繁殖产生的大量β毒素导致肠道过敏痉挛或变态反应有关。病变主要累及空肠或回肠，或整个小肠，胃、十二指肠和结肠较少发生。病变特征是肠壁黏膜呈节段性的充血、水肿、出血、坏死和溃疡形成，甚至穿孔，伴炎症细胞浸润。病变段肠管与正常段肠管分界清楚。扩张的肠腔内充满血性液和坏死物质，腹腔内可有混浊血性渗液。

【临床表现和诊断】 本病多发于儿童和青少年，夏秋季多发，有不洁饮食史。主要表现为腹痛、腹胀、呕吐、腹泻、便血和全身中毒症状。腹痛位于脐周或中上腹，呈阵发性绞痛，或持续性腹痛阵发性加剧。随后有血水样或果酱样腹泻，呈特殊腥臭味。同时伴有发热、恶心、呕吐等症状。腹部检查有不同程度的腹胀，全腹压痛、肌紧张和肠鸣音减弱。肠坏死或穿孔时，可出现明显的腹膜刺激征和压痛性的肿块。严重病例则发生休克，甚至死亡。

本病应注意与局限性肠炎、中毒性菌痢、肠套叠、Crohn病、绞窄性肠梗阻、急性阑尾炎等鉴别。

【治疗】 一般以非手术治疗为主，少数需要手术治疗。

非手术治疗措施有：休息；禁饮食、胃肠减压；纠正水、电解质与酸碱平衡失调；少量多次输血；应用广谱抗生素和甲硝唑控制感染，防治感染性休克；营养支持。

手术适应证为：非手术治疗效果欠佳，全身中毒症状反而加重者；有腹膜刺激征，或腹腔穿刺液呈血性或脓性，提示肠坏死或肠穿孔；反复肠道大出血采用非手术治疗不能控制的；肠梗阻逐渐加重，非手术治疗不能缓解；出现腹腔脓肿者。手术方式依病情而定。如肠管病变轻微，无坏死、穿孔和大出血，仅需用0.25%普鲁卡因作肠系膜根部封闭，配合内科治疗；如有局限性的肠坏死、穿孔或伴大出血时，应做病变肠段切除，行肠一期吻合术；如病变过于广泛或患者全身情况严重，则切除病变严重肠段作肠造口术或肠外置术，待病情稳定后作二期吻合术。

二、克罗恩病

克罗恩病（Crohn's disease）是Crohn（克罗恩）等首先对此病做出描述而得名，又曾称为节段性肠炎、末端回肠炎、慢性肉芽肿性炎症、非特异性肠炎等，目前有称之为炎性肠道疾病（inflammatory bowel disease，IBD）。

【病因和病理】 病因至今尚未明确，经研究认为可能与感染、免疫异常和家族遗传等有关。

病理特点是肠壁全层肉芽肿性炎症伴纤维化，呈节段性分布，可累及胃肠道任何部位，但以回肠末段与邻近右侧结肠多见，单发或多发。有自然缓解和急性加重的特点。病变在急性期和慢性期有不同的特点。急性期肠壁除充血、水肿外，并伴炎症细胞浸润，附近淋巴结肿大，黏膜溃疡出血；慢性期主要特征是炎性肉芽肿及纤维组织增生，黏膜下增厚，黏膜隆起呈“鹅卵石”样改变。因肠壁增厚，肠腔狭窄及与其他组织粘连可致肠梗阻；少数病例，病变的肠壁因溃疡、穿孔而发生肠内、外瘘，或腹腔内脓肿。

【临床表现】 本病多发生于40岁以下人群，男女发病率相当。多数起病缓慢，病程较长，呈间歇性的时轻时重，随后呈进行性发展。少数急性起病，类似急性阑尾炎或急性肠梗阻表现。主要表现为腹泻、腹痛、低热和体重减轻四大症状。腹痛常为痉挛性，不严重，多位于右下腹或脐周。局部轻度压痛，伴腹泻，每日3～4次，为不成形便或稀便。一般无脓血与里急后重感。腹痛和腹泻可于进餐时加重，排便后暂时缓解。其他还有消瘦、贫血、低热、乏力、体重减轻和营养不良等。急性期可并发穿孔，与急性阑尾炎穿孔类似；慢性穿孔形成局部脓肿和肠内、外瘘时，多有粘连包块和肠梗阻形成。

此外，患者可发生以下并发症：肠梗阻、便血、肠穿孔和潜在恶性病变。

【诊断】 X线钡餐和钡灌肠检查显示肠黏膜增粗、隆起呈“鹅卵石”征，回肠狭窄呈阶段性、跳跃式分布，管壁僵硬，近端肠管扩张，而狭窄部呈线状征，有肠激惹现象，结合病史和临床表现应诊断克罗恩病。纤维结肠镜检查有助于本病的确诊。

需要与回盲部结核、溃疡性结肠炎、急性阑尾炎、肠肿瘤等鉴别。

【治疗】 大多采用非手术治疗，只有发生并发症时才考虑手术治疗。

非手术治疗措施包括水杨酸偶氮磺胺吡啶、肾上腺皮质激素或6-巯基嘌呤等药物来控制症状；用广谱抗生素和甲硝唑来控制肠道感染；输血、补液纠正水与电解质平衡紊乱、贫血或低蛋白血症；肠内、外营养支持；休息及对症处理等。

手术指征：急性肠穿孔或大出血；慢性穿孔后形成的腹腔脓肿；肠内、外瘘；疑有肿瘤、结核者。手术方式有病变肠管切除吻合术、捷径手术和旷置术。病变肠管切除范围包括肠管两端正常肠管的3 cm以外的肠段及其肠系膜和淋巴结，以免残留病变。如有肠梗阻、局部粘连严重、病变范围广、不能切除或全身情况差、不能耐受手术者，可做短路及旷置术，即将病变的近侧肠管切断，远侧肠管封闭，再行近端肠管与远端肠管端侧吻合术。此术式可使肠内容物引流，病变静止，但不能痊愈，有发生肠瘘和恶变的危险，复发率也很高，应注意随诊。如为腹腔内脓肿则切开引流。对多处病变的病例，只切除有并发症的病变肠管，避免发生短肠综合征。

三、伤寒肠穿孔

肠穿孔是伤寒病的严重并发症之一，死亡率较高。

【病因和病理】 伤寒杆菌经口入肠道，侵犯回肠末端的集合淋巴结，生长繁殖，引发炎症。一方面，细菌产生的内毒素经肠壁入血液循环，致全身中毒症状。另一方面，在发病后2～3周，病变肠管的黏膜脱落形成溃疡。溃疡多为单发，椭圆形，可深达肌层，甚至穿孔，并发急性弥漫性腹膜炎。80%的穿孔发生在距回盲瓣50 cm以内。

【临床表现和诊断】 伤寒病人在治疗中突然发生右下腹痛，迅速扩散至全腹，并伴有明显呕吐、腹胀、全腹压痛、反跳痛和肌紧张、肠鸣音消失等腹膜炎征象，右下腹明显，肝浊音界减小或消失。体温升高和脉率增快，白细胞计数升高，与无并发症的肠伤寒病人的相对缓脉和白细胞计数减少明显不同。腹腔穿刺液呈脓性或米汤样。X线腹部透视或拍片大多有膈肌下游离气体。有以上典型特征者易于诊断。

需要注意的是伤寒病症状轻微或不典型的病人，如仅有轻微的发热、头痛和全身不适，发生并发症时易误诊为其他疾病，则诊断有一定的困难。对于这类病人，应结合伤寒流行季节和流行地区来综合分析和判断，必要时做腹腔渗液的伤寒杆菌培养，或血伤寒杆菌培养和肥达反应试验，均有助于明确诊断。

【治疗】 肠伤寒穿孔一旦确诊，应急症手术治疗。手术原则是施行简单易行的穿孔缝合术。如术中发现肠壁很薄接近穿孔的其他病变处，也可作浆肌层内翻缝合修补。腹腔内应置放烟卷引流。除多发肠穿孔或并发不易控制的肠道大出血、且病人全身状况尚可者外，一般不做肠切除术。

第四节　小肠肿瘤

小肠肿瘤发生率低，仅占胃肠道肿瘤的4%～5%。小肠肿瘤分为原发性和转移性两类，原发性小肠肿瘤可来自小肠的各类组织，而转移性小肠肿瘤一般由胰、结肠和胃癌直接蔓延，或其他肿瘤经淋巴或血行播散而来。在原发性小肠肿瘤中，良性肿瘤占1/4，较常见的有腺瘤、平滑肌瘤、脂肪瘤、纤维瘤、血管瘤；恶性肿瘤占3/4，较多见的有淋巴肉瘤、腺癌、平滑肌肉瘤和类癌等。小肠肿瘤诊断比较困难，容易延误治疗，临床应予重视。

【临床表现】 不典型，可有下列一种或几种症状。

1. 腹痛　为肿瘤牵引、肠管蠕动功能紊乱所引起。可为隐痛、胀痛甚至剧烈绞痛。疼痛部位不固定，以脐周或下腹部为主。并发肠梗阻时，腹痛尤为剧烈。可伴有腹泻、食欲缺乏等。

2. 肠道出血　常为间歇性发生，少则仅为粪便隐血，有的患者因反复发生而表现为慢性贫血；多则可间断出现柏油样便或血便，大量出血者较少见。

3. 肠梗阻　可因肿瘤逐渐浸润引起肠狭窄或压迫肠管，发生复发性慢性不完全性肠梗阻。如诱发肠套叠或肠扭转，则可出现急性肠梗阻。

4. 腹内肿块　生长较大的肿瘤（如肌瘤、纤维瘤），尤其是向肠外生长时，在腹部常扪及肿块，一般活动度较大，位置多不固定。

5. 肠穿孔　小肠肿瘤如溃疡型癌可因急性穿孔引起腹膜炎为最初表现，也可因慢性穿孔而表现为局限性脓肿，或形成肠瘘。

6. 类癌综合征　胃肠道类癌以阑尾部位最多，其次为回肠下端，胃及结肠少见，而小肠尤其是十二指肠和胃的类癌恶性居多，小肠类癌早期不易发现，到发现时已属晚期，常出现肠梗阻和类癌综合征。恶性类癌转移至肝后，所分泌的大量未被肝灭活的5-羟色胺和缓激肽进入体循环，可引起一组类癌综合征的临床表现：阵发性面、颈部和上躯体皮肤潮红，水样腹泻，哮喘和纤维组织增生而引起的右心瓣膜病。可因进食、饮酒、情绪激动、按压肿瘤而激发。

【诊断】 小肠肿瘤的诊断较困难，主要依靠临床表现和X线钡餐检查。如遇有上述一种或几种临床表现者，应考虑有小肠肿瘤可能，需作下列检查。

1. 小肠气钡造影　是诊断小肠疾病应用最广的检查方法。可发现小肠肠腔狭窄、扩张、溃疡、占位等病变，如采用18%稀钡作小肠连续灌注，控制速度，多方位摄片，使阳性率大大提高。

2. 小肠内镜　不但可直接观察小肠黏膜和作组织活检，还可行息肉电切和电灼止血等治疗操作。术中小肠镜配合组织活检是诊断小肠肿瘤最有效的方法。

3. 选择性肠系膜动脉造影　可显示小肠肿瘤特异性血管征象。如伴有活动性出血，出血量每分钟超过 0.5 ml，可显示造影剂外溢，具有定性和定位的诊断价值。

4. 尿中 5-羟色胺的降解物 5-羟吲哚乙酸测定　正常人每 24 h 尿排出量应少于 10 mg，如超过 24 mg 有助于类癌的诊断。

CT、MRI 对小肠肿瘤的诊断帮助不大。必要时可行剖腹探查术。

【治疗】 由于小肠肿瘤术前难以确定其良恶性，且良性多有恶变可能，故治疗应以手术为宜。小的或带蒂的良性肿瘤，可连同周围肠壁做局部切除。较大的或局部多发的肿瘤做部分肠切除术。恶性肿瘤则需连同肠系膜及其区域淋巴结做根治性切除术。术后据病变性质及浸润范围加用化疗或放疗。如已属晚期，亦应切除肿瘤及其周围有转移的肠系膜；如与周围组织浸润固定，无法切除，应做短路手术，以预防或缓解梗阻发生。

对类癌综合征的治疗，应尽可能切除原发病灶，有肝转移，应作转移灶摘除，或不规则部分肝切除。此外，使用氟尿嘧啶、生长抑素或泼尼松等均有一定疗效。

小结

小肠疾病是指发生在小肠的梗阻性、炎症性、肿瘤性等类型疾病，其中的急性肠梗阻是常见的急腹症之一。本章重点内容包括肠梗阻的分类、临床表现、诊断、鉴别诊断和治疗。难点内容包括单纯性和绞窄性肠梗阻的鉴别、机械性肠梗阻和麻痹性肠梗阻的鉴别、高位与低位肠梗阻的鉴别；粘连性肠梗阻的防治方法；肠扭转和肠套叠的诊断与处理。

思考题

1. 简述绞窄性肠梗阻的特点。
2. 什么是肠扭转？怎样诊断和治疗？
3. 什么是肠套叠？怎样诊断和治疗？

（漯河医学高等专科学校　孟凡勇　邵阳医学高等专科学校　陈小红）

第三十四章　阑尾炎

学习目标

1. 掌握急性阑尾炎的临床表现、诊断、鉴别诊断和治疗。
2. 熟悉阑尾的解剖与生理，急性阑尾炎的病因和病理。
3. 了解特殊类型阑尾炎的特点和处理原则，慢性阑尾炎的诊断和治疗。

第一节　阑尾的解剖生理概要

阑尾位于右下腹髂窝部，其体表投影相当于右髂前上棘至脐连线中外 1/3 交点处，即麦(McBurney)氏点，此点是行阑尾切除术的最常用的手术切口位置。阑尾连接于盲肠根部，呈蚓状盲管，单向开口于盲肠腔内，长约 5～10 cm，直径为 0.5～0.7 cm。阑尾管腔较细，开口处较狭小，容易发生梗阻。因阑尾基底部与盲肠关系固定，阑尾的位置可随盲肠位置而变化，如可以到达肝下，也可低至盆腔，或移位到左侧腹部，给诊断带来一定的困难。

阑尾系膜是两层腹膜包绕阑尾形成的三角形皱襞，内有阑尾动、静脉、神经和淋巴管。因阑尾系膜的牵拉和阑尾尖端的移动，使阑尾末端指向各个方位，以盲肠后位和盆位常见(图 34-1)。不同的阑尾末端指向的患者，其临床表现轻重不一，手术切除的难易程度不同。

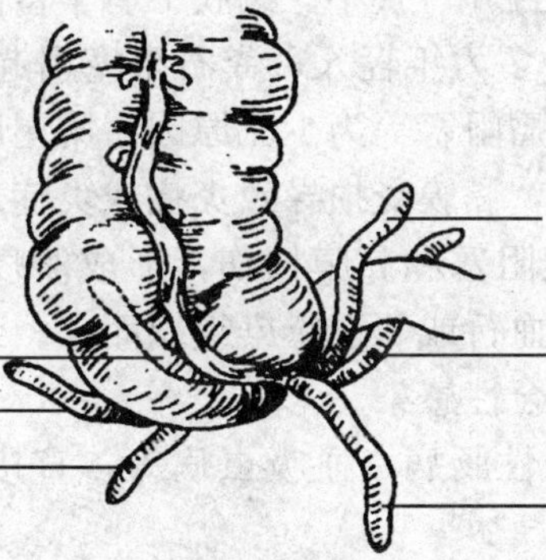

图 34-1　阑尾的解剖位置

阑尾动脉是肠系膜上动脉分出的回结肠动脉的分支，是一条无侧支的终末动脉，当血运障碍时易发生阑尾缺血坏死。阑尾静脉经回结肠静脉和肠系膜上静脉回流入门静脉，当发生阑尾炎时，炎症可扩散而导致门静脉炎和细菌性肝脓肿。阑尾的感觉冲动，由交感神经纤维经腹腔丛和内脏小神经传入，其传入的脊髓节段在第 10、第 11 胸节，故阑尾炎症初始时，常有脐周及上腹部的牵涉痛。

阑尾由内而外分为黏膜、黏膜下层、肌层和浆膜层(图 34-2)。黏膜上皮细胞正常情况下分泌少量黏液。黏膜和黏膜下层含丰富的淋巴滤泡，参与 B 淋巴细胞的产生和成熟，有一定的免疫功能。但这种免疫功能在20岁时达到高峰，30岁后逐渐减退，所以，切除成人的阑尾无损机体的免疫功能。因年轻人的阑尾黏膜下淋巴滤泡丰富，所以淋巴滤泡的增生是阑尾管腔狭窄梗阻导致阑尾炎的常见原因。

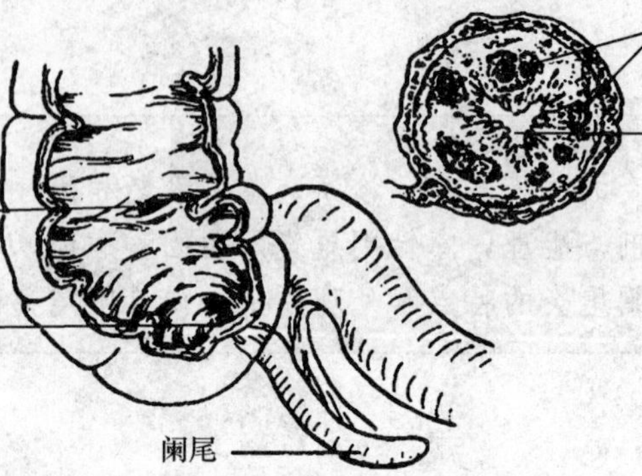

图 34-2 阑尾的解剖

第二节 急性阑尾炎

急性阑尾炎（acute appendicitis）是腹部外科最常见的急腹症，发病率约1/1000，约85%发生于20～40岁的青少年，男女之比约2～3∶1。早期诊断、早期治疗，效果良好，死亡率可降至0.1%以下。如果延误诊治，易发生严重并发症。

【病因】

1. 阑尾管腔阻塞　是急性阑尾炎最常见病因。阑尾管腔容易阻塞的解剖因素有管腔细长、系膜牵拉呈卷曲状、盲管且开口狭小、黏膜下有丰富的淋巴滤泡等。在阻塞因素中，淋巴滤泡增生引起者约占60%，多为年轻人；粪石阻塞引起者约占35%，多为成年人；食物残渣、异物、蛔虫、虫卵或肿瘤阻塞等为少见原因。阑尾腔内阻塞使黏膜分泌黏液积聚，腔内压力升高，阑尾壁血运障碍，黏膜受损导致炎症或炎症加剧。

2. 细菌入侵　因阑尾管膜阻塞和黏膜损伤，形成溃疡，使腔内细菌直接侵入阑尾壁致感染发生。此外，细菌也可经血行或邻近感染组织而来。致病菌多为肠道内的各种革兰染色阴性需氧菌和厌氧菌，属于混合性感染。

3. 其他　如急性肠炎、炎性肠病、血吸虫病等，直接延至阑尾，或引起阑尾壁肌肉痉挛，发生血供障碍而致炎症。

【病理类型】 根据阑尾炎症的病理发展过程，一般可分四种病理类型：

1. 急性单纯性阑尾炎　是阑尾炎的早期病变。阑尾外观呈轻度肿胀，浆膜充血并失去正常光泽，表面有少量纤维素性渗出物，阑尾腔内有少量渗液。镜下特征是阑尾各层均有水肿和中性粒细胞浸润，黏膜表面小溃疡和出血点。临床表现较轻，非手术治疗多可以缓解。

2. 急性化脓性阑尾炎　是由单纯性阑尾炎发展而来。阑尾呈高度充血、肿胀，表面有脓性分泌物，腔内有大量积脓。镜下见炎症扩展到肌层和浆膜层，全层中性粒细胞浸润，黏膜表面的溃疡大且深，壁间形成脓肿。阑尾周围的腹腔内可有稀薄脓液，形成局限性腹膜炎。临床表现和体征较重。

3. 坏疽性及穿孔性阑尾炎　是一种重型阑尾炎，在儿童和老年人中多见。因阑尾管壁部分或全部坏死，外观呈紫色或紫黑色，触之易损，流出脓液。穿孔后如无局限，可引起急性弥漫性腹膜炎。穿孔部位多在阑尾根部和尖端。

4. 阑尾周围脓肿　如阑尾发生炎症、化脓、坏疽及穿孔过程缓慢，则大网膜、肠系膜和周围肠管可包裹阑尾，形成阑尾周围脓肿。

急性阑尾炎的病理转归有：当机体抵抗力弱、炎症重、发展快、未于及时手术治疗时，炎症扩散，可发展为弥漫性腹膜炎、化脓性门静脉炎，甚至感染性休克；当机体抵抗力强、炎症轻微时，炎症可消散吸收，但常转为慢性阑尾炎，易复发；当阑尾炎症被大网膜、肠系膜及肠管粘连包裹，炎症局限，形成阑尾周围脓肿。

【临床表现】

（一）症状

1. 腹痛　是阑尾炎病人就诊时的主诉。其主要特征是转移性右下腹痛，约占 70%～80%，表现为病初腹痛位于脐周或上腹部，呈阵发性，经数小时（通常 6～8 h）后转移并固定在右下腹，呈持续性。部分病例发病开始即出现右下腹痛。腹痛的特点与阑尾炎的病理类型有关：单纯性阑尾炎呈轻度隐痛、钝痛；化脓性阑尾炎常伴有明显阵发性剧痛和胀痛；坏疽性阑尾炎呈剧烈的持续性疼痛或绞痛；穿孔性阑尾炎可因阑尾腔内压减轻，腹痛也可暂时减轻，但随着腹膜炎的发展，腹痛又逐渐持续加剧。腹痛也可因阑尾位置而有所不同，如盲肠后位阑尾炎可出现右腰部疼痛；盆腔位阑尾炎出现耻骨上区疼痛；肝下位阑尾炎可出现右上腹痛；罕见的左下腹部阑尾炎呈左下腹痛。

2. 胃肠道症状　阑尾炎的早期可出现恶心、呕吐、厌食，但多不严重。如病人出现直肠或膀胱刺激症状，提示盆腔位阑尾炎或阑尾穿孔致盆腔积脓。继发弥漫性腹膜炎时则出现腹胀等麻痹性肠梗阻症状。

3. 全身症状　早期有头痛、乏力等，如炎症加重则可出现畏寒、发热、口干、出汗等全身感染中毒症状。单纯性阑尾炎体温轻度升高，一般不超过 38℃；如有明显发热和全身中毒症状，常提示阑尾有化脓、坏疽；腹膜炎时可有畏寒、高热。如发生门静脉炎还可有寒战、高热和轻度黄疸。

（二）体征

1. 腹部压痛　右下腹固定的压痛点是急性阑尾炎的最常见的重要体征。一般该压痛点位于麦氏点，即在脐与右髂前上棘连线中、外 1/3 交界处，邻近的 Lanz 点（双侧髂前上棘连线中、右 1/3 交点）、Morris 点（右髂前上棘至脐连线与右腹直肌外缘相交点）也可因阑尾位置不同而有压痛。压痛点始终固定，尤其是当腹痛尚未转移到右下腹时，压痛点已经在右下腹，是阑尾炎的重要特征。当阑尾穿孔时，疼痛和压痛范围可扩大到全腹，但仍以阑尾部位最显著。

2. 腹膜刺激征　指腹肌紧张、反跳痛（Blumberg 征），是壁腹膜受炎症刺激而出现的反应，提示阑尾化脓、坏疽或穿孔。腹膜刺激征可因炎症扩散而范围扩大，但小儿、老人、孕妇、肥胖、虚弱者、盲肠后位或盆位阑尾炎时，腹膜刺激征可不明显。

3. 右下腹包块　如右下腹扪及压痛性包块，固定且边界不清，应考虑为阑尾周围脓肿，因坏疽性或穿孔性阑尾炎被大网膜或周围肠管包裹而成。

4. 其他体征　①结肠充气试验（Rovsing's sign）：患者仰卧位，检查者用一手压左下腹，另一手挤压近侧结肠并向盲肠方向移动，将结肠内气体挤压至盲肠和阑尾，引起右下腹痛为阳性。②腰大肌试验（psoas 征）：患者左侧卧位，将右下肢向后过伸，引起右下腹痛为阳性，提示阑尾位置深在盲肠后近腰大肌处。③闭孔内肌试验（obturator 征）：患者仰卧位，右髋、右膝关节均前屈 90 度，并且右下肢内旋，出现右下腹疼痛为阳性，表明阑尾位置较低，靠近闭孔内肌。④直肠指检：盆腔位阑尾炎，直肠右前方有触痛，如形成盆腔脓肿，则可触及有波动感的痛性包块。

【辅助检查】

1. 实验室检查　多数患者白细胞总数和中性粒细胞比例增高。白细胞总数一般可升高至 $10\times10^9/L$ 以上，化脓或坏疽性阑尾炎则可达到（18～20）$\times10^9/L$、中性粒细胞比例达到 90%以上。单纯性阑尾炎或老年人急性阑尾炎白细胞总数可无明显升高。如尿中出现少数红细胞，提示阑尾的炎症刺激右侧输尿管；如出现明显血尿，提示泌尿系结石或肿瘤等疾病。

2. 影像学检查　多用于鉴别诊断。B 超检查有时可发现阑尾肿大征象和阑尾腔脓肿影像；X 线检查多用于与消化道穿孔、胰腺炎、肠梗阻等疾病的鉴别；CT 和 MRI 用于诊断阑尾炎的较少；随腹腔镜技术的发展，逐渐也用于诊断急性阑尾炎，且同时可行阑尾切除术。

【诊断】 根据转移性右下腹疼痛、右下腹固定的压痛点、体温及白细胞计数升高，急性阑尾炎大多可以诊断。需要与其他疾病鉴别时，可选择 B 超、CT 检查，甚至腹腔镜来明确诊断。

【鉴别诊断】 应与下列疾病鉴别。

1. 胃、十二指肠溃疡急性穿孔　因穿孔后的胃内容物沿右侧结肠旁沟流至右髂窝，出现右下腹疼痛，类似阑尾炎的转移性疼痛。患者多有溃疡史；发病急，先有右上腹疼痛，很快扩散到右下腹和全腹部；腹痛剧烈似刀割样，可有休克；肝浊音界缩小或消失；X 线检查膈下有游离气体；腹穿出胃肠内容物等均有助于明确诊断。

2. 妇科疾病　在育龄妇女中应注意鉴别。①右侧输卵管妊娠破裂：有停经史，阴道不规则流血，因突然破裂出血而剧烈腹痛和腹内出血症状，甚至失血性休克，腹腔穿刺或阴道后穹窿穿刺抽到不凝固血液，妊娠试验阳性。②卵巢囊肿蒂扭转：突然发生的急性剧烈阵发性绞痛，双合诊时下腹部可触及包块和触痛，B 超检查为囊性包块。③卵巢滤泡或黄体囊肿破裂：表现类似于宫外孕，但无停经史，少有阴道流血。④急性输卵管炎和急性盆腔炎：双侧下腹部对称性压痛、脓性白带，阴道后穹窿穿刺有脓性分泌物，盆腔 B 超有助于诊断。

3. 右侧输尿管结石　其特点是右下腹阵发性绞痛，并向会阴部和外生殖器放射，沿右侧输尿管走行区有压痛，尿常规检查有大量红细胞。腹部 B 超检查或 X 线平片可见结石影像。

4. 急性肠系膜淋巴结炎　多发生在儿童，往往先有上呼吸道感染史，右下腹痛偏内侧，腹部压痛范围大而不固定，可随体位变更。一般无肌紧张及反跳痛。

5. 急性胃肠炎　腹痛、腹泻、呕吐、消化不良等症状明显，常发生在不洁饮食之后。无转移性右下腹疼痛、无腹部固定压痛、无腹膜刺激征。

6. 其他疾病　右下叶肺炎、胸膜炎因可刺激第 10～第 12 肋间神经出现右下腹疼痛，但患者多有上呼吸道感染史，体温升高、胸痛、咳嗽、呼吸急促等症状明显，胸部 X 线摄片可鉴别。急性胆囊炎、胆石症易与高位阑尾炎混淆，但该患者多在进油腻饮食后发作，疼痛可向肩背部放射，无转移性右下腹痛，Murphy 征阳性，有时出现黄疸，B 超检查有助于鉴别。此外，急性肠穿孔、Meckel 憩室炎、肠结核、盲肠癌等也需要与阑尾炎鉴别。

【治疗】 原则上，急性阑尾炎一经确诊应手术治疗。即使非手术治疗痊愈，但容易反复发作，最终需要行阑尾切除术。

1. 非手术治疗　仅适用于急性单纯性阑尾炎、不愿手术治疗的阑尾炎的早期或有手术禁忌证者。主要措施为抗生素的使用和补液、对症治疗。

2. 手术治疗　主张早期行阑尾切除术，操作简单且并发症少。如果发生穿孔、坏疽等时再手术治疗，操作困难且并发症增加。手术方法为阑尾切除术，如形成脓肿无法切除阑尾时可行阑尾脓肿引流术。急性单纯性阑尾炎采用麦氏切口，一期缝合。也可采用腹腔镜阑尾切除术。急性化脓性、坏疽性阑尾炎或阑尾穿孔可采用经麦氏点或经腹直肌切口，注意保护切口，预防切口感染。

【阑尾切除术要点】

1. 麻醉　一般采用腰麻或硬脊膜外麻醉，也可采用局部浸润麻醉。小儿可用静脉麻醉。

2. 切口　一般情况下采用右下腹麦氏切口（McBurney 切口）或横切口。如诊断不明确或腹膜炎较广泛应采用右下腹经腹直肌探查切口，以便术中探查和清除脓液。

3. 寻找阑尾　多数患者的阑尾就在切口的下方，或沿结肠带向盲肠方向即容易找到阑尾。如仍未找到阑尾，应用手指探查盲肠后方，或者剪开盲肠外侧腹膜，在盲肠后方寻找阑尾。

4. 处理阑尾系膜　用阑尾钳提起阑尾，显露系膜，用血管钳贴阑尾根部戳孔钳夹阑尾系膜，剪断并妥善结扎系膜。如阑尾系膜肥厚或较宽，一般应分次钳夹、切断结扎或缝扎系膜。

5. 处理阑尾根部　在距根部 0.5 cm 处用钳轻轻钳夹阑尾后用丝线结扎，再于结扎线远侧 0.5 cm 处切断阑尾，残端用碘酒、酒精涂擦处理。于盲肠壁上距阑尾根部周围 1.0 cm 处行浆肌层荷包缝合，针距约 2～3 mm，勿将阑尾系膜缝入在内，将阑尾残端埋入。最后在无张力下再将系膜绑扎在盲肠端缝线下覆盖加固。近年来也有主张阑尾根部单纯结扎，不做荷包埋入缝合。

【并发症】

1. 急性阑尾炎的并发症

（1）腹腔脓肿　是阑尾炎未经及时治疗的后果。阑尾周围脓肿最常见，也可形成盆腔、膈肌下或肠间隙等处脓肿。主要表现为腹胀、腹部压痛性包块和全身感染中毒症状等，B 超或 CT 扫描有助于诊断。一经诊断即应在超声引导下穿刺抽脓冲洗或置管引流，或手术切开引流。阑尾脓肿应在非手术疗法治愈后 3 个月左右择期手术切除阑尾，比急诊手术效果好。

（2）内、外瘘形成　阑尾周围脓肿如未及时治疗，可向周围脏器或腹壁穿破，形成肠瘘、膀胱瘘或阴道瘘等，经瘘管行 X 线造影可了解瘘管数目和走行，有助于选择相应的治疗方法。

（3）化脓性门静脉炎　急性阑尾炎时阑尾静脉中的感染性血栓，经肠系膜上静脉至门静脉，引起化脓性门静脉炎。临床表现为寒战、高热、肝肿大、剑突下压痛、轻度黄疸等，可发展到细菌性肝脓肿和感染性休克。行阑尾切除并大剂量抗生素治疗有效。

2. 阑尾切除术后并发症

（1）切口感染　是最常见的术后并发症，多见于化脓性或穿孔性阑尾炎。表现为术后 2～3 天体温升高，切口胀痛，局部红肿、压痛、渗出脓液等。处理上应及时拆除缝线，排出脓液，放置引流，定期换药。

（2）出血　因阑尾系膜的结扎线松脱引起出血。表现为腹痛、腹胀和失血性休克等症状。处理上应立即输血补液，紧急手术止血。关键在于妥善结扎系膜预防出血。

(3) 粘连性肠梗阻　是较常见的远期并发症，与局部炎症重、浆膜面损伤、术后制动等多种原因有关。多可经非手术治疗，病情重者须手术治疗。

(4) 阑尾残株炎　多因阑尾残端保留超过 1 cm 且再发炎症，表现同阑尾炎。症状较重时应再次手术切除阑尾残株。

(5) 粪瘘。

第三节　特殊类型阑尾炎

因解剖及生理特点不同，婴幼儿、儿童、老年人、妊娠妇女及 AIDS 患者发生急性阑尾炎时，诊断和治疗均较困难，应该重视。

一、新生儿急性阑尾炎

新生儿急性阑尾炎很少见，主要因为新生儿阑尾短粗呈漏斗状，不易发生管腔阻塞。而且，新生儿不能提供病史，早期仅有厌食、恶心、呕吐、腹泻和脱水等症状，发热和白细胞升高均不明显，诊断困难，穿孔率可高达 80%，死亡率很高。诊断时应仔细检查右下腹部压痛和腹胀等体征，应及早手术治疗。

二、小儿急性阑尾炎

临床特点：①症状重、发展快，早期即可出现高热、呕吐，甚至腹泻、脱水等症状；②体征轻，右下腹体征不明显，压痛和肌紧张需反复对比检查；③阑尾穿孔率高（15%～50%），发生早。一旦确诊应尽早行阑尾切除，并配合输液和全身广谱抗生素应用。

三、妊娠期急性阑尾炎

较常见。约 80%发生在妊娠中、晚期。特点：①腹痛部位与压痛点随增大的妊娠子宫而升高；②腹膜刺激征不明显；③大网膜难以包裹炎症使阑尾炎症易扩散。这些特点均不易于诊断，B 超有利于诊断。因炎症的发展可致流产或早产，故一旦确诊应早行阑尾切除治疗。围手术期用黄体酮安宫保胎，广谱抗生素控制感染，加强胎儿监护。手术切口要偏高、术中操作要轻柔、术后避免腹腔引流等均是需要注意的问题。临产期并发阑尾穿孔，应经腹行剖宫术的同时切除阑尾。

四、老年人急性阑尾炎

因老年人对疼痛感觉迟钝、腹肌薄弱、免疫力下降等，使病理改变重而临床表现轻，体温和白细胞升高不明显；同时，老年人血管硬化，易致阑尾缺血坏死和穿孔，腹膜炎症不易局限。加上老年人多发的慢性疾病，使病情复杂，容易延误诊断和治疗。一旦诊断应及时手术切除阑尾。

五、AIDS/HIV 感染病人的阑尾炎

其临床症状及体征与免疫功能正常者相似但不典型。病人的 WBC 不高，B 超或 CT 检查有助于诊断。原则上应早期诊断和手术治疗。否则，穿孔率较高（占 40%）。因此，不应

将 AIDS 和 HIV 感染者视为阑尾切除的手术禁忌证。

第四节　慢性阑尾炎

【病因和病理】 慢性阑尾炎（chronic appendicitis）多由急性阑尾炎迁延而来，少数开始即为慢性阑尾炎过程。主要病变特点是阑尾壁不同程度纤维组织增生和炎症细胞浸润。因纤维组织增生使管壁变厚、管腔狭窄、弯曲或闭塞；或因阑尾腔内的粪石、异物、虫卵等阻塞使阑尾炎症反复发作。镜下见黏膜层和浆肌层以淋巴细胞和嗜酸性细胞浸润为主，还可见到壁内的异物巨细胞。

【临床表现和诊断】 既往有急性阑尾炎发作史，右下腹隐痛或消化不良症状。症状可以不重或不典型，可在剧烈活动或饮食不节下反复发作。主要体征是右下腹压痛位置较固定。X 线钡灌肠检查阑尾不显影或充盈缺损，阑尾管腔不规则性狭窄，72 h 后阑尾腔中仍有钡剂残留，可诊断慢性阑尾炎。

【治疗】 诊断明确后需行阑尾切除术，并行病理检查。

小结

急性阑尾炎是腹部外科的常见病、多发病之一。本章重点内容包括急性阑尾炎病因、病理、临床表现、诊断和鉴别诊断；急性阑尾炎的手术治疗和并发症的防治。难点内容包括急性阑尾炎的诊断和鉴别诊断。

思考题

1. 简述急性阑尾炎的诊断与鉴别诊断。
2. 阑尾切除术后最常见的并发症是什么？怎样防治？
3. 女，25 岁，右下腹疼痛 4 小时。该患者于 4 小时前无明显诱因突然发生右下腹阵发性胀痛，伴恶心呕吐，自服颠茄片等药物，腹痛无明显缓解。无尿频、尿急、尿痛等症状。T36.9℃，P89 次/分。下腹压痛，肌紧张、反跳痛，尤以右下腹为重。移动性浊音阴性，肠鸣音正常。腰大肌试验阳性。血 WBC11.9×10^9/L，N78%。腹透正常。

初步诊断是什么？如何治疗？

（漯河医学高等专科学校　孟凡勇　邵阳医学高等专科学校　李洲成）

第三十五章　结肠、直肠肛管疾病

学习目标

1. 掌握结肠癌和直肠癌的临床表现、诊断和治疗，痔的概念、分类、临床表现和治疗。

2. 熟悉直肠、肛管的解剖生理，直肠肛管的检查方法，直肠肛管周围脓肿、肛瘘、肛裂的发病原因、诊断和治疗。

3. 了解先天性巨结肠、先天性直肠肛管畸形、直肠息肉的临床特点和治疗原则。

第一节　结肠、直肠肛管的解剖生理概要

【结肠解剖】 结肠分为盲肠、升结肠、横结肠、降结肠和乙状结肠。成人结肠全长平均约 1.5 米。升结肠、降结肠的前面和两侧有腹膜覆盖，而横结肠、乙状结肠全部有腹膜包被。升结肠与横结肠交界处称肝曲；横结肠与降结肠交界处称脾曲。在回肠进入盲肠处有黏膜和环肌折叠形成的回盲瓣，它可防止结肠内容反流及控制小肠食糜残渣过快进入结肠。

结肠壁分为浆膜层、肌层、黏膜下层和黏膜层，其外层有结肠带、结肠袋和肠脂垂，为结肠的三个解剖标志。

结肠的血液供应来自两部分：右半结肠由肠系膜上动脉所供应，分出回结肠动脉、右结肠动脉和中结肠动脉；左半结肠由肠系膜下动脉所供应，分出左结肠动脉和数支乙状结肠动脉。静脉与同名动脉伴行，其血液分别经肠系膜上、下静脉汇入门静脉。结肠的淋巴结沿结肠动脉排列，可分为结肠上淋巴结、结肠旁淋巴结、中间淋巴结和中央淋巴结，最后淋巴液引流至腹主动脉周围淋巴结。

【结肠生理】 主要功能是吸收水分、储存和转运粪便。此外，还能分泌碱性的黏液润滑肠道，分泌多种胃肠激素。

【直肠肛管解剖】 直肠上端于第三骶椎平面接乙状结肠，沿骶前向下至尾骨平面连接肛管，长约 12～15 cm。肛管无黏膜，上部为移行上皮，下部为鳞状上皮，长约3～4 cm。

直肠下端黏膜隆起形成的纵形皱襞，称肛柱。相邻肛柱基底部的半月形皱襞，称肛瓣。肛瓣与肛柱之间的袋状小窝，称肛窦（隐窝）。其窦口向上，深 3～5 mm，窦底有肛腺开口，此处常易发生损伤和感染。这些解剖结构使直肠黏膜与肛管皮肤交界处形成一条不整齐的线，称齿状线（图 35-1）。齿状线上的乳头状突起，称肛乳头。

直肠内层环肌延伸至直肠下端增厚，构成肛管内括约肌，围绕肛管上 2/3，为不随意肌。肛管外括约肌分皮下部、浅部和深部，为随意肌，对控制排便起主要作用。皮下部围绕肛管下端，切断不致引起肛失禁。由外括约肌深部、耻骨直肠肌、肛管内括约肌和直肠外层纵肌纤维组成一个肌环，称肛管直肠环（图 35-2）。此环如被切断，即可引起排便失禁。

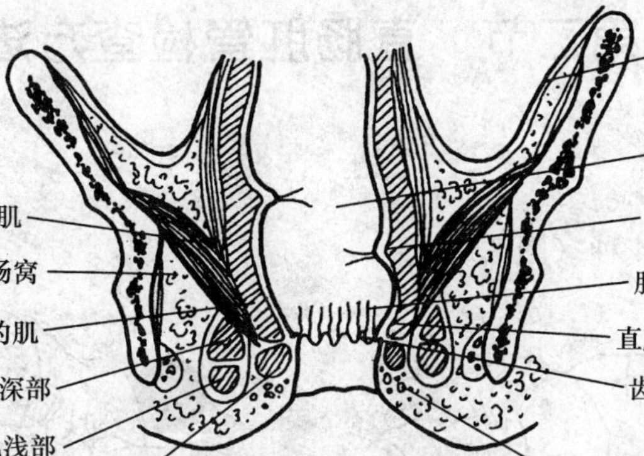

图 35-1　直肠肛管纵剖面示意图

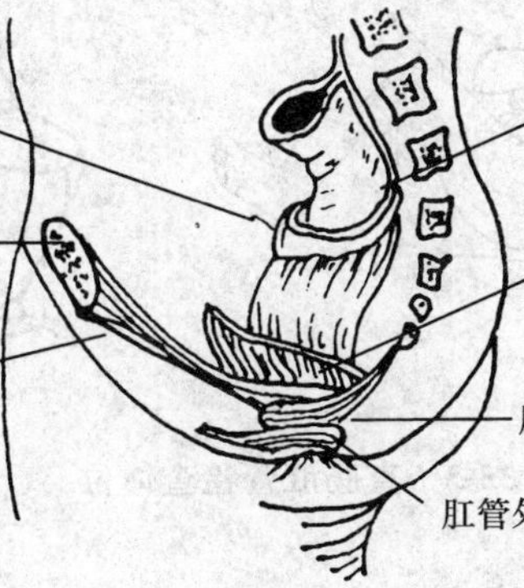

图 35-2　肛管括约肌环示意图

直肠肛管周围有数个间隙：①骨盆直肠间隙，在直肠两侧，左右各一；②坐骨肛管间隙，在肛管两侧，左右各一；③直肠后间隙，在骶骨与直肠之间；④肛门周围间隙，位于坐骨肛管横隔以下与肛门周围皮肤之间。这些间隙内充满脂肪和疏松结缔组织，是感染的常见部位。

齿状线的意义在于其上、下的血液供应、淋巴引流、神经支配都不相同：齿状线以上为直肠黏膜，血液由直肠上、下动脉和骶正中动脉供应；齿状线以上的直肠上静脉丛血液经肠系膜下静脉回流入门静脉；淋巴引流主要入腹主动脉旁或髂内淋巴结；受交感和副交感神经支配，无痛觉，而有温度觉和触觉。齿状线以下为肛管皮肤，血液由肛管动脉供应；齿状线以下的直肠下静脉丛的血液经髂内静脉流入下腔静脉；淋巴引流主要入腹股沟淋巴结及髂外淋巴结；受脊神经系统的阴部神经支配，其痛觉异常敏感。两个静脉丛壁薄而无瓣膜，易扩张形成痔。

【直肠肛管生理】 主要生理功能是排便。直肠下端是排便反射的主要发生部位。要保留至少 5 cm 与肛管相接的直肠，才能保持正常的排便功能。

第二节 直肠肛管检查方法

一、检查体位

常见的检查体位有 4 种（图 35-3）。

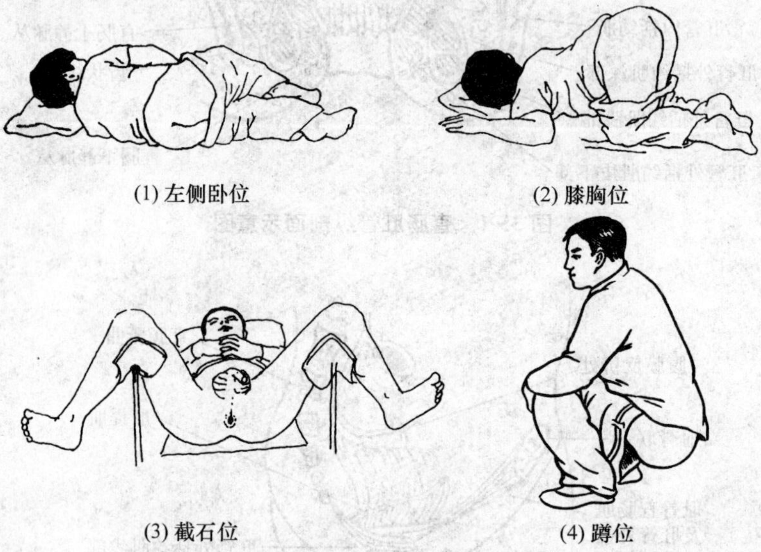

图 35-3 直肠肛管检查体位

1. 左侧卧位 适于年老体弱的病人。

2. 膝胸位 是最常用体位，肛门部显露清楚，便于肛镜、乙状结肠镜检查及前列腺按摩。

3. 截石位 是直肠肛管手术的常用体位，或双合诊检查体位。

4. 蹲位 用于视诊内痔、脱肛和直肠息肉等。

二、肛门视诊

取合适体位，暴露肛门会阴部，用双手拇指或示、中、环三指分开臀沟，观察肛门处有无红肿、血、脓、粪便、黏液、瘘口、外痔、疣状物、溃疡、肿块及脱垂等。

三、直肠指检

有约 70％～80％的直肠癌是低位直肠癌，可在直肠指诊时被发现，因而它是简单而重要的临床检查方法。

准备工作：向患者解释直肠指诊的目的与意义，要求配合的注意事项；协助病人摆好体位；准备手套及润滑油。

检查方法：①右手戴手套涂以润滑液后，先检查肛门周围有无肿块、压痛、瘘管、外痔、疣状物等。②示指轻按肛缘使括约肌松弛，然后缓慢插入手指测试肛管括约肌的松紧度。正常时直肠仅能伸入一指并能感到肛门收缩。③按照顺序检查右、前、左、后，顺逆两次，重点检查肛管直肠壁有无触痛、波动、肿块及狭窄，触及肿块时要确定数目、大小、形状、位置、硬度及活动度。触及前列腺时，注意大小、质地、光滑度及中间沟。④必要时做双合诊检查。⑤检查完毕，抽出手指后还需观察指套有无血迹、黏液等。⑥必要时改变体位重复检查。

四、内镜检查

1. 肛门镜检查　适用于：低位直肠癌、痔、肛瘘等低位直肠病变和肛门疾病的检查。如果有局部炎症、肛裂、妇女月经期或难以耐受指诊时的不适，应暂缓肛门镜检查。

检查方法：患者多为膝胸位；检查者右手持镜，拇指顶住芯子，肛门镜尖端涂以润滑剂；左手分开臀沟，用肛门镜头轻压肛门片刻再缓慢推入；先朝脐孔方向，通过肛管后改向骶凹，将肛门镜全部推进后拔出芯子；调好灯光，缓慢退出，边退边观察黏膜颜色，及有无溃疡、出血、息肉、肿瘤及异物等。在齿状线处注意有无内痔、肛瘘内口，肛乳头、肛隐窝有无炎症等。

记录方法：一般用时钟定位记录，注明体位。如膝胸位检查，肛门后方中点为 12 点，前方中点为 6 点；截石位则记录方法相反（图 35-4）。

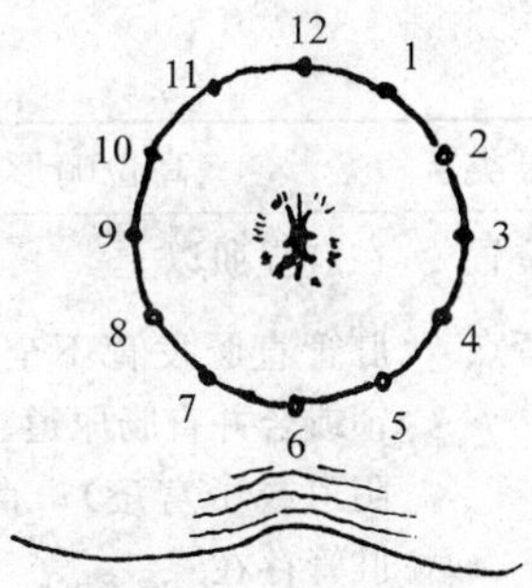

图 35-4　直肠肛管检查定位法

2. 乙状结肠镜检查　包括硬管乙状结肠镜和纤维乙状结肠镜。对于有不明原因的脓血便、排便习惯的改变、粪便变细者应进行该项检查。

3. 纤维结肠镜检查　临床应用较广泛，不仅能观察结、直肠病变，还能进行取材活检及息肉摘除、下消化道出血点的止血、结肠扭转复位、吻合口良性狭窄的扩张等简单治疗。

五、影像学检查

钡剂灌肠 X 线造影，尤其是气钡双重造影检查对结直肠内肿瘤、憩室、炎性肠病、直肠黏膜脱垂等病变有重要诊断价值。CT 和 MRI 对结直肠癌的分期、淋巴转移、腹外侵犯以及术后复发的判断有重要意义。直肠腔内超声检查有利于对肛管直肠肿瘤浸润深度和淋巴结受累情况进行判断。

六、直肠肛管功能检查

方法主要有直肠肛管测压、直肠感觉试验、模拟排便试验。

第三节　先天性巨结肠

先天性巨结肠（congenital megacolon）是结、直肠壁神经节细胞缺如，致肠管持续性痉挛、狭窄引起肠梗阻的一种肠道先天性畸形，其发病率仅次于先天性直肠肛管畸形，男与女发生率约为 4∶1。

【临床表现】　主要表现为新生儿的慢性不全性结肠梗阻。新生儿出生后不排胎粪或排出延迟，灌肠时可有大量胎粪和气体排出。呕吐和腹胀逐渐加重，可见结肠肠型和腹部包块。直肠指检可有直肠壶腹部空虚，而退出手指时大量的粪便和气体大量随之排出。

随年龄增长，便秘、腹胀、全身营养不良是病儿的主要表现。

【诊断】 根据病史和临床表现多可做出诊断，但X线腹部平片、钡剂灌肠造影、直肠测压及病理学检查等可进一步确诊。

【治疗】 以手术治疗为主。新生儿患者宜先结肠造口或灌肠等处理，待半岁时再行根治性手术治疗。手术的原则是切除病变肠段，解除功能性肠梗阻。常用手术有Swenson术式、Duhamel术式和Soave术式。

第四节 先天性直肠肛管畸形

先天性直肠肛管畸形是小儿外科的常见疾病，是在胚胎发育时期后肠发育障碍引起的，占消化道畸形的首位。有约50%以上的先天性直肠肛管畸形伴有直肠与泌尿生殖系之间的瘘管形成。

【分类】 分类方法很多，仅介绍按直肠盲端与肛提肌的位置关系分类（见表35-1）。

表35-1 先天性直肠肛管畸形的分类

分类	高位畸形	中间位畸形	低位畸形
位置	在肛提肌以上	在肛提肌之间或稍下方	肛提肌以下
特点	肛管直肠发育不全（包括闭锁或合并直肠尿道、前列腺、阴道或子宫瘘）；直肠闭锁、肛管存在	无瘘的肛管发育不全；合并直肠前庭、阴道、尿道球部瘘	肛管直肠低位狭窄（包括肛膜闭锁）；合并肛管前庭瘘、皮肤瘘

【临床表现】 出生后24 h不排胎粪是绝大多数患儿的早期特征性表现，不久可伴有腹胀、呕吐。检查正常位置无肛门，或虽有肛门、肛管，但直肠闭锁。瘘口狭小者不能排出或仅排出少量胎粪；瘘口较大者往往在出生后几周、几个月甚至数年逐渐出现排便困难、便秘等症状。泌尿系瘘几乎都见于男婴，表现为从尿道口排出胎粪和排气；女孩多伴有阴道瘘。

【诊断】 生后无胎粪，检查无肛门即可诊断。肛门指诊、瘘管造影有助于诊断。

【治疗】 必须手术治疗。对于肛管直肠闭锁或早期排便困难的患儿应在确诊后立即手术。手术方法有：切除肛膜、肛管成形术、肛门直肠成形术、瘘管切除修补等。

第五节 结 肠 癌

结肠癌（colon cancer）是常见的消化道恶性肿瘤。随着生活水平的提高和饮食结构的变化，我国城市的结肠癌发病率逐渐升高且有多于直肠癌的趋势，发病年龄以40～60岁居多。好发部位依次是乙状结肠、升结肠、降结肠、横结肠。

【病因】 病因未明确，但与以下因素有关：长期高动物脂肪、高动物蛋白、低纤维素饮食，便秘，家族性肠息肉病（是公认的癌前期疾病），结肠腺瘤的癌变、溃疡性结肠炎、结肠血吸虫病肉芽肿等。此外，遗传易感性在发病中有重要地位。

【病理】 组织学类型有三种：腺癌、黏液癌和未分化癌。绝大多数结肠癌为腺癌，而未分化癌恶性程度最高、预后最差、早期发生转移。

按照大体形态亦可分为三类：①肿块型：向肠腔内生长，恶性程度低，转移较晚。多发于右侧结肠，尤其是盲肠；②浸润型：沿肠壁浸润，易引起肠腔狭窄和肠梗阻，转移早。多发生于左侧结肠，尤其是乙状结肠；③溃疡型：向肠壁深层生长并向周围浸润，易出血、感染和穿孔，恶性程度高，转移早，是结肠癌的最常见类型。

【临床病理分期】 沿用国际上改良的Dukes法分为四期（表35-2）。

表35-2 结肠癌的Dukes分期法

分期	特征
A_0	癌局限于黏膜内
A_1	穿透黏膜达黏膜下层
A_2	累及黏膜肌层但未穿透浆膜
B	癌穿透肠壁但尚无淋巴结转移
C_1	癌穿透肠壁；淋巴结转移限于结肠壁和结肠旁淋巴结
C_2	癌穿透肠壁；肠系膜淋巴结，包括系膜根部淋巴结转移
D	远处淋巴结转移或腹腔转移，或广泛侵及邻近脏器而无法切除

结肠癌主要为淋巴转移，首先转移到结肠壁和结肠旁淋巴结，然后到肠系膜血管周围和肠系膜根部淋巴结。血行转移到肝多见，其次是肺、胃等，也可直接浸润邻近器官和腹腔种植。

【临床表现】 结肠癌早期症状不明显，发展到一定程度后可出现以下表现。

最早的症状多是排便习惯和粪便性质的改变，表现为排便不规律、稀便或便秘、粪便带血、脓或黏液血便。随之出现腹痛、腹部肿块、肠梗阻及全身症状，晚期还可出现肝肿大、黄疸、水肿、腹水、锁骨上淋巴结肿大及恶液质等。因左、右结肠癌的位置和病理类型不同，主要表现有些差异：

1. 右半结肠癌表现 ①腹部隐痛：约70%～80%患者可出现，由早期的间歇性逐渐转为持续性；②贫血：因癌灶坏死、脱落和出血致慢性失血所致；③腹部肿块：是右半结肠癌的常见症状，但少有肠梗阻表现；④全身的低热、消瘦、乏力等症状较突出。

2. 左半结肠癌表现 ①排便不规律和黏液血便：是主要特征，大多数患者可以出现排便紊乱、便血或黏液血便；②腹痛：多数病人有定位不确切的持续性隐痛，不适或腹胀感，发生肠梗阻则腹痛加重；③慢性不完全性肠梗阻症状：是主要表现，有时可以急性完全性结肠梗阻为首先出现的症状。

【诊断】 应早期诊断、早期治疗。

40岁以上有以下任何一种及以上表现者应为高危人群：①直系亲属中有结、直肠癌病史；②本人有癌症史或肠道癌前病变；③粪便隐血试验持续阳性；④下列五项有两项以上者：慢性腹泻、慢性便秘、黏液血便、慢性阑尾炎史及精神创伤史。

疑为高危者应进行下列检查：①钡剂灌肠或气钡双重对比造影及纤维结肠镜检查，配合取材活检；②B型超声和CT扫描可了解腹内肿块和淋巴结肿大及周围浸润与转移情况；③血清癌胚抗原（CEA）的测定有助于判断术后复发和预后。

【治疗】 采用以手术为主的综合治疗，根治性的手术切除是主要的手术方式。

（一）术前准备

目的是排空肠道内容物、抑制肠道菌群生长与繁殖、减少术后并发症发生。方法有：①术前 2 天进流质饮食；口服肠道抗菌药物（如新霉素、甲硝唑等）和泻剂（如蓖麻油或硫酸镁）；术前晚及手术日晨做清洁灌肠。②全肠道灌洗：术前 12～24 h 口服复方聚乙二醇电解质散 2000～3000 ml，引起容量性腹泻。③口服甘露醇法：术前口服甘露醇后，可吸收肠道内水分，促使肠道蠕动，使病人腹泻而达到清洁肠道的目的，但肠梗阻、年老、体弱及心、肾功能不全者禁用。

（二）手术方法

1. 根治性手术　适用于 Dukes A、B、C 期患者。切除范围包括肿瘤所在肠袢及其系膜和区域淋巴结（图 35-5）。

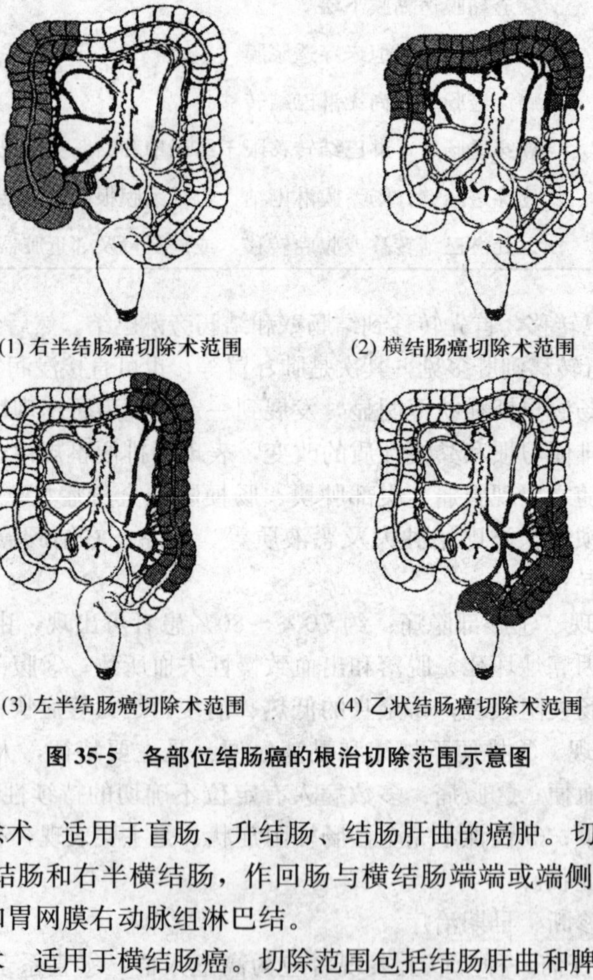
(1) 右半结肠癌切除术范围　(2) 横结肠癌切除术范围
(3) 左半结肠癌切除术范围　(4) 乙状结肠癌切除术范围

图 35-5　各部位结肠癌的根治切除范围示意图

（1）右半结肠切除术　适用于盲肠、升结肠、结肠肝曲的癌肿。切除范围包括末端回肠 15～20 cm、盲肠、升结肠和右半横结肠，作回肠与横结肠端端或端侧吻合术。结肠肝曲癌肿应加切整个横结肠和胃网膜右动脉组淋巴结。

（2）横结肠切除术　适用于横结肠癌。切除范围包括结肠肝曲和脾曲在内的全部横结肠及胃结肠韧带的淋巴结组，作升结肠与降结肠端端吻合术。

（3）左半结肠切除术　适用于结肠脾曲和降结肠癌。切除范围包括横结肠左半、降结肠及部分或全部乙状结肠，做结肠间或结肠与直肠端端吻合术。

（4）乙状结肠癌的根治切除术　根据病变部位可切除全部乙状结肠和降结肠或部分降结肠及部分直肠，作结肠与直肠端端吻合术。

2. 合并急性肠梗阻的手术治疗　术前准备：禁食、禁饮，胃肠减压，补液，纠正水电解质酸碱平衡失调。

右侧结肠癌做右侧结肠切除一期回肠-结肠吻合术，或先盲肠造口后二期根治性切除，或行姑息性的回肠与横结肠端侧吻合术；左侧结肠癌先横结肠造口，后二期根治性切除。

3. 姑息手术 适用于 Dukes D 期和不能根治的 Dukes C 期患者，方法有姑息性切除术、结肠造口术、单纯肠吻合旁路术等。

4. 化学药物治疗 适用于根治术后 Dukes B、C 期结肠癌的综合治疗，可提高 5 年生存率。化疗方案以氟尿嘧啶为基础用药，辅以左旋咪唑、亚叶酸钙等。

第六节 直肠息肉

直肠息肉是指从直肠黏膜突向肠腔的隆起性病变，常合并结肠息肉。除幼年型息肉外，其他直肠息肉多发生在 40 岁以上，年龄越大，发生率越高。

【病理】 病理上常将息肉分为肿瘤性息肉和非肿瘤性息肉。肿瘤性息肉包括管状腺瘤（又称腺瘤性息肉）、绒毛状腺瘤（又称乳头状腺瘤）和混合性腺瘤。非肿瘤性息肉包括增生性息肉（又称化生性息肉）、炎性息肉（又称继发性息肉）和幼年型息肉（又称先天性息肉）。

【临床表现】

1. 间断性便血 是最常见症状，发生在便后，为鲜血，量不多，与粪便不混合，很少引起贫血。

2. 肛门外肿物 若息肉位置低，排便时可脱出肛门外，呈鲜红色，樱桃状，便后多能自行回缩。

3. 直肠刺激症状 若并发感染或溃疡时，可出现黏液血便、里急后重等直肠刺激症状。

【诊断】 主要依靠肛门指检、直肠镜或乙状结肠镜检查。

【治疗】 主要是手术切除。方法有经肛门切除、内镜下电灼或冷冻切除、肛门镜下显微手术切除和开腹手术等。

第七节 直肠癌

直肠癌（rectal cancer）是消化道最常见的恶性肿瘤之一。我国直肠癌的发生有以下特点：结、直肠癌发生率比约为 1：1.5；绝大多数直肠癌经直肠指诊可触及；小于 30 岁的青年人发病率约 10%～15%；早期直肠癌根治术后 5 年生存率达到 80%～90%。

【病因】 病因不明，相关因素有：①饮食因素：高蛋白、高脂肪、少纤维素膳食；②慢性炎症的刺激：如血吸虫病、慢性溃疡性结肠炎患者发病率较高；③癌前病变：如家族性息肉病和绒毛状腺瘤癌变率最高；④遗传易感性。

【病理】

（一）大体分型

1. 肿块型（菜花型） 肿块向肠腔生长，浸润浅表而局限，预后较好。

2. 溃疡型 多见，占 50%以上，深入肌层并向四周浸润，易出血、感染或穿孔，转移较早。

3. 浸润型 沿肠壁浸润，使肠管周径缩小而形成狭窄，转移早而预后差。

（二）组织学分类

腺癌占 75%～85%；黏液腺癌占 10%～20%；未分化癌易侵入小血管和淋巴结而预后

最差；其他有印戒细胞癌、鳞状细胞癌等。

（三）扩散和转移

1. 直接浸润　癌肿先向肠壁深层浸润，后绕肠生长，沿肠管长轴扩展者少。绕肠壁一周约需 1.5～2 年时间。晚期可穿透肠壁向盆腔内周围器官浸润。

2. 淋巴转移　为主要转移途径。向上沿直肠上动脉、肠系膜下动脉及腹主动脉周围淋巴结转移，一般不向下逆行转移；直肠下段（以腹膜返折为界）癌肿可向两侧转移至髂内淋巴结或腹股沟淋巴结；齿状线周围癌肿可向上、侧或下方转移。

3. 血行转移　可经肠系膜下静脉、门静脉转移至肝，也可由髂静脉转移至肺、骨和脑等。

（四）临床病理分期

参照表 35-2　结肠癌的 Dukes 分期法

【临床表现】 早期直肠癌无典型症状，发生溃疡或感染时，可出现较明显症状。

1. 直肠刺激症状　如便意频繁、排便次数增多、肛门下坠感、里急后重等，排便不规律。

2. 肠梗阻征象　粪便变细、变扁，出现腹胀、阵发性腹痛、肠鸣音亢进、排便困难，逐渐由不完全性梗阻发展到完全梗阻。

3. 癌肿破溃感染症状　粪便表面带血、黏液或脓血便。

4. 转移表现　癌肿侵犯周围的泌尿系器官可出现排尿困难，尿频、尿痛等；女性如侵犯阴道后壁可出现阴道流血；肝转移者可出现肝大、腹水、黄疸、贫血、消瘦，甚至恶液质等表现。

按照症状出现频率由高到低排列，依次为便血、便频、便细、黏液便、肛门痛、里急后重和便秘。

【诊断】 根据病史、体检、影像学和内镜检查，95%以上可以诊断。对可疑病例或高危人群必须做进一步检查。

1. 粪便潜血检查　阳性者要做进一步检查，可作为普查初筛手段。

2. 直肠指诊　是诊断直肠癌最重要的方法。因直肠癌大多数位于直肠的中下段，约 80%的病人仅靠指诊即可发现。通过指诊还应判断肿块部位、大小、浸润程度、与周围的组织关系等。

3. 内镜检查　包括直肠镜、乙状结肠镜及纤维结肠镜检查，可观察肿块的位置、大小、形态、数量等，并取活组织做病理检查。

4. 影像学检查　包括大肠气钡灌肠造影、腔内超声及超声内镜检查、CT 及 MRI 检查，一般仅作为排除结、直肠多发性肿瘤及了解浸润和转移情况的参考。

5. 肿瘤标记物　目前公认的是癌胚抗原（CEA），诊断直肠癌无特异性，主要用于预测预后和监测复发。

【治疗】 手术切除是直肠癌主要的治疗方法，辅以化疗和放疗可提高手术治疗效果。

（一）手术治疗

对无远处淋巴结转移或脏器转移的病人，又无其他禁忌者，应尽早施行直肠癌根治术。

1. 局部切除术　适用于肿瘤小、局限于黏膜或黏膜下层、分化程度高的早期直肠癌。有经肛局部切除或骶后径路局部切除两种手术方式。

2. 腹会阴联合直肠癌根治术（Miles 手术）　适用于腹膜返折以下的早期直肠下段癌。

切除范围包括乙状结肠下部及其系膜、直肠全部、肠系膜下动脉和旁淋巴结、肛提肌、坐骨直肠窝内组织、肛管和肛周皮肤直径约 5 cm（图 35-6）。乙状结肠近端拉出左下腹做永久性乙状结肠单腔造口。

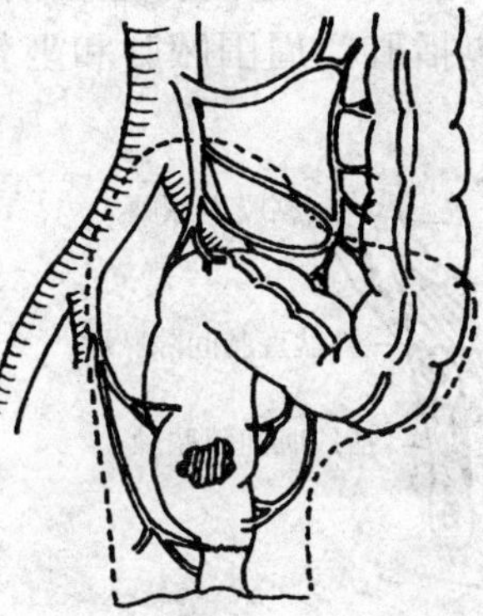

图 35-6　Miles 手术切除术范围

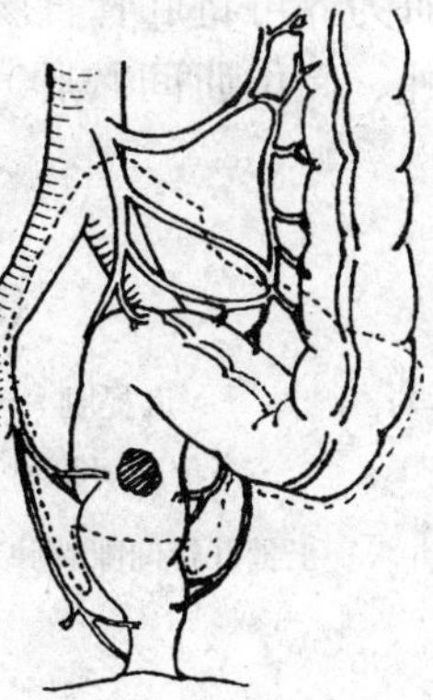

图 35-7　Dixon 手术切除术范围

3. 经腹直肠癌切除术（Dixon 手术）　适用于距齿状线上 5 cm 以上的直肠上段癌。以根治性切除为前提，要求远端切除距癌肿下缘 2 cm 以上。此术式能够保留足够的直肠，在腹内与乙状结肠行对端吻合（图 35-7）。此术式是目前应用最多的直肠癌根治术。

4. 经腹直肠癌切除、人工肛门、远端封闭手术（Hartmann 手术）　适用于全身情况差，不能耐受 Miles 手术或急性梗阻不宜行 Dixon 手术的病人。

5. 姑息性手术　对于广泛转移或晚期病人，为了缓解症状、减轻痛苦，可仅作乙状结肠造口，或做局限性肿瘤切除加乙状结肠造口，术后辅以放疗、介入治疗及化疗等综合治疗。

直肠癌根治术的方式有很多，但经典的术式仍然是 Miles 和 Dixon 手术。

（二）化学治疗

化疗方案有多种，常用的是：奥沙利铂＋5-Fu＋亚叶酸钙，每两周为一个疗程，共 10～12个疗程。给药途径有动脉灌注、门静脉用药、静脉给药、术中腹腔置管术后灌注给药和腹腔内温热灌注用药。

（三）新辅助放化疗

已得到欧洲众多的医疗中心的认同。方法是术前行直线加速器适形放疗，总剂量 46Gy，同时辅以 5-Fu 为基础的化疗 2～4 个疗程，术后再辅以化疗。资料显示，新辅助放化疗在中低位、中晚期（Ⅱ、Ⅲ、Ⅳ期）直肠癌的治疗是有益的，推荐使用。

（四）其他治疗

有生物治疗、免疫治疗、基因治疗及中药治疗等。还可采用电灼、温热、冷冻、激光等治疗方法。

第八节　肛管直肠周围脓肿

肛管直肠周围脓肿（perianorecrtal abscess）是指肛管直肠周围软组织或周围间隙的急性化脓性感染后形成的脓肿。脓肿若自行破溃或切开引流后可形成肛瘘。

【病因和病理】　肛管直肠周围脓肿绝大部分来自于肛腺的感染。因肛腺开口于肛窦底部，且朝向上方，排便时粪便易进入或损伤肛窦引发感染并延及肛腺。肛腺感染可向上、下及周围蔓延至肛管直肠周围组织和间隙，引起不同部位的脓肿。少部分感染可来源于外伤、邻近感染灶、肛裂、外痔的破裂等。致病菌多是以大肠埃希菌为主的混合性感染。

以肛提肌为界可将肛管直肠周围脓肿分为肛提肌上部脓肿（包括骨盆直肠间隙脓肿、直肠后间隙脓肿、高位肌间脓肿）和肛提肌下部脓肿（包括肛门周围脓肿和坐骨直肠间隙脓肿）（图 35-8）。

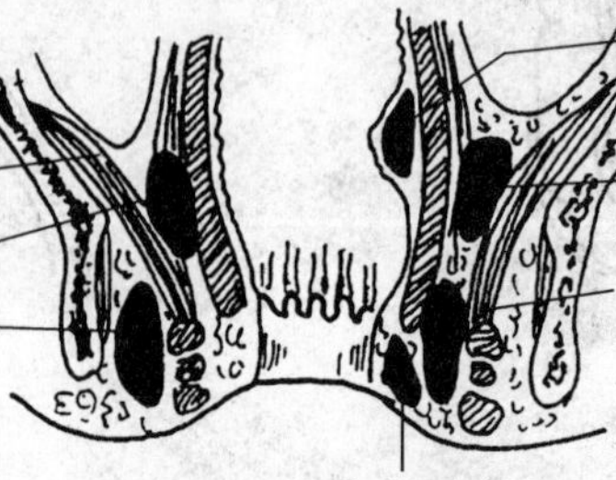

图 35-8 肛管直肠周围脓肿发生部位示意图

【临床表现】 脓肿位置不同，表现各有特点。

1. 肛门周围脓肿 最常见，位于肛周皮下。主要表现为肛周持续跳动性的疼痛，咳嗽、排便或坐下受压时加重。检查有局部红肿、伴压痛的硬结，有波动感，穿刺确诊。

2. 坐骨直肠间隙脓肿 较常见，位于肛提肌以下，因间隙范围较大，形成的脓肿大而深。全身畏寒、发热、乏力等感染症状明显；局部由持续性胀痛逐渐转为明显跳痛，坐立不安，排便或行走时加重，时有排尿困难或里急后重感。检查局部红肿和深压痛，直肠指诊可发现患侧肛管上方局部隆起，触痛，脓肿形成后有波动感，穿刺可抽出脓液。

3. 骨盆直肠间隙脓肿 较前两者少见，位于肛提肌以上，位置深，范围大，因而全身感染中毒症状更明显。病人常感直肠坠胀感、便意不尽，可有排尿不适。直肠指诊可发现患侧较深部位有触痛，局限性隆起和波动。穿刺抽脓或直肠超声利于诊断。

【治疗】 一旦确诊即应切开引流。全身使用抗生素、局部理疗或坐浴、口服缓泻剂或液状石蜡来软化粪便等可作为辅助治疗。

不同部位的脓肿切开引流的要求不一样：①肛门周围脓肿，在波动最明显处作肛管口放射状切开引流。②坐骨肛管间隙脓肿，在距肛缘 3～5 cm 处做平行于肛缘的弧形切口，钝性分开脓腔内间隔后置管或油纱条引流。③骨盆直肠间隙脓肿，先行穿刺脓肿定位，在距肛缘 2.5 cm 处做切口，在穿刺针引导下切开引流；或经直肠壁切开置管引流。

注意事项：采用穿刺或超声定位；切口选择正确；必须分开间隔彻底引流；防止肛瘘的形成；必要时行脓液细菌培养和药物敏感试验，以利于选择抗生素。

第九节 肛 瘘

肛瘘（anal fissure）是肛管或直肠下部与肛周皮肤相通的肉芽肿性管道，为肛管直肠常见病之一，青壮年多见。

【病因病理】 大多数肛瘘来源于肛管直肠周围脓肿，是肛周化脓性感染的慢性期表现，少数为结核性，或创伤感染、恶性肿瘤溃破所致。肛瘘由内口、瘘管、外口组成。内口多位于后正中线两侧、齿状线上肛窦附近，常有一个；外口即是脓肿破溃或切开引流处，位于肛周皮肤上，可一个或多个；连接内外口的瘘管内是炎性肉芽组织，经久不愈。

【分类】 分类方法众多，常用的有以下几种。

（一）按瘘管数目分类

1. 单纯性肛瘘　一个外口和一个内口，一个管道。

2. 复杂性肛瘘　一个内口，一个以上外口，管道有多个分支。

（二）按瘘管位置的高低分类

1. 低位肛瘘　位于肛管直肠环以下。

2. 高位肛瘘　位于肛管直肠环以上。

（三）按瘘管与括约肌关系分类（图 35-9）

1. 肛管括约肌间瘘　多为低位肛瘘，约占 70%，瘘管穿过肛管内括约肌，外口常只一个，距肛缘约 3～5 cm。

2. 经肛管括约肌瘘　可为低位或高位肛瘘，约占 25%，瘘管穿过肛管内括约肌、肛管外括约肌浅部和深部之间，外口常有多个，距肛缘约 5 cm。

3. 肛管括约肌上瘘　为高位肛瘘，占 5%，瘘管向上穿过肛提肌，再向下穿过坐骨直肠窝在肛周远处皮肤穿出。

4. 肛管括约肌外侧瘘　最少见，仅占 1%，瘘管穿过肛提肌与直肠相通，外口在肛周远处皮肤上。

【临床表现】 肛瘘病人常有肛管直肠周围脓肿溃破或切开引流病史。肛瘘的主要症状是位于肛周的外口不断有稀薄的脓性分泌物流出，伴局部皮肤刺激性瘙痒或湿疹。当外口暂时性愈合致管内脓液聚集，形成脓肿后出现全身感染中毒症状，脓肿再次溃破后症状消失，这样的表现反复发作是肛瘘的临床特点。

检查时在肛周皮肤上可发现一个或多个外口，呈红色乳头状突起或肉芽组织隆起，挤压之有少量脓性分泌物排出。直肠指诊时内口处有轻度压痛，有时可扪及硬结及条索样瘘管。用软质探针检查或蓝溶液染色，可寻找内口。瘘管碘油造影检查可显示瘘管部位、数目及走向。

【治疗】 肛瘘不能自愈，必须手术治疗。手术的原则是切除病灶或切开瘘管，敞开创面充分引流，使其由底至上愈合。手术的关键是避免因括约肌损伤而引起的肛门失禁，防止复发。

1. 肛瘘切开或切除术　适用于低位肛瘘。先用探针从外口向内口穿出，沿探针切开或切除瘘管，敞开创面，使肉芽组织生长，辅以坐浴换药至愈合。低位复杂性肛瘘可分期处理。

2. 挂线疗法　适用于外口距肛缘 5 cm 以内的低位或高位单纯性肛瘘，或作为复杂性肛瘘切开或切除的辅助方法，即肛瘘切开、切除加挂线疗法。最大的优点是割断肛门括约肌却不会引起粪便失禁。原理是利用橡皮筋或有腐蚀作用的药线的机械压迫作用，勒割瘘管壁及括约肌，使组织逐步坏死而割断，同时组织增生修复。橡皮筋和药线还起引流作用。

手术方法：在骶管麻醉或局部麻醉下，用探针由外口插入瘘管至内口伸出，在内口处的探针一端用手指引到肛门外并缚上一消毒的橡皮筋或粗丝线（或药线），再由探针牵拉使之贯穿瘘道（图 35-10）。切开内外口间皮肤并扎紧挂线，术后每日温水坐浴局部清洁。

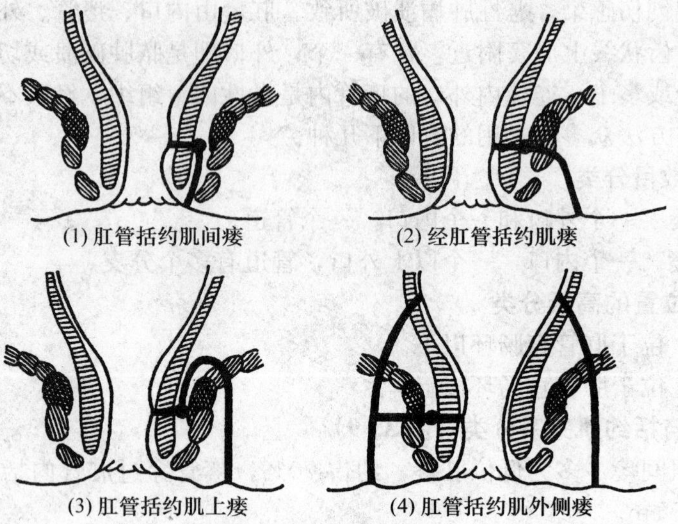

图 35-9 肛瘘的分类

一般术后 10～14 天被扎组织割裂，挂线脱落而自愈。注意保持排便通畅并适当使用抗生素。

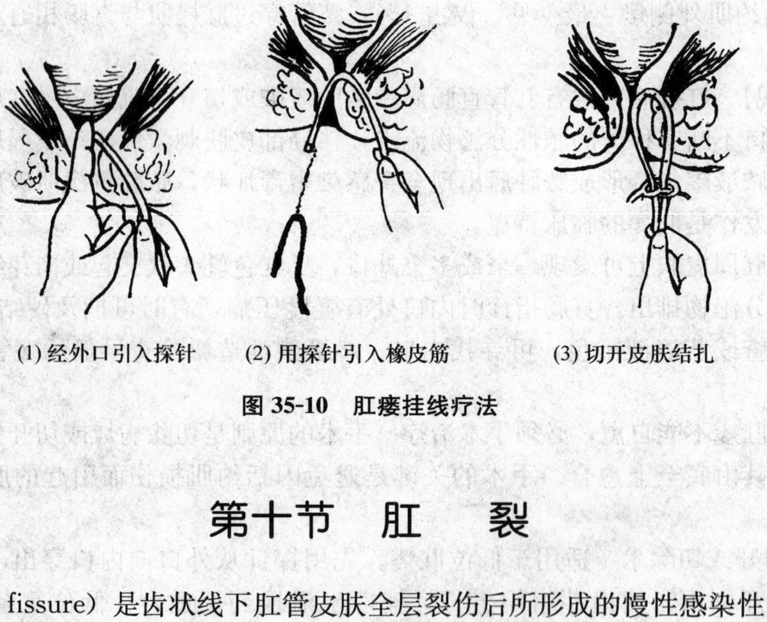

图 35-10 肛瘘挂线疗法

第十节 肛 裂

肛裂（anal fissure）是齿状线下肛管皮肤全层裂伤后所形成的慢性感染性溃疡。多数肛裂具有的特征：单发，多位于肛管后正中线，呈梭形或椭圆形，长约 0.5～1.0 cm，多见于青中年人，男多于女，主要症状是疼痛。

【病因】 肛裂的发生可能与以下因素有关：解剖上，肛管后部的肛尾韧带固定，弹性差，血供较少，且肛管与直肠成角延续，此处承受排便的压力最大；长期便秘，干硬的粪便用力排出时可反复撕裂肛管皮肤；肛窦炎、肛乳头炎等可引发慢性感染性溃疡。

【病理】 急性肛裂：发生时间短，边缘整齐、底浅，基底新鲜呈红色、有弹性，无瘢痕形成；慢性肛裂：病程长，边缘纤维化，底深而不整齐，基底灰白无弹性，裂口上端齿线上的肛乳头水肿而肥大，下端皮肤因淋巴回流受阻而形成一突出肛门外的袋状皮垂，称“前哨痔”（图35-11）。肛裂、“前哨痔”、乳头肥大常同时存在，称为肛裂“三联征”，为慢性肛裂的典型表现。

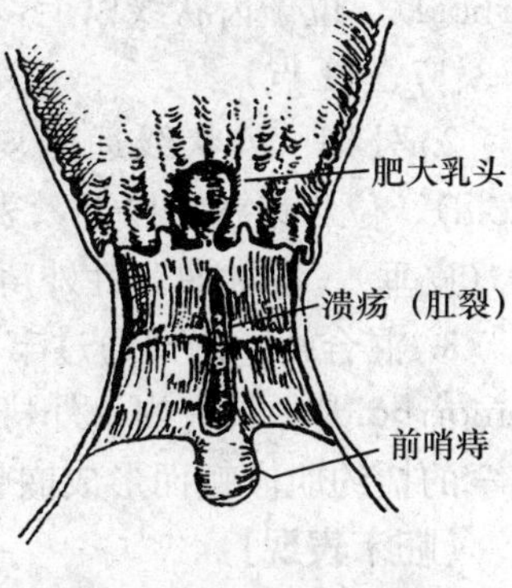

图 35-11 肛裂三联征

【临床表现】 疼痛、出血、便秘是肛裂的三大典型表现。

1. 疼痛　是肛裂的主要症状，特征是呈与排便有关的周期性。排便时干硬的粪块摩擦、刺激溃疡面的神经末梢而出现烧灼样或刀割样疼痛，粪便排出后缓解。随后因肛门内括约肌痉挛再次出现痉挛性疼痛，可持续数小时，直至括约肌疲劳松弛而疼痛缓解，下次排便时还是如此，这种特点称为肛裂疼痛周期。

2. 出血　因肛裂创面损伤出血，量一般不多。表现为干硬的粪便表面滴鲜血，或手纸染少量新鲜血迹，或便后滴少量鲜血。

3. 便秘　肛裂病人多有便秘。又因为病人惧怕排便，使便秘加重，形成恶性循环。

【诊断】 根据肛裂的临床表现和肛裂“三联征”可以确诊。肛裂位于侧方时，应与结核、肛管上皮癌、克罗恩病、梅毒、软下疳等鉴别。

【治疗】 急性肛裂首选保守治疗，原则是通畅排便，解除疼痛和括约肌痉挛，促使创面愈合；慢性肛裂可考虑手术治疗。

1. 急性肛裂　①指导患者多纤维素饮食和多饮水，纠正便秘。②口服缓泻剂或液体石蜡、麻仁滋脾丸等以软化粪便。③排便前后以 1∶5000 高锰酸钾温水坐浴。④在局麻下用手指扩张肛门，以解除痉挛，促进愈合。

2. 慢性肛裂　手术治疗为主。手术方式：①肛裂切除术，即在局麻下对肛裂做梭形或扇形切口，包括切除前哨痔、肥大肛乳头、肛裂及其周围和底部不健康组织，直至暴露肛管括约肌。②部分内括约肌切断术，即在肛缘外侧做小切口至内括约肌下缘，分离并切断内括约肌，也可同时切除肥大乳头和前哨痔。该法虽然治愈率高，但手术不当可致肛门失禁。

第十一节 痔

痔（hemorrhoid）是最常见的肛管良性疾病，发病率随年龄而增长。

【病因】 尚未完全明确，主要有两种学说：肛垫下移学说和静脉曲张学说。

1. 肛垫下移学说　肛垫是由静脉（或称静脉窦）、平滑肌、弹性组织和结缔组织组成的一种肛管血管垫，起闭合肛管、节制排便作用。排便时肛垫下移，但便后借弹力回复原位。如果不能回复原位，则肛垫充血即形成痔。

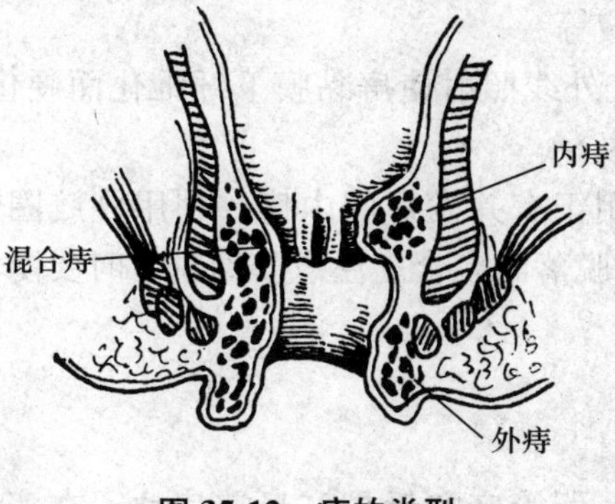

图 35-12 痔的类型

2. 静脉曲张学说　因直肠上、下静脉丛无静脉瓣，且管壁薄、位置浅，周围组织疏松等解剖学特点使直肠静脉易出现回流受阻，发生淤血扩张。另外，肛周感染、慢性疾病、营养不良、长期饮酒、食大量辛辣刺激性食物均可诱发痔。

【分类和病理】 按解剖部位痔可分为三类（图35-12）。

1. 内痔　肛垫的支持结构、静脉丛及动静脉吻合支发生的病理性改变或移位称内痔（internal hem-

orrhoid）。位于齿状线以上，表面覆盖直肠黏膜，好发部位为左侧、右前及右后三处（截石位 3、7、11 点）。

2. 外痔 齿状线远侧皮下静脉丛的病理性扩张或血栓形成称外痔（external hemorrhoid）。位于齿状线以下，表面覆盖肛管皮肤。以血栓性外痔最为常见，其次为结缔组织外痔（皮垂）、静脉曲张性外痔和炎性外痔。

3. 混合痔 内痔通过丰富的静脉丛吻合支和相应部位的外痔相互融合为混合痔（mixed hemorrhoid）。具有内、外痔两种特点。多由三期以上内痔发展而来。当痔块脱出肛门外被痉挛的括约肌嵌顿而形成嵌顿性痔或绞窄性痔。

【临床表现】

1. 内痔 主要为出血和痔块脱出。常在排便时或排便后出现间歇性无痛性鲜血便，量不多，可自行停止。偶有较大量出血，甚至喷射状。长期便血，可致贫血。

内痔可分为四度：①Ⅰ度，仅便血，无痔块脱出。②Ⅱ度，常有便血和痔块脱出，但便后可自行回纳。③Ⅲ度，偶有便血，腹内压增高时痔块脱出，但需用手托回。④Ⅳ度，偶有便血，痔块长期脱出，不能回纳或回纳后又立即脱出。

2. 外痔 主要是肛门不适和瘙痒；血栓性外痔有较剧烈的疼痛。

3. 混合痔 同时有内、外痔的表现。

【诊断】 主要依靠肛门直肠检查，结合病史和临床表现可以诊断。

痔的检查应按视诊、直肠指诊和肛门镜检查等顺序进行，同时要与直肠癌、直肠息肉、直肠脱垂、溃疡性结肠炎等鉴别。

【治疗】 原则是：无症状的痔无需治疗；有症状的痔重在减轻或消除症状；以保守治疗为主。

（一）一般治疗

适于初期和静止期的痔。

1. 宜纤维素丰富饮食，多食新鲜蔬菜和水果。
2. 便秘者服用缓泻剂以软化粪便，规律排便。
3. 热水坐浴，保持肛门部清洁卫生。
4. 用消炎止痛类膏或栓剂，起润滑、消炎、止痛作用。
5. 内痔脱出应立即复位，嵌顿者先行高锰酸钾温水坐浴后将其回纳。

（二）非手术治疗

1. 注射疗法 适用于Ⅰ、Ⅱ度内痔并出血。将硬化剂注入痔上方的黏膜下层内，使痔及周围组织产生无菌性炎症反应，黏膜下组织纤维化致痔块硬化萎缩。常用的硬化剂有 5% 苯酚（石炭酸）植物油、5%鱼肝油酸钠、消痔灵注射液等。

2. 红外线照射疗法 适用于Ⅰ、Ⅱ度内痔。通过红外线照射使痔黏膜下纤维化而硬化、萎缩，固定肛垫起治疗作用，因复发率高而应用较少。

3. 胶圈套扎法 适用于Ⅰ、Ⅱ、Ⅲ度内痔，不宜用于有并发症的内痔。利用乳胶圈较强的弹性，套扎在痔核的基底部，使痔块产生缺血坏死脱落而愈合。注意胶圈脱落时要防治出血。

（三）手术治疗

适用于经非手术治疗无效且症状严重者。

1. 痔单纯切除术 适用于Ⅱ、Ⅲ度内痔和混合痔。骶管麻醉后扩肛显露痔块，在痔块基底部做垂直于肛缘的梭形切口，切开皮肤及黏膜，分离痔核直至显露肛管外括约肌。钳夹切除痔核，肠线缝合黏膜，肛管皮肤切口不缝合，填塞凡士林纱条引流。

2. 吻合器痔上黏膜环切术（procedure for prolapse and hemorrhoids，PPH）　适用于Ⅱ、Ⅲ度内痔、环形痔和部分Ⅳ度内痔。其方法是应用吻合器环形切除齿状线上 2 cm 以上的直肠黏膜 2～3 cm 行吻合术，使下移的肛垫上移固定。该术式具有疼痛轻、时间短、恢复快、效果好的特点。

3. 外痔血栓取出术　适用于血栓性外痔引起剧痛者。在局麻下做放射状切口，取出血栓后伤口填入油纱条，经换药至伤口愈合。

小结

本章重点内容包括结、直肠癌的诊断和治疗；痔的分类、临床表现和治疗。难点内容包括直肠肛管的解剖和检查方法；直肠肛门周围脓肿、肛瘘、肛裂的诊断与治疗。

思考题

1. 简述齿状线上、下解剖上的区别？
2. 简述左、右结肠癌的在临床表现上的不同？
3. 简述内痔的临床分度？
4. 什么是肛裂三联征？怎样治疗？

（漯河医学高等专科学校　孟凡勇　邵阳医学高等专科学校　李洲成）

第三十六章　肝疾病与门静脉高压症

学习目标

1. 掌握原发性肝癌的临床表现、诊断、鉴别诊断和治疗。

2. 熟悉细菌性肝脓肿的鉴别诊断及外科治疗，门静脉系统的解剖，门静脉高压症的临床表现和治疗。

3. 了解肝棘球蚴病的诊断与治疗，门静脉高压症的病因和病理生理。

第一节　肝的解剖生理概要

【解剖】 肝是人体最大的实质性的消化器官，位于右上腹，小部分越过腹中线达左上腹，重约1200～1500 g。肝上界相当于右锁骨中线第5肋间，下界平右肋缘，剑突下约3 cm。正常情况下，右肋缘下不能触及肝，如果触及应考虑为肝大。

肝的表面分膈面和脏面，分别有多种韧带将其固定于膈肌和腹壁。在脏面，门静脉、肝动脉和肝总管在肝横沟各自分出左、右干进入肝实质内，为第一肝门；肝右、肝中、肝左三条主要的肝静脉在肝后上缘汇入下腔静脉，此处为第二肝门；肝90%以上的血液经这三支静脉汇入下腔静脉，余下小部分血液经肝短静脉流入肝后方的下腔静脉，此处为第三肝门。这三个肝门的解剖在外科手术中非常重要。

肝内有Glisson和肝静脉两个管道系统，前者有肝动脉、门静脉、肝胆管被包裹在Glisson纤维鞘内，经第一肝门出入肝实质，为Glisson系统；后者为肝静脉自成系统从肝上方进入下腔静脉。

肝存在缺少管道的平面，称为肝裂。按肝裂的位置将肝分为左半肝、右半肝和尾状叶，左、右半肝又分别分为左外叶、左内叶、右前叶、右后叶，左外叶、右后叶各又分为上、下两段，尾状叶又分成左、右二段。临床上常采用Couinaud分段法，把肝分为八段：Ⅰ段（尾状叶），Ⅱ（左外叶上段）、Ⅲ段（左外叶下段），Ⅳ段（左内叶），Ⅴ（右前叶下段）、Ⅷ段（右前叶上段），Ⅵ（右后叶下段）、Ⅶ段（右后叶上段）（图36-1）。

肝的血液供应占心排出量的1/4，其中25%～30%来自肝动脉，70%～75%来自门静脉。肝动脉含氧丰富，供给肝所需氧量的40%～60%，而营养物质则主要来自门静脉。

【生理】 肝有重要的生理功能，主要有：

1. 分泌胆汁　每天为600～1000 ml，经胆管流入十二指肠，帮助脂肪消化和脂溶性维生素的吸收。

2. 代谢功能　①糖代谢：既转化、储存糖原，又可分解糖原，以调节和维持血糖稳定；②蛋白质代谢：肝是合成蛋白质的最重要部位，还有多种转氨酶来转化不同的氨基酸，满足机体的需要；③脂肪代谢：通过对脂肪酸的代谢调节，参与脂类和能量代谢，还保持体内各种脂质浓度、比例的恒定；④维生素代谢：可转化胡萝卜素为维生素A，储存维生素A、

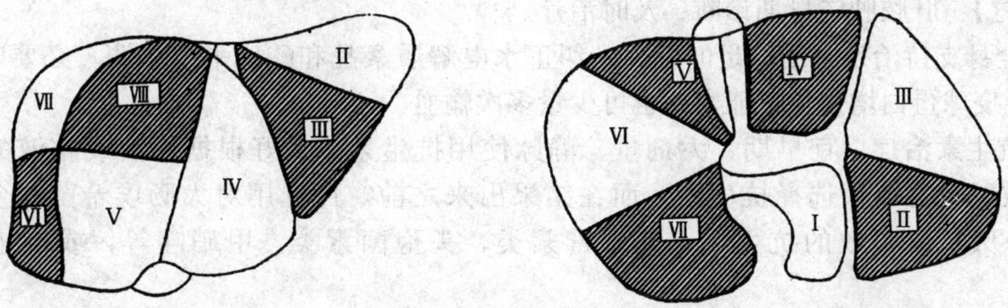

(1) 肝的膈面观　　(2) 肝的脏面观

图 36-1　Couinaud 肝分段法

B、C、D、E 和维生素 K；⑤激素代谢：肝对雌激素、抗利尿激素有灭活作用，肾上腺皮质酮和醛固酮的中间代谢大部分在肝内进行。

3. 凝血功能　产生凝血因子Ⅴ、Ⅶ、Ⅷ、Ⅸ、Ⅹ、Ⅺ和Ⅻ。

4. 解毒作用　肝通过单核-巨噬细胞系统发挥巨大的解毒作用。

5. 吞噬和免疫作用　通过单核-巨噬细胞系统的 Kupffer 细胞的吞噬作用，清除细菌、抗原抗体复合物及其他有害物质。

第二节　细菌性肝脓肿

由细菌侵入肝而形成的化脓性感染病灶为细菌性肝脓肿（bacterial liver abscess）。

【病因与病理】 细菌侵入肝的途径有：①胆道系统：是最常见的感染途径，细菌经胆道逆行入肝可致肝脓肿；②肝动脉和门静脉：当全身各个部位出现化脓性感染时，细菌可经动脉进入肝。当发生坏疽性阑尾炎、菌痢、痔核感染时，细菌也可经门静脉入肝；③肝外伤：开放性肝损伤和肝内血肿，易发生肝脓肿；④淋巴系统：邻近组织、器官感染细菌经淋巴系统侵入。

常见致病菌有大肠埃希菌、金黄色葡萄球菌、厌氧菌、变形杆菌、肠球菌等。

细菌侵入肝后先形成小的感染灶，后融合成大的脓肿；脓肿周围反应性的肉芽组织增生和纤维化，形成脓腔壁；脓肿可向周围的腹腔、胸腔、胆道和膈肌下方穿破。

【临床表现】

1. 全身表现　主要为全身炎症反应。寒战、高热、恶心、呕吐、食欲缺乏、乏力等，体温可达 39～40℃，多为弛张热。发病时间较长的可出现消瘦、恶液质。

2. 局部表现　肝区持续性胀痛或钝痛，也可有右肩部牵涉性疼痛。体检可见右季肋部呈饱满状态或局限隆起，或有皮肤凹陷性水肿；右上腹可有压痛、叩击痛和肌紧张；右肋缘下可触及肿大肝。如胆道梗阻或肝功能损害，可出现黄疸。

肝脓肿如不及时治疗，可能穿破进入腹腔、胸腔、心包，造成膈下脓肿或腹膜炎、胸腔或心包积脓，偶有穿破血管致胆道出血。

3. 辅助检查　血常规显示白细胞计数升高、核左移。X 线腹部平片可见肝阴影增大、右膈肌抬高、活动受限。B 超检查应首选，能确定病变的性质、部位和有无液化，并可导引穿刺抽出脓液确诊或治疗。CT 和 MRI 有利于诊断和鉴别诊断。

【诊断和鉴别诊断】 依据临床表现和实验室及影像学检查可以诊断。需要与阿米巴肝脓肿、原发性肝癌、胆道感染、右膈下脓肿等鉴别。

【治疗】 肝脓肿应早期诊断、及时治疗。

1. 全身支持治疗 给充足的营养，纠正水电解质紊乱和酸碱平衡失调。必要时，给予血浆或免疫球蛋白增强免疫能力，也可少量多次输血。

2. 抗生素治疗 宜早期、大剂量、静脉使用抗生素。最好根据血液或脓液的细菌培养和药敏试验的结果选择抗生素，而在结果出来之前，可选用对大肠埃希菌、金黄色葡萄球菌、厌氧菌有效的抗生素，如青霉素类、头孢菌素类、甲硝唑等，或抗生素联合应用。

3. 中医药治疗 以清热解毒为主，常用方剂有五味消毒饮和柴胡解毒汤根据病情加减。

4. 经皮肝穿刺置管引流 适用于右半肝单个的表浅大脓肿，在B超引导下穿刺置套管针引流脓液。待脓腔直径小于 2 cm 时可以拔管。此法比较适合于年老体弱和病情危重者。

5. 手术切开引流 适于脓肿较大、非手术治疗无效且全身感染中毒症状较重、胆源性肝脓肿、脓肿穿破进入胸腔、心包或腹腔及慢性肝脓肿者。

6. 其他引流法 对于较大的或穿破入腹腔内的肝脓肿可用经腹腔镜脓肿切开引流；对于穿刺无效的右后叶的肝脓肿，可经右侧第 12 肋骨床切开，经腹膜外置管引流。

第三节 原发性肝癌

肝癌分为原发性和继发性两种。原发性肝癌在我国较常见，死亡率高。发病年龄多在 40～50 岁，男性多于女性。

【病因】 病因与发病机制尚未明确。目前认为有关的因素有：慢性肝炎和肝硬化、黄曲霉素、嗜酒、硝酸盐摄入及遗传因素等。

【病理】 按病理形态分三型：弥漫型、结节型和巨块型。结节型最为常见，多伴有不同程度肝硬化，恶性度较高；巨块型直径一般在 10 cm 以上，伴肝硬化少或程度较轻，手术切除率高；弥漫型少见，伴肝硬化，发展快，转移早，预后差（图 36-2）。

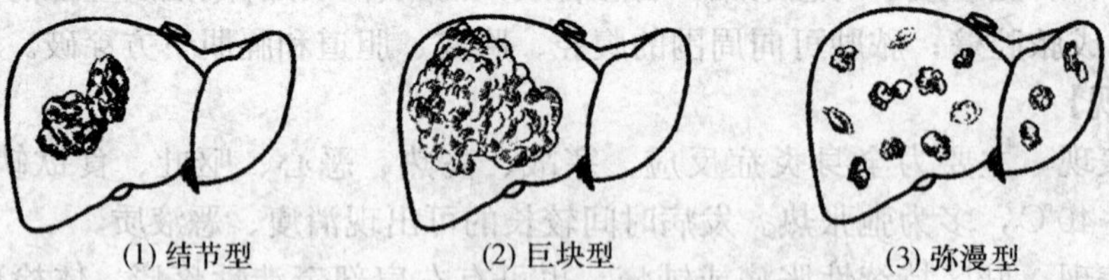

图 36-2 原发性肝癌的病理形态分型

新的按照肿瘤大小分四类：①微小肝癌：直径≤2 cm；②小肝癌：直径＞2 cm，≤5 cm；③大肝癌：直径＞5 cm，≤10 cm；④巨大肝癌：直径＞10 cm。

按组织学分三类：肝细胞癌、胆管细胞癌和混合型癌，其中绝大多数为肝细胞癌，约占 91.5%。

转移：主要是通过血行转移，最易经门静脉向肝内扩散，形成的癌栓阻塞门静脉可致门静脉高压；肝外通过肝静脉、下腔静脉向全身播散，最多见于转移至肺，其次为骨、脑等；还可侵入胆管引起梗阻性黄疸。淋巴转移多先至肝门淋巴结，后胰周、腹膜后、主动脉旁及锁骨上淋巴结。此外，也可直接蔓延和种植转移。

【临床表现】 早期无症状和体征者，称为亚临床肝癌。一旦出现症状，则多为中晚期。常见的表现有：

1. 肝区疼痛 最常见。多位于右季肋部，呈持续性的隐痛、胀痛或刺痛，易与溃疡病、胆囊炎的疼痛混淆。如肿瘤位于肝左叶则剑突下疼痛，侵犯膈肌则可放射至右肩或背部。部分病人癌肿破裂出血，则出现急腹症。

2. 消化道症状 食欲减退、腹胀、腹泻、恶心、呕吐等。

3. 全身表现 低热、乏力、消瘦、不明原因体重减轻等。

4. 肝大 是中晚期的主要体征。肝呈进行性肿大、质硬、表面呈结节状、压痛等。肝肿大显著者，右季肋部明显隆起；病人自己偶可触及而就诊。

5. 其他 晚期可远处转移到肺、骨、脑等，出现咳嗽、咯血、胸痛、骨痛、头痛、昏迷等表现。肝癌破裂时可有腹膜炎征、腹水征、血红蛋白下降等表现。少数病人还可有低血糖症、红细胞增多症、高血钙和高胆固醇血症等特殊表现。

【诊断】 肝癌诊断包括定性诊断和定位诊断，通过血清标志物检测、病理学和影像学检查综合判断。凡疑似病例，均应进行以上检查，尽早诊断。

1. 血清甲胎蛋白（AFP）检测 对诊断肝细胞癌有相对特异性。放射免疫法持续测定，血清 AFP≥400 μg/L，并能排除妊娠、活动性肝炎、生殖系统胚胎性肿瘤，可考虑诊断为肝癌。另外，约 30％的肝癌病人 AFP 正常，检测 AFP 异质体可提高诊断的阳性率。

2. 其他血液学检测 肝癌病人的血清碱性磷酸酶、胆红素、AST、ALT、γ-谷氨酰转肽酶及其同工酶、乳酸脱氢酶同工酶等可高于正常。

3. 影像学检查

（1）B 型超声 可显示肿瘤的位置、大小、形态、血流和肝静脉、门静脉癌栓情况，是目前较有价值最常用的检查方法，诊断符合率可达到 90％左右。

（2）CT 能发现直径为 1.0 cm 的微小肝癌。如结合动脉造影、使用螺旋 CT 或 CT 三维成像，更可提高诊断的正确性。

（3）磁共振成像（MRI） 可发现直径≤1 cm 的癌灶；可鉴别肝内良、恶性肿瘤；可进行肝内管道的重建成像，发现癌栓。

（4）选择性腹腔动脉或肝动脉造影 能检出直径为 0.5 cm 的血供丰富的微小肝癌，是小肝癌定位诊断中最优者。因是损伤性检查，当其他检查不能确定时才考虑使用。

4. 肝穿刺活检及其他检查 在 B 型超声导引下行细针穿刺能确定诊断。适用于经过各种检查仍不能确诊，但又高度怀疑需定性者。必要时还可作腹腔镜探查或剖腹探查。

【鉴别诊断】

1. 继发性肝癌 常有原发肿瘤的病史与表现，无肝炎病史和肝硬化表现，AFP 不增高，通过影像学检查发现原发癌灶即可鉴别。

2. 肝硬化 多有肝炎病史，病程较长，血清 AFP 检测和影像学检查有助于鉴别。

3. 肝血管瘤 AFP 阴性，影像学检查可鉴别。

4. 肝脓肿 典型病例有寒战、发热、肝痛、白细胞升高并左移等表现。B 超可发现脓肿液性暗区，细针穿刺出脓液即可鉴别。

还需要与肝包虫病，右肾上腺、结肠肝曲、胃等处的肿瘤相鉴别。

【治疗】

（一）治疗原则

早期发现、早期诊断、早期治疗是提高疗效的关键；早期手术切除是首选的、最有效的治疗方法；在病情发展的不同阶段采取以手术为主的综合治疗是防止术后复发、提高生活质量、延长生存期的主要措施。

（二）手术治疗

1. 手术切除 适应于无重要脏器器质性病变、肝功能 A 级及无肝外广泛转移的肝癌病人。而根治性切除，除具备上述条件外，还应符合下列情况：单发的微小或小肝癌；单发的大肝癌但界限清楚且正常肝组织大于 70%；多发但癌肿少于 3 个，且局限于一段或一叶内。通过根治性切除，微小肝癌和小肝癌的术后 5 年生存率分别可达到 90% 和 70%。

如果有明显的黄疸、腹水、肝功能 C 级、心肺肾功能严重受损、肝外广泛转移等，应为手术禁忌。

肝切除分为规则性和非规则性切除，具体的手术方式应根据病人全身情况、肿瘤大小和部位、肝硬化及肝功能代偿情况而定。

对于合并门静脉和（或）腔静脉、胆管癌栓，或伴有食管静脉曲张和脾功能亢进的肝癌病人，只要情况允许，均应考虑手术治疗。

2. 不能切除的肝癌外科治疗 可根据情况采用术中肝动脉栓塞、微波固化、射频消融、液氮冷冻等治疗；或肝动脉结扎加插管、皮下埋藏药盒等，留待术后给予栓塞、灌注放射性核素微球或化疗药物治疗。

3. 肝移植 原发性肝癌可以行肝移植，但远期疗效不理想。

（三）介入治疗

对于不能切除的肝癌、切除后复发肝癌且门静脉主干无完全栓塞者，可行经导管肝动脉化疗栓塞治疗。此外，B 超导引下的射频、瘤内酒精注射、微波固化均有良好的疗效，且安全、简便、创伤较小。

（四）化学药物治疗

原则上不做全身化疗。可通过肝动脉和（或）门静脉置泵作局部化疗及栓塞，有效率多在 10%～20%之间。常用药物有 5-氟尿嘧啶、丝裂霉素、顺铂、卡铂、表柔比星、阿霉素等。

（五）放射治疗

对不能手术的肝癌有作用，多做经血管的内放射治疗，也可外放射治疗。

（六）其他治疗

免疫治疗，如免疫核糖核酸、白细胞介素Ⅱ（IL-2）、干扰素、肿瘤坏死因子（TNF）、胸腺肽等；中医中药治疗，根据不同阶段进行辨证施治，攻补兼施。补发可调理脾胃、养阴柔肝、补益气血等，攻法可活血化瘀、软坚散结、疏肝理气、清热解毒等治疗。

【预后】 目前，肝癌手术后有较高的复发率，根治性切除术后 5 年内复发率约为 60%～70%。术后定期作 AFP、超声检查对早期发现复发有重要意义，复发肿瘤应给予积极的治疗。

第四节 肝棘球蚴病

肝棘球蚴病又称肝包虫病，是由细粒棘球绦虫（犬绦虫）感染引起的囊型的肝寄生虫病，主要发生在我国西北和西南牧区。

【病因和病理】 细粒棘球绦虫寄生在狗、狐或狼的小肠内，虫卵随粪便排出后常污染水源、蔬菜、草场或黏附于狗、羊的皮毛上。人、牛、羊是中间宿主。当人食入被虫卵污染的水、食物，虫卵入肠内孵化为六钩蚴，六钩蚴穿过肠黏膜进入门静脉和肝，少数入肺、肾等器官。

六钩蚴入肝后发育为棘球蚴。其外面是肝组织反应性增生的纤维组织包膜，分为外层和内层，外层为角质层，容易与纤维包膜分离，内层为生发层，可长出无数小的子代或孙代个体，为子囊、孙囊。

棘球蚴囊不断发育，可因外力造成破裂，大量含有异源蛋白的囊液流入体腔可引起过敏反应，甚至导致过敏性休克甚至死亡。

【临床表现】 发病年龄以中青年最多见。主要症状为肝包虫囊逐渐增大时引起的肝区胀痛不适，也常是首发症状；压迫胃肠道、胆道、门静脉和肺，可分别出现恶心、黄疸、门静脉高压、呼吸困难等；患者因对棘球蚴囊液过敏出现荨麻疹、哮喘、腹痛等。主要体征是上腹部可触及边缘清楚、表面光滑的囊性肿物。

如囊肿并发感染，可出现发热、肝区疼痛、白细胞增多、核左移；如囊肿破入胆管可引起黄疸、胆绞痛等胆道梗阻症状、破入腹腔可出现较轻的腹膜刺激征和过敏症状、破入胸腔可形成液气胸、出现呼吸困难等。

【诊断】 有畜牧区生活和工作史，或犬、羊接触史；有上述的腹部症状和体征；血嗜酸性粒细胞增加；包虫囊液皮内过敏试验（Casoni 试验）或血清免疫试验出现阳性反应。影像学检查能明确诊断和准确定位。

本病需与先天性肝囊肿、肝脓肿、肝癌做鉴别。

【治疗】 首选手术治疗。

1. 手术方式 ①肝包虫内囊摘除术：适于无继发感染者，要求彻底摘除内囊；②肝叶切除术：适于病变局限者。

2. 药物治疗 适于不能手术或多次手术后复发者，常用药物有阿苯达唑。

另外，还可实行穿刺与刮吸治疗、腹腔镜肝包虫内囊摘除术。

第五节 门静脉高压症

门静脉正常压力为 1.27～2.35 kPa（13～24 cmH_2O）。门静脉高压症（portal hypertension）是指门静脉的血流受阻、血液淤滞时，所引起门静脉系统压力的增高，并出现脾肿大和脾功能亢进、食管胃底静脉曲张和呕血、腹水等表现特征。

【解剖生理】 肝是人体里唯一接受门静脉和肝动脉双重血供的器官。其中门静脉血占全肝血供量的 75%，肝动脉血占 25%，但二者对肝的供氧量约各占 50%。

门静脉主干是由肠系膜上、下静脉和脾静脉汇合而成，其中约 20%的血液来自脾。门静脉的左、右两干分别进入左、右半肝后逐渐分支，并和肝动脉小分支的血流汇合于肝小叶内的肝窦（肝的毛细血管网），然后依序汇入肝小叶的中央静脉、小叶下静脉、肝静脉，最后到下腔静脉。所以，门静脉系位于两个毛细血管网之间，一端是胃、肠、脾、胰等腹腔内脏的毛细血管网，另一端是肝小叶内的肝窦。另外，门静脉和肝动脉间有无数的小交通支相互沟通，以平衡两种压力不同的血流，再汇入肝小叶的中央静脉。

门静脉系统与腔静脉系统之间存在有四个交通支（图 36-3）。

1. 胃底、食管下段交通支　门静脉血流经胃冠状静脉、胃短静脉，通过食管胃底静脉与奇静脉、半奇静脉的分支吻合，流入上腔静脉。

2. 直肠下端、肛管交通支　门静脉血流经肠系膜下静脉、直肠上静脉与直肠下静脉、肛管静脉吻合，流入下腔静脉。

3. 前腹壁交通支　门静脉（左支）的血流经脐旁静脉与腹上深静脉、腹下深静脉吻合，分别流入上、下腔静脉。

4. 腹膜后交通支　在腹膜后，有许多肠系膜上、下静脉分支与下腔静脉分支相互吻合。

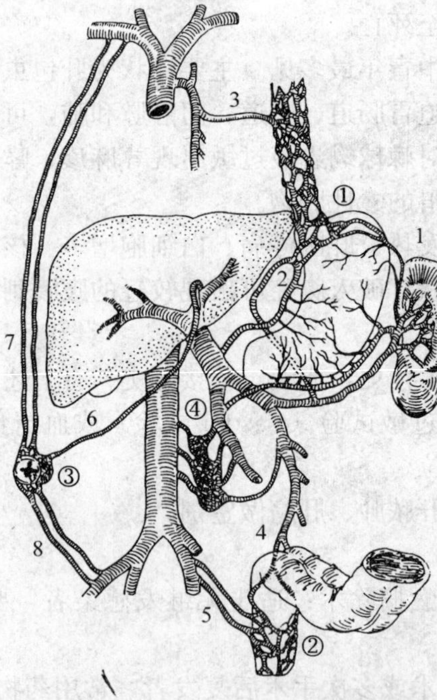

图 36-3　门静脉与腔静脉之间的交通支

1. 胃短静脉　2. 胃冠状静脉　3. 奇静脉　4. 直肠上静脉　5. 直肠下静脉、肛管静脉
6. 脐旁静脉　7. 腹上深静脉　8. 腹下深静脉
①胃底、食管下段交通支　②直肠下端、肛管交通支　③前腹壁交通支　④腹膜后交通支

在这四个交通支中，最主要的是胃底、食管下段交通支。

【病因】　按门静脉血流受阻部位不同，将门静脉高压症分为肝前型、肝内型和肝后型三类。

肝前型的主要病因是门静脉主干血栓形成，其次也可见于门静脉先天性畸形。肝后型是因肝静脉和（或）其开口以及肝后段下腔静脉阻塞性病变引起的，常见于巴德-吉亚利综合征（Budd-Chiari syndrome）、缩窄性心包炎、严重右心衰竭等。肝内型在我国是最常见类型，占95%以上，又分为肝窦型、窦前型和窦后型。窦前型的常见病因是血吸虫病。肝窦型和窦后型的最常见原因是肝炎后肝硬化和酒精性肝硬化。在我国，肝炎后肝硬化是引起肝窦和窦后阻塞性门静脉高压症的常见病因。

【病理生理】 门静脉高压症形成后，可以发生下列病理变化：

1. 脾肿大、脾功能亢进 门静脉血流受阻后，首先出现充血性脾肿大。特征是脾窦扩张、纤维组织增生、单核-吞噬细胞增生及功能活跃。表现为脾肿大、外周血细胞减少。

2. 交通支扩张 因门静脉无瓣膜，当血流受阻时可引起交通支大量开放，并扩张、扭曲形成静脉曲张。最重要的是食管下段、胃底形成的曲张静脉，因压力差大、曲张显著，容易受饮食或腹腔内压增高影响而破裂，导致致命性的大出血。

3. 腹水 原因有：①门静脉压力升高，使门静脉系统毛细血管床的滤过压增加；②肝硬化使血浆蛋白减少，血浆胶体渗透压下降；③淋巴液生成增加而输出不畅，促使液体从肝表面、肠浆膜面漏入腹腔；④继发刺激醛固酮分泌过多，导致钠、水潴留。

此外，部分门静脉高压症病人可形成门静脉高压性胃病、出现肝性脑病（hepatic encephalopathy）或门体性脑病（portal systemic encephalopathy）。

【临床表现】 主要是脾肿大、脾功能亢进、呕血或黑便、腹水或非特异性全身症状（如疲乏、嗜睡、厌食）。

1. 脾肿大和脾功能亢进 因门静脉和脾静脉回流受阻而出现的淤血性脾肿大。所有门静脉高压症病人均出现脾肿大，但程度不一，最大者可达盆腔。早期，脾质软；晚期，因纤维组织增生而质硬。脾大常伴有脾功能亢进，白细胞和血小板减少明显，且逐渐出现贫血。

2. 呕血或黑便 是食管、胃底曲张静脉破裂出血的表现。常因进食粗糙食物、咳嗽、呕吐等诱发，表现为呕吐鲜红色血液，或出现黑便，可发生低血容量休克。由于肝功能受损和脾功能亢进引起凝血功能障碍与血小板减少，所以出血不易自止。又因大出血引起肝组织严重缺氧，可导致肝昏迷。多数病人可发生多次反复大出血。

3. 腹水 是肝功能受损的表现。大出血后往往加剧腹水的形成。

此外，还可有黄疸、前腹壁静脉曲张、肝大及蜘蛛痣、肝掌、男性乳房发育、睾丸萎缩等慢性肝病的表现。

【诊断】 根据肝炎病史和典型的临床表现一般能够诊断。下列辅助检查也有助于诊断：

1. 血液检验 脾功能亢进时，血细胞计数减少，以白细胞和血小板减少最为明显。出血、营养不良、溶血或骨髓抑制都可以引起贫血。

2. 肝功能检查 因肝功能受损，血浆白蛋白降低而球蛋白增高，白、球蛋白比例倒置，天门冬氨酸氨基转移酶和丙氨酸氨基转移酶增高，凝血酶原时间延长。乙型肝炎病原免疫学和甲胎蛋白检查有助于判断是否合并乙肝和肝癌。肝功能分级见表36-1。

3. 腹部超声 可以了解腹水、肝硬化、脾肿大、门静脉扩张等情况。门静脉高压症时门静脉内径≥1.3 cm。

表 36-1 Child-Pugh 分级

计分项目	1分	2分	3分
血浆白蛋白（g/L）	>35	28～35	<28
血清胆红素（mmol/L）	<34.2	34.2～51.3	>51.3
凝血酶原延长时间（s）	1～3	4～6	>6
[凝血酶原比率（%）]	(30)	(30～50)	(<30)
腹水	无	少量，易控制	中等量，难控制
肝性脑病	无	轻度	中度以上

注：总分 5～6 分者肝功能良好（A级），7～9 分者肝功能中等（B级），10 分以上者肝功能差（C级）。

4. 食管吞钡 X 线检查　在食管为钡剂充盈时，曲张的静脉使食管的轮廓呈虫蚀状改变；排空时，曲张的静脉表现为蚯蚓样或串珠状负影（图 36-4），但这在内镜检查时更为明显。

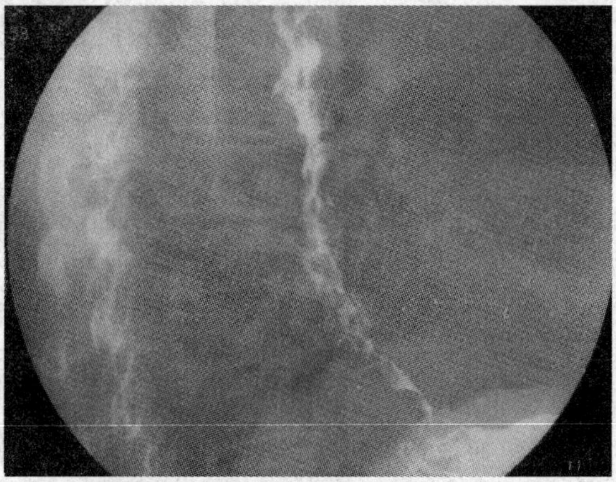

图 36-4　食管钡餐造影的串珠样负影

5. 腹腔动脉造影的静脉相或直接肝静脉造影　可以使门静脉系统和肝静脉显影，确定静脉受阻部位及侧支回流情况，还可为手术方式提供参考资料。

6. 内镜检查　可观察静脉曲张情况，及是否有胃黏膜病变或溃疡等。也可做简单的止血治疗。

【治疗】 外科治疗门静脉高压症主要是预防和控制食管胃底曲张静脉破裂出血。

（一）食管胃底曲张静脉破裂出血的治疗

目的是防治曲张的静脉破裂出血。主要治疗方法分为非手术和手术治疗。

1. 非手术治疗　适于有黄疸、大量腹水、肝功能严重受损的病人（肝功能储备 Child-Pugh C 级）发生大出血，或一时不能明确诊断的大出血，需要积极止血者。治疗重点是输血、注射垂体加压素以及应用三腔管压迫止血。

（1）扩容治疗　迅速建立有效的静脉通道，最好是锁骨下或颈静脉穿刺置管，快速扩充血容量。同时监测中心静脉压、尿量及生命体征。

（2）药物止血　①垂体后叶素：20U 加入 5%葡萄糖溶液 200 ml 内缓慢滴入，必要时可重复使用。但对高血压和冠心病病人不适用。②三甘氨酰赖氨酸加压素（特利加压素 terlipressin)：常用量为 1～2 mg 静滴，每 6 h 1 次。③生长抑素和奥曲肽：是目前的首选止血药物。可选择性地减少内脏血流量，降低门静脉压力，有效控制食管胃底曲张静脉破裂出血，而对血压和心搏量影响较小。生长抑素首次剂量 250 μg 静脉注射，以后每小时 250 μg 持续静脉点滴。奥曲肽首次剂量 50 μg 静脉注射，以后每小时 25～50 μg 静脉点滴，连续用药 3～5 天。

(3) 内镜治疗：①硬化剂注射疗法：经内镜将硬化剂（如鱼肝油酸钠）直接注射到曲张静脉腔内，使曲张静脉闭塞，其黏膜下组织硬化，以治疗出血和预防再出血。但是，可并发食管溃疡、狭窄或穿孔。②食管曲张静脉套扎术：方法是经内镜将要结扎的曲张静脉吸入到结扎器中，用橡皮圈套扎在曲张静脉基底部而止血。这是目前公认控制急性出血的首选方法，成功率可达 80%～100%。以上两种方法均需多次进行，且有发生大出血的危险。

(4) 三腔二囊管压迫止血　原理是利用充气的胃囊和食管囊分别压迫胃底和食管下段的曲张静脉，以达到止血的目的（图 36-5）。通常用于对血管加压素或内镜治疗食管胃底静脉曲张出血无效的病人。该管有三腔，分别通向胃囊（充气后压迫胃底）、食管囊（充气后压迫食管下段）和胃腔（可行胃腔内吸引、冲洗和注入止血药物）。

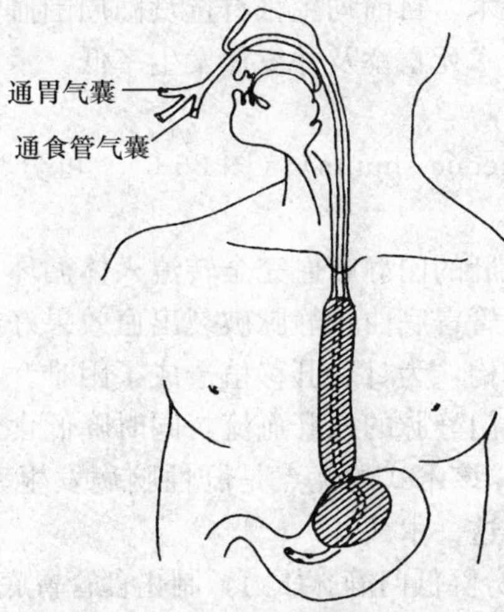

图 36-5　三腔管压迫止血法

使用方法：①检查气囊：先向两个气囊各充气约 150 ml，检查无异常后即抽空气囊。②置管于胃内：将三腔二囊管涂上石蜡油，从病人鼻孔缓慢地把管送入胃内，过咽喉部时让病人做吞咽动作，直至插入 50～60 cm 并抽得胃内容物。③充胃囊：先向胃气囊充气 150～200 ml后，向外拉提管子至不能再被拉出并有轻度弹力时予以固定，或利用滑车装置，用重量约为 0.5 kg 的物品作牵引压迫，观察止血效果。④充食管囊：如仍有出血，再向食管气囊注气 100～150 ml（压力为 10～40 mmHg)。⑤冲洗与观察：放置三腔管后，应抽出胃内容物并用生理盐水反复灌洗，观察胃内有无鲜血吸出。如无鲜血，同时脉搏、血压渐趋稳定，说明出血已基本控制。⑥拔管：三腔管一般放置 24 h，如出血停止，可先排空食管气囊，后排空胃气囊，再观察 12～24 h，如确已止血，才将管慢慢拉出。

注意事项：应放在监护室里进行监护；病人应侧卧或头侧转，便于吐出和吸尽部分泌物，以防发生吸入性肺炎；要严密观察，慎防气囊上滑堵塞咽喉引起窒息；放置三腔管的时间不宜持续超过 3～5 天；放置三腔管期间，应每隔 12 h 将气囊放空 10～20 min，防止食管或胃底黏膜发生溃烂、坏死、食管破裂。

效果及并发症：此方法可使80%的食管胃底曲张静脉出血得到控制，但约有一半的病人可再次出血。部分病人可发生吸入性肺炎、食管破裂及窒息等并发症。

（5）经颈静脉肝内门体分流术（transjugular intrahepatic portosystemic shunt，TIPS）是采用介入放射方法，经颈静脉途径在肝内从肝静脉主分支穿刺到门静脉主分支，并放置直径为8～12 mm的内支架以实现门体分流，降低门静脉压力，治疗急性出血和预防复发出血。此方法主要适用于药物和内镜治疗无效、肝功能差的曲张静脉破裂出血病人和用于等待行肝移植的病人。但是，可发生支撑管狭窄、肝功能衰竭和肝性脑病。

2. 手术治疗　按照手术时机，可分为急诊和择期手术；按照手术的方法，可分为分流手术和断流手术。

手术治疗适于没有黄疸和腹水、肝功能代偿良好（Child A、B级）的病人发生的大出血，应争取早行手术。尤其是病人有大出血的病史又再次出血，或经48 h积极止血治疗仍有反复出血者，或本次出血来势凶猛、出血量大者，均应考虑急诊手术止血。择期手术限于预防出血和再出血。

不论是急诊手术还是择期手术，目前均主张首选贲门周围血管离断术。因该术式对病人打击和对肝功能影响均较小，手术死亡率及并发症发生率低，术后生存质量高，而且操作较简单，易于在基层医院推广。

（1）门体分流术（portosystemic shunts）（图36-6）　可分为非选择性分流、选择性分流和限制性分流三类。

非选择性门体分流术是将入肝的门静脉血完全转流入体循环，代表术式是门静脉与下腔静脉端侧分流术。此术式治疗食管胃底曲张静脉破裂出血效果好，但易引起肝性脑病和肝衰竭，且由于破坏了第一肝门的结构，为日后肝移植造成了困难。

选择性门体分流术能够保存门静脉的入肝血流，同时降低食管胃底曲张静脉的压力。代表术式是远端脾-肾静脉分流术。该术式的优点是肝性脑病发生率低。但有大量腹水及脾静脉直径较小的病人，一般不选择这一术式。

限制性门体分流的目的是充分降低门静脉压力，制止食管胃底曲张静脉出血，同时保证部分入肝血流。代表术式是限制性门-腔静脉分流（侧侧吻合口控制在10 mm）和门-腔静脉"桥式"（H形）分流（桥式人造血管口径为8～10 mm）。但可以发生吻合口径扩大和血栓形成。

（2）断流手术（图36-7）　即脾切除，同时手术阻断门、奇静脉间的反常血流，以达到止血的目的。断流手术的方式很多，以脾切除加贲门周围血管离断术最为常用和有效，不仅离断了食管胃底的静脉侧支，还保存了门静脉入肝血流。

这一术式还适合于门静脉循环中没有可供与体静脉吻合的通畅静脉，肝功能差（Child C级），既往分流手术和其他非手术疗法失败而又不适合分流手术的病人。贲门周围血管离断术在切除脾的同时，结扎和切断冠状静脉、胃短静脉、胃后静脉、左膈下静脉，包括高位食管支或同时存在的异位高位食管支，以及相伴行的同名动脉。

（二）脾肿大、脾功能亢进的治疗

最多见于晚期血吸虫病，也见于脾静脉栓塞。对于这类病人单纯行脾切除术效果良好。

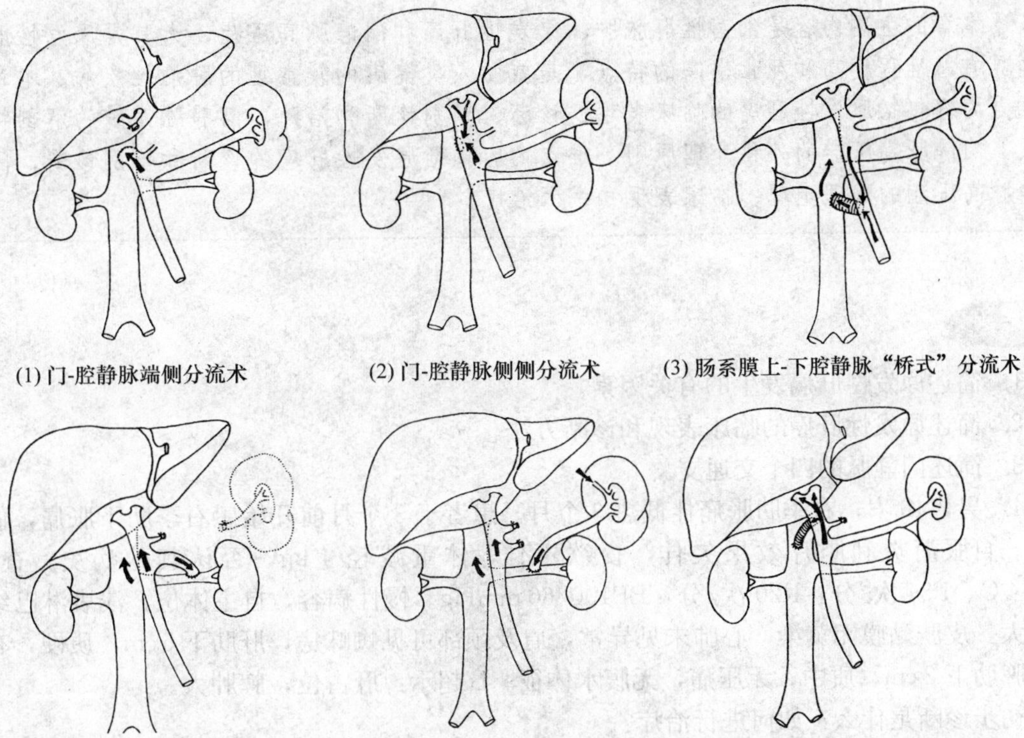

(1) 门-腔静脉端侧分流术　(2) 门-腔静脉侧侧分流术　(3) 肠系膜上-下腔静脉“桥式”分流术

(4) 中心性脾-肾静脉分流术　(5) 远端脾-肾静脉分流术　(6) 限制性门-腔静脉“桥式”分流术

图 36-6　分流手术

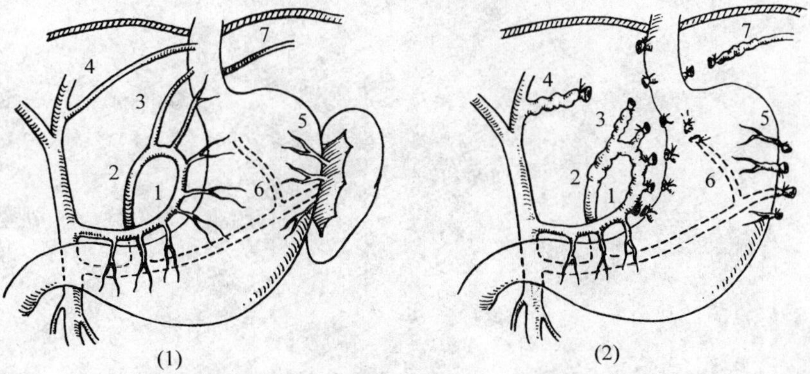

图 36-7　（1）贲门周围血管局部解剖示意图；（2）贲门周围血管离断术示意图

1. 胃支　2. 食管支　3. 高位食管支　4. 异位高位食管支　5. 胃短静脉　6. 胃后静脉　7. 左膈下静脉

（三）顽固性腹水的治疗

最有效的治疗方法是肝移植，能同时解决门静脉高压和腹水。但有供肝少、终生服用免疫抑制剂的危险，手术风险高和费用昂贵，限制了肝移植的临床推广。其他疗法包括 TIPS 和腹腔-上腔静脉转流术等。

小结

本章的主要内容是细菌性肝脓肿、原发性肝癌和门静脉高压症，尤其是原发性肝癌具有恶性程度高和死亡率高的特点，是威胁人类健康的较常见的肿瘤性疾病。本章重点内容包括原发性肝癌的临床表现、诊断、鉴别诊断和治疗，门静脉系统的解剖特点，门静脉高压症的外科处理原则。难点内容包括原发性肝癌的诊断和鉴别诊断，门静脉高压症的病理生理、临床表现和手术治疗。

思考题

1. 简述原发性肝癌发生的有关因素。
2. 简述原发性肝癌的临床表现和诊断方法。
3. 简述门静脉的四个交通支。
4. 男，48 岁，右季肋胀痛伴低热 3 个月。患者于 3 个月前开始感右季肋下胀痛，偶有低热。自服消炎利胆片效果欠佳，食欲不佳，体重减轻 4 kg，否认其他病史。查体：T37.4℃，P84 次/分，R20 次/分，BP100/60 mmHg。慢性病容，自主体位，浅表淋巴结末及肿大，皮肤黏膜无黄染，心肺未见异常，肩及颈部可见蜘蛛痣，肝肋下 5 cm，质硬，有结节。脾肋下 2 cm，质中，无压痛，无腹水体征。B 超示：肝占位，脾肿大。

初步诊断是什么？如何进行治疗？

（漯河医学高等专科学校　孟凡勇　邵阳医学高等专科学校　李洲成）

第三十七章　胆道疾病

学习目标

1. 掌握胆石症与胆道感染性疾病的诊断与治疗。

2. 熟悉胆道疾病常用的特殊检查方法，胆石症的病因和病理，胆道蛔虫症的临床表现、诊断要点和治疗，急性梗阻性化脓性胆管炎的病因病理。

3. 了解胆道的解剖和生理，胆道肿瘤和胆道先天畸形的诊断与治疗。

第一节　概　述

一、胆道的解剖

（一）胆管

分为肝内胆管和肝外胆管。

1. 肝内胆管　起自毛细胆管→小叶间胆管→肝段、肝叶胆管→左右肝管。左右肝管为一级支，左内、外叶和右前、后叶胆管为二级支，各肝段胆管为三级支。肝内胆管与肝内门静脉、肝动脉伴行，并被包绕在 Glisson 鞘内，称为 Glisson 系统。

2. 肝外胆管　左右肝管自肝门出肝即为肝外胆管，先汇合成肝总管，再与胆囊管汇合成胆总管，在其末端与胰管汇合，共同开口于十二指肠乳头。如行胆管造影，其影像如同一棵树，肝内胆管如同树的分支，胆总管则如同树干。左右肝管位于肝门横沟内，左肝管长约 2.5～4 cm，右肝管长约 1～3 cm；肝总管长 2～4 cm、直径为 0.4～0.6 cm；胆总管长 7～9 cm、直径为 0.4～0.8 cm。因左右肝管汇合成肝总管处位于肝门，其后方依次是肝动脉和门静脉，结构复杂，解剖变异较多（如出现副肝管或无肝总管），是胆道手术中必须注意的重要解剖部位。

胆总管长约 7～9 cm，直径约 0.4～0.8 cm，分为四段：十二指肠上段、十二指肠后段、胰腺段和十二指肠壁内段。十二指肠上段是胆总管切开、T 形管引流的常用部位；十二指肠壁内段有 Oddi 括约肌围绕，以控制胆汁和胰液的排出并防止十二指肠液反流。85%的人胆总管与主胰管汇合形成膨大的胆胰壶腹，亦称乏特（Vater）壶腹。

（二）胆囊

位于肝下面的胆囊窝内，呈梨形。胆囊长约 5～8 cm，宽约 3～5 cm，容量约40～60 ml。胆囊分为底、体、颈三部分，三部分之间无明显界限。从胆囊窝至下腔静脉左缘的连线，将肝分为左、右两半。胆囊窝内有小血管、淋巴管或迷走小胆管，手术中应妥善处理，以免术后出血或形成胆汁漏。胆囊底、体较膨大，向上弯曲变窄即形成颈部。颈部向左上呈囊状突出称 Hartmann 袋，结石常滞留于此处。胆囊颈延伸成胆囊管，长2～3 cm，直径约 0.2～0.4 cm，汇入胆总管。胆囊管汇入胆总管有很多变异，需要手术中注意。

（三）胆囊三角

由胆囊管、肝总管、肝下缘构成的三角形区域称为胆囊三角。胆囊动脉、肝右动脉、副右肝管均在胆囊三角（Calot 三角）里穿过，是胆囊切除术中重点处理的地方。

二、生理功能

胆道系统具有分泌、储存、浓缩与输送胆汁的功能。

（一）胆汁

胆汁由肝细胞和胆管细胞分泌，每天分泌量约 800～1200 ml，其分泌受神经内分泌调节。迷走神经兴奋，分泌增加；交感神经兴奋，分泌减少。促胰液素、胃泌素、胰高血糖素和肠血管活性肽等促进其分泌；生长抑素和胰多肽抑制其分泌。食物和药物也影响胆汁的分泌和排出。

胆汁的主要成分有胆汁酸、胆盐、胆固醇、磷脂和胆红素等，其主要功能是乳化脂肪、抑制肠内细菌、刺激肠蠕动、中和胃酸等。

（二）胆管

有输送胆汁、分泌胆汁和黏液的功能。胆管输送胆汁到胆囊和十二指肠。空腹时，胆汁输送入胆囊；进餐后，胆囊收缩，Oddi 括约肌松弛，胆汁流入十二指肠。胆管还分泌少量的黏液保护胆管黏膜不受胆汁的侵蚀。

当胆管发生梗阻时，胆管内压力升高，超过胆汁分泌压时即可抑制胆汁的分泌和发生胆血反流，是梗阻性黄疸和胆管炎症的主要原因。

当胆囊切除后，胆总管代偿性扩张，承担部分胆囊浓缩胆汁的功能。

（三）胆囊

有浓缩、储存、排出胆汁及分泌黏液的作用。肝每日分泌的胆汁绝大部分进入胆囊，经浓缩 5～10 倍后储存，而后根据食物的种类和数量间断性地排出胆道。胆囊黏膜能分泌少量黏液（每天约 20 ml）以保护和润滑黏膜。

当胆囊管梗阻时，胆汁中的胆红素被吸收，胆囊内仅存胆囊黏膜分泌的无色透明的黏液，故为“白胆汁”，又称为胆囊积水。

三、特殊检查方法

胆道疾病大多数需要一些特殊检查，用于定位或定性诊断。

（一）超声检查

是胆道疾病首选的检查方法，具有无创、经济、准确率高的优点。可检查：①胆结石：包括胆囊结石、肝内和肝外胆管结石，其中胆囊结石的诊断准确率最高，达 95%以上，典型图像为胆囊内强回声团伴声影、随体位变化而移动。②梗阻性黄疸：根据胆管扩张部位、程度、有无强光团和声影等，对梗阻性黄疸进行定位和定性判断，准确率可达 90%以上。③其他如急慢性胆囊炎、胆囊息肉、胆囊癌、胆管癌、胆道蛔虫、胆道畸形等疾病的诊断均有较高的价值。此外，还可进行术中超声检查、内镜超声检查等。

（二）X 线造影检查

1. 静脉胆道造影　经静脉缓慢注射造影剂（如胆影葡胺），造影剂经肝分泌入胆道系统，观察胆道有无狭窄、扩张、充盈缺损等病变。因效果欠佳，现已少用。

2. 经皮肝穿刺胆道造影（percutaneous transhepatic cholangiography，PTC）　是在 X

线或B超引导下用细长的穿刺针经皮经肝穿入肝内梗阻的上段胆管，注入造影剂使胆管显影。尤其适合于梗阻性黄疸的诊断和鉴别诊断，还可以置管引流（PTCD），使胆道减压、缓解黄疸。因是损伤性检查，检查前需检验凝血功能，检查后还可能出现胆汁漏、出血、胆道感染等并发症。

3. 内镜逆行胆胰管造影（endoscopic retrograde cholangiopancreatography，ERCP）是通过十二指肠镜，在直视下经十二指肠乳头向胆胰管内插入导管，注入造影剂来显示肝内外胆管和胰管的影像。该检查可以：观察十二指肠及乳头病变或同时取活检；判断胆胰管梗阻的部位和原因；作Oddi括约肌切开或使用网篮套出结石；向胆管内插入支架引流胆汁等。但是，可以引起急性胰腺炎和胆道感染。

4. 术中和术后胆道造影　胆道手术中，包括腹腔镜手术，可经胆囊管或胆总管置管行胆道造影，了解胆道病变以便决定手术方式。手术后经术中放置的T管或胆道引流管造影，有助于确定结石残留和胆总管下端通畅的情况、确定能否拔除T管或引流管。

（三）CT、MRI或磁共振胆胰管造影

诊断结石不如超声。其优势是能进行胆道系统成像，可显示肝内外胆管扩张的范围和程度、及占位性的病变等，CT、MRI或磁共振胆胰管造影（MRCP）对梗阻性黄疸和先天性胆管囊性扩张有重要价值。

（四）胆道镜检查

可在术中或术后用胆道镜直接观察胆道系统。主要观察胆管内病变、性质、部位，或同时可观察结石、扩张狭窄的胆管等。术中胆道镜可从胆总管切开处插入胆管内检查，术后胆道镜可经T管瘘道或皮下空肠袢插入。

（五）腹腔镜检查

具有准确、及时、明确病变的范围和程度等优势。

第二节　胆石症

胆石症是指发生在胆道系统的结石，是常见病和多发病。在我国，女性的发病率明显高于男性，并且以胆囊内胆固醇结石为主，发病率随年龄增长而升高。

【胆石症分类】

（一）按照部位可分为三类

1. 胆囊结石　多为以胆固醇为主的结石，因含钙少，在X线片上多不显影。多为多发，呈球形、多面体形等多种形状。

2. 肝外胆管结石　多为以胆色素为主的混合结石，因含钙少，在X线片上多不显影。可单发或多发，大小、形状不等。如是胆囊排入胆总管的结石，成分同胆囊结石。

3. 肝内胆管结石　多为以胆色素为主的混合结石。多见于肝左叶的二、三级肝胆管内，形状不等。如排入胆总管即为肝外胆管结石。

（二）按照结石成分可分为两类

常从剖面结构来判断胆石的胆固醇和胆色素的含量，胆固醇在胆固醇结石中含量超过60%～70%，在纯胆固醇结石中超过90%，在胆色素结石中含量应低于40%。如结石中钙盐含量较多，X线检查常可显影。胆石常分为三类：

1. 胆固醇结石 以胆固醇含量为主，占 80%以上；黄色、灰黄或淡黄色；大小不一，小者如砂粒、大者直径达数厘米；圆形、卵圆形或多面体形，表面光滑，质硬，切面放射状条纹；X 线多不显影，主要位于胆囊内。

2. 胆色素结石 以胆色素含量为主。又分为两种：一种主要在胆管，呈棕色或褐色，泥沙样、长条形或铸管形，质软、易碎，X 线不显影；另一种常见于胆囊内，呈黑色，质硬，常见于溶血性贫血、肝硬化、心脏瓣膜置换术后病人。

3. 混合性结石 由胆红素、胆固醇、钙盐等多种成分混合组成。根据所含成分的比例不同可呈现不同的形状、颜色和剖面结构。

【胆石形成机制】

（一）胆固醇结石

目前认为与胆汁中胆固醇过饱和、胆固醇成核过程异常和胆囊功能异常有关。具体地说，胆汁中的胆固醇浓度增高，呈过饱和状态，易于析出；在胆固醇析出过程中，一些成核因子如黏蛋白、糖蛋白等加快成核时间；胆囊的吸收作用增加、收缩运动减弱及黏蛋白分泌增加均有利于胆固醇结石形成。

（二）胆色素结石

胆道感染是其形成的诱因。感染胆汁中的细菌能产生 β-葡萄糖醛酸酶和磷脂酶 A_1，前者能水解结合型胆红素为游离型胆红素，并与 Ca^{2+} 结合成胆红素钙而沉淀；后者水解磷脂，释放出游离脂肪酸，与 Ca^{2+} 结合为脂肪酸钙，二者均为胆色素结石的主要成分。另外，坏死的菌体、脱落的黏膜上皮细胞和蛔虫残体、蛔虫卵等在胆色素结石的形成中也有主要作用。

一、胆囊结石

胆囊结石女性多见，发病率随年龄增长而增高。

【病因】 胆囊结石主要为胆固醇结石或黑色胆色素结石。胆囊结石的成因非常复杂，主要是代谢紊乱致胆汁中的胆固醇呈过饱和状态。如年龄、性别、肥胖、妊娠、高脂肪饮食、糖尿病、胃大部切除术后、肝硬化、溶血性贫血等与胆囊结石的发生有关。

【临床表现】

1. 无症状 部分病人无症状，仅在体格检查或手术时偶然发现，称为无症状（静止性）胆囊结石。

2. 非典型症状 部分病人表现为类似于消化不良症状，如上腹不适、饱胀、嗳气、腹泻等。

3. 典型症状 为胆绞痛。是胆囊结石嵌顿在胆囊颈部或梗阻在胆总管下端引起。表现为进油腻食物后或睡眠中体位改变时，突然发生右上腹或上腹部阵发性的绞痛，或者持续疼痛阵发性加剧，可向右肩背部放射，可伴恶心、呕吐。持续十几分钟至数小时后自然缓解，或用药物缓解。首次胆绞痛出现后，约 70%的病人一年内会再发作。

4. 其他 胆囊结石可继发胆囊积液、胆总管结石、胆源性胰腺炎、胆囊十二指肠瘘或胆囊结肠瘘、胆囊癌、Mirizzi 综合征等可有相应的表现。

【诊断】 首选 B 超检查，准确率 95%以上。B 超检查发现胆囊内有强回声团、随体位改变而移动、其后有声影即可确诊为胆囊结石（图 37-1）。CT、MRI 也可显示胆囊结石，但不作为常规检查。

【治疗】 以手术治疗为主，尤其是有症状或并发症的胆囊结石更要积极手术。

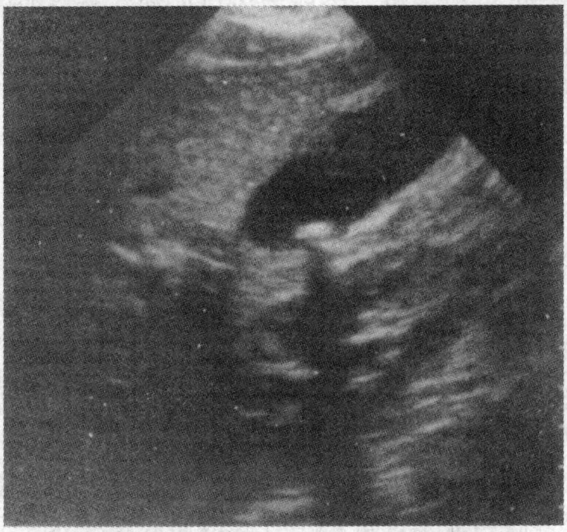

图 37-1 B超：胆囊内结石光团和声影

1. 手术方法 首选腹腔镜胆囊切除术（laparoscopic cholecystectomy，LC），没有条件者可作小切口胆囊切除。

如有下列情况，在胆囊切除同时应行胆总管探查术：①梗阻性黄疸病史；②术中证实胆总管内有结石、蛔虫、肿块；③胆总管直径超过 1.0 cm；④胆管穿刺抽出脓性、血性胆汁或泥沙样胆色素颗粒。胆总管探查后一般需做 T 管引流。

2. 其他治疗 可采用口服鹅脱氧胆酸和熊去氧胆酸溶解部分胆固醇结石，但复发率高、副作用较大。也可采用经肝胆囊置管灌注溶石治疗。

3. 无症状的胆囊结石的治疗 一般不需积极手术治疗，可观察和随诊。但有下列情况之一的应积极手术：①结石直径≥3 cm；②合并需要开腹的手术；③伴有胆囊息肉＞1 cm；④胆囊壁增厚；⑤胆囊壁钙化或瓷性胆囊；⑥儿童胆囊结石；⑦合并糖尿病；⑧有心肺功能障碍；⑨边远或交通不发达地区、野外工作人员；⑩发现胆囊结石 10 年以上。

二、肝外胆管结石

【病因病理】 肝外胆管结石是指位于肝总管和胆总管内的结石，如果是肝内和胆囊排入肝、胆总管的结石称为继发性结石；如果是在肝、胆总管内形成的结石称为原发性结石。原发性结石多与胆道感染、梗阻、异物和寄生虫有关。

肝外胆管结石可以继发性地引起急性和慢性胆管炎、脓毒症、胆源性肝脓肿、胆汁性肝硬化及胆源性胰腺炎等。

【临床表现】 典型表现为 Charcot 三联征：腹痛、寒战高热、黄疸，是继发胆管炎的表现。

1. 腹痛 特点是在剑突下或右上腹的阵发性刀割样的绞痛，可向右肩背部放射，伴恶心、呕吐。这是结石下移嵌顿于胆总管下端或壶腹部，胆总管平滑肌或 Oddi 括约肌痉挛所致。查体有上腹部压痛、反跳痛和肌紧张等腹膜刺激征，肝区叩击痛。

2. 寒战高热 因胆管梗阻导致胆管炎，感染的细菌及毒素随胆汁逆流入肝窦、肝静脉、体循环，引起全身性感染。一般表现为弛张热，体温可高达 39～40℃。

3. 黄疸 胆管梗阻后可出现黄疸，表现为尿色变深，粪色变浅、甚至白陶土样粪便，巩膜、皮肤黄染，皮肤瘙痒等。

【辅助检查】 实验室检查示白细胞计数和中性粒细胞、血清胆红素、血清转氨酶和碱性磷酸酶及尿中胆红素均升高，尿胆原降低或消失，粪中尿胆原减少。B超检查能发现结石、肝内外胆管扩张和胆管管壁增厚等。因受干扰小，内镜超声（EUS）检查对胆总管远端结石的诊断有重要价值。PTC及ERCP能清楚地显示结石及胆管扩张，但它是创伤性检查，且可发生并发症。MRCP有助于胆管梗阻的诊断。

【诊断】 根据Charcot三联征，结合影像学检查较易诊断。当症状不典型时，主要依靠影像学检查确诊。发病时注意与胃十二指肠溃疡穿孔、急性胰腺炎、肾绞痛、壶腹癌或胰头癌等鉴别。

【治疗】 以手术治疗为主，手术原则是取尽结石、解除梗阻、引流通畅。

一般选择择期手术。如果出现梗阻性黄疸或合并胆管炎，则应急诊手术。常用的手术方式是胆总管切开取石加T管引流术，可采用开腹或腹腔镜手术。T管引流10～14天后造影，造影后应继续引流24 h以上，如无异常，夹闭T管24～48 h，无腹痛、黄疸、发热等症状可予拔管；如造影发现有结石残留，应在术后6周用纤维胆道镜经窦道取石。其他手术方法有胆肠吻合术、经内镜十二指肠乳头括约肌切开术及或网篮取石术等。

三、肝内胆管结石

【病因病理】 肝内胆管结石多为原发性结石，其发生与胆道感染、胆道寄生虫、胆汁淤滞、胆管解剖变异、营养不良等因素有关。发生部位多在肝左外叶及右后叶，与此两肝叶的肝管与肝总管汇合的解剖关系致胆汁引流不畅有关。

肝内胆管结石可引起肝胆管梗阻，导致梗阻以上的肝段或肝叶纤维化和萎缩，甚至引起胆汁性肝硬化及门静脉高压症；梗阻可诱发胆管炎、肝脓肿、全身脓毒症、胆道出血等；结石和胆管炎还可诱发肝胆管癌。

【临床表现】 部分病人可无症状或仅有上腹持续性的隐痛或胀痛，左侧肝内胆管结石可向左肩背部放射、右侧可向右肩背部放射。当结石梗阻并发炎症时，可出现急性梗阻性化脓性胆管炎，甚至全身脓毒症或感染性休克。反复胆管炎可继发肝脓肿、胆管支气管瘘、肝硬化、肝功能衰竭、肝胆管癌等，有相应的表现。体格检查可能仅可触及肿大或不对称的肝，肝区有压痛和叩击痛。急性胆管炎时白细胞升高、分类中性粒细胞增高并左移，肝功能酶学检查异常。

【诊断】 对反复发作的胆管炎病史者应进行影像学检查。B超、PTC、ERCP、MRCP能对结石、胆管狭窄或扩张、胆管树的显影等有较高的诊断价值。CT或MRI对肝硬化和癌变者有重要诊断价值。

【治疗】 以手术治疗为主。手术原则是取净结石、解除梗阻、清除病灶、通畅引流、预防复发。手术方法包括：

1. 胆管切开取石、引流术 是最基本的方法。当肝内胆管结石合并胆总管结石时，可沿胆总管向上达2级胆管切开，直视下或通过胆道镜取石，术后T管引流。

2. 胆肠吻合术 适于肝门部胆管狭窄合并结石者，应切开狭窄环，显露左右肝管，取出结石后行肝门部胆管空肠Roux-en-Y吻合。

3. 肝切除术 肝左叶胆管结石，且肝外胆管无结石、不扩张，可行左外叶切除；右半肝肝内胆管结石合并萎缩，且左半肝正常者，可切除萎缩的右半肝；全肝内满布结石伴肝功能损害，有生命危险者，可以切除全肝行肝移植。

4. 残留结石的处理　肝内胆管结石手术后结石残留较常见，其后续治疗措施有：术后经引流管窦道胆道镜取石；激光、超声、体外震波碎石；溶石及中西医结合治疗等。

第三节　胆道感染

一、急性胆囊炎

急性胆囊炎是胆囊管梗阻和细菌感染引起的炎症，是常见的急腹症。女性多见。绝大多数急性胆囊炎病人合并有胆囊结石。

【病因】　由结石引起者称结石性胆囊炎，约占95%；无胆囊结石者称非结石性胆囊炎。

胆囊内结石随胆汁排出时，堵塞胆囊管或嵌顿于胆囊颈，使胆汁在胆囊内滞留、浓缩，胆囊内压增高，胆囊壁缺血，加上结石对黏膜的机械性损害，使胆囊壁发生炎症。先是浓缩的胆汁酸盐、胰液和溶血卵磷脂等引起的化学性炎症，后是由胆道上行而来的细菌引起的感染。细菌中以大肠埃希菌最常见，还有肺炎克雷伯菌、粪肠球菌、铜绿假单胞菌及厌氧菌等。

非结石性胆囊炎病因不清楚，可能与胆囊管的解剖特点及梗阻有关。另外，也可见于严重的创伤、烧伤、感染、大手术等病人。

【病理】　根据炎症发展程度，将急性胆囊炎分为四个类型。

1. 急性单纯性胆囊炎　炎症早期，黏膜水肿、充血、胆囊内渗出增加，胆囊肿大。如果及时治疗，炎症可消退。

2. 急性化脓性胆囊炎　炎症继续发展可波及胆囊壁全层，囊壁增厚，血管扩张，甚至浆膜炎症、有纤维素或脓性渗出。此型即使治愈，也容易再发而形成慢性胆囊炎。

3. 急性坏疽性胆囊炎　如胆囊梗阻未解除，胆囊内压继续升高，胆囊壁血管受压导致血供障碍、继而缺血坏疽。

4. 胆囊穿孔　坏疽性胆囊炎容易并发穿孔，多发生在胆囊底部和颈部。胆囊穿孔可并发胆汁性腹膜炎、局限性脓肿或胆囊胃肠道内瘘。

【临床表现】　主要症状是上腹部疼痛。特点：多在饱餐、进油腻食物诱发及夜间发作；由上腹胀痛不适逐渐发展至阵发性绞痛；疼痛可放射到右肩、肩胛和背部；伴恶心、呕吐及畏寒发热；部分病人可出现轻度黄疸。

主要体征是右上腹压痛、肌紧张、反跳痛和Murphy征阳性。各型胆囊炎均可有右上腹胆囊区压痛；当炎症波及浆膜时可有腹肌紧张和反跳痛；当胆囊穿孔时可有弥漫性腹膜炎表现。部分病人可触及肿大胆囊或边界不清、固定压痛的肿块。

【辅助检查】　多数病人的白细胞、血清丙氨酸氨基转移酶、碱性磷酸酶升高，少部分病人血清胆红素和血清淀粉酶升高。B超检查可见胆囊增大、囊壁增厚，囊内有结石影像。CT、$^{99m}T_C$-EHIDA检查对诊断均有帮助。

【诊断和鉴别诊断】　根据典型的临床表现、结合实验室和影像学检查即可诊断。需要鉴别的疾病有：急性阑尾炎、消化性溃疡穿孔、急性胰腺炎、肝脓肿、胆囊癌、结肠肝曲癌或小肠憩室穿孔，以及右侧肺炎、胸膜炎和肝炎等疾病。

【治疗】 应手术治疗。急性单纯性胆囊炎可先非手术治疗，病情缓解后择期手术；急性化脓性、坏疽性胆囊炎及胆囊穿孔需尽早手术。

1. 非手术治疗 禁食、输液、营养支持、补充维生素、纠正水电解质及酸碱失衡、抗感染、解痉止痛、消炎利胆等是非手术的主要治疗措施。大多数病人经非手术治疗能控制病情发展，待日后行择期手术。

2. 手术治疗 首选腹腔镜胆囊切除术，也可应用传统的开腹或小切口的胆囊切除术。此外，对于胆囊切除困难或病情危重者也可行部分胆囊切除术、胆囊造口术、超声或CT导引下经皮经肝胆囊穿刺引流术（percutaneous transhepatic gallbladder drainage，PTGD）等。

二、慢性胆囊炎

慢性胆囊炎多并有胆囊结石，是胆囊慢性的、持续的、反复发作的炎症过程。

【病理】 特点是黏膜下和浆膜下的纤维组织增生及单核细胞的浸润，胆囊粘连、囊壁增厚，直至胆囊萎缩、功能丧失。

【临床表现与诊断】 不典型，主要有在饱餐、进食油腻食物后上腹隐痛、饱胀、嗳气、反酸等。可伴有恶心、呕吐。腹部检查可无体征，或仅有右上腹轻度压痛，Murphy征或呈阳性。首选B超检查，可显示胆囊壁增厚，胆囊排空障碍或胆囊内结石。注意与消化性溃疡、胃炎、急性胰腺炎等鉴别。

【治疗】 确诊者应首选腹腔镜胆囊切除。不能耐受手术者可选择非手术治疗，方法包括口服溶石药物、直接穿刺胆囊有机溶石剂溶石、体外震波碎石等，也可限制肥腻食物并服用消炎利胆药、胆盐、中药等治疗。

三、急性梗阻性化脓性胆管炎

急性化脓性胆管炎（acute obstructive suppurative cholangitis，AOSC）又称急性重症胆管炎（acute cholangitis of severe type，ACST），是急性胆管炎的严重阶段，也是胆管结石患者常见的死亡原因。本病的特点是胆道梗阻引起的细菌感染，感染经肝和血循环扩散，发展至休克，威胁病人生命。

【病因】 胆道梗阻和细菌感染是两个主要因素。胆道梗阻的最常见原因是结石嵌塞，其次为寄生虫和胆管狭窄。感染的细菌主要是大肠埃希菌和肺炎克雷伯菌，其他的还有肠球菌、厌氧菌等。

【病理】 因胆道梗阻，胆汁淤滞甚至逆流，致使胆管扩张、胆管内压增高。胆汁中的细菌随胆汁逆流入肝后大部分被肝的单核-吞噬细胞系统所吞噬，少部分可逆流入血，称胆血反流。细菌或感染胆汁进入体循环后可引起全身化脓性感染，大量的细菌毒素引起全身炎症反应、血流动力学改变和MODS。

胆管的病变特征是胆管扩张、管壁增厚，黏膜充血水肿、甚至糜烂脱落形成溃疡，炎性细胞浸润。肝充血肿大，肝细胞肿胀、变性，炎性细胞浸润，胆小管内胆汁淤积。炎症消退后遗留瘢痕组织，可致肝硬化、门静脉高压，及肝纤维化和萎缩。

【临床表现】 根据梗阻部位分为肝外和肝内梗阻两型。

肝外梗阻型最常见，因胆总管梗阻所致，除有典型的腹痛、寒战高热、黄疸等Charcot三联征表现外，还有休克、神经中枢系统受抑制表现，称为Reynolds五联征。腹痛为持续性腹痛阵发性加重；高热时体温可达39～40℃以上，呈弛张热；数小时或数日后出现黄疸。

神经系统症状主要表现为神情淡漠、嗜睡、神志不清，甚至昏迷；合并休克可表现为烦躁不安、谵妄等。剑突下或右上腹有压痛，或可有腹膜刺激征。可触及肿大的胆囊。

肝内梗阻型是由一侧肝胆管梗阻引起，除黄疸较轻或无黄疸外，其他同上述症状特征。肝常肿大并有压痛和叩击痛。无胆囊肿大。

病人白细胞多可超过 $20\times10^9/L$，中性粒细胞比例升高。部分病人血培养阳性。ALT 和 AST 升高，凝血酶原时间延长。常有代谢性酸中毒。B 超可了解胆道梗阻部位、肝内外胆管扩张情况及病变性质。CT、MRCP、PTC、ERCP 检查均对诊断有较大的帮助。

【诊断】 本病发病急骤，病情进展迅速，死亡率高，需要及早诊断、及时处理。根据病史和 Reynolds 五联征即可诊断。B 超可进一步确诊。值得注意的是，肝内梗阻型病人可无黄疸或黄疸轻，其他表现也没有肝内梗阻型典型，这时不能否定诊断。

【治疗】 原则是立即解除胆道梗阻并引流。

1. 非手术治疗　措施有严密观察病情变化、补液扩容、联合应用足量抗生素、纠正水、电解质紊乱和酸碱失衡以及对症治疗和支持治疗。必要时，可考虑应用血管活性药物和肾上腺皮质激素。经以上治疗后病情仍未改善，应紧急胆道引流治疗。

2. 手术　方法力求简单有效，目的是紧急胆管减压引流、阻止病情的恶化、挽救病人生命。方法有：胆总管切开减压、T 管引流；经皮经肝穿刺胆管引流（PTCD）、经内镜鼻胆管引流术（ENBD）、经内镜括约肌切开术（EST）等。

3. 后续治疗　经上述治疗病情缓解后，后期要针对病因进行彻底的手术治疗。

第四节　胆道蛔虫病

胆道蛔虫病（biliary ascariasis）是寄生在肠道的蛔虫进入胆道并引起临床症状。曾经是外科常见的急腹症，多见于农村地区的儿童和青少年。但是，由于卫生条件的改善，胆道蛔虫病随着肠道蛔虫病发病率的下降而明显减少。

蛔虫因其钻孔的癖性而可进入胆总管，诱发 Oddi 括约肌痉挛、胆道感染、梗阻性黄疸、急性胰腺炎、胆道出血、胆道结石等，并可出现相应的临床表现。

【临床表现】 其特点是显著的腹痛症状与轻微的腹部体征不对称，即“症状与体征分离”。

腹痛特点：突然发生的剑突下阵发性钻顶样剧烈绞痛，可放射至右肩背部；疼痛时辗转不安、呻吟不止、大汗淋漓，常伴有恶心、呕吐；腹痛可突然平息，如同正常人；腹痛与间歇期突发突止，反复发作。可合并急性胆管炎或轻度黄疸。

体征特点：仅有右上腹或剑突下轻度深压痛。

【诊断】 根据病史及临床表现的特点多可诊断。B 超检查可显示胆道内的蛔虫影，能确诊。但需与胆石症、胆管炎、胃十二指肠溃疡穿孔等疾病鉴别。

【治疗】 多保守治疗，原则为解痉止痛、利胆排虫、控制感染。

1. 保守治疗　常用阿托品、山莨菪碱（654-2）等抗胆碱能类药物解除痉挛，腹痛剧烈时可加用哌替啶止痛。发作时口服食醋、乌梅汤、驱虫药、33%硫酸镁，或灌入消化道氧气来利胆驱虫。选用对肠道细菌及厌氧菌敏感的抗生素，预防和控制感染。用纤维十二指肠镜取虫。

2. 手术治疗 如保守治疗未能缓解，或者合并胆道出血、胆管结石、胆管炎、肝脓肿、重症胰腺炎者，可行胆总管切开探查、取虫、T形管引流手术。术后继续驱虫治疗。

第五节 胆道肿瘤

一、胆囊息肉样病变

胆囊息肉样病变是一组胆囊内源于胆囊壁并突向胆囊腔内的隆起性病变，从病理学上分为胆囊息肉和胆囊腺瘤。胆囊息肉又分为非肿瘤性息肉和肿瘤性息肉，前者包括炎性息肉、胆固醇性息肉、胆囊腺肌增生症、黄色肉芽肿等，后者包括腺瘤、腺癌、血管瘤、脂肪瘤等。胆囊腺瘤有恶变可能，认为是癌前病变。

【诊断】 本病一般无症状，只有少数病人有类似于慢性胆囊炎的表现，多是在B超检查时发现。诊断依靠B超或CT检查，但不能确定病变的性质，还需要组织学鉴别。

【治疗】 宜选择手术治疗，尤其是有以下情况者：合并胆囊结石、胆囊炎者；病变直径超过1cm；病变位于胆囊颈，影响胆汁排空者；病变迅速增大，有恶变可能者；年龄超过50岁；单发病变等。首选的手术方式是腹腔镜胆囊切除术，标本应立即做冰冻病理检查。如发现有恶变，应行根治性手术治疗。

二、胆囊癌

胆囊癌（carcinoma of gallbladder）是最常见的胆道恶性肿瘤，多见于50岁以上的女性。

【病因病理】 病因不清。因70%的胆囊癌病人伴有胆囊结石，因此认为胆囊癌的发生与胆囊结石的长期刺激、慢性胆囊炎有关。胆囊腺瘤样息肉、胆囊腺肌增生症可发生癌变。

胆囊癌主要发生在胆囊体部和底部。病理上分为肿块型和浸润型。在组织学上，大多数为腺癌，其他还有未分化癌、鳞状细胞癌、混合癌等。胆囊癌恶性程度高、生长快、转移早，主要的转移方式是淋巴转移，也可直接侵犯，或通过血液、种植等转移。

【临床表现与诊断】 早期表现无特异性，诊断较困难。部分病人可以出现右上腹隐痛，食欲下降、恶心呕吐，腹部压痛，上腹部肿块、黄疸等；另有一些病人无明显症状，仅在术后病理检查时发现胆囊癌。B超、CT检查可显示胆囊壁不规则增厚，胆囊腔内有肿物，CT检查还能看到肝或淋巴结转移情况。

胆囊癌有多种分期方法，较为常用的是Nevin分期法：Ⅰ期：黏膜内原位癌；Ⅱ期：侵犯黏膜和肌层；Ⅲ期：侵犯胆囊壁全层；Ⅳ期：侵犯胆囊壁全层及周围淋巴结；Ⅴ期：侵犯或转移至肝及其他脏器。另外，还有根据肿瘤大小、有无淋巴结转移和远处转移的TNM分期。

【治疗】 首选手术切除。根据分期的不同，选择不同的手术方式：NevinⅠ期病变可行单纯胆囊切除术；NevinⅡ、Ⅲ、Ⅳ期病变可行根治性切除手术，范围除胆囊外还包括距胆囊床2cm以远的肝楔形切除及胆囊引流区域的淋巴结清扫术；NevinⅢ、Ⅳ期病变还可行胆囊癌扩大根治术，在根治术基础上还切除右半肝或右三叶肝和胰十二指肠，行肝动脉或（和）门静脉重建术；NevinⅤ期多采用减黄胆肠内引流等姑息性手术。

三、胆管癌

胆管癌（carcinoma of bile duct）是指发生在左、右肝管至胆总管下端的肝外胆管的恶性肿瘤。多发于50岁以上，男女比例相当。

【病因病理】 病因不明。胆结石和原发性硬化性胆管炎与胆管癌的发生有关；先天性胆总管囊肿有较高的癌变率；华支睾吸虫感染、慢性伤寒、溃疡性结肠炎及乙型或丙型肝炎感染均可能与胆管癌的发生有关。

病理上，大多数为分化较好的腺癌，少数为未分化癌、鳞癌、类癌等。癌肿可为局限性乳头状或结节状，但弥漫性浸润生长多见，生长缓慢。也可有淋巴或腹腔种植等转移方式。

【临床表现和诊断】 根据肿瘤生长的部位，胆管癌分为三段：肝门部胆管癌是指位于左右肝管至胆囊管开口以上部位，发生率最高；中段胆管癌位于胆囊管开口至十二指肠上缘，十二指肠上缘以下为下段胆管癌。

主要表现为无痛性、进行性加重的黄疸，伴皮肤瘙痒和体重减轻。偶有上腹部隐痛或胀痛，粪便呈陶土样，尿深黄。也可有食欲差、乏力、消瘦等表现。体检可触及肝及（或）肿大的胆囊。实验室检查有肝功能异常和梗阻性黄疸的表现。B超检查作为首选的影像学检查，可显示肿瘤及胆管扩张；CT、PTC、ERCP、MRCP均对胆管癌的诊断有帮助。

【治疗】 主要是手术治疗。胆管癌部位不同，切除范围不同：肝门部胆管癌切除癌肿、肝管、部分肝组织及肝十二指肠韧带内的淋巴结，行胆管空肠Roux-en-Y吻合手术；中段胆管癌可切除肿瘤、清除淋巴结，行肝总管-空肠吻合术；下段胆管癌需行胰十二指肠切除术。对无法切除的肿瘤，可行内外引流的方式来解除胆道梗阻，通畅胆汁引流。放疗和化疗的效果不明确。

第六节 胆道先天畸形

一、胆道闭锁

胆道闭锁又称新生儿胆道闭锁，是指新生儿出生后胆管无内腔而呈完全闭塞，是新生儿持续性黄疸的最常见原因。病变可发生在胆道的任何一处或多处部位，肝外胆道多见，女性多于男性。

【病因病理】 胆道闭锁以前认为是先天性的，现在则倾向于获得性。

因胆道闭锁与病毒感染有关，被认为是新生儿肝炎的终末阶段，胆管纤维瘢痕化闭锁，胆汁排出梗阻，最终发展至胆汁性肝硬化。先天性发育畸形引起的闭锁分为三型：①肝外型，仅肝外胆管闭锁；②肝内型，仅肝内胆管闭锁，最多见；③混合型，肝内外胆管均有闭锁。

【临床表现和诊断】

1. 渐进性黄疸　是本病的突出表现。新生儿出生后1～2周，皮肤和巩膜的生理性黄疸本应消退，反而逐渐加重。粪便色逐渐变浅如白陶土色、尿色逐渐加深如浓茶样。

2. 营养不良　随着病情的发展，患儿逐渐出现营养不良、发育减慢、体重减轻、贫血等表现。半年内病情恶化，易合并感染。

3. 肝脾肿大　新生儿出生时肝脾正常，随后呈进行性肿大。最后发展至胆汁性肝硬化和门静脉高压。如未经治疗，可在一年内因肝衰竭、感染、出血等并发症而死亡。

有上述表现特征者应考虑胆道闭锁。B超检查可发现肝外胆管和胆囊发育不良，十二指肠引流液内无胆汁，或$^{99m}T_C$-EHIDA 扫描肠内无核素显示等有助于确诊。需要与生理性黄疸、先天性胆管囊性扩张症、新生儿肝炎及新生儿溶血病等鉴别。

【治疗】 手术是唯一有效的治疗方法，宜在出生后 6～8 周内重建胆汁排出通道。手术方法有胆管与空肠吻合术、肝门-空肠吻合术（Kasia 手术）和肝移植等。

二、先天性胆管扩张

先天性胆管扩张是胆道系统先天性发育不良形成胆道狭窄、扩张和胆汁淤积的外科胆道疾病，多发生于胆总管，最早的症状出现在幼儿或儿童期。

【病因】 一是认为胆管在胚胎期发育不良，管壁薄弱而形成囊性扩张；二是认为胆胰管合流位置异常，致使胰液反流入胆总管，受损的胆管囊性扩张。还有认为是胆总管末端的胆管壁神经分布减少，管壁痉挛而上段扩张。

【分型】 根据扩张的位置和形态分为五型（图 37-2）。

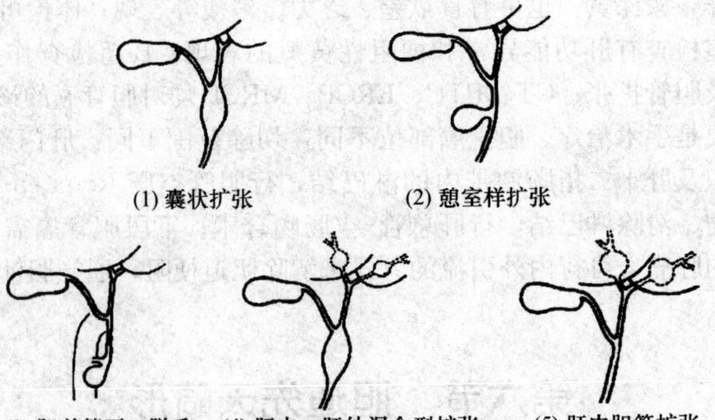

(1) 囊状扩张　(2) 憩室样扩张

(3) 胆总管开口脱垂　(4) 肝内、肝外混合型扩张　(5) 肝内胆管扩张

图 37-2　先天性胆管扩张的分型

【临床表现和诊断】 女性多见。典型表现为三联征：①右上腹持续性的钝痛；②反复的间歇性黄疸；③右上腹光滑的囊性肿块。如合并感染时主要为胆管炎的表现。晚期可继发胆汁性肝硬化和门静脉高压症。B超、CT 或 MRCP 检查可确诊。

【治疗】 应尽早手术，以阻止病变的继续发展。常用的手术方式是切除囊肿和胆肠 Roux-en-Y 吻合。如合并有重症急性胆管炎或胆囊穿孔等，可先胆囊造瘘外引流，病情改善后再行上述手术。也可根据情况选择肝段切除，或肝移植手术。

小结

胆道疾病有胆石症、胆道感染、胆道蛔虫症、胆道肿瘤、胆道先天畸形等，其中胆石症和胆道感染性疾病是腹部外科的常见病和多发病，急性胆囊炎是常见急腹症之一。本章重点内容包括胆囊、胆管结石的病因、病理、临床表现、诊断、鉴别诊断和治疗；急性胆囊炎、急性胆管炎、急性梗阻性化脓性胆管炎的病因、病理、诊断和治疗。难点内容包括胆道疾病常用的特殊检查方法；胆石症的成因；胆道肿瘤的诊断和治疗。

思考题

1. 简述急性胆囊炎的诊断和治疗。

2. 什么是 Charcot 三联征？怎样诊断和治疗肝外胆管结石？

3. 简述 Reynolds 五联征。

4. 男，30 岁，餐后突发右上腹及剑突下痛，放射到右肩及后背部，2 小时后疼痛剧烈，伴恶心，并吐出所进食物，仍不缓解，急诊就医。数年“胃病”史及胆石症史，间有胆绞痛发作。查体：痛苦病容。体温 37.2℃，呼吸 28 次/分，浅快，律齐，全腹胀，上腹肌紧张，压痛反跳痛（+），移动性浊音（±），WBC 12×10^9/L。Hb125 g/L，尿淀粉酶 400（温氏法正常值 32U）。

初步诊断是什么？如何进行治疗？

（漯河医学高等专科学校　孟凡勇　邵阳医学高等专科学校　陈小红）

第三十八章　消化道大出血

学习目标

1. 熟悉上消化道大出血的鉴别诊断和治疗。
2. 了解下消化道大出血的鉴别诊断和治疗。

第一节　上消化道大出血

上消化道包括食管、胃、十二指肠、空肠上段和胆道。上消化道大出血是指短时间内上消化道一次或多次出血。如果成人出血量达到800 ml以上，或占总循环血量的20%以上，可出现休克的表现。

【病因】 上消化道出血的原因有很多，常见有五种：

1. 胃十二指肠溃疡　约占50%以上，因溃疡侵蚀基底动脉所致。

2. 食管下段和胃底静脉曲张　约占25%，是肝硬化门静脉高压的并发症，出血量大，常可危及病人的生命。

3. 出血性胃炎又称应激性溃疡或糜烂性胃炎　约占5%，多见于胃。多与服用非甾体抗炎药物、肾上腺皮质激素药物、酗酒及大手术、休克、严重烧伤（Curling溃疡）和严重的颅脑损伤（Cushing溃疡）等有关。

4. 胃癌　癌组织缺血坏死，表面发生糜烂或溃疡，侵蚀血管引起大出血。

5. 胆道出血　因肝脓肿破入肝内动静脉分支，使血液进入胆道、十二指肠而引起。

此外，还有一些少见疾病如胃息肉、食管裂孔疝、胃十二指肠良性肿瘤、血管畸形、血友病等，在鉴别诊断中亦需要考虑。

【诊断和鉴别诊断】 在对已经发生休克的上消化道大出血病人进行紧急抢救的同时，尽快地采集病史、进行体格检查和辅助检查，综合分析，明确病因。

1. 采集病史　约70%的上消化道出血病人可通过病史进行初步诊断，采集病史应注意以下问题：

（1）是呕血还是便血、出血的量、颜色、次数、出血前后症状和可能的诱因。

（2）出血前有无大手术、严重烧伤、严重脑损伤病史，有无长期服用激素类或水杨酸类药物史，有无溃疡病、肝硬化、肝脓肿或血液病、肿瘤等疾病史。

（3）既往的治疗情况。

2. 体检　除监测生命体征外，要重点注意的是五种常见上消化道大出血疾病的表现特征。如上腹部深压痛考虑到胃十二指肠溃疡；上腹部包块伴出血者考虑到肿瘤；肝掌、蜘蛛痣、肝脾肿大、腹部静脉曲张考虑到肝硬化门静脉高压等。

出血部位的估计：一般来说，呕血为主者考虑胃或食管下段病变，便血为主者考虑十二指肠或胆道病变。

3. 五种常见病因的鉴别要点

(1) 胃、十二指肠溃疡出血　有典型的规律性的上腹部疼痛、抗酸治疗有效病史，或经检查证实溃疡病史；出血前溃疡病症状活跃，出血后疼痛缓解；表现上以呕血为主，一次出血量少于500 ml，较少发生休克；右上腹可有压痛，肠鸣音活跃。非手术治疗可以止血，但易再发。

(2) 食管下段和胃底静脉曲张破裂出血　常有肝病史；以呕血为主，出血急，一次出血量可达500～1000 ml以上，可引起休克；查体可见肝掌、蜘蛛痣、肝脾肿大、腹壁静脉曲张、腹水等。经积极的非手术治疗也可止血，但一天内可反复呕血。实验室检查和影像学检查也有助于鉴别。

(3) 出血性胃炎　多有服用复方阿司匹林等非甾体类消炎药或肾上腺皮质激素药物史，有酗酒史，或大手术、休克、严重烧伤、严重感染、严重的颅脑损伤等病史；表现为突然出血，出血特点同溃疡病。内镜检查有助于鉴别。

(4) 胃癌　因病变侵蚀血管而出血。出血前可有进行性体重下降和厌食；表现上以呕血为主，出血量较少，一般不引起休克。需影像学检查、内镜、病理学检查来鉴别。

(5) 胆道出血　可有肝感染、肿瘤、外伤、结石等病史；表现上以便血为主，可伴有上腹部或剑突下的绞痛、寒战、高热、黄疸等；出血量少，很少休克；非手术治疗可以止血，但周期性发作，间隔期一般为1～2周。进一步的鉴别需要影像学等辅助检查来明确。

4. 实验室检查　需动态监测血红蛋白、红细胞和血细胞比容，一般需经3～4 h以上才能反映出失血的程度。门静脉高压症引起大出血的病人可检验出肝功能异常、血氨升高，可与胃、十二指肠溃疡大出血鉴别。

临床分析主要还是从上述五种常见的主要病因中探讨，尤其要注意的是无症状或症状不典型者。此外，还要注意一些少见或罕见的疾病，如食管裂孔疝、胃息肉、胃和十二指肠良性肿瘤、贲门黏膜撕裂综合征（Mallory-Weiss综合征）以及血友病或其他血液疾病。

【辅助检查】

1. 内镜检查　可直接观察病变的部位、形态，取材活检，并进行止血治疗如电凝、激光、套扎和注射硬化剂等。目前可作为上消化道出血诊断的首选方法。

2. 三腔二囊管　三腔管放入胃内后，将胃气囊和食管气囊充气压迫胃底和食管下段，经第三腔将胃内残血冲洗干净。如果无再出血，则可认为是食管、胃底曲张静脉破裂出血；如果吸出的胃液仍含血液，则胃十二指肠溃疡或出血性胃炎出血可能较大。

3. 选择性腹腔动脉造影　经股动脉穿刺插管行选择性的腹腔动脉或肠系膜上动脉造影，根据造影剂渗出来明确出血部位，并可同时行栓塞止血。

4. X线钡餐检查　多用于在出血停止后36～48 h进行病因检查。

5. 核素检查　常用静脉注射^{99m}锝标记的红细胞，行腹部扫描，根据核素在血管破裂部位显像来诊断。

【治疗】

1. 一般处理

(1) 快速输血、补液　应迅速建立静脉通道，或行中心静脉插管，在监测中心静脉压的同时快速补液。先滴注平衡盐溶液，或加输适量的高渗盐水，配合胶体液和全血来快速扩容和改善微循环，将血压维持在100 mmHg以上，脉率在每分钟100次以下。同时进行血型鉴定、交叉配血，备足量的全血或红细胞。监测中心静脉压、血压、尿量，作为输血补液的依据。

(2) 保持呼吸道通畅 防止呕吐引起的误吸，必要时可气管插管。

(3) 休克体位 头部抬高20°～30°，下肢抬高15°～20°的休克体位。注意保暖。

2. 药物止血 生长抑素能强力收缩内脏血管而止血，且无心血管并发症，首次可给250 μg静脉注射，以后250 μg/h维持，目前临床应用较多。垂体后叶素可减少内脏动脉血供，并降低门静脉压力来止血，20U加入100～200 ml 5%葡萄糖溶液中静脉滴注，止血率为50%～70%。

给予抑制胃酸药物有助于止血。常用的有质子泵抑制剂如奥美拉唑、H_2受体拮抗剂如西咪替丁等。

通过冰盐水灌注使胃黏膜血管收缩来止血。方法是将去甲肾上腺素4～8 mg加入200 ml 4℃以下盐水中灌入胃腔，可重复使用。

3. 针对病因治疗

(1) 胃、十二指肠溃疡大出血 大多数情况下，经过上述的药物止血方法，出血可以停止。还可以经内镜用电凝、激光和微波治疗。但是，如果溃疡病史长、反复出血或病人年龄在50岁以上者须积极手术治疗。手术方式有两种：一是出血点缝扎、迷走神经切断加幽门成形术，适于年老体弱或有重要器官功能不全的病人；二是胃大部切除术，即缝扎出血点后行胃大部切除，彻底根治溃疡。

(2) 门静脉高压症引起的食管胃底曲张的静脉破裂出血 可采用非手术或手术方法止血。非手术方法有内镜下注射硬化剂或套扎止血、三腔二囊管压迫止血和经颈静脉肝内门体分流术（TIPS）止血，适于有黄疸、腹水或处于肝昏迷前期者；手术方法有断流术和分流术两类，常用的是贲门周围血管离断术，适于肝功能好、能够代偿的病人。

(3) 出血性胃炎 非手术治疗多可以止血。可使用的药物有H_2受体拮抗剂（如西咪替丁）、质子泵阻滞剂（如奥美拉唑）、生长抑素等，以抑制胃酸分泌、减少内脏血流量来止血，效果较显著。如果仍然不能止血或并发穿孔，则可采用胃大部切除术，或选择性胃迷走神经切断术加行幽门成形术。

(4) 胃癌引起大出血 根据情况行根治性胃大部或全胃切除术。

(5) 胆道出血 使用止血药物和抗感染治疗多能止血。止血效果不佳时，可根据情况选择肝动脉栓塞或结扎、肝叶切除等。

4. 剖腹探查 对部位不明的上消化道大出血，经过积极的初步处理后，血压、脉率仍不稳定者，应尽早剖腹探查，在止血的同时治疗原发病。手术采取右上腹经腹直肌切口，入腹后按序检查胃和十二指肠、肝和脾、胆囊和胆总管、空肠上段等，随后可探查胃或十二指肠内。术中还可以配合内镜和血管造影检查，以求确切找到出血部位。

第二节 下消化道大出血

下消化道出血（massive lower alimentary tract bleeding）包括急性大出血和慢性小量出血，前者主要表现为便血和血流动力学紊乱或休克，后者可仅有便血。下消化道大出血90%以上来自结肠，尤其是左半结肠和直肠。多见于老年患者，癌、息肉、痔等是常见病因。

【病因】 引起下消化道大出血有下列常见的病因：结肠癌和直肠癌、肠息肉和家族性腺瘤性息肉病、溃疡性结肠炎和Crohn病、Meckel憩室、痔和肛裂、急性出血性肠炎及医源性出血等。

【诊断和鉴别诊断】

（一）病史、体检

应采集病人便血的时间、次数、便血的量、病期，便血前有无腹痛、腹泻、发热等表现，便血后有无症状缓解或加重，就诊、治疗及其效果等情况，有无血液病、心血管系统疾病、消化道肿瘤疾病史或家族史。还应观察粪便的形态、量及便血的色泽。

详细的体检可为鉴别诊断提供有用的信息，如腹部触及无痛性包块伴便血，可能为肿瘤性疾病；如触及的包块伴明显的疼痛，则可能为炎症性疾病；如有皮肤瘀斑或关节肿胀者伴有血便提示为过敏性紫癜或血友病。如果血性腹泻伴有腹部绞痛、里急后重感，提示炎性肠疾病；如果是无痛性大量出血，提示憩室或血管扩张出血。

（二）辅助检查

1. 肛门指诊　是肛门直肠疾病的首要检查，对低位直肠癌、痔、肛裂、直肠息肉等疾病的诊断有意义。

2. 结肠镜检查　能够观察整个结肠病变情况，还可取材活检和进行简单治疗。结肠镜检查须在生命体征稳定和结肠灌洗后进行。如果在急性出血后24h内检查，诊断率达到90%以上。

3. 推进式小肠镜检查或胶囊成像　当不能排除小肠疾病引起的下消化道出血时可进行小肠检查。推进式小肠镜可以观察病变、取材活检和进行治疗，很难达到回肠末段。胶囊内镜成像的优点是体积小、无痛苦和检查全消化道，缺点是成本高和无法进行活检和治疗。

4. 选择性腹腔动脉造影　通过肠系膜上、下动脉造影可以判断出血的肠段和部位。

5. 钡剂灌肠检查　对结肠的憩室病和肿瘤的诊断有重要价值。

6. 剖腹探查　当其他的方法都不能明确出血的原因，且反复出血时，可以考虑剖腹探查。

（三）常见疾病的鉴别

见表38-1。

表38-1　下消化道出血常见疾病的特点

疾病	病变部位	表现特征	便血特点
结直肠癌	乙状结肠和直肠发生率最高，其次是盲肠和升结肠	右半结肠癌以贫血、消瘦、出血为主；左半结肠癌和直肠癌以肠梗阻和排便异常为主	粪便持续潜血阳性；便形变细，多呈黏液血便
肠息肉	多见于左半结肠或直肠	有便意不尽感，无腹痛	血在粪便表面，呈丝状
家族性腺瘤性息肉病	全大肠	多发于青少年，可恶变；便血伴腹泻	多为新鲜的出血附着在粪便表面，呈丝状
溃疡性结肠炎	主要在乙状结肠和直肠	黏液血便伴腹痛	粪便呈稀水样或糊状，伴大量的黏液脓血；粪便化验有大量红细胞和脓细胞。
Crohn病	多在末段回肠，呈节段性分布	腹痛、腹泻、低热和体重下降等；可并发肠梗阻、急性穿孔或大量便血	粪便潜血实验阳性，或有黏液血便
Meckel憩室	回肠末段	并发炎症时可有类似阑尾炎的表现	突发间歇性鲜血便
内痔、肛裂	齿状线上、下	便后出血，伴有疼痛、便秘	便后滴鲜血在粪便表面，与粪便不混合

【治疗】 一般治疗同上消化道大出血。其他治疗如下：

1. 凝血酶保留灌肠 对左半结肠出血有时有效。

2. 血管活性药物使用 通过静脉滴注或选择性肠系膜动脉灌注血管加压素使内脏血管收缩止血。

3. 结肠镜治疗 通过结肠镜行激光、硬化注射、电凝治疗，有止血效果。

4. 动脉栓塞 通过选择性动脉插管和注入栓塞剂来止血，止血率达 90%，但有可能致肠缺血坏死。

5. 手术治疗 对持续性出血，而保守治疗不能止住、威胁生命者需要手术。根据术前血管造影，配合术中内镜检查尽可能地明确诊断，避免盲目地扩大切除范围是手术的关键。

小结

消化道大出血包括上、下消化道大出血。一般来说，上消化道大出血多见，且出血量较大，多可以引起休克。不论上、下消化道大出血均需要积极地抢救治疗。本章重点内容是上消化道大出血的鉴别诊断和治疗措施。难点内容是上、下消化道大出血的鉴别诊断。

思考题

1. 常见上消化道出血的病因有哪些？怎样鉴别？

2. 男性，25 岁。3 年来右上腹部节律性疼痛，进食可缓解，伴有反酸。1 周前突然疼痛加重，伴有黑便，每日 2～4 次。

初步诊断是什么？如何进行治疗？

3. 女性，64 岁。进硬食后，突然呕血 800～1000 ml，色红，呕血呈喷射状。当时心率 110 次/分，BP13/6.5 kPa（90/50 mmHg）。既往有慢性肝病史，平时常有肝区疼痛并伴有腹胀。

初步诊断是什么？如何进行治疗？

（漯河医学高等专科学校 孟凡勇 邵阳医学高等专科学校 李洲成）

第三十九章 急腹症的诊断与鉴别诊断

学习目标

1. 掌握急腹症的诊断和鉴别诊断。
2. 熟悉急腹症的常见病因。
3. 了解腹痛的机制。

急腹症（acute abdomen）是以急性腹痛为突出表现、需要早期诊断和及时处理的一组腹部疾病，其特点是涉及面广、病种多、起病急、进展快、病情重，一旦延误诊断和治疗，后果严重。所以，外科医师要能够进行急腹症的诊断和鉴别诊断。

一、腹痛机制

腹痛分为内脏痛、躯体痛和牵涉痛。

1. 内脏痛　特点一是定位不明确，病人难以指出准确位置；二是常伴有恶心、呕吐等消化道症状。空腔脏器疾病多是因平滑肌痉挛引起的持续性的绞痛，如胆结石、肾输尿管结石、肠梗阻等；实质脏器疾病多因被膜张力高引起持续性的隐痛或胀痛，如肝脾被膜下破裂。

2. 躯体痛　因壁腹膜受到刺激后的疼痛。特点是定位明确，病人可以指出疼痛的位置，伴有压痛和反跳痛；疼痛为持续性，可因咳嗽、深呼吸等加重。如胃十二指肠溃疡穿孔引起的急性弥漫性腹膜炎。

3. 牵涉痛　特点是与病变远隔的部位出现疼痛，原因为病变器官与牵涉痛部位具有同一脊髓节段的神经纤维分布。如胆囊炎、胆石症发生右肩背部疼痛。

二、常见病因

见表 39-1。

表 39-1　引起急性腹痛的主要疾病

腹内脏器	胃肠类疾病	急性阑尾炎，胃、十二指肠溃疡穿孔，胃癌穿孔，急性肠梗阻，急性出血坏死性肠炎，急性胃炎，急性胃肠炎，急性结肠憩室炎，Meckel 憩室炎，急性肠系膜淋巴结炎，急性肠穿孔，胃黏膜脱垂症，急性胃扭转，急性胃扩张
	肝胆类疾病	急性胆囊炎、急性梗阻性化脓性胆管炎、胆道蛔虫症、胆道结石、急性胆囊扭转、肝破裂
	胰脾类疾病	急性胰腺炎、脾破裂、急性脾扭转
	泌尿系统疾病	肾、输尿管结石
	生殖系统疾病	卵巢囊肿蒂扭转、妊娠子宫扭转、异位妊娠破裂、卵巢黄体破裂、痛经
	血管性疾病	急性肠系膜动脉栓塞、肠系膜静脉血栓形成、急性门静脉血栓形成、急性肝静脉血栓形成、脾梗死、肾梗死、腹主动脉瘤、夹层动脉瘤
	腹腔内其他疾病	急性继发性腹膜炎、急性盆腔炎、大网膜扭转

（续表）

非腹内脏器	胸部疾病	急性心肌梗死、急性心包炎、肋间神经痛、膈胸膜炎
	中毒及代谢类疾病	慢性铅中毒、急性铊中毒、糖尿病酮症酸中毒、尿毒症、血卟啉病、原发性高脂血症
	结缔组织病	腹型过敏性紫癜、腹型风湿热
	神经与精神类疾病	腹型癫痫、癔病性腹痛、脊髓结核胃肠危象

三、诊断方法

对于急腹症的诊断，需要对病史采集、体格检查和辅助检查的结果进行综合分析，必要时还需剖腹探查。

（一）病史采集

包括现病史、月经史和既往史。

1. 现病史　包括腹痛的诱因、时间、部位、性质、转变过程、伴随症状、诊治经过等。

（1）腹痛

诱因：有无不洁饮食史、油腻饮食史、大量饮酒史、剧烈活动或外伤史等。

部位：一般来说，最先出现腹痛的部位或腹痛最显著的部位往往是病变的部位。如胃、十二指肠、胆道和胰腺的病变，腹痛多在中上腹；小肠、右侧结肠和阑尾疾病，腹痛常在脐周或右侧腹部；左侧结肠和盆腔器官病变，腹痛多在下腹部。腹痛由一点波及全腹者，考虑为破裂、穿孔或炎症性疾病；出现转移性腹痛者考虑为急性阑尾炎；出现牵涉痛者考虑为胆囊炎、胆石症、急性胰腺炎等；出现会阴部的放射性痛者考虑为泌尿系结石。

缓急：腹痛由轻逐渐加重、范围多局限，可考虑为炎症性病变；如腹痛突然发生，急、快、重，迅速弥漫到全腹，可考虑为脏器破裂、穿孔、急性梗阻、绞窄、脏器扭转等。

性质：①持续性钝痛或隐痛可考虑为炎症性或出血性病变，如胆囊炎、阑尾炎、急性胰腺炎等。②阵发性腹痛可考虑为空腔器官痉挛或阻塞性病变，如胆结石、肾结石、肠梗阻等。③持续性腹痛伴阵发性加重，多表示炎症和梗阻并存。

程度：腹痛的程度一般可反映病变的轻重。一般来说，炎症引起的腹痛较轻，可以耐受；痉挛、梗阻、缺血、坏死引起的腹痛程度较重，难以忍受，如肾结石所致肾绞痛；消化道穿孔引起的腹痛多呈刀割样，病人不敢多动和深吸气。

（2）伴随症状

恶心、呕吐：可由腹痛引起，伴随腹痛发生。炎症性疾病常伴呕吐，如急性胆囊炎、急性阑尾炎、急性胃肠炎等；如伴随恶心、呕吐外，还有腹胀、肛门停止排气排便，则考虑为肠梗阻。

排便情况：如腹痛伴有血便，可考虑肠套叠、绞窄性肠梗阻、急性出血坏死性肠炎、肠系膜动脉栓塞或肠系膜静脉血栓形成。如腹痛伴有腹泻提示急性胃肠炎、细菌性痢疾、急性阑尾炎、急性盆腔炎等。

血尿：腹痛伴有血尿考虑泌尿系结石。

寒战高热：腹痛伴有寒战高热，提示炎症性疾病，如化脓性阑尾炎、化脓性胆囊炎、急性重症胆管炎等。

2. 既往史　要了解病人既往的疾病史或手术史，如胆结石和胆囊炎病史、溃疡病史、胆道蛔虫病史、腹部手术史等。女性病人还要了解月经史。

（二）体格检查

除了病人全身状况外，重点是腹部检查。

1. 全身情况　包括生命体征、意识、表情、体位、皮肤的色泽和温度等。如出现体温增高则多考虑感染性疾病；如心率快伴低血压，说明存在低血容量；如病人表情痛苦、面色苍白、黏膜干燥、眼窝凹陷、呼吸浅快等提示病情很重；如有巩膜及皮肤黄染则考虑胆道疾病。

2. 腹部检查　按照望、触、叩、听顺序检查。

（1）望诊　重点观察有无蠕动波、腹式呼吸运动是否减弱或消失、有无腹胀及是否对称、脐周有无静脉曲张、腹股沟区有无肿物、腹壁有无手术切口及瘢痕等。

（2）触诊　病人取仰卧屈膝位，腹壁充分暴露并处于松弛状态。触诊手法宜轻柔，按压力量逐渐增加。从无痛区域开始，逐渐移至病变部位，并随时观察病人的表情。重点检查腹膜刺激征的部位、范围、程度及腹部包块的部位、形状、大小、边界、质地、活动度和压痛。腹膜炎可客观地反映腹腔内脏器的穿孔性、破裂性、炎症性疾病的病情，但老年人、衰弱者、小儿、经产妇、肥胖者及休克病人的腹膜刺激征常较实际为轻。腹部包块常提示腹腔内肿瘤、肠梗阻、便秘或肠套叠等疾病。

（3）叩诊　为鼓音提示肠管胀气或腹腔有游离气体；出现移动性浊音提示腹腔积液，说明腹腔内有渗液或出血；叩出肝浊音界缩小或消失提示消化道穿孔致膈下存在游离气体、严重腹胀或肺气肿。叩痛提示腹膜炎症。

（4）听诊　主要听诊肠鸣音、频率和音调。肠鸣音亢进、气过水声伴腹痛，提示有机械性肠梗阻；肠鸣音减弱或消失提示肠麻痹，多见于急性腹膜炎、低血钾、麻痹性肠梗阻、绞窄性肠梗阻。

3. 直肠指检　下腹痛或怀疑盆腔病变应进行直肠指检。主要检查直肠内有无肿物、触痛、直肠前壁有无波动感、指套有无血迹和黏液等。盆腔位阑尾炎可有右侧盆腔触痛，盆腔脓肿或积血在直肠膀胱陷凹处呈饱满感、触痛或波动。

（三）辅助检查

1. 实验室检查　白细胞计数升高提示炎症性疾病，如出现核左移提示感染严重；红细胞、血红蛋白、血细胞比容的监测有利于判断腹腔内出血性疾病；血气分析有利于判断水、电解质和酸碱平衡状况。尿、粪便检查有利于判断泌尿系和胃肠道的炎症性、梗阻性或结石性疾病。血、尿或腹腔穿刺液淀粉酶明显增高，提示急性胰腺炎；腹腔穿刺出不凝固的血液，提示腹腔内出血；若穿刺出黄绿色混浊有或无恶臭液体，则为消化道穿孔；穿刺出胆汁样液体，为肝胆疾病。对于腹腔穿刺阴性者，腹腔诊断性灌洗有一定的诊断价值。

2. X线检查　对多种类型的急腹症有诊断价值。如立位观察到膈肌下有游离气体，提示胃肠道穿孔；如观察到多个液气平面和肠腔扩张提示肠梗阻存在；在钡灌肠透视下观察到杯口状充盈缺损，提示肠套叠。X线片还可显示异常钙化的胆结石、泌尿系结石、粪石等。

3. 超声检查　为用于肝、胆、胰、脾、肾、输尿管、阑尾、盆腔疾病的首选检查方法。对胆结石、胆囊炎、泌尿系结石、阑尾脓肿及盆腔妇科疾病均有较高的诊断价值，可以提供确诊的依据。

4. CT、MRI　诊断价值在很多方面优于X线，尤其是对实质器官的破裂性、出血性和炎症性疾病的诊断价值较高。

5. 其他　内镜检查对消化道急性出血性疾病有确诊意义；腹腔镜对腹腔内器官的炎症、破裂、穿孔、梗阻等多种类型疾病有诊断价值，且可同时进行一些治疗；动脉造影对肝破裂、胆道或小肠出血等疾病可以确定诊断，有时可以栓塞止血。

（四）剖腹探查

对经以上程序检查仍然不能确定者，应留诊观察和对症处理。在留诊观察过程中，禁用强烈镇痛剂，以免掩盖病情进展；禁止饮食，以免加重病情。待临床表现由不典型转为典型时得以诊断，以免漏诊和误诊。当诊断虽不能确定，但病情重已具有手术探查指征者，及时进行剖腹探查，以明确诊断同时妥善地进行手术处理。

四、常见急腹症的鉴别诊断

见表 39-2。

表 39-2 常见急腹症的鉴别诊断要点

疾病	病史或诱因	表现特征	辅助检查
胃十二指肠溃疡急性穿孔	多有溃疡病史	突发上腹部持续性剧烈疼痛，很快扩散到全腹；常伴有恶心、呕吐；明显的腹膜刺激征；肝浊音界缩小或消失	X线检查膈下有游离气体
急性阑尾炎	部分病人有发作史	转移性右下腹疼痛和右下腹固定压痛；重者可有局限性或弥漫性腹膜炎；体温升高	血白细胞和中性粒细胞升高；B超见阑尾炎性肿大
小肠急性梗阻	可有腹部手术、炎症、损伤或异物存留等病史	具有腹痛、呕吐、腹胀和肛门排气排便停止的特点。腹部视诊可见蠕动波或扩张的肠袢、听诊肠鸣音活跃，有高调肠鸣及气过水声	立位X线片显示小肠扩张充气并见明显的阶梯状液气平面
急性胆囊炎	多发生在进油腻食物后	右上腹部剧烈绞痛，放射至右肩背部；右上腹部压痛和肌紧张，Murphy征阳性	B超示胆囊增大、壁厚，有结石影
急性胆管炎	多有胆结石病史	Charcot三联征：剑突下区剧烈疼痛、寒战高热和黄疸；可有右上腹部压痛和肌紧张；重者可有休克和精神症状	B超见胆管扩张及结石影；血白细胞和中性粒细胞升高
急性胰腺炎	多发生于暴饮暴食或饮酒后	上腹偏左侧腹痛，持续剧烈，可向腰背部放射；恶心、呕吐后腹痛不缓解；胰区可有腹膜炎体征；可有麻痹性肠梗阻	血或尿淀粉酶明显升高；B超和CT检查有助于诊断
急性盆腔炎	多有早产、流产、手术史	下腹痛、发热，下腹压痛、反跳痛。阴道分泌物多，宫颈举痛，后穹窿触痛明显。	后穹窿穿刺及涂片可确诊
泌尿系结石	有过结石或类似发作史	突发腰腹部剧烈绞痛，可向会阴部放射；肾区叩击痛，输尿管走行区压痛	血尿；X线或B超可确诊
卵巢囊肿蒂扭转		突然出现左或右下腹剧烈疼痛。出现腹膜炎提示肿瘤缺血坏死	经双合诊及彩超检查可确诊
异位妊娠	停经6个月以上	突然下腹持续性剧痛；出现腹膜炎表现；阴道有不规则流血；宫颈呈蓝色，后穹窿或腹腔穿刺抽出不凝血液，即可确诊	妊娠试验阳性。盆腔超声检查可助确诊

五、急腹症的处理原则

经过以上的诊断步骤，急腹症可分为诊断明确和暂时不能明确者两种情况。诊断明确者，大多数需要急诊手术治疗，部分可以非手术治疗；诊断暂时不明确者，先观察处理，必要时剖腹探查。

1. 非手术治疗　适于诊断明确，但病情较轻者；原发性腹膜炎者或观察期间及围术期的处理措施。措施有半卧位、禁饮食、胃肠减压、补液甚至输血、抗感染及对症处理。特殊疾病者需要特殊治疗，如急性胰腺炎使用生长抑素、抑肽酶等，肠系膜血栓形成时使用抗凝和溶栓治疗等。

2. 手术治疗　适于诊断明确且具有手术指征的急腹症，或诊断不明确但具有剖腹探查指征。手术方式根据疾病的部位、类型和性质来选择，基本原则是尽快地处理原发病灶、清理腹腔、通畅引流。

小结

急腹症是以腹痛为突出表现的一组腹部疾病，牵涉到消化、泌尿、生殖等多个系统，需要鉴别和及时处理。本章重点内容包括急性腹痛的临床诊断分析。难点内容包括常见急腹症的诊断和鉴别诊断要点。

思考题

1. 腹痛分为哪三种类型？各有什么特点？
2. 常见急腹症的病因有哪些？
3. 简述急腹症的处理原则。

（漯河医学高等专科学校　孟凡勇　邵阳医学高等专科学校　陈小红）

第四十章　胰腺疾病

学习目标

1. 掌握急性胰腺炎的临床表现、诊断和治疗。
2. 熟悉急性胰腺炎的病因，慢性胰腺炎的诊断和治疗。
3. 了解胰腺假性囊肿、胰腺癌、壶腹部癌的临床表现、诊断和治疗。

第一节　胰腺的解剖生理概要

1. 形态与位置　胰腺是实质性器官，也是人体的第二大腺体。正常胰腺呈扁长的带状，长约 17～20 cm，宽约 3～5 cm，厚约 1.5～2.5 cm，重约 82～117 g。胰腺分为头、颈、体、尾四部。胰头部最厚，被十二指肠 C 形环包围，至体、尾部逐渐变薄。胰腺位于上腹中部腹膜后，横卧第一、二腰椎体前方，其前上方是胃窦、胃体部及胃结肠韧带，下方是横结肠及其系膜，右侧被十二指肠包绕，左侧的胰尾部紧邻脾门。

2. 血供　胰腺的血供丰富。胰头部血供来源于胃十二指肠动脉和肠系膜上动脉发出的胰十二指肠上、下动脉。胰体尾部血供主要来自于脾动脉。胰腺的静脉与动脉伴行，胰头部、体尾部血液分别经胰十二指肠静脉和脾静脉流入门静脉（图 40-1）。

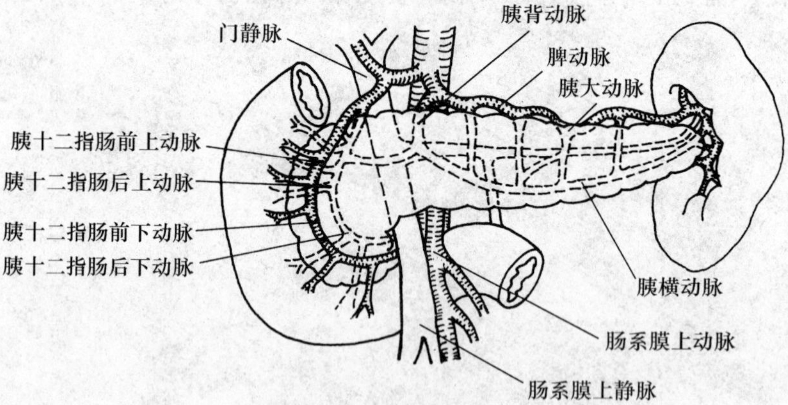

图 40-1　胰腺的血液供应

3. 淋巴　胰腺有多组淋巴结群引流。胰头部的淋巴汇入胰十二指肠上、下淋巴结；胰体部淋巴分别注入胰上、下淋巴结；胰尾部淋巴注入脾门淋巴结，最后均注入腹腔动脉旁和肠系膜上动脉旁淋巴结。胰的多个淋巴结群与幽门上下、门静脉、结肠系膜、小肠系膜及腹腔淋巴结沟通。胰腺癌的手术时要同时清除相应的淋巴结。

4. 神经　胰腺由交感和副交感神经双重支配。交感神经是胰腺疼痛的主要通路。副交感神经支配胰岛、腺泡和导管，调节胰腺的外分泌。

5. 胰管 胰腺分泌的胰液经胰管排出。胰管分主胰管和副胰管。主胰管（Wirsung 管）位于胰腺中间，贯穿胰腺。多数人（约 85%）的主胰管与胆总管汇合成乏特（Vater）壶腹，形成共同通路并开口于十二指肠大乳头，周围有 Oddi 括约肌环绕（图 40-2）。这种共同通路是胆道与胰腺疾病相互联系的解剖学基础。另有一部分人的主胰管和胆总管在开口于乳头前有分隔，或分别开口于十二指肠。副胰管（Santorini 管）在胰颈部由主胰管分出，开口于十二指肠小乳头。

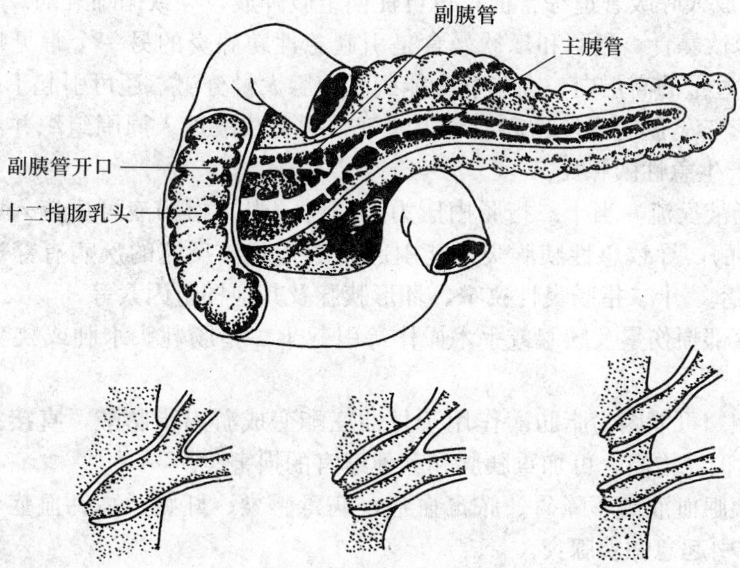

图 40-2 胰管的解剖关系

6. 功能 胰腺具有外分泌和内分泌两种功能。胰腺的外分泌为胰液，其主要成分是由导管细胞分泌的水和电解质、腺泡细胞分泌的胰腺消化酶组成。正常的胰液是一种无色、无味、透明的等渗碱性液体，pH 值约为 7.4～8.4，每日分泌量为 750～1500 ml。胰酶主要有胰淀粉酶、胰麦芽糖酶等糖水解酶类，胰蛋白酶、糜蛋白酶、羧基肽酶、氨基肽酶等蛋白水解酶类，胰脂肪酶、胰磷脂酶、胆固醇脂酶等脂肪水解酶类，核糖核酸酶和去氧核糖核酸酶等核酸水解酶类。胰液的分泌受迷走神经和体液的双重支配，以体液调节为主。

胰腺的内分泌来源于胰岛。胰岛约有 100 多万个，大小不一，体尾部较多。人体胰岛主要由 A、B、D 三种细胞组成，其中 B 细胞占胰岛细胞的 80%，分泌胰岛素；A 细胞分泌胰高糖素，约占 10%；D 细胞分泌生长抑素，约占 8%。另外还有少数 PP 细胞分泌胰多肽、D_1 细胞分泌血管活性肠肽、G 细胞分泌胃泌素等。

第二节 胰 腺 炎

一、急性胰腺炎

急性胰腺炎（acute pancreatitis）是胰腺消化酶被提前激活后对胰腺和周围组织“自身消化”所引起的急性炎症，是常见的急腹症之一。临床上将急性胰腺炎分为轻型和重症两种。

【病因】 引起急性胰腺炎的病因较多。在我国，以胆道疾病为主；在西方国家，酗酒引起的较多。

1. 胆道疾病 常见为胆道结石，其次有胆道蛔虫、Oddi 括约肌痉挛、十二指肠乳头水肿等，可致胆汁因梗阻而逆流入胰管内。一方面，胆汁中细菌将结合胆汁酸还原成游离胆汁酸而损伤胰腺；另一方面，因胆汁及胰液逆流，使胰管内压增高、腺泡破裂和胰液外溢，激活磷脂酶原 A 为磷脂酶 A，引起胰腺组织坏死外，还可破坏肺泡表面的卵磷脂、改变肺泡表面张力，产生成人呼吸窘迫综合征；也可促使组胺释放，导致循环衰竭。

2. 酗酒或暴饮暴食 酗酒和暴饮暴食是引起急性胰腺炎的另一个常见病因。发病机制可能为：酒精与过量的高蛋白、高脂饮食能刺激胰腺大量分泌，还可引起十二指肠乳头水肿和 Oddi 括约肌痉挛，胰管内压增高，细小胰管破裂，胰液进入周围组织并激活胰酶，发生“自我消化”而产生急性胰腺炎。

3. 十二指肠液反流 当十二指肠内压力增高时，十二指肠液可反流入胰管内，其中的肠激酶可激活胰酶，导致急性胰腺炎。能引起十二指肠液反流的疾病有穿透性十二指肠溃疡、十二指肠憩室、十二指肠炎性狭窄、环形胰腺及其他梗阻因素等。

4. 创伤 腹部损伤累及胰腺或手术操作等引起十二指肠乳头水肿或狭窄、Oddi 括约肌痉挛等。

5. 高脂血症 可能因为脂肪酶作用于甘油三酯变成游离脂肪酸，直接损伤腺泡。高脂血症导致血液黏稠度增高，可加重胰腺和其他器官的损害。

6. 其他 胰腺血液循环障碍、脓毒血症、病毒感染、妊娠、高钙血症和利尿药、雌激素、避孕药等可引起急性胰腺炎。

【发病机制】 不完全清楚。一般认为是胰液中的消化酶在上述病因的作用下，提前在胰管或腺泡内被激活，发生胰腺及周围组织的“自身消化”，引起急性胰腺炎。不同的消化酶可产生不同的损害作用。如磷脂酶原 A 激活为磷脂酶 A，产生溶血卵磷脂可溶解细胞膜和线粒体膜的脂蛋白结构，致细胞死亡；弹力蛋白酶原被激活为弹力蛋白酶，可破坏血管壁和胰腺导管，使胰腺出血坏死；脂肪酶被激活后能分解脂肪为脂肪酸，脂肪酸与钙结合为脂肪酸钙而降低血钙，并形成皂化斑；还有胰蛋白酶、胰舒血管素（血管舒缓素）等也参与胰腺炎的发生。

被激活的各种胰酶最终使胰腺及周围组织充血、水肿、渗出、出血和坏死；后期因细菌移位及白细胞过度激活、多种促炎因子过度释放等，可继发感染和多器官功能障碍综合征。

【病理】 基本病理变化是不同程度的水肿、出血和坏死。

1. 急性水肿性胰腺炎 胰腺呈局限或弥漫性肿大，质地硬，被膜充血，下有积液。镜下可见腺泡及间质性水肿，炎症细胞浸润，可有轻度出血或局灶性坏死。此型多见，约占 80%，预后良好。

2. 急性出血坏死性胰腺炎 胰腺肿大、肥厚，被膜下淤血；坏死灶呈深红色或灰黑色、黑色，大小不等，可有大片出血。腹腔内及腹膜后间隙有血性渗液，内有大量淀粉酶；大网膜及肠系膜上可见小片状的黄白色皂化斑。镜下可见脂肪坏死和腺泡破坏严重，血管被消化，腺泡及小叶结构不清，胰腺导管扩张，动脉血栓形成。坏死灶外有炎性细胞围绕。晚期坏死胰腺组织合并感染，形成胰腺脓肿。

【临床表现】 轻型胰腺炎症状体征轻微；重型胰腺炎起病急骤，症状体征典型，并发症多且严重。

（一）症状

1. 腹痛　是主要症状。常在饱餐或饮酒后突然发生，呈持续性的剧烈腹痛。轻型胰腺炎的腹痛可用一般解痉剂缓解；重型胰腺炎的腹痛一般解痉剂效果欠佳。腹痛多位于左上腹部，并向左侧腰部和左肩背部放射；而胆源性胰腺炎者，腹痛在右上腹，向右肩背部放射；累及全胰则呈束带状放射疼痛。

2. 腹胀　伴随腹痛存在。腹胀一般随病情而加重。原因为腹腔神经丛受刺激或腹膜后炎性刺激所致。

3. 恶心呕吐　发病早期即可出现剧烈而频繁的呕吐，且呕吐后腹痛不能缓解。呕吐物多为胃十二指肠内容物。

4. 发热　早期即有发热，体温约38℃左右。胆源性胰腺炎伴胆道梗阻者可伴寒战、高热。胰腺坏死有感染时，高热为主要症状之一。

5. 休克　重型即出血坏死型胰腺炎时多发生休克，因大量液体渗出及胰酶的消化损害作用所致。

6. 其他　部分病人因胆石嵌顿或胰头部水肿压迫胆总管可引起黄疸；有些病人还可出现少尿、消化道出血、呼吸急促、手足抽搐等。

（二）体征

1. 轻型　仅有轻度腹胀和左上腹轻度压痛，左侧腰背部轻度叩击痛，无休克表现。

2. 重型　有不同程度的休克表现，伴上腹或全腹弥漫性腹膜炎，多数有移动性浊音。腹胀，肠鸣音减弱或消失。伴有急性肺功能衰竭者有呼吸急促、呼吸困难和发绀。严重病例腰部皮肤可有片状青紫色斑（Grey-Turner 征）和脐周皮肤的青紫色斑（Cullen 征），是由于胰液渗至皮下组织后溶解皮下脂肪，毛细血管破裂出血所致。

【辅助检查】

1. 淀粉酶测定　是诊断急性胰腺炎的主要手段之一。血清淀粉酶一般在发病1～2 h即开始升高，24 h达高峰，可持续4～5天后逐渐降至正常。尿淀粉酶在起病12～24 h后开始升高，下降缓慢，可持续1～2周或更长。血淀粉酶＞500U/dl（正常值40～180U/dl，Somogyi法），尿淀粉酶超过300 U/dl（正常值80～300U/dl，Somogyi法）才具有诊断意义。淀粉酶越高，诊断价值越大。但是，淀粉酶升高的程度与急性胰腺炎的严重程度并不完全成正比，因为严重的出血坏死性胰腺炎由于腺泡的广泛破坏使淀粉酶产生减少。

2. 脂肪酶测定　血清脂肪酶明显升高（正常值23～300U/L）是诊断急性胰腺炎较客观的指标。

3. 血清钙　血钙降低与脂肪组织坏死和组织内钙的形成有关。若血钙低于2.0 mmol/L（8 mg/dl）常预示病情严重，预后较差。

4. 血糖　早期血糖升高因应激反应和胰高糖素代偿性分泌增多，后期升高因胰岛素分泌不足。如果长时间禁食后血糖仍超过11.0 mmol/L（200 mg/dl），提示胰腺广泛坏死，预后不良。

5. 动脉血气分析　既反映了酸碱平衡和电解质情况，也可以诊断呼吸功能不全。

6. B超　为首选检查。水肿型胰腺炎腺体弥漫性肿大，呈均匀的低回声分布；出血坏死型胰腺炎呈粗大的强回声，轮廓边缘不规则。缺点是易受气体干扰。

7. CT　轻型胰腺炎时，胰腺弥漫增大，密度不均，边界模糊，被膜凸起，胰腺周围渗液；重型胰腺炎可在肿大的胰腺内出现泡状密度减低区，并可见积液。CT检查已经成为诊断胰腺炎的重要手段。

8. 穿刺检查 腹腔穿刺是一项简单、安全、可靠的检查方法，抽出的腹腔积液可呈淡黄色或咖啡色，其内淀粉酶升高，有诊断价值。胰腺穿刺有助于坏死性胰腺炎继发感染的诊断。

【诊断】 一般轻型胰腺炎的诊断依据临床表现和血、尿淀粉酶的测定，重型胰腺炎的诊断主要依据临床表现和增强 CT 扫描。腹腔穿刺对重型胰腺炎的诊断有较大的帮助。

急性胰腺炎需要与胆道疾病、消化性溃疡发作、急性阑尾炎穿孔、肠梗阻、肠系膜血管栓塞、肝癌破裂出血、急性心肌梗死等鉴别。

【分型】

1. 轻型 多为急性水肿性胰腺炎。主要表现为腹痛、恶心呕吐；腹膜炎局限于上腹部，压痛反跳痛轻微；血尿淀粉酶增高；CT 示胰腺肿胀，周围少量渗出液；一般全身状态良好，经积极治疗能短期内好转，死亡率低。

2. 重型 多为出血坏死型胰腺炎。特点是全腹疼痛，明显的压痛、反跳痛、肌紧张，腹胀、肠鸣音减弱或消失；偶见腰肋部皮下瘀斑征（Grey-Turner 征）和脐周皮下瘀斑征(Cullen 征)；体温可升高达 38.5℃以上，意识模糊或谵妄，休克；腹腔穿刺液呈血性或脓性；有全身代谢障碍和中毒症状。增强 CT 示胰腺有不规则低密度坏死灶，胰周大量渗液。实验室检查：白细胞≥16×10^9/L，血糖＞11.1 mmol/L，血钙＜1.87 mmol/L，血尿素氮和肌酐升高，酸中毒，PaO_2＜8 kPa（60 mmHg）。可并发 MODS，死亡率高。

国际上采用急性生理学和慢性健康评分标准 APACHE Ⅱ作为急性胰腺炎严重程度的评估标准，重症急性胰腺炎的评分在 8 分或 8 分以上。

【局部并发症】

1. 急性液体积聚 发生于胰腺炎病程的后期，液体积聚在胰腺内或胰周，无囊壁包裹。B 超或 CT 检查可发现，多会自行吸取，少数可发展为急性假性囊肿或胰腺脓肿。

2. 胰腺及胰周组织坏死 指胰腺实质的弥漫性或局灶性坏死，伴有胰周脂肪坏死。胰腺坏死根据是否感染又分为感染性和无菌性胰腺坏死。增强 CT 是目前诊断胰腺坏死的最佳方法。

3. 急性胰腺假性囊肿 指急性胰腺炎后形成的有纤维组织包裹的液体积聚，常呈圆形或椭圆形，囊壁清晰。影像学检查可确定诊断。

4. 胰腺及胰周脓肿 指胰腺和（或）胰腺周围的包裹性积脓，由胰腺及（或）胰周组织坏死液化继发感染所致。细菌或真菌培养阳性。

5. 胃肠道瘘 因胰液的消化和感染的腐蚀引起，常发生在结肠和十二指肠，也可发生在胃和空肠。

【治疗】 根据不同的临床分型、分期和病因，选择恰当的治疗方法。一般轻型（急性水肿型胰腺炎）采用非手术治疗；重型（出血坏死型）先非手术治疗，当合并坏死感染则需要手术治疗。

1. 非手术治疗 适于急性胰腺炎的急性反应期、轻型及尚未感染的重型胰腺炎。

(1) 禁食和胃肠减压 减少饮食、胃酸等对胰腺的刺激，从而减少胰腺分泌；胃肠减压则可减轻呕吐和腹胀，增加回心血量。

(2) 防治休克 根据液体出入量及热量需求，积极地静脉补充液体、电解质和热量，以维持水、电解质和酸碱平衡。也可监测中心静脉压、血压、尿量等，防治低血压和组织低灌注，改善微循环。

（3）解痉镇痛　诊断明确者可给予哌替啶止痛，给予山莨菪碱、阿托品等解除痉挛。不宜用吗啡止痛，防止Oddi括约肌痉挛。

（4）抑制胰液分泌及抗胰酶治疗　抗胆碱能药（如山莨菪碱、阿托品）、H_2受体拮抗剂（如西咪替丁）可减少胃酸分泌来间接地减少胰腺分泌。生长抑素（如奥曲肽）能有效地抑制胰腺外分泌及胃酸分泌，现已广泛使用。抑肽酶可抑制胰蛋白酶的合成。

（5）营养支持　是重要的治疗措施。早期全胃肠外营养（TPN），待病情稳定、肠道功能恢复后应尽早给予胃肠内营养。

（6）防治感染　早期给予广谱抗生素治疗，如喹诺酮类、头孢他啶、亚胺培南、甲硝唑等，可防治肠道细菌移位引起的感染。

（7）中药治疗　对恢复肠道功能和减少细菌移位有一定的作用。常用复方清胰汤加减，经胃管注入。部分病人也可灌肠治疗。

（8）血液滤过　目的是将过多的细胞因子和炎症介质滤出，减轻SIRS反应，改善全身症状。

（9）腹腔灌洗　目的是将含有大量胰酶和毒素的腹腔渗出液通过灌洗的方式排出体外。也可在B超引导下经皮穿刺置管引流，有一定的效果。

2. 手术治疗　适于经非手术治疗病情仍然恶化或出现器官功能障碍、胰腺坏死继发感染或出现脓肿、伴胆道疾病和不能排除其他急腹症等情况者。

最常用的手术方式是坏死组织与脓液清除加引流术，同时行胃造瘘、空肠造瘘。形成假性囊肿者，可行内外引流术；继发肠瘘者，可行瘘口外置或近端造瘘术。

3. 病因治疗

（1）胆源性胰腺炎　如果有胆道梗阻者，应该急诊手术或早期手术，解除胆道梗阻、引流胆汁。手术方法可选择经纤维十二指肠镜下Oddi括约肌切开取石及鼻胆管引流，或开腹胆囊切除、胆总管探查术；如果无胆道梗阻者先行非手术治疗，待病情缓解后，再做胆道手术，一般做胆囊切除术。

（2）酒精性胰腺炎　重点是非手术治疗，主要措施包括减少胃酸和胰液的分泌、缓解括约肌痉挛、防治感染和并发症等。当胰腺坏死或继发感染时考虑手术治疗。

二、慢性胰腺炎

慢性胰腺炎是由多种原因所致的胰腺慢性渐进性炎症，伴有胰腺组织的纤维性变、胰管炎性狭窄或扩张及胰腺分泌功能的减退或丧失。

【病因】 在我国主要是胆道疾病，在西方国家主要是慢性酒精中毒。部分急性胰腺炎病人，因胰管狭窄和慢性阻塞致慢性胰腺炎。此外，如营养不良、高脂血症、胰腺创伤、甲状旁腺功能亢进、血循环不良、遗传因素等是较少见病因。

其病理特征是胰腺内纤维组织的增生，使腺体缩小，表面呈灰白或淡红色，不规则的结节样增厚变硬；胰管狭窄伴不规则扩张，内有结石或结晶，有时有小囊肿。

【临床表现】

1. 腹痛　是慢性胰腺炎的主要症状。平时为隐痛，发作时呈持续性剧痛。通常位于上腹剑突下或偏左，向腰背部呈束带状放射，有时向左肩背部放射。有时有恶心呕吐。

2. 营养不良　表现为精神不振、消瘦和体重减轻等，多与发病次数和持续时间呈正相关。随着时间的延长，消瘦和体重减轻会越来越明显。

3. 其他　当各种胰酶分泌减少时，可出现食欲缺乏、上腹胀、脂肪泻等消化不良的表现；当胰岛素分泌减少时，可出现胰岛素依赖性糖尿病。另外，少数病人可出现黄疸或皮肤粗糙、牙龈出血、夜盲症等脂溶性维生素吸收障碍的表现。

临床上常将腹痛、体重减轻、糖尿病和脂肪泻称为慢性胰腺炎的四联症。

【诊断】 根据上述典型表现，可以初步判断慢性胰腺炎。还需要下述辅助检查：

1. 实验室检查　粪便检查可见脂肪球，胰腺功能检查显示胰腺功能不足。

2. 影像学检查　腹部平片显示胰腺钙化或结石影。B 超显示胰腺肿大或萎缩，形态不规则，边缘不整，胰管扩张且内有强光点伴声影，提示胰腺钙化和结石。CT 检查显示胰腺形态改变，密度不均，结节状，胰管扩张和钙化。

【治疗】 方法较多，效果欠佳。主要有手术和非手术治疗两种方法。

1. 非手术治疗　治疗的主要目的是控制腹痛，治疗胰腺内分泌及外分泌功能不全。

（1）控制饮食　高蛋白、高纤维素、低脂饮食；戒烟酒，减少刺激胰腺外分泌。

（2）使用胰酶　消化不良，特别对脂肪泻病人可口服胰酶制剂，以增进营养。

（3）治疗糖尿病　控制饮食，胰岛素替代治疗。

（4）解痉止痛　可应用一般止痛药或长效抗胆碱能药物，如阿托品、山莨菪碱等。必要时，加用哌替啶。

（5）营养支持　为改善营养不良状况，除饮食疗法外，可采用肠外和（或）肠内营养支持。

2. 手术治疗

（1）手术目的　减轻疼痛、解除胰管梗阻、延缓疾病的发展。

（2）手术方式　主要有胆总管切开取石、胆总管空肠吻合术或 Oddi 括约肌切开成形术、胰管空肠吻合术、胰腺切除术和内脏神经破坏手术等。

第三节　胰腺假性囊肿

胰腺假性囊肿（pancreatic pseudocyst）是胰腺囊肿中最为多见的一种，是继发于急慢性胰腺炎或胰腺损伤后的并发症。

【病理】 胰腺炎或胰腺损伤后，胰管破裂，胰液外溢积聚在网膜囊内，刺激周围脏器的腹膜形成纤维包膜，构成囊肿壁而形成的胰腺周围包裹性积液。因内壁无上皮细胞覆盖，所以称之为假性囊肿。囊肿多位于胰体尾部，较大，液体较多，含淀粉酶。囊肿可产生压迫症状、继发感染形成胰腺脓肿、溃破可形成胰性腹水或内瘘。

【临床表现和诊断】 多有急慢性胰腺炎或上腹部外伤史。上腹部逐渐膨隆、腹胀，持续性疼痛，可常涉及季肋部、腰部和背部。压迫消化道可引起上腹不适、恶心、呕吐。压迫胆总管下端可出现黄疸。病人可有明显消瘦和体重下降。上腹可触及半球形、光滑、固定的囊性肿物。合并感染可有发热和触痛。

检验血常规多有白细胞数增高，部分病人血尿淀粉酶升高。X 线钡餐造影可见胃、十二指肠、横结肠受压移位。B 超和 CT 检查均可对囊肿定位和定性诊断。

【治疗】 囊肿未成熟者（$<$6 周），可采用抗感染、中药等非手术治疗，大多数可以缩小或消失。已经成熟的假性囊肿、直径$\geqslant$6 cm 且出现压迫症状或合并囊内出血、破裂、感

染等并发症者，应及时手术治疗。手术方法有囊肿切除术、外引流术和内引流术等三种。

第四节 胰腺癌和壶腹周围癌

一、胰腺癌

胰腺癌（cancer of pancreas）是一种消化道的恶性肿瘤，其特点是恶性程度高，转移早，切除率低，预后差。多发于40岁以上，男性多见。70%～80%的胰腺癌发生于胰头部，其次为体尾部，全胰癌较少。

【病因和病理】 胰腺癌的病因不清，有人调查研究后认为吸烟、酗酒、糖尿病和胰腺炎病史等是胰腺癌的高危因素。

组织学类型中大多数是起源于导管上皮的导管腺癌，少数为腺泡细胞癌、黏液性囊腺癌和胰岛细胞癌。胰腺癌具有早期经淋巴和局部浸润转移的特点。容易转移到的淋巴结有胰头前后、幽门上下淋巴结，肝十二指肠韧带内肝动脉、肠系膜上动脉和腹主动脉旁淋巴结，晚期可转移至锁骨上淋巴结。容易浸润的周围器官有胃窦部、十二指肠、胆总管、横结肠及肾上腺等。也可经血行转移至肝、肺、骨、脑等或同时发生腹腔内种植转移。

【临床表现】 胰腺癌早期仅有上腹不适、饱胀、消化不良等非特异性症状，易误诊为胃肠或肝胆疾病。当癌肿生长到一定程度时才出现上腹疼痛、黄疸、食欲减低和消瘦等表现，但这时的肿瘤多已经发生了转移。

1. 上腹痛　是大部分病人的首发症状。早期呈隐痛、钝痛或饱胀不适，可向肩背部或腰背部放射，进食可加重；进展期呈持续性，常伴剧烈的腰背痛，昼夜不止，使病人辗转难眠，不能平卧。胰头癌的腹痛位于中上腹深处稍偏右，胰体、尾癌的腹痛多位于左上腹或脐周。

2. 食欲减退和消瘦　多数病人早期即可出现消瘦乏力、体重下降，且随病情发展会越趋严重。

3. 进行性黄疸　是胰头癌的最主要症状，因癌肿浸润和压迫胆总管下段所致。黄疸呈进行性加重，伴皮肤瘙痒，粪便呈陶土色，小便颜色加深。体检时可触及肿大的胆囊。

4. 消化道症状　食欲缺乏、腹胀、消化不良、腹泻或便秘、恶心呕吐等，晚期癌肿侵犯十二指肠可出现呕血或黑便。

5. 其他　合并胆道感染时可出现寒战、高热；并发胰腺内分泌功能受损可出现糖尿病；少数胰腺癌病人可出现典型的急性胰腺炎发作；胰体尾部癌的晚期病人可扪及腹部质硬、固定伴压痛的肿块；当肿瘤侵犯脾或门静脉时，可出现腹水、脾肿大、脾功能亢进、低蛋白血症等。

【诊断】 胰腺癌早期无特异症状，诊断困难。凡中年以上近期出现原因不明的上腹及腰背部疼痛、消瘦、乏力者，在排除胃十二指肠和肝胆疾病后，要考虑胰腺癌并做进一步检查。

1. 实验室检查

(1) 血清生化学检查　当有胆道梗阻时，血清胆红素、碱性磷酸酶（AKP）、γ-谷氨酰转移酶（γ-GT）、乳酸脱氢酶（LDH）等升高。病程早期血尿淀粉酶增高，血糖增高，尿糖阳性。

（2）肿瘤标记物 癌胚抗原（CEA）、胰胚抗原（POA）、糖链抗原（CA19-9）、胰腺癌相关抗原（PCAA）和胰腺癌特异抗原（PaA）可有升高，但缺乏特异性。CA19-9在所有的标记物中是特异性和敏感性相对较好的一种，临床上应用比较广泛。

2. 影像学检查 是胰腺癌定位和定性诊断的重要方法。

（1）B超 是常规的检查方法。可显示胆管扩张、梗阻、胰头或胆总管下段的肿块等；可发现胰腺肿大、癌肿轮廓不规则及胰管扩张等；能检出直径在2.0 cm以上的胰腺癌。

（2）CT 可显示胰胆管扩张和直径大于1 cm的胰腺任何组织肿瘤，还可发现腹膜后淋巴结转移和肝内转移。也可经CT引导下对胰腺肿块进行细针穿刺细胞学检查。

（4）MRI或MRCP 磁共振胆管成像可了解梗阻的部位及病变的范围及肿瘤与相邻器官、血管的关系，有较高的应用价值。

（5）经皮肝穿刺胆管造影（PTC） 适用胰腺癌引起肝内胆管扩张或伴有阻塞性黄疸者。可显示肝内外胆管扩张、胆管狭窄、充盈缺损、管壁僵硬。但容易出现出血、胆汁漏等并发症。

（6）内镜逆行胰胆管造影（ERCP） 通过内镜可直接观察十二指肠乳头区并取材活检，或收集胰液行细胞学、生化和酶学检查。造影可显示主胰管不规则狭窄、梗阻、中断、移位等。

（7）超声内镜检查（EUS） 能显示胰腺腺体及胰管内5 mm大小的肿块，也可经内镜超声引导细针抽吸活检，准确性、安全性、特异性均较高。

（8）选择性血管造影 可判断胰腺癌的部位、大小、浸润范围和程度以及有无肝转移，对术前判断肿瘤切除的可能性有较大的价值。

（9）胃肠钡餐造影 可显示胰腺癌压迫胃和十二指肠出现的十二指肠曲扩大和反“3”字征。

（10）细针穿刺细胞学检查 对高度怀疑的病例，可在B超或CT引导下采用细针穿刺胰腺肿块做细胞学检查，阳性率可达80%左右。

【治疗】 早期手术切除是治疗胰腺癌的最有效方法。

1. 根治性手术

（1）胰十二指肠切除术（Whipple手术） 是胰头癌的标准术式，切除范围包括胆总管下端、胰头、胃幽门区、十二指肠和空肠上段，同时清除肝十二指肠韧带内、腹腔动脉旁、胰头周围及肠系膜血管根部淋巴结，然后重建胰管、胆管和胃肠道通路。目前，以Child重建方法应用较多，即胰腺-空肠端端吻合、肝总管-空肠端侧吻合、胃-空肠端侧吻合。

（2）保留幽门的胰十二指肠切除术（PPPD） 适用于幽门上下淋巴结无转移，十二指肠切缘肿瘤细胞阴性者。此种术式保留了胃的正常容量和生理功能，但容易发生术后胃排空延迟。

（3）胰体尾切除术 适用于胰体尾部癌。因发现时大多为晚期，所以切除率低。

2. 姑息性手术 适用于高龄病人，肿瘤不能切除，已有肝转移或病人合并明显心肺功能障碍不能耐受较大手术者。术式有胆囊空肠吻合术、胆管空肠吻合术、胃空肠吻合术、腹腔神经节切除术等。

3. 其他治疗 配合手术进行适当的放化疗可缓解部分病人的症状，减轻痛苦，延长生命；或使原不可能切除的胰腺癌获得再次手术的机会。

二、壶腹周围癌

壶腹周围癌（carcinoma of the ampulla of vater）是指胆总管末端、乏特壶腹部和十二指肠乳头附近的癌肿。因解剖部位相近，临床表现类似于胰头癌，统称为壶腹周围癌。但是，壶腹周围癌的恶性程度明显低于胰头癌，而手术切除率和术后 5 年生存率则高于胰头癌。

【病理】 大体形态类型分为肿块型和溃疡型。最多见的组织学类型是腺癌，其次为乳头状癌、黏液癌、未分化癌、类癌等。最重要的转移方式是淋巴转移，首先转移到胰头部淋巴结，其次为胰头前淋巴结和肠系膜根部淋巴结。也可发生血行转移和腹膜种植转移。

【诊断】

1. 临床表现　壶腹部癌与胰头癌的临床表现很相似。常见的临床症状为黄疸、消瘦和腹痛。

（1）黄疸　是最主要的症状。黄疸出现早，进行性加重。当肿瘤组织坏死、脱落，可使胆道暂时再通，黄疸减轻；随着肿瘤生长，黄疸又逐渐加深，即黄疸呈波动性变化是其特征。伴随黄疸可出现皮肤瘙痒、陶土色粪便、尿色深，甚至肝、胆囊肿大。

（2）腹痛　因胰、胆管梗阻、内压升高可引起病人上腹饱胀不适、腹痛，可向背部放射；合并急性胰腺炎，出现持续疼痛。

（3）其他　可有食欲减退、消瘦、乏力、消化道出血、恶心、贫血等症状。

2. 实验室检查　粪便潜血试验持续阳性。血清生化检查和肿瘤标记物检测同胰头癌。

3. 影像学检查　CT 检查可显示壶腹部周围肿瘤位置与大小，并可了解转移情况。ERCP 可直接观察乳头病变，并可行活组织检查，是确诊壶腹部癌的主要手段。超声内镜可判断肿瘤向胆管内浸润的范围和深度及周围淋巴结转移状况。

【治疗】 壶腹部癌的根治性术式为胰十二指肠切除。对难以耐受胰十二指肠切除的高危病人、病变仅局限于十二指肠乳头者可行乳头局部切除术。肿瘤不能切除者，可经内镜下放置支架或行胆肠吻合术以引流胆汁。

小结

胰腺疾病包括胰腺炎、胰腺假性囊肿和胰腺肿瘤性疾病，其中急性胰腺炎是常见急腹症之一，如不能及时给予适当的治疗，会有较高的死亡率。本章重点内容包括急性胰腺炎的临床表现、诊断和治疗。难点内容包括急性出血性坏死性胰腺炎的诊断和治疗；胰头癌、壶腹周围癌的临床表现、诊断和治疗。

思考题

1. 简述急性胰腺炎的病因，我国和西方国家急性胰腺炎的发病原因有什么不同？
2. 急性胰腺炎分为哪两种类型？各有什么病理特点？
3. 急性胰腺炎有什么表现？怎样诊断和治疗？

（漯河医学高等专科学校　孟凡勇　邵阳医学高等专科学校　李洲成）

第四十一章　周围血管疾病

学习目标

1. 掌握原发性下肢静脉曲张的病因、表现、诊断及防治原则。
2. 熟悉血栓闭塞性脉管炎、下肢深静脉血栓形成的病因、表现及诊治。

周围血管和淋巴管疾病种类繁多，主要的病理改变是狭窄、闭塞、扩张、破裂及静脉瓣膜关闭不全等。临床表现各有异同，其中一些关键主诉和体征可提示诊断，判断病情。

第一节　血栓闭塞性脉管炎

血栓闭塞性脉管炎（thromboangitis obliterans，TAO）是一种主要累及四肢远端中、小动静脉的血管炎性病变，又称 Buerger 病，简称脉管炎。

【病因】 其病因尚不明，但与吸烟关系密切，其他可能与遗传易感性、寒冷刺激、男性激素、血液高凝状态、血管内皮细胞功能受损及免疫紊乱等有关。

【病理】 本病的病理过程有如下特征：①始于动脉，然后累及静脉，由远向近端发展，呈节段性分布，两段之间血管比较正常；②活动期受累动静脉管壁全层非化脓性炎症，有血栓形成、管腔闭塞，血栓周围有白细胞浸润；③后期炎症消退，血栓机化及血管周围纤维化；④后期虽有侧支循环形成但不足以代偿，因而神经、肌肉和骨骼等均可出现缺血性改变。

【临床表现和分期】 本病起病隐匿，发展缓慢。好发于 40 岁以下男性，冬季多发，常见于下肢。临床上一般分为 3 期：

1. 局部缺血期　患肢发凉、怕冷、麻木、刺痛和烧灼感等。在行走一段距离后，小腿腓肠肌疼痛而跛行，停止行走或休息后，疼痛缓解，继续行走疼痛再发，此为间歇性跛行。此期症状由动脉痉挛所致。体查患肢皮温略低，较苍白，足背动脉搏动尚可触及。

2. 营养障碍期　症状较前加重，患肢在静息状态下出现持续性疼痛，称为静息痛，尤以夜间剧烈，往往抱腿而坐，难以入睡。此期患肢的血供靠侧支循环，皮温明显下降，肢端苍白、潮红或发绀，趾甲增厚变形，小腿肌肉萎缩，足背动脉搏动消失。

3. 组织坏死期　疼痛更为剧烈，日夜不止。因动脉完全闭塞，且侧支供血不能代偿，患肢趾端变黑、干瘪，成为干性坏疽；若继发感染，坏疽转为湿性，严重者可出现高热、畏寒等毒血症症状。

患者在发病前或发病过程中可出现复发性、游走性浅静脉炎。表现为皮肤片状红肿，有轻度触痛，有时可见青色的浅静脉条索。

【诊断】 男性青壮年有吸烟嗜好，寒冷季节出现下肢缺血性表现，且足背或胫后动脉搏动减弱或消失，有游走性浅静脉炎病史，应考虑此病。下列检查有助于诊断：

1. 一般检查　皮温测定　双侧肢体对应部位皮温相差 2℃以上，皮温低提示动脉血流减少；肢体抬高试验（Buerger 试验）：患者平卧，下肢抬高 45°，3 min 后观察足部，如呈苍白或蜡黄色，然后将下肢垂于床旁，小腿和足部呈潮红或斑块状发绀，此为阳性，提示患肢严重供血不足。

2. 特殊检查　超声多普勒检查：可判断动脉血流强弱、病变部位及缺血程度；动脉造影：可明确患肢动脉阻塞部位、程度、范围及侧支循环建立情况；其典型 X 线表现为患肢中小动脉多节段狭窄或闭塞，已形成侧支循环者，造影可见动脉滋养血管显影，形如细弹簧状，沿闭塞动脉延伸。此为本病造影特殊征象。

【治疗】　处理原则应该着重防止病变进展，改善和增进下肢血液循环。

1. 一般疗法　①严格戒烟；②防寒保暖，但不可局部热敷；③防止外伤，酌情使用止痛剂，慎用易成瘾药物。

2. 运动疗法　适用于较早期病人，以促进侧支循环的建立。方法：缓慢行走，在预计发生间歇跛行疼痛前停步休息，每天数次；Buerger 运动：病人平卧，先抬高患肢 45°1～2 min，再下垂 2～3 min，然后平放 2 min，并做伸屈或旋转运动 10 次，如此重复 5 遍为 1 组，每天数组。患肢溃疡、坏死或血栓时不宜运动。

3. 应用扩张血管和抑制血小板聚集的药物：①前列腺素 E_1（PGE_1）100～200 μg 加入 5%葡萄糖液 500 ml 中静滴，每天 1 次，2 周为一个疗程，能缓解缺血性疼痛，改善患肢血供；②α 受体阻滞剂或 β 受体兴奋剂；③2.5%硫酸镁溶液，每日 100 ml 静滴，1 次/日；15 天为一个疗程，间隔 2 周后重复用药；④低分子右旋糖酐 500 ml 静滴，1 次/日，10～14 天为一疗程，能抑制血小板聚集，改善微循环。

4. 中医中药辨证施治　间歇性跛行者，选用阳和汤加减；静息痛者，选用血液逐瘀汤；肢端坏死者选用四妙勇安汤加减。

5. 高压氧疗法　改善组织缺氧状态。

6. 手术治疗　目的是重建动脉血流通道，增加肢体血供，改善缺血引起的后果。方法有：①腰交感神经节切除术：切除患侧 2～4 腰交感神经节，可解除血管痉挛，适用于腘动脉远侧动脉狭窄患者；缓解疼痛，近期效果好，但远期疗效不够理想；②动脉重建术：适用于动脉节段性闭塞，且远端流出道仍保存者；③动静脉转流术；④截肢术：适用于肢体发生不可逆坏死时，应行不同平面的截肢术。

第二节　原发性下肢静脉曲张

原发性下肢静脉曲张系指单纯涉及隐静脉的下肢浅静脉的迂曲、伸长而呈曲张状态。

【病因和病理】　静脉壁薄弱、静脉瓣膜缺陷和静脉内压力持久增高是主要原因。前两种因素与遗传因素有关。而长期站立、重体力劳动、妊娠、慢性咳嗽、习惯性便秘等是造成下肢静脉内压力持久增高的重要原因。

在单纯性下肢静脉曲张形成的过程中，静脉瓣膜与静脉壁的强弱及静脉内压力的高低，起着相互影响的作用。在原发性下肢静脉曲张中，小隐静脉受到股浅静脉和股腘静脉瓣的保护，不致受到血柱重力的直接影响，只有在大隐静脉曲张进展到相当程度后，通过交通支而影响小隐静脉，才会在小隐静脉分布区域呈现浅静脉曲张。

【临床表现】　①早期轻度下肢静脉曲张，可无明显症状；②静脉曲张较重时，患者在站立、行走稍久后，感下肢酸胀、麻木、沉重、乏力感，且容易疲劳，平卧休息或抬高患肢后，上述症状可缓解；③患者站立时，患肢浅静脉隆起、扩张、迂曲，甚至卷曲成团，一般小腿和足踝部明显；④若并发血栓性浅静脉炎，局部疼痛，皮肤红肿有压痛。血栓机化及钙化后，可形成静脉石；⑤病程长、静脉曲张重者，足靴区皮肤可出现萎缩、脱屑、色素沉着、湿疹及慢性溃疡等；⑥静脉曲张因溃疡侵蚀或外伤致破裂、可发生急性出血。

【诊断】 下肢静脉曲张，诊断并不困难。但为了进一步了解浅静脉瓣膜功能、下肢深静脉回流和交通静脉瓣膜功能尚需做以下检查：

1. 大隐静脉瓣膜及大隐静脉与深静脉间交通支瓣膜功能试验（Trendelenburg 测试） 患者平卧，抬高患肢，使曲张静脉空虚，在大腿上 1/3 处扎一根橡胶止血带，阻断大隐静脉，然后让病人站立 30 s，再松开止血带，密切观察大隐静脉曲张的充盈情况：①松解止血带前，大隐静脉空虚，当松解止血带时，大隐静脉立即自上而下充盈，提示大隐静脉瓣膜功能不全，而大隐静脉与深静脉之间的交通支瓣膜功能正常。②在松解止血带前，大隐静脉已部分充盈曲张，松解止血带后，充盈曲张更为明显，说明大隐静脉瓣膜及其与深静脉交通支瓣膜功能均不全。③未松解止血带前，大隐静脉有充盈曲张，而松解止血带后，静脉曲张并未加重，说明大隐静脉与深静脉间交通支瓣膜功能不全，而大隐静脉瓣膜功能正常。

小隐静脉瓣膜及小隐静脉与深静脉之间交通支瓣膜功能试验，除止血带扎于小腿上端外，试验方法与上述试验相同，结果及意义相似。

2. 深静脉通畅试验（Perthes 试验） 患者站立，在患肢大腿上 1/3 处扎止血带，阻断大隐静脉向心回流，然后嘱患者伸屈膝关节 10～20 次（或下蹲动作 10～20 次），以促进下肢血液从深静脉系统回流，若浅静脉的曲张明显减轻或消失，提示深静脉通畅；反之，甚至曲张加重，说明深静脉阻塞。

3. 下肢静脉造影 疑有深静脉病变时，可行静脉造影，可以更准确地判断病变性质。

原发性下肢静脉曲张的诊断，必须排除下列几种疾病才能确立：①原发性下肢深静脉瓣膜功能不全，继发浅静脉曲张：其症状要较严重，通过超声多普勒检查或下肢静脉造影，可判断病变的严重程度；能观察到深静脉瓣膜关闭不全的特殊征象。②下肢深静脉血栓形成后遗综合征：有深静脉血栓形成病史，浅静脉代偿性曲张伴肢体明显肿胀；若鉴别诊断有困难，可行静脉造影检查确定；③动静脉瘘：常有明显浅静脉曲张。患肢皮肤温度升高，局部可扪及震颤或闻及血管杂音，浅静脉压力上升，静脉血的含氧量增高。鉴别诊断一般不困难，必要时可行动脉造影，可进一步明确诊断。

【预防】 凡有原发性静脉曲张家族史者，大都在青春期以后不久发病，因而在儿童及少年时期，应加强体育锻炼，加强静脉管壁。另外保护浅静脉的措施有：①站立工作或强体力劳动者，常穿弹力袜套保护；②长期从事站立工作者，常做工作体操，或做踝关节的伸屈活动，使腓肠肌能发挥有效的泵作用，以减轻浅静脉内压力。

【治疗】

1. 手术治疗 是最常见的方法。凡诊断明确且无禁忌证者，均可施行手术治疗。手术包括大（小）隐静脉高位结扎术、曲张静脉剥脱术和结扎切断交通支。术后用弹力绷带或弹力袜给予稳妥而有一定压力的包扎，以防止剥脱部位出血，同时患肢抬高 15～20 cm，有利于下肢静脉的回流。鼓励及早床上或下床活动，防止深静脉血栓形成。

2. 硬化剂注射疗法 将硬化剂注入曲张的静脉内，静脉内膜发生无菌性炎症反应，使血管腔粘连闭塞，曲张静脉变成硬条索状物。①适应证：适用于局限性静脉曲张而瓣膜功能健全者以及术后残留的曲张静脉。②药物：常用的硬化剂有 5% 鱼肝油酸钠、酚甘油溶液及

50%葡萄糖等。③方法：患者取斜卧位，使曲张静脉充盈，选用细针穿刺入静脉后，患者平卧，在穿刺点上下各用手指压迫，使穿刺的静脉段处于空虚状态，注入 0.5 ml 硬化剂后，用手指持续压迫 1 min，然后局部用纱布垫压迫。1 次注射不超过 4 处，持续压迫不少于 6 周，同时注射硬化剂后要尽早开始主动活动。

3. 弹力袜压迫疗法　①原理：小腿医用弹力袜具有良好的弹性，可使主要位于小腿的曲张静脉，特别是足靴区内踝、外踝部的浅静脉，都受到有效的压迫；②适应证：范围小、程度轻又无症状者；妊娠期妇女；全身情况差，不能耐受手术者。

【并发症及处理】　病变重且长期未经治疗者，可发生以下并发症：

1. 血栓性静脉炎　①原因：曲张静脉内的血流缓慢，易发生血栓性静脉炎；②表现：局部疼痛，静脉表面皮肤潮红肿胀，静脉呈条索状，压痛明显；③治疗：抬高患肢，局部热敷、理疗，全身使用抗生素。治疗期间，若发现血栓扩展，有向深静脉蔓延趋向者，应施行高位结扎术，炎症消退再行手术，切除受累静脉。

2. 湿疹　①表现：多位于足靴区，严重瘙痒，局部渗液，易继发细菌感染；②治疗：保持局部清洁干燥，可用 1∶5000 高锰酸钾溶液冲洗；局部避免药物刺激，敷料可选用生理盐水或凡士林油纱布，也可用干纱布；全身应用抗生素；外用弹力绷带或穿弹力袜，适当抬高患肢。

3. 慢性溃疡　为最常见并发症。①表现：多发生在小腿下端前内侧和足踝部，溃疡肉芽苍白水肿，表面有稀薄分泌物，周围皮肤色素沉着，有皮炎和湿疹样变化，有时呈急性炎症发作，愈合后常复发。②治疗：宜控制感染和改善静脉高压。应用等渗盐水或 30%硼酸溶液湿敷。抬高患肢以利静脉回流。缠扎小腿弹力绷带或穿弹力袜。急性炎症加用抗生素。较浅的溃疡一般都能愈合，接着应采取手术治疗。较大、较深的溃疡，经上述处理后溃疡面可缩小，但难以完全愈合，待周围炎症消退后，应作手术治疗。术后一般溃疡都能愈合。对于较大溃疡需做清创植皮，缩短溃疡愈合期。

4. 急性出血　由曲张静脉破裂引起，因静脉内压力高，静脉壁又无弹性，出血很难自行停止，应紧急处理：①抬高患肢；②加压止血；③必要时手术缝扎止血。

第三节　下肢深静脉血栓形成

血液在下肢深静脉腔内不正常凝固，阻塞静脉腔，影响血液回流，并可引起静脉壁的炎性改变。如未及时治疗，急性期可并发肺栓塞（致死性或非致死性）。

【病因】

1. 静脉壁损伤　激活内源性凝血系统，同时静脉壁电荷改变，血小板粘聚形成血栓。

2. 血流缓慢　久病卧床或术中、术后肢体制动使血液缓慢，白细胞黏附及迁移，促成血栓。

3. 血液高凝状态　妊娠、产后或术后、创伤、长期服用避孕药等，使血小板数量增多，凝血因子含量增高。

【病理】　静脉血栓形成导致回流障碍，血栓远端的静脉压升高、淤血、肢体肿胀。在下肢静脉主干回流受阻时，交通支、侧支血管开放和扩张。血栓脱落，可随血流经右心至肺动脉，引起肺栓塞，危及生命。血栓的溶解和机化，使静脉再通，但静脉瓣被破坏，导致继发性深静脉瓣膜功能不全。

【临床表现】 主要是血栓形成后，远端静脉回流障碍表现，即下肢水肿、浅静脉怒张和患肢肿痛。依据血栓所在部位分为三型：

1. 中央型 即髂-股静脉血栓形成。起病急，全下肢肿胀，患侧髂窝、股三角区有疼痛和压痛，浅静脉扩张，皮温升高。

2. 周围型 ①局限于股静脉血栓形成。主要特征为：大腿肿痛，因髂股静脉通畅，故下肢肿胀并不严重；②局限于小腿的深静脉血栓形成：突发小腿肿痛，患足不能踏平行走，小腿肿胀且有深压痛，作踝关节过度背屈试验（Homans 征）可导致小腿剧痛。

3. 混合型 即全下肢深静脉血栓形成。①股白肿：初期全下肢明显肿胀，剧痛，股三角区、腘窝、小腿肌压痛，常有发热和脉率加快；②股青肿：病程继续进展，肢体极度肿胀，对下肢动脉造成压迫以及动脉痉挛，导致下肢动脉血供障碍，足背动脉、胫后动脉搏动消失，小腿及足背表皮出现水疱，皮肤温度明显降低并呈青紫色；③静脉性坏疽：股青肿若未及时处理，可发生静脉性坏疽。

【诊断】 突发性的一侧下肢肿胀是主要的诊断依据。体格检查时，要对肿胀的患肢每天测量大腿及小腿的周径，并与健侧对照。为准确定位栓塞部位，应行多普勒超声检查、磁共振血管成像（MRA）、X 线上行性静脉造影和数字减影血管造影（DSA）。

【治疗】

（一）非手术治疗

1. 一般处理 ①卧床休息；②抬高患肢；③利尿消肿；④症状缓解后起床做轻便活动并穿弹力袜或用弹力绷带。

2. 抗凝疗法 先用肝素 1 mg/kg，加入 5% 葡萄糖液 20 ml 中，4～6 h 静脉注射 1 次。5～7天后改用华法林，第一天 10～15 mg，次日 10 mg。维持量 2.5 mg，一般维持 2 个月。其间注意测定凝血酶原时间。

3. 溶栓疗法 ①适应证：发病 72 h 以内者；②药物及方法：尿激酶 8 万 U 加入 5% 葡萄糖液 250～500 ml 中静滴，2 次/日，共 7～10 天。

4. 祛聚疗法 祛聚药物包括右旋糖酐、阿司匹林、双嘧达莫和丹参等。

5. 用药监测 出血是抗凝、溶栓治疗的严重并发症，应严密观察凝血功能的变化。抗凝监测凝血时间和凝血酶原时间；溶栓监测纤维蛋白原和优球蛋白溶解时间。根据监测结果调整用药。

（二）手术治疗

1. 适应证 股青肿或髂-股静脉血栓形成，且病程在 48 h 以内。时间过长，则血栓与静脉壁粘连明显难以手术。

2. 术式 取栓术即采用 Fogarty 导管取栓，术后辅用抗凝、祛聚疗法 2 个月，防止再发。

【预防】 预防下肢深静脉血栓形成的主要措施有：

1. 在四肢或盆腔静脉周围手术操作应轻巧，避免伤及静脉。

2. 酌情使用抗凝、祛聚药物。

3. 术后鼓励病人尽早下床活动。

小结

本章重点是原发性下肢静脉曲张的病因、表现、诊断及防治。难点是血栓闭塞性脉管炎的诊断、治疗以及下肢深静脉血栓形成的分型及表现。

思考题

1. 试述间歇性跛行的发生原因？

2. 试述深静脉通畅试验方法及临床意义？

3. 患者，男，68岁，胃溃疡行胃大部切除术后5天，左小腿肿痛，左踝关节活动时左腓肠肌疼痛。请解释左小腿肿痛的可能原因。提出你的治疗建议和预防再次发生的措施。

（邵阳医学高等专科学校　陈小红　漯河医学高等专科学校　孟凡勇）

第四十二章　泌尿、男生殖系统外科检查和诊断

学习目标

1. 掌握泌尿、男生殖系统外科疾病的主要临床表现。
2. 熟悉泌尿、男生殖系统外科检查的主要方法和临床意义。

泌尿外科是研究、诊断、处理泌尿、男生殖系统及肾上腺外科疾病的学科。全面收集病史和掌握症状、体征，正确运用各种诊断方法和检查手段，对泌尿外科疾病的诊断、治疗和预防，具有重要意义。

第一节　泌尿、男生殖系统外科疾病的主要临床表现

一、排尿异常

（一）尿频

排尿次数增多称为尿频（frequent micturition）。正常成人膀胱容量约 400～500 ml，白天排尿 4～6 次，夜间 0～1 次。引起尿频的常见原因有泌尿、生殖系统炎症刺激，各种原因引起的膀胱容量减少，下尿路梗阻时残余尿量增多等。若排尿次数增加而每次尿量并不减少，甚至增多，可能为精神紧张、饮水过多、服用利尿剂或患有糖尿病、尿崩症等。

（二）尿急

有尿意即迫切地要排尿称为尿急（urgency micturition）。常与尿频同时存在。常见于严重急性泌尿系统炎症或膀胱容量过小者。

（三）尿痛

尿痛（dysuria）即排尿过程中膀胱区或尿道有不同程度的疼痛感。程度可为烧灼样痛、刺痛至刀割样痛等。

（四）排尿困难

由下尿路梗阻引起的排尿延迟、费力、尿线变细、尿流不畅、滴沥等称为排尿困难（difficulty of urination）。多见于膀胱、尿道的结石，肿瘤、前列腺肥大、尿道狭窄、神经源性膀胱，腰骶部、肛门会阴部麻醉、手术后及炎症、外伤等。

（五）尿流中断

排尿过程中尿流突然中断称为尿流中断（interruption of urinary stream）。常见于膀胱结石等，可伴有放射至远端尿道的剧烈疼痛。

（六）尿潴留

膀胱内尿液滞留不能排出者称为尿潴留（urinary incontinence）。分急性与慢性两类。

急性尿潴留常由于尿道损伤、急性前列腺炎、前列腺增生、腹部、会阴部手术后切口疼痛等，造成膀胱颈部以下严重梗阻，突然不能排尿，尿液潴留于膀胱内。慢性尿潴留多为下尿路不完全性梗阻或神经源性膀胱所致，主要表现为逐渐加重的排尿困难，膀胱充盈，常伴充溢性尿失禁。

（七）尿失禁

尿液不能控制而自行排出称为尿失禁（urinary incontinence）。分为四类：①真性尿失禁：膀胱失去控制尿液的能力，尿液不断排出使膀胱空虚。常见尿道括约肌受损，先天性或获得性神经源性疾病；②压力性尿失禁：腹压增高状态下，如咳嗽、喷嚏、大笑、高处跳下、突然起立时，尿液不自主流出。多见于经产妇和年老体弱者，由于膀胱支持组织和盆底肌肉松弛所致，③急迫性尿失禁：严重尿频、尿急时不能控制尿液而致失禁。见于急性膀胱炎和不稳定膀胱；④充盈性尿失禁：也称假性尿失禁，指膀胱过度充盈或挛缩膀胱，膀胱内压高于尿道阻力而致尿液间断或不断溢出。见于各种原因引起之慢性尿潴留，如前列腺增生并尿潴留者。

（八）遗尿

睡眠时尿液不自主排出称为遗尿（enuresis）。2～3 岁以前为生理性，3 岁后除部分为功能性外，常为病理性，由感染、尿道瓣膜病、远端尿道狭窄等病理性因素引起。

二、尿液异常

（一）血尿

有较多红细胞随尿排出称为血尿（hematuria）。分肉眼血尿和镜下血尿两类。肉眼能见到尿呈血色者称为肉眼血尿，通常 1000 ml 尿内含 1 ml 血液即可呈现肉眼血尿，依排尿过程中血尿出现的先后分为初始血尿、终末血尿和全程血尿三种。新鲜尿离心后尿沉渣显微镜每高倍视野中有 3 个以上红细胞者称为镜下血尿。

通过肉眼血尿可判断出血部位：①初始血尿：见于排尿起始段，提示尿道、膀胱颈部出血；②终末血尿：见于排尿终末段，提示后尿道、膀胱颈部或膀胱三角区出血；③全程血尿：见于排尿全过程，提示出血部位在膀胱或其以上部位。

发现血尿应注意血尿同时伴有的症状、体征，血尿与活动的关系，血液色泽及血块形状和大小，对诊断和鉴别诊断有较大帮助。

血尿伴排尿疼痛大多与膀胱炎或尿石症有关，而无痛性血尿常提示泌尿系肿瘤。

血尿色泽因含血量、尿 pH 及出血部位而异。来自膀胱的血尿或碱性尿，色泽较鲜红，血块大小不等；来自肾、输尿管的血尿或酸性尿，色泽较暗，血块为蚯蚓状。

尿液呈红色并不都是血尿。有些药物、食物能使尿液呈红色、橙色或褐色，如利福平、酚红等。血红蛋白或肌红蛋白尿也呈红色。前尿道病变出血或邻近器官出血，滴入尿液，不属于血尿范围。

（二）脓尿

离心尿每高倍视野白细胞超过 3 个以上称为脓尿（pyuria）。见于泌尿系统感染。

（三）乳糜尿

尿液呈乳白色，含有乳糜或淋巴液称为乳糜尿（chyluria）。见于丝虫病引起的淋巴管或胸导管与尿路相通。

(四) 晶体尿

尿中有机或无机物质沉淀、结晶而致，称为晶体尿（crystalluria）。常见于尿液中盐类呈过饱和状态时，以草酸盐、磷酸盐多见。

(五) 气尿

有气体随尿排出，称为气尿（pneumaturia）。提示泌尿道与肠道相通，或有产气细菌感染。

(六) 少尿与无尿

每日尿量少于 400 ml 为少尿，少于 100 ml 为无尿，常为急性肾衰竭所致，必须排除由于输尿管或尿道梗阻而引起的无尿或少尿（oliguria or anuria）。

三、尿道分泌物

泌尿、男生殖系统疾病可有尿道分泌物。黄色、黏稠脓性分泌物提示淋菌性尿道炎；血性分泌物可能为尿道损伤、感染或癌变；少量无色或白色稀薄分泌物多系由支原体、衣原体所致非淋菌性尿道炎；清晨排尿前或排便后尿道口有少量黏稠分泌物多为慢性前列腺炎。

四、疼痛

疼痛为常见症状，由于疾病性质、部位的不同，疼痛的表现也不同。

1. 肾和输尿管疼痛　肾病变引起肋脊角、腰部和上腹部酸胀或持续性钝痛。急性化脓性感染时为剧痛。当输尿管肾盂连接处或输尿管急性完全性梗阻时，发生肾绞痛，阵发性发作，剧烈难忍，辗转不安，大汗淋漓，恶心呕吐，疼痛可沿输尿管走行放射至下腹部、外阴、膀胱区及大腿内侧。

2. 膀胱区疼痛　局部疼痛位于耻骨上区域。见于急性尿潴留、感染、结石、肿瘤等。慢性尿潴留仅感轻微不适。

3. 前列腺痛　前列腺炎症等可引起会阴、耻骨上区、直肠、腰骶部、腹股沟区及睾丸的疼痛和不适。

4. 阴囊痛　睾丸扭转和急性附睾炎时可引起阴囊剧烈疼痛。睾丸慢性疾病，如睾丸肿瘤时，可引起阴囊不适，如坠胀或疼痛等。

五、性功能障碍

包括勃起功能障碍（erectile dysfunction，ED）、射精障碍（早泄、不射精和逆行射精）等。最常见为勃起功能障碍和早泄。可因精神心理因素、血管病变、神经病变、内分泌疾病、药物及全身疾病引起。

第二节　泌尿、男生殖系统外科检查

一、体格检查

在全面系统的全身检查的基础上，重点进行泌尿、男性生殖系统局部检查。

(一) 一般检查

病人来诊时有尿臭味，提示有尿失禁。严重包皮、龟头炎时，有臭味。阴茎癌溃烂继发感染更有恶臭味。

（二）肾区检查

1. 视诊 注意肋脊角、腰部或上腹部有无隆起、肿胀。

2. 触诊 平卧位，检查者左手放置于肋脊角并托起，右手在同侧上腹部进行触诊可随呼吸上下移动，正常肾一般不能触及，肾肿瘤、肾积水时能触及肾下极。疑有肾下垂时，应取立位或坐位检查。

3. 叩诊 在肾结石或有炎症时肾区叩击痛阳性。

4. 听诊 肾动脉狭窄、肾静脉瘘时，在下腹部两侧和腰部能闻及血管杂音。

（三）输尿管

检查沿输尿管行径进行深部触诊，有压痛者，多为结石或炎症。

（四）膀胱检查

1. 视诊 膀胱区有无隆起。

2. 叩诊 检查膀胱是否充盈。

（五）男生殖系统检查

1. 阴茎和尿道外口 观察阴毛分布。阴茎有无偏斜或屈曲畸形，有无包茎和包皮过长，龟头有无糜烂、肿块、溃疡。注意尿道口位置、是否红肿、有无分泌物等，海绵体及尿道有无硬结或压痛。

2. 阴囊内容物检查 阴囊皮肤有无红肿、增厚、肿大。触诊：用双手检查睾丸、附睾及精索，注意大小质地。检查输精管粗细、有无结节。对所有阴囊肿块均应做透照试验，睾丸鞘膜积液时透照试验阳性。

3. 前列腺和精囊检查 多取侧卧位、胸膝位或站立弯腰体位做直肠指检。注意前列腺大小、质地，有无结节、压痛，中间沟是否变浅或消失。正常前列腺如栗子大小、硬度中等、有弹性、能触及中间沟、表面光滑。精囊在前列腺上方，一般不能触及。前列腺按摩方法：自前列腺两侧向中间沟，自上而下纵向按摩 2、3 次，再按摩中间沟 1 次，将前列腺液挤入尿道，由尿道口滴出，收集前列腺液于玻片或试管中送检。注意急性前列腺炎禁忌按摩。

二、实验室检查

（一）尿液检查

1. 尿液收集 尿常规检查以新鲜中段尿液为佳。男性包皮过长者，应翻开包皮后收集，女性宜留取中段尿，月经期间不做尿常规检查。尿培养以清洁中段尿为佳，女性亦可采用导尿标本。耻骨上膀胱穿刺留取标本最为准确。

2. 尿三杯试验 第 1 杯 5～10 ml 尿为初尿，最后 10 ml 为第 3 杯终末尿，中间部分为第 2 杯，尿液分别送检，可初步判断镜下血尿和脓尿的来源和病变部位。若第 1 杯异常，提示病变在尿道或膀胱颈部。第 3 杯异常，提示病变在后尿道、膀胱颈部或三角区。若三杯均异常，提示病变在膀胱或膀胱以上部位。

3. 尿细菌学检查 常用方法：①尿沉渣涂片 Gram 染色检查；②24 h 尿沉渣抗酸染色涂片检查或结核分枝杆菌培养；③尿培养及菌落计数：清洁中段尿培养，若尿内菌落数超过 10^5/ml，提示为尿路感染。还可同时做药物敏感试验，指导用药。

4. 尿细胞学检查 取新鲜尿液找肿瘤细胞，可作为筛选或膀胱肿瘤术后随访手段。

5. 膀胱肿瘤抗原测定 通过测定尿中肿瘤相关抗原，判断有无上皮性肿瘤存在可能。

（二）前列腺液检查

正常前列腺液呈淡乳白色，涂片镜检可见多量磷脂小体，白细胞数不超过 10 个/高倍视野（图 42-1）。

（三）精液检查

常规精液检查包括量、颜色、pH、黏稠度、精子状况及精浆生化测定。通过手淫或性交体外排精收集标本，检查前 5 天应无性交或手淫。正常精液乳白色不透明，2～6 ml，pH 值为 7～8，有相当黏度；于 5～30 min 内液化。精子计数每毫升不少于 2000 万，精子活动度超过 60%，正常形态精子超过 60%。对判断男性生育能力有重要意义。

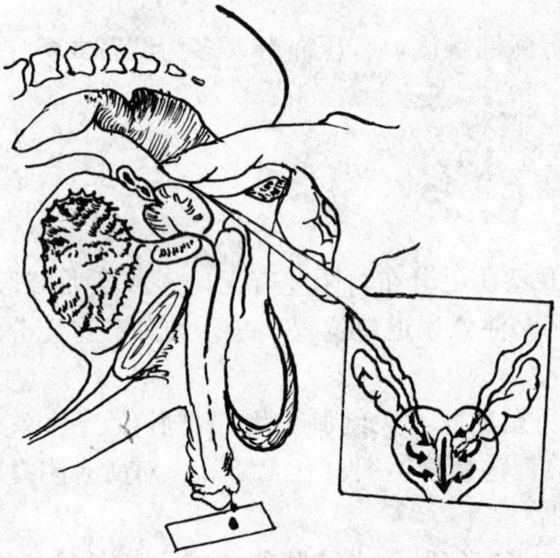

图 42-1 前列腺按摩

（四）肾功能检查

1. 尿比重测定 肾功能受损时，肾浓缩功能减弱，尿比重固定或接近于 1.010。

2. 血肌酐和血尿素氮测定 肾功能受损时两者均升高。血肌酐正常值为 42～133μmol/L，血尿素氮正常值为 2.5～5.0 mmol/L。

3. 内生肌酐清除率 内生肌酐清除率接近于用菊糖测定的肾小球滤过率。

（五）前列腺特异性抗原测定

前列腺特异性抗原（prostate specific antigen，PSA）由前列腺腺泡和导管的上皮细胞产生，具有器官特异性。健康男性血清 PSA＜4ng/ml，如＞10ng/ml 应高度怀疑有前列腺癌可能。

（六）流式细胞仪检查

流式细胞仪检查（flow cytometry，FCM）能快速、精确定量分析细胞的大小形态、DNA 含量、细胞表面标志、细胞内抗原和酶活性等。对泌尿、男生殖系统肿瘤的早期诊断及预后判断，肾移植急性排斥反应及男性生育力的测定提供可靠信息。

三、器械检查

（一）导尿检查

用于诊断或治疗。插入导尿管测定残余尿量，了解尿道有无狭窄及其部位与长度，注入造影剂、确定有无膀胱损伤，通过导尿可以解除尿潴留等。

（二）尿道金属探条

可检查尿道有无狭窄，以及狭窄的部位和程度，尿道和膀胱有无结石，同时也能扩张狭窄尿道；成人一般用法制（F）16～18号，操作宜轻巧熟练，尽量避免损伤尿道，造成假道和出血。

（三）尿道膀胱镜检查

可直接窥查尿道及膀胱内有无新生物、结核灶、结石、炎症、溃疡等，用活检钳取活体组织做病理检查，用大力碎石钳碎石。经双侧输尿管口插入输尿管插管，做逆行肾盂造影或收集双侧肾盂尿，或放置输尿管支架做内引流或进行输尿管套石术。

尿道及膀胱有急性炎症、尿道狭窄、挛缩膀胱以及全身状况不良者均禁忌此项检查。

（四）经尿道输尿管肾镜检查

有硬性和软性输尿管肾镜两种。经尿道、膀胱置入输尿管及肾盂后，直视下检查输尿管、肾盂内有无病变，在直视下取石、碎石，狭窄扩张，切除或电灼肿瘤，取活体组织检查。

（五）尿流动力学测定

测定尿路运送、贮存、排出尿液的功能，为分析排尿障碍的原因、选择治疗方法及评价疗效提供重要依据。

四、影像学诊断

（一）X线检查

1. 尿路平片　需包括双侧肾、输尿管、膀胱和尿道。可以显示肾大小、位置、腰大肌阴影、结石阴影，骨骼系统、不透光阴影等。

2. 排泄性尿路造影　又称静脉尿路造影。造影前应做碘过敏试验，限制饮水12 h，服用缓泻剂或清洁灌肠行肠道充分准备后，静脉注射有机碘造影剂20 ml，分别于5、15、30、45 min摄片，如有肾功能受损则需要延长拍片时间。可以显示肾功能，观察肾、输尿管、膀胱的形态，有无扩张、外形不规则、移位、受压和充填缺损等。还可同时做排尿造影、观察尿道形态。妊娠期妇女及肾功能严重损害者不宜做此项检查。一般剂量造影显影不良时，可用双倍剂量或大剂量造影剂快速注射或静脉滴注。

3. 逆行肾盂造影　用于排泄性尿路造影显示不清或有禁忌证者。首先用尿道膀胱镜将输尿管导管插至肾盂，经输尿管导管注入12.5%碘化钠或10%～15%有机碘造影剂10 ml，能使肾盂和输尿管清晰显影。对于有充盈缺损或阴性结石影者，可注入气体作为对比帮助诊断。

4. 经皮肾穿刺造影　适用于上述造影方法失败或有禁忌者。在B超引导下施行经皮肾穿刺，然后注入造影剂在X线下摄片。

5. 膀胱、尿道造影　经导尿管注入6%碘化钠或12.5%有机碘造影剂150～200 ml后摄片。有膀胱肿瘤时显示充填缺损，排尿造影可显示尿道病变及膀胱输尿管逆流情况。

6. 肾动脉造影　经股动脉穿刺插管至肾动脉开口上方或插管入两侧肾动脉，注入造影剂，快速摄片。可显示双肾动脉、腹主动脉及其分支。适用于肾血管疾病、肾实质肿瘤。数字减影血管造影（DSA）通过除去肋骨、脊柱和消化道气体等影响显像的因素，能更清晰地显示血管影像包括肾实质内直径为1 mm的血管，能精确诊断肾动脉及其分支疾病。

7. 淋巴造影　经足背淋巴管注入碘油，显示腹股沟、盆腔、腹膜后淋巴管和淋巴结，适用于膀胱癌、阴茎癌、睾丸肿瘤、前列腺癌淋巴结转移和淋巴系统梗阻和乳糜尿通路检查。

8. 精道造影　经阴囊输精管穿刺、切开或经尿道镜射精管插管，注入造影剂，显示输精管、精囊及射精管。适用于诊断输精管有无梗阻和血精症。

9. CT检查 用于对肾上腺、肾、膀胱、前列腺、睾丸的检查，对实质性和囊性疾病进行鉴别诊断，了解肿瘤病变及其周围情况、浸润范围、淋巴结转移情况，确定肾损伤范围和程度。

（二）B超检查

用于肾、肾上腺、膀胱、前列腺、精囊、阴茎和阴囊疾病对肿块性质的确定、结石和肾积水的诊断、残余尿测定及前列腺测量等。B超检查无创伤性，可作为诊断泌尿系疾病的筛选方法。在B超引导下，可行组织穿刺、引流及活检等诊断和治疗。多普勒超声仪可确定动、静脉走向，显示血管内血流情况，有助于阴茎勃起障碍原因的确定。

（三）放射性核素检查

肾图能测定放射性核素在肾的过程，观察肾血流、肾小管分泌功能和输尿管有无梗阻。通过肾静态和动态显像显示核素在肾内的分布图像、肾吸收、浓集和排出的全过程。主要用于肾占位性、血管性和尿路梗阻性病变的诊断。

（四）磁共振成像

磁共振成像（MRI）通过三个切面观察图像。组织分辨力更高，无需要造影剂，无放射损伤。对泌尿、男生殖系统肿瘤的诊断和分期、肾囊肿内容性质鉴别、肾上腺肿瘤的诊断等，能提供较CT更为可靠的依据。磁共振血管成像（MRA）适用于观察肾动脉狭窄、肾静脉血栓形成、肾癌分期、肾移植术后血管情况。

小结

泌尿、男生殖系统外科疾病是全身外科疾病的一部分。由于其解剖和生理特点，本系统疾病从发生、发展、病理生理变化到临床表现、诊断方法、治疗原则及预防，有其鲜明特点。本章重点内容包括泌尿、男生殖系统外科疾病的主要临床表现及外科检查主要方法。难点内容包括泌尿、男生殖系统外科疾病主要临床表现的发生、发展及外科检查主要方法的临床意义。

思考题

1. 如何通过肉眼血尿判断出血部位。
2. 肾功能检查常用的方法有哪些？
3. 右腰部剧烈绞痛，向右下腹放射3小时，大汗淋漓，面色苍白，尿常规RBC+++/HP，可以利用哪些影像学诊断手段来进行诊断？应注意什么？

（张掖医学高等专科学校 付林海 新疆医科大学 栾新平）

第四十三章 泌尿系统损伤

学习目标

1. 掌握肾、膀胱、尿道损伤的临床表现和诊断。
2. 熟悉肾、膀胱、尿道损伤的治疗原则。
3. 了解肾、膀胱、尿道损伤的病因分类及病理类型。

泌尿系统损伤以男性尿道损伤最常见，其次是肾、膀胱损伤，输尿管损伤最少见。泌尿系统损伤的主要表现为出血、尿外渗。严重肾损伤大出血可引起休克，血肿和尿外渗继发感染时可形成脓毒症、周围脓肿等。

第一节 肾损伤

肾深藏于肾窝，受周围组织器官的保护，且肾有一定的活动度，不易受损伤。但肾质地较脆，包膜薄弱，受暴力打击仍可引起肾损伤。肾损伤常是严重多发性损伤的一部分，在交通事故、剧烈的竞技运动增多的情况下，发生率在上升，且多见于成年男性。

【病因】

1. 开放性损伤　因枪弹、弹片、刀刃等锐器致伤，常伴有胸、腹部组织器官损伤。

2. 闭合性损伤　①直接暴力损伤：如腰腹部受到直接撞击、挤压等；②间接暴力损伤：如自高处坠落，臀部、双足着地，产生对冲伤或突然暴力扭转等；③医源性损伤：医疗操作中如肾穿刺、腔内泌尿外科检查或治疗时发生肾损伤；④自发性肾破裂：肾本身病变如肾积水、肾肿瘤、肾结核或肾囊性疾病等更易损伤，在极轻微外力作用下也可造成严重的自发性肾破裂。

【病理】　临床上多见闭合性肾损伤，根据损伤的程度分为以下类型（图 43-1）：

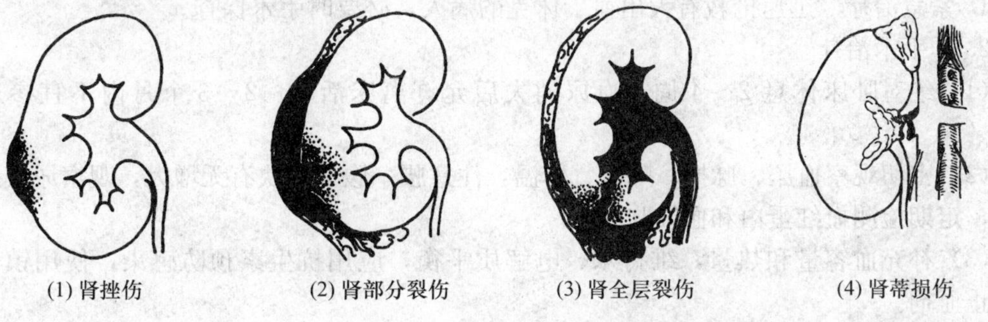

(1) 肾挫伤　(2) 肾部分裂伤　(3) 肾全层裂伤　(4) 肾蒂损伤

图 43-1　肾损伤的种类

1. 肾挫伤　损伤局限于部分肾实质，形成肾实质内血肿、瘀斑、包膜下血肿，肾包膜及肾盂黏膜完整。症状轻微，多可自愈。

2. 肾部分裂伤 肾实质部分裂伤，有肾包膜破裂时可形成肾周血肿；肾盂肾盏黏膜破裂，可有明显的血尿。常可自行愈合。

3. 肾全层裂伤 肾实质深度裂伤，自肾包膜至肾盂肾盏黏膜全层裂伤，常引起明显的肾周血肿、血尿和尿外渗。症状、后果严重，需急诊手术治疗。

4. 肾蒂损伤 较少见。肾蒂或肾段血管的部分或全部撕裂时可引起大出血、休克。见于车祸、从高处坠落，引起肾急剧移位，肾动脉被牵拉、撕裂，轻者形成血栓，重者抢救不及时易造成死亡。

【临床表现】 肾损伤的临床表现取决于损伤程度和有无并发症。

1. 休克 严重肾损伤时，因损伤和失血常发生休克，合并多脏器损伤时，休克表现更明显，甚至可危及生命。

2. 血尿 是确诊肾损伤的重要依据。肾挫伤时可出现轻微血尿，严重肾裂伤为肉眼血尿。血尿与损伤程度不一致，如肾蒂血管损伤可能只有轻微血尿或无血尿，但全身病情较重。

3. 疼痛 肾包膜下血肿、出血或尿外渗可引起腰、腹部疼痛。小血块通过输尿管时引起肾绞痛。

4. 腰腹部肿块 血液、尿液渗入肾周围组织可使局部肿胀，形成肿块。

5. 发热 血肿、尿外渗继发感染后，可出现发热。

【诊断】

1. 病史及体格检查 明显的外伤或对冲力损伤的病史，要注意肾损伤的可能，同时注意有无严重的胸、腹部损伤。

2. 实验室检查 尿中可见红细胞，重者为肉眼血尿。

3. X线检查 腹部平片可观察肾轮廓、局部有无异物、骨骼损伤、腹腔游离气体；静脉尿路造影，可发现肾损伤程度、造影剂外溢情况和对侧肾功能等。

4. B型超声检查 能提示肾损害的程度，包膜下和肾周血肿及尿外渗情况。

5. CT 可清晰显示肾皮质裂伤、尿外渗和血肿范围。

6. 动脉造影 选择性肾动脉造影可显示肾动脉和肾实质损伤情况，同时可行肾动脉栓塞止血。

【治疗】 多数轻微肾损伤经短期休息可以自愈，仅少数肾裂伤需手术治疗。

1. 紧急治疗 迅速抢救有大出血、休克的病人，必要时手术探查。

2. 非手术治疗

(1) 绝对卧床休息2～4周，血尿消失后允许离床活动。2～3个月内不宜参加剧烈活动。

(2) 密切观察血压、脉搏、呼吸、体温，注意腰、腹部肿块有无增大，观察尿液颜色的变化，定期检测血红蛋白和血细胞比容。

(3) 补充血容量和热量，维持水、电解质平衡，应用抗生素预防感染，使用镇静、止痛、止血剂。

3. 手术治疗

(1) 适应证 ①开放性肾损伤需施行手术探查，进行清创、缝合、引流并处理其他脏器的合并损伤；②闭合性肾损伤经积极抗休克后生命体征无改善，血尿逐渐加重，血红蛋白和血细胞比容继续降低，腰、腹部肿块进行性增大，怀疑有腹腔脏器损伤。

（2）手术方法　根据具体情况决定，肾部分裂伤做肾修补、部分肾切除术，肾严重碎裂或肾血管撕裂，无法修复而对侧肾良好时，可行肾切除，肾动脉损伤性血栓形成后应手术取栓、血管置换。

4. 并发症及其处理　有尿外渗或肾周脓肿要切开引流；输尿管狭窄、肾积水行成形术或肾切除术；持久性血尿行选择性肾动脉造影及肾动脉栓塞术。

第二节　膀胱损伤

膀胱空虚时很少为外界暴力所损伤。膀胱充盈时遭受暴力容易损伤。

【病因】

1. 开放性损伤　由于枪弹、弹片或锐器贯通伤，常合并直肠、阴道损伤，形成腹壁尿瘘、膀胱直肠瘘或膀胱阴道瘘。

2. 闭合性损伤　当膀胱充盈时，下腹部遭撞击、挤压、骨盆骨折骨片刺破膀胱壁。自发性膀胱破裂，多在膀胱结核或肿瘤时发生。

3. 医源性损伤　见于膀胱镜检查或治疗，盆腔手术、腹股沟疝修补术、阴道手术等可能伤及膀胱。

【病理】

1. 挫伤　膀胱黏膜挫伤而膀胱壁未穿破，无尿外渗，有轻微血尿。

2. 膀胱破裂　膀胱充盈时，下腹部遭暴力可发生膀胱破裂，分为腹膜外型与腹膜内型两类（图 43-2）：①腹膜外型：膀胱壁破裂，尿液外渗到膀胱周围组织中。多由骨盆骨折时骨折端刺伤膀胱前壁的损伤引起。②腹膜内型：多见于膀胱后壁和顶部损伤，膀胱与腹腔相通，尿液流入腹腔，引起腹膜炎。

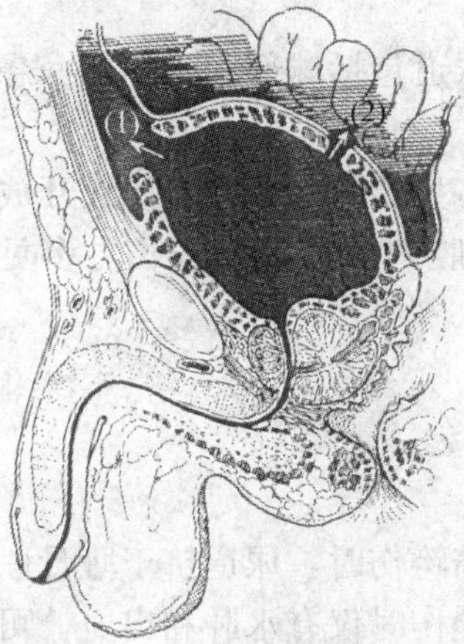

图 43-2　膀胱破裂类型

（1）腹膜外损伤　（2）腹膜内损伤

【临床表现】　膀胱壁轻微挫伤时仅有下腹部疼痛，轻微终末血尿。膀胱全层破裂时则有下列明显症状：

1. 休克　骨盆骨折所致剧痛、大出血可引起休克。

2. 腹痛　尿外渗及血肿引起下腹部疼痛，压痛及肌紧张。尿液流入腹腔可有急性腹膜炎表现。

3. 血尿和排尿困难　尿外渗到膀胱周围、腹腔内，有尿意，但无尿液排出。

4. 尿瘘　开放性损伤使膀胱与直肠、阴道相通，形成尿瘘。

【诊断】

1. 病史与体检　下腹部或骨盆外伤后，出现腹痛、排尿困难、血尿等临床表现。

2. 导尿试验　又称膀胱注水试验。若导尿管能顺利插入膀胱，仅流出少量血尿或无尿流出，经导尿管注入灭菌生理盐水 200 ml，5 min 后吸出，若液体抽出量明显少于或大于注入量，说明膀胱破裂。

3. X 线检查　腹部平片可见骨盆或其他骨折。经导尿管注入 15%泛影葡胺 300 ml，拍摄前后位片，排出造影剂后再摄片，发现造影剂外溢，可确定膀胱破裂的部位。

【治疗】　膀胱破裂的处理原则：①尿流改道，减少外渗；②膀胱周围及其他尿外渗部位充分引流；③修补膀胱壁裂口。

1. 紧急处理 抗休克、止痛、镇静和预防感染。

2. 非手术治疗 膀胱挫伤或造影时仅有少量尿外渗，症状较轻者，可留置导尿管引流7～10天，破裂可自愈。

3. 手术治疗 膀胱裂口较大并有出血和尿外渗，需急诊手术。腹膜外破裂者，清除外渗尿液，修补膀胱裂口，作耻骨上膀胱造瘘。腹膜内破裂者，行剖腹探查，处理腹腔其他脏器损伤，修补腹膜与膀胱裂口，作耻骨上膀胱造瘘。术后应保持造瘘管通畅并给予抗生素防治感染。

第三节 尿道损伤

在解剖上男性尿道以尿生殖膈为界，分为前、后两段。前尿道包括球部和阴茎部（悬垂部），后尿道包括前列腺部和膜部。尿道损伤多见于球部和膜部。

尿道损伤分为开放性损伤与闭合性损伤两类。临床上后者多见。弹片、刀剪等致开放性损伤，常伴外生殖器损伤；闭合性损伤为挫伤、撕裂伤或尿道腔内器械操作损伤。多见于男性。

一、前尿道损伤

【病因和病理】

男性前尿道损伤以球部最多见，多因会阴部骑跨伤所致。骑跨伤时，尿道挤于耻骨联合与硬物之间，引起尿道球部挫伤、部分裂伤或完全断裂。尿道挫伤时仅有水肿和出血，可以自愈；尿道裂伤引起尿道周围血肿和尿外渗，愈合后引起瘢痕性尿道狭窄；尿道完全断裂时，两断端退缩、分离，血肿和尿外渗明显，并伴有尿潴留。

尿道球部损伤后，血液及尿液渗入会阴浅筋膜包绕的会阴浅袋，使会阴、阴囊、阴茎肿胀，有时向上扩展至腹壁。尿道阴茎部损伤，阴茎筋膜完整时，血液及尿外渗局限于阴茎筋膜内，使阴茎肿胀；阴茎筋膜破裂时，尿外渗范围如图43-3所示。尿道损伤后尿外渗，可引起广泛的皮肤、皮下组织坏死、尿道周围脓肿、尿瘘和脓毒症，后期可形成瘢痕性尿道狭窄。

【临床表现】 尿道外口滴血，尿液可为血尿。尿道受损伤处疼痛，排尿时加剧，甚至发生排尿困难。尿道完全断裂时，则可发生尿潴留。形成尿外渗后，会阴部、阴囊处出现肿胀、瘀斑及血肿。

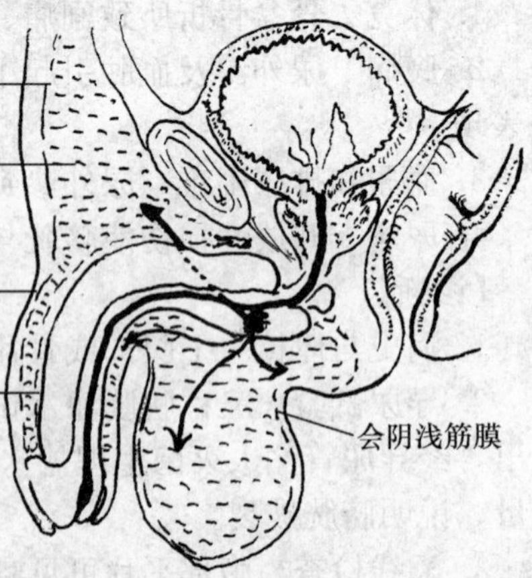

图43-3 前尿道损伤外渗

【诊断】

1. 病史与体检 会阴部骑跨伤史或尿道器械插入损伤史。会阴部、阴茎和下腹部淤血、肿胀、有尿外渗。

2. 导尿检查 如能顺利插入导尿管，则说明尿道连续而完整，多为挫伤或部分裂伤，否则为断裂伤。导尿管一旦插入，应留置导尿1周。

3. X线检查 尿道造影可显示尿道损伤部位，程度及尿外渗的范围。

【治疗】

1. 紧急处理 早期会阴部压迫止血，采取抗休克措施，尽早施行手术治疗。

2. 尿道挫伤及轻度裂伤 插入导尿管引流1周，抗生素预防感染，如导尿失败，应行经会阴尿道修补术，清除会阴部血肿，留置导尿管2～3周。

3. 尿道断裂 应及时施行经会阴尿道修补术或断端吻合术，清除会阴部血肿，留置导尿管2～3周。必要时做膀胱造瘘术。

4. 并发症处理 ①尿外渗：作耻骨上膀胱造瘘术，在尿外渗区做多个皮肤切口引流。3个月后作尿道修补术；②尿道狭窄：拔除导尿管后，定期做尿道扩张术。严重的尿道狭窄，可行尿道内切开或3个月后行尿道修补术。

二、后尿道损伤

【病因和病理】 后尿道损伤包括膜部损伤和前列腺部损伤，前者多见。膜部尿道从尿生殖膈中穿过。当骨盆骨折时，骨盆环变形使尿生殖膈或耻骨前列腺韧带突然移动，产生剪切样暴力，使膜部尿道撕裂。前列腺向后上方移位。骨折及盆腔血管丛损伤造成大量出血，在前列腺和膀胱周围形成血肿。尿外渗到耻骨后间隙和膀胱周围（图43-4）。

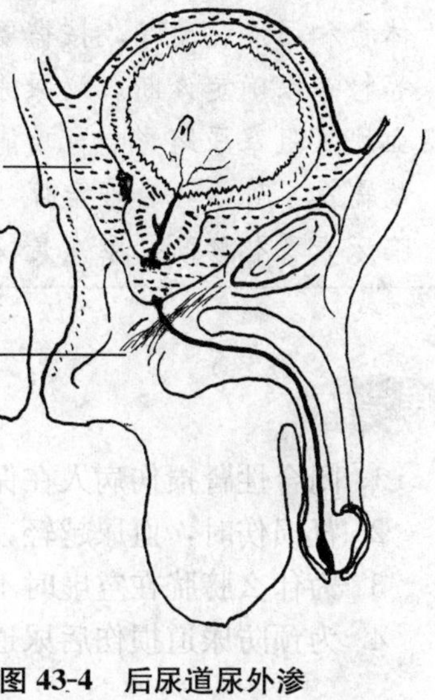

图43-4 后尿道尿外渗

【临床表现】 骨盆骨折后，因大出血、创伤，出现休克症状。伤后排尿困难，可发生急性尿潴留。尿道口无流血或仅少量血液流出。尿生殖膈撕裂时，会阴、阴囊部可出现血肿及尿外渗，下腹部疼痛、肌紧张、压痛。病情进一步发展，可出现腹胀及肠鸣音减弱。

【诊断】

1. 病史和体检 骨盆挤压伤后，病人出现排尿困难、尿潴留，应考虑后尿道损伤。直肠指检可触及直肠前方有柔软、压痛的血肿，前列腺尖端移动度增大。若指套染有血液，提示有直肠损伤。

2. X线检查 骨盆前后位片显示骨盆骨折，尿道造影可见造影剂外渗。

【治疗】

1. 紧急处理 骨盆骨折病人应平卧位，勿随意搬动。伴有休克者，需输液、输血、抗休克。出现排尿困难、尿潴留时，不宜插入导尿管，以免插入血肿加重局部出血及引起感染。尿潴留者可行耻骨上膀胱穿刺抽吸尿液。

2. 手术治疗

（1）耻骨上膀胱造瘘术 早期待病情稳定后，在局麻下行耻骨上膀胱造瘘术。尿道不完全裂伤一般在3周后愈合，可夹闭造瘘管试行排尿。若排尿通畅并经膀胱尿道造影证实尿道无狭窄和尿外渗后，拔除膀胱造瘘管。若尿道狭窄或闭锁，可在3个月后行尿道狭窄瘢痕切除、尿道端端吻合术。

(2) 尿道会师复位术 适用于血肿少而且无明显休克者。手术方法：将导尿管通过会师的尿道引进膀胱，用粗尼龙线在尿道前方穿过前列腺尖，线的两端穿出会阴部皮肤，用胶布固定于股内侧做皮肤牵引，使尿道断端靠拢，留置导尿管 3～4 周。近年多主张分二期手术，特别是血肿较大且伴有休克者，一期行耻骨上膀胱造瘘，3 个月后行二期尿道狭窄及瘢痕切除、尿道吻合术。

3. 并发症处理 后尿道损伤常并发尿道狭窄，术后需定期扩张尿道，严重狭窄者经尿道切开或切除狭窄部的瘢痕组织，或于受伤 3 个月后行二期手术。合并直肠损伤，应早期立即修补，并暂作结肠造瘘。合并尿道直肠瘘者，3～6 个月后再行修补手术。

小结

泌尿系统因解剖位置隐蔽，其损伤常为其他组织器官损伤的并发伤。如胸、腹、腰部或骨盆遭受严重暴力打击、挤压或穿通性损伤时，应特别注意有无泌尿系统损伤。已确诊泌尿系统损伤的病人，应注意有无合并其他器官损伤。需通过详细询问病史、体检和尿液化验等，按需要进行导尿、腹腔穿刺、胸腹部平片、尿路造影、CT、B 超等检查以确定诊断。泌尿系损伤主要病理变化为出血和尿外渗。严重出血可致休克；血块可阻塞尿路影响肾功能；血肿和尿外渗可继发感染；晚期可发生尿道狭窄或尿瘘。故需及早确诊，合理治疗，以免发生严重后果。本章的重点是肾、膀胱、尿道损伤的临床表现和诊断；难点是泌尿系统损伤后的病理变化。

思考题

1. 闭合性肾损伤病人在保守治疗期间出现哪些指征时，需行手术治疗？
2. 肾损伤时，血尿越轻，说明损伤也越轻，这种说法正确吗？请举一例说明。
3. 为什么膀胱在空虚时不易受外界暴力所损伤，而在充盈时易损伤？
4. 为预防尿道损伤后尿道狭窄，术后应做哪些处理？

（张掖医学高等专科学校 付林海 新疆医科大学 栾新平）

第四十四章　泌尿、男生殖系统感染与结核

学习目标

1. 掌握泌尿系统结核的临床表现、诊断方法和治疗原则。

2. 熟悉泌尿系统结核的病理改变，慢性前列腺炎的临床表现、诊断和处理；男生殖系统结核的临床表现及处理原则。

3. 了解肾积脓、肾皮质多发性脓肿、急性前列腺炎、附睾炎的病因、病理、临床表现、诊断和治疗，肾结核手术指征。

泌尿、男生殖系统感染是致病菌侵入泌尿、男生殖系统内繁殖而引起的炎症。致病菌大多为革兰阴性杆菌，大肠埃希菌占60%以上。此外结核分枝杆菌、淋球菌、真菌、衣原体、支原体、滴虫等也可致病。诱发因素有：①泌尿系梗阻因素；②机体抵抗力减弱；③医源性感染；④生理解剖因素。感染途径有：①上行感染，最常见；②血行感染；③淋巴感染；④直接感染。

第一节　肾积脓

肾实质感染引起广泛的化脓性病变，或尿路梗阻后肾盂、肾盏积水合并感染后形成一个脓性的囊腔称为肾积脓。

【病因】 肾梗阻性病变（结石、积水）和肾感染性疾病（结核、肾盂肾炎）等是本病的发病基础。革兰阳性球菌、革兰阴性杆菌和结核分枝杆菌为常见致病菌。

【临床表现】 主要表现全身感染症状，畏寒、高热，腰部出现肿块和疼痛。如尿路未完全梗阻，脓液流入膀胱可出现膀胱炎症状，膀胱镜检可见患侧输尿管口流出脓尿。静脉尿路造影、B超显示患侧肾功能减退、肾盂积脓。

【治疗】 早期施行脓肾穿刺造瘘术。同时使用有效抗生素治疗感染，纠正水、电解质紊乱。观察患肾功能是否恢复，如患肾功能确已丧失，对侧肾功能正常时，可作患肾切除术。

第二节　肾皮质多发性脓肿

【病因】 多由于皮肤或体内感染性病灶，如疖、痈、扁桃体炎、肺部感染等经血运播散到肾皮质引起。常见致病菌为金黄色葡萄球菌。肾皮质形成多发性小脓肿，称为肾疖。多个小脓肿融合扩大称为肾痈。病变从肾皮质向外发展则可形成肾周围脓肿。

【临床表现】 畏寒、发热、腰部胀痛、腰肌紧张，患侧肾区皮肤明显压痛、水肿。病程约1～2周。血白细胞升高，中性粒细胞增加。B超和CT可显示脓肿部位，在B超引导下针刺抽吸取得脓液可确定诊断。静脉尿路造影显示肾盂、肾盏受压变形。

【治疗】 若肾痈形成或并发肾周围脓肿，需施行切开引流术。早期肾皮质脓肿应及时应用抗生素，如青霉素、红霉素、头孢菌素、万古霉素以及氨基糖苷类抗生素等。

第三节 前列腺炎

一、急性细菌性前列腺炎

【病因和病理】 大多由细菌经尿道上行感染引起，常见致病菌为大肠埃希菌、葡萄球菌、链球菌、淋球菌及支原体和衣原体等。细菌来源多见于经尿道器械操作，也可由于疖、痈、扁桃体炎、呼吸道感染经血液循环引起，或因急性膀胱炎、急性淋菌性尿道炎等蔓延。病理表现前列腺腺泡有弥漫性白细胞浸润，组织水肿。

【临床表现】 起病急骤，畏寒、高热、排尿痛、尿频、尿急，会阴部、膀胱区胀痛，尿道有炎性分泌物排出。可发生排尿困难或急性尿潴留。

【诊断】 具有典型的病史、临床表现。直肠指诊前列腺肿胀、压痛、表面光滑、质地稍硬，局部温度升高，形成脓肿时局部饱满、有波动感。

【治疗】

1. 卧床休息，应用抗生素、大量饮水，使用止痛、解痉药物。如有排尿困难或急性尿潴留，应选用耻骨上膀胱穿刺造瘘，尽量避免因导尿引起逆行感染。

2. 抗菌药物 常选用喹诺酮类如环丙沙星、氧氟沙星，以及头孢菌素、妥布霉素、氨苄西林、红霉素等。

3. 急性前列腺炎经一般处理及抗感染治疗后，症状常于1～2周内消退。如症状不见好转或反而加重，直肠指诊前列腺更加肿胀且有波动，B型超声检查可见前列腺脓肿形成，经会阴穿刺抽出脓液者，应经会阴部行脓肿切开引流。

4. 禁忌做前列腺按摩或穿刺，以免感染蔓延引起精囊炎、附睾炎等。

二、慢性前列腺炎

（一）慢性细菌性前列腺炎

【病因和病理】 慢性细菌性前列腺炎主要是经尿道逆行感染所致。常见致病菌有大肠埃希菌、变形杆菌、淋球菌、葡萄球菌、链球菌、克雷伯菌属等，前列腺组织学上分为内层与周围层。内层腺管为顺行性，而周围层腺管呈逆行倒流。射精时如后尿道有感染，大量致病菌会挤向前列腺周围层。如感染的尿液逆流至前列腺组织内形成微结石，使感染难以控制。前列腺腺上皮的类脂质膜可以阻止多种抗生素进入前列腺腺泡，使得治疗很困难。

【临床表现】

1. 排尿改变及尿道分泌物 有不同程度的尿频、尿急、尿痛，排尿时尿道不适感或灼热。清晨排尿之前、排尿末或排便用力时常有白色分泌物自尿道口流出，俗称尿道口滴白。

2. 疼痛 会阴部、下腹部不适或疼痛，腰骶部、会阴部、膀胱区、腹股沟区及睾丸等也有酸胀、疼痛感。

3. 性功能减退 可有阳痿、早泄、遗精或射精痛，合并有精囊炎时可有血精，因输精管道炎症可使精子活动力减退，致不育症。

4. 精神神经症状 由于病人对本病缺乏正确理解或久治不愈，可出现神经官能症表现，心情忧郁、多疑焦虑、头昏、疲乏无力、失眠健忘等。

【诊断】 根据尿路感染反复发作，前列腺按摩液中致病菌持续存在，可诊断慢性细菌性前列腺炎。下列检查有助于诊断：

1. 直肠指检　前列腺较饱满、可增大、正常或缩小，表面质地不均匀、有轻度压痛，也可有小硬结。

2. 前列腺液检查　是目前诊断慢性前列腺炎简单、有效的方法，经前列腺按摩取得前列腺液送检，前列腺液白细胞超过10个/高倍视野，卵磷脂小体减少或有脓球，可确诊。

3. B超　示前列腺组织结构混乱、界限不清。

【治疗】 卧床休息，局部可行热敷、理疗、使用阴囊托带托起阴囊。0.5%利多卡因做精索封闭，减少疼痛。选用广谱抗生素治疗。如有脓肿形成，则需切开引流。配合前列腺按摩、热水坐浴、理疗、中医中药等综合治疗，调节饮食与生活，戒酒、忌辛辣、规律性生活和养成良好卫生习惯，有助于治疗疗效。

（二）慢性非细菌性前列腺炎

慢性非细菌性前列腺炎由衣原体、支原体、滴虫、真菌、病毒等所致。发病与性生活无规律、勃起而不射精、性交中断或长途骑车、长时间坐位工作致盆腔及前列腺充血等有关。过量饮酒及辛辣食物常可加重前列腺炎症状。

【临床表现】 类似慢性细菌性前列腺炎，但没有反复尿路感染情况。直肠指检前列腺稍饱满，质较软，有轻度压痛。前列腺液内白细胞>10个/高倍视野，但多次细菌涂片及培养均无菌。特殊检测可能查到衣原体、支原体。

【治疗】 衣原体、支原体可用米诺环素、多西环素、红霉素、甲硝唑等抗生素治疗。每周1次前列腺按摩，每日1次热水坐浴，去除诱因，可有良好的效果。

第四节 附睾炎

附睾炎分为急性附睾炎和慢性附睾炎，后者多见。急性附睾炎多见于中青年，常由泌尿系感染和前列腺炎、精囊炎扩散所致。开放性前列腺切除或经尿道前列腺电切术后也可发生。慢性附睾炎多由急性附睾炎治疗不彻底而转为慢性，部分病人并无明确的急性期，炎症多继发于慢性前列腺炎或损伤。

【临床表现】 急性附睾炎发病突然，全身症状明显，可有畏寒、高热。患侧阴囊明显肿胀、阴囊皮肤发红、发热、疼痛，并沿精索、下腹部以及会阴部放射，附睾、睾丸及精索增大或增粗。慢性附睾炎病人常感患侧阴囊隐痛、坠胀感，疼痛常牵扯到下腹部及同侧腹股沟区。检查时附睾常有不同程度的增厚及肿大，与睾丸的界限清楚，有轻度压痛，同侧输精管可增粗。

【诊断】 根据其临床表现，易于诊断。

【治疗】 ①急性附睾炎卧床休息，并将阴囊托起，采用止痛、热敷。可用0.5%利多卡因做精索封闭，减少疼痛。选用广谱抗生素治疗。病情较重者，宜尽早静脉用药。脓肿形成则切开引流。②慢性附睾炎常和慢性前列腺炎同时存在，治疗措施与慢性前列腺炎相似，治疗前列腺炎的同时可使慢性附睾炎的症状缓解。附睾炎愈合后遗留附睾硬结，疼痛剧烈，反复发作，影响生活和工作，可考虑做附睾切除。

第五节 泌尿、男生殖系统结核

泌尿、男生殖系统结核是全身结核病的一部分，多继发于肺结核。结核分枝杆菌经血液循环到达肾，形成结核病灶。若治疗不力，结核分枝杆菌随尿液下行，致输尿管、膀胱、男生殖系统结核。

一、泌尿系统结核

【病理】 原发病灶主要在肺部，结核分枝杆菌侵入血液循环，经血行感染进入肾，首先在肾小球周围毛细血管内停留，形成粟粒样结节，当机体抵抗力强时可自愈，临床上无症状出现，称为病理型肾结核。如机体抵抗力弱时，结核菌扩散至肾小管，则形成肾髓质结核，继续发展至肾盏、肾盂、输尿管和膀胱，引起临床症状，称为临床肾结核。肾结核时肾内充满干酪样物和钙化灶，干酪样物随尿排出后形成肾结核空洞，在肾盂黏膜形成结核结节和溃疡，肾盂输尿管交界处管壁因纤维化而发生狭窄。

输尿管结核表现为黏膜结节、溃疡，输尿管管壁因纤维化而变得僵硬，呈条索状、管腔狭窄致肾积水。如干酪样物致管腔完全阻塞，病人膀胱刺激症状减轻或消失，而肾病变继续发展，广泛钙化，称为肾自截。

膀胱结核表现初为黏膜充血、水肿、结核结节形成。随后发生溃疡、肉芽肿、纤维化。肌层纤维组织增生和瘢痕收缩，广泛纤维化时，可形成挛缩性膀胱，容量不足 50 ml。患侧输尿管开口狭窄或呈洞穴状，引起上尿路积水或反流，严重时健侧输尿管口狭窄或闭合不全，从而形成对侧肾积水现象。

尿道结核可以发生溃疡纤维化、狭窄，造成排尿困难，加重肾结核（图 44-1）。

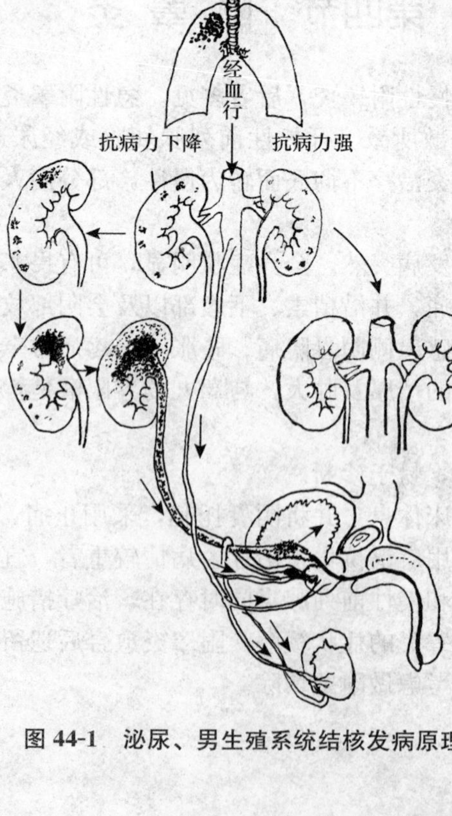

图 44-1 泌尿、男生殖系统结核发病原理

【临床表现】 肾结核多见于青壮年男性，90%为单侧发病。临床表现取决于肾病变范围和输尿管、膀胱结核的严重程度。早期病理型肾结核时无明显症状，发展为临床肾结核，表现为进行性加重的膀胱刺激症状。

1. 尿频、尿急和尿痛 尿频是肾结核最早出现的症状，早期主要为结核菌脓尿刺激，以后病变致膀胱肌层纤维化，膀胱挛缩、容量减少，每日排尿达数十次，甚至出现尿失禁。

2. 脓尿和血尿 结核性溃疡损害血管、黏膜，出现肉眼或镜下血尿，尿液混浊呈淘米水样、镜检有大量脓细胞。

3. 肾区疼痛和肿块 肾结核形成脓肾时，出现肾区胀痛和肿块。

4. 全身症状 全身症状一般不明显，晚期可有消瘦、发热、盗汗、贫血。一侧肾结核、对侧肾积水或双侧肾结核，可出现恶心、呕吐、贫血、少尿等肾功能不全症状。

【诊断】

1. 病史及临床表现 有肾外的结核病灶，膀胱刺激症状经一般抗菌药物治疗无效，尿中有脓细胞，呈酸性，普通细菌培养无细菌生长或尿中找到抗酸杆菌，考虑肾结核可能。

2. 影像学检查 腹部平片可见肾区钙化影。肾排泄性造影的早期表现为肾盏边缘不光滑，有虫蛀样改变；肾盏扩大、模糊变形或形成空洞，甚至肾功能丧失而不显影。输尿管僵硬、狭窄或节段性边缘不整。逆行造影可以显示肾空洞性破坏，输尿管僵硬、管腔狭窄或明显扩张。B超可确定肾大小及有无钙化及肾积水，膀胱有无挛缩。

3. 膀胱镜检查 早期患侧输尿管口周围充血、水肿、浅黄色粟粒样结核结节。病变以三角区和膀胱底部为著，可出现结核性溃疡和瘢痕，输尿管管口呈洞穴状，有时可见脓尿喷出。膀胱挛缩，容积小于50 ml及急性膀胱炎时，忌行膀胱镜检查。

【治疗】

1. 抗结核药物治疗 适用于早期肾结核、结核范围局限者，常用短程化疗方案：异烟肼300 mg、利福平600 mg，吡嗪酰胺1.0～1.5 g，维生素C每天1.0 g，维生素B_6每天60 mg，每日早晨服1次，连用2个月，然后吡嗪酰胺改为乙胺丁醇0.75 g/d，连用4个月，共6个月为一个疗程。一个疗程结束后，经X线或膀胱镜复查，病情好转可再服用第二疗程。

2. 手术治疗 术前使用抗结核药物治疗两周以上，无肾外活动性结核病灶。术后继续抗结核治疗6个月以上。

(1) 肾切除术 一侧严重的肾结核破坏，对侧肾正常，行病肾切除。肾结核对侧肾积水，要根据肾积水情况及肾功能代偿情况而定。代偿好，先切除无功能肾；代偿不良，则先引流肾积水再切除病肾。

(2) 保留肾组织的肾结核手术 如结核病灶清除术、部分肾切除术等。

(3) 输尿管狭窄及挛缩膀胱的治疗 狭窄局限可切除狭窄端，然后吻合输尿管。挛缩膀胱容量小于50 ml，在结核控制以后，做胃肠扩大膀胱术。有尿道梗阻的挛缩膀胱可行尿流改道手术。

二、男生殖系统结核

男生殖系统结核主要继发于肾结核，首先发生于前列腺、精囊结核，经输精管至附睾，再从附睾尾部扩展到其他部分及睾丸。

【临床表现】 前列腺和精囊结核多无明显症状，有的出现血精，精液减少等。多在附睾发现结节，输精管变粗、僵硬，呈串珠状，脓肿与阴囊壁粘连，破溃后形成窦道，经久不愈。

【诊断和鉴别诊断】 有上述临床表现，同时发现肾结核、附睾硬结，有助于男生殖系统结核的诊断。前列腺液或精液中发现结核分枝杆菌。附睾结核需与非特异性附睾炎相鉴别。非特异性附睾炎时，附睾常为均匀性肿大，中等硬度，表面光滑，有压痛.

【治疗】 抗结核治疗为主，附睾结核若病变较大，形成脓肿窦道者需做附睾切除，术后继续抗结核治疗。

小结

泌尿系统结核为全身结核的一部分，多继发于肺或骨关节结核。随着生活水平的提高和卡介苗预防接种的普及，结核病发病率有所下降。但由于当今人口流动性加大，生活环境改变再加上原出生地预防接种或有缺失，结核病发病有抬头迹象，仍有部分泌尿、男生殖系统结核病例，需引起注意。前列腺炎尤其慢性前列腺炎是男性青壮年的常见病。致病因素多，病原菌种类多，常与精囊腺炎和尿道炎并存，病情顽固，治疗困难且易反复，故需认真对待，采用合理方法坚持治疗。本章重点是肾结核的临床表现、诊断方法和治疗原则；难点是泌尿系统结核的病理改变。

思考题

1. 请叙述尿路感染的治疗原则。
2. 慢性前列腺炎的临床表现有哪些？如何诊断？
3. 泌尿、男生殖系统结核是如何发病的？

（张掖医学高等专科学校 付林海 新疆医科大学 栾新平）

第四十五章　泌尿系统梗阻

学习目标

1. 掌握慢性前列腺增生症的临床表现、诊断方法和治疗原则。

2. 熟悉慢性前列腺增生症的发病情况、病理生理，肾积水的临床表现、诊断和处理，急性尿潴留的临床表现及处理原则。

3. 了解肾积水、急性尿潴留的病因、病理。

第一节　概　述

泌尿系统本身或以外的一些病变，如管腔狭窄、阻塞或管外压迫、神经肌肉功能障碍等都能影响尿液排泄，造成尿液潴留，称为泌尿系统梗阻。处理不及时，将导致肾积水、肾功能损害，甚至肾衰竭。

一、泌尿系统梗阻的病因和分类

泌尿系统梗阻原因很多（图 45-1），可分为机械性和动力性两种，机械性的因素多见。

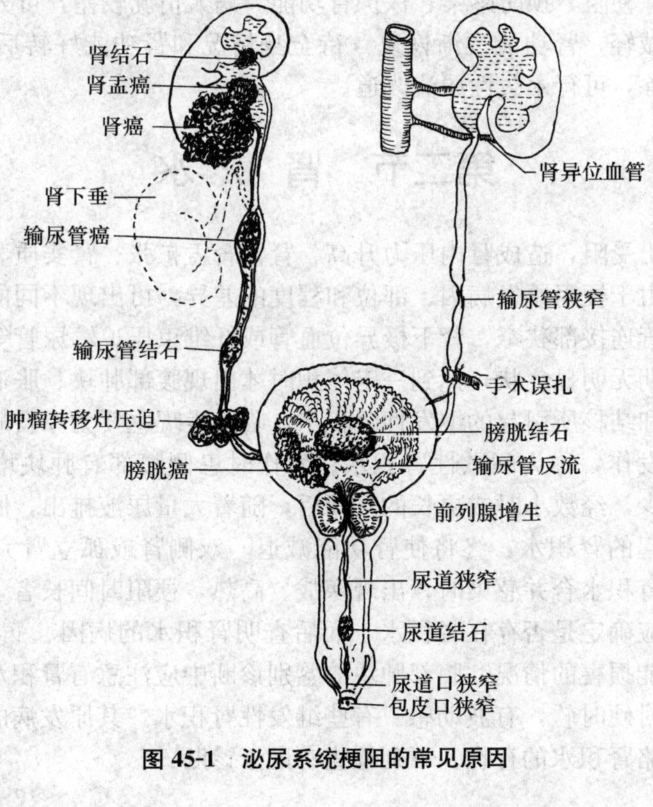

图 45-1　泌尿系统梗阻的常见原因

按照年龄可以分为先天性梗阻和后天性梗阻，后者多见。引起梗阻的原因可以是泌尿系统内的病变、泌尿系统以外的病变或医源性因素。

泌尿系统梗阻原因在不同的年龄和性别有一定的区别。在小儿多见先天性畸形，成年人常见原因是损伤、肿瘤、结石或结核等，老年男性最多见的是良性前列腺增生，妇女可能与盆腔内疾病有关。

二、泌尿系统梗阻的病理生理

泌尿系梗阻引起的基本病理改变是梗阻以上的尿路扩张。初期梗阻以上部位管壁肌增厚，增加收缩力以克服梗阻，后期管壁肌失去代偿能力，管壁变薄、肌萎缩和张力减退，出现尿液潴留。

泌尿系梗阻时，肾盂内压升高，使肾小球滤过压降低，肾小球即停止滤过，尿液形成亦停止。梗阻后一段时间，肾盂内尿液直接入肾实质的静脉和淋巴管内，并经肾窦外渗至肾盂和肾的周围，称为肾内安全阀开放，起到暂时保护肾组织的作用，使急性短时间梗阻不致严重危害肾组织。如果梗阻不能解除，尿继续分泌，肾小管内的压力逐渐升高，压迫肾曲小管附近的血管，就会引起肾组织的缺氧和萎缩。肾积水时肾盂扩张、肾实质、肾盂萎缩变薄、肾盂容积增大，最终成为一个巨大的水囊。急性完全性梗阻，如结扎输尿管，肾实质很快萎缩，肾盂轻度扩张，肾增大不明显。膀胱以下发生长期的严重梗阻，可因尿液自膀胱逆流至一侧或双侧输尿管，形成肾积水。

泌尿系统梗阻合并感染时，感染难以控制，细菌可直接进入血液循环，发展为菌血症。

三、泌尿系统梗阻的治疗原则

解除病因、去除梗阻、预防感染、保护肾功能。病人情况较差，可先在梗阻的上端行尿流改道，使肾损害减轻，肾功能逐渐恢复，待全身情况和肾功能好转后，再进一步处理梗阻，若梗阻不能解除，可行永久性尿流改道。

第二节 肾积水

尿液从肾盂排出受阻，造成肾内压力升高、肾盏肾盂扩张、肾实质萎缩，称为肾积水。

【临床表现】 由于梗阻原发病因、部位和程度的差异，可出现不同的临床表现。先天性病变，如肾盂输尿管连接部狭窄，肾下极异位血管或纤维束压迫输尿管等引起的肾积水，发展比较缓慢，可长期无明显症状，达到一定体积时才出现腹部肿块、胀痛等。泌尿系各部的结石、肿瘤、炎症和结核所引起的继发性肾积水，临床表现主要为原发病的症状和体征。肾积水有时呈间歇性发作，称为间歇性肾积水。发作时患侧腹部有肿块增大、剧烈绞痛、恶心、呕吐、尿量减少，经数小时或更长的时间后，随着大量尿液排出，肿块、疼痛消失。持续长时间梗阻所引起的肾积水，终将使肾功能减退。双侧肾或孤立肾完全梗阻时可发生无尿，以致肾衰竭。肾积水合并感染时，出现寒战、高热，梗阻时间长者，可形成脓肾。

【诊断】 首先应确定是否存在肾积水，而后查明肾积水的病因、病变部位、梗阻程度、有无感染以及肾功能损害的情况。腹部肿块的鉴别诊断中应注意有肾积水的可能。肾积水肿块的紧张度较低或时硬时软，有波动感。有些继发性肾积水，其原发病的症状较显著，如结核、肿瘤等容易忽略肾积水的存在。下列检查有助于诊断：

1. 实验室检查　包括血液检查，了解有无氮质血症、酸中毒和电解质紊乱。尿液检查方面，除作常规检查和培养外，必要时需行结核分枝杆菌和脱落细胞的检查。

2. X线检查　尿路造影在诊断中有重要价值，可了解肾积水、梗阻部位和肾功能情况。大剂量延缓的静脉尿路造影，对诊断肾积水更有帮助；逆行造影和穿刺造影时，都应防止将细菌带入积水的肾内，避免引起脓肾、脓毒症，危及生命。MRI水成像检查显影清晰，可代替逆行造影。

3. B超、CT、MRI、核素肾扫描检查　可明确区分增大的肾是积水还是实性肿块，亦可发现压迫泌尿系统的病变，由于超声检查的无创伤性，可以在尿路造影以前进行。

【治疗】　应根据其病因、发病急缓、有无感染以及肾功能损害程度，结合病人年龄和心肺功能情况等综合考虑。

1. 病因治疗　最根本治疗措施为，去除肾积水病因，保留患肾。如梗阻尚未引起严重的不可恢复的病变，在去除病因后，可获得良好效果。手术方法取决于病因的性质，如肿瘤切除术、成形术，碎石或取石术，术后肾积水及肾功能会有所改善。

2. 肾造瘘术　若情况危急或肾积水病因不能去除时，应在梗阻以上先行引流，待感染控制后，再施行去除病因的手术。梗阻原因不能解除时，肾造瘘则作为永久性的治疗措施。

3. 肾切除术　肾积水严重，剩余的肾实质过少，或伴有严重感染且有肾积脓时，如对侧肾功能良好，可切除病肾。

第三节　良性前列腺增生症

良性前列腺增生症又称前列腺增生症或前列腺肥大，是老年男性的常见病。男性自40岁以上前列腺可有不同程度的增生，50岁以后就可能出现临床症状。

【病因】　前列腺增生症的病因尚不完全清楚。目前认为年龄增长和有功能的睾丸是发病的基础，上皮和基质的相互影响，各种生长因子的作用，随着年龄增长，睾酮、双氢睾酮以及雌激素的变化是前列腺增生的重要病因。

【病理】　前列腺有周边带（区）、中央带（区）、移行带（区），移行带是围绕尿道精阜部位的腺体，是前列腺增生的起始部位。射精管通过的部位为中央带，其余部分为外周带。移行带的增生以腺体增生为主，也有基质增生，形成的结节不断生长，使其周围真正的前列腺组织受到挤压，并被推向外围而形成假包膜，与增生的前列腺组织之间有明显的界限。增生使前列腺段尿道弯曲、伸长、受压变窄，增生引起膀胱出口梗阻时，逼尿肌为增强其收缩能力，平滑肌纤维增厚为粗糙的网状结构即成小梁，严重时小梁间空隙突出成囊状或形成假性憩室。尿路梗阻长期不能解除，逼尿肌收缩力下降，残余尿量逐渐增加，出现充溢性尿失禁。长期排尿困难使膀胱高度扩张，输尿管末端丧失活瓣作用，发生膀胱输尿管反流，导致肾积水和肾功能损害。梗阻所致残余尿增加、尿液潴留，容易继发感染和结石。

【临床表现】

1. 尿频　早期最常见的症状是尿频，且逐渐加重，尤其是夜尿次数增多。原因是早期由于前列腺充血刺激膀胱逼尿肌反射亢进，后期则由于增生的前列腺引起尿道梗阻，使膀胱内残余尿增多，膀胱经常在部分充盈状态，有效容量缩小所致。

2. 排尿困难　进行性排尿困难是前列腺增生症最重要的症状，主要表现为排尿费力、迟缓、尿线变细、断续、尿后滴沥及排尿不尽等。

3. 尿潴留　在排尿困难的基础上，遇有受凉、饮酒，劳累等诱因，可引起腺体及膀胱颈部充血水肿，而发生急性尿潴留。并由于膀胱过度充盈而使少量尿从尿道口溢出，出现充溢性尿失禁。患者膀胱极度膨胀，疼痛，尿意频繁。

4. 其他 前列腺增生组织表面静脉血管扩张，破裂后可引起血尿，出血量不等。合并感染时，可有膀胱刺激症状，有膀胱结石存在时症状更为明显。晚期由于长期尿路梗阻，肾功能减退，出现食欲缺乏、恶心、呕吐及贫血等肾功能不全征象，长期排尿困难导致腹压增高，成为腹股沟疝、脱肛或内痔等疾病的诱因。

【诊断】

1. 病史 50岁以上的男性有进行性排尿困难，首先考虑有前列腺增生症的可能。

2. 体检 直肠指诊是诊断前列腺增生症的重要方法。可摸到前列腺肿大，表面光滑、质韧、有弹性，中央沟消失或凸出。

3. 其他检查

(1) 膀胱镜检查 能直接观察前列腺增生情况，并可了解膀胱内有无其他病变，如肿瘤、结石、憩室等，从而决定手术治疗的方式。

(2) 尿流动力学检查 测定排尿梗阻程度、膀胱内压、膀胱逼尿肌功能。

(3) B超检查 可以直接测定前列腺大小、形状、内部结构，还可测定膀胱残余尿量。

(4) 血清前列腺特异抗原（PSA）测定 在前列腺体积较大，有结节或较硬时，应测定血清PSA，以排除合并前列腺癌的可能性。

【鉴别诊断】

1. 膀胱颈硬化症（膀胱颈挛缩） 由于慢性炎症所引起，发病年龄较轻，前列腺不增大。

2. 前列腺癌 直肠指诊前列腺坚硬、结节状，血清PSA升高时，可行穿刺活组织检查或针吸细胞学检查。

3. 尿道狭窄 多有尿道损伤及感染病史，行尿道膀胱造影与尿道镜检查，不难确诊。

4. 神经源性膀胱功能障碍 病人常有中枢或周围神经系统损害的病史和体征。有排尿困难、残余尿量较多、肾积水和肾功能不全，前列腺不增大。

【治疗】 前列腺增生症的最佳治疗是去除增生的前列腺。膀胱残余尿量超过100 ml、曾出现过急性尿潴留、反复出现肉眼血尿、出现肾功能不全或合并有结石、感染，膀胱憩室者，均为手术治疗适应证。但患者多年老体弱，选择治疗方法要根据梗阻程度和全身情况而定，看其是否能耐受手术。

1. 观察等待 良性前列腺增生病人若长期症状较轻，不影响生活与睡眠，一般无需治疗可观察等待。但需密切随访，如症状加重，应选择其他方法治疗。

2. 药物治疗 药物很多，主要包括α受体阻滞剂、激素及植物类药等；①α受体阻滞剂可降低平滑肌张力，减少尿道阻力，改善排尿功能，常用特拉唑嗪、阿夫唑嗪、坦索罗辛等。②激素类药物，如5α-还原酶抑制剂非那雄胺（保列治）可降低前列腺内双氢睾酮含量，服药3个月可以使前列腺缩小，改善排尿功能。③植物类药物有花粉提取物等。

3. 手术治疗 有上述手术适应证者应考虑手术治疗。有尿路感染和心、肺、脑、肝、肾功能不全时，宜先做导尿或膀胱造瘘术，待全身情况改善后再行手术。

手术方法分开放手术和经尿道前列腺切除术。开放手术可分为耻骨上经膀胱前列腺切除术和耻骨后前列腺切除术。经尿道前列腺切除术用电切镜进行，目前常用经尿道前列腺电切除术（TURP）和经尿道前列腺切除术（TUVP）。

4. 其他疗法 ①经尿道激光治疗；②经尿道气囊高压扩张术，③经尿道微波和射频治疗；④前列腺尿道镍钛形状记忆合金支架治疗。

第四节　急性尿潴留

急性尿潴留是指突然发生尿液积留在膀胱内而不能排出。

【病因】 ①机械性梗阻　膀胱颈部和尿道的梗阻性病变，都可引起急性尿潴留；②动力性梗阻：膀胱、尿道排尿功能障碍所引起。腰麻、肛管直肠手术刺激、中枢和周围神经系统疾病，使用松弛平滑肌的药物如阿托品、654-2 等都可引发急性尿潴留。

【临床表现】 急性尿潴留发病突然，膀胱内充满尿液不能排出，胀痛难忍，辗转不安，有时从尿道溢出部分尿液，但不能减轻下腹疼痛。体格检查时耻骨上区常可见到半球形膨胀的膀胱，用手按压有明显尿意，叩诊为浊音。

【治疗】 治疗原则是解除病因，恢复排尿。

1. 病因明确并有条件立即解除者，应先解除病因，恢复排尿。

2. 如病因不明或梗阻一时难以解除，应先引流膀胱尿液，解除病痛，然后做进一步检查，明确病因并进行治疗。

导尿术，是解除急性尿潴留最简便常用的方法。尿潴留短时间不能解除者，最好放置导尿管持续引流 1 周左右拔除。若导尿困难，可采用粗针头耻骨上膀胱穿刺的方法吸出尿液，暂时缓解病人的痛苦，然后在局麻下直接或 B 超引导下行耻骨上膀胱穿刺造瘘术或耻骨上膀胱造瘘术。如梗阻病因不能解除，可以永久引流尿液。引流尿液时，应间歇缓慢地放出尿液，避免快速排空膀胱，内压骤然降低而引起膀胱内出血。导尿管留置期间应每日清洁尿道口，引流袋应每日更换。所有操作应注意无菌观念，术后定期冲洗膀胱，保持引流通畅。

小结

慢性前列腺增生症是老年男性常见病，以 50 岁以上发病为多。其危害性不在于增生本身，而主要是增生部分压迫尿道引起的尿路梗阻和因梗阻而带来的诸多并发症。如感染、结石、肾功能损害等，临床诊断并不困难。理想的治疗是手术去除增生的前列腺。但因多数病人年老体衰，在治疗时必须考虑梗阻程度和全身情况，尤其是心、肺、肾功能是否能耐受手术。急性尿潴留不是一种独立的疾病，是由多种原因引起的临床常见病症。因情况急、原因多，应给予正确诊断和及时处理。本章重点是慢性前列腺增生症的临床表现、诊断方法和治疗原则；难点是慢性前列腺增生症的病理生理改变。

思考题

1. 泌尿系统梗阻的原因有哪些？
2. 泌尿系梗阻引起的基本病理改变有哪些？
3. 良性前列腺增生症患者突发急性尿潴留应如何处理？

（张掖医学高等专科学校　付林海　新疆医科大学　栾新平）

第四十六章　尿石症

学习目标

1. 掌握尿石症的临床表现、诊断方法、治疗原则和预防。
2. 熟悉尿石症的发病情况、病理生理变化，泌尿系结石与感染和梗阻的关系。
3. 了解尿石症形成因素、结石分类、常用的治疗方法。

第一节　概　述

尿石症又被称为尿路结石。是最常见的泌尿外科疾病之一。形成机制未完全阐明，目前对多数结石尚无十分理想的预防方法，治疗后复发率高。尿石症发病有地区性，在我国多见于长江以南，北方相对少见。近30多年来，我国肾、输尿管结石发病率明显增高，膀胱结石日趋少见。

一、尿结石形成的影响因素

许多因素影响尿路结石的形成。尿中形成结石晶体的盐类呈超饱和状态，尿中抑制晶体形成物质不足和核基质的存在，是形成结石的主要因素。

1. 流行病学因素　包括年龄、性别、职业、社会经济地位、饮食成分和结构、水分摄入量、气候、代谢和遗传等因素。

2. 尿液因素

（1）形成结石物质排出过多　尿液中钙、草酸、尿酸排出量增加。长期卧床，甲状旁腺功能亢进，特发性高尿钙症，其他代谢异常及肾小管酸中毒等，均使尿钙排出增加。痛风，尿持续酸性、慢性腹泻及噻嗪类利尿剂均使尿酸排出增加。内源性合成草酸增加或肠道吸收草酸增加，可引起高草酸尿症。

（2）尿pH改变　尿酸结石和胱氨酸结石在酸性尿中形成。磷酸镁铵及磷酸钙结石在碱性尿中形成。

（3）尿量减少　使盐类和有机物质的浓度增高。

（4）尿中抑制晶体形成物质含量减少　如枸橼酸、焦磷酸盐、镁、酸性黏多糖、某些微量元素等。

3. 尿路梗阻因素　梗阻导致晶体或基质在引流较差部位沉积，尿液滞留继发尿路感染，有利于结石形成。

4. 尿路感染因素　尿路感染时尿液中基质增加，产生脲酶，尿呈碱性，促进晶体黏附，形成感染性结石（磷酸镁铵结石）。

二、尿结石分类

1. 按尿结石成分及性质分

（1）草酸盐结石　质硬，粗糙，不规则、常呈桑葚样，棕褐色。X线平片易显影。

(2) 磷酸盐结石 易碎，表面粗糙，不规则灰白色、黄色或棕色，在X线片中可见分层现象，常形成鹿角形结石。

(3) 尿酸盐结石 质硬，光滑或不规则，常为多发，黄或红棕色。纯尿酸结石在X线平片中不显影。

(4) 胱氨酸结石 光滑，质硬，淡黄至黄棕色，蜡样外观。X线平片中不显影。

2. 按结石部位分 可分为肾结石、输尿管结石、膀胱结石及尿道结石。

三、尿石症的病理生理改变

尿路结石所致之病理生理改变，与结石部位、大小、数目、继发炎症和梗阻程度等因素有关。尿路结石在肾和膀胱内形成，绝大多数输尿管结石和尿道结石是结石排出过程中，停留在该处所致。肾结石进入输尿管时，常停留或嵌顿于输尿管的三个生理狭窄处，即肾盂连接处、输尿管跨越髂血管处及输尿管膀胱连接处。由于输尿管内径自上而下由粗变细，结石位于输尿管下1/3处最为多见。

尿路结石可引起泌尿系统直接损伤、梗阻、感染和恶性变。结石可损伤尿路黏膜导致出血、感染。在有梗阻时更易发生感染，感染与梗阻又可促使结石迅速长大或再形成结石，结石、梗阻、感染三者互为因果关系。

第二节 肾及输尿管结石

肾和输尿管结石主要在肾盂中形成，输尿管结石大多数来源于肾结石，多为单侧发病，多见于青壮年，男性多于女性。

【临床表现】 主要表现是与活动有关的血尿和疼痛。

1. 疼痛 其程度与结石部位、大小、活动与否及有无并发症及其程度等因素有关。结石越小症状越明显。肾盂内大结石及肾盏结石可无明显临床症状，仅表现为活动后镜下血尿。若结石引起肾盏颈部梗阻，或肾盂结石移动不大时，可引起上腹或腰部钝痛。结石引起肾盂输尿管连接处或输尿管完全性梗阻时，致肾绞痛，疼痛剧烈，为阵发性，并有大汗、恶心、呕吐。疼痛部位及放射范围根据结石梗阻部位而有所不同。肾盂输尿管连接处或上段输尿管梗阻时，疼痛位于腰部或上腹部。并沿输尿管行径放射至同侧睾丸或阴唇和大腿内侧。当输尿管中段梗阻时，疼痛放射至中下腹部，右侧极易与急性阑尾炎混淆。结石位于输尿管膀胱壁段或输尿管口处，常伴有膀胱刺激症状及尿道和阴茎头部放射痛。

2. 血尿 根据结石对黏膜损伤程度的不同，可表现为肉眼或镜下血尿。以后者更为常见。结石伴感染时，可有尿频、尿痛等症状，继发急性肾盂肾炎或肾积脓时，可有发热、畏寒、寒战等全身症状。

3. 其他 双侧上尿路结石引起双侧完全性梗阻或独肾上尿路结石完全性梗阻时，可导致无尿。

【诊断和鉴别诊断】

1. 病史 与活动有关的血尿和疼痛，应首先考虑肾和输尿管结石。表现为典型肾绞痛时，可能性更大。

2. 实验室检查 ①尿常规检查：可有镜下血尿。伴感染时有脓尿。②尿细菌培养。③测定血钙、磷、肌酐和尿酸水平，了解代谢状态，应判明有无内分泌紊乱。④肾功能测定。

3. 影像学诊断 ①泌尿系X线平片：95%以上结石能在平片中发现。应做正侧位摄片，以除外腹内其他钙化阴影如胆囊结石、肠系膜淋巴结钙化、静脉石等。②静脉尿路造影：可显示结石所致之肾结构和功能改变，有无引起结石的局部因素。③B超检查：结石表现为特殊声影。能发现X线平片不能显示的小结石和透X线结石。④CT能发现平片不显示的结石。

4. 输尿管肾镜检查 当腹部平片未显示结石，静脉尿路造影有充盈缺损而不能确定诊断时，做此检查能明确诊断并进行治疗。

需与胆囊炎、胆石症、急性阑尾炎及卵巢囊肿扭转等疾病相鉴别。

【治疗】 根据结石大小、数目、位置、肾功能和全身情况，有无确定病因，有无代谢异常，有无梗阻和感染及其程度确定治疗方案。

（一）非手术治疗

结石直径小于0.4 cm、光滑，90%能自行排出。小于0.6 cm、光滑、无尿路梗阻、无感染、纯尿酸结石及胱氨酸结石，可先采用非手术疗法。

1. 肾绞痛的治疗 一般选用溴丙胺太林、654-2、硝苯地平、吲哚美辛、黄体酮肌内注射，针刺、耳针、肾区热敷。以上措施不能缓解肾绞痛时，可用阿托品与哌替啶同时肌内注射并输液治疗。

2. 一般措施 ①大量饮水：保持每天尿量在2000 ml以上。②饮食调节。③控制感染：根据细菌培养及药物敏感试验选用抗菌药物。④调节尿pH：口服枸橼酸钾、碳酸氢钠等，以碱化尿液，对尿酸和胱氨酸结石的预防和治疗有一定意义。口服氯化铵使尿酸化，有利于防止感染性结石的生长。

3. 中西医结合疗法 对结石排出有促进作用。有多种方案，包括中、西药，解痉、利尿、针刺等。常用针刺穴位是肾俞、膀胱俞、三阴交、阿是穴等。常用中药有金钱草、石苇、滑石、车前子、鸡内金、大通、瞿麦等。

（二）体外冲击波碎石（ESWL）

此方法安全、有效。通过X线、B超对结石进行定位，将冲击波聚焦后作用于结石。肾、输尿管结石适用此法。但结石远端尿路梗阻、妊娠、出血性疾病、严重心脑血管病、安置心脏起搏器患者、血肌酐≥265μmol/L、急性尿路感染等患者，不宜使用。

（三）手术治疗

由于腔内泌尿外科及ESWL的快速发展，绝大多数肾、输尿管结石不再需要开放手术。手术前必须了解双侧肾功能，有感染时应先行抗感染治疗。输尿管结石手术，进手术室前需再做腹部平片，做最后定位，有原发梗阻因素存在时，应同时予以纠正。

1. 非开放手术治疗

（1）输尿管肾镜取石或碎石术：适用于中、下段输尿管结石，直视下取出或套出结石。若结石大取出困难，用超声、液电效应、激光或弹道气压法碎石后取出。

（2）经皮肾镜取石或碎石术：经腰背部细针穿刺直达肾盏或肾盂，扩张皮肤至肾内通道，放入肾镜；于直视下取石或碎石。适用于>2 cm的肾盂结石及下肾盏结石。

（3）腹腔镜输尿管取石：适用于输尿管结石>2 cm，原来考虑开放手术；或经ESWL、输尿管镜手术治疗失败者。

2. 开放手术治疗 仅少数需要此法。

(1) 输尿管切开取石术 适用于嵌顿较久或经非手术治疗无效的结石。根据结石部位选择手术径路。

(2) 肾盂切开取石术 适用大于1cm的结石，或合并梗阻、感染的结石。

(3) 肾窦肾盂切开取石术 适用于肾内型肾盂结石，或结石较大经肾盂切开取石易造成肾盂撕裂者。沿肾窦分离至肾内肾盂后切开。可向肾盏延伸扩大切口，以利于取出鹿角形结石。

(4) 肾实质切开取石术 适用于肾盏结石经肾盂切开不能取出，或多发性肾盏结石。

(5) 肾部分切除术 适用于位于肾一极或肾盏有明显扩张、实质萎缩和有明显复发因素的结石。

(6) 凝块法肾盂切开取石术 肾盂内注入液状凝固剂，形成包含结石在内的凝块后，切开肾盂，整块取出凝块。适用于多发性肾盏结石、活动度大的结石及易碎的结石。

(7) 肾切除术 结石引起肾严重破坏、损失功能，并合并肾积脓时，而对侧肾功能良好，可切除病肾。

3. 双侧肾、输尿管结石的手术治疗原则

(1) 双侧输尿管结石 先处理梗阻严重侧。条件许可，可同时取出双侧结石。

(2) 一侧输尿管结石、对侧肾结石 先处理输尿管结石。

(3) 双侧肾结石 根据结石情况及肾功能决定。原则上应尽可能保留肾。一般先处理易于取出和安全的一侧。若肾功能极差，梗阻严重，全身情况差，宜先行经皮肾造瘘。待情况改善后再处理结石。

(4) 双侧肾、输尿管结石或孤立肾结石引起急性完全性梗阻无尿时，在明确诊断后，若全身情况允许，应及时施行手术。若病情严重不能耐受手术，可试行输尿管插管或经皮肾造瘘，引流尿液，待病情好转后再行治疗。

第三节 膀胱结石

原发性膀胱结石多见于儿童，与营养不良和低蛋白饮食有关。继发性膀胱结石常见于膀胱出口梗阻、膀胱憩室、神经源性膀胱、异物及长期留置导尿管者或肾结石排至膀胱。

【临床表现】 典型症状为排尿突然中断，并感疼痛，放射至阴茎头部和远端尿道，伴排尿困难和膀胱刺激症状。小儿患者常用手搓拉阴茎，经跑跳及改变姿势后，能缓解和继续排尿。前列腺增生患者继发膀胱结石时，排尿困难加重或伴感染症状。

【诊断】 根据典型症状常可初步做出诊断。应注意寻找可能存在的原因。常用诊断方法如下：

1. X线检查 平片能显示绝大多数结石。

2. B超检查 能显示结石声影，可同时发现前列腺增生症等。

3. 膀胱镜检查 在上述方法不能确诊时使用膀胱镜检查，能直接见到结石，有时可发现病因。

【治疗】 采用手术治疗，应同时治疗病因。膀胱感染严重时，应用抗菌药物治疗。

1. 经膀胱镜、液电效应、超声、弹道气压碎石，应用碎石钳机械碎石只适用于较小之结石。大多数结石适宜应用此法。

2. 耻骨上膀胱切开取石术　结石过大、过硬或有膀胱憩室等时，宜采用此法。

第四节 尿道结石

尿道结石绝大多数来自肾和膀胱。尿道狭窄、尿道憩室及有异物存在时，可在尿道内形成结石。半数以上尿道结石位于前尿道。

【临床表现】 典型表现为急性尿潴留伴会阴部剧痛，亦可表现为排尿困难，点滴状排尿及尿痛。

【诊断】 前尿道结石可通过仔细扪诊发现。直肠指诊能扪及后尿道结石。B超和X线检查能确定诊断。

【治疗】 结石位于尿道舟状窝，可通过注入无菌液状石蜡后，轻轻推挤，钩取或钳出。前尿道结石可在良好麻醉下，压迫结石近端尿道后，注入无菌液状石蜡，再轻轻向远端挤出结石，切忌粗暴。若不能挤出，可钩取或钳出结石，或应用腔内器械碎石，尽量不做尿道切开取石。后尿道结石，在麻醉下用尿道探条将结石轻轻推入膀胱，再按膀胱结石处理。

小结

尿石症是泌尿外科最常见的疾病之一。男性发病多于女性。形成机制仍未完全阐明，有多种学说。复发率高。对多数结石目前尚无十分理想的预防方法。本病发病地区性较强，南方多于北方。近年来随着生活习惯及饮食结构的变化，发病呈上升趋势，尤其上尿路结石。目前，尿石症治疗方法种类较多，治疗技术发展迅速，90%左右的尿石症已不再采用传统的开放性手术治疗。本章重点是尿石症的临床表现、诊断方法、治疗原则和预防；难点是尿石症的发病情况、病理生理改变、泌尿系结石与感染和梗阻的关系。

思考题

1. 尿结石形成的因素有哪些？
2. 尿石症可能导致的后果有哪些？
3. 目前尿石症治疗的方法有哪些？

（张掖医学高等专科学校　付林海　新疆医科大学　栾新平）

第四十七章　泌尿、男生殖系统肿瘤

学习目标

1. 掌握肾癌、膀胱肿瘤、前列腺癌的临床表现、诊断方法和治疗原则。
2. 熟悉肾癌、膀胱肿瘤、前列腺癌的病理与临床分型。
3. 了解肾盂肿瘤、肾母细胞瘤、睾丸肿瘤和阴茎癌的病理、临床表现和治疗。

第一节　泌尿系统肿瘤

一、肾肿瘤

肾肿瘤绝大多数为恶性肿瘤，肾母细胞瘤是小儿最常见的腹部肿瘤。成人肾肿瘤中绝大部分为肾癌，肾盂癌较少。

(一) 肾癌

【病理】 肾癌从肾小管上皮细胞发生，外有假包膜、圆形，切面黄色，有时呈多囊性，可有出血、坏死和钙化。肿瘤细胞浆在镜下呈透明状。除透明细胞外，尚可见含有颗粒的细胞和梭形细胞，约半数肾癌同时有两种细胞。梭形细胞较多的肿瘤恶性度大。

肾癌局限在包膜内时恶性度较小，穿透假包膜后可经血液和淋巴转移。肿瘤可直接扩展至肾静脉、腔静脉形成癌栓，亦可转移至肺、脑、骨、肝等。淋巴转移最先到肾蒂淋巴结。

【临床表现】 肾癌高发年龄 50～70 岁。常见症状为血尿、肿块和疼痛。间歇无痛性肉眼血尿为常见症状，表明肿瘤已穿入肾盏、肾盂。肿瘤较大时腹部或腰部肿块较易发现。疼痛常为腰部钝痛或隐痛，血块通过输尿管时可发生肾绞痛。

肾癌可有肾外表现如低热，可能因肿瘤坏死、出血，毒性物质吸收所引起。肿瘤亦可引起血沉快、高血压、红细胞增多症、高血钙等。同侧阴囊内可发现精索静脉曲张。

【诊断】 肾癌症状多变，容易误诊。典型三大症状：血尿、疼痛和肿块都出现时已是晚期，出现上述任何一项症状，即应考虑肾癌的可能。

1. B 超　为简便而无创伤的检查方法，发现肾癌的敏感性高，可作为常规体检。在体检时，可以经常发现临床无症状、尿路造影无改变的早期肿瘤，常表现为不均质的中低回声实性肿块。

2. X 线检查　平片可见肾外形增大、不规则，偶有点状、絮状或不完整的壳状钙化。造影可见肾盏、肾盂因受肿瘤挤压有不规则变形、狭窄、拉长或充盈缺损。

3. CT　对肾癌的确诊率高，能显示肿瘤大小、部位、邻近器官有无受累，是目前诊断肾癌最可靠的影像学方法。

4. 肾动脉造影、MRI 等有助于早期发现肾实质内肿瘤。

【治疗】 根治性肾切除，同时切除肾周围筋膜和脂肪、区域肿大淋巴结。术前行肾动脉栓塞法治疗，可减少术中出血。肾癌的放射治疗及化学治疗效果不佳。

（二）肾盂肿瘤

【病理】 以移行细胞乳头状肿瘤为主。瘤细胞分化可有很大差别，最常见中等分化的乳头状细胞癌。常有早期淋巴转移。

【临床表现】 发病年龄大多数为40～70岁，男∶女比例约2∶1。早期表现为间歇性无痛性肉眼血尿，偶因血块堵塞输尿管出现肾绞痛。晚期可出现消瘦、体重下降、贫血、衰弱、下肢水肿、腹部肿物及骨痛等转移症状。

【诊断】 肾盂癌体征常不明显。尿细胞学检查容易发现癌细胞，膀胱镜检查可见输尿管口喷出血性尿液。尿路造影肾盂内充盈缺损、变形，应与尿酸结石或血块鉴别。输尿管肾镜以及超声、CT、MRI检查对诊断肾盂肿瘤亦有重要价值。

【治疗】 手术切除肾及全长输尿管，包括输尿管开口部位的膀胱壁。经活检分化良好的无浸润肿瘤亦可局部切除。小的、分化好的肾盂肿瘤可通过内镜手术切除或激光电烧灼。

（三）肾母细胞瘤

肾母细胞瘤是婴幼儿最常见的腹部肿瘤，亦称肾胚胎瘤或Wilms瘤。

【病理】 肿瘤从胚胎性肾组织发生，是上皮和间质组成的恶性混合瘤，包括腺体、神经、肌、软骨、脂肪等。肿瘤增长极快：切面均匀呈灰色，但可有囊性变和块状出血，肿瘤与正常组织无明显界限。肿瘤突破包膜，可侵入肾周围组织，可经血行和淋巴转移。

【临床表现】 虚弱婴幼儿腹部有巨大包块是本病的特点。多数在5岁以前发病，早期无症状。绝大多数是在给小儿洗澡、穿衣时发现。肿块常位于上腹一侧季肋部，表面光滑，中等硬度，无压痛，有一定活动度。肿块增长迅速，肿瘤很少侵入肾盂、肾盏，故血尿不明显。常见发热和高血压。

【诊断】 婴幼儿发现腹部进行性增大的肿块，首先应想到肾母细胞瘤的可能性。B超、X线检查、CT及MRI对诊断有决定意义。

肾母细胞瘤需与巨大肾积水、肾上腺神经母细胞瘤鉴别。

【治疗】 早期经腹行肾切除术。手术配合放射治疗及化学治疗可显著提高手术存活率。

二、膀胱肿瘤

膀胱肿瘤是泌尿系最常见的肿瘤，90%以上为移行上皮肿瘤。

【病因】 病因尚不完全清楚，但与下列因素有关：

1. 环境和职业　现已肯定β-萘胺、联苯胺、4-氨基双联苯等是膀胱癌致癌物质，长期接触这类物质容易发生膀胱癌。但个体易感性差异极大，潜伏期长，可达15～40年。

2. 其他　色氨酸和烟酸代谢异常、埃及血吸虫病、膀胱白斑、腺性膀胱炎、尿石、尿潴留、吸烟等也可能是膀胱癌的诱因。

【病理】 与肿瘤的组织类型、细胞分化程度、生长方式和浸润深度有关，其中以细胞分化和浸润深度最为重要。

1. 组织类型　上皮性肿瘤占95%以上，其中多数为移行细胞乳头状肿瘤，鳞癌和腺癌极少，非上皮性肿瘤罕见。

2. 分化程度　按肿瘤细胞大小、形态、染色、核改变、分裂相等可分为三级：Ⅰ级分化良好，属低度恶性；Ⅲ级分化不良属高度恶性，Ⅱ级分化居于Ⅰ～Ⅲ级之间，属中度恶性。

3. 生长方式　分为原位癌、乳头状癌和浸润性癌。原位癌局限在黏膜内，无乳头亦无浸润。移行细胞癌多为乳头状，鳞癌和腺癌常有浸润。

4. 浸润深度　是肿瘤临床（T）和病理（P）分期的依据，根据癌浸润膀胱壁的深度（乳头状瘤除外），多采用TNM分期标准分为：原位癌 T_{is}；乳头状无浸润 T_a；限于固有层以内 T_1；浸润浅肌层 T_2；浸润深肌层或已穿透膀胱壁 T_3；浸润前列腺或膀胱邻近组织 T_4。病理分期（P）同临床分期（T）（图47-1）。

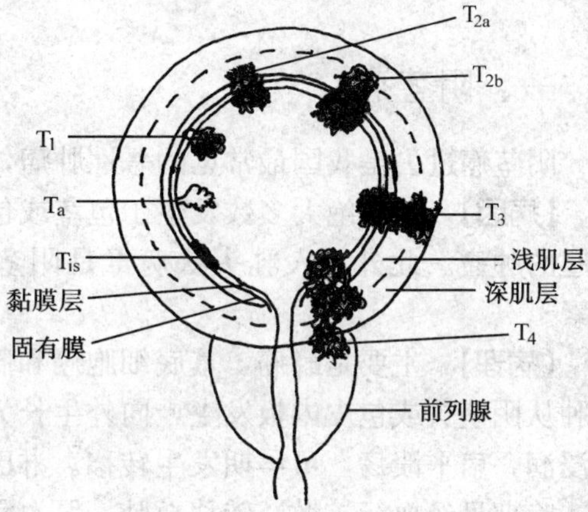

图47-1　膀胱肿瘤分期

肿瘤多发生于膀胱侧壁及后壁，其次为三角区和顶部。可单发和多发。

肿瘤的扩散主要向深部浸润，直至膀胱外组织。淋巴转移、血行转移多在晚期，主要转移至肝、肺、骨等处。

【临床表现】

1. 血尿　绝大多数出现无痛性、间歇性、全程肉眼血尿，终末加重。可自行停止或减轻，容易造成误诊。出血量或多或少，与肿瘤大小、数目、恶性程度并不一致。

2. 膀胱刺激征　常因肿瘤坏死、感染出现尿频、尿急、尿痛症状，多数已属晚期。

3. 排尿困难　肿瘤大或堵塞膀胱出口时可发生排尿困难、尿潴留。

4. 其他　晚期可有下腹部浸润性肿块、严重贫血、下肢水肿、体重下降等。

【诊断】　出现无痛性血尿，中老年应首先想到泌尿系肿瘤的可能，尤其是膀胱肿瘤。

1. 尿脱落细胞学检查　膀胱肿瘤病人的尿中容易找到脱落的肿瘤细胞，可作为血尿病人的初步筛选。

2. 膀胱镜检查　可直接看到肿瘤所在部位、大小、数目、形态、蒂部情况和基底部浸润程度等。膀胱镜检查时要注意肿瘤与输尿管口和膀胱颈的关系，并应同时做肿瘤活组织检查。

3. 影像学检查　①B超：可发现0.5 cm以上膀胱肿瘤；②静脉尿路造影可了解肾盂、输尿管有无肿瘤，以及肿瘤对肾功能的影响。③CT、MRI：可发现肿瘤浸润的深度，以及局部转移病灶。

【治疗】　以手术治疗为主，配合化疗和放疗。手术治疗分为经尿道手术、膀胱切开肿瘤切除、膀胱部分切除术及膀胱全切除术等。根据肿瘤的病理并结合病人的全身情况选择最适当的手术方法。原则上 T_a、T_1、局限的 T_2 期肿瘤可采用保留膀胱的手术；较大的、多发的、分化不良的 T_2、T_3 期肿瘤，应行膀胱全切除术。

1. 表浅膀胱肿瘤（T_{is}、T_a、T_1）　经尿道行电烙或切除。肿瘤大或不能做经尿道手术时，可切开膀胱行电烙或切除。为预防肿瘤复发，术后可采用膀胱内药物灌注治疗。常用药物有丝裂霉素、阿霉素、羟喜树碱及BCG等，每周灌注1次，8次为一个疗程。目前认为BCG效果最好，同时应用白细胞介素-2效果更好。

2. 浸润性膀胱肿瘤（T_2、T_3、T_4）　根据浸润范围选择膀胱部分切除术或膀胱全切除术，术后行尿流改道。术前配合化疗和放疗，可提高5年生存率。T_4 期用姑息性放疗和化疗可减轻病状，延长生存时间。

第二节 男生殖系统肿瘤

一、阴茎癌

阴茎癌过去是我国最常见的恶性肿瘤，现发病日趋减少。

【病因】 本病绝大多数发生于包茎或包皮过长病人，是长期包皮垢积聚在包皮内刺激所引起的肿瘤。此外，人乳头状病毒是阴茎癌致癌物，阴茎头白斑、增殖性红斑症为诱发因素。

【病理】 主要是鳞癌，基底细胞癌和腺癌罕见。癌肿分乳头型和结节型。常见乳头型：癌肿从阴茎头或包皮内板发生，向外生长为主，呈菜花状，可穿破包皮；结节型少见：向深部浸润，扁平溃疡，可早期发生转移。淋巴转移较常见，可转移到腹股沟、股部、髂淋巴结等。晚期可经血行扩散，转移至肺、肝、骨、脑等。

【临床表现】 多见于40～60岁有包茎或包皮过长者。开始表现为硬块或红斑，突起小肿物或经久不愈的溃疡，由于包皮掩盖不易被发现，以后有血性分泌物自包皮口流出，肿瘤可突出包皮口或穿破包皮呈菜花样，表面坏死，渗出物恶臭，肿瘤继续发展可侵犯全部阴茎和尿道海绵体。就诊时常伴有附近淋巴结肿大。

【诊断】 阴茎癌诊断不难，但容易延误诊断和治疗。40岁以上有包茎或包皮过长，发生阴茎头部肿物或包皮阴茎头炎、慢性溃疡、湿疹等经久不愈，有恶臭分泌物者，应高度怀疑阴茎癌。与肿瘤不易鉴别时需做活组织检查。

【治疗】 以手术治疗为主，亦可配合放疗和化疗。

1. 手术治疗 肿瘤小，局限在包皮者可仅行包皮环切术。原位癌可用激光治疗。阴茎癌行阴茎部分切除术后，如残留阴茎不能站立排尿和性交时，应行阴茎全切除术，尿道移植至会阴部。有淋巴结转移者应在原发灶切除术后行两侧腹股沟淋巴结清除术。

2. 放射治疗 早期和年轻人阴茎癌可行放射治疗，但放射治疗疗效不理想。

3. 化学治疗 博来霉素对阴茎癌有良好疗效，亦有用于配合手术和放射治疗。

二、睾丸肿瘤

比较少见，仅占全身恶性肿瘤的1%，青壮年男性最常见，几乎都属于恶性。

【病因】 不清楚，可能和种族、遗传、隐睾、化学致癌物质、损伤、内分泌等有关。

【病理】 睾丸肿瘤中生殖细胞肿瘤占90%～95%，非生殖细胞肿瘤占5%～10%。生殖细胞肿瘤根据细胞的分化情况可分为精原细胞瘤和非精原细胞瘤两类。多数睾丸肿瘤可早期发生淋巴转移，最早到达邻近肾蒂的淋巴结。绒毛膜上皮细胞癌早期有血行转移。

【临床表现】 睾丸肿瘤多发于20～40岁。临床病状多不明显，少数有疼痛。睾丸肿大，但仍保持原形，表面光滑，质硬而沉重。附睾、输精管常无异常。隐睾发生肿瘤时则在下腹部和腹股沟出现肿物。

睾丸肿瘤需与鞘膜积液、附睾炎和睾丸炎等鉴别。

【治疗】 以早期手术为主。精原细胞瘤对放射治疗敏感。胚胎癌和畸胎癌应包括腹膜后淋巴结清除术，配合综合性药物治疗。

三、前列腺癌

随着我国人均寿命不断增长、饮食结构改变及诊断技术的提高，本病发病率迅速增加。

【病因】　尚未查明，可能与遗传、食物、环境、性激素等有关。

【病理】　前列腺癌 98%为腺癌，常从前列腺的外周带发生。可经局部、淋巴和血行扩散，血行转移以脊柱、骨盆最为多见。

【临床表现】　前列腺癌多数无明显临床症状，常在直肠指诊、超声检查或前列腺增生手术标本中偶然发现。前列腺癌较大时可以引起排尿困难，尿潴留、尿失禁、血尿。前列腺癌转移病灶可以引起骨痛、脊髓压迫症状、病理性骨折等。

【诊断】　直肠指诊、经直肠超声检查和血清前列腺特异性抗原（PSA）测定是临床诊断前列腺癌的基本方法。直肠指检可以发现前列腺结节，坚硬。超声可发现前列腺内低回声病灶及其范围。前列腺癌常伴血清 PSA 升高，极度升高多数有转移病灶。CT 及 MRI 对诊断前列腺癌的范围有重要意义。全身核素骨扫描可早期发现骨转移病灶。前列腺癌的确诊依靠经直肠针吸细胞学或超声引导下经会阴穿刺活组织检查，根据所获细胞或组织有无癌变做出诊断。

【治疗】

1. 前列腺增生手术时偶然发现的小病灶，细胞分化好可以不做处理，严密随诊。
2. 局限在前列腺包膜内的可行根治性前列腺切除术。
3. 中晚期病人可行内分泌治疗及睾丸切除术，必要时配合抗雄激素制剂，可提高生存率。雌二醇激素和抗癌药结合使用有助于控制晚期前列腺癌。
4. 放射治疗对前列腺癌的局部控制有良好效果。

小结

泌尿、男生殖系统肿瘤是泌尿外科的常见疾病。泌尿、男生殖系统器官的各部位均可发生，且多为恶性。我国以膀胱肿瘤最常见。前列腺癌欧美国家多见，近年来我国发病率明显增高。本章重点是肾癌、膀胱肿瘤、前列腺癌的临床表现、诊断方法和治疗原则；难点是肾癌、膀胱肿瘤、前列腺癌的病理与临床分型。

思考题

1. 对无痛性、间歇性肉眼血尿患者，应如何分析病因，查找病变部位？
2. 女，48 岁，血尿一个月，B 超可见左肾 4 cm×4 cm 实质肿瘤，尿路造影见右肾正常，左肾肾盂、肾盏显影，但肾盏拉长移位。初步诊断是什么？如何选择最佳治疗方案？
3. 针对不同分期的膀胱癌应如何制订治疗措施？

（张掖医学高等专科学校　付林海　新疆医科大学　栾新平）

第四十八章　泌尿、男生殖系统先天畸形和其他疾病

学习目标

1. 熟悉包茎和包皮过长、鞘膜积液、精索静脉曲张的临床表现、诊断和治疗方法。

2. 了解包茎和包皮过长、鞘膜积液、精索静脉曲张的病因和发生机制，尿道下裂、隐睾的临床表现与治疗。

第一节　泌尿、男生殖器先天性畸形

一、尿道下裂

尿道下裂是一种较多见的男性尿道和外生殖器先天性畸形，属常染色体显性遗传疾病。

【临床表现】 畸形有四个特征：①尿道开口异常；②阴茎向腹侧屈曲畸形；③阴茎背侧包皮正常而阴茎腹侧包皮缺乏；④尿道海绵体发育不全，从阴茎系带部延伸到异常尿道开口，形成一条粗的纤维带。

临床按尿道海绵体发育所到达的位置，分为阴茎头型、阴茎型、阴茎阴囊型、会阴型。

【治疗】 治疗的原则是矫正阴茎弯曲畸形和修复尿道缺损部分两个步骤。阴茎弯曲矫正术宜在学龄前进行，以保证阴茎的正常发育；待瘢痕软化后，再做尿道成形术，使排尿和生殖能力恢复正常。发育较好的阴茎型或阴囊型尿道下裂，经手术可取得满意的疗效。若睾丸发育正常，还可有生育能力。

二、包茎和包皮过长

包茎是包皮口狭小或包皮与阴茎粘连，使包皮不能上翻外露阴茎头。包皮过长是包皮覆盖于全部阴茎头和尿道口，但仍可上翻。小儿包皮过长是正常现象，但在青春期前阴茎头应逐渐外露。

【临床表现】 包茎、包皮过长易在包皮下积聚包皮垢，易发生细菌感染，引起阴茎头包皮炎。包皮口较紧者，如将包皮勉强上翻而不及时复位，包皮口紧勒在冠状沟部，引起包皮和阴茎头的血液和淋巴液回流障碍，发生淤血、水肿和疼痛，即为嵌顿性包茎。如不及时处理，包皮和阴茎头可发生溃烂，甚至广泛坏死。

包皮垢的慢性刺激和阴茎头包皮炎的反复发作，常是引起阴茎癌的重要因素。

【治疗】

1. 包茎有效疗法是尽早做包皮环切术，儿童期手术对预防阴茎癌有利。

2. 包皮过长如包皮口宽大易于上翻，不需手术，但应经常翻开清洗，保持局部清洁。

3. 包皮过长，开口较小，屡发阴茎头包皮炎，宜经常上翻、清洗，保持局部清洁，应用抗菌药物控制感染后，仍需施行包皮环切术。

4. 嵌顿性包茎，应先行手法复位。如失败，即应做包皮背侧狭窄环切开术。

三、隐睾

睾丸未降入阴囊内者称为隐睾。睾丸于下降途中可停留于腹膜后、腹股沟管或阴囊入口。

【临床表现】 阴囊一侧或双侧较小，触诊时阴囊内无睾丸，但在腹股沟区常可摸到睾丸；腹膜后睾丸可经 B 超或 MRI 确诊。隐睾可影响生育能力。腹膜后睾丸恶变几率较高。

【治疗】 1 岁以内的隐睾仍有自行下降可能，可暂时观察。若 1 岁以后睾丸仍未下降，可短期应用绒毛膜促性腺激素每周肌注 2 次，每次 500U，总剂量为 5000～10 000U。若 2 岁以前睾丸仍未下降，应采用睾丸下降固定术将其拉下，若睾丸萎缩，又不能被拉下并置入阴囊，而对侧睾丸正常，则可将未降睾丸切除。双侧腹腔内隐睾不能下降复位者，可采用显微外科技术做睾丸自体移植术。

第二节　其他疾病

一、鞘膜积液

鞘膜囊内积聚的液体超过正常量而形成囊肿者，称为鞘膜积液，它是一种常见疾病，可见于各种年龄。

【病因分类】 正常时鞘膜内仅有少量浆液，当鞘膜的分泌和吸收功能失去平衡，如分泌过多或吸收过少，都可引起鞘膜积液。鞘突在不同部位闭合不全，又可形成各种类型的鞘膜积液（图 48-1）。

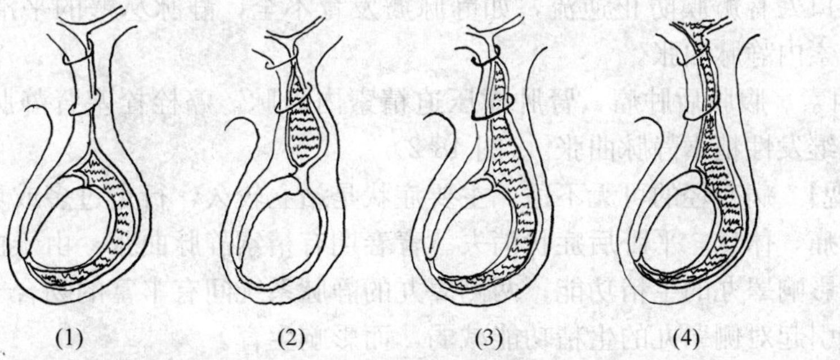

图 48-1　各类鞘膜积液

（1）睾丸鞘膜积液　（2）精索鞘膜积液　（3）睾丸、精索鞘膜积液　（4）交通性鞘膜积液

1. 睾丸鞘膜积液　睾丸固有鞘膜内有积液，此为最多见的一种。可分原发性和继发性。

2. 精索鞘膜积液　鞘突的两端闭合，而中间部分未闭合且有积液，囊内积液与腹腔和睾丸鞘膜腔都不相通，又称精索囊肿。

3. 睾丸、精索鞘膜积液（婴儿型）　鞘突仅在内环处闭合，积液与睾丸鞘膜腔连通。

4. 交通性鞘膜积液　由于鞘突未闭合，睾丸鞘膜腔的积液可经一小管道与腹腔相通，又称先天性鞘膜积液。如鞘突与腹腔间的通道较大，肠管和网膜亦可进入鞘膜腔，即为先天性腹股沟疝。

【临床表现】 阴囊内有囊性肿块。少量鞘膜积液无不适，常在体检时被偶然发现。积液量较多时，于直立位时牵引精索引起钝痛和牵扯感。巨大睾丸鞘膜积液时，阴茎缩入包皮内，影响排尿、行走和劳动。

【诊断和鉴别诊断】 睾丸鞘膜积液多数呈卵圆形，质软，无压痛，表面光滑，有弹性和囊样感，触不到睾丸和附睾，透光试验阳性。精索鞘膜积液位于腹股沟或睾丸上方，积液囊与睾丸有明显分界。睾丸精索鞘膜积液时阴囊呈梨形肿物，睾丸摸不清。交通性鞘膜积液，站立位时阴囊肿大，卧位时积液流入腹腔，积液囊缩小或消失，睾丸可触及。

鞘膜积液应与腹股沟斜疝和睾丸肿瘤鉴别。腹股沟斜疝的肿大阴囊有时可见肠型或听到肠鸣音，阴囊内容物在卧位时回纳，咳嗽时内环处有冲击感，透光试验阴性。睾丸肿瘤形成实质性坚硬的肿块，托起和掂量两侧睾丸，患侧有沉重感，透光试验为阴性。

【治疗】 婴儿的鞘膜积液常可自行吸收消退，不需手术治疗。成人较小的鞘膜积液无任何症状，亦不需手术治疗。穿刺抽液的疗效不好，抽净积液后往往很快复发。较大的鞘膜积液伴有明显症状者，应行鞘膜翻转术。术中要注意止血，术后加压包扎阴囊，防止形成血肿。精索鞘膜积液是将积液囊全部切除。交通性鞘膜积液应切断通道，内环处高位结扎鞘突。

二、精索静脉曲张

精索蔓状静脉丛扩张、迂曲和变长，称为精索静脉曲张。多见于青壮年，以左侧发病为多。

【病因】

1. 解剖因素　精索内静脉管壁的解剖特点使之容易发生回流障碍。左精索内静脉呈直角注入左肾静脉，左肾静脉通过主动脉和肠系膜上动脉之间，左精索内静脉下段位于乙状结肠后面，这些解剖结构使左精索内静脉容易受压，并增加血流回流阻力。左精索内静脉进入左肾静脉的入口处有瓣膜防止逆流，如静脉瓣发育不全，静脉丛壁的平滑肌或弹力纤维薄弱，会导致精索内静脉曲张。

2. 后天因素　腹膜后肿瘤、肾肿瘤压迫精索内静脉，癌栓栓塞肾静脉，使血流回流受阻，可以引起继发性精索静脉曲张。（图 48-2）

【临床表现】 病变轻的可无不适。主要症状是站立较久，行走过多或重体力劳动时出现阴囊下坠和胀痛，休息、平卧后症状消失。青春期有精索静脉曲张，由于血管扩张迂曲，局部温度升高，影响睾丸的生精功能；两侧睾丸的静脉系统间有丰富的吻合支，即使一侧精索静脉曲张也会引起对侧睾丸的生精功能减弱，而影响生育。

【诊断】 检查时病人先取站立位，可见病侧阴囊松弛下垂，触诊时曲张静脉似蚯蚓团块，严重时阴囊皮肤和大腿内侧浅静脉均有扩张。改平卧位时，曲张静脉随即缩小或消失。轻度精索静脉曲张的体征不明显，可嘱病人取站立位和用力屏气，增加腹压，血液回流受阻，使曲张静脉显现。也可用超声、CT、MRI 及精索内静脉造影进一步明确诊断。精索静脉曲张合并不育者应做精液检查。

【治疗】

1. 非手术治疗　无症状或症状较轻者，可穿弹力裤或用阴囊托带。

2. 手术治疗　症状较重和精索静脉曲张伴有精子异常的男性不育患者，应行手术治疗。

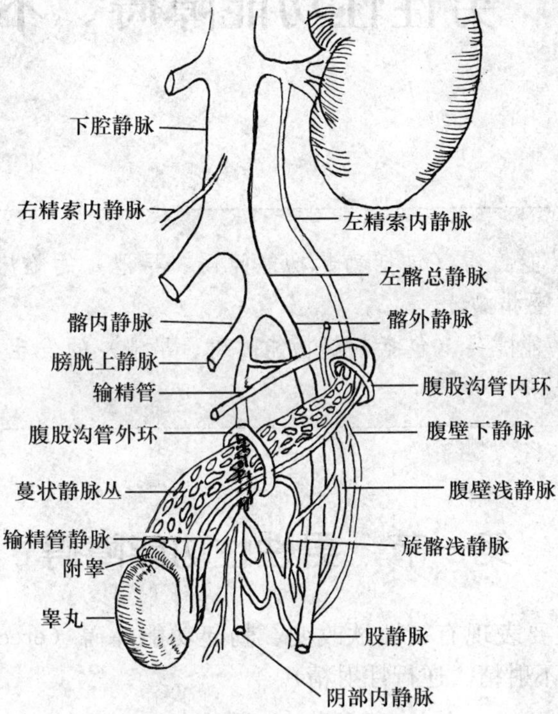

图 48-2　精索静脉回流示意图

手术原则是下腹部切口，在腹膜后内环上方高位结扎和切断精索内静脉，并切除部分曲张静脉。通过腹腔镜进行一侧或双侧精索内静脉结扎，创伤小、疗效好、恢复快，可优先选用。

小结

泌尿、男生殖系统先天畸形较全身其他系统发病率高，而鞘膜积液、精索静脉曲张，在临床工作中也较为常见，需注意上述疾病的诊断和正确的治疗方法。本章重点是包茎和包皮过长、鞘膜积液、精索静脉曲张的临床表现、诊断和治疗方法；难点是鞘膜积液、精索静脉曲张的病因和发生机制。

思考题

1. 隐睾如不及时进行治疗，将会产生什么后果？
2. 各类型鞘膜积液从发病年龄、发生机理、临床表现上有何不同？
3. 为何精索静脉曲张以左侧为多？

（张掖医学高等专科学校　付林海　新疆医科大学　栾新平）

第四十九章　男性性功能障碍、不育和节育

学习目标

1. 熟悉男性性功能障碍（包括勃起功能障碍、早泄）的临床表现、诊断和治疗，男性节育的途径和主要措施。

2. 了解男性性功能障碍（包括勃起功能障碍、早泄）的发生机制，男性不育的病因、诊断和治疗方法。

第一节　男性性功能障碍

男性性功能障碍主要表现有；性欲改变、勃起功能障碍（erectile dysfunction，ED）、射精功能障碍（早泄、不射精、逆行性射精）。

一、勃起功能障碍

勃起功能障碍（erectile dysfunction，ED）指持续或反复不能达到或维持足够阴茎勃起以完成满意性生活。一般认为，病程至少应在 3 个月以上方能诊断为 ED。

【流行病学】 40～70 岁男性半数以上患有 ED，与 ED 相关的危险因子与下列因素有关：①年龄增长；②躯体疾病，包括心血管病、高血压和糖尿病、肝肾功能不全、高血脂、肥胖、内分泌疾病、神经疾病、泌尿生殖系统疾病等；③精神心理因素；④用药，主要包括利尿剂、降压药、心脏病用药、安定药、抗抑郁药、激素类药、细胞毒类药、抗胆碱药等；⑤不良生活方式，包括吸烟、酗酒及过度劳累等；⑥外伤、手术及其他医源因素。

【发生机制】 阴茎勃起受到下丘脑性中枢调控和勃起的外周调控，阴茎勃起的基础是阴茎动脉的扩张和阴茎海绵体小梁的舒张，当动脉和小梁内平滑肌收缩时，阴茎处于松弛状态，反之，则阴茎勃起。

【诊断】 男性性功能障碍患者多数无器质性病变，主要是精神性因素所致。因此，仔细采集病史在诊断中尤为重要。

1. 病史　病史包括一般情况、性生活史、性欲、阴茎勃起、性交、射精和性欲高潮以及性生活频度、性交持续时间等情况。有时还需听取和询问病人配偶的陈述。一般来说，通过询问病人可以了解有无性功能障碍，性功能的状况，是功能性或是器质性，可能的致病因素等。

2. 体格检查　包括生殖器（阴茎、阴囊内容物）及第二性征的检查，了解身体和发育是否正常，有无先天性解剖异常阻碍性生活。全身体格检查以期发现影响性功能的全身性疾病，尤其神经、血管系统的检查十分必要。

3. 实验室和特殊检查　内分泌功能测定包括血清睾酮（T）、精子生成素（尿促卵泡素，FSH）、间质细胞刺激素（促黄体生成素，LH）、催乳素（PRL）等。夜间阴茎勃起试验（NPT）对区分心理性和器质性 ED 有帮助。为进一步查明器质性的病因，可采用相关的神

经系统、血管系统检查（如彩色双功能超声检查、海绵体测压造影等）、阴茎海绵体注射血管活性药物试验、VISER（vascular indication of sexual excitation response）诊断仪检查等病因学的诊断手段。海绵体活检可被用来评价海绵体的结构与功能。

【治疗】

1. 矫正引起ED的有关因素，包括：①改变不良生活方式和社会心理因素；②性技巧和性知识咨询；③改变引起ED的有关药物；④对引起ED的有关器质性疾病的治疗，如雄激素缺乏者，可用雄激素补充治疗。

2. 针对ED的直接治疗，包括：①性心理治疗；②口服药物，枸橼酸西地那非（sildenafil citrate）、伐地那非（vardenafil）、他达拉非（tadalafil）均是一种选择性5型磷酸二酯酶抑制剂，临床应用有效，但禁忌与硝酸酯类药物合用，否则会发生严重低血压。酚妥拉明是一种 α 肾上腺素受体阻断剂，对性中枢和外周均有作用，适用于轻、中度ED。③局部治疗，经尿道给药，比法尔是一种局部外用 PGE_1 乳膏，疗效可达75%，不良反应有局部疼痛和低血压；④真空缩窄装置是通过负压将血液吸入阴茎，然后用橡皮圈束于阴茎根部阻滞血液回流，维持阴茎勃起，缺点是使用麻烦，并有阴茎疼痛、麻木、青紫、射精障碍等。⑤手术治疗包括血管手术和阴茎假体，只有在其他治疗方法均无效的情况下才被采用。

二、早泄

一般认为性交时阴茎能勃起，但对射精失去控制能力，阴茎插入阴道前或刚插入即射精。

【治疗】 早泄需根据其发病原因，首先治疗诱发病因，并由妻子密切合作，采用性感集中训练法，克服对性行为的错误认识和自罪感，建立和恢复性的自然反应。性交时应用避孕套，或阴茎头局部应用利多卡因喷雾剂或软膏剂，通过局部麻醉作用来延长射精潜伏期。

第二节 男性不育和节育

一、男性不育

正常育龄夫妇，同居且正常性生活1年以上，未采用任何避孕措施，由于男方因素造成女方不孕者，称为男性不育。

【病因】 因男性性功能障碍导致不育的约占男性不育的1%～5%，其他男性不育症病因如下所述。

1. 生精功能障碍　指睾丸曲细精管病变或间质病变引起原发性性腺功能低下所致生殖障碍。

2. 输精管道阻塞　若附睾、输精管至射精管发生阻塞，精子就无法通过而造成不育。

3. 精液异常　精液的量与质异常都会影响生育。

4. 免疫因素　由于男性体内产生抗精子抗体将精子杀灭而致不育，属自身免疫性不育。

5. 附属性腺异常　前列腺炎、前列腺酶的异常以及精囊功能异常，均可引起不育。

【诊断】 首先应初步判断不育的原因在男方而不在女方，或男女双方都存在不育的因素。进一步检查并找出病因可以采取以下诊断步骤；

1. 病史　特别注意采集与不育相关的病史。

2. 体检　着重检查生殖器官和第二性征，如睾丸的大小和质地；是否存在精索内静脉曲张；直肠指检前列腺和精囊。

3. 精液分析 是评价男性生育能力的重要依据。采集精液时应在5天内无排精，排精后20 min内送检。常规检查如精子数减少，精子活力降低，畸形精子过多等，都可能是不育的原因。

4. 尿液分析 尿液白细胞增多提示尿路感染或前列腺炎；排精后尿液检查发现大量精子为逆行性射精；糖尿病和肾病可影响生育。

5. 其他 必要时还可进行内分泌功能测定、免疫学和细胞遗传学检查。睾丸活检、精道造影等也常被采用。

【治疗】 治疗原则为在明确病因的基础上，针对具体病因加以治疗。

1. 手术治疗 主要目的是提高精子的量和质，如精索内静脉曲张、隐睾、垂体瘤等手术治疗；改善精子排出，包括输精管吻合、附睾输精管吻合，经尿道切开射精管等。

2. 药物治疗 有内分泌因素，可采用内分泌治疗；输精管吻合后精子质量差采用甾体激素治疗；逆行性射精用抗组胺及α-受体阻滞剂治疗；生殖道炎症用广谱抗菌药物治疗。

3. 精子体外处理 用于医学助孕技术，包括丈夫精液人工授精（AIH）和子宫内人工授精（IUD）等。男性主要用于免疫不育，女性用于宫颈因素引起不育。近年发展最快的还有卵浆内精子显微注射（ICSI）和附睾或睾丸精子抽吸技术等。

二、男性节育

（一）男性节育的途径

根据男性生殖生理特点，采取措施阻断男性生殖过程的某一个作用环节，可以达到男性节育的目的。

男性节育的途径如下：①干扰男性生殖活动的性激素调节；②干扰睾丸内精子生成；③干扰附睾内精子成熟和运动；④干扰附属性腺的正常功能；⑤干扰射精过程；⑥阻止精子与卵子相遇；⑦直接杀死精子；⑧阻止精子穿过宫颈黏液；⑨干扰精子的获能与受精；⑩产生抗精子抗体。

（二）男性节育的主要措施

1. 输精管结扎术 目的是阻断精子输出的通道，使精子不能排出，达到不育，是一种男性永久性节育方法。输精管结扎术后睾丸仍能继续产生精子，成熟的精子在附睾管内溶解、吸收。性交时仍有正常的射精过程和排出精液，只是精液中没有精子。

（1）手术适应证和禁忌证 适用于已有孩子而要求永久性节育者。下列情况为禁忌或暂缓手术：有出血倾向、严重神经官能症、精神病，其他器官有急性或严重疾病，以及前列腺、睾丸、附睾、阴囊有炎症，应介绍改用其他节育措施。

（2）术前准备 向受术者介绍输精管结扎手术的有关科普知识，解除顾虑，增强手术的信心。询问有关药物过敏史，清洗外阴，剃去阴毛。

（3）手术方法 输精管结扎手术方法很多，钳穿固定结扎法较为常用。除一般的手术器械外还需准备输精管分离钳、输精管固定圈钳和输精管提钩。

（4）术后处理 ①术后观察1～2 h，如无出血和血肿可离院；②术后休息1周，避免剧烈活动、洗澡和性交；③术中若未用杀精子药液灌注者，术后2个月内应采取其他的避孕措施，待精液检查无精子后，才可停止避孕。

（5）并发症及其处理

1）出血和血肿 大多发生在手术后24 h内，常因血管损伤，止血不完善所致。伤口少量渗血采用加压包扎。阴囊内较小血肿，可局部冷敷，加压包扎，应用止血药和抗生素。出血量多，必须输液、输血，必要时做探查手术，术后加强应用止血药和抗生素。

2）感染　多由于术前阴囊部位清洁不够，手术器械消毒或无菌操作不严造成。一旦发生感染，须加强应用抗生素，托起阴囊，局部热敷。如脓肿形成，应尽早切开引流。

3）输精管痛性结节　手术后在输精管结扎处有一小结节，但无任何不适，这是正常现象。但少数人因局部感染、血肿、线头反应而形成较大的痛性结节，可做结节及其周围局部封闭注射或手术切除结节。

4）附睾淤滞　个别术后有附睾胀大、质软，无明显压痛，自觉有胀感，称为附睾淤滞。一般采用附睾周围局部封闭注射，局部理疗和阴囊托。症状严重经药物反复治疗效果不佳者，可考虑作附睾切除或输精管吻合术。

5）输精管再通　极少数在术后发生输精管再通，精液中查到精子。再通可能为结扎线太松而滑脱，或过紧致撕裂输精管壁，局部形成的精液性肉芽肿吸收后，使输精管再通。必要时再次施行输精管结扎手术。

6）性功能障碍　个别在术后出现性功能低下，其原因可能为精神心理因素导致大脑皮层功能紊乱。常见于在术前有种种顾虑，勉强接受手术者；术后出现器质性病变，在性生活时疼痛而影响勃起功能。

2. 输精管注射绝育法　用注射针头经阴囊皮肤直接穿刺输精管，然后注入快速医用胶，在短时间内药液凝固，并堵塞输精管，达到阻断精子排出的目的。这种方法的优点是简便、有效且不用手术。

3. 避孕套　是应用较普遍的一种避孕工具，这种屏障方法避孕，用法简单，对男女双方身体健康均无影响，且可预防性传播性疾病。

4. 外用避孕药膜　是一种具有强力杀灭精子作用的非离子表面活性剂。这种药膜对男女双方身体健康、性交过程均无影响。若使用得当，效果比较可靠。

小结

男科学是专门研究男生殖系统结构和功能的一门多学科相互渗透的医学分支，已成为医学领域中的一门新兴学科。研究的范畴主要是男性生育、不育和节育，主要任务是探索男性生殖、生育的本质和规律，进一步了解男性生殖器官的具体功能，以推进男性生殖系统疾病的防治和男性生育调节的研究和应用。本章重点是男性性功能障碍（包括勃起功能障碍、早泄）的临床表现、诊断和治疗，男性节育的途径和主要措施；难点是男性性功能障碍（包括勃起功能障碍、早泄）的发生机制。

思考题

1. 男性性功能障碍有哪些表现？
2. ED 如何诊断？
3. 男性节育的主要环节和措施有哪些？

（张掖医学高等专科学校　付林海　新疆医科大学　栾新平）

第五十章　骨　折

学习目标

1. 掌握开放性骨折的处理原则及下肢骨折、股骨颈骨折的诊断、并发症及其分类，股骨干骨折和胫腓骨骨折的诊断与治疗。

2. 熟悉上肢骨折、锁骨骨折、肱骨干骨折、肱骨髁上骨折和前臂双骨折及桡骨远端骨折的诊断和治疗，肱骨髁上伸直型骨折的并发症。

3. 了解骨折的病因、分类、愈合过程，熟悉其移位机理、临床表现、常见并发症和影响愈合的因素、骨折急救及治疗原则。

第一节　概　述

骨的完整性和连续性中断即为骨折（fracture）。本章主要是讨论创伤性骨折。

一、骨折的成因、分类及移位

（一）成因

1. 直接暴力　暴力直接作用于受伤部位发生骨折，骨折处常伴有不同程度的软组织损伤。

2. 间接暴力　暴力通过传导杠杆，旋转和肌肉牵拉所致肢体远处发生骨折。

3. 积累性劳损　骨骼在长期反复轻微的外力作用下使肢体某一特定部位发生骨折，也称为疲劳性骨折。长途行军可致第2、3跖骨及腓骨下1/3骨干骨折。

骨质本身病变　因骨髓炎、骨结核、骨肿瘤等受损，在轻微外力作用下易发生的骨折，称为病理性骨折。

（二）分类

1. 根据骨折处皮肤软组织的完整性分类

（1）闭合性骨折　骨折处皮肤或黏膜未破裂，骨折断端不与外界相通。

（2）开放性骨折　骨折处皮肤或黏膜破裂，骨折断端与外界相通。

2. 根据骨折的程度和形态分类

（1）不完全骨折　骨的完整性和连续性部分中断，按其形态又可分为：

1）裂缝骨折　骨质发生裂隙，无移位，多见于颅骨、肩胛骨等。

2）青枝骨折　多见于儿童，骨质和骨膜部分断裂，可有成角畸形。有时成角畸形不明显，仅表现为骨质劈裂，与青嫩树枝被折断时相似而得名。

（2）完全骨折　骨的完整性和连续性全部中断，按骨折线的方向及其形态可分为（图50-1）：

1）横形骨折 骨折线与骨干纵轴接近垂直。

2）斜形骨折 骨折线与骨干纵轴呈一定角度。

3）螺旋形骨折 骨折线呈螺旋状。

4）粉碎性骨折 骨质碎裂成三块以上。骨折线呈T形或Y形者又称为T形或Y形骨折。

5）嵌插骨折 骨折片相互嵌插，多见于干骺端骨折。即骨干的坚质骨嵌插入骺端的松质骨内（图50-2）。

6）压缩性骨折 骨质因压缩而变形，多见于松质骨，如脊椎骨和跟骨（图50-3）。

7）凹陷性骨折 骨折片局部下陷，多见于颅骨。

8）骨骺分离 经过骨骺的骨折，骨骺的断面可带有数量不等的骨组织。

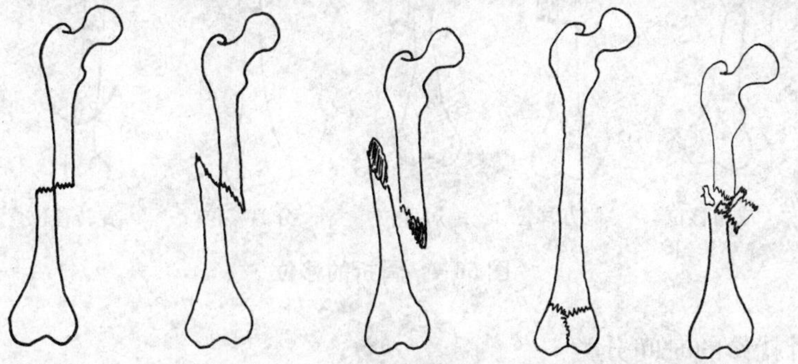

图 50-1 完全骨折

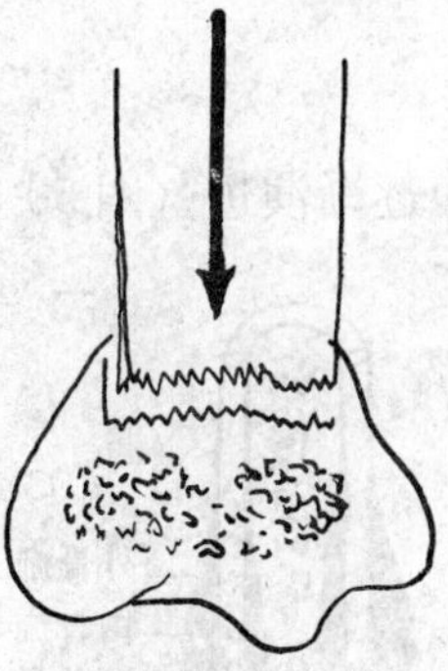

图 50-2 嵌插骨折

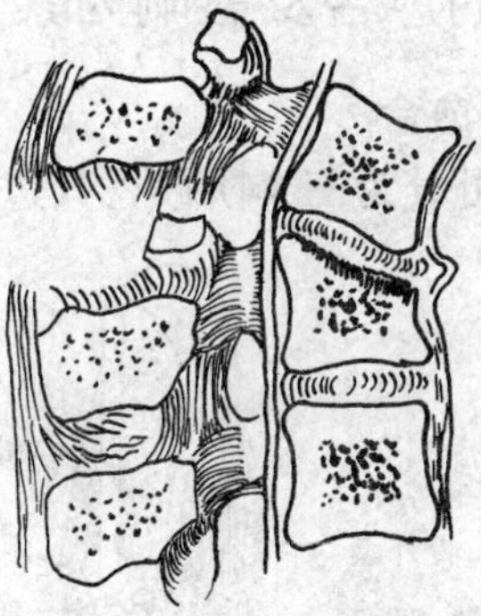

图 50-3 压缩性骨折

3. 根据骨折复位后的稳定程度分类

（1）稳定性骨折 骨折部无移位或有移位经复位并适当固定后，不易发生再移位者，如裂缝骨折、青枝骨折、嵌插骨折及横形骨折等。

（2）不稳定性骨折 复位后易发生再移位者，如斜形骨折、螺旋形骨折、粉碎性骨折等。

4. 骨折移位的分类

骨断端的移位与骨折发生的部位、暴力作用（形式、大小、方向）、肢体的重力作用、肌肉的牵拉及搬运等因素有关，常见的移位有以下五种（图50-4）：

（1）成角移位 骨折两断端的轴线交叉成角，临床常以角顶所对的方向为骨折移位方向，称为向前、向后、向内或向外成角移位。

（2）侧方移位 骨折两断端相对移向侧方。临床上以四肢骨折的近段、脊柱骨折的下位椎体为基础，确定骨折前、后、内、外侧方移位方向。

（3）缩短移位 两骨折端互相重叠或嵌插，骨的长度因而缩短。

（4）分离移位 两骨折端相互分离形成间隙，骨的长度增加。

（5）旋转移位 骨折远段端围绕骨干纵轴做旋转移位。

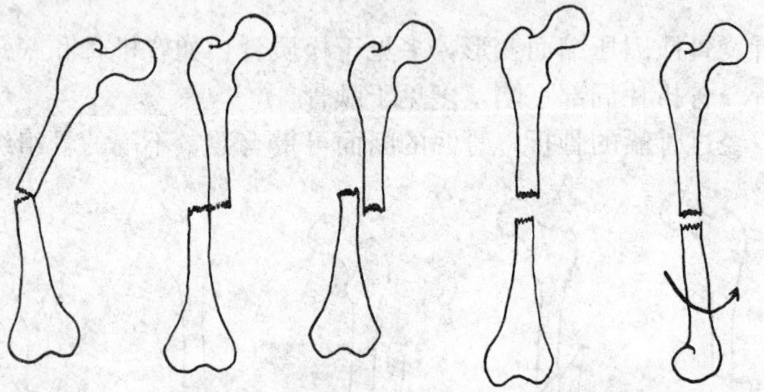

图 50-4 骨折的移位

5. 根据骨折就诊的时间分类

（1）新鲜骨折 伤后 2～3 周以内就诊者。

（2）陈旧骨折 伤后 3 周以后就诊者。

二、骨折的愈合及影响因素

（一）骨折的愈合

骨折的愈合可分为三个阶段，其过程持续而相互交织逐渐演进（图 50-5）。

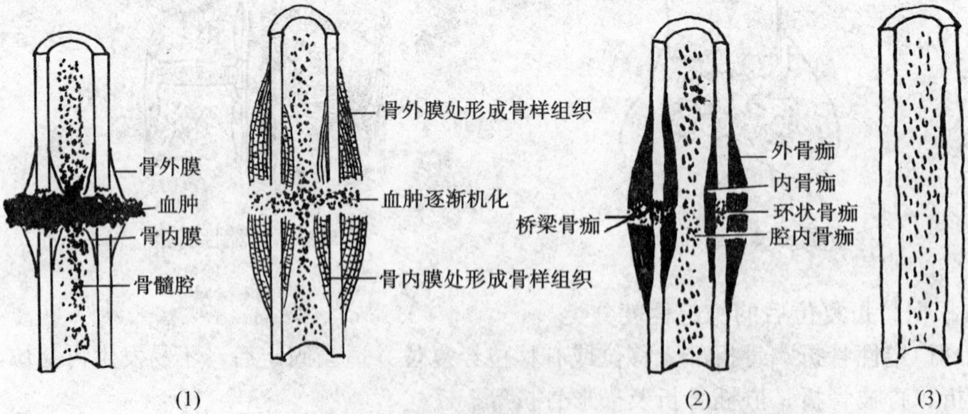

图 50-5 骨折的愈合过程

（1）血肿炎症机化期 （2）原始骨痂形成期 （3）骨板形成塑形期

1. 血肿炎症机化期 骨折后局部形成血肿，断端及邻近组织发生坏死，在骨折区形成急性炎症反应，急性炎症细胞、多形核白细胞和巨噬细胞向骨折处迁移。之后，血肿机化，肉芽组织演变成纤维结缔组织，约在2～3周，使骨折断端初步连接，称为纤维性连结。

2. 原始骨痂形成期 骨折后的24 h内，骨折断端的骨外、内膜生发层的成骨细胞增生（膜内成骨），产生骨化组织，形成新骨（分别为内骨痂、外骨痂）。纤维骨痂则逐渐转化为软骨，再经过增生、变性、钙化而成骨，即软骨内成骨。当内、外骨痂和中间骨痂会合后，又经不断钙化，其强度足以抵抗肌肉的收缩、成角和旋转力时，则骨折已达临床愈合，一般需4～8周。

3. 骨板形成塑形期 原始骨痂在生理应力、压力、肌肉收缩力等因素的作用下，成骨细胞增加，新生骨小梁逐渐排列规则、致密，原始骨痂被板层骨所代替，骨折部位经8～12周形成骨性连接（骨性愈合）。而骨痂改造持续到原始骨痂逐渐被改造成永久板层骨，骨髓腔重新沟通，恢复骨的原来形状。

（二）骨折的愈合标准

1. 骨折的临床愈合标准 ①局部无压痛及纵向叩击痛；②局部无异常活动；③X线片显示有连续性骨痂，骨折线模糊；④在去外固定情况下，上肢能平举重量1 kg达1 min；下肢能连续徒步行走3 min，且不少于30步；连续观察2周骨折处不变形。临床愈合时间为最后一次复位固定日至观察到临床愈合之日所需的时间。上述②、④两项的测定必须慎重，以不发生变形或再骨折为原则。

（三）影响骨折愈合的因素

1. 全身因素

（1）年龄 小儿组织再生和塑形能力强，骨折愈合速度较快。老年人骨质疏松、功能衰减，骨折愈合速度缓慢。

（2）体质 身体健壮者，骨折易愈合。反之，骨折愈合较慢。若骨折后有严重并发症者，则骨折愈合更会延长。

2. 局部因素

（1）断面的接触 断端接触面大则愈合较易，接触面小则愈合较难，故整复对位良好者愈合快，对位不良者愈合慢。

（2）断端的血供 骨折后，两断端血供良好的骨折愈合快，而血供不良的部位骨折愈合速度缓慢，甚至发生迟缓愈合、不愈合。

（3）损伤的程度 骨质或软组织损伤越严重，骨折愈合的速度愈慢。骨膜损伤愈重，愈合愈难。

（4）感染 感染可引起局部长期充血、脱钙，使骨化过程难以进行，故感染未能控制时，骨折难以愈合。

（5）骨疾病 由骨病或骨肿瘤所致的病理性骨折，骨折愈合困难。恶性肿瘤患者，预后不良。

（6）固定和运动因素 固定可以维持骨折整复后的良好位置，保证组织修复作用的顺利进行。固定不牢或不适当的活动可导致骨断端的摩擦、扭动，均可影响骨折的愈合。但固定过紧或使肢体绝对静止不动，则影响局部血运，不利于骨折的愈合。

三、骨折的临床表现和诊断

（一）骨折的临床表现

大多数骨折患者一般只出现局部症状；严重骨折者可导致全身反应。

1. 全身情况

（1）休克 骨盆骨折、股骨干骨折，多发性骨折（可大量出血达 2000 ml 以上），开放骨折，或骨折并有内脏损伤时均可导致休克发生。

（2）发热 轻微骨折一般体温正常；骨折后可出现发热（体温在 38.5℃以内），开放性骨折可出现高热，应考虑并发感染。

2. 局部情况

（1）骨折的一般症状 为局部疼痛与肿胀、压痛，功能障碍。

（2）骨折的特有体征 ①畸形：有移动的骨折常出现短缩、成角或旋转等畸形。②异常活动：骨折部位可出现正常情况下没有的不正常的活动，又称为假关节活动；③骨摩擦音或骨摩擦感：骨折断端相互摩擦时可产生的响声或骨摩擦感。

以上三者中只要出现其中一种，在排除关节脱位、肌腱韧带断裂或其他病变引起的肢体畸形时，即可初步诊断为骨折。

3. X 线检查 对骨折诊断和治疗具有十分重要的价值。①目的：发现临床上难以诊断的不完全性的、深部的、关节内的或小的撕脱性骨折；明确骨折类型、移位方向、骨折断端情况；②方法：摄正、侧位片，四肢应包括邻近关节，必要时加摄特定位置或健侧相应部位进行对比；③注意事项：当 X 线检查为阴性，但临床检查体征明显，不能排除骨折时，应以临床资料为主，做相应诊断和处理，1～2 周内再次摄片复查加以证实或排除。此时，骨折端的吸收常可出现骨折线。某些骨折在早期 X 线检查不易发现，如无移位的腕舟状骨骨折、股骨颈骨折或肋软骨骨折。

（二）骨折的诊断

骨折的诊断应通过全面地询问受伤经过，详细地体格检查，配合 X 线摄片，然后对所得资料进行综合分析、归纳、判断，即可得出正确的诊断。

在检查和诊断过程中，要防止下列倾向：①不顾全身伤情；②只看到一处伤，而不注意多处伤；③只看到表浅损伤，不注意深部创伤；④只顾检查，不顾患者痛苦和增加损伤。

四、骨折的并发症

骨折在受暴力作用下发生时，常可能有全身或局部的各种并发症出现。严重者可危及生命，轻者则影响骨折的治疗效果，应特别注意加以预防，并及时诊断和正确处理。

（一）早期并发症

1. 休克 严重创伤大出血、持续性剧痛或重要脏器损伤均可引起休克。

2. 内脏损伤 外力导致骨折的同时可造成内脏损伤。如肋骨骨折致肝、脾破裂或伤及肺组织和肋间血管，引起气胸和血胸；骨盆骨折可造成膀胱、尿道或直肠损伤。

3. 重要血管损伤 骨折断端移位可刺伤或压迫周围血管，如肱骨髁上骨折损伤肱动脉，膝部骨折可损伤腘动脉或胫前、胫后动脉。

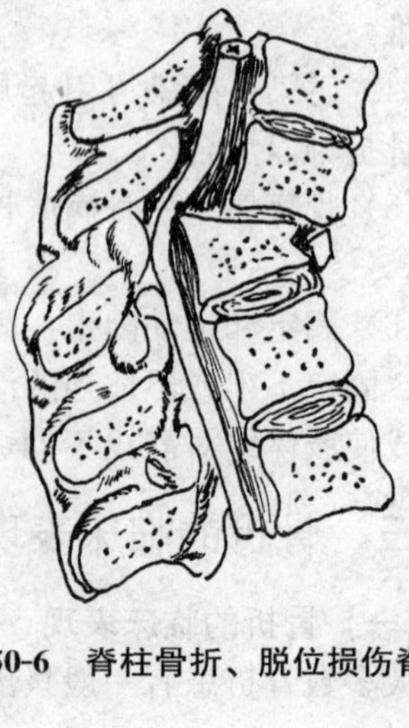

图 50-6 脊柱骨折、脱位损伤脊髓

4. 神经损伤 可因骨折时神经受牵拉、压迫、挫伤或后期外固定压迫、骨痂包裹、肢体畸形牵拉所致。如肱骨中下 1/3 交界处骨折易损伤紧贴肱骨行走的桡神经；脊髓损伤（图 50-6），较严重的脊柱骨折脱位，可并发脊髓挫伤或断裂，从而导致损伤平面以下瘫痪。脊髓损伤多发生在颈段和胸腰段。

5. 脂肪栓塞综合征　是临床严重并发症。成人骨干骨折，髓腔内血肿张力过大，骨髓脂肪滴经破裂的骨髓血管窦状隙或静脉进入血循环，引起肺、脑的脂肪栓塞。临床出现呼吸功能障碍、发绀，胸部 X 线片有广泛性肺实变。低血氧可致烦躁不安、嗜睡，甚至昏迷和死亡。

6. 骨筋膜室综合征　由骨、骨间膜、肌间隔和深筋膜形成的骨筋膜室内肌肉和神经因急性缺血而产生的一系列早期症候群，多见于前臂掌侧和小腿。常由于创伤骨折的血肿和组织水肿，使其室内容物体积增加或外包扎过紧，局部压迫使骨筋膜室内压力增高。形成缺血—水肿—缺血的恶性循环，根据不同程度可致：①濒临缺血性肌挛缩；②缺血性肌挛缩；③坏疽。严重病例甚至危及生命，应早期切开减压。

（二）晚期并发症

1. 坠积性肺炎　常发生于患者长期卧床不起，年老和伴有慢性病的患者，可危及生命。应鼓励患者在卧床期间多做深呼吸和主动咳痰，早期下床活动，积极功能锻炼。

2. 压疮　严重骨折及截瘫长期卧床，身体某些骨突部（如骶尾、足跟等）长期受压，导致局部循环障碍，组织坏死、溃疡，形成压疮，应加强预防护理，防止压疮的发生。

3. 感染　开放性骨折如不及时清创或清创不彻底，可引起化脓性感染，严重者可导致骨髓炎、败血症等。

4. 损伤性骨化又称骨化性肌炎　关节内或关节附近骨折（脱位）时，骨和周围软组织损伤严重，骨膜下形成血肿，如处置不当，使血肿扩散或局部反复出血，血肿机化并在关节附近软组织内广泛骨化，严重影响关节功能。在 X 线下可见骨化阴影。临床上以肘部损伤多见。

5. 创伤性关节炎　关节内骨折整复不良的错位愈合，以致关节面不平整，长期磨损，使关节软骨面损伤、退变，而发生创伤性关节炎。

6. 关节僵硬　长期广泛的外固定可引起关节周围软组织粘连和肌腱挛缩，导致关节活动障碍，出现关节僵硬。

7. 急性骨萎缩　即损伤所致关节附近的痛性骨质疏松，亦称反射性交感神经骨营养不良。好发于手、足骨折后，典型症状是疼痛和血管舒缩紊乱，疼痛与损伤程度不一致的烧灼感。

8. 缺血性骨坏死　骨折段因血供障碍可发生缺血性骨坏死。以股骨颈骨折并发股骨头坏死、手舟骨骨折并发近侧骨折段坏死多见。

9. 缺血性肌挛缩　它是骨筋膜室综合征处理不当产生的严重后果。上肢多见于肱骨髁上骨折或前臂双骨折；下肢多见于股骨髁上或胫骨上端骨折。常因重要血管损伤后，血流供应不足或因包扎过紧并超过一定时限，局部因缺血而神经麻痹，肌肉坏死，经过机化后形成瘢痕组织，逐渐挛缩形成特有的畸形，如爪形手（图 50-7），可致严重残疾。

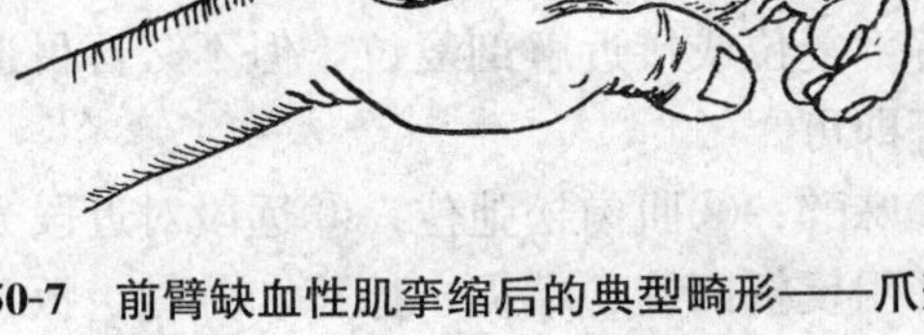

图 50-7　前臂缺血性肌挛缩后的典型畸形——爪形手

10. 下肢深静脉血栓形成 多见于骨盆及下肢骨折，下肢长期制动或卧床，静脉回流缓慢，加上创伤后的高血凝状态，易发生血栓，应加强活动锻炼，积极预防。

五、骨折急救

骨折急救的目的是指用简单有效的方法抢救生命、保护患肢、迅速运转，为进一步妥善治疗创造条件。

1. 抢救休克 严重骨折或多发骨折易导致休克发生，应高度警惕、及早发现，特别注意保持呼吸道畅通，积极抗休克治疗，防止继续损伤。急救固定的目的是避免骨折端搬运中对周围神经、血管、内脏等重要组织的损伤，减轻疼痛，便于运送。因此，对疑有骨折的肢体，应立即给予固定。固定器材可就地取材，如树枝、竹片、书、健肢等。固定时应暴露肢端，观察肢端血循环。

2. 包扎伤口 开放性骨折及时妥善的包扎，能达到压迫止血、减轻污染、保护创口、减轻疼痛的目的。如遇大血管出血，可采用止血带止血，最好用充气止血带，并记录所用压力和时间。遇到开放性骨折断端已外露戳出伤口者，不应把它退回伤口内，以免将污物带进创口内，若在包扎或搬运肢体时，骨折断端自行滑入创口内则必须做好记录并向接诊医师说明，以便正确处理。

3. 迅速转送 经以上处理后，迅速转运至就近有一定条件的医院进行治疗。

六、骨折的治疗

复位、固定、康复治疗是治疗骨折的三大原则。

（一）骨折的复位

复位是将移位的骨折段恢复到正常或接近正常的解剖关系，重建骨骼的支架作用。复位是治疗骨折的首要步骤，在全身情况许可下，越早越好。

1. 复位标准

（1）解剖复位 通过复位后，骨折的畸形和移位完全纠正，恢复了骨的正常解剖关系，对位、对线良好。

（2）功能复位 骨折复位后，仍有某种移位未能完全纠正，但骨折在此位置愈合后，对肢体功能无明显影响者，称为功能复位。其标准是：①长骨干骨折对位至少达 1/3 以上，干骺端骨折对位至少达 3/4 以上；②旋转成角畸形、分离移位必须纠正；③下肢轻微前后成角，与关节活动方向一致，日后可自行矫正；④儿童下肢骨折允许短缩 2 cm 以内，成人要求短缩在 1 cm 以内。

2. 复位时间 原则上越早越好，若伤肢肿胀严重，可暂不整复，先做临时固定或持续牵引，待肿胀消退后尽早进行复位。若伤员有休克、昏迷、内脏和中枢神经损伤时，应先抢救生命，待病情稳定后再进行复位。

3. 复位的方法 手法复位或闭合复位和切开复位两类。

（1）手法复位 应用手法使骨折复位，称为手法复位。大多数骨折均可采用手法复位的方法矫正移位。力争达到解剖复位或接近解剖复位，但不必盲目追求解剖复位而反复多次复位，部分病例达到功能恢复即可。

手法复位的步骤为：①麻醉；②肌肉松弛位；③远段对近段方向；④拔伸牵引，根据骨折类型和移位情况，分别采用反折回旋、端提、捺正和分骨、扳正等手法复位。

（2）切开复位 即手术切开骨折部位的软组织，在直视下使骨折复位。

切开复位的指征：①骨折端之间有软组织嵌入，手法复位失败者；②关节内骨折，手法复位后对位不良，将影响关节功能者；③手法复位未能达到功能复位的标准，将严重影响患肢功能者；④骨折并发主要血管、神经损伤者；⑤多处骨折，为便于护理和治疗，防止并发症，可选择适当部位行切开复位术。

（二）骨折的固定

固定的方法有内固定和外固定两种。

1. 外固定 用于身体外部的固定。主要用于骨折经手法复位后的患者，部分骨折经切开复位内固定术后，需加用外固定者。

外固定方法有小夹板、石膏绷带、持续牵引和外固定器固定等。

（1）小夹板固定 是采用合适的材料（如柳木、塑料板、竹片等），根据肢体形态加以塑形，制成适用于各部位的夹板，并配合适当固定垫，用布带扎缚固定骨折肢体。

1）适应证 ①四肢闭合性骨折，但股骨骨折因肌肉收缩力大常需配合持续牵引治疗；②四肢开放性伤口，创面较小或伤口经处理而已愈合者；③陈旧性四肢骨折适合手法复位者。

2）优点 ①固定可靠：小夹板具有一定的弹性和韧性，加上横带和固定垫的作用，可有效地防止骨折端发生再移位，进一步矫正残余移位；②利于康复：夹板只固定骨折局部，一般不超过上、下关节，便于进行功能锻炼，促进骨折愈合，防止肢体僵硬；③方法简便，治疗费用少。

3）注意事项 ①绑扎松紧适度：扎带绑扎好后，以能不费力地拉动扎带，在夹板上面上下移动 1 cm 为宜；②患肢体位：应抬高患肢，以利消肿；③密切观察伤肢血运：主要观察患肢末端脉搏、颜色、感觉、肿胀程度、手指或足趾活动等。如发现有缺血的早期表现，应立即拆开外固定，并采取相应措施处理；④防止骨突部位受压：如固定后，骨突部位疼痛，应及时拆开夹板检查。

（2）石膏固定 是利用熟石膏遇水可重新结晶而硬化的特性，将其做成石膏绷带包绕在肢体上，通过固定骨折上、下关节，达到稳定骨折的作用。近年来采用树脂绷带固定者渐多。

1）适应证 ①开放性骨折清创术后，创口愈合前；②某些部位的骨折，小夹板难固定者；③某些骨折切开内固定后，常作为辅助性外固定；④畸形矫形后位置的固定和骨关节手术后的固定；⑤化脓性关节炎和骨髓炎患肢的固定。

2）优缺点 ①优点：能够根据肢体的形状而塑形，固定作用确实可靠，便于搬动和护理，不需经常更换；②缺点：固定形成后，如接触水分，可软化变形而失去固定作用；固定后无弹性，不能随时调节松紧度，固定期内无法进行康复治疗，易遗留关节僵硬等后遗症。

3）注意事项：①石膏凝固的时间，在 40～42℃温水间，需 10～20 min；②石膏固定完成后，要维持其体位直至完全干固，以防折裂。为加速石膏的干固，可用电吹风或红外线灯泡烘干；③抬高患肢，以利消肿，肢体肿胀消退后，如石膏固定过松，失去作用时，应及时更换石膏；④患者应卧木板床，并用软枕垫好石膏，注意保持石膏清洁，勿使污染，变动体位时，应保护石膏，避免折裂或骨折错位；⑤防止局部皮肤尤其是骨突部受压，并注意患肢血液循环有无障碍，如有肢体受压现象，应及时将石膏纵行全层剖开松解，并做相应处理；

⑥石膏固定期间，应指导患者及时进行未固定关节的康复治疗及石膏内肌肉收缩活动；⑦石膏绷带包扎完毕，应在石膏上注明骨折情况和日期。

(3) 持续牵引 持续牵引既是一种复位手法，也是一种固定方法，临床分为皮肤牵引和骨牵引。

1) 皮肤牵引 系利用胶布粘贴于皮肤或皮套包压固定于皮肤上，牵引力直接作用于皮肤，间接作用于肌肉和骨骼而获得牵引效果。

2) 骨牵引 系利用钢针或牵引钳穿过骨质进行牵引，牵引力直接作用于骨骼。

3) 持续牵引的指征 ①颈椎骨折脱位；②股骨骨折；③胫骨开放性骨折；④开放性骨折合并感染；⑤复位困难的肱骨髁上骨折。

(4) 外固定器固定（图 50-8） 应用骨圆针或螺纹针经皮穿入或穿过骨折远近两端骨干，外用一定类型的外固定器连接两端钢针，通过钢针的牵引或旋转使骨折复位并固定的方法，称为外固定器固定。此法固定可靠，方便伤口处理，不影响关节活动和早期功能锻炼。

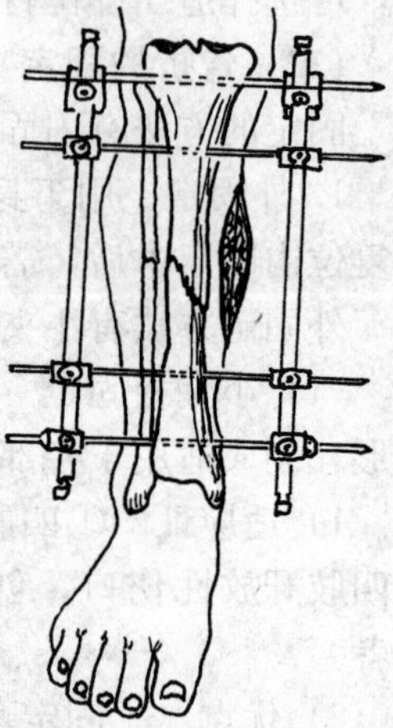

图 50-8 外固定器固定

外固定器固定适应证：①开放性骨折；②伴广泛软组织挤压伤的闭合性骨折；③长管状骨畸形愈合、延迟愈合或不愈合术后；④关节融合术、畸形矫正术后；⑤下肢短缩需要延长者。

2. 内固定 是在骨折复位后用金属内固定物维持骨折复位的方法，临床有两种植入方法。一种是切开后置入内固定物；另一种是在 X 线下手法复位或针拨复位后，闭合将钢针插入作内固定。均属于手术治疗的范畴。

(三) 康复治疗

1. 目的 ①通过肌肉收缩和关节活动，加速全身和局部血液循环，增加骨折断面垂直压应力。促进骨折愈合；②防止肌肉萎缩、骨质疏松、肌腱韧带挛缩、关节僵硬等并发症的发生；③尽快地恢复肌肉、关节、肢体功能。

2. 要求和原则 ①根据骨折的情况，选择适当的康复方法；②康复活动在骨折固定后即开始，并随骨折愈合的进程而循序渐进，逐步加大活动量；③以主动活动为主，被动活动为辅，禁忌任何粗暴的被动活动；④康复治疗以不影响固定为度，防止骨折移位；⑤医患合作。

3. 时间和方法 ①骨折早期：伤后 1～2 周内，康复治疗以患肢肌肉舒缩为主，骨折上下关节不活动或稍微活动；②骨折中期：2 周以后，应在医务人员的指导下逐步活动骨折部的上下关节。动作应缓慢，范围由小到大；③骨折后期：以加强各伤肢的关节活动为重点，以不引起患肢过度疲劳为度。

七、开放性骨折的处理要点

对开放性骨折要求及时、正确地处理伤口，防止感染，力争将开放性骨折转为闭合性骨折是处理的原则和关键所在。

开放性骨折的分类：

第一度：皮肤内骨折端自内向外刺破，软组织损伤轻。

第二度：皮肤破裂或压碎，皮下组织与肌组织中度损伤。

第三度：广泛的皮肤、皮下组织与肌肉严重损伤，常合并血管、神经损伤。

1. 尽早彻底清创 在全身情况允许的条件下，开放性骨折清创应争取在6～8h内处理，原则上，清创越早、感染机会越少，治疗效果越好。

2. 恰当的固定 在彻底清创的基础上，伤情及条件允许时，可对骨折施行复位及内固定。固定方法应以最简单、最快捷为宜，必要时适当加用外固定。

3. 一期闭合伤口 开放性骨折争取一期缝合创口，尽快封闭创口十分重要。清创术的时限不超过开放后的6～8h，可根据伤情及处理情况而定。伤口污染不重，清创彻底，在有经验的医师指导下，可适当放宽清创的时限。

4. 术后处理 清创完成后，视伤情选择适当的固定方法固定患肢，使用抗生素，并应用破伤风抗毒素。

八、骨折延迟愈合、不愈合和畸形愈合的处理

1. 骨折延迟愈合 骨折经治疗，已超过该类骨折正常愈合的时间，骨折断端仍未出现骨折连接，X线显示骨断端骨痂少，骨折线仍存在，但骨无硬化表现者，为骨折迟缓愈合。主要原因是骨折复位后固定不确实，骨折端存在剪力和旋转力或牵引过度所致的骨分离。

2. 骨折不愈合 骨折经过治疗，超过一般愈合时间，且经再度延长治疗时间，仍达不到骨性愈合。X线显示骨折断端分离，骨端硬化或萎缩疏松，骨髓腔封闭者，称为骨折不愈合或骨不连接。常用的有效治疗方法为植骨术。

3. 骨折的畸形愈合 骨折断端在重叠、旋转、成角状态下愈合，引起肢体功能障碍者，称为骨折畸形愈合。若在骨折后2～3个月，因骨痂尚未坚固，可在麻醉下，用手法折骨后，重新手法复位。若骨质已坚固，则应手术切开，凿断后复位治疗。畸形愈合可由骨折复位不佳、固定不牢固或过早拆除固定、受肌肉牵拉、肢体重量和不恰当负重所致。

第二节 上肢骨折

一、锁骨骨折

锁骨骨折较常见，尤以幼儿多见。其骨折多发生在锁骨的中外1/3交界处。

【病因】 锁骨表浅，呈"∽"形，内侧2/3前凸，且有胸锁乳突肌和胸大肌附着；外侧1/3后凸，有三角肌和斜方肌附着。常在跌倒时肩部外侧或手掌先着地，外力传至锁骨中外1/3交界处发生斜形或横断骨折。幼儿可为青枝骨折。骨折后，内侧端受胸锁乳头肌的牵拉向后上方移位；外侧端在胸大肌的牵拉和上肢重力的作用下向前下方移位（图50-9）。因直接暴力致使锁骨发生横断或粉碎性骨折者，临床较少见。锁骨骨折严重移位时，可伤及锁骨下

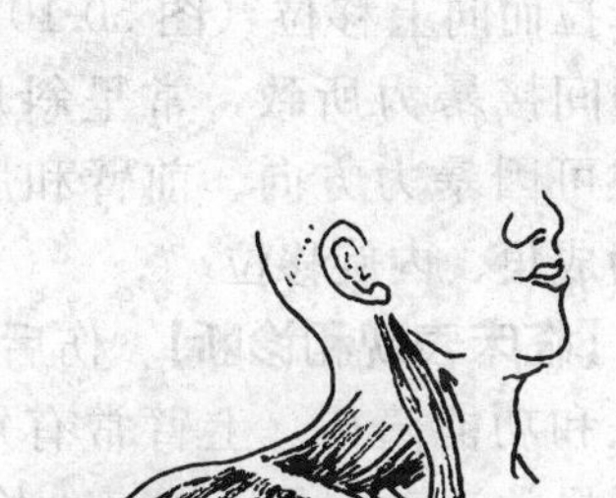

图50-9 锁骨骨折的典型移位

动脉、静脉或臂丛神经，甚至刺破胸膜或肺尖，导致气胸或血胸，但临床较少见。

【临床表现和诊断】

1. 受伤后患者常处于一手托着患侧肘部，头向患侧倾斜，下颌偏向健侧的姿势。锁骨局部肿胀，疼痛，骨折有移位时可见畸形。患处压痛明显，可扪及骨断端或有骨摩擦音。幼儿青枝骨折时局部症状不明显，但在活动患肢（如穿衣或上提其手时）或压迫锁骨时啼哭不止，常可提示诊断。

2. 合并锁骨下血管损伤者，桡动脉搏动减弱或消失。合并臂丛神经损伤者，患肢麻木，感觉及反射均减弱并出现相应神经损伤症状。

3. X 线正位片可显示骨折类型和移位情况。

【治疗】

1. 幼儿青枝骨折或无移位骨折可用三角巾悬吊患侧上肢。

2. 有移位的骨折，采用手法复位，横形“∞”字绷带固定。

3. 锁骨开放骨折移位手法复位、固定不理想，合并神经血管损伤，陈旧性骨折不愈合及锁骨外端骨折合并喙锁韧带断裂者，可选择切开骨折复位内固定治疗。

二、肱骨干骨折

自肱骨外科颈以下 1～2 cm 至肱骨髁上 2 cm 间的骨干发生骨折，称为肱骨干骨折。多见于成人，常好发于肱骨干中 1/3 和中下 1/3 交界处。

【病因】 肱骨干是一上 1/3 粗，中 1/3 渐细，下 1/3 渐呈扁平状，稍向前倾的管状骨。其中下 1/3 交界处的后外侧有一桡神经沟，桡神经紧贴骨干斜向外前方进入前臂。故此处骨折，易损伤桡神经。

①三角肌止点以上骨折时，近折端因胸大肌、背阔肌和大圆肌的牵拉而向前、向内移位；远折端因三角肌、喙肱肌、肱二头肌和肱三头肌的牵拉而向上、向外移位；②三角肌止点以下骨折时，近折端因三角肌和喙肱肌牵拉而向外、向前移位；远折端因肱二头肌和肱三头肌的牵拉而向上移位（图 50-10）；③下 1/3 骨折多由间接暴力所致，常呈斜形、螺旋形骨折，移位可因暴力方向、前臂和肘关节位置而异，多为成角、内旋移位。

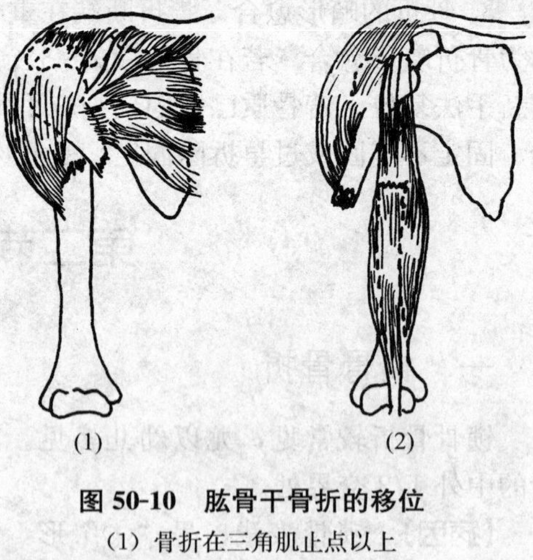

图 50-10 肱骨干骨折的移位

（1）骨折在三角肌止点以上
（2）骨折在三角肌止点以下

【临床表现和诊断】 伤后局部有明显疼痛、肿胀和功能障碍。上臂常有短缩和成角畸形，并有异常活动和骨摩擦音。检查时应注意腕和手指的功能，以便确定桡神经有否损伤。

X 线摄片可确定骨折的部位、类型和移位情况。

【治疗】

1. 无移位肱骨干骨折用夹板固定 3～4 周；有移位肱骨干骨折应整复固定治疗。在肱骨干骨折治疗中，常因过度牵引、患者体质虚弱及上肢悬吊重力作用，发生骨折端分离移位，导致骨折迟缓愈合、不愈合，应予重视。

2. 反复手法复位失败、同一肢体有多发性骨折、陈旧性骨折不愈合、畸形愈合、开放性骨折及伴有神经、血管损伤等可采用切开复位内固定。切开复位时应注意保护桡神经。

3. 康复治疗 ①早期：可做握拳、屈伸腕关节、舒缩上肢肌肉等练习；②若出现断端分离，术者可一手按肩，一手按肘，沿纵轴轻轻挤压，使两端受纵向挤压而逐渐接触，纠正分离。适当延长悬吊固定时间至骨折愈合为止；③中后期：逐渐进行肩、肘关节活动，促使其功能早日恢复。

三、肱骨髁上骨折

肱骨髁上骨折是指肱骨干与肱骨髁的交界处发生的骨折。多见于10岁以下儿童，多为间接暴力所致。

【病因】 肱骨干轴线与肱骨髁轴线之间有30°～50°的前倾角，这是容易发生肱骨髁上骨折的解剖因素。肱动脉和正中神经从肱二头肌腱膜下通过，桡神经通过肘窝前外方分成深、浅两支进入前臂，肱骨髁上骨折移位时，可能被刺伤或受挤压而合并血管神经损伤。

根据损伤时的暴力和受伤机制不同，可分为伸直型、屈曲型和粉碎型骨折三种，以伸直型最多见（图50-11），约占髁上骨折的90%。①伸直型骨折：患者在伸肘位跌倒，手掌着地，外力向上传达，而人体重力则由上而下，致使在肱骨髁上处发生骨折。远折端向后移位，近折端向前移位；②屈曲型骨折：患者屈肘位跌倒，肘后侧着地，外力由肘后向前上方传达，人体重力则由前上方向后下方作用，致使在肱骨髁上处发生骨折。远折端向前上移位，近折端向后移位。伸直型及屈曲型骨折除造成前后移位外，常同时有侧方移位，称桡偏型和尺偏型。若骨折远端向桡侧移位时为桡偏型；远端向尺侧移位时为尺偏型；③粉碎性骨折：此种骨折多见于成人，常因肱骨下端受到较大压缩性暴力所致。尺骨鹰嘴半月切迹将肱骨下端劈裂而分为内外髁两个骨片，骨折线呈“T”形、“Y”形或其他不规则的粉碎性骨折，临床又称为肱骨髁间骨折。

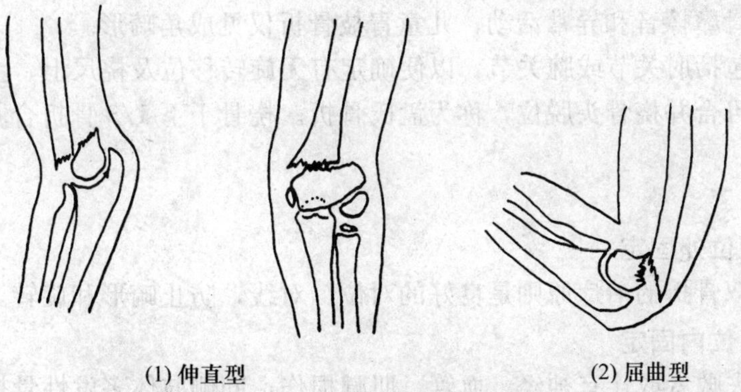

(1) 伸直型　　(2) 屈曲型

图 50-11 肱骨髁上骨折类型

【临床表现和诊断】 外伤后，无移位骨折肘部肿胀、疼痛，肱骨髁上处有压痛，功能障碍。有移位骨折者，伴有畸形、骨摩擦音、异常活动。肘后三角关系正常。

肘关节正侧位X线片显示可诊断骨折，确定骨折类型。

【治疗】

1. 无移位骨折可置患肢于屈肘90°位，用颈腕带悬吊2～3周。

2. 有移位骨折手法复位、固定治疗。

伸直型骨折者，应屈肘 90°～110°位固定 3～4 周。屈曲型骨折应使肘关节屈肘 40°位固定，注意同时纠正侧方移位防止肘内翻畸形出现。固定后用颈腕带悬吊患肢于胸前，术后注意观察患肢血液循环情况。

3. 以下情况可选择切开复位内固定。

手法复位失败，伴有神经血管损伤或小的开放伤口、污染不重者。

4. 康复治疗 密切观察肢体血运及手的感觉、运动功能，抬高患肢。

早期可做握拳、屈伸腕关节活动。解除固定后积极主动锻炼肘关节的屈伸活动。在康复治疗中，避免用暴力做被动活动。

四、前臂双骨折

在外来暴力作用下，若同时出现桡、尺骨干骨折称为前臂双骨折。

【病因】 前臂骨由桡、尺两骨组成，两骨之间有骨间膜相连，上、下尺桡关节的联合运动形成了前臂特有的旋转功能。肘关节屈曲 90°，上臂紧贴胸壁，拇指向上，掌心向内为前臂“中立位”。若掌心朝上则为“旋后位”，掌心朝下为“旋前位”。前臂中立位时，两骨干接近平行，骨间隙最大，骨干中部距离最宽，骨间膜上下松紧一致，对桡、尺骨起稳定作用；在处理桡、尺骨干骨折时应尽可能在骨折复位后将前臂固定在中立位。

桡、尺骨干双骨折可由直接暴力、间接暴力或扭转暴力所造成。①直接暴力，其桡、尺两骨的骨折线，往往处于同一平面上，骨折以横断或粉碎骨折为多见；②间接暴力，骨折常发生在较细的一端，所以桡骨骨折线在上，尺骨骨折线在下，以短斜形骨折为多；③扭转暴力，骨折常发生在活动度小的较粗一端，故尺骨骨折线在上，桡骨骨折线在下，多为螺旋形骨折。

【临床表现和诊断】 伤后局部肿胀、疼痛、压痛明显，前臂旋转功能丧失。完全骨折时多有成角畸形、骨摩擦音和异常活动；儿童青枝骨折仅见成角畸形。

X 线检查应包括肘关节或腕关节，以便确定有无旋转移位及桡尺上、上关节脱位。尺骨上 1/3 骨干骨折可合并桡骨头脱位，称为孟氏骨折。桡骨干下 1/3 骨折合并尺骨头脱位，称为盖氏骨折。

【治疗】

（一）手法复位外固定

桡、尺骨干双骨折的治疗原则是良好的对位、对线，防止畸形和旋转。

（二）切开复位内固定

对手法复位失败者或伴有神经、血管、肌腱损伤，同侧肢体多发性骨折，伤口污染不重的开放性骨折及陈旧性骨折畸形愈合、不愈合者可采用切开复位，并根据情况选用加压钢板、髓内针固定。

（三）康复治疗

术后抬高患肢，严密观察肢体肿胀程度、感觉、运动功能及血液循环情况，警惕骨筋膜室综合征的发生。

在骨折恢复初期鼓励患者做手指屈伸握拳活动及上肢肌肉舒缩活动；4 周开始做肩、肘关节活动等，活动范围逐渐增大，骨折愈合后才可做前臂旋转活动。

五、桡骨下端骨折

桡骨远端 3 cm 范围内的骨折，称为桡骨下端骨折。本病为临床常见病，20 岁以前的患者多为桡骨远端骨骺分离。

【病因】 桡骨下端 3 cm 处是松质骨与密质骨交界处，为解剖薄弱点，骨折易发。桡骨远端关节面分别形成掌倾角（10°～15°），尺倾角（20°～25°），桡骨茎突较尺骨茎突长 1～1.5 cm，这些关系骨折时常被破坏，在整复时应尽可能使其恢复。桡骨下端骨折多为间接暴力所致，根据受伤姿势和骨折移位的不同分为伸直型（临床多见）和屈曲型两种。

1. 伸直型骨折（Colles 骨折） 跌倒时，前臂旋前、腕关节背伸位，手掌着地，躯干的重力与地面的反作用力作用于桡骨下端而发生骨折。

2. 屈曲型骨折（Smith 骨折） 跌倒时，腕关节掌屈位，手背着地，间接暴力作用于桡骨下端而导致骨折，骨折远端向桡侧和掌侧移位，桡骨下端关节面向掌侧倾斜角加大。

【临床表现和诊断】 局部肿胀、疼痛、压痛，腕关节功能障碍；伸直型骨折：远端向背侧桡侧移位明显，侧面看可见“餐叉样”畸形；正面者呈“枪刺状”畸形；屈曲型骨折：远端向掌侧移位并有重叠时，呈“锅铲状”畸形。

X 线摄片可见骨折类型和移位方向。

【治疗】

1. 无移位骨折仅用掌、背侧夹板或硬纸板固定 2～3 周即可；有移位骨折必须复位治疗，争取达到良好的解剖复位，否则会引起桡骨下端诸骨沟的不平整，影响从该处经过的肌腱的滑动，造成手指，特别是拇指的活动功能障碍。

2. 切开复位内固定 当手法复位失败或严重粉碎性骨折移位明显，桡骨下端关节面破坏时，可选用切开复位，并采用松质骨螺钉、T 形钢板或钢针固定。

3. 康复治疗 骨折固定后，即积极鼓励患者做指间关节、掌指关节屈伸锻炼及肩肘部活动；解除固定后，做腕关节屈伸和前臂旋转活动锻炼。

第三节 下肢骨折

下肢的功能主要是负重和行走，需要良好的稳定性，两下肢要等长。因此，在治疗下肢骨折过程中，必须恢复下肢的长度、弧度和负重功能，即要求有良好的对位和对线，达到对位理想、功能满意。若有成角畸形，将会影响肢体的承重力；若缩短 2 cm 以上，就会出现明显跛行。

一、股骨颈骨折

股骨颈骨折是指股骨头下方至股骨颈基底部的骨折，是下肢常见骨折。多见于中老年人。与骨质疏松导致的骨质量下降有关。发生在青少年者较少，常需较大暴力引起，故不稳定型多见。

【病因】 股骨干上端的股骨头指向内、前、上方，与髋臼构成关节，股骨头外下略变细的部位称股骨颈。股骨颈轴线与股骨干轴线的夹角称颈干角（图 50-12），正常为 110°～140°（平均 127°），颈干角增大称髋外翻，颈干角减少称髋内翻。股骨颈轴线与股骨下端的内、外髁连线的夹角为前倾角，正常为 12°～15°（图 50-13）。髋关节囊起于髋臼的边缘，前壁止于股骨上端的转子间线，后壁止于股骨颈的中、下 1/3 交界处。

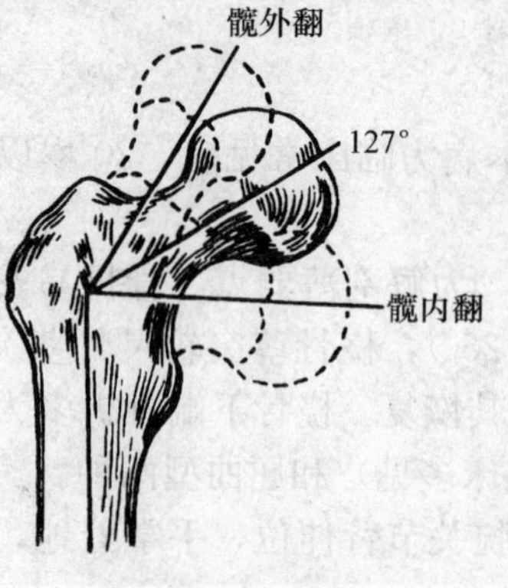

图 50-12 股骨颈干角

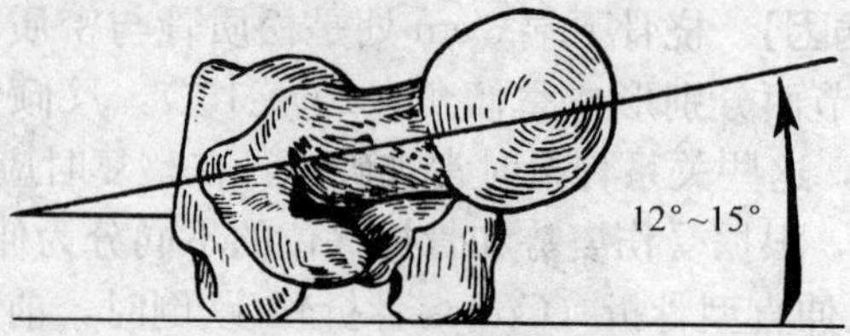

图 50-13 股骨颈前倾角

股骨头颈的血供主要来源有：①关节囊小动脉，来源于旋股内外侧动脉的分支，经关节囊进入股骨头颈，形成骺外动脉和上、下干骺动脉，供应股骨颈和大部分股骨头的血运，是股骨头最主要的血供来源；②股骨干滋养动脉升支，沿股骨颈进入股骨头；③股骨头圆韧带内的小凹动脉，较细。可见股骨头的血供主要来自关节囊和圆韧带的血管。若其中一组血管遭到破坏，可通过另一组血管的吻合代偿来维持股骨头的血运。若血管吻合不好或两组血管同时遭到破坏，可使股骨头发生缺血性坏死。

股骨颈骨折临床上常按骨折发病部位、导致骨折发生的作用力方向及 X 线摄片分类。

1. 股骨颈骨折按骨折的发病部位分为三类 ①头下部骨折；②经颈部骨折；③基底部骨折（图 50-14）。前两种又称为囊内骨折，因其骨折线高，股骨头血运较差，易造成骨折不愈合；后一种又称为囊外骨折，因其骨折线低，对股骨头颈的血供影响小，骨折容易愈合。

2. 股骨颈骨折按 X 线表现分为两类 即外展型骨折和内收型骨折：①外展型骨折，多在头下部，移位少，或呈嵌插型骨折，骨折线与股骨干纵轴线的垂直线所成的夹角（Pauwells 角）小于 30°，骨折局部剪力小，较稳定，血运破坏较少，愈合率较高；②内收型骨折，骨折线与股骨干纵轴线的垂直线所成的夹角（Pauwells 角）大于 50°，此类骨折很少嵌插，移位较多，骨折远端多内收上移，血运破坏较大，骨折愈合率低，股骨头缺血性坏死率较高（图 50-15）。在临床上，外展嵌插型骨折者固定不当，亦可转变为内收型骨折。

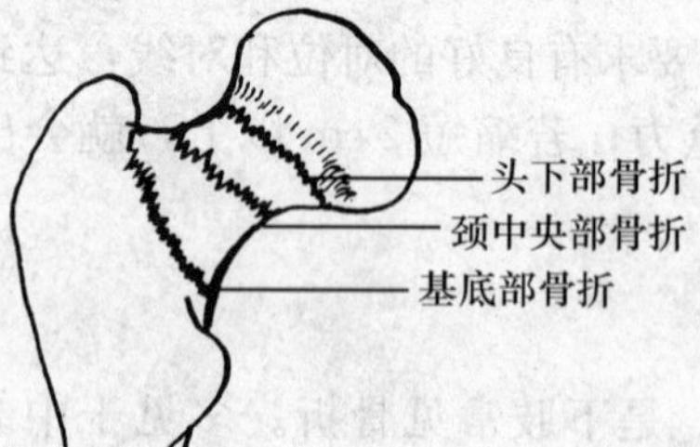

图 50-14 股骨颈骨折的不同部位

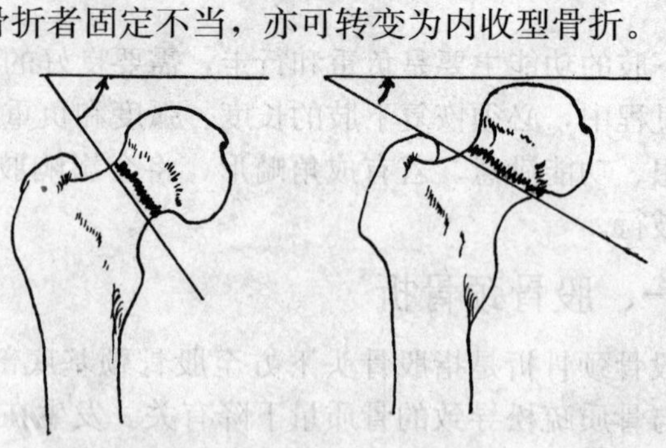

图 50-15 股骨颈骨折按作用力方向分类及 Pauwells 角

3. 按移位程度分类（常采用 Garden 分型）①不完全骨折；②完全骨折，但不移位；③完全骨折，部分移位；④完全移位的骨折。

【临床表现和诊断】 有明确的外伤史；伤后患髋疼痛不敢活动。但有的线状骨折或嵌插型（外展型）骨折者尚可站立或跛行。

查体：腹股沟中点稍下方压痛明显，并有纵轴叩击痛；有移位骨折患肢外旋、短缩畸形，髋、膝关节轻度屈曲；外旋角度一般在 45°～60°之间。

X线髋关节正、侧位片可明确骨折的部位、类型和移位情况，是选择治疗方法的重要依据。

【治疗】

（一）非手术疗法

新鲜无移位或嵌插型骨折，一般仅需卧床休息，局部制动。可采用穿防旋鞋，下肢皮牵引，一般在 8 周后可逐渐在床上起坐，但不能盘腿。3 个月后骨折愈合，逐渐扶双拐下地，患肢不负重行走。但老年人常因长期卧床引发一些严重并发症，临床应予重视。

（二）手术疗法

1. 手术指征　①内收型骨折及有移位的骨折；②65 岁以上老年人的头下型骨折；③青少年股骨颈骨折；④股骨颈陈旧性骨折不愈合、畸形愈合、股骨头缺血坏死或合并创伤性关节炎者。

2. 手术方法　①闭合复位内固定；②切开复位内固定；③人工关节置换术。

3. 术后处理　术后卧床 2～3 周，然后逐渐在床上起坐，活动膝、踝关节。6 周下床，扶双拐不负重行走。骨折愈合后方可弃拐。人工髋关节置换术后 1 周开始下地活动。

二、股骨干骨折

股骨干骨折是指股骨小转子至股骨髁上之间的骨干骨折。

【病因】 股骨干骨折多为强大暴力所致。直接暴力引起者多为横断或粉碎性骨折，间接暴力引起者多为斜形或螺旋形骨折，除青枝骨折外均为不稳定性骨折。股骨干是人体最粗、最长、承受压力最大的管状骨。股骨干有轻度向前外的弧度，后面有股骨嵴，是股后部肌附着处，也是切开复位时的重要标志。股骨干血运丰富，一旦骨折，营养血管及周围肌肉血管破裂出血，常因失血量大而出现休克前期甚至休克的临床表现。

股骨干骨折因发生部位、暴力、肌肉收缩、下肢自身重量及搬运等因素影响下，可发生不同的移位。临床可分为：①上 1/3 骨折：近折端因受髂腰肌、臀中小肌及外旋肌的牵拉使近端向前及外旋移位；远折端由于内收肌牵拉向后、向内移位；②中 1/3 骨折：由于内收肌群的牵拉，使骨折向外成角；③下 1/3 骨折：因腓肠肌的牵拉，骨折远端向后方移位，近端向前上移位（图 50-16）。

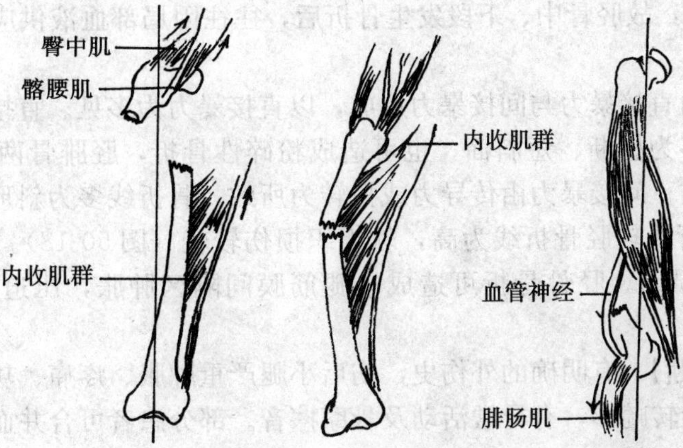

图 50-16　股骨干骨折移位

【临床表现和诊断】 有明确的外伤史，伤后大腿严重肿胀、疼痛、功能丧失，并成角、短缩、旋转畸形，局部有异常活动及骨摩擦音。

部分患者可合并失血性休克。下 1/3 骨折应注意腘动脉、腘静脉、胫神经及腓总神经损伤。

X 线检查：股骨干正、侧位片可明确骨折的部位、类型、移位等情况。

【治疗】 股骨干骨折的急救处理很重要，严禁现场脱鞋、脱裤子或做不必要的检查，应以简单有效的方法固定，急送医院。临床治疗常用方法是：

（一）非手术疗法

对骨折较稳定，软组织条件差者，可采用非手术疗法。选用胫骨结节或股骨髁上牵引，加夹板固定。近年来有采用手法复位、外固定器固定方法治疗。

3 岁以内儿童股骨干骨折，患儿可用垂直悬吊皮肤牵引（图 50-17）。儿童的股骨干骨折多采用手法复位，小夹板固定，皮肤牵引治疗。较小的成角畸形及 2 cm 以内的重叠是可以的。因为儿童骨的塑形能力强，随着生长发育，逐渐代偿至成人后可不留痕迹。

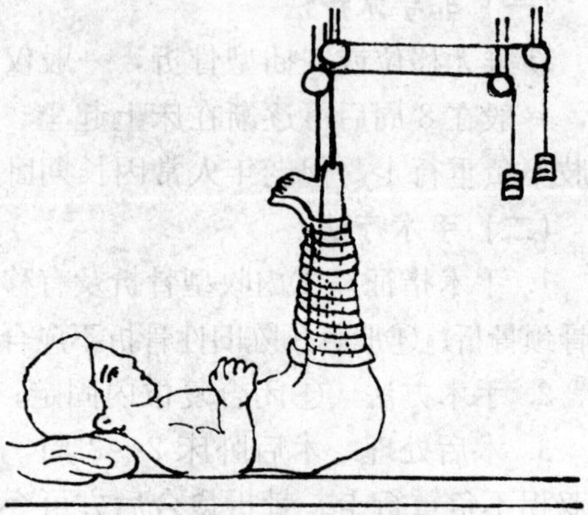

图 50-17 垂直悬吊皮肤牵引法

（二）手术疗法

对于陈旧性骨折畸形愈合、多次整复固定失败、开放性骨折、合并神经血管损伤、多处骨折及老年人，不宜长期卧床的骨折应积极采用手术疗法。常用方法有：切开复位，加压钢板螺钉内固定或带锁髓内钉固定。

三、胫腓骨干骨折

胫腓骨干骨折常见。

【病因】 胫骨中、下 1/3 交界处比较细弱，为骨折的好发部位。胫骨的前缘与前内侧面仅有皮肤遮盖，此处骨折容易刺破皮肤形成开放性骨折。胫前、后动脉紧贴胫骨上 1/3 下行，胫骨上端骨折有可能损伤血管。胫骨的营养血管由胫骨干上 1/3 的后方进入，胫骨下 1/3 又缺乏肌肉附着，故胫骨中、下段发生骨折后，往往因局部血液供应不良，而发生迟缓愈合或不愈合。

胫腓骨骨折可由直接暴力与间接暴力造成，以直接暴力为多见。直接暴力多由外侧或前外侧而来，而骨折多为横断、短斜面，也可造成粉碎性骨折，胫腓骨两骨折线都在同一水平，软组织损伤严重；间接暴力由传导力或扭转力所致，骨折线多为斜形或螺旋形骨折，若为双骨折，腓骨的折线较胫骨折线为高，软组织损伤较轻（图 50-18）。腓骨颈有移位的骨折可导致腓总神经损伤。胫骨骨折可造成小腿筋膜间隔区肿胀，压迫血管，引起缺血性挛缩。

【临床表现和诊断】 有明确的外伤史，伤后小腿严重肿胀、疼痛、功能障碍。检查时见小腿成角、短缩、旋转畸形，有异常活动及骨摩擦音。部分患者可合并血管、神经损伤及骨筋膜室综合征等。

X 线胫腓骨干正侧位像可明确骨折的部位、类型、程度、移位情况等。

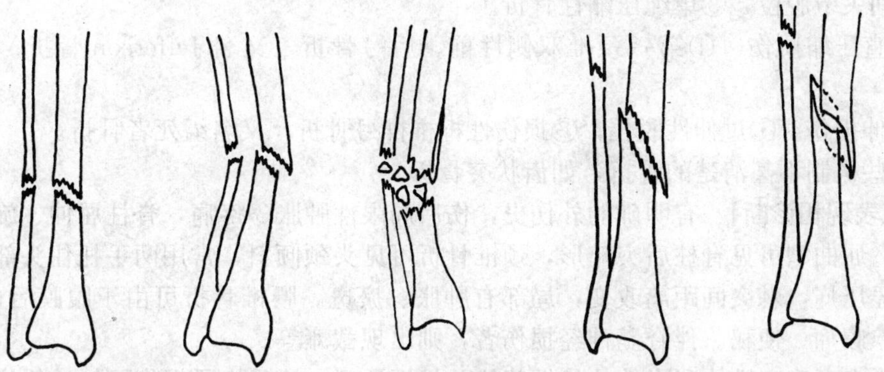

(1) 横断骨折　(2) 短斜骨折　(3) 粉碎性骨折　(4) 长斜骨折　(5) 螺旋形骨折

图 50-18　不同暴力所致的胫腓骨干骨折

【治疗】 胫腓骨干骨折治疗的原则，主要是矫正成角、旋转畸形，恢复胫骨上、下关节面的平行关系和肢体长度。

（一）手法复位外固定

对于无移位稳定性骨折无需整复，采取石膏或夹板固定，直至骨折愈合；有移位的稳定性骨折，可用手法整复，石膏或夹板固定；不稳定性骨折，如粉碎性及多段骨折可用手法整复、夹板固定并结合跟骨牵引治疗。

（二）切开复位内固定

手法复位失败者，严重粉碎性骨折及开放性骨折可采用切开复位，钢板螺钉或髓内针固定。软组织损伤严重的开放性骨折可选用外固定器固定，既方便换药，又可稳定骨折。

四、脊柱骨折

脊柱骨折，临床常见，胸腰椎脊柱（T_{10}～L_2）处于两个生理弧度的交汇处，是应力集中之处，因此该段骨折最多见。每块脊柱骨由椎体与附件两部分组成。可以将整个脊柱分成前、中、后三柱。中、后柱包括脊髓和马尾神经，该区损伤可累及神经系统。

【病因和分类】 暴力是引起胸腰椎骨折的主要原因。根据暴力的方向与作用力，胸腰椎骨折和颈椎骨折分别可以有六种类型损伤。

（一）胸腰椎骨折的分类

1. 单纯性楔形压缩性骨折，为脊柱前柱损伤。

2. 稳定性爆破型骨折，为脊柱前柱和中柱损伤。

3. 不稳定性爆破型骨折，为前、中、后三柱同时损伤。

4. Chance 骨折，为椎体水平状撕裂损伤。

5. 屈曲-牵拉型损伤，为前、中、后三柱损伤。

6. 脊柱骨折一脱位，又称移动性损伤，通常三个柱均毁于剪力，当关节突完全脱位时，上一节脊椎骨的下关节突移至下一节脊椎骨的上关节突的前方，互相阻挡，称关节突交锁。

此外，还一些单纯性附件骨折如椎板骨折与横突骨折，不会产生脊椎的不稳定，称为稳定型骨折。

（二）颈椎骨折的分类

1. 屈曲型损伤　是前柱压缩，后柱牵张损伤的结果，临床常见有：①前方半脱位，

②双侧椎间关节脱位，③单纯压缩性骨折。

2. 垂直压缩损伤 ①第一颈椎双侧性前、后弓骨折，又名 Jefferson 骨折；②爆破型骨折。

3. 过伸损伤 ①过伸性脱位；②损伤性枢椎椎弓骨折，又名缢死者骨折。

4. 某些机制不甚清楚的骨折，如齿状突骨折。

【临床表现和诊断】 有明确的外伤史，伤后局限性肿胀、疼痛，脊柱屈伸、旋转、侧屈功能障碍。屈曲型可见脊柱后突畸形，颈椎骨折可见头颈倾斜，常用两手托住头部，检查时棘突有明显压痛，棘突间距离改变，局部有肿胀、瘀斑。腰椎骨折可由于腹膜后血肿刺激，伴有腹胀、腹痛、便秘。伴脊髓神经损伤者，则出现截瘫等。

X 线检查可确定椎体和附件的骨折部位及骨折类型，怀疑椎弓损伤可加拍斜位片。有条件者可加做 CT、MRI 检查。

【治疗】 脊柱骨折较复杂，在治疗时首先注意有无脊髓损伤，不要在搬运或治疗时造成或加重脊髓损伤。对于单纯屈曲型骨折一般选用卧硬板床，腰部使用垫枕法治疗；对于轻度移位而无脊髓损伤者可在牵引下整复，对位后石膏背心固定；对于骨折不稳定、移位明显或合并脊髓损伤者应选用手术治疗，解除压迫，并牢固地固定骨折。

持续牵引：颈椎骨折伴轻度移位、无关节交锁者一般采用枕颌布托牵引，头颈略后伸，牵引重量为 2～3 kg，持续牵引 4～6 周；颈椎骨折伴关节交锁者宜用颅骨牵引，一般重量为 5～10 kg，复位应略前屈，矫正绞锁复位后，改为后伸，重量逐渐减到 1～2 kg，持续 4～6周后换颈托或石膏围领保护。另外，腰椎单纯压缩性骨折无其他损伤可采用骨盆牵引。

固定：腰椎骨折脱位整复后应绝对卧床 3～4 周，不稳定性骨折用石膏背心或金属支架（钢背心）固定（图 50-19），4～8 周后可下床活动，4 个月内避免做弯腰动作。

切开复位内固定：凡不稳定性脊柱骨折、合并脊髓损伤、合并关节脱位或关节突交锁等，均应手术切开复位行内固定。根据骨折类型以及手术的入路，选用椎弓根 Dick 钉、Harrington 棒、Luque 棒等行内固定。

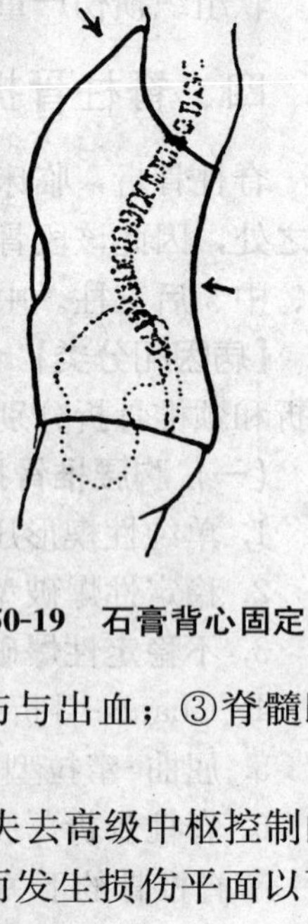
图 50-19 石膏背心固定

五、脊髓损伤

脊髓损伤是脊柱骨折的严重并发症。

胸腰椎损伤致下肢感觉与运动障碍，称为截瘫；颈髓损伤后双上肢也有神经功能障碍者，为四肢瘫痪，简称"四瘫"。

【病理】 按脊髓损伤的部位和程度分为：①脊髓震荡；②脊髓挫伤与出血；③脊髓断裂；④脊髓受压；⑤马尾神经损伤。

各种严重的脊髓损伤后均可立即产生损伤平面以下弛缓性瘫痪，是失去高级中枢控制的一种病理生理现象，称为脊髓休克。2～4 周后这一现象可随伤情不同而发生损伤平面以下不同程度的痉挛性瘫痪。因此，脊髓休克与脊髓震荡是完全不同的两个概念。

【治疗】

1. 合适的固定，防止发生脊髓的再损伤。

2. 减轻脊髓水肿的治疗，包括：①使用地塞米松，20%甘露醇等药物；②甲泼尼龙冲击疗法，只适用于受伤后 8 h 以内者；③高压氧治疗。

3. 手术治疗　手术的目的是解除对脊髓的压迫和恢复脊柱的稳定性，目前还未解决损伤脊髓的再生和修复问题。手术的途径和方法根据骨折类型及部位而定。

六、骨盆骨折

骨盆环是由骶骨、尾骨和两侧髋骨连接而成的坚固骨环，后方有骶髂关节，前方有耻骨联合。在强大暴力下可发生骨折。严重骨折时常可伤及盆腔内脏器或血管神经，尤其是大量出血致休克，危及生命。

【病因和分类】

骨盆两侧髋骨是由髂骨、坐骨、耻骨共同构成，在直立位时，重力线经骶髂关节、髂骨体至两侧髋关节，为骶股弓；坐位时，重力线经骶髂关节、髂骨体、坐骨支至两侧坐骨结节，为骶坐弓。另有两个联结副弓，一个经耻骨上支与耻骨联合至双侧髋关节，以连接股弓和另一个副弓；另一个经坐骨升支与耻骨联合至双侧坐骨结节连接骶坐弓。

骨折多因强大直接暴力引起，如被车辆碾轧或倒塌的重物挤压等。少数可因间接暴力造成，因肌肉突然收缩发生骨盆边缘肌附着点的撕脱性骨折，或侧方挤压而发生耻骨骨折。骨盆骨折的严重性，决定于骨盆环的破坏程度及是否伴有盆腔脏器、血管、神经损伤。因此临床上根据骨折位置和数量分类可分为四型（图 50-20）。

1. 骨盆边缘撕脱性骨折。

2. 骶尾骨骨折。

3. 骨盆环单处骨折　这类骨折影响到骨盆环，但未完全失去连接，基本保持环状结构的完整。如一侧或双侧耻骨上支和下支骨折、耻骨联合分离、一侧骶髂关节脱位或一侧骶髂关节附近的髂骨骨折。

4. 骨盆环双处骨折伴骨盆变形　这类骨折多为强大的挤压暴力所致。由于骨折移位明显和常伴有脱位，往往导致骨盆的完整性遭到破坏，损伤盆腔内的脏器和血管、神经，产生严重后果。如一侧耻骨上、下支骨折合并同侧骶髂关节脱位或髂骨骨折；耻骨联合分离合并一侧骶髂关节脱位或髂骨骨折等。

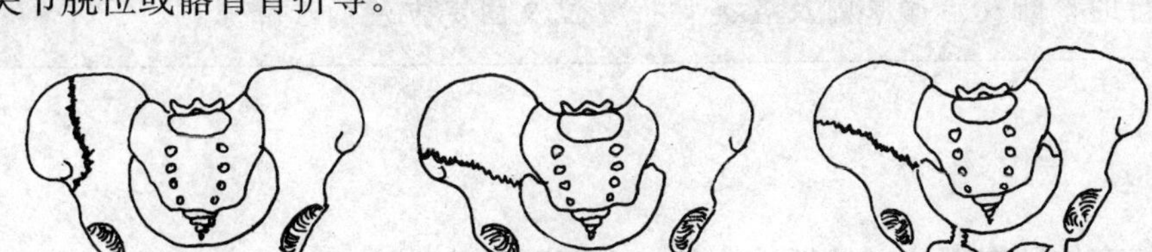

(1) 骨盆环无断裂骨折　(2) 骨盆环单处骨折　(3) 骨盆环双处骨折伴骨盆变形

图 50-20　骨盆骨折的分类

【临床表现和诊断】　有明确的外伤史，伤后局部疼痛、肿胀、瘀斑，不能起坐、站立和翻身，下肢活动困难。损伤局部压痛明显，骨盆挤压和分离试验阳性，若尾骨有压痛可进行肛门指诊检查。骶髂关节分离时可出现盆骨变形，患侧下肢短缩。

X 线骨盆正、侧位像可明确骨折部位和类型。必要时可摄骶尾椎正侧位或骶髂关节斜位片。

骨盆骨折患者常有严重并发症：①腹膜后血肿：血管损伤所致，出现失血性休克，是伤后患者死亡的主要原因；②内脏损伤：可导致尿道、膀胱、阴道、直肠破裂，出现尿滴血、排尿困难、尿外渗、下腹痛、排便里急后重、腹膜刺激征等症状。

【治疗】 骨盆骨折病情较险且发展快，首先应根据全身情况决定治疗步骤，把抢救创伤性出血性休克放在第一位。对合并内脏损伤者，应请专科医生会诊，及时处理。在进行腹腔手术时，切忌打开后腹膜血肿，骨折可按下列方法治疗。

（一）非手术疗法

撕脱骨折、骶尾骨骨折及骨盆环处单骨折：多无明显移位，一般不必整复。髂前上、下棘骨折在屈髋、屈膝位卧床休息；坐骨结节骨折有移位者，使患者侧卧，保持伸髋屈膝，使腘绳肌放松，骨折移位可用按压手法复位；尾骨骨折可用肛门内复位法治疗，并将骶尾部用气垫圈保护，卧床休息。

（二）手术疗法

骨盆环双处骨折伴骨盆环断裂需手术复位及内固定，再加上外固定支架固定。耻骨联合分离以往用布兜悬吊固定，但治疗时间长、愈合差，现多主张手术治疗，在耻骨弓上缘用钢板螺钉做内固定。

（三）康复治疗

未损伤骨盆后部负重弓者，伤后第 1 周练习下肢肌肉收缩及踝关节屈伸活动，伤后第 2 周练习髋、膝关节伸屈活动，第 3 周后扶拐下地活动。如骨盆后部负重弓损伤者，固定牵引期间应加强下肢肌肉收缩锻炼及踝关节活动，解除固定牵引后，即可下床扶拐站立和练习步行。

小结

本章主要内容为创伤性骨折。即指外伤所致骨的完整性和连续性中断的疾病。临床非常多见，主要内容包括：骨折概论、上肢骨折、下肢骨折、脊柱骨折及骨盆骨折。重点难点内容包括：骨折的病因、分类及移位，骨折愈合过程及治疗原则，骨筋膜室综合征等骨折并发症的预防、诊断及处理，肱骨干骨折合并桡神经损伤的诊断及防治，股骨颈骨折的诊断及治疗原则及各类骨折复位及固定方法的选择原则。

思考题

1. 骨折特有体征有哪些？骨折治疗的三大原则是什么？
2. 肱骨中下 1/3 骨折最常见的并发症是什么？
3. 骨折早期的主要并发症有哪些？
4. 患者，男性，45 岁。双侧股骨干骨折 3 小时，体温 36.5℃，脉搏细弱，血压 60/40 mmHg，四肢冰冷，无尿。除骨折诊断外，你首先考虑的诊断是什么？最主要的抢救和治疗措施有哪些？
5. 患者，女，68 岁。不慎跌倒，手掌着地受伤，腕部出现“枪刺”样畸形，X 线检查证实为 Colles 骨折，你认为选择哪种治疗方法最适合？

（怀化医学专科学校　申小青　山东万杰医学院　陈　磊）

第五十一章 关节损伤

学习目标

1. 掌握关节脱位的特有表现。
2. 熟悉肩关节前脱位的诊断、整复方法及肘关节和髋关节后脱位的诊断、治疗方法。
3. 了解桡骨头半脱位的诊断与处理。

第一节 概 述

在暴力的作用下，组成关节各骨的关节面失去正常的相互位置关系，称为关节脱位。

一、关节损伤的分类

（一）按脱位发生的原因分类

1. 损伤性脱位　由暴力作用于关节所致，最为常见。

2. 习惯性脱位　关节外伤性脱位后，治疗不充分，或因关节先天发育不良，在较小的外力作用下，再次发生脱位。脱位后易复位，又易复发，称为习惯性脱位。

3. 病理性脱位　因骨关节病变所致关节脱位。

4. 先天性脱位　由于胚胎期关节发育不良，出生后即出现关节脱位。

（二）按脱位的程度分类

1. 完全脱位　构成关节各骨的关节面完全脱离正常位置关系。

2. 半脱位　构成关节各骨的关节面仅部分脱离正常关系。

（三）按脱位后的时间分类

1. 新鲜脱位　脱位发生于3周以内者，为新鲜脱位。

2. 陈旧性脱位　脱位超过3周者，为陈旧性脱位。

（四）按脱位后关节腔是否与外界相通分类

1. 闭合性脱位　脱位处皮肤完整，关节腔不与外界相通。

2. 开放性脱位　脱位后的关节腔与外界相通。

二、关节损伤的临床表现和诊断

损伤性关节脱位有明确的外伤史，多见于青壮年，脱位关节局部有疼痛、肿胀、关节功能障碍，可合并有血管、神经损伤或骨折。主要表现有：

1. 畸形　关节的正常外形或关节附近骨性标志的位置改变。如肩关节脱位后的“方肩”畸形。

2. 关节囊空虚　触诊构成关节的骨端离开其正常的位置，在关节处触及一凹陷的空虚感。

3. 弹性固定 脱位后，关节周围的肌肉反射性收缩或痉挛，关节被固定在某一畸形位置。对脱位关节无论作何运动，均感到有一种弹回畸形位置的抗力，故称为弹性固定。

X线检查：①明确脱位的方向、程度、是否伴有骨折；②判断陈旧性脱位者有无骨化性肌炎和缺血性骨坏死。

三、关节损伤的治疗

治疗是复位、固定和功能锻炼。

（一）复位

只要患者全身情况允许，宜尽早进行复位，即恢复受累关节的正常解剖关系。

1. 手法复位 必须根据关节的结构类型、脱位的机制，关节面移位的情况、局部解剖特点等进行牵引与对抗牵引，遵循各脱位关节的复位操作方法，在无痛和肌肉松弛的麻醉条件下，使脱位的关节端按受伤脱出的途径逆向返回原位。复位成功的标志是：骨性标志复原，关节活动功能正常，X线检查显示关节已复位。

2. 切开复位 下列情况宜采用切开复位：①关节脱位伴关节内骨折；②行手法复位2～3次，未能成功，可能有软组织嵌入构成关节的两骨之间；③关节脱位伴有神经、血管损伤；④开放性脱位，必须做清创缝合术；⑤陈旧性脱位，手法复位无效者。

（二）固定

复位后，应将关节固定在稳定的位置，时间要足够长，使撕裂的关节囊、韧带等充分愈合。否则，易造成复发。固定的时间一般为2～3周，陈旧性脱位复位后的固定时间应适当延长。但固定时间不宜太长，以免关节僵直。固定方法可采用石膏绷带或牵引等。

（三）功能锻炼

复位后，被固定的关节尽早进行功能活动，促进固定关节的血液循环，消除肿胀，避免关节囊挛缩及肌肉失用性萎缩，防止骨质疏松等不良影响。解除固定后，应进行主动功能锻炼，并配合理疗、热敷等，以利于关节功能的恢复。关节的活动应循序渐进，逐步增加活动量和活动强度，以免造成关节周围软组织损伤，甚至形成血肿及骨化性肌炎。

四、开放性关节损伤的处理原则

开放性关节损伤即皮肤和关节囊破损，关节腔与外界相通。处理原则基本同开放性骨折，治疗目的是防止关节感染和恢复关节功能。一般可分为三度：

第一度：锐器伤，创口小，关节软骨和骨骼无损伤。处理：勿需打开关节，创口清创缝合后，关节腔注入抗生素，固定3周，开始功能锻炼。

第二度：软组织损伤较广泛，关节软骨及骨骼部分破损，创口内有异物。处理：局部清创后，更换手套、敷单和器械，再扩大关节囊切口，充分显露关节，反复冲洗，清除异物及碎骨片，较大骨片应予复位、固定，尽量保持软骨面完整，关节囊和韧带尽量保留、修复，必要时关节腔置管灌洗引流，术后48 h拔除。

第三度：软组织毁损，关节软骨和骨骼严重损伤，异物，可合并关节脱位及血管、神经损伤。处理：彻底清创，敞开创口，无菌敷料湿敷，3～5天后延期缝合。有条件可采用一期显微外科组织移植修复缺损。关节面破坏严重，关节功能恢复无望者，可一期行关节融合术。

第二节 肩关节脱位

肩关节脱位在全身关节脱位中最常见，好发于20～50岁的男性。

【分类】 肩关节脱位可分为前脱位和后脱位两种，以前脱位最常见。根据脱位后肱骨头所在的位置，前脱位又可分为盂下脱位、喙突下脱位、锁骨下脱位。后脱位少见。

【肩关节前脱位机制】 肩关节前脱位多因间接暴力所致。当患者侧位跌倒时，手掌着地，躯干向一侧倾斜，肱骨干高度外展外旋状态，肱骨大结节与肩峰相撞并成为杠杆的支点，使肱骨头向前下方冲出关节囊，滑脱至盂下，称为盂下脱位。后由于喙肱肌、冈上肌等肩带肌的痉挛，肱骨头滑至肩前成为喙突下脱位。若外力继续作用，肱骨头可被推至锁骨下方，成为锁骨下脱位（图51-1）。前脱位常合并有肱骨大结节撕脱骨折、冈上肌断裂和肱骨外科颈骨折。

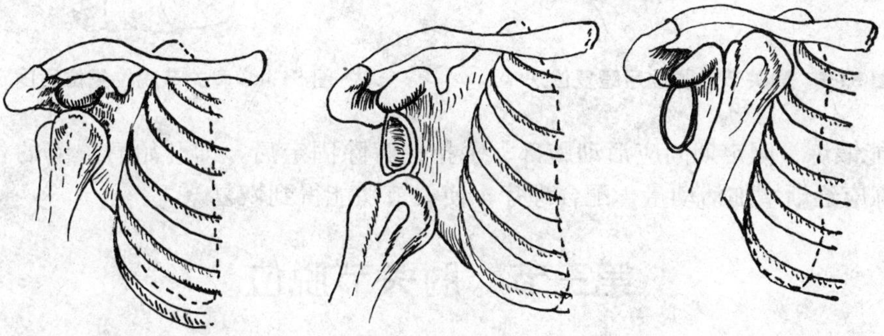

(1) 喙突下脱位　　(2) 盂下脱位　　(3) 锁骨下脱位

图51-1　肩关节前脱位的三种类型

【临床表现和诊断】

1. 有外伤史。

2. 患肩疼痛、肿胀，功能障碍　肘关节多屈曲，患者以健手托住患肢前臂，以防肩关节活动。

3. 方肩畸形　肱骨脱出移位至喙突下，肩峰突起，触诊三角肌下原肱骨头处有空虚感（图51-2）。

4. Dugas征阳性　将患侧手掌置于对侧肩部，患侧肘部不能紧贴胸壁；或患侧肘部紧贴胸壁时，手掌搭不到对侧肩部，称Dugas征阳性。

5. X线检查　可以明确肱骨头移位的情况以及有无合并骨折。

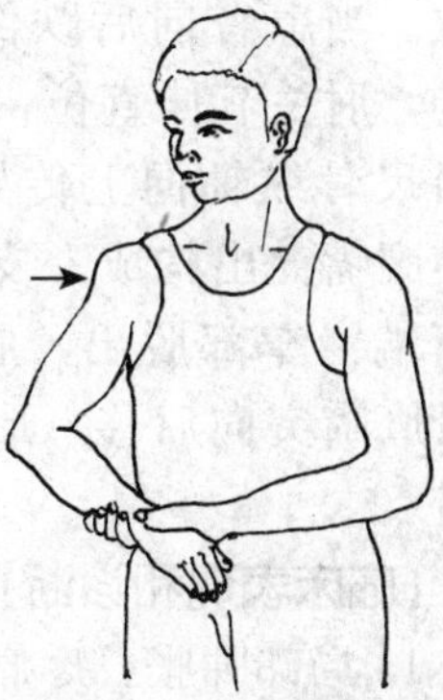

图51-2　肩关节前脱位

（患者的姿势及方肩畸形）

【治疗】

1. 复位　多在局麻下行手法复位。多采用足蹬法（Hippocrates法）。患者仰卧，患侧腋窝处垫一棉垫。术者站于患侧床旁，面向患者，以同侧足置于患者腋下靠胸壁处，两手握住患肢腕部，于患肢外展位做徒手牵引，以足跟顶住患者腋窝作对抗牵引。持续均匀用力，肩部肌渐渐松弛，内收、内旋患者上肢，此时可听到或感到“咯噔”声，肱骨头回到关节囊内，Dugas 征检查，已转为阴性，证实复位成功（图 51-3）。

2. 固定 置肩关节于内收、内旋位，肘关节屈曲 90°，腋窝放入一棉垫，用三角巾将前臂悬于胸前，一般固定 3 周（图 51-4）。合并大结节骨折者，固定时间应延长 1～2 周。若关节囊破损严重，或肩带肌力不足，术后摄片显示肩关节半脱位者，宜用搭肩位胸肱绷带固定：将患侧手掌置于对侧肩部，肘部紧贴胸壁，用绷带固定上臂于胸前，并托住肘部，可矫正肩关节半脱位。

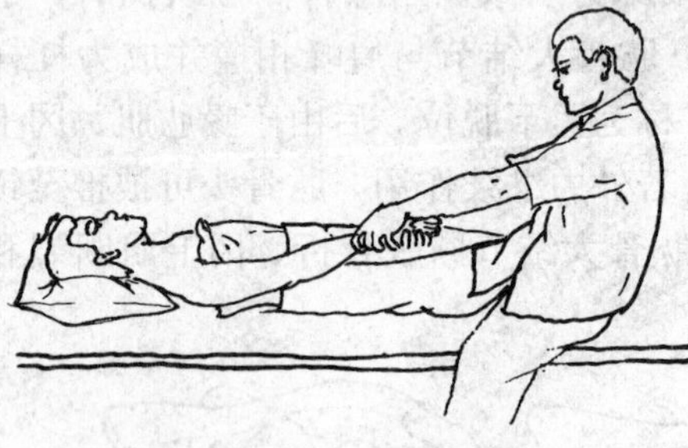

图 51-3 肩关节前脱位足蹬复位法

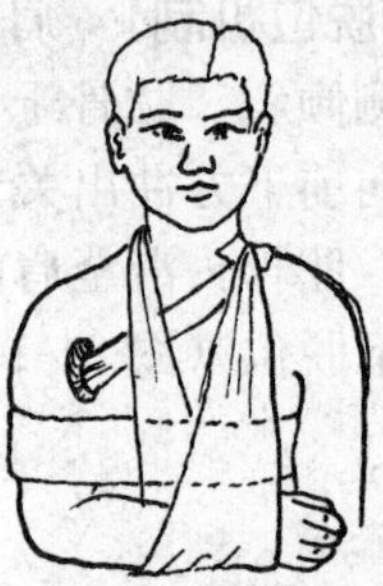

图 51-4 肩关节脱位复位后固定法

3. 功能锻炼 固定期间应活动腕部、手指；解除固定后，即开始肩关节的各个方向的活动。锻炼应逐渐增加活动量，配合理疗，使关节功能得到恢复。

第三节 肘关节脱位

肘关节脱位较为常见，发生率仅次于肩关节脱位。多发生于青少年，因脱位的方向不同，可分为三型：后脱位、前脱位和侧脱位，以后脱位最多见。本节仅介绍肘关节后脱位。

【脱位机制】 肘关节脱位多由间接暴力所致。当患者向后跌倒时，上肢处于外展、后伸，肘关节伸直位，手或腕部着地时，暴力沿尺骨纵轴向上传导，肘关节过度伸展，致使鹰嘴突出构成一支点，半月切迹乃自肱骨下端滑车部脱出，肘前部关节囊被撕破，尺骨鹰嘴突向后移，形成肘关节后脱位（图 51-5）。

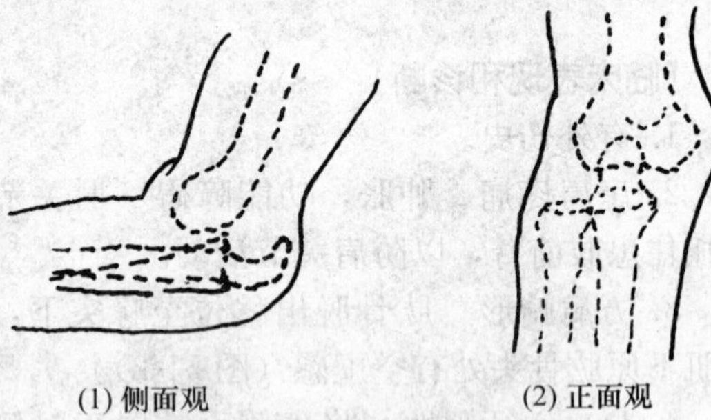

(1) 侧面观 (2) 正面观

图 51-5 肘关节后脱位

【临床表现和诊断】

1. 局部肿胀、疼痛，畸形。

2. 肘关节弹性固定于屈位，肘后出现空虚感，可扪及凹陷。

3. 肘后三角关系改变。

4. X 线检查可明确脱位的移位情况及有无合并骨折。

【治疗】

1. 手法复位 患者取坐位，以 2%普鲁卡因或 1%利多卡因 10 ml 注入肘关节内做局部麻醉。术者站在患者前面，背对患者，提起患肢，使患肢上臂紧靠术者腰部，肘关节处于半屈曲位置。术者一手掌托住患肢腕部，沿前臂纵轴向下做持续牵引，另一手手掌托住肱骨下

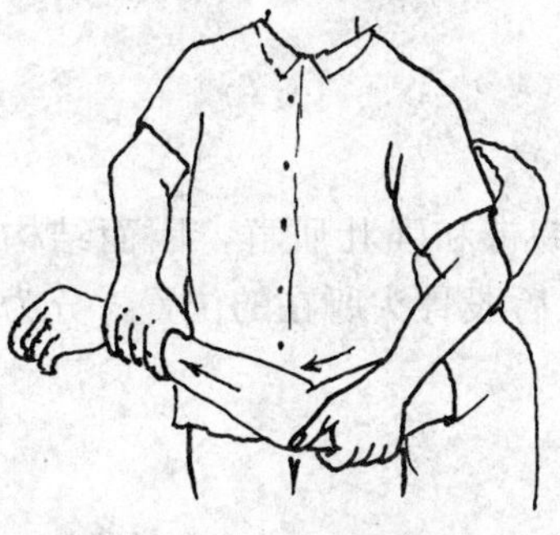

图 51-6　肘关节后脱位复位方法示意（拇指压在尺骨鹰嘴上）

段，拇指沿前臂纵轴向下顶压尺骨鹰嘴突，其余四指顶住肱骨远端前面做对抗牵引。持续一段时间后，听到“咯噔”弹响声，肘后三角关系恢复正常，肘关节可伸直，提示关节复位（图 51-6）。

若伴有侧方移位，应先矫正侧方移位，然后进行复位。

2. 固定　以长臂石膏托固定肘关节于屈曲 90°位，然后用三角巾悬吊于胸前 2～3 周。

3. 功能锻炼　在固定期间，应早期活动肩、腕及手指各关节。解除固定后，即开始练习肘关节的屈伸及前臂的旋转运动，并辅以理疗和热敷，使关节的功能逐渐恢复。

第四节　桡骨头半脱位

桡骨头半脱位常见于 5 岁以下的小儿。

【脱位机制】　5 岁以下小儿的桡骨头未发育完全，桡骨颈部的环状韧带仅为一片薄弱的纤维膜。当小儿的前臂处于旋前位，被向上提拉时，桡骨头便自环状韧带内向下滑出。当停止牵拉，桡骨头恢复原位时，环状韧带的上半部分即被卡在肱桡关节内，形成桡骨头半脱位。

【临床表现和诊断】

1. 患肢有被向上牵拉病史。

2. 肘部疼痛，不能活动，拒绝别人触摸，患侧手不能取物。

3. 检查见患肘略屈，局部无肿胀和畸形，牵拉前臂或屈肘时疼痛加剧，桡骨头处有明显压痛。

4. X 线检查阴性。

【治疗】　手法复位，无需麻醉，术者一手托住患儿肘部，拇指压在桡骨头处，另一手握住腕部做轻柔的前臂旋后、旋前活动并屈肘（图 51-7），术后拇指可感到有一轻微的弹响声，疼痛立刻缓解，肘关节旋转、屈伸活动正常，小儿即可以取物，标志复位成功。复位后不必固定，但须嘱咐家长不可再暴力提拉，以防复发。

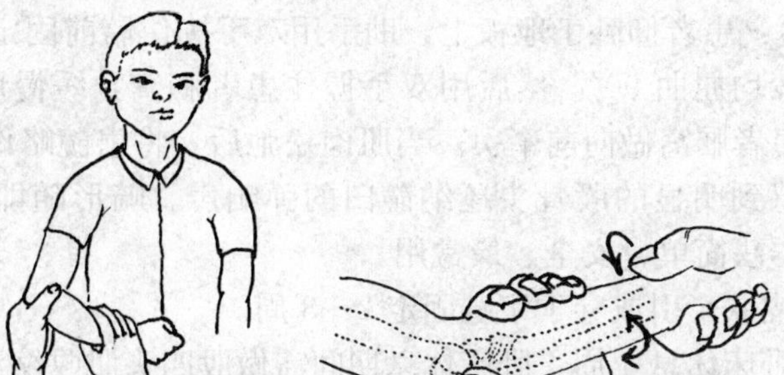

图 51-7　桡骨小头半脱位复位示意

拇指直接按压在桡骨小头处，前臂做旋前、旋后旋转

第五节 髋关节脱位

髋关节在形态上是典型的杵臼关节，周围有十分坚强的韧带和强壮肌群，因而结构稳定。只有在强大的暴力冲击下才会造成髋关节脱位。根据脱位后股骨头所在的位置，分为前脱位、后脱位和中心脱位。后脱位常见。

一、髋关节后脱位

髋关节后脱位占全部髋关节脱位的85%～90%。多由间接暴力引起，常发生于交通事故。当髋关节屈曲、内收、内旋时，股骨颈的内侧缘恰被压于髋臼前缘，形成杠杆的支点，此时股骨头大部分已超越髋臼后缘。若膝部受到由前向后的暴力冲击，股骨头即冲破髋关节的后下方关节囊薄弱区，向后移位形成后脱位。可合并有髋臼后缘或股骨头的骨折。偶有合并坐骨神经损伤者。

【临床表现和诊断】

1. 有明显的外伤史，且暴力强大。

2. 局部疼痛明显，髋关节不能活动。

3. 患肢缩短，髋关节弹性固定于屈曲、内收、内旋位置(51-8图)。

4. 股骨大转子明显上移，在臀部可触及脱位的股骨头。

5. 合并有坐骨神经损伤者，可有该神经支配区域内的运动和感觉功能障碍。

6. X线检查可了解脱位情况以及有无骨折，必要时行CT检查。

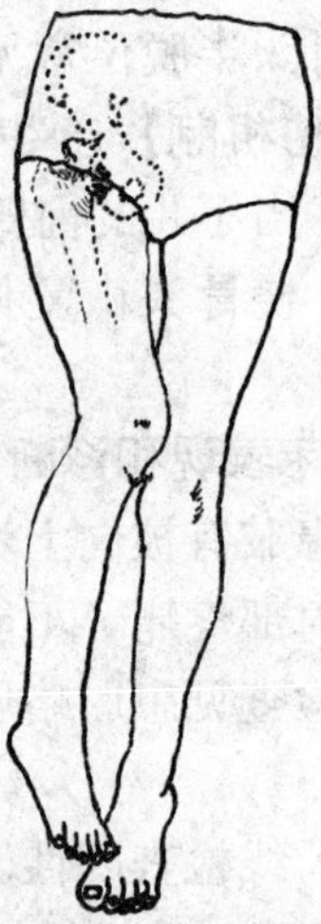

图51-8 髋关节后脱位典型畸形

【治疗】

1. 复位 对单纯性髋关节后脱位，应尽早手法复位，伤后24～48 h以内为复位的最佳时期。48～72 h后，复位将十分困难，且并发症多，关节功能亦受到影响。复位应在全身麻醉或椎管内麻醉下进行。常用复位方法是：

提拉法（Allis法）：患者仰卧于地板上，助手用双手按住髂前固定骨盆。术者面对患者站立，先使患肢髋、膝均屈曲90°，然后用双手握住患者腘窝，缓慢用力向前做持续牵引，亦可用前臂上端置于患者腘窝做向前牵引。当肌肉松弛后，将患髋略作外旋，便可使股骨头还纳至髋臼内，并可感到明显的股骨头还纳髋臼的弹响声。畸形随即消失，髋关节活动恢复，提示复位成功。本法简单、安全，最常用。

2. 固定 患肢做皮肤牵引或穿丁字鞋固定2～3周。

3. 功能锻炼 应卧床休息4周，卧床休息期间需做股四头肌收缩活动。4周后扶双拐下地活动，3个月内患肢不能负重。

对于合并有髋臼后缘单块大骨折或粉碎性骨折等复杂性后脱位病例，宜早期切开复位与内固定。

二、髋关节前脱位

当股骨极度外展、外旋时，大转子即挤压于髋臼后上缘，构成支点。若暴力使股骨外展、外旋并推向下方，股骨头因髋臼的杠杆作用，撕破关节囊前下方薄弱处而脱出，形成前脱位，最后股骨头移位至闭孔处或耻骨下。

【临床表现和诊断】 ①有明显的外伤史；②患肢呈外展、外旋和屈曲畸形；髋关节活动障碍；③腹股沟处肿胀，可触及股骨头；④X线摄片可明确脱位的情况。

【治疗】

1. 复位　在全身麻醉或椎管内麻醉下行手法复位，常用Allis法。患者仰卧于治疗台上，术者双手握住患肢腘窝部，髋关节轻度屈曲并外展，沿股骨纵轴方向做持续牵引。一助手站在对侧以双手按压大腿上1/3的内侧面及腹股沟处。如果手法复位两次不成功，需考虑切开复位。

2. 固定与功能锻炼　同髋关节后脱位。

第六节　膝关节半月板损伤

半月板是垫在股骨内、外侧踝与胫骨内、外侧髁关节面之间的两块半月形纤维软骨板。每个膝关节内有两个半月板，即内侧半月板和外侧半月板。内侧半月板较大，呈C形，外缘与关节囊及胫侧副韧带紧密相连。外侧半月板较小，近似O形，外缘与关节囊相连。半月板外缘厚、内缘薄，上面凹陷，下面平坦。周围区（即外围的10%～30%）有来自关节囊的毛细血管袢分布，内侧区域无血液供应，其营养主要来自滑液。因此半月板血液供应不良，破裂后愈合能力很差。

半月板使关节面更相适应，能缓冲压力，吸收震荡，起弹性垫的作用。半月板还增大了关节窝的深度，又能连同股骨髁一起对胫骨做旋转运动。半月板的位置随着膝关节的运动而改变，屈膝时半月板滑向后方，伸膝时滑向前方。在半屈膝旋转小腿时，一个半月板滑向前，另一个滑向后。由于半月板随膝关节运动而移动，当膝关节在急骤而强烈地运动时，常造成半月板损伤。

【发病机制和分类】 当膝关节于伸直位时，两侧副韧带处于紧张状态，关节稳定。膝关节半屈曲位时，股骨髁与半月板的接触面变小，半月板与胫骨平台的接触比较固定，此时若膝关节做猛烈旋转运动，则半月板受到重力的挤压、研磨，易发生破裂。研磨力量是造成半月板破裂的主要原因。膝半屈、内收或外展、重力挤压和旋转力是产生半月板损伤的四个必需因素。

半月板破裂的类型有：①纵裂，又称“桶柄样撕裂”；②中1/3撕裂，又称体部撕裂；③前角撕裂；④前1/3撕裂；⑤后1/3撕裂；⑥分层擘裂，又名水平擘裂（图51-9）。

【临床表现和诊断】 大部分急性损伤病例有膝关节扭伤史，慢性损伤病例无明确外伤。男性多于女性。伤后膝关节剧烈疼痛，不能伸直。关节肿胀，关节腔可有积血。急性期过后，肿胀逐渐消退，关节功能逐渐恢复。但总感到关节不稳定，肌肉无力，关节处有压痛。在活动时可突然听到“咔哒”响声，膝关节便不能伸直，当摆动小腿后，再听到“咔哒”声，患膝又可伸直，这种现象称为关节交锁。关节交锁可偶尔出现，也可频繁发生。半月板损伤的慢性阶段可有股内侧肌萎缩、膝关节间隙压痛等表现。

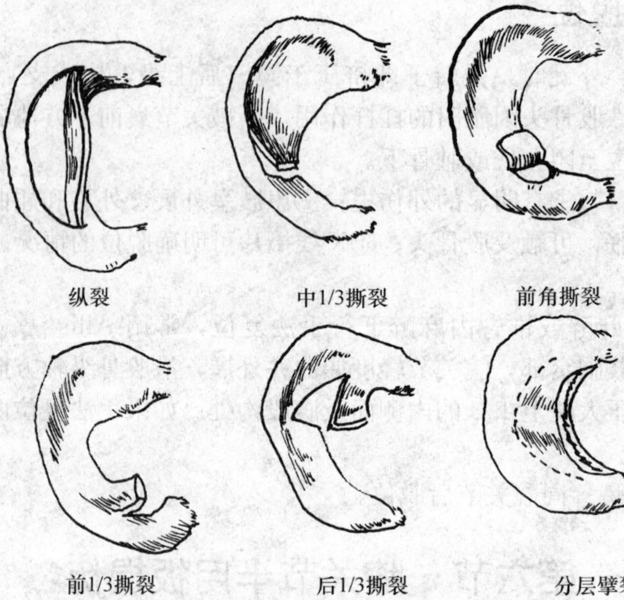

图 51-9 半月板损伤类型

下列试验有助于诊断：①过伸试验：膝关节过伸时产生剧痛；②过屈试验：膝关节极度屈曲也可产生剧痛；③研磨试验：患者俯卧，屈膝 90°，检查者将小腿向膝部加压，同时做膝内旋、外旋运动（Apley 试验）时疼痛，提示半月板破裂；④回旋挤压试验（McMurray 征）：患者仰卧，检查者一手按住患膝，另一手握住踝部，将膝完全屈曲，足踝抵住臀部，然后将小腿极度外旋、外展，或内旋、内收，在保持应力位下，逐渐伸直。若在伸直过程中，感到或听到“咔哒”声，即为半月板破裂。按响声和疼痛的部位，可推断破裂的部位。

应该注意，没有一个试验是诊断膝关节半月板损伤的唯一依据。应综合临床症状、压痛点，以及各种试验的阳性结果进行综合分析，才能做出最后诊断。

X 线平片检查主要用来排除膝关节的其他病变或损伤。膝关节空气造影、碘溶液造影或空气-碘溶液对比造影曾经是有效的辅助诊断方法，但目前已被 MRI 检查所替代。MRI 检查能显示半月板有无变性、破裂的情况，还可发现有无关节积液及韧带的损伤。

关节镜不仅可以发现半月板的损伤，还可以观察到交叉韧带、关节软骨和滑膜有无病变。不仅可用于诊断，也可通过关节镜进行手术操作。

【治疗】

1. 非手术治疗　①急性半月板损伤可用长腿石膏托固定 4 周，限制患膝的活动；②关节腔积血明显者，可抽尽血肿，加压包扎；③膝部疼痛减轻后，即开始股四头肌舒缩活动，以防止肌萎缩。

2. 关节镜下手术　关节镜下手术具有创口小，关节干扰少，术后恢复快，早期下床活动的优点。传统的半月板切除术，已基本不用。如果半月板损伤诊断确诊，目前多主张在关节镜下进行手术，根据损伤类型，采取缝合、局部切除等修复技术。

第七节 膝关节韧带损伤

膝关节关节囊薄而松弛，其稳定性主要依靠韧带和肌肉的完整性。膝关节的韧带，在关节内有前、后交叉韧带，在周围有内、外侧副韧带。它们和关节囊一起成为稳定膝关节的基本结构，尤以内侧副韧带最为重要。这些韧带，在功能上相互协同、相互制约，限制膝关节在正常的范围内活动，又引导膝关节在一个固定的轨迹上活动。一旦某一韧带受到损伤，必将引起失衡，殃及关节的稳定和生理功能。

一、膝关节侧副韧带损伤

膝关节内侧副韧带呈宽扁束状，起自股骨内上髁，向下止于胫骨内侧髁及相邻骨体，与关节囊和内侧半月板紧密结合，甚为坚韧，是膝关节稳定的主要结构。外侧副韧带为条状纤维索，起自股骨外侧髁，向下延伸止于腓骨头，比较薄弱。膝关节侧副韧带损伤中，内侧副韧带损伤较为多见。

【发病机制】 当膝关节伸直时，外侧受到直接暴力的冲击，使膝关节突然剧烈外展，内侧副韧带可被部分或全部撕断，严重者可合并内侧关节囊、半月板或交叉韧带的损伤。当膝关节半屈曲时，小腿突然外展、外旋，也会引起内侧副韧带断裂。若外力作用于膝关节内侧，膝过度内收，则造成外侧韧带损伤，但少见。

【临床表现和诊断】

1. 有明显的外伤史，青少年男性多见。

2. 局部剧痛、肿胀，可有皮下淤血，膝关节处于强迫体位，或伸直或屈曲，而不敢活动。

3. 膝关节侧副韧带断裂处有明显的压痛，有时可触及蜷缩的韧带断端。

4. 侧方应力试验 在膝关节伸直位和屈曲 30°位，分别作膝关节的内收、外展动作，并作双侧对照。如有疼痛或发现内收、外展角度超过正常范围，并有弹跳感时则为侧方应力试验阳性，提示有膝关节侧副韧带损伤或断裂（图 51-10）。

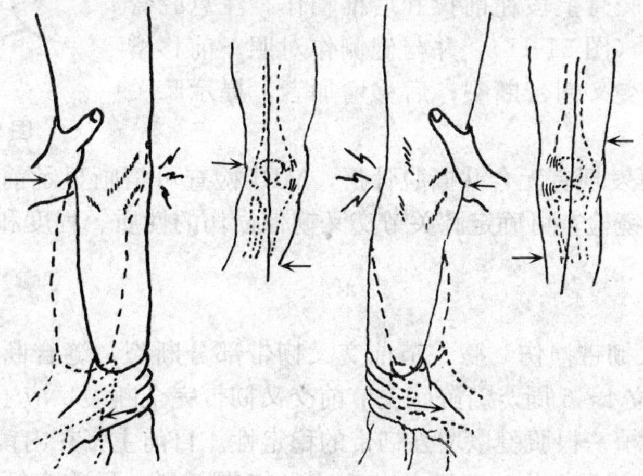

(1) 内侧　(2) 外侧

图 51-10 膝关节侧副韧带侧方应力试验

5. X线平片可显示撕脱骨折的情况 对膝关节侧副韧带的损伤，应在应力位摄片，并做双膝对照，以便在X线片上比较内、外侧间隙张开的情况。一般认为双侧间隙相差4 mm以下为轻度扭伤，4～12 mm为部分撕裂，12 mm以上为完全断裂。

【治疗】 ①膝关节内侧副韧带扭伤或部分断裂：可采用用长腿石膏托固定4～6周。解除固定后，应离床进行功能锻炼；②膝关节内侧副韧带完全断裂者，应尽早做韧带修补手术。若伴有半月板及前交叉韧带损伤，应同时进行处理；③膝关节外侧副韧带断裂：应及早手术修补。

二、膝关节交叉韧带损伤

膝关节交叉韧带位于膝关节中央稍后方，非常坚强，由滑膜衬覆，有前、后两条。前交叉韧带起自胫骨髁间隆起的前方内侧，与外侧半月板的前角愈着，斜向后上方外侧，纤维呈扇形止于股骨外侧髁的内侧。前交叉韧带在伸膝时最紧张，能防止胫骨前移。后交叉韧带起自胫骨髁间隆起的后方，斜向前上方内侧，止于股骨内侧髁的外侧面。后交叉韧带在屈膝时最紧张，可防止胫骨后移。

【发病机制】 当膝关节处于伸直位，暴力冲击胫骨上端后部，即可造成膝关节前交叉韧带撕裂。在膝关节伸直位小腿猛烈内收和膝关节屈曲位小腿猛烈外展，均可造成膝关节前交叉韧带断裂。膝关节前交叉韧带的损伤往往合并有膝关节内、外侧副韧带和半月板损伤。无论膝关节处于伸直位还是屈曲位，来自前方的暴力使胫骨上端后移，都可造成膝关节后交叉韧带断裂。膝关节后交叉韧带损伤较少见。

【临床表现和诊断】 多见于青少年男性，是运动员的常见损伤。

1. 有明确的外伤史。

2. 受伤时关节内撕裂感，甚至可听到韧带断裂的响声。随后出现剧烈的疼痛，感到关节不稳定，松弛无力。

3. 关节明显肿胀，关节腔积血，活动障碍。

4. 抽屉试验 抽屉试验即患者膝关节屈曲90°，小腿下垂，检查者双手握住胫骨上段作前拉和后推动作。注意胫骨结节前后移动的幅度（图51-11），并与健侧作对照。前移增加，提示为膝关节前交叉韧带断裂；后移增加者，提示膝关节后交叉韧带断裂。

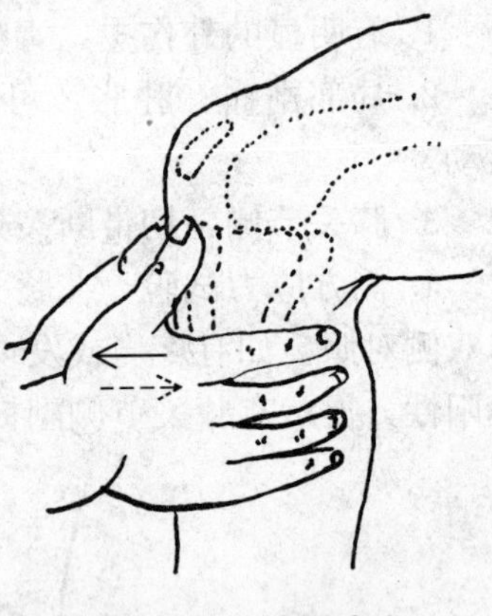

图51-11 抽屉试验

5. X线检查 可发现有无合并撕脱骨折，MRI检查可清晰显示前、后交叉韧带损伤和隐匿的骨折线。关节镜检查可确定膝关节交叉韧带损伤的性质、程度和有否合并半月板、关节囊损伤等情况。

【治疗】

1. 膝关节前交叉韧带损伤 膝关节前交叉韧带部分断裂，缝合断裂部，用长腿石膏托固定膝关节屈曲30°位4～6周。新鲜膝关节前交叉韧带完全断裂，应争取手术缝合。若韧带体部断裂，最好再移植一根肌腱以增强韧带的稳定性。目前主张在内镜下做缝合修复。

2. 膝关节后交叉韧带损伤 对膝关节后交叉韧带断裂，目前多倾向于早期在关节镜下手术修复。

小结

关节脱位是指在暴力作用下，组成关节各骨的关节面失去正常的相互位置关系的临床常见疾病。本章主要内容包括：关节脱位概述、肩关节脱位、肘关节脱位、桡骨头脱位、髋关节脱位、膝关节半月板损伤及膝关节韧带损伤。重点难点内容包括：关节脱位的临床表现、诊断、治疗原则及复位方法。

思考题

1. 关节脱位的主要临床表现有哪些？关节脱位的治疗原则包括哪几项？

2. 临床上，发生脱位率最高的关节是哪个关节？

3. 患者，男性，摔倒后肩部疼痛，检查：患肩下沉，患肢活动障碍，头向患侧偏斜，Dugas 征阳性，最可能的诊断是什么？简述常见的复位方法。

4. 某中年男性，乘汽车时发生车祸，伤后右髋关节疼痛，活动受限，患肢短缩，呈屈曲、内收、内旋畸形，应首先考虑的诊断是什么？与股骨颈骨折临床表现的主要鉴别要点是什么？

（怀化医学高等专科学校 申小青 山东万杰医学院 陈 磊）

第五十二章　手外伤与显微外科技术

学习目标

1. 掌握手外伤的治疗原则。
2. 熟悉手外伤的临床表现与诊断。
3. 了解断肢再植的治疗措施，显微外科技术的要求与应用范围。

第一节　手 外 伤

手的结构复杂，功能精巧，一旦受伤后处理正确与否，直接关系到手功能的恢复。本章就手部损伤的急诊处理加以讨论。

【损伤病因】

1. 刺伤　特点是进口小，损伤深，可将污物带入深部组织内致异物存留，使腱鞘或深部组织感染。

2. 锐器伤　特点是创口整齐，污染较轻，损伤组织深浅程度不一。常可致重要的深部组织如神经、肌腱、血管的断裂伤。严重的可导致断指、断肢。

3. 钝器伤　特点是组织挫伤，皮肤撕裂伤，重者可导致皮肤撕脱，肌腱、神经损伤和骨折。严重者可造成手指或全手各组织严重毁损。

4. 挤压伤　特点是轻者指端损伤，重者广泛皮肤撕脱、多发性开放骨折和关节脱位，深部组织严重损伤。

5. 火器伤　特点是爆炸伤的伤口极不整齐，皮肤、软组织缺损和多发性粉碎性骨折。伤口坏死组织多，易感染。

【检查和诊断】

1. 创口　注意创口的部位、大小、损伤性质和皮肤缺损、缺血情况，观察有无活动性出血、有无肌腱断裂或骨折端外露。

2. 血管损伤的检查　根据手指的颜色、温度、指腹的瘪陷、肿胀情况、毛细血管充盈试验、血管搏动及有无活动性出血等指标，判断有无血管损伤。

3. 肌腱损伤的检查　肌腱损伤后手的休息位首先发生改变，如屈指肌腱断裂时手指伸直角度增大，主动屈指功能丧失；伸指肌腱断裂时手指屈曲角度增大，伸指功能丧失。

4. 神经损伤的检查　相应神经支配区的感觉、运动障碍。

5. 骨和关节的检查　骨折时可见局部肿、痛，功能障碍，并有明显短缩、成角畸形、异常活动等。X线检查可发现无移位骨折和关节内小骨折。

【治疗】

（一）治疗方法及原则

1. 急救处理　①止血：局部加压包扎是手部创伤最简便而有效的止血方法。少数大血管损伤出现大出血才采用止血带止血，在使用中要注意扎带的部位、压力大小、时间（每隔1 h放松止血带5～10 min）；②创口包扎：用无菌敷料或清洁布类包扎创口，防止伤口污染，创口处不用药；③局部固定：可应用夹板或就地取材固定，固定范围应达腕关节以上。

2. 初期处理 初期正确的外科处理，关系到损伤肢体的功能恢复，也是后期重建手术的基础，所以必须认真对待。其主要步骤包括：①麻醉：选用适当的神经阻滞；②清创：清创越早，感染机会越少，疗效越好，争取在6～8 h内进行，以减少感染机会；超过12 h，即使较清洁的伤口，感染机会也会增加。在清创中应尽量保存有生机的组织；③深部组织修复：根据损伤时间、污染情况、损伤组织和程度，决定修复方式，但有骨折、脱位者，必须复位固定；④闭合伤口：根据损伤时间、污染情况、损伤组织、损伤程度，决定是否闭合和闭合方式。在一期闭合伤口时注意争取无张力缝合，伤口与关节、皮纹垂直者采用Z字成形术缝合；⑤术后处理：术后常用石膏托固定在功能位，包扎时用纱布将相邻手指隔开，指尖外露，抬高患肢，观察末梢血运。同时抗炎、抗破伤风、对症治疗。一般术后10～14天拆除伤口缝线，伤口愈合后，应尽早解除外固定，进行康复治疗。

（二）常见手部损伤的处理原则

1. 手部骨折与脱位 ①早期准备复位和可靠的固定；②及时闭合伤口，防止感染、防止功能障碍的发生；③早期康复治疗，防止关节僵直。

无论局部损伤情况如何，骨折与脱位均应复位，并注意尽可能修复侧副韧带和关节囊。固定可根据情况，选用克氏针或微型钢板螺丝钉固定（尽量不穿入关节，以免影响关节功能）。末节指骨骨折多无明显移位，不必内固定。

2. 手部肌腱断裂与神经损伤

（1）肌腱断裂 ①只要条件允许，肌腱损伤均应作一期修复；②在修复中应以无创操作，确保断端对合整齐，尽量减少肌腱血运破坏，采用间断缝合法、双十字缝合法、Bunnell法、Kessler法等（图52-1），选用7-0～8-0型的显微缝合线缝合；③术后固定于肌腱松弛位，3周后开始康复治疗。

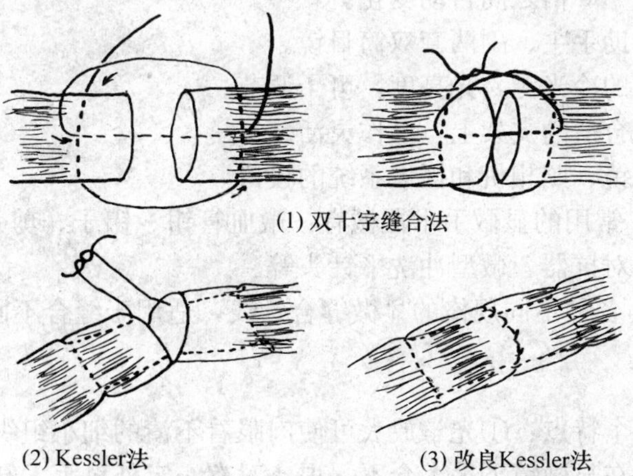

(1) 双十字缝合法

(2) Kessler法

(3) 改良Kessler法

图52-1 肌腱缝合法

（2）神经损伤 ①神经断伤，修复越早，对合越准，效果越好；②伤后6～8 h以内，伤口清洁者，应在清创的同时修复神经；③在修复中应参照神经外膜的血管走行及神经束断面进行精确对位，在无张力情况下行神经外膜或神经束膜缝合术；④受伤超过8 h，污染重，估计有感染可能者，清创后将神经断端用黑线做好标记，待伤口愈合后 2～3 周，行二期手术修复。

3. 手部切割伤　对较小的皮肤缺损，可采用局部推进皮瓣或 V-Y 成形术修复。

4. 手部挤压伤　对这类创伤，除需整复骨折外，清创时必须探查深部组织，清除所有失活组织，切开深筋膜减压。术后敷料包扎不应过紧，以防因肿胀引起血液循环障碍，导致肢体坏死。

第二节　显微外科技术

一、概述

显微外科（microsurgery）是利用光学放大，即在放大镜或手术显微镜下，使用显微器材，对细小组织进行精细手术的学科。它是一种专门的外科技术，现已广泛地应用于手术学科的各个专业，成为多学科的交叉和边缘学科。

1921 年 Nylen 首次使用手术显微镜进行内耳手术，1950 年 Perritt 将手术显微镜应用于角膜缝合。1960 年 Jacobson 在手术显微镜下对直径为 1.6～3.2 mm 的小血管进行吻合获得了较高的通畅率。1963 年上海陈中伟医生等在世界上首次报告断肢再植成功，1965 年又取得断指再植成功，使再植外科得到了突破性进展。1966 年杨东岳应用显微外科技术成功地进行了世界首例第二足趾移植再造拇指，使显微外科进入了重建外科的阶段。

自 20 世纪 70 年代以来，吻合血管的游离皮瓣、肌肉、骨或骨膜和神经移植相继成功，显微外科解剖学研究的深入使吻合血管的组织移植迅速得到全面发展。显微外科技术的临床应用范围日趋扩大。我国学者在显微外科解剖学和基础理论研究以及手术方法的不断创新，使我国的显微外科技术一直处于世界领先水平。

二、设备、器械与技术

1. 手术显微镜　手术显微镜种类很多，不同的专科有不同的要求，一般包括如下几方面技术要素：

（1）放大倍数在 6～30 倍之间自动变化。

（2）具有手术者和助手主、副两套双筒目镜。

（3）具有同轴照明的冷光源，光亮度，可予调节。

（4）显微镜安装在合适的支架上，操作灵活。

（5）具有连接参观镜、照相机和摄像系统的接口。

2. 显微手术器械　常用的显微手术器械有：微血管钳、镊子、剪刀、持针器、血管夹、合拢器、血管扩张器、对抗器、微型冲洗平针头等。

3. 显微缝合针线　各种不同规格的显微缝合针线，适用于缝合不同口径的血管。

三、基本技术

显微外科手术有两个特点：①光学放大可使肉眼看不清的细小组织清晰可见，提高手术准确性。②视野小，初在显微镜下手术会不习惯，对有一定外科手术基础的医生一般需要经过一段时间的专门训练。

四、临床应用范围

显微外科在再植、移植和修复重建外科方面主要应用于以下几方面：

1. 断肢（指）再植　断肢（指）再植是显微外科临床应用的重要内容，显微血管吻合技术的提高，使我国断肢（指）再植一直处于国际领先水平。

2. 吻合血管的组织移植 吻合血管的组织移植（tissue microvascular transfer）是显微外科应用最多、最广的领域。包括：

（1）吻合血管的皮瓣和肌皮瓣移植。

（2）吻合血管神经的肌移植。

（3）吻合血管的骨和骨膜移植。

（4）吻合血管的大网膜移植。

（5）复合组织移植和组合组织移植。

3. 吻合血管的足趾移植再造拇指或手指。

4. 吻合血管的空肠移植重建食管。

5. 周围神经显微修复。

6. 显微淋巴管外科。

7. 小管道显微外科。

8. 吻合血管的小器官移植。

五、断肢（指）再植

断肢（指）中因外伤所致肢体断离，没有任何组织相连或虽有残余的损伤组织相连，但在清创时必须切除的称为完全断肢。肢体骨折或脱位伴 2/3 以上软组织断离、主要血管断裂，不修复血管远端肢体将发生坏死的称为不完全性断肢。

1. 断肢（指）的急救

（1）现场急救 包括止血、包扎、保存断肢和迅速转移。根据断肢情况酌情处理：①完全断肢残端：处理同手外伤的急救处理；②不完全性断肢：应注意将肢体用木板固定；③如断肢仍在机器里，应将机器拆开取出断肢，切不可强行拉出断肢，以免加重损伤。

（2）离断肢体的保存 视运送距离而定：①如距医院较近，可将离断肢体用无菌敷料或清洁布类包好，连同患者一起迅速送往医院即可；②如需远距离运送，则应采取冰桶法或冰塑料袋法干燥冷藏保存，即将断肢（指）用无菌或清洁敷料包好，放入塑料袋内，再放在加盖的容器内，外周加冰块保存；③不能让断肢（指）直接与冰块接触，以防冻伤，也不能用任何液体浸泡；④到医院后，立即检查断肢（指），用无菌敷料包好，放入无菌盘，置 4℃ 的冰箱内，但不能放入冰冻层内，以免冻坏肢体。

2. 断肢（指）再植的适应证：①患者全身情况许可；②离断肢体必须有一定的完整性；③断肢（指）缺血时间一般以 6～8 h 为限；④干性冷藏保存的离断肢体方法如图 52-2 所示。

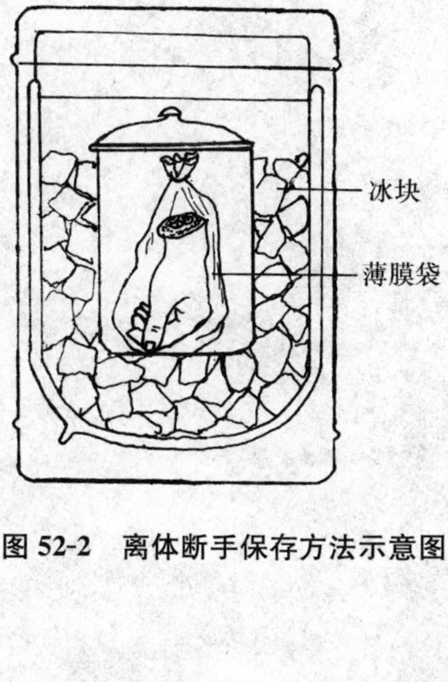

图 52-2 离体断手保存方法示意图

3. 断肢（指）再植的手术原则和程序为：①彻底清创：一般应为两组，对肢体的近、远端同时进行，将神经、血管、肌腱分别做好标记。在肢体血供恢复后，需对无血供的组织进行彻底清创；②重建骨的连接：恢复其支架作用；③缝合肌腱：缝合的肌和肌腱以满足手指或手部主要功能为准；④重建血循环：吻合血管的数目尽可能多，动、静脉比为 1∶2 为宜。一般先吻合静脉，后吻合动脉；⑤缝合神经：神经尽可能保持无张力状态的一期缝合。⑥闭合创口：断肢（指）再植的创口应完全闭合；⑦包扎：用多层松软敷料包扎，指间分开，指端外露，便于观察血液循环，并用石膏托固定于功能位。

小结

本章包括手外伤与显微外科技术两部分内容。分别介绍了手外伤的致伤类型与诊断及显微外科的一般概念。重点难点内容包括：手外伤处理原则，显微外科应用范围及离断肢体的保存要点。

思考题

1. 显微外科的定义。
2. 断肢（指）再植的适应证。
3. 离断肢体的保存要点是什么？

（怀化医学高等专科学校　申小青　山东万杰医学院　陈　磊）

第五十三章　周围神经损伤

学习目标

1. 熟悉周围神经损伤的治疗原则。
2. 了解周围神经损伤的一般症状和检查。

第一节　概　述

周围神经损伤的原因很多，常见的有切割伤、挤压伤、牵拉伤、电灼伤和缺血性损伤等，常与机体其他损伤同时存在。因此，在处理各类损伤时，应仔细检查神经功能，以防漏诊。

一、周围神经损伤的分类

1. 神经传导功能障碍（neuropraxia）　是神经损伤最轻的一种。神经暂时失去传导功能，组织结构没有明显改变。临床表现有运动障碍而无肌萎缩，痛觉迟钝而不消失。电生理反应仍存在。数日或数周内功能可自行恢复，无后遗症。

2. 神经轴索中断（axonotmesis）　神经损伤后，神经轴索断裂致远端的轴索和髓鞘发生变性（Waller 变性），神经内膜管完整。临床表现为该神经支配的运动、感觉功能丧失，肌萎缩和神经营养性改变，但多能自行恢复。

3. 神经断裂（neurotmesis）　神经完全断裂，神经功能完全丧失。临床表现为该神经支配的运动、感觉功能完全丧失，肌电反应消失。需手术修复。

二、周围神经损伤的临床表现和诊断

1. 运动功能障碍　神经损伤后，其所支配的肌肉呈弛缓性瘫痪，主动运动、肌张力和反射均消失。

2. 感觉功能障碍　神经损伤后，其所支配的皮肤感觉（包括触觉、痛觉、温度觉等）减弱或消失。

3. 神经营养性改变　即自主神经功能障碍的表现，神经损伤后，其支配区早期出现皮肤潮红、皮温增高、干燥无汗等。晚期出现皮温降低、苍白、自觉寒冷等现象。

4. 神经干叩击试验（Tinel 征）　Tinel 征既可以帮助判断神经损伤的部位，也可以检查修复后再生神经纤维的生长情况。具体操作为按压或叩击神经干，局部出现针刺样疼痛，并有麻痛感向该神经支配区放射为阳性，表示神经损伤部位。或从神经修复处向远端沿神经干叩击，如出现上述表现则说明神经恢复。

5. 神经电生理检查　通过肌电检查和体感诱发电位可以判断神经损伤部位和程度以及帮助观察损伤神经再生及恢复情况。

三、周围神经损伤的治疗

治疗原则 尽可能早地恢复神经的连续性。

1. 非手术治疗 主要适用于神经传导功能障碍和神经轴索中断者。大部分闭合性神经损伤属此两种类型。因此需观察一段时间，观察时间一般不超过 3 个月。如仍无神经功能恢复表现，或虽有一定程度的恢复，但停留在一定水平后不再有进展，或主要功能无恢复者，则应手术探查。观察期间应进行必要的药物和物理治疗及适当的功能锻炼，防止肌萎缩、关节僵硬和肢体畸形。

2. 手术治疗 主要有以下几种手术方法。

(1) 神经缝合术 适用于神经切割伤的一期缝合和未经缝合的神经断伤，切除两断端的瘢痕后，在无张力下缝合。缝合方法有神经外膜缝合和神经束膜缝合两种。

(2) 神经移植术 适用于神经缺损过大而无法进行直接缝合时，常用方法切取自体腓肠神经作游离移植。近年来采用吻合血管的神经移植，保持移植神经的血供，来修复较长的神经缺损。

(3) 神经松解术 适用于神经受牵拉、压迫、慢性磨损，使神经与周围组织粘连或神经内瘢痕形成者。将神经从瘢痕组织中游离出来，并将增厚的神经外膜切开减压，剥去增厚的神经外膜，显露出质地柔软的正常神经束，恢复其传导功能。

(4) 神经移位术 适用于神经近端毁损性损伤，无法进行修复者。采用功能不重要的神经，将其切断，其近端移位到近端毁损的神经的远端，以恢复较重要的神经功能。如可采用膈神经、同侧副神经、颈丛神经、肋间神经等移位修复臂丛神经根部撕脱伤。

(5) 神经植入术 适用于神经远端在其进入肌肉处损伤，无法进行缝接时，可将神经近端分成若干神经束，分别植入肌肉内，可通过新的运动终板或重新长入原运动终板，恢复部分肌肉功能。亦可将感觉神经近端植入皮下而恢复皮肤感觉功能。

第二节 上肢神经损伤

一、臂丛神经损伤

臂丛神经是由第 5、6、7、8 颈神经和第 1 胸神经前支组成。在前斜角肌的外缘由颈 5、6 组成上干，颈 7 为中干，颈 8 胸 1 组成下干。三干向外下方延伸，于锁骨中段平面，各干分为前后两股。上、中干前股组成外侧束，下干前股为内侧束，三干的后股组成后束。各束在喙突平面分出神经支，外侧束分出肌皮神经和正中神经外侧头，内侧束分出尺神经和正中神经内侧头，后束分出腋神经和桡神经。正中神经的内、外侧头分别在腋动脉两侧至其前方组成正中神经。臂丛神经支配肩背部、上臂、前臂和手的运动和感觉。

【临床表现】

1. 上臂丛神经损伤（superior brachial plexus injury） 上臂丛包括颈 5、6、7 神经，由于颈 7 神经单独支配的肌肉功能障碍不明显，临床表现与上干损伤相似。主要表现为肩外展、屈肘功能障碍，颈 5、6 神经支配区感觉障碍。

2. 下臂丛神经损伤（inferior brachial plexus injury） 下臂丛包括颈 8、胸 1 神经，即下干，损伤后表现为手指不能屈伸，手内在肌麻痹，而肩、肘、腕关节活动基本正常。颈 8、胸 1 神经支配区感觉障碍。

3. 全臂丛损伤（brachial plexus injury）　表现为整个上肢肌呈弛缓性麻痹，全部关节主动活动功能丧失。

【治疗】

1. 闭合性损伤　应确定损伤部位、范围和程度，先行非手术治疗，3 个月无明显功能恢复者行手术探查。已明确为神经完全性损伤或根性撕脱伤者，则应早期手术探查。

2. 开放性损伤　应早期手术探查。

3. 臂丛神经部分损伤，神经修复后功能无恢复者，可利用剩余有功能的肌肉行肌腱移位术或关节融合术重建部分重要功能。

二、正中神经损伤

正中神经由臂丛内、外侧束的正中神经内、外侧头组成，于喙肱肌起点附近移至腋动脉前方，在上臂于肱动脉内侧与之伴行。在肘部通过肱二头肌腱膜下方进入前臂，穿过旋前圆肌肱骨头和尺骨头之间，于指浅屈肌和指深屈肌之间下行，在前臂下部，逐渐走向浅面，通过腕管进入手部。正中神经运动支主要支配前臂屈肌和部分手内在肌。感觉支支配桡侧 3 个半手指掌面和近侧指关节以远的背侧皮肤感觉。

【临床表现】 正中神经在腕部和肘部位置表浅，易受损伤，特别是腕部切割伤较常见。正中神经在肘上无分支，其损伤分为高位（肘上）和低位（腕部）损伤。腕部损伤时前臂肌运动正常，仅表现为拇指外展和对掌功能障碍及手掌桡侧 3 个半指的感觉障碍，特别是示、中指远节感觉消失。而肘上损伤除上述表现外，另有拇指和示、中指屈曲功能障碍。

【治疗】

1. 闭合性损伤　可予非手术治疗，无恢复者应手术探查。

2. 开放性损伤　争取一期修复。

3. 后期治疗　拇指和示、中指屈曲及拇指对掌功能不能恢复者可行肌腱移位术修复。

三、尺神经损伤

尺神经来自臂丛内侧束，沿肱动脉内侧下行，于上臂中段逐渐转向背侧，经肱骨内上髁后侧的尺神经沟，穿尺侧腕屈肌尺骨头和肱骨头之间，然后于尺侧腕屈肌与指深屈肌间进入前臂掌侧，再与尺动脉伴行，于尺侧腕屈肌桡侧深面至腕部，于腕部经腕尺管进入手部。沿途发出运动支主要支配手的内在肌，感觉支支配手掌尺侧及尺侧一个半手指的感觉。

【临床表现】 尺神经易在腕部和肘部损伤，腕部损伤主要表现为环、小指爪形手畸形及手指外展、内收障碍和 Froment 征，手掌尺侧半及尺侧一个半手指的感觉障碍，特别是小指感觉消失。肘上损伤除以上表现外另有环、小指末节屈曲功能障碍，一般仅表现为屈曲无力。

【治疗】 尺神经损伤应尽早修复，但术后手内在肌功能恢复较差，特别是高位损伤。晚期功能重建主要是矫正爪形手畸形。

四、桡神经损伤

桡神经来自颈丛后束，在腋动脉之后，于肩胛下肌、大圆肌表面斜向后下，绕过肱骨后外侧桡神经沟至臂外侧，沿肱三头肌外侧头下行，然后在肱肌和肱桡肌之间至肘前外侧，继之于肱桡肌与桡侧腕长伸肌之间进入前臂，分成深、浅两支。桡神经运动支主要支配上臂和前臂的伸肌，感觉支支配手背桡侧及桡侧三个半手指背侧感觉。

【临床表现】 桡神经在肱骨中、下 1/3 交界处紧贴肱骨，该处骨折所致的桡神经损伤最为常见，主要表现为伸腕、伸拇、伸指障碍及手背桡侧和桡侧三个半手指背侧，特别是手背虎口处感觉障碍。典型的畸形是垂腕。如为桡骨小头脱位或前臂背侧近端所致深支损伤，则表现为伸拇、伸指障碍，而无手部感觉障碍。

【治疗】 桡神经损伤多为肱骨骨折牵拉所致，骨折复位固定后可先行非手术疗法，观察 2～3 个月，如无恢复，应立即手术探查。开放性损伤应在骨折复位时同时探查神经并修复。晚期功能不恢复者，可行肌腱移位术重建伸腕、伸拇、伸指功能。

第三节 下肢神经损伤

下肢最主要的神经是坐骨神经以及其分支胫神经和腓总神经。坐骨神经是由腰 4、5 和骶 1～3 脊神经组成。穿梨状肌下孔至臀部，于臀大肌深面沿大转子与坐骨结节之间下行，在大腿下 1/3 处分为胫神经和腓总神经。坐骨神经沿途发出分支支配股二头肌、半腱肌和半膜肌等。在腘部胫神经与腘动、静脉伴行，然后沿胫后动、静脉下行至内踝后下方转入足底。腓总神经在腘窝外侧沿股二头肌腱内侧向下经过腓骨颈进入小腿前外侧下行至足背。

【临床表现】 髋关节后脱位、臀肌挛缩手术伤和药物注射伤等可造成坐骨神经高位损伤，表现为膝关节屈曲障碍，小腿及足部所有肌肉瘫痪，小腿后外侧和足部感觉消失。

股骨髁上骨折和膝关节脱位等可导致胫神经损伤，表现为小腿三头肌、屈趾肌及足底肌瘫痪和足部感觉障碍。

腓骨小头、腓骨颈骨折等可损伤腓总神经，表现为小腿伸肌及腓骨长短肌瘫痪，出现足下垂和内翻畸形，小腿前外侧和足背前、内侧感觉障碍。

【治疗】 坐骨神经高位损伤预后较差，应尽早手术探查。胫神经和腓总神经术后效果较好。晚期功能恢复不良者可行肌腱移位术或关节融合术等。

小结

周围神经损伤是骨科常见的损伤之一，如不及时诊断和治疗，可能会造成肢体的残疾。本章重点内容包括周围神经损伤的治疗原则以及各神经损伤的临床表现。难点内容包括各周围神经的组成、走行及其分布。

思考题

1. 尺神经、桡神经和正中神经损伤后各出现怎样的临床表现？

2. 简述坐骨神经的走行、分布以及损伤后的表现。

3. 男性，49 岁。2 个月前因不慎摔倒后导致右肱骨骨折，查体：右手腕和手指不能抬起，且上臂明显疼痛，右手手背桡侧麻木。

（1）患者出现什么问题？诊断依据是什么？

（2）患者出现上述问题的解剖要点是什么？

（山东万杰医学院 陈磊 怀化医学高等专科学校 曾祥军）

第五十四章　运动系统慢性损伤

学习目标

熟悉常见的运动系统慢性损伤。

第一节　狭窄性腱鞘炎

肌腱在跨越关节处都有坚韧的腱鞘将其束缚在骨膜上，形成“骨-纤维隧道”（图 54-1），以防止关节活动时肌腱像弓弦样弹起，或向两侧滑移。在掌指关节处腱鞘增厚为环状韧带，此韧带坚韧而又缺乏弹性。肌腱在环状韧带边缘长期过度摩擦后，可引起肌腱和腱鞘的水肿增生，“骨-纤维隧道”变窄，故称狭窄性腱鞘炎。手指的屈肌腱鞘炎又称弹响指或扳机指，拇指的拇长屈肌腱鞘炎又称弹响拇，腕部的拇长展肌和拇短伸肌腱鞘炎又称桡骨茎突狭窄性腱鞘炎或 dé Quervain 病。

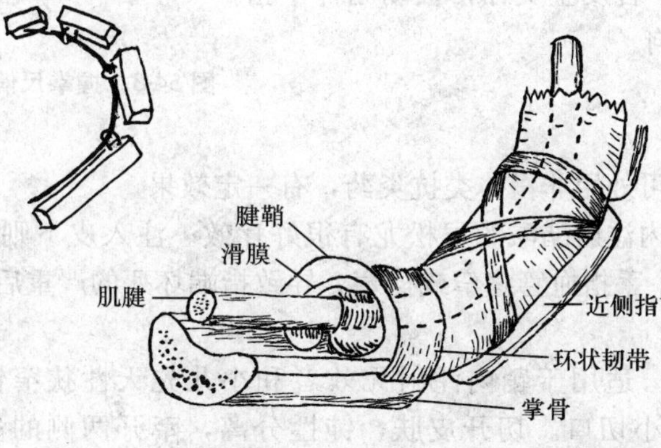

图 54-1　屈指肌腱的“骨-纤维隧道”结构示意图

【病因】 手指或腕部长期快速用力活动，引起局部的慢性损伤。类风湿关节炎或体弱者亦易发此病。

【病理】 腱鞘和肌腱水肿、增生、粘连和变性，“骨-纤维隧道”狭窄，将水肿肌腱压迫成葫芦状，阻碍腱鞘滑动。尤其是环状韧带区狭窄而坚韧，用力屈伸手指时，葫芦状膨大部强行挤过环状韧带时产生弹拨动作和响声，并伴有疼痛，故称弹响指（图 54-2）。

【临床表现】

1. 桡骨茎突狭窄性腱鞘炎　腕关节桡骨茎突处疼痛，逐渐加重，提物无力。检查时局部压痛，有时可扪及痛性结节。握拳尺偏试验（Finkelstein 试验）阳性，即拇指屈入掌心，然后握拳尺偏腕关节时，桡骨茎突处出现疼痛为阳性（图 54-3）。

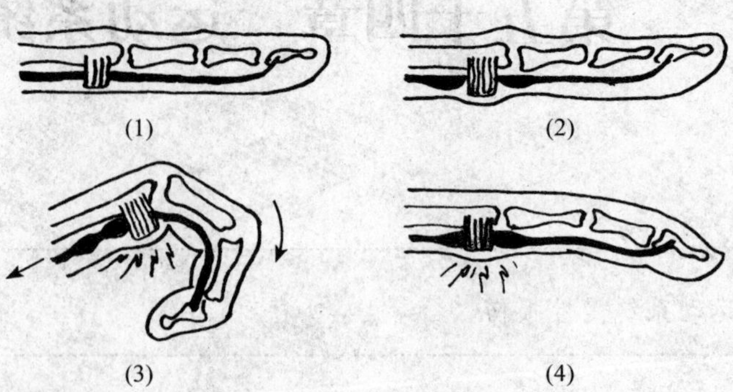

图 54-2 弹响指发生机制示意图

（1）正常的肌腱和腱鞘；（2）病后肌腱呈葫芦形肿大，肌腱肿胀；
（3）手指主动屈曲，远侧膨大挤过狭窄的腱鞘，发生弹响；（4）手指伸直时也同样发生弹响

2. 弹响指和弹响拇 中、环指最多见，示、拇指次之。起病缓慢，初为患指晨僵、疼痛，缓慢活动后消失。进而手指屈伸时出现弹响并伴有明显疼痛，严重时患指屈曲，不敢活动。患者常述痛在近侧指间关节，而不在掌指关节。检查时可在远侧掌横纹处扪及黄豆大小痛性结节，屈伸患指该结节随屈肌腱上、下移动，并有弹响的发出。若发生交锁，被动屈伸手指，可出现扳机样动作和弹响。

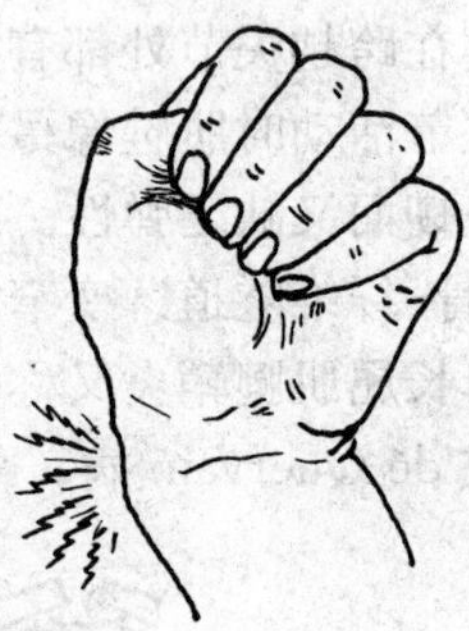

图 54-3 握拳尺偏试验（Finkelstein 试验）

【治疗】

1. 局部制动。

2. 药物治疗 早期可外用非甾体类抗炎药，有一定效果。

3. 局部封闭 腱鞘内注射醋酸泼尼松龙有很好疗效。注入皮下则无效。如误注入桡动脉浅支，可出现桡侧三个手指血管痉挛或栓塞，导致指端坏死的严重后果，注意避开桡动脉并回抽无血方可注药。

4. 狭窄腱鞘切除术 适用于鞘内注射无效者和小儿先天性狭窄性腱鞘炎。局部麻醉下，在痛性结节处做一小切口。切开皮肤，钝性分离，牵开两侧的皮神经和血管，充分暴露腱鞘，用小剪刀剪去狭窄腱鞘的两侧和前壁，以达到彻底解除狭窄，避免发生粘连而复发。

第二节 腱鞘囊肿

腱鞘囊肿是发生在手、足小关节附近的滑液囊疝和发生在肌腱的腱鞘囊肿的统称。

【病因和病理】 本病病因尚不清楚。慢性损伤使滑膜腔内滑液增多而形成囊性疝出；或结缔组织黏液退行性变可能是本病发病的重要原因。腱鞘囊肿在临床以单房型为多见，也可是多房型，囊内为无色透明胶冻状黏液，囊壁是致密的纤维组织，壁内衬有滑膜细胞。

【临床表现】 好发于腕背、腕掌侧以及足背等处。局部出现半球形包块，逐渐增大，早

期无症状，增大到一定程度时活动关节有酸胀感。检查发现 0.5～2.5 cm 的圆形或椭圆形包块，表面光滑，与皮肤无粘连，基底固定，扪之如硬橡皮样。重压包块有酸胀痛感。穿刺可抽出透明胶冻状物。

【治疗】 临床治疗方法较多，但易复发。

1. 挤压法　适用初发者。可将囊肿处于张力较大位置时，用双手拇指挤压或硬壳书本击打使囊肿破裂后，局部按摩使囊中滑液消散。挤压后要求患者 1 周内每天坚持局部按摩 15 min，以防复发。

2. 囊内注药　先用粗针将囊内黏液抽尽，然后注入醋酸泼尼松龙 0.5 ml，加压包扎，方法简便，不易复发。

3. 手术治疗　适应非手术治疗复发者。术中将囊肿完整剥离，显露囊肿基底，并完整切除。如系腱膜发生者应同时切除部分相连的腱鞘；如系关节囊滑膜疝出，应在根部缝扎切除，以减少复发机会。

第三节　肱骨外上髁炎

肱骨外上髁炎是肱骨外上髁处伸肌总腱起点附近的慢性损伤性炎症。此病常见于网球运动员，故又称为“网球肘”。

【病因】 长期用力活动腕部的职业和生活动作均可导致本病的发生，如网球、羽毛球运动员，钳工或家庭妇女等。

【病理】 基本病理变化是慢性损伤性炎症。因为在反复、持久的外力作用下，伸肌总腱起点产生较大的损伤性张力，引起肌纤维撕裂、退行性变和瘢痕组织形成，导致局部筋膜、骨膜炎或肱桡关节滑膜炎，瘢痕卡压伸肌总腱深处的细小血管和神经束。

【临床表现】 有明显的职业特征或近期患肢劳损史。逐渐出现肘关节外侧痛，在用力握拳、伸腕时加重，以致不能持物。体查时，仅在肱骨外上髁、桡骨头及两者之间有敏锐的局限性压痛。伸肌腱牵拉试验（Mills 征）阳性，即伸肘、握拳、屈腕、前臂旋前时肘外侧疼痛（图 54-4）。

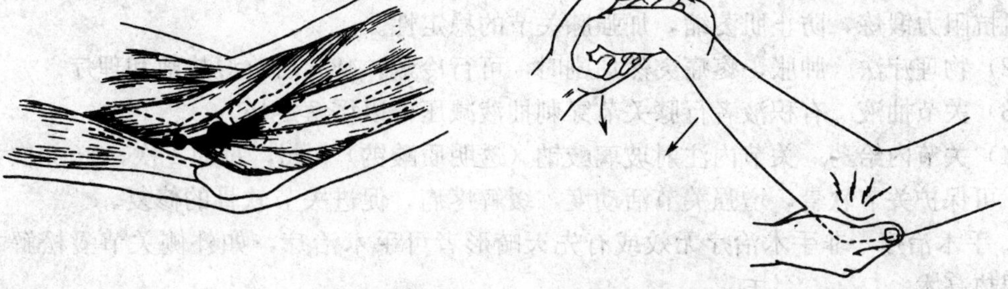

图 54-4　肱骨外上髁炎疼痛点和 Mills 征

【治疗】

1. 休息与制动　患肢休息，腕关节制动，是本病治疗和预防复发的基本原则。

2. 局部封闭　压痛点注射醋酸泼尼松龙 1 ml 和利多卡因 1～2 ml 混合液，注射准确者，效果极佳，但损伤后可复发。

3. 手术治疗 非手术治疗无效、病程长和症状顽固者，可施行伸肌总腱起点剥离松解或卡压血管神经束切除结扎术。

第四节 骨软骨病

一、髌骨软骨软化症

髌骨软骨面在慢性损伤下出现肿胀、侵蚀、龟裂、破碎、脱落，致使相对应的股骨髁软骨也发生相同病理改变，而形成髌股关节的骨关节病。

【病因】

1. 过度运动 膝关节的过度运动导致髌股关节软骨的损伤，多见于年轻人，尤以自行车、滑冰运动员多见。

2. 局部畸形或损伤 髌骨关节压应力的异常可导致慢性损伤，如先天性的高位髌骨、低位髌骨、髌骨发育障碍或股骨髁大小异常等，后天性膝关节内、外翻畸形等。

3. 髌骨软骨相对营养不足 关节滑液成分异常，使髌骨软骨相对营养不足，容易受损，并出现慢性退行变性而发生本病。

【临床表现】 青年运动员多见，初起髌骨下疼痛，活动后加重，休息后减轻，并随病程延长疼痛加重，上、下阶梯及下蹲时疼痛尤甚；有时突然无力摔倒。体查可见髌骨边缘压痛；伸膝位挤压或推动髌骨时可有摩擦感并伴疼痛。半蹲试验出现髌骨下方疼痛为阳性，有膝关节积液时浮髌试验阳性。病程长者股四头肌萎缩。X线检查早期无异常改变，部分病例可见小髌骨、高位髌骨、低位髌骨、髌骨发育障碍等畸形。晚期可见髌骨边缘骨赘形成，髌股关节间隙狭窄（髌骨轴位片）。放射性核素检查，侧位显示髌骨局限性放射性浓聚，有早期诊断价值。

【治疗】

1. 非手术治疗是主要疗法

（1）制动与锻炼 确诊后即应制动1～2周，膝关节不得快速用力屈伸；进行适当的股四头肌抗阻力锻炼，防止肌萎缩，加强膝关节的稳定性。

（2）物理疗法 肿胀、疼痛突然加剧时，可行冷敷，48 h后改湿热敷和理疗。

（3）关节抽液 有积液者行膝关节穿刺抽液减压，以缓解疼痛。

（4）关节内给药 关节内注射玻璃酸钠（透明质酸钠）2 ml，每周1次，4～5次为一个疗程。可保护关节软骨，增强关节活动度，缓解疼痛，促进关节软骨的修复。

2. 手术治疗 非手术治疗无效或有先天畸形者可手术治疗，如外侧关节囊松解术、股骨外髁垫高术。

3. 治疗禁忌 关节内注射糖皮质激素虽可缓解症状，但却抑制糖蛋白、胶原的合成，对软骨修复不利，故应慎用。

二、胫骨结节骨软骨病

胫骨结节骨软骨病是骨结节骨骺与胫骨未融合前（18岁前）受损伤而产生骨骺炎，甚至出现骨骺缺血、坏死，亦称为Osgood-Schlatter病。

【病因和病理】 髌韧带的附着点胫骨结节骨骺属于牵拉骨骺，在16～18岁与胫骨完全融合。在此前易在股四头肌强大拉力下出现不同程度的撕裂，导致本病的发生。

【临床表现】 好发于12～14岁好动男孩或运动员，多为单侧，近期多有剧烈运动史。常以胫骨结节处疼痛、肿块及疼痛与活动有明显关系为临床特点。检查可见胫骨结节明显隆起及压痛，做伸膝抗阻力活动时疼痛加剧。X线检查显示胫骨结节骨骺增大，致密或碎裂，或呈舌状隆起，周围软组织肿胀等（图54-5）。

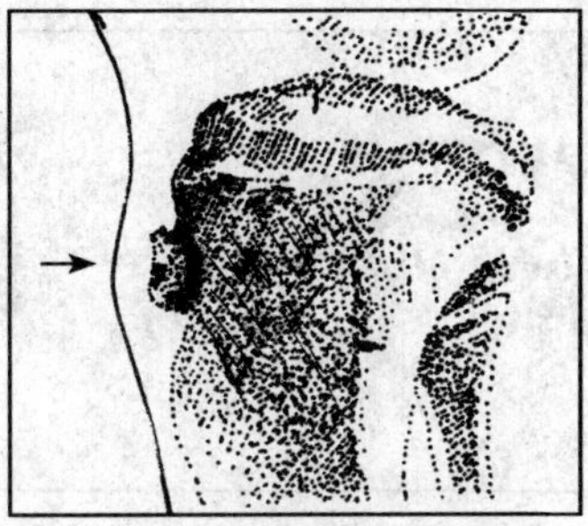

图54-5　胫骨结节骨软骨病

【治疗】 本病去除诱因后，多数患者症状可缓解，无需服用止痛剂。18岁后症状自行消失，但局部隆起不会消除。有明显症状者可行膝关节短期制动，辅以理疗。偶有成年后因小块碎裂骨骺未与胫骨结节融合而症状持续者，可行钻孔或植骨术以促进融合。局部禁用皮质类固醇注射。

三、股骨头骨软骨病

股骨头骨软骨病为股骨头骨骺的缺血性坏死，又名Legg-Calvé-Perthes病、扁平髋等。

【病因】 本病病因尚不清楚，多数学者认为关节腔内压力增高（如暂时性滑膜炎、感染性关节炎、外伤性关节腔积血等）和慢性损伤，可导致骨骺血管闭塞而引起股骨头骨软骨缺血坏死，是发病的重要因素。

【病理】 股骨头骨骺缺血性坏死有四个病理发展阶段：①缺血期。软骨下骨细胞缺血坏死，骺软骨通过滑液吸收营养而继续发育，并相对增厚（图54-6）。②血供重建期。新生血管长入坏死骨骺，新骨形成。若病因不去，新骨又被吸收，被纤维肉芽组织替代，股骨头受压变形，此期是治疗的关键期（图54-7、图54-8）。③愈合期。骨吸收停止，不断骨化，这期内畸形仍可加重（图54-9）。④畸形残存期：病变静止，畸形固定。

【临床表现】 本病好发年龄为3～10岁，男女比约6∶1，多为单侧发病。临床以髋部疼痛，逐渐加重为特点，疼痛和跛行的程度与活动度有明显的关系。少数人可以患肢膝内上方牵涉痛为首诊主诉，但查局部无阳性体征时，应注意同侧髋关节的检查。体查：跛行，患肢肌萎缩，内收肌痉挛。晚期患肢较健侧稍有缩短，Thomas征阳性。患髋外展、后伸、内旋受限较重。

X线片早期无异常发现，中、后期可显示股骨头密度增高，骨骺破裂、变扁，股骨颈增粗及髋关节不完全脱位。早期放射性核素骨显像可发现放射性稀疏，与健侧放射量的比值小于0.6则为异常，其早期诊断准确率＞90％。

【治疗】 治疗原则是去除病因，保持一个理想的解剖学和生物力学环境，预防畸形和脱位的发生。

1. 非手术治疗　用支架固定患肢于外展40°、轻度内旋位；亦可用髋人字石膏固定1～2年。在治疗期间要定期摄片了解病情变化。

2. 手术治疗　包括滑膜切除术、骨骺钻孔减压术、股骨转子下内旋内翻截骨术、骨盆截骨术及血管植入术等。可根据不同病情、时期、年龄选择适当的术式。

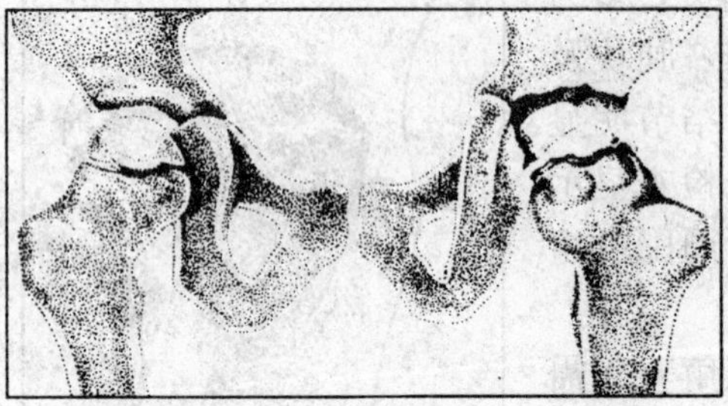

图 54-6 股骨头骨软骨病早期（左侧）

骨化中心较健侧小，密度增高，关节间隙增宽

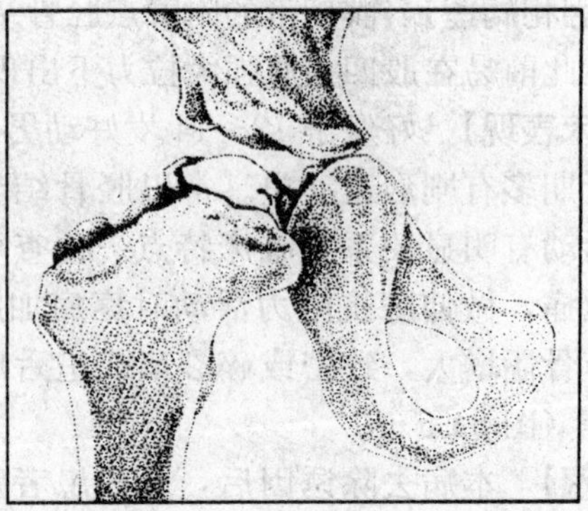

图 54-7 股骨头骨软骨病血供重建期

骨化中心小，密度增高，周围新骨沉积，股骨头和股骨颈变形

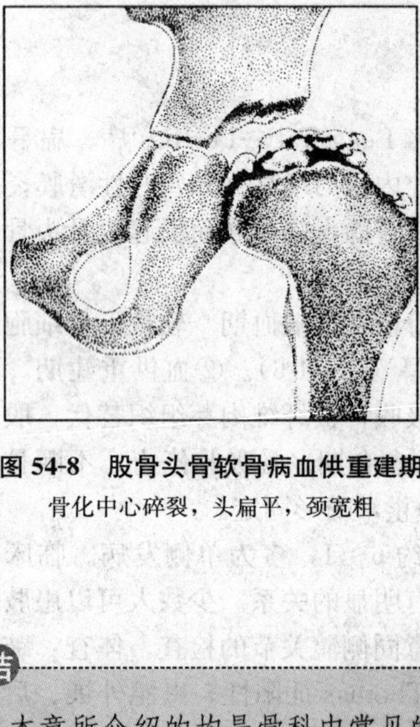

图 54-8 股骨头骨软骨病血供重建期

骨化中心碎裂，头扁平，颈宽粗

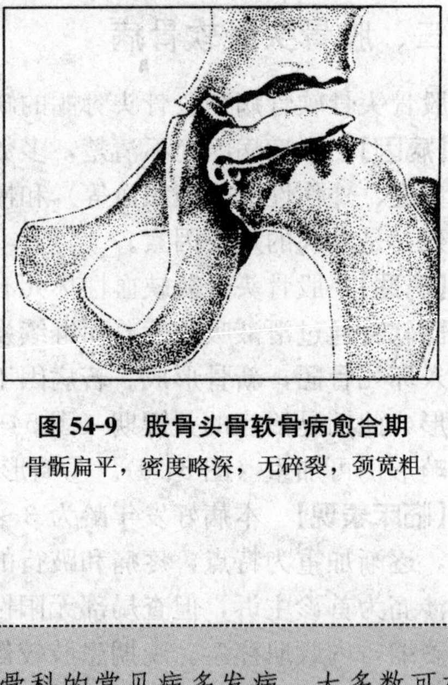

图 54-9 股骨头骨软骨病愈合期

骨骺扁平，密度略深，无碎裂，颈宽粗

小结

本章所介绍的均是骨科中常见的慢性损伤，是骨科的常见病多发病，大多数可在门诊解决，不需要住院治疗。重点内容包括各种慢性损伤的临床表现、诊断及其治疗要点。

思考题

1. 桡骨茎突狭窄性腱鞘炎的临床表现有哪些？
2. 股骨头骨软骨病的治疗原则和治疗方法是什么？
3. 试述腱鞘囊肿的治疗原则和治疗方法。

（山东万杰医学院 陈 磊 怀化医学高等专科学校 曾祥军）

第五十五章　颈肩痛和腰腿痛

学习目标

1. 掌握颈椎病和腰椎间盘突出症的临床表现、诊断、预防和治疗方法。

2. 熟悉造成颈椎病和腰椎间盘突出症的原因和病理，粘连性肩关节囊炎的临床表现和治疗方法。

颈肩痛是指颈、肩、肩胛等处疼痛，有时伴有一侧或两侧上肢痛、颈脊髓损害症状。腰腿痛是指下腰、腰骶、骶髂、臀部等处的疼痛，可伴有一侧或双侧下肢痛、马尾神经症状。本章重点介绍常见颈肩、腰腿痛疾病。

第一节　颈 椎 病

颈椎病（cervical spondylosis）是指颈椎间盘退行性变及其继发性椎间关节退行性变，直接刺激或压迫颈脊神经根、脊髓、椎动脉及交感神经而表现的症状和体征。

【病因和病理】

1. 颈椎间盘退行性变　是颈椎病的发生和发展中最基本的原因。颈椎间盘退行性病变后使椎间隙狭窄、韧带与关节囊松弛，引起颈椎节段间不稳定、骨质增生与椎间盘突出，导致椎间孔与椎管狭窄，结果刺激与压迫神经根、脊髓及椎动脉。

2. 损伤　急性损伤加重已退变的颈椎和椎间盘损害而诱发颈椎病；慢性损伤加速颈椎退变过程。但暴力致颈椎骨折、脱位所并发的脊髓或神经根损害则不属于颈椎病范畴。

3. 颈椎先天性椎管狭窄　是指先天性椎弓根过短，使椎管矢状径小于正常（14～16 mm）。在此基础上，轻微的退行性改变，都可出现压迫症状而发病。

【临床表现】　主要分为神经根型、脊髓型、椎动脉型及交感神经型四型。

（一）神经根型颈椎病

最常见。

1. 症状　主要表现为与脊神经根分布区相一致的感觉、运动及反射障碍。前根受压表现为上肢有沉重感，手指活动不灵活；后根受压则表现为麻木、感觉障碍，但临床两者多并存。颈肩痛向前臂、手指放射，放射痛的范围依颈椎病变节段及相应神经分布区而异。

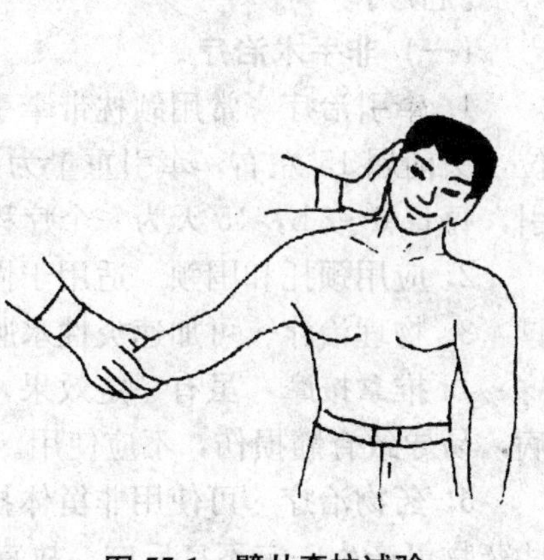

图 55-1　臂丛牵拉试验

2. 体征　颈部活动受限，颈肩部有压痛，相应的神经根支配区出现感觉异常，早期肌张力升高，随后减弱并肌力下降，颈椎受累节段脊神经支配区域肌肉萎缩，腱反射早期活跃，中后期减退或消失。臂丛神经牵拉试验（Eaton 试验）（图 55-1）：检查者一手扶患侧颈部，一手握患腕外展，双手反向牵引，使臂丛神经受牵拉，若患者感到放射痛或疼痛加重为阳性。压头试验（Spurling 征）：患者头后仰及偏向患侧，检查者用手压迫头部，出现颈痛并向患肢放射为阳性。

3. 影像学检查　颈椎 X 线正、侧位片：可见颈椎病变椎间隙狭窄或增生，颈椎生理前凸减小或消失；斜位片：可见钩椎关节、关节突关节增生，椎间孔变形、缩小；过伸、过屈位片：可见颈椎不稳；CT、MRI 可发现椎间盘突出、椎管及神经根管狭窄，神经根受压。

（二）脊髓型颈椎病

脊髓受刺激和压迫而致髓性感觉、反射与运动障碍为脊髓型颈椎病。

1. 症状　多数发病缓慢；四肢无力，持物不稳，步态不稳，如踩棉花感，随病情加重发生自下而上的上运动神经原性瘫痪；躯干有束带感；部分患者排尿、排便功能障碍。

2. 体征　肢体有不同程度的瘫痪，手内在肌精细活动障碍；腱反射亢进，Babinski 征阳性，Hoffman 征阳性，髌阵挛、踝阵挛阳性。

3. 影像学检查　X 线片：其改变与神经根型相似，相应椎体前缘骨质增生、椎间隙变窄；椎管造影与脑脊液动力试验可显示椎管梗阻征象，脑脊液常无明显异常；CT、MRI 显示颈椎间盘突出，脊髓受压。

（三）椎动脉型颈椎病

主要表现有：①眩晕：是主要症状，为旋转性、浮动性或摇晃性眩晕，转动头部时加重；②头痛：痛在枕部、顶枕部或放射至颞部，常伴自主神经功能紊乱；③视觉障碍：脑部短暂缺血所致突发弱视或失明、复视，短期可恢复，严重时可猝倒，运动感觉障碍。

（四）交感神经型颈椎病

1. 交感神经兴奋症状　头痛或偏头痛、视物模糊、眼后部胀痛，耳鸣、听力障碍，皮肤易出汗或干燥。

2. 交感神经抑制症状　心动过缓、血压下降等，头昏、眼花、流泪、鼻塞。

颈椎病若有两种或多种类型的症状同时出现，称为“复合”型。但在这类患者中，仍是以某型为主，伴有其他类型的部分表现，故命名时以“××型伴××型”较“复合型”更明确。

【诊断】 根据病史、体检，特别是神经系统检查以及 X 线摄片，一般能作出诊断，必要时辅以 CT、MRI、脊髓造影等特殊检查。

【治疗】

（一）非手术治疗

1. 牵引治疗　常用颌枕带牵引，适用于除脊髓型以外的各型颈椎病。患者取坐位或卧位，头前屈 15°左右，牵引重量为 2～6 kg，每次 1 h，每日数次。如无不适，可行持续性牵引，每日 6～8 h，15 天为一个疗程，牵引后症状加重者，应改用其他方法。

2. 应用颈托和围领　适用于慢性病例，能限制颈椎过度活动，不影响患者行动。

3. 物理治疗　可加速炎性水肿消退和松弛肌肉作用，如超短波、红外线热疗等。

4. 推拿按摩　虽有一定效果，但它带来的问题有时则十分严重，特别是对脊髓型颈椎病，易导致脊髓损伤，不应使用。

5. 药物治疗　可使用非甾体抗炎药、肌松剂、镇静剂及中药等药物治疗。长期使用某些药物可产生一定不良反应，故宜在症状剧烈、严重影响生活及睡眠时使用。当局部有固定而范围较小的痛点时，可局部注射皮质类固醇制剂。如有典型神经根痛者可行颈硬膜外注射，通常用醋酸泼尼松龙 1.7 ml，加 2%利多卡因 4 ml，7～10 天 1 次，3～4 次为一疗程，一般间隔一个月可重复一疗程。注射 3 次无效，则无需继续注射。本方法有一定危险性，最好请麻醉科医生执行。

（二）手术治疗

诊断明确的颈椎病经非手术治疗无效，或反复发作者，或脊髓型颈椎病症状进行性加重者适于手术治疗。术式多数采用经颈椎前路椎间盘摘除加椎体间植骨术，对多个节段病变或椎管狭窄者或对前路手术后效果不佳者可用经后路椎板切除或椎板成形术。

【预防】

1. 功能锻炼　无任何症状者，可以每日早晚各数次进行屈、伸、左右侧屈等颈部运动。

2. 避免长期低头姿势　如伏案工作，面对电脑等工作，可加速颈椎间盘的退变。

3. 颈部放置在生理状态下休息　一般成人颈部垫高约 10 cm 较好，高枕使颈部处于屈曲状态，其结果与低头姿势相同。

4. 避免颈部外伤。

第二节　腰椎间盘突出症

腰椎间盘突出症（lumbar intervertebral disc herniation）是因腰椎椎间盘变性，纤维环破裂和髓核突出，刺激或压迫一侧或双侧坐骨神经根和马尾神经引起的一系列症状和体征，是腰腿痛最常见的原因之一。好发于 $L_{4\sim5}$ 和 $L_5 \sim S_1$ 椎间隙。

【病因】

1. 椎间盘退行性变是基本病因　随年龄增长，腰椎间盘即发生进行性退变，纤维环和髓核含水量逐渐减少，使髓核张力下降，椎间盘变薄。髓核失去弹性，椎间盘结构松弛、软骨板囊性变。

2. 损伤　积累伤力是椎间盘变性的主要病因，也是椎间盘突出的诱因。积累伤力中，反复弯腰、扭转动作最易引起纤维环破损，椎间盘突出。

3. 遗传因素　有色人种本症发病率较低；20 岁以下发病人群中约 32%有阳性家族史。

4. 妊娠　妊娠期盆腔、下腰部组织充血明显，各种结构相对松弛，腰骶部较平时承受更大的重力，增加了椎间盘损害的机会。

上腰段椎间盘突出症少见，其发生与下列诱因有关：①脊柱滑脱症；②病变间隙原有异常，如软骨终板缺损、Scheuermann 病等；③脊柱骨折或脊柱融合术后。

【病理和分型】

1. 膨隆型　此型纤维环部分破裂，而表层完整，髓核因压力向椎管内局限性隆起，但表面光滑。非手术治疗可缓解或治愈。

2. 突出型　此型纤维环完全破裂，髓核突向椎管，仅有后纵韧带或一层纤维膜覆盖，表面高低不平或呈菜花状。常需手术治疗。

3. 脱垂游离型　破裂突出的椎间盘组织或碎块脱入椎管内或完全游离，易压迫神经根与马尾神经，需手术治疗。

4. Schmorl 结节及经骨突出型　前者是指髓核经上、下软骨板的发育性或后天性裂隙突入椎体松质骨内；后者是髓核沿椎体软骨终板和椎体之间的血管通道向前纵韧带方向突出，形成椎体前缘的游离骨块。由于髓核未突入椎管，故无神经根受压症状，仅有腰痛，无需手术。

【临床表现】

（一）症状

1. 腰痛　是最早出现的症状。可能是髓核刺激纤维环外层及后纵韧带中的窦椎神经而产生。多数是一慢性过程，钝痛、刺痛或放射痛、弯腰负重或长时强迫体位时可能加重，休息后可减轻；部分病例为突发剧烈腰痛，腰部活动受限，急性腰痛常持续3～4周。急慢性腰痛与纤维环破裂程度有关。

2. 坐骨神经痛　约97%的患者出现坐骨神经痛，这是由于腰椎间盘突出多发于$L_{4\sim5}$和L_5～S_1椎间隙的缘故。痛初为痛觉过敏或钝痛，逐渐加重，放射至臀部、大腿后侧及小腿外侧至跟部或足背，严重者相应区域感觉迟钝或麻木。咳嗽、打喷嚏等增加腹内压的行为都可使腿痛加重。腿痛重于腰背痛是腰椎间盘突出症的重要表现。

3. 马尾综合征　中央型腰椎间盘突出症或脱垂游离型常压迫突出平面以下的马尾神经，出现大、小便障碍，鞍区感觉异常。

（二）体征

1. 腰椎侧凸　是一种为减轻疼痛的姿势性代偿畸形。如上身向健侧弯曲，腰椎凸向患侧时疼痛减轻，提示髓核突出在神经根外侧，反之提示髓核突出在内侧，腰椎凸向何侧均不能缓解疼痛，提示神经根与脱出髓核已有粘连。

2. 腰部活动受限　几乎所有患者均有此体征，其中以前屈受限最为明显。

3. 压痛及骶棘肌痉挛　病变棘间及椎旁lcm处多有压痛，压痛可沿坐骨神经放射，部分病例骶棘肌痉挛，腰部固定于强迫体位。

4. 直腿抬高及加强试验阳性　患者仰卧，伸膝，被动抬高患肢。正常人神经根有4 mm滑动度，下肢抬高到60°～70°感腘窝不适。本症患者神经根受压或粘连使滑动度减少或消失，抬高在60°以内即可出现坐骨神经痛，称直腿抬高试验阳性。其阳性率约为90%。在直腿抬高试验阳性时，缓慢降低患肢高度，待放射痛消失，这时再被动背屈患肢踝关节以牵拉坐骨神经，如又出现放射痛称为加强试验阳性。有时因突出髓核较大，抬高健侧下肢也可因牵拉硬脊膜而累及患侧，诱发患侧坐骨神经产生放射痛。

5. 神经系统表现

（1）感觉异常　小腿前外侧和足内侧的痛、触觉减退，提示L_5神经根受累；外踝及足外侧痛、触觉减退则为S_1神经根受压。

（2）肌力减退　踝及趾背伸力下降，提示L_5神经根受累；趾及足跖屈力减弱，提示S_1神经根受累。

（3）反射异常　骶$_1$神经根受压，则踝反射减弱或消失；马尾神经受压时肛门括约肌张力下降及肛门反射减弱或消失。

（三）特殊检查

1. X线平片　腰椎正、侧位X线片可以见到脊柱侧弯，生理曲度变直，椎体边缘增生及椎间隙变窄等。X线片主要用来鉴别有无结核、肿瘤等骨病。

2. CT和MRI　CT可显示骨性椎管形态，黄韧带是否增厚及椎间盘突出的大小、方向等，有较大诊断价值，目前已普遍采用。MRI可全面地观察各腰椎间盘是否病变，也可在矢状面上了解髓核突出的程度和位置，并鉴别是否存在椎管内其他占位性病变。以上两种方法的缺点是当多个椎间隙有不同程度的椎间盘退变、突出时，难以确认是哪一处病变引起症状，需注意结合临床定位。

3. 其他检查　B超检查、电生理检查（肌电图、神经传导速度及诱发电位）等，对诊断有一定参考价值。

【诊断】 典型腰椎间盘突出症患者，根据病史、症状、体征以及X线平片上相应神经节段有椎间盘退行性表现者即可做出初步诊断。结合X线、CT、MRI等方法，能准确地做出病变间隙、突出方向、突出物大小、神经受压情况及主要引起症状部位的诊断。

【鉴别诊断】

1. 腰部软组织损伤　可有腰痛及类似坐骨神经痛，但疼痛及压痛部位不同。下肢疼痛属反射性。少数患者直腿抬高试验可呈现阳性，但加强试验阴性。压痛区封闭治疗后，疼痛可明显缓解或消失。

2. 腰椎管狭窄症　以下部腰痛、腰神经根及马尾神经受压，神经源性间歇性跛行为本病主要特点，症状重而体征轻，腰后伸受限。临床可有多神经根受损的表现。常需借助X线、造影、CT或MRI来诊断，个别患者需手术探查后才能确定。

3. 马尾肿瘤　易与中央型椎间盘突出混淆。发病缓慢呈进行性损害。疼痛于卧床后加重，夜间尤甚，稍活动后缓解。脊柱无侧弯，无压痛点。X线平片显示椎弓根距离及椎间孔的孔径多增大。脊髓造影、MRI及脑脊液检查是主要的鉴别诊断依据。

4. 梨状肌综合征　坐骨神经从梨状肌下缘或穿过梨状肌下行。如梨状肌因外伤、先天异常或炎症而增生、肥大、粘连，均可在肌收缩过程中刺激或压迫坐骨神经而出现症状。病人以臀部和下肢痛为主要表现，症状出现或加重常与活动有关，休息即明显缓解。体检时可见臀肌萎缩，臀部深压痛及直腿抬高试验阳性，但神经的定位体征多不太明确。髋关节外展、外旋位抗阻力时可诱发症状，此点在椎间盘突出症时较少见。

腰椎间盘突出症还需与腰椎结核或肿瘤、椎弓根峡部不连与脊椎滑脱症、第3腰椎横突综合征等相鉴别。

【治疗】

（一）非手术治疗

约80%的患者经非手术疗法可缓解或治愈。非手术治疗通过加速消退椎间盘突出部分和受到刺激的神经根的炎性水肿，减轻或解除对神经根的刺激或压迫。主要适应证为：年轻、初发或病程较短者；休息后症状可自行缓解者；X线检查无椎管狭窄。

1. 绝对卧床休息　当症状初次发作时应绝对卧硬板床休息，也就是说，吃饭、睡觉甚至大小便均不应下床或坐起，3～4周后多数可好转。好转后带腰围起床活动，3个月内不应做弯腰持物动作。虽此法简单，但难以坚持。

2. 骨盆牵引　牵引增宽椎间隙，促进突出物回缩，减轻对神经根的刺激或压迫。牵引重量根据个体差异在7～15 kg之间，抬高床足做反牵引，共2周。孕妇、高血压和心脏病患者禁用。目前多用电脑控制的牵引床。

3. 理疗和推拿、按摩　可缓解肌痉挛，对某些早期病例有较好的效果。

4. 应用腰围　起床活动时用做临时保护措施，不宜久用。

5. 皮质激素硬膜外注射　皮质激素可减轻神经根周围的炎症、粘连。醋酸泼尼松龙不溶于水，难以吸收，故罕有全身性不良反应。常用1.7 ml加2%利多卡因4 ml行硬膜外注射，每7～10天一次，3次为一个疗程。

6. 髓核化学溶解法　将胶原蛋白酶注入椎间盘内或硬脊膜与突出的髓核之间，选择性溶解髓核和纤维环，使椎间盘内压力降低或突出髓核缩小。胶原蛋白酶为生物制剂，基本不损害神经根，但可有过敏反应，可能有局部刺激、出血、粘连等。

（二）经皮髓核切吸术

通过椎间盘镜或特殊器械在X线监视下直接进入椎间隙，将部分髓核绞碎吸出，从而减轻椎间盘内压力达到缓解症状的目的。主要适合于膨出或轻度突出无侧隐窝狭窄者。明显突出或髓核已脱入椎管者也可选用髓核激光气化术。

（三）手术治疗

已确诊的腰椎间盘突出症患者，经严格非手术治疗无效，或马尾神经受压者可考虑行髓核摘除术。近年来采用椎间盘镜行髓核摘除术，创伤小，效果良好。

【预防】

1. 减少积累伤　长期坐位工作者需注意桌、椅高度，定时改变姿势；常弯腰劳动者，应定时伸腰、挺胸活动，并使用宽腰带。

2. 加强腰背肌锻炼　以增加脊柱的内在稳定性。

3. 弯腰取物时注意姿势　最好采用屈髋、屈膝下蹲方式，减少对椎间盘后方的压力。

第三节　粘连性肩关节囊炎

以前称为肩周炎或冻结肩，是肩周肌、肌腱、韧带、滑囊、关节囊等软组织发生的慢性损伤性炎症，关节内外粘连。以肩关节周围疼痛、功能受限，影像学显示关节腔变狭窄和轻度骨质疏松为其临床特点。中老年多见，女性多于男性。

【病因】　中老年肩周软组织退行性变；长期过度活动、姿势不良等致肩部慢性损伤；外伤肩部固定过久，肩周组织继发萎缩、粘连；肩部急性挫伤、牵拉伤后因治疗不当；颈椎病，心、肺、胆道等慢性疾病发生的肩部牵涉痛转变所致。

【临床表现和诊断】　主要症状是逐渐加重的肩部疼痛及肩关节活动障碍，疼痛可放射至颈部或上臂。夜间疼痛加重，影响睡眠，严重时患肢不能梳头、洗面。检查见肩部肌肉萎缩，冈上肌腱、肱二头肌长头肌腱及三角肌前后缘均有压痛。肩关节主动与被动活动均受限，尤以外展、外旋、后伸受限最明显，但前屈受限较少。肩关节X线一般无特殊改变，有时可见局部骨质稀疏；肩关节造影容量＜10 ml，多数＜5 ml（正常容量为15～18 ml）；MRI见关节囊增厚，厚度＞4 mm对诊断本病的特异性达95%。根据临床表现一般不难做出诊断。本病需与颈椎病、颈肩部软组织劳损、肩部肿瘤等相鉴别。

【治疗】　本病可自愈，自然病程约12～24个月，但60%不能恢复到正常功能水平。治疗方法包括：①功能锻炼：是最主要的治疗方法，每日进行肩关节的主动活动，活动时以不引起剧痛为限；②药物治疗：内服外用有舒筋活络、活血化瘀、消炎止痛的中药，疼痛严重者可口服非甾体抗炎镇痛药物；③痛点封闭：痛点局限时，可局部注射醋酸泼尼松龙，注意无菌操作技术；④理疗与推拿：理疗或热敷有助于解痉、消炎、止痛，适当的推拿按摩，既可减轻疼痛，也有助于增加活动范围；⑤保守治疗无效的患者可在麻醉下采用手法或关节镜松解粘连，然后再注入类固醇或透明质酸钠，可取得满意效果。

小结

造成颈肩痛和腰腿痛的原因很多，而本章所讲颈椎病、腰椎间盘突出症以及粘连性肩关节囊炎是临床常见的原因，为了减少此类疾病的发生，也需要知道一些预防的方法。本章重点内容包括颈椎病、腰椎间盘突出症和粘连性肩关节囊炎的临床表现、诊断以及预防、治疗的方法。难点内容包括颈椎病和腰椎间盘突出症的病理和诊断。

思考题

1. 颈椎病常见有哪几型？具体的临床表现是什么？
2. 颈椎病如何治疗？
3. 如何诊断腰椎间盘突出症？
4. 患者男，38 岁，腿痛 2 个月余，查体：下腰椎旁压痛，右侧直腿抬高试验 40°，加强试验（+），外踝及足背外侧皮肤感觉减弱，踝反射消失。

（1）如果考虑是腰椎间盘突出症，其病史中可能还有哪些症状？

（2）如果你肯定了你的初步诊断，请列举诊断依据及鉴别。

（3）请依据现有资料对病变椎间隙定位。

（4）该患者如合并有颈椎病，可能还有哪些感觉异常？

（山东万杰医学院 陈 磊 怀化医学高等专科学校 曾祥军）

第五十六章　骨与关节化脓性感染

学习目标

1. 掌握急性血源性骨髓炎的临床表现、早期诊断和治疗原则，慢性骨髓炎、化脓性关节炎的临床表现和治疗。

2. 熟悉急性血源性骨髓炎、慢性骨髓炎和化脓性关节炎的病理变化。

3. 了解急性血源性骨髓炎、慢性骨髓炎和化脓性关节炎的病因。

第一节　化脓性骨髓炎

化脓性骨髓炎（suppurative osteomyelitis）为骨髓、骨质、骨膜的化脓性感染。感染途径有：①血源性感染；②细菌经骨折的开放性伤口侵入骨组织；③邻近感染病灶直接蔓延至骨组织。急性期以骨坏死破坏为主，慢性期以骨质增生为主。

一、急性血源性骨髓炎

【病因】　本病最常发生在小儿的长管状骨的干骺端。致病菌以金黄色葡萄球菌最多见，其次是乙型链球菌、嗜血流感杆菌、大肠埃希菌、产气荚膜杆菌、肺炎球菌和白色葡萄球菌等。细菌从人体其他部位的感染性病灶进入血循环，引起菌血症。儿童长管状骨生长活跃，干骺端血管网丰富，局部血流缓慢，细菌易于滞留繁殖。当机体外伤，或因全身疾病、营养不良时，机体抵抗力降低，细菌在干骺端生长繁殖，感染骨组织。因此儿童长骨干骺端为好发部位。发病前往往有外伤病史，但可能只是本病的诱因。本病的发病与生活条件及卫生状况有关，农村及边远地区仍是常见病。

【病理】

1. 基本病理变化　本病的病理变化为骨质破坏与死骨形成，后期有新生骨构成骨性包壳。

2. 病理演变及转归（图 56-1）

（1）骨腔内脓肿形成　细菌栓子停滞在长骨干骺端松质骨内，阻塞小血管，迅速导致骨缺血坏死，并有充血、渗出及白细胞浸润，白细胞释放的蛋白溶解酶破坏了细菌、坏死的骨组织与邻近的骨髓组织。渗出物和破坏的碎屑成为小型脓肿并逐渐增大，使坚硬骨腔内的压力迅速增高，继而导致更多的骨坏死，脓肿不断扩大。

（2）骨膜下脓肿形成　脓腔内高压的脓液沿着骨小管蔓延至骨膜下间隙将骨膜掀起成为骨膜下脓肿。脓液穿破骨膜沿着筋膜间隙流注而形成深部脓肿。脓肿穿破皮肤形成窦道。

（3）化脓性关节炎　脓液进入邻近关节可导致化脓性关节炎，但比较少见，因为儿童的骨骺板具有屏障作用，能阻止干骺端的感染向关节内扩散；成人骺板已融合，脓肿可直接进入关节腔形成脓性关节炎。髋关节比较特殊，其干骺端位于关节囊内，股骨上段的感染病灶可以穿破干骺端骨密质进入关节腔，形成化脓性髋关节炎。

（4）骨性包壳与死腔形成 骨组织失去血供后，部分骨组织发生坏死。在周围形成炎性肉芽组织，死骨的边缘逐渐被吸收，使死骨与主骨完全脱离，易出现病理性骨折。病灶周围的骨膜因炎症充血和脓液的刺激而产生新骨，包绕在骨干的外层，形成“骨性包壳”，包壳上有多个小孔与皮肤窦道相通。包壳内有死骨、脓液和炎性肉芽组织，往往因引流不畅，成为死腔。

（5）死骨转归 小片死骨可被吸收或被吞噬细胞清除，或经窦道排出，大片死骨难以吸收或排出，滞留体内成为慢性感染病灶，窦道经久不愈合，病程迁延反复。

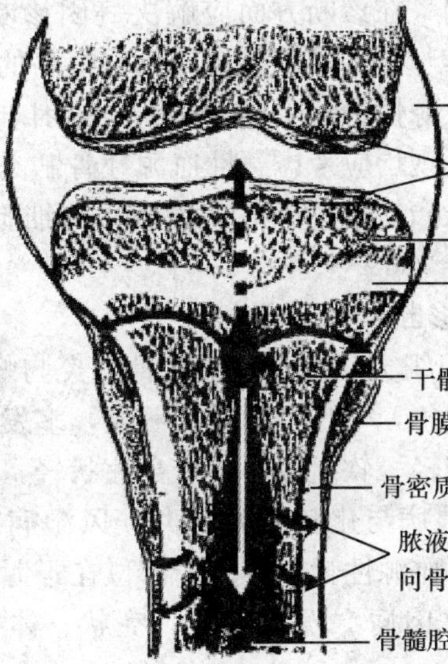

图 56-1 急性血源性骨髓炎的扩散途径

（6）急性骨髓炎转归 ①早期综合治疗后炎症消退、病变吸收而痊愈；②感染扩散引起脓毒血症；③转为慢性骨髓炎。

【临床表现】

1. 发病年龄及部位 常发生于儿童。胫骨上段和股骨下段最多见，其次为肱骨与髂骨，脊柱与其他四肢骨也可发病。

2. 全身表现 常在局部外伤后突然发病，有寒战，高热。儿童可有烦躁不安、呕吐、惊厥。重者发生昏迷或感染性休克。

3. 局部表现 早期即骨腔脓肿形成阶段，由于骨缺血坏死及脓肿致骨髓腔压力增高，表现为患肢剧痛，患肢肌痉挛使肢体半屈，动则痛甚；形成骨膜下脓肿时，局部皮温升高，肿胀、压痛明显；脓肿穿破骨膜成为深筋膜脓肿时疼痛减轻，但红、肿、热、压痛都更为明显；病灶的邻近关节，可有反应性关节积液；起病 1～2 周后，有可能并发病理性骨折。

急性骨髓炎的自然病程可维持 3～4 周。脓肿穿破脓液排出后疼痛即刻缓解，体温逐渐下降，脓腔与体表间形成窦道，转为慢性骨髓炎。

4. 实验室检查

（1）白细胞计数 一般都在 10×10^9/L 以上，中性粒细胞可占 90%以上。

（2）血培养 寒战、高热时抽血培养可找到致病菌，所获致病菌应做药物敏感试验，以便选用抗生素。

（3）血沉增高，C 反应蛋白增高。

5. 局部脓肿分层穿刺 选用有内芯的穿刺针，在压痛最明显的干骺端刺入，边抽吸边深入，抽出混浊液体或血性液，并做涂片检查与细菌培养，涂片中发现多是脓细胞或细菌即可确诊。任何性质的穿刺液均应做细菌培养与药物敏感试验。

6. X 线检查 急性骨髓炎起病 2 周内 X 线检查一般无异常发现，2 周后在干骺端先出现局部骨质破坏，周围有广泛骨质脱钙，随后可见骨膜下新骨形成，继而出现虫蛀样骨破坏，同时可见到密度增高的死骨，少数病例有病理性骨折。

7. CT 检查 可提前发现骨膜下脓肿，但细小的骨膜脓肿难以显示。

【诊断】 在诊断方面应解决病因诊断与疾病诊断的两个问题，病因诊断在于获得致病菌，血培养与分层穿刺液培养具有很高的价值，为了提高阳性率，需反复做血培养。

急性血源性骨髓炎早期诊断比较困难，2 周后 X 线摄片变化逐渐明显，诊断多无困难。凡有下列表现均应考虑急性血源性骨髓炎：起病急，高热与毒血症表现；长骨干骺端疼痛剧烈且有深压痛，不愿意活动患肢；白细胞计数和中性粒细胞增高。局部分层穿刺具有诊断价值。

【鉴别诊断】

1. 软组织炎症 早期急性骨髓炎与蜂窝织炎、丹毒等软组织炎症相鉴别。急性血源性骨髓炎起病急，全身中毒症状明显，多发生在长骨干骺端，局部疼痛剧烈且有深压痛，但表面红、肿较轻。软组织炎症全身症状轻，局部红、肿、热、痛明显。

2. 风湿病与化脓性关节炎 风湿病与化脓性关节炎疼痛位于关节处，伴有关节积液、活动障碍。血源性骨髓炎疼痛部位在干骺端，局部分层穿刺有助于鉴别。

3. 尤文肉瘤 发病年龄、症状、体征等与急性骨髓炎相似，局部活组织病理检查可确诊。

【治疗】 治疗目的是及时控制急性感染，防止转为慢性骨髓炎。

1. 应用抗生素 对疑有骨髓炎者应及早、足量、有效、联合使用抗生素。起病 5 天内使用，炎症基本可控制，而在 5 天后使用或细菌产生耐药性时，疗效不佳。在细菌培养及药物敏感试验结果前，应首选抗革兰阳性球菌的抗生素，并与另一广谱抗生素联用，然后再调整。在应用抗生素过程中，应注意下列问题：①起病 2 周内或 X 线片尚无改变时全身及局部症状消失，提示抗生素效果极佳，继续用药 3～6 周；②已有 X 线片改变，但在应用抗生素后症状消失，提示骨脓肿已控制，可吸收，继续用药 3～6 周，无需手术；③若全身症状消失，但局部症状加剧，提示抗生素对致病菌有效，但不能消灭骨脓肿，应行手术引流；④若症状体征均无改善，提示致病菌具耐药性，骨脓肿扩大或产生迁徙性脓肿，病情加重，应及时切开引流。

2. 全身支持疗法 纠正水、电解质、酸碱失衡，补充营养，增强免疫力。

3. 手术治疗

(1) 目的 ①引流脓液，减轻脓毒血症症状；②阻止急性骨髓炎向慢性骨髓炎转变。

(2) 时机 最好在抗生素治疗后 48～72 h 仍不能控制局部症状时进行。提前为 36 h 内手术可能效果更佳，延迟手术只能起引流作用而不能阻止急性骨髓炎转为慢性，因此提倡宜早手术。

(3) 手术方法 钻孔引流术或开窗减压术。

(4) 术后伤口处理 ①闭式灌洗引流：感染严重、脓液较多者，骨髓腔内放置两根引流管，一根置于高处以 1500～2000 ml 抗生素溶液连续 24 h 滴注，常用抗生素如青霉素 80 万 U 或氯霉素或卡那霉素 0.5 g 或庆大霉素 8 万 U，溶于 1000 ml 生理盐水中；另一根置于低位接负压引流瓶。引流管留置约 3 周，当体温正常、引流液连续 3 次细菌培养阴性可拔管；②单纯闭式引流：脓液不多者放置单根引流管接负压引流瓶，每日经引流管注入少量高浓度抗生素液；③伤口不缝合，填充碘仿纱条，5～10 天后再做延迟缝合。

4. 局部固定

(1) 目的 ①止痛；②防止关节挛缩畸形；③防止病理性骨折。

(2) 方法 患肢可行皮肤牵引或石膏托固定。如果包壳不坚固，可用管型石膏 2～3 个月，窦道处石膏开洞以便换药。

二、慢性骨髓炎

【病因】

1. 继发于急性血源性骨髓炎　①急性感染期未能彻底控制，反复发作演变成慢性骨髓炎；②系低毒细菌性感染，在发病时即表现为慢性骨髓炎。

2. 外伤　病原菌从开放性骨折的伤口入侵骨组织，引起慢性骨髓炎。

【病理】 慢性骨髓炎的基本病理改变是死骨、死腔、包壳及窦道。主要是急性骨髓炎未得到及时有效治疗演变而致。由于死骨难以吸收，死腔及瘢痕组织又血运不良，药物难以达病灶，使得慢性感染极难控制，一旦机体抵抗力下降，脓液积聚，死骨又形成，随黄骨髓腔压力升高，脓液及小片死骨经窦道排出，症状得到暂时缓解，窦道口暂时闭合。如此反复，病程迁延。在此过程中外周骨膜不断形成新骨，而成骨包壳使骨骼变形增粗。软组织损毁严重而致瘢痕，皮肤色素沉着，窦道经久不愈。窦道口皮肤长期受脓液刺激可恶变为鳞状上皮癌。

【临床表现】

1. 症状和体征

(1) 静止期　可以无症状，骨失去原有形态，肢体增粗变形；皮肤色素沉着，有多处瘢痕；窦道口肉芽组织突起，常有臭味脓液或死骨片流出。

(2) 急性感染发作期　表现为发热，患处疼痛，局部皮肤红、肿、热及压痛。原已闭塞的窦道口可开放，排出脓液和死骨。当死骨排出后窦道口自行闭合，炎症逐渐消退。当机体抵抗力下降时可再度复发，通常数月或数年发作一次。

(3) 病变骨骼与周围软组织改变　长期反复发作使骨包壳不断形成，骨骼变形、增粗，皮肤色素沉着，因肌肉挛缩出现邻近关节畸形，病变破坏骺板可影响发育，出现肢体缩短畸形。偶尔有病理性骨折。窦道口皮肤反复受到脓液刺激会癌变。

2. 影像学检查

(1) X线检查　骨膜掀起，骨膜下有新生骨形成，层状骨膜反应；骨质硬化，骨髓腔不规则，见有大小不等的死骨影，边缘不规则，周围有空隙。

(2) CT检查　CT可显示脓腔与小死骨片。

(3) 碘油造影　经窦道注入碘油造影可显示脓腔概况。

【诊断】 根据病史和临床表现，诊断不难，尤其是有经久不愈的窦道排出死骨的病史，诊断更容易。X线摄片可以证实有无死骨，并了解其形状、数量、大小和部位，以及附近包壳生长情况。一般病例不必做CT检查。

【治疗】 以手术治疗为主。手术须解决的问题：①清除病灶；②消灭死腔；③闭合伤口。常用术式为病灶清除术。

1. 手术指征　①病灶内有死骨；②有死腔及窦道流脓者。

2. 手术禁忌证　①大块死骨形成而新生的骨包壳又不能支撑起身体的重量时，不宜手术取出死骨；②慢性骨髓炎处于急性发作期。

3. 术前准备　①窦道溢液细菌培养及药物敏感试验；②术前2～3天开始使用抗生素。

4. 手术方法

(1) 清除病灶　骨壳上开洞后，吸出脓液，清除炎性肉芽组织与死骨，切除窦道。排骨、肋骨非重要部位的慢性骨髓炎，可将病骨整段切除。窦道口皮肤癌变或足部慢性骨髓炎骨质毁损严重，长期不愈者，可行截肢术。

(2) 消灭死腔 ①碟形手术：清除病灶后用骨刀将骨腔边缘削去一部分使之成为口大底小的碟形，周围软组织充填覆盖消灭死腔；②肌瓣填塞：适用于骨腔较大者，清除病灶，修整骨腔边缘后，用附近肌肉做带蒂肌瓣填塞骨腔，消灭死腔；③闭式灌洗：小儿患者在清除病灶后，可做闭式灌洗，即在伤口内留置2根引流管，一根为灌注管，另一根为吸引管，术后经灌注管滴入抗生素溶液2～4周，待引流液清亮时即可拔管；④庆大霉素-骨水泥珠链填塞术：将庆大霉素粉剂放入骨水泥（即聚甲基丙烯酸甲酯）中，制成直径约为7 mm的小球，以不锈钢丝串连成珠链，将珠链填塞在骨髓腔内，让一粒小球露于皮肤切口处。2周内可缓慢地释放出有效浓度的庆大霉素，增加局部抗生素浓度，促进肉芽组织生长来填充死腔。

(3) 闭合伤口 清除病灶及消灭死腔后，创面留置负压吸引管，一期缝合伤口，术后2～3天，引流量减少后拔引流管，周围软组织少而不能缝合时，放入抗生素，用凡士林纱布填平创口，用管型石膏固定，开窗换药，直到创口达到二期愈合。

第二节 化脓性关节炎

化脓性关节炎（suppurative arthritis）指关节内化脓性感染，好发于髋关节和膝关节。多见于儿童，尤以营养不良的儿童居多；男性多于女性。

【病因】 致病菌以金黄色葡萄球菌最常见，约占85%；其次为白色葡萄球菌、淋病双球菌、肺炎球菌及大肠埃希菌等。感染途径：①血源性感染：身体其他部位的化脓性病灶的细菌通过血液循环播散至关节内；②直接蔓延感染：邻近关节附近的化脓病灶直接蔓延至关节腔；③开放性关节损伤发生感染；④医源性感染：关节手术后感染和关节内注射药物后发生感染。本节介绍血源性化脓性关节炎。

【病理】 根据病变的发展过程一般可分为三个阶段。

1. 浆液性渗出期 细菌进入关节腔后，滑膜呈炎性充血、水肿，有白细胞浸润及浆液性渗出物，渗出物中含有大量的白细胞。此时为可逆性病变，尚未累及关节软骨，及时正确治疗可望完全康复。

2. 浆液纤维素性渗出期 病变继续发展，渗出物增多、混浊，含有白细胞和纤维蛋白。白细胞释放大量溶酶体类物质破坏软骨基质；纤维蛋白的沉积造成关节粘连与软骨破坏，修复后可遗留不同程度的关节功能障碍。

3. 脓液渗出期 炎症已侵犯至软骨下骨质，滑膜和关节均已破坏，关节周围软骨发生蜂窝织炎。渗出物呈脓性。因关节重度粘连，甚至呈纤维性或骨性强直，为不可逆病变，治疗后遗有重度关节功能障碍。

【临床表现】

1. 症状 起病急骤，全身不适，乏力、食欲缺乏、寒战高热，体温高达39℃以上。可出现谵妄、昏迷、惊厥。受累关节处疼痛剧烈。

2. 体征 病变关节功能障碍，浅表的关节，如膝、肘、踝关节局部红、肿、热、痛明显，浮髌试验可为阳性，关节呈半屈曲位；深部关节，如髋关节因肌肉和皮下组织厚实，局部红、肿、热不明显，关节常处于屈曲、外旋、外展位。由于疼痛，患者不愿意做任何检查。

3. 辅助检查

(1) 实验室检查　白细胞计数和中性粒细胞计数比例增高，血沉增快；关节腔穿刺液呈浆液性（清亮）、纤维蛋白性（混浊）或脓性，镜检可见大量脓细胞；寒战时抽血做细菌培养呈阳性。

(2) X线检查　早期可见关节周围软组织肿胀，关节腔间隙增宽；继而见骨质疏松；病变后期关节间隙变窄或消失，关节面毛糙，可见骨质破坏或增生；有时出现关节挛缩畸形、关节的骨质强直和关节的病理性脱位。

【诊断】 根据全身与局部症状与体征，结合辅助检查的阳性发现，基本上能明确诊断。关节腔穿刺及穿刺液性状特征具有重要诊断价值。关节腔穿刺液应常规行细胞计数与分类检查，同时做涂片染色找病原菌，还应做细菌培养和药物敏感试验，其检出阳性结果率较血培养为高。化脓性关节炎早期的X线表现无特异性，不宜作为早期诊断依据。

【鉴别诊断】

1. 结核性关节炎　起病较缓慢，常有肺结核等病史，伴有低热、盗汗，一般无明显的红、肿、热等临床表现。

2. 创伤性关节炎　有外伤史，关节内骨折后，X线检查有软骨下骨的硬化和关节间隙变窄。关节腔穿刺液为清亮或血性液体，细胞数少、无细菌。

3. 风湿性关节炎　可有高热但无寒战。常为多关节发病，关节腔穿刺液澄清，涂片无细菌，愈后无关节功能障碍。

4. 类风湿性关节炎　多关节肿痛呈对称性；可合并肝脾肿大，心包积液；关节腔穿刺液作类风湿因子测定阳性率高；X线片见骨质破坏。

5. 痛风性关节炎　局部红、肿、热、痛明显，常见于跖趾关节，而大关节少见，多在夜间起病。全身症状轻微，可反复发作，发作时血尿酸增高，关节腔穿刺液中找到尿酸盐结晶，具有诊断价值。

【治疗】 治疗原则：越早诊断治疗，越有利于康复和减少并发症。

（一）非手术治疗

1. 抗生素治疗　原则同急性血源性骨髓炎。

2. 支持疗法　加强全身支持疗法，以提高机体抵抗力。

3. 关节腔内注射抗生素　关节腔穿刺，抽出积液后注射抗生素，每日1次，至关节积液消失，体温正常。若无效，应行灌洗或切口引流术。

4. 关节腔灌洗　适用于表浅大关节。在大关节的两侧，经穿刺套管分别插入两根留置管做灌注引流。退出套管后应用缝线固定引流管，每日经灌注管滴入抗生素溶液2000～3000 ml，持续灌洗至引流液转清亮且培养无细菌生长后，终止灌注，但仍继续引流数天。局部症状和体征消退，且引流量极少或没有时，拔除引流管。

（二）手术治疗

1. 经关节镜灌洗　镜下直视灌洗，能较彻底清除脓液、脓苔及坏死组织，灌洗后可留置抗生素，效果较好。

2. 关节切开引流术　适用于位置较深且穿刺置管困难的髋关节。彻底清除脓腔内的坏死组织、纤维素性沉积物等，生理盐水冲洗后在关节腔内置入硅胶管，进行持续性灌洗引流，注意保持引流通畅，切忌填堵。

3. 关节矫形术 适用于关节功能严重障碍者。术式以关节融合术或截骨术最常采用。如患者条件允许也可行人工关节置换术，但有一定风险，须慎重考虑。不管何种术式均须术前、术中、术后使用抗生素预防感染。

（三）功能锻炼

1. 目的 ①防止关节内粘连及关节挛缩；②促进关节功能恢复。

2. 时机与方式 ①局部治疗后即应在功能锻炼器（CPM）上作 24 h 持续被动运动，若有痛感，应鼓励患者坚持，即能适应；②急性炎症消退时（约 3 周）开始主动运动；③如无功能锻炼器，则采用石膏托或皮肤牵引固定病变关节于功能位；④锻炼务必在 3 周内进行。

小结

化脓性骨髓炎和化脓性关节炎是骨科常见的感染性疾病，如延误诊治，可能会导致肢体的残疾，甚至还可能危及到生命。本章重点内容是化脓性骨髓炎和化脓性关节炎的临床表现、诊断及治疗原则。难点内容包括化脓性骨髓炎和关节炎的病理转归。

思考题

1. 5 岁患儿突发寒战高热，烦躁不安，诉右膝下方剧痛，膝关节呈半屈曲状，拒动。查体发现右小腿近端皮温高，压痛，白细胞总数升高。

（1）应首先考虑的诊断是什么？

（2）最有意义的诊断方法是什么？

（3）确诊后须立即采取的治疗方法是什么？

2. 慢性骨髓炎手术需要解决的问题有哪些？

3. 急性血源性化脓性关节炎的病理分哪几期？如何治疗？

（山东万杰医学院 陈 磊 怀化医学高等专科学校 曾祥军）

第五十七章 骨与关节结核

学习目标

1. 熟悉脊柱结核、髋关节结核及膝关节结核的病理、临床表现和治疗。
2. 了解骨关节结核的病因。

第一节 概 述

骨与关节结核（bone and joint tuberculosis）是结核菌侵入骨或关节内繁殖并产生一系列病理改变。患者中 30 岁以下的占 80%，尤以儿童与青少年易感染，好发部位是脊柱，约占 50%，其次是膝关节、髋关节与肘关节，好发部位均为负重大、活动多、易发生创伤的部位。

一、病因

该病是一种继发性结核病，原发病灶多为肺结核或消化道结核，主要继发于肺结核。骨与关节结核可出现在原发结核活动期，但大多数则发生在原发病灶已静止，甚至痊愈多年以后。骨与关节结核的感染途径主要是经血行传播，少数由感染的淋巴直接蔓延。当机体免疫力低下，如外伤、营养不良、过度劳累时诱发。

二、病理

骨与关节结核病理分为三型：早期为单纯性滑膜结核或单纯性骨结核，后期发展为全关节结核（图 57-1）。

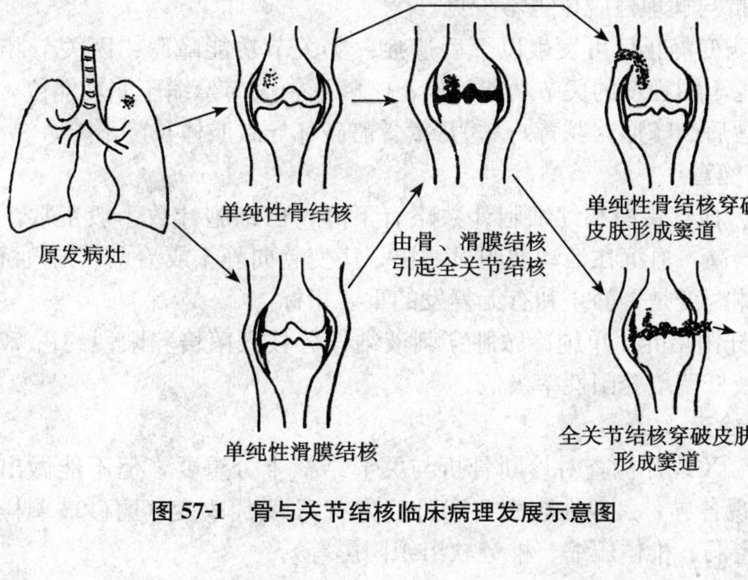

图 57-1 骨与关节结核临床病理发展示意图

（1）单纯性滑膜结核 病变局限于关节滑膜者。早期滑膜充血、水肿、炎性细胞浸润；晚期滑膜因纤维组织增生而肥厚变硬，可见干酪样坏死组织和脓液形成。

（2）单纯性骨结核 此型多见。①松质骨结核：根据解剖部位不同又分为中心性和边缘性松质骨结核，前者发生在松质骨中心部位，局部以骨质浸润和坏死为主，易形成死骨、空洞和化脓；后者发生在松质骨边缘部分，病变以骨破坏为主，局部有脓肿或空洞形成，一般无死骨形成；②皮质骨结核：出现骨质溶解破损为主，骨膜反应增生形成大量的骨膜新生骨；③干骺端骨结核：兼有松质骨和皮质骨结核的特征。

（3）全关节结核：病变累及软骨、骨和滑膜，此时关节软骨受到不同程度的损害，关节腔内被结核性肉芽组织、干酪性坏死和脓液充填。愈后一般会留有不同程度的关节功能障碍。

三、临床表现和辅助检查

（一）全身症状

起病缓慢，有低热、乏力、盗汗、消瘦等结核中毒症状；儿童病例可起病急骤，高热盗汗。

（二）局部表现

以单发性多见，少数为多发性，但对称性十分罕见。青少年起病前往往有关节外伤史。

1. 疼痛 随着病情的发展而加剧。儿童患者夜间痛苦。

2. 肿胀 浅表关节结核可查出有肿胀、积液，并有压痛；至后期，肌肉萎缩，关节呈梭形肿胀。

3. 结核性脓肿 随着病情的发展，病灶部位积聚了大量脓液、结核性肉芽组织、死骨和干酪性坏死物质，脓肿周围组织无红、热等急性炎症反应，称为寒性脓肿或冷脓肿。脓肿破溃形成窦道，经窦道口不断流出米汤样脓液，偶尔有干酪样物质和小死骨片排出，窦道经久不愈。寒性脓液破溃合并混合性感染，患者可出现高热，局部红、肿、热、痛等急性炎症表现，重度混合性感染的结果导致慢性消耗，贫血、中毒症状明显，甚至因肝、肾衰竭而死亡。

4. 脊柱结核的冷脓肿可压迫脊髓而导致肢体瘫痪。

5. 病理性骨折与病理性脱位也不少见。

6. 后遗症 病变静止后可发生以下后遗症：①关节功能障碍：因关节腔纤维性粘连成纤维性强直而产生不同程度的关节功能障碍；②畸形：关节挛缩于非功能位，最常见的畸形为屈曲挛缩与脊柱后凸畸形（驼背）；③儿童骨骼破坏导致肢体长度不等。

（三）实验室检查

1. 血液检查 血红蛋白和红细胞计数略有下降，白细胞计数一般正常，若有混合感染时，白细胞计数增高。血沉在活动期明显增快；病变趋向静止或治愈，则血沉逐渐下降至正常，故血沉是检测病变是否静止和有无复发的重要指标。

2. 结核分枝杆菌培养 单纯冷脓肿穿刺液结核分枝杆菌培养阳性约占70%，窦道中获得脓液的结核分枝杆菌培养阳性率极低。

（四）影像学检查

1. X线检查 X线片检查对诊断骨折与关节结核十分重要，但不能做出早期诊断. 不同阶段X线片表现各异，一般在起病2个月后方有X线片改变（磨砂玻璃样改变、关节间隙变窄、死骨、空洞、椎体压缩、椎旁软组织阴影等）。

2. CT检查 可发现X线片不能发现的问题，特别是显示病灶周围的冷脓肿有独特优点，死骨与病骨都可清晰地显露。

3. MRI检查 可以在炎性浸润阶段时显示异常信号，具有早期诊断价值。脊椎结核的MRI片还可以观察脊髓有无受压与变性。

4. 其他 超声波检查可以探查深部冷脓肿的位置和大小。关节镜检查及滑膜活检对诊断滑膜结核很有价值。

四、诊断

1. 询问病史 应仔细询问结核病患病史和接触史，查明原发病灶情况。

2. 根据症状、体征和辅助检查的结果进行综合分析，典型病例的诊断不难。

五、治疗

（一）全身治疗

1. 支持疗法 避免体力劳动和剧烈运动；加强营养，进高蛋白、高维生素饮食；贫血或严重的患者可间断输给少量新鲜血；混合感染急性期给予抗生素治疗。

2. 抗结核治疗 以异烟肼、利福平、吡嗪酰胺、链霉素、乙胺丁醇与氨硫脲为一线用药，主张联合用药，以提高疗效和防止长期单味抗结核药物应用产生耐药性。一般在一线用药中挑选3种，小剂量并长期应用，其中一种药物必须是能杀灭结核菌的。推荐使用异烟肼＋利福平＋吡嗪酰胺或异烟肼＋利福平＋乙胺丁醇。异烟肼成人剂量每日300 mg，利福平成人剂量为每日450～600 mg，吡嗪酰胺每日20～30 mg/kg体重，乙胺丁醇每日750 mg。同时每日给予维生素B_6 4 mg。一般主张骨关节结核的疗程不得少于12个月，必要时可延长至18～24个月。异烟肼、利福平和吡嗪酰胺的主要不良反应是肝损害，用药期间应定期检查肝功能。

符合下列标准的可停止抗结核药物治疗，但仍需定期复查：①全身情况好，体温正常；②局部症状消失，无疼痛，窦道闭合；③X线表现脓肿缩小乃至消失；或已钙化，无死骨，病灶边缘轮廓清晰；④血沉检查3次以上均正常；⑤起床活动已1年，仍能保持上述4项指标。

（二）局部治疗

1. 局部制动 全身药物治疗及局部制动，其疗效优于单独抗结核药物治疗。

（1）目的 保证病变部位的休息，减轻疼痛。

（2）方法 包括石膏、支架固定与牵引。皮肤牵引主要用于解除肌痉挛，减轻疼痛，防止病理性骨折、脱位，并可纠正关节畸形；骨牵引主要用于纠正成人重度关节畸形。

（3）时间 一般小关节结核固定期限为1个月，大关节结核应延长至3个月。

2. 局部注射 局部注射抗结核药物具有药量小，局部药物浓度高和全身反应低等优点。最适合于早期单纯性滑膜结核。通常用异烟肼，剂量为100～200 mg，视关节腔积液情况每周注射1～2次。穿刺液逐渐减少，液体转清，说明治疗有效，可以继续穿刺抽液和注射抗结核药物，无效者及时改用其他治疗措施。不主张对冷脓肿进行反复抽脓和注入抗结核药物，多次操作会诱发混合性感染和在穿刺针孔处形成窦道。

3. 手术治疗

(1) 切开排脓 冷脓肿有混合感染者，可行冷脓肿切开排脓。切开排脓虽可改善症状，但会形成慢性窦道，为后续病灶清除术带来很多困难。

(2) 病灶清除术 是骨与关节结核常用、有效的手术方法。采用合适的手术径路，直接进入骨与关节结核病灶处，将脓液、死骨、结核性肉芽组织及干酪样坏死物质彻底清除掉，同时置入抗结核的药物。术前应行切实有效的全身抗结核治疗并改善全身营养状况。病灶清除术的手术指征：①骨与关节结核有明显死骨和大脓肿形成；②窦道流脓经久不愈者；③单纯性骨结核髓腔内积脓压力过高者；④单纯性滑膜结核经药物治疗效果不佳，即将发展成为全关节结核者；⑤脊柱结核有脊髓受压表现者。

病灶清除术的手术禁忌证 ①患者有其他脏器结核性病变尚处于活动期；②有混合感染，体温高，中毒症状明显者；③患者合并有其他主要疾病难以耐受手术者。为了提高手术的安全性，防止结核播散，术前应常规抗结核治疗4～6周，至少2周。

(3) 其他手术治疗包括 ①关节融合术：用于关节不稳定者；②截骨术：用以矫正畸形；③关节成形术：用以改善关节功能。以上手术均属矫形手术。

第二节 脊柱结核

脊柱结核居全身骨与关节结核发病率的首位，病变多位于椎体部分，附件结核十分罕见。发病年龄多为儿童，30岁以上人群发病率明显下降。发病部位依次为腰椎、胸椎、颈椎，骶尾椎结核罕见。

【病理】

1. 中心型椎体结核 常见于10岁以下儿童，胸椎好发。病变多局限于一个椎体，病变进展快，整个椎体压缩成楔形。少数病变可累及邻近椎体[图57-2（1）]。

2. 边缘型椎体结核 多见于成人，腰椎好发，病变常累及椎体上下缘，侵犯椎间盘组织和相邻的椎体。椎间盘破坏是本病的特征，X线片上显示椎间隙变窄或消失[图57-2（2）]。

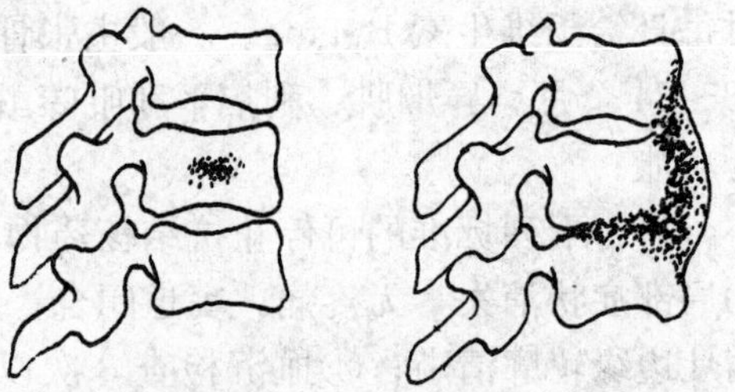

(a) 中心型 (b) 边缘型

图57-2 脊柱结核的病理示意图

3. 冷脓肿的特点 分椎旁脓肿和流注脓肿两种类型。

(1) 椎旁脓肿 脓液汇集在椎体旁，可位于椎体前方、两侧和后方，以前两者较多见。脓液将骨膜掀起，并沿着韧带间隙上下蔓延，引起相邻椎体破坏，形成大的脓肿，若该脓肿向后方进入椎管内，可压迫脊髓和神经根。

(2) 流注脓肿 椎旁脓肿穿破骨膜，由于重力的作用，可沿肌筋膜间隙流向一定的区域，形成远离病灶的脓肿。如胸腰段结核的脓肿可流注成腰大肌脓肿或腰三角脓肿、髂窝脓肿、腹股沟处深部的脓肿等。

【临床表现】

1. 全身症状 起病缓慢，可有低热、盗汗等全身性中毒症状。儿童常表现为性情急躁、夜啼等。

2. 局部症状与体征

（1）疼痛　疼痛是最先出现的症状。常为局部隐痛或钝痛，尤其是在活动、劳累、咳嗽、打喷嚏或持重物时加重，休息后可减轻。①颈椎结核时，疼痛可向枕部或上肢放射，若神经根受压则疼痛加剧，患者常用双手撑住下颌，头向前倾，以稳住颈项来帮助缓解疼痛；②胸椎结核有背部症状，可向上腹部放射；③腰椎结核疼痛可向下肢放射，不能弯腰，腰部肌肉隆起、僵硬，患者站立或行走时，常用手托住腰部，头及躯干后倾，使重心后移，以减轻对病变椎体的压力。拾物试验阳性。

（2）脊柱畸形　病变椎体可有棘突后凸或侧凸畸形。站立或卧位时可触及椎旁肌痉挛，腰部生理前凸消失。胸腰段结核出现明显后凸畸形而致驼背。

（3）冷脓肿与窦道　少数患者因发现寒性脓肿而来就医。颈椎结核常发生咽后壁或食管后脓肿，妨碍呼吸与吞咽，睡眠时有鼾声。颈椎结核、胸椎结核和腰椎结核的后期，由于冷脓肿的形成，在颈部、腰三角、髂窝和腹股沟深部摸到肿块。脓肿溃破后形成体表窦道，并见米汤样分泌物流出。

（4）截瘫　是脊柱结核的严重并发症。胸椎结核最易出现截瘫，可致终身残疾。早期轻度运动障碍（如肢体软弱无力、步态不稳），继而出现感觉减退，肌张力增高，腱反射亢进，后期有括约肌功能障碍，如排尿困难、便秘等。

3. 影像学检查

（1）X 线检查　可见骨质破坏及椎间隙狭窄。中心型骨结核者骨质破坏集中在椎体中央，在侧位片显示较清楚，发生病理性骨折时椎体呈楔形改变，部分病例也可侵犯椎间盘和邻近椎体。边缘型的骨质破坏集中在椎体上、下缘，很快累及椎间盘，椎间隙变窄或消失，可累及邻近两个椎体。

（2）CT 检查　可清晰地显示病灶部位空洞、死骨和发现椎旁小型脓肿。CT 检查对腰大肌脓肿有独特的价值。

（3）MRI 检查　具有早期诊断价值，主要用于观察病变部位及受压情况。

【诊断和鉴别诊断】 根据症状、体征与影像学表现，典型病例诊断不难。早期诊断比较困难，需密切观察，定期检查，早诊断，早治疗。临床上需要与强直性脊柱炎、化脓性脊柱炎、腰椎间盘突出症、脊柱肿瘤、嗜酸性肉芽肿和退行性脊椎骨关节病进行鉴别。

【治疗】

1. 全身治疗　包括抗结核药物治疗和全身支持疗法。

2. 固定　固定期应多卧床休息。

（1）方法　胸椎及上腰椎结核采用石膏背心或支架固定；下腰椎结核用石膏腰围带一腿；全身情况差，不能耐受固定者，睡特制石膏床。

（2）时间　3 个月。

3. 手术

（1）一旦有脊髓受压征象，应及时手术减压并行脊柱植骨融合术，截瘫者后期手术效果不佳。

（2）其他病例可行脓肿切开引流术、病灶清除术及矫形手术。

（3）术前服用抗结核药物至少 2 周，术后卧床休息 3～6 个月，继续使用抗结核药 1.5～2年以上直至治愈。

4. 截瘫护理

(1) 协助翻身和活动肢体，防止压疮、深静脉炎。

(2) 戒烟、防寒、协助排痰，防止肺部感染。

(3) 预防泌尿系感染。

第三节 膝关节结核

膝关节结核较常见，发病率仅次于脊柱结核，位居第二，儿童和青少年患者多见。

【病理】 起病时以滑膜结核多见。病变发展较慢，以炎性浸润和渗出为主，膝关节肿胀和积液。进一步发展可侵犯骨骼，产生边缘性骨腐蚀，并沿软骨下潜行生长，使大块关节软骨板剥落，形成全关节结核。至后期则有脓液积聚，形成冷脓肿，穿破后成为窦道，经久不愈。关节韧带结构破坏而发生病理性脱位。病变静止后，膝关节呈纤维性或骨性强直，有时伴有屈曲挛缩。如果膝关节两端的骺板受损，影响肢体发育，则造成患肢缩短或关节畸形的病变后遗症。

【临床表现】

1. 症状　起病缓慢，有低热、乏力、食欲缺乏、消瘦等全身症状。小儿常有“夜啼”现象。膝关节疼痛及轻度活动受限。滑膜增厚累及全关节时，疼痛与功能障碍更加明显。

2. 体征　膝关节呈梭形肿胀，膝眼饱满，髌上囊肿大，浮髌试验阳性，局部压痛，皮温增高；关节呈屈曲形、关节脱位、膝外翻畸形；骨骺破坏者可表现为患肢缩短畸形；冷脓肿可溃破形成慢性窦道。

3. X线检查　早期滑膜结核阶段，X线片上仅见髌上囊肿胀与局限性骨质疏松；病程长者可见进行性关节间隙变窄和边缘性骨破坏；后期则骨质破坏加重，关节间隙消失或半脱位；合并混合感染时会出现骨硬化。

4. CT和MRI　可以看到X线片不能显示的病灶，特别是MRI具有早期诊断价值。

5. 关节镜检查　关节镜检查对膝关节滑膜结核的早期诊断具有独特价值，还可以做活组织检查及镜下滑膜切除术。

【诊断】 根据病史、相关症状和体征，结合X线检查、关节腔穿刺检查，必要时行关节镜检查可明确诊断。

【治疗】 膝关节是表浅关节，早期病例易发现。及时的全身治疗和局部治疗并举，大多数病例可望治愈并恢复功能。

1. 单纯性滑膜结核　全身抗结核治疗及局部关节腔内穿刺注入抗结核药物，成人可注入异烟肼每次200 mg，儿童减半。每周注射1～2次，3个月为一个疗程。若无改善，滑膜肿胀肥厚，可行滑膜切除术。

2. 单纯性骨结核　病灶清除术后行骨松质植骨，管型石膏固定3个月。

3. 全关节结核　关节明显破坏或有脓液积聚者，行病灶清除术，可挽救部分关节功能。15岁以上，关节破坏严重者，在清除病灶后，行膝关节加压融合术，膝关节融合于外翻5°～10°，屈曲5°～15°，4周后拔除加压钢针，改用管型石膏固定至少2个月。

第四节　髋关节结核

髋关节结核居全身骨与关节结核发病率的第三位。常见于儿童和青少年，尤以 10 岁以下儿童多见，多为单关节、非对称性发病。

【病理】 髋关节结核以单纯性滑膜结核较多见。单纯性骨结核好发于髋臼、股骨头、股骨颈，常在股三角和大转子附近形成脓肿，破溃后形成窦道，并发混合感染。单纯性滑膜结核很少形成脓肿与窦道。髋关节结核可发生病理性脱位。

【临床表现】

1. 全身表现　起病缓慢，患者表现为低热、盗汗、疲乏无力、食欲缺乏、消瘦、贫血等全身中毒症状。患儿常出现“夜啼”现象。

2. 局部表现

(1) 疼痛与跛行　早期为髋部疼痛，劳累后加重，疼痛可放射至膝部，故患儿常诉双膝部疼痛。随病情发展，疼痛加剧，出现跛行。

(2) 脓肿形成　腹股沟内侧与臀部形成冷脓肿，破溃后形成窦道，易造成混合性感染。

(3) 病理性骨折与畸形　全关节结核可致股骨头破坏，引起髋关节病理性脱位。愈后遗留各种畸形，常见髋关节屈曲、内收、内旋畸形，患肢缩短等。

(4) “4”字征、Thomas 征均为阳性，儿童早期病例髋关节过伸试验阳性。

3. 影像学检查

(1) X 线检查　需摄双侧髋关节片进行比较，早期病变只有局限性骨质疏松，质量好的 X 线片可见关节囊肿胀。早期 X 线征象是进行性关节间隙变窄与边缘性骨破坏病灶。随着破坏的加剧，出现空洞和死骨；严重者股骨头几乎消失。后期出现病理性后脱位。经治疗后骨轮廓边缘较为清晰时提示病变趋于停止。

(2) CT 与 MRI 检查　能清楚显示髋关节内积液情况，能显示普通 X 线片不能显示的微小骨破坏病灶。MRI 还能显示骨内的炎症浸润。

【诊断和鉴别诊断】 髋关节结核主要根据病史、症状、体征、实验室检查和 X 线检查做出诊断。早期诊断比较困难，需摄双髋关节 X 线片，仔细比较鉴别。有条件可采用 CT 与 MRI 检查，以明确诊断。本病临床上需与一过性滑膜炎、股骨头骨软骨病、类风湿性关节炎、化脓性关节炎等相鉴别。

【治疗】 治疗原则是早期诊断，早期治疗，保存髋关节的运动和负重功能，在常规抗结核的同时，重点做好局部治疗。

1. 单纯性滑膜结核　患肢持续皮肤牵引，患髋适当制动，少负重活动；单纯滑膜结核可以关节腔注射抗结核药；若不见好转或加重，应及时行滑膜切除术，术后穿矫形鞋并行皮肤牵引使患肢处于外展、内旋位。

2. 单纯性骨结核　及早行病灶清除术，植骨，以挽救关节功能，术后用皮肤牵引或髋人字形石膏制动。

3. 全关节结核　早期行病灶清除术，术后皮肤牵引 3 周；晚期患者（年龄在 15 岁以上），在病灶清除术的同时行髋关节融合术，术后髋人字形石膏固定 3～6 个月；老年患者或病变静止而髋关节纤维性强直者，可在抗结核药物控制下，行全髋关节置换术；关节屈曲内收外展畸形者，可行转子下矫形截骨术。

小结

骨关节结核是结核病在骨关节的表现，故全身表现和治疗原则均与其他结核相同，但由于该病发病年龄较轻，致残率又高，临床需要及时诊断和正确治疗，以免延误病情。本章重点内容包括骨关节结核的诊断和治疗原则。难点内容包括骨关节结核的病理。

思考题

1. 女性，40 岁，进行性背部疼痛，全身消瘦、乏力 1 年。体格检查：第 6 胸椎后凸畸形，局部有压痛、叩击痛，X 线示第 6 第 7 胸椎间隙变窄，上下缘模糊，血沉 60 mm/h。

初步诊断是什么？如何进行治疗？

2. 某男童，消瘦、低热、右髋痛，跛行步态，腹股沟及臀部可触及囊性肿物，“4”字试验阳性。

该男童可能发生什么问题？如何治疗？

3. 骨关节结核病灶清除术的适应证有哪些？

（山东万杰医学院 陈 磊 怀化医学高等专科学校 曾祥军）

第五十八章 非化脓性关节炎

学习目标

1. 熟悉骨关节炎、强直性脊椎炎及类风湿性关节炎的临床表现和诊疗原则。
2. 了解骨关节炎、强直性脊椎炎及类风湿性关节炎的病因和病理生理。

第一节 骨关节炎

骨关节炎（osteoarthritis）是一种常见的慢性骨关节疾病，又称骨性关节病、退行性关节炎等。其特征是关节软骨的退行性变和继发骨质增生。通常发生在负重较多较大的膝关节、髋关节、脊柱等部位，以中老年女性患者多见。

【病因】 根据致病因素，该病分为原发性和继发性两大类。

1. 原发性　病因至今尚未完全明了。其发生发展是一个长期、渐进的病理过程，可能与全身及局部等综合因素有关，如软骨营养代谢异常、生物力学的应力平衡失调、酶对软骨基质溶解作用、生物化学的改变、累积性微小创伤等。

2. 继发性　是在局部原有病变的基础上发生的病理变化，常见病因有先天性畸形，关节后天性不平整、创伤、关节不稳定、关节面对合不良及医源性因素等而引起。

【病理】

1. 关节软骨　关节软骨变性是最早、最重要的病理变化。表现为关节软骨失去正常弹性和厚度，软骨表面变得淡黄且粗糙，深层出现裂隙。严重时软骨下骨裸露，关节间隙变窄，而磨损较小的外围软骨面出现增生、肥厚，在关节边缘形成隆起的软骨圈或骨赘，导致关节面应力的不均匀。

2. 软骨下骨　在软骨磨损最大的中央部位骨质密度增加，骨小梁增粗，形成“象牙质改变”。外周部位承受应力较小，软骨下骨质萎缩，出现囊样变。软骨下骨随着生物应力的变化不断再塑形，导致关节畸形。

3. 滑膜与关节囊　剥脱的软骨刺激更多的富含黏蛋白的滑液渗出，使滑液黏稠、混浊。同时，关节囊产生纤维变性和增生，进一步阻碍关节活动。

4. 肌肉　病变关节周围的肌肉因疼痛而长期处于保护性痉挛，使肌肉逐渐挛缩，关节活动减少，导致纤维性僵直畸形。

【临床表现】 主要为关节病变征象，而全身症状不明显。

1. 症状　①疼痛：是骨关节炎的主要症状，初为轻微钝痛，逐渐加重。多数病人活动后疼痛加重，休息后减轻。部分病人在静止或晨起时感疼痛，稍微活动后改善，寒冷或过量运动可诱发疼痛；②关节活动不便：在休息或卧床后初起活动时关节僵硬，活动不便。关节活动后改善。活动时关节可有响声或摩擦感，有时可出现关节交锁。

2. 体征　①关节肿胀：关节肿胀有积液征，主动或被动活动均受限；②主动或被动活动关节时可闻及摩擦声或触及摩擦感；③严重者关节畸形、关节周围肌肉萎缩。

3. 实验室检查 血液检查一般无异常，偶有血沉增快；关节液检查可见白细胞增高，偶见红细胞，软骨碎片。

4. X线检查 X线片显示关节间隙狭窄，关节边缘有骨赘形成。后期骨端变形，关节面不平整，边缘骨质增生明显，软骨下骨有硬化和囊腔形成。

【治疗】 骨关节炎发生后，随着年龄的增长，其病理学改变不可逆转。治疗目的是缓解或解除临床症状，延缓病程进展，最大限度改善患者生活质量。

（一）非手术治疗

1. 一般疗法 开展卫生宣教，控制体重，适当锻炼，配合理疗按摩以缓解症状。

2. 药物疗法 口服各种非甾体抗炎镇痛药物可缓解疼痛。活血化瘀中草药也可减轻症状，延缓病程。近年来，透明质酸关节腔内注射可起到润滑关节，保护软骨的作用，对早中期患者有效。皮质激素类药物疗效持续时间短，对软骨有损害，一般不用。

3. 关节灌洗 通过关节镜持续向关节腔注入生理盐水，并不断冲洗抽吸，可排出炎性渗液、代谢废物、碎屑和小直径（<2 mm）游离体。

（二）手术疗法

对出现持续性疼痛或进行性畸形且保守治疗无效的病人，可行手术治疗。如膝关节骨关节炎的手术有胫骨近端截骨术、关节清理术、人工关节置换术等，具体手术根据病人的年龄、性别、职业、自身要求、经济条件和病情等综合因素而定。

第二节 强直性脊柱炎

强直性脊柱炎（ankylosing spondylitis）是脊柱的慢性进行性炎症，侵及骶髂关节、关节突、附近韧带和近躯干的大关节，导致纤维性或骨性强直畸形。本病属血清反应阴性的结缔组织疾病，以此与类风湿性关节炎相鉴别。病因不明，可能与组织相容抗原（HLA-B27）有关。

【病理】 病变一般自骶髂关节开始，沿脊柱缓慢向上伸延，影响椎间小关节的滑膜和关节囊和脊柱周围韧带等软组织，晚期可使整个脊柱的周围韧带等软组织钙化、骨化，完全强直呈竹节状。大部分病例病变发展至某一阶段即停止，少数可继续发展，导致严重的驼背，同时侵犯两髋关节，却很少波及膝关节和上肢关节。

【临床表现】

1. 症状与体征 本病一般好发于青壮年，90%为男性，有明显的家族史。早期自感两侧骶髂关节及腰下部疼痛，并向臀部及大腿放射，腰部僵硬不能久坐。活动时加剧，休息后缓解，骶髂关节处深压痛。晨起时脊柱僵硬，下床活动后稍有缓解，为了缓解疼痛，病人常呈蜷曲体位。以后病程呈间歇性发展，活动度受限。疼痛不断向上发展，累及胸椎和肋椎关节时，胸部扩张活动受限，使肺活量减少，并感束带状胸痛，咳嗽、打喷嚏时加重。当病变累及颈椎时，则头部活动困难。

晚期脊柱僵硬引起躯干和髋关节屈曲。为缓解病痛形成胸椎后凸（驼背）畸形，严重者可强直于90°屈曲位，视野仅限于足下，不能平视。由于颈、腰部不能旋转，侧视时必须转动全身。若髋关节也受累，行走呈摇摆步态。

2. 实验室检查 类风湿因子试验阴性，HLA-B27多为阳性。急性期，白细胞增多，可有继发性贫血，血沉加快，尿17-酮皮质激素增高。

3. X线检查　早期骶髂关节间隙呈假性增宽，关节边缘锯齿状，软骨下松质骨有硬化致密改变，随后关节面渐趋模糊，间隙变窄，直至双侧骶髂关节完全融合。椎体间的纤维环及前、后纵韧带发生骨化，形成典型的“竹节”样脊柱。骨化也可累及胸锁关节、髋关节、耻骨联合等。

【治疗】　治疗的目的是解除疼痛，防止畸形与改善功能。早期给予非甾体类抗炎药止痛，鼓励平卧，适当牵引，防止驼背。晚期驼背而影响前视时，可考虑行腰椎截骨术。若髋关节僵直可考虑行全髋关节置换术。

第三节　类风湿性关节炎

类风湿性关节炎（rheumatoid arthritis，RA）是一种非特异性炎症，是以关节疼痛及功能障碍为突出表现的全身结缔组织疾病。本病表现为多发性和对称性的慢性关节炎。

【病因】　病因不明，一般认为与下列因素有关：①自身免疫反应：与本病有关的人类白细胞抗原HLA-DR4与短链多肽结合，能激活T细胞，在某些环境因素作用下，引发自身免疫反应，导致滑膜增殖，血管翳形成，炎性细胞聚集及软骨退变；②感染：其病情发展的一些特征与病毒感染相符，多数学者认为甲型链球菌感染是该病的诱因。

【病理】　原发性病理变化是一种非特异性滑膜炎，早期滑膜充血、水肿、淋巴细胞、单核细胞和浆细胞浸润，纤维蛋白渗出。滑膜内皮细胞增生、肥厚、形成绒毛皱褶突入关节内，滑膜边缘部分长出肉芽组织血管翳，逐渐延伸并覆盖于关节软骨表面。病变滑膜释放某些酶，使软骨基质破坏。肉芽组织也可破坏软骨下骨，使骨小梁减少，骨质疏松，骨髓的造血组织被纤维脂肪组织所替代。后期关节面间肉芽组织相互粘连、纤维化，形成纤维性关节僵直，病变继续发展成为骨性强直。

除关节外，关节周围的肌腱、腱鞘、滑囊也可发生类似肉芽组织侵入，影响关节功能，酿成关节脱位和畸形。在皮下常可形成典型的类风湿性结节。

【临床表现】

1. 症状　好发年龄多为20～45岁，以女性为多。一般起病缓慢，但也可急性发作。早期乏力、低热、消瘦、贫血、全身不适、手足麻木或刺痛，随后出现一个或两个关节受累，晨起时僵硬，继而关节肿胀。关节疼痛开始为游走性，后来为对称性多关节受累。最常见的部位是近侧指间关节及掌指关节。其次是手、腕、膝、肘、踝、肩、髋等部位。可因寒冷潮湿、劳累发作或加重。

2. 体征　掌指关节向尺侧半脱位，腕、肘、膝、髋等关节强直于屈曲位，上颈椎也可受累。关节有压痛，主动及被动活动均受限。病变关节附近肌肉萎缩，肌力减退。有10％～30％的病人在肘、腕和踝部的骨突出部位可见皮下类风湿性结节，可伴其他结缔组织病损，如心包粘连、血管炎症等。

3. 实验室检查

（1）血液检查　血红蛋白减少，白细胞计数降低，但淋巴细胞计数增加；血沉加快，血清IgG、IgA、IgM增高；80％左右病例类风湿因子阳性。

（2）关节穿刺液检查　关节滑液较混浊，黏稠度降低，黏蛋白凝固力差，糖含量降低，细菌培养阴性。

4. X线检查 早期关节间隙因积液而增宽，骨质疏松，关节周围软组织阴影肿大。以后关节软骨下囊腔形成，骨组织呈磨砂玻璃样改变，关节间隙狭窄。晚期关节间隙消失，最终出现骨性强直。

【诊断】 1987年美国风湿病协会修订的国际通用诊断标准为：①晨起关节僵硬至少1h（≥6周）；②3个或3个以上关节肿（≥6周）；③腕、掌指关节或近端指间关节肿（≥6周）；④对称性的关节肿（≥6周）；⑤皮下结节；⑥手部X线片显示有骨侵蚀或有明确的骨质疏松；⑦类风湿因子阳性（滴度>1∶32）。阳性类风湿因子只能作为参考，确认本病具备4条或4条以上标准。应与风湿痛、风湿性关节炎、骨关节炎、结核等做鉴别。

【治疗】

（一）非手术治疗

1. 药物治疗 包括：①非甾体类药物：吲哚美辛、双氯芬酸等；②中药类：雷公藤等；③抗疟疾药：金盐制剂；④免疫抑制剂：青霉胺、环磷酰胺等。

2. 关节腔内给药 如注射透明质酸钠等，慎用，应防止感染；急性期也可选用抗生素如青霉素等。

3. 固定与功能锻炼 应鼓励病人加强功能锻炼，避免受累关节长期处于畸形体位。也可间断使用夹板固定，不仅能够解除疼痛，还可防止畸形。

（二）手术治疗

1. 滑膜切除术 切除受累关节滑膜，减少渗液、防止血管翳形成，保护软骨和软骨下骨组织，改善关节功能。目前也可选用在关节镜下行关节清理、滑膜切除术。

2. 关节成形术或全关节置换术 后期可行关节成形术或全关节置换术。

小结

本章为自学内容。重点在于骨关节炎、强直性脊柱炎及类风湿性关节炎的诊断要点和治疗原则；难点为骨关节炎、强直性脊柱炎及类风湿性关节炎的临床表现。

思考题

1. 骨关节炎的患者在平时生活中应注意哪些方面？

2. 强直性脊柱炎患者能否治愈？为什么？

3. 患者女性，34岁，教师，半年来晨起感双手指关节僵硬，活动后可缓解，当时未予注意，近2个月症状加重，并出现患指关节疼痛、麻木。初步考虑为何种疾病？进一步诊断要做哪些检查？

（怀化医学高等专科学校 曾祥军 山东万杰医学院 陈 磊）

第五十九章 运动系统先天性畸形

学习目标

熟悉先天性畸形的临床表现与治疗原则。

第一节 先天性肌性斜颈

先天性肌性斜颈（congenital muscular torticollis）是一侧胸锁乳突肌纤维性挛缩，导致颈部和头面部向患侧偏斜畸形。

【病因】 各种原因引起胸锁乳突肌纤维化，逐渐挛缩导致斜颈外观。目前认为多为臀位产、产伤、牵拉引起致胸锁乳突肌内出血，血肿机化、挛缩而形成。

【临床表现与诊断】 一般右侧多于左侧，婴儿出生时后，发现一侧颈部肿块，肿块位于胸锁乳突肌中、下1/3处，呈梭形、质硬、光滑、稍有活动度。约半年左右肿块逐渐消退，胸锁乳突肌纤维性挛缩，变短、呈条索态。牵拉枕部偏向患侧，下颌转向健侧肩部，双侧面部不对称，健侧饱满，患侧变小，双眼不在一条水平线上，严重时会导致颈椎侧凸畸形（图59-1）。

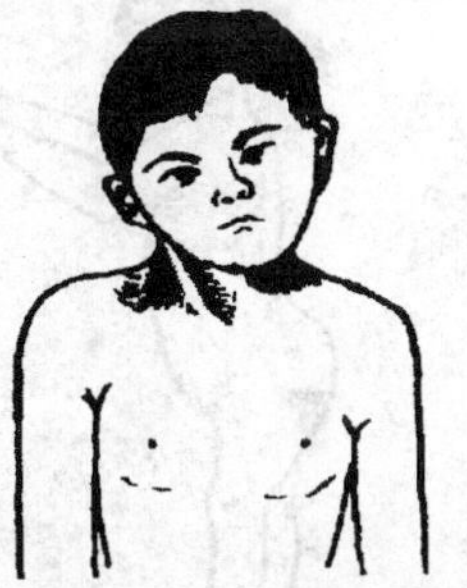
图59-1 右侧先天性肌性斜颈

骨性斜颈、颈部炎症和眼肌异常者与先天斜颈有相似之处，但均无胸锁乳突肌挛缩，可予鉴别。

【治疗】 早发现，早治疗，效果显著。晚期斜颈畸形可行手术矫正，但合并有面部畸形，颈椎侧凸难以恢复正常。

1. 非手术治疗 ①按摩牵引疗法：新生儿确诊后，每天轻柔按摩热敷，采用手法适度向健侧牵拉头部，每天数次，每次10～15下；②姿势矫正：6个月内婴儿睡觉时用沙袋固定头部置于过度矫正位。亦可通过戴矫形帽予以矫正。

2. 手术治疗 适合于1岁以上患儿。一般采用锁骨近端上一横指处，做横切口，1～4岁病情较轻者，仅需切断患侧胸锁乳突肌胸骨头与锁骨头，术后用颈围领固定颈部于略过矫正位；4岁以上畸形严重者，需切除患侧锁骨及胸骨头2 cm，并充分松解胸锁乳突肌周围继发性挛缩的组织，缝合伤口后头置于矫正位，头颈胸石膏固定4～6周。

第二节 发育性髋关节脱位

先天性髋关节脱位（congenital dislocation of the hip，DDH），是指因先天性因素影响髋关节发育，使股骨头脱出于髋臼之外的一种畸形，既往又称先天性髋关节脱位。我国的发生率约为1‰～3‰，女多于男，男女之比约1∶6。左侧比右侧多见，双侧者较少。

【病因】 由多因素所致，与遗传因素关系密切，约20%患儿有家族史；髋臼发育不良及关节韧带松弛；胎位不正，如臀位，使髋部承受机械压力不平衡，影响髋关节的发育等可以引起发育性髋关节脱位。

【病理】 主要病理变化随年龄增长而不同，脱位越高，年龄越大，病理改变越明显。可以分为：①站立前期：股骨头较小，虽可脱出髋臼外，但易回纳；②脱位期：股骨头变扁平，髋臼变浅变平，被脂肪和纤维组织充填，妨碍股骨头还纳，股骨头向髋臼后上方脱位，圆韧带肥厚阻挡复位，前倾角由正常25°～30°增大至45°～90°，颈干角也增大。由于股骨头脱位，可引起腰脊柱侧凸或过度前凸，腰肌劳损和脊柱创伤性关节炎等。

【临床表现与诊断】

（一）症状与体征

1. 站立前期　新生儿和婴儿临床症状不明显，易忽略，若发现有下列症状时应考虑发育性髋关节脱位的可能：①患侧肢体缩短；②两侧大腿内侧皮肤皱褶不对称，患肢臀部皮褶加深增多（图59-2）；③患侧会阴部增宽；④患侧髋关节常处于屈位，不能伸直，髋关节外展受限（图59-3）；⑤向下牵拉患肢有弹响声或弹响感；⑥髋关节屈曲外展试验阳性，Ortolani及Barlow试验（弹进弹出试验）阳性。

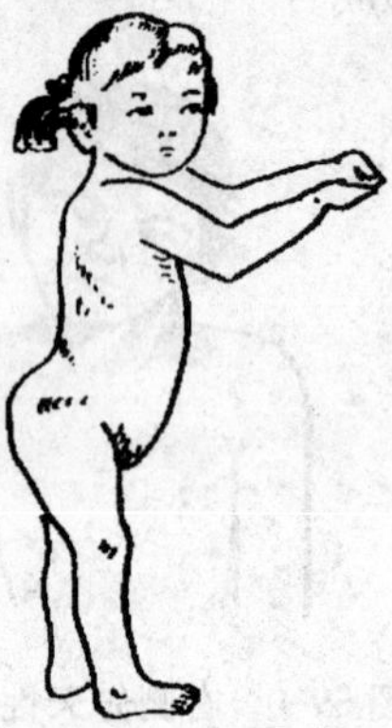

图59-2　两侧先天性髋脱位，站立时腰部明显前凸

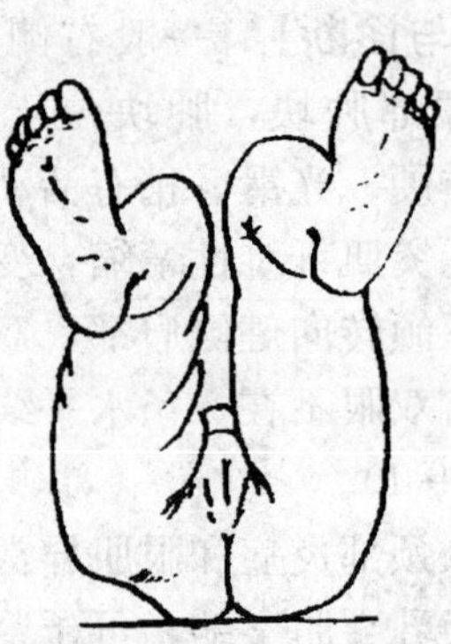

图59-3　先天性右髋脱位，两下肢不等长，右大腿内侧皮肤皱褶增多，右臀部有一凹陷

2. 脱位期　患儿一般开始行走时间较正常儿晚，可表现为：①异常步态：单侧髋关节脱位时呈摇摆步态，双侧髋关节脱位时呈鸭行步态，站立时骨盆前倾，臀部后耸，腰部前凸特别明显；②髋关节脱位体征阳性：外展试验、Allis征、打气筒试验均为阳性；③单足站立试验（Trendelenburg征）阳性：由于臀中、小肌肌力减退，脱位侧站立时，对侧骨盆下斜，臀横纹下降，难以站稳为阳性。

（二）影像学检查

1. B超检查　显示股骨头在髋臼外，即可确诊。

2. X线检查　可明确脱位性质和程度。

【治疗】 本病的预后关键在于早期诊断、早期治疗。年龄越大，病损越重，治疗效果越差。

1. 非手术治疗

（1）1岁以内婴儿　使用蹬吊带疗法（Pavlik法），保持双髋于外展屈曲位，限制髋关节的伸展活动，疗程为 6～9 个月，疗效明显。也可采用外展位襁褓支具法及连衣袜套法等软固定法，以促进髋臼和股骨头的发育。

（2）1～3 岁　轻型患儿，仍可使用蹬吊带法治疗。若使用 4～6 周后不能复位者，可改用手法整复，髋人字位石膏固定法。

2. 手术治疗　大部分患儿需手术切开复位。

（1）6 岁以下　可行沙尔特（Salter）骨盆截骨术。6 岁以上，股骨颈倾角大于 45°者应加做股骨旋转截骨术。

（2）成人　可考虑行查理（Chiari）骨盆内移截骨术。若一侧髋关节脱位程度较高，经牵引不能下移，伴严重疼痛，影响生活时，可行股骨转子截骨术来改变负重力线，改善症状。

第三节　先天性马蹄内翻足

先天性马蹄内翻足（congenital talipes equinovarus）是指因先天性因素所致的足下垂内翻畸形，是最常见的足畸形，发病率约为 1‰，男性多于女性，男女之比为 3：1，以双侧多见。

【病因】 病因迄今不明，多数学者认为该畸形为胚胎早期受内、外因素的影响导致发育异常或肌发育不平衡所致。也可能与胎儿在子宫内位置不正有关。

【病理】 初期足内侧肌挛缩、踝关节后内侧关节囊、韧带及腱膜肥厚，缩短，导致足前部畸形：①跗骨间关节内收；②踝关节跖屈；③跟骨略内翻下垂；④足前部内收内翻。

随生长发育，畸形更趋严重，足外展功能基本丧失，但神经无损伤，年幼者矫形后肌功能有望恢复。延误治疗者骨与关节逐渐畸形：跗骨关节排列异常，足舟骨变小内移，距骨头半脱位，骰骨变粗增大，跟骨跖屈，胫骨内旋致足内翻明更显。

【临床表现】

1. 症状与体征　①出生后可发现一侧或双侧足显示不同程度的内翻下垂畸形：早期较轻者，足前部内收、下垂，足跖面皮肤皱褶，背伸外展有弹性（图 59-4）；②至行走时，以足背外缘触地，并逐渐形成胼胝及滑囊，步态不稳，跛行；③因重力的影响，随着生长与负重，足畸形加重，且发生骨与关节继发性改变，畸形转为固定性，手法矫正无效。

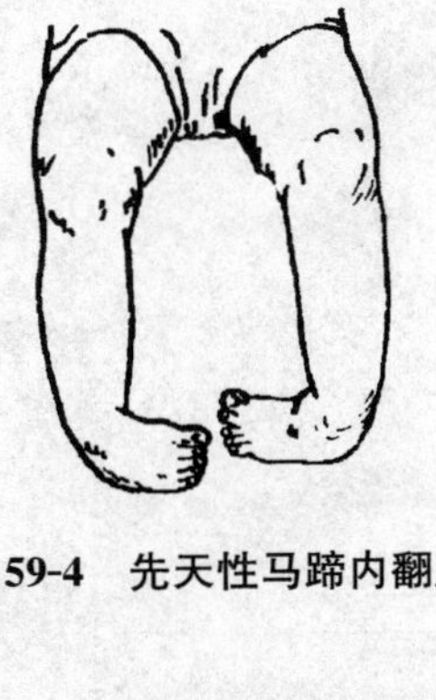

图 59-4　先天性马蹄内翻足

2. 摄 X 线片　正位片可见跟骨与距骨大部分重叠，指向第 5 距骨，舟骨内移，与距骨关系失常，侧位片，跟骨、距骨长轴线交角减小（正常位为 35°～50°）。

【治疗】 先天性马蹄内翻足的治疗原则，以矫正畸形为主。

1. 非手术治疗

（1）手扳法矫正　①适应证：1 岁以内的患儿；②方法：助手固定患儿膝关节，操作者一手握患踝关节上方，一手托扶足前部跖面，用力使被动外展、外翻、背伸，然后用柔软绷带固定维持在矫正后的位置。每日 2～3 次，直至畸形充分矫正为止。

（2）分期手法矫正，石膏固定　①适应证：1～3 岁；②方法：全麻下矫正足跟内翻下垂，同时矫正下垂内翻内收畸形。用石膏管型自股骨中部至跖趾关节，屈膝 15°位置固定；

③更换管型石膏：1～2 岁者每 2 周更换 1 次，2～3 岁者每月更换 1 次，直至畸形矫正。

2. 手术治疗

（1）软组织松解术　适用于非手术治疗失败或未经治疗的 3～5 岁患儿。

（2）三关节融合术　适用于：①15 岁以上患儿，手法矫正或软组织松解术效果不佳者；②严重足内翻下垂畸形者，术后石膏固定至截骨面融合。

小结

本章为自学内容。重点在于先天性肌性斜颈、发育性髋关节脱位及先天性马蹄内翻足的诊断要点和治疗原则；难点为发育性髋关节脱位及先天性马蹄内翻足的临床表现。

思考题

1. 为什么先天性斜颈患者手术时机最好选择在 1～4 岁进行，一般不要超过 12 岁？
2. 试比较发育性髋关节脱位站立前期和脱位期的病理变化特点。
3. 试述先天性马蹄内翻足的临床表现。

（怀化医学高等专科学校　曾祥军　山东万杰医学院　陈　磊）

第六十章　骨肿瘤

学习目标

1. 掌握骨肿瘤的诊断、治疗原则。
2. 熟悉骨软骨瘤、骨巨细胞瘤和骨肉瘤的临床表现特点。
3. 了解尤文肉瘤和转移性骨肿瘤的临床表现特点。

第一节　概　述

凡发生于骨内或起源于骨各组织成分的肿瘤，不论是原发性还是继发性，统称为骨肿瘤。原发性骨肿瘤分为良性和恶性两类。继发性骨肿瘤则为骨外组织的瘤细胞通过血行或淋巴等途径转移至骨组织，一般皆属恶性肿瘤。

【临床表现】

1. 疼痛　疼痛是最显著的症状，提示肿瘤生长迅速。良性肿瘤多无疼痛，但骨样骨瘤等可因反应骨的生长而剧痛。恶性肿瘤几乎均有疼痛，早期为间歇性、轻度疼痛，以后发展为持续性剧痛，夜间尤甚。

2. 局部肿块和肿胀　良性骨肿瘤的肿块质硬而坚实，生长缓慢，不易察觉。恶性骨肿瘤的肿块生长迅速，常合并软组织肿胀，浅静脉充盈或怒张。

3. 功能障碍和压迫症状　邻近关节的肿瘤，常因疼痛和肿胀而使关节活动受限。脊柱肿瘤不论是良、恶性，都可能引起截瘫。

4. 病理性骨折　骨肿瘤破坏骨正常结构后，轻微外伤即可诱发病理性骨折，此为恶性骨肿瘤和骨转移癌的常见并发症，有时成为某些骨肿瘤的首发症状。

晚期恶性骨肿瘤可经血行、淋巴转移到其他部位，引起相应临床症状。如转移至肺部，则引起咳嗽、胸痛、咯血等症状。

【诊断】　骨肿瘤的诊断，必须是临床表现、影像学和病理检查三结合。生化检查也是必要的辅助检查。

1. 影像学检查　能反映骨膜、骨质、软组织的病理变化，借以判断骨肿瘤的性质。常采用病变骨骼正、侧位X线摄片；CT可提供病损的横断面，确定病损的范围；核磁共振能更清楚地反映软组织累及的范围。

2. 病理检查　是确认骨肿瘤及其性质的唯一可靠依据，常用切开活检或穿刺活检。

3. 生化测定　恶性肿瘤患者的血清钙、磷、碱性磷酸酶和酸性磷酸酶的变化具有较高的诊断价值。例如：骨迅速破坏时血清钙增高；骨肉瘤者血清碱性磷酸酶明显增高；男性酸性磷酸酶升高提示转移瘤来自前列腺癌；尿Bence-Jones蛋白阳性可能为浆细胞骨髓瘤。

【外科分期】　外科分期是将外科分级（grade，G）、外科部位（territory，T）和区域性或远处转移（metastasis，M）结合起来，制订手术方案，指导骨肿瘤治疗。它为手术时机和范围的选择提供了合理的标准，有助于预后的判断，并为辅助性治疗提供了指导原则，是目前公认的有价值和意义的措施。

G 分为 G_0、G_1、G_2。G_0 属良性，G_1 属低度恶性，G_2 属高度恶性。T 是指肿瘤侵袭范围，以肿瘤囊和间室为分界，T_0 为囊内，T_1 为囊外间室内，T_2 为间室外。M 表示转移，M_0 为无转移，M_1 为有局部及远处转移。

【治疗】 良性骨肿瘤以手术治疗为主；恶性骨肿瘤采用以手术为主的综合治疗，包括放疗、化疗、免疫、中医药治疗等。手术治疗，应按外科分期来选择手术界限和方法，尽量做到既切除肿瘤又保全肢体。

第二节 常见骨肿瘤

一、骨软骨瘤

骨软骨瘤（osteochondroma）是最常见的软骨肿瘤，由纤维组织包膜、软骨帽和骨性基体构成，好发于青少年。分单发与多发两种，单发性骨软骨瘤也称外生骨疣；多发性骨软骨瘤即骨软骨瘤病，常为两侧对称性生长并有家族遗传史，恶变率较高。

【临床表现和诊断】 肿瘤多见于生长活跃的长管状骨的干骺端，如股骨的下端和胫骨的上端。本身并无症状，常因无意中扪及骨性包块而就诊。瘤体较大者可压迫邻近的肌腱、血管、神经而出现相应症状。查体时，可在股骨的下端或胫骨的上端附近扪及一质硬肿块，基底固定，表面光滑，与周围软组织无粘连。X 线摄片可见干骺端的骨性突起，其皮质和松质骨以窄小或宽广的蒂与正常骨相连，彼此与髓腔相通。因突起表面的软骨帽不显影，故骨性突起常小于临床扪诊所见。恶性变时有骨质破坏征象（图 60-1）。

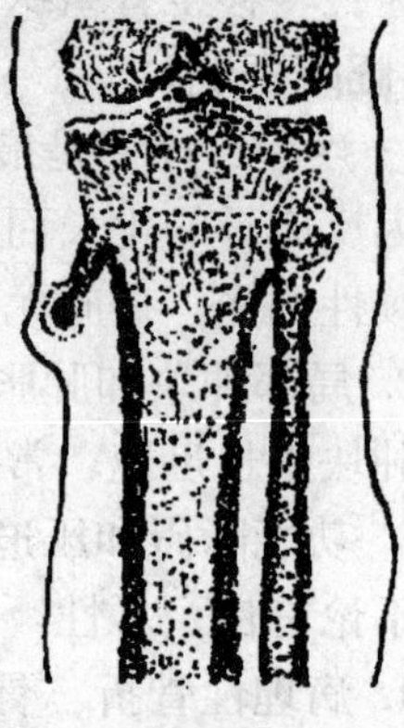

图 60-1 胫骨上端骨软骨瘤

【治疗】 属 $G_0T_0M_0$，一般无需治疗。若肿瘤生长过快，有疑似恶变倾向者，或者压迫神经、血管，有疼痛或影响关节功能者，可考虑手术切除。切除范围包括整个肿瘤及基底四周部分正常骨组织，以防复发。

二、骨巨细胞瘤

骨巨细胞瘤（giant cell tumor）是一种潜在恶性或介于良、恶性之间的溶骨性肿瘤。好发年龄为 20～40 岁。多见于股骨下端和胫骨上端，其次为桡骨远端、肱骨上端和脊柱。因常有复发、转移及恶变的倾向，为典型的交界性肿瘤。瘤体基本上有两种细胞，即单核基质细胞和多核巨细胞组成。病理学上分为良性（Ⅰ级）、中间型（Ⅱ级）、恶性（Ⅲ级）三种。Ⅰ级细胞组成是基质细胞少而稀疏，核分裂少，主要以多核巨细胞为主；Ⅲ级以基质细胞为主，核分裂多，核异型性明显，多核巨细胞很少。

【临床表现与诊断】 主要症状为疼痛和肿胀，与病情发展相关。局部包块压之有乒乓球样感觉和压痛，病变的关节活动受限。典型 X 线特征表现为骨端偏心位、溶骨性、囊性破

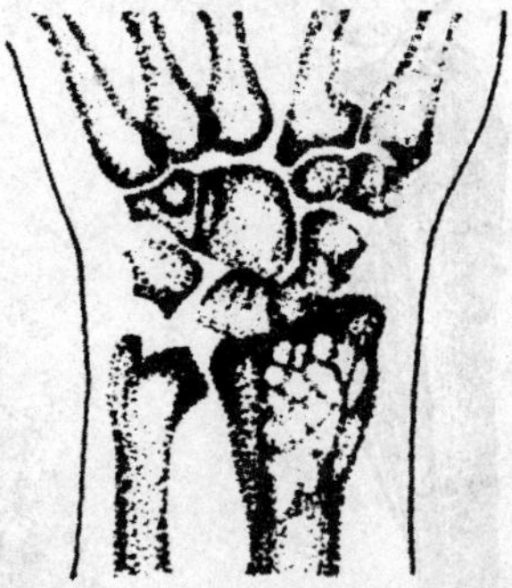

图 60-2 桡骨下端骨巨细胞瘤

坏而无骨膜反应，病灶膨胀生长、骨皮质变薄，呈肥皂泡样改变（图 60-2）；血管造影显示肿瘤血管丰富，有动静脉瘘形成。

【治疗】 属 $G_0T_0M_{0\sim1}$者，手术治疗为主，采用切除术加灭活处理，再植入自体或异体骨或骨水泥，但易复发；复发者，作切除或节段截除术或假体植入术。属 $G_{1\sim2}T_{1\sim2}M_0$者，广泛或根治切除。脊椎骨巨细胞瘤等手术困难时可采用放疗，但放疗后易发生肉瘤变。

三、骨肉瘤

骨肉瘤（osteosarcoma）是最常见的恶性骨肿瘤，恶性程度高，预后很差。好发于青少年，主要发生在生长活跃的长管状骨的干骺端，如股骨下端、胫骨上端以及肱骨上端与腓骨的上端。

【临床表现与诊断】 主要症状为局部疼痛，多为持续性，逐渐加剧，夜间尤重。可伴有局部肿块，附近关节活动受限。局部表面皮温增高，静脉怒张。可以伴有全身恶病质表现。溶骨性骨肉瘤因侵蚀皮质骨而导致病理性骨折。核素骨显像可确定肿瘤大小及发现转移病灶，多数病例 1 年内即有肺部转移。X 线征象为密质骨和髓腔有成骨性、溶骨性或混合性骨质破坏，骨膜反应明显，呈侵袭性发展。肿瘤顶起骨膜，骨膜下新骨生成，X 线片上呈三角形骨膜反应阴影，此为 Codman 三角；若肿瘤骨与反应骨沿放射状血管方向沉积，呈“日光放射”形态（图 60-3）。

【治疗】 属 $G_2T_{1\sim2}M_0$ 者，采取综合治疗。早期诊断，及时化疗，有利于提高 5 年生存率。尽早做根治性切除瘤段、灭活再植或置入假体的保肢手术或截肢术，术前术后大剂量化疗。骨肉瘤转移发生率极高，最常转移到肺，属 $G_2T_{1\sim2}M_1$，在上述治疗的同时，应手术切除转移灶。

近年来发现，骨肉瘤的截肢治疗并不能改善生存率，故多主张在术前术后有效化疗的基础上，行保肢治疗。

四、尤文肉瘤

尤文肉瘤（Ewing's sarcoma）好发于儿童的股骨、胫骨、腓骨、髂骨和肩胛骨。早期易转移，恶性程度高，预后差。

【临床表现与诊断】 主要症状为局部疼痛、肿胀，逐渐加重。局部具有红、肿、热、痛的特点。病人全身情况迅速恶化，常伴低热、白细胞增多和血沉加快。X 线片可见骨干较广泛的溶骨性浸润性骨破坏，骨皮质呈虫蛀样改变；骨膜增生有新骨形成，呈板层状或“葱皮状”现象（图 60-4）。

【治疗】 属 $G_2T_{1\sim2}M_0$。本病对放疗极为敏感，小剂量照射后，瘤体迅速缩小，局部疼痛明显减轻，但其转移早，单纯放疗远期疗效差。化疗的近期疗效很好，但预后仍差。目前采用结合手术（保肢或截肢）的综合治疗，生存率可达 50%以上。

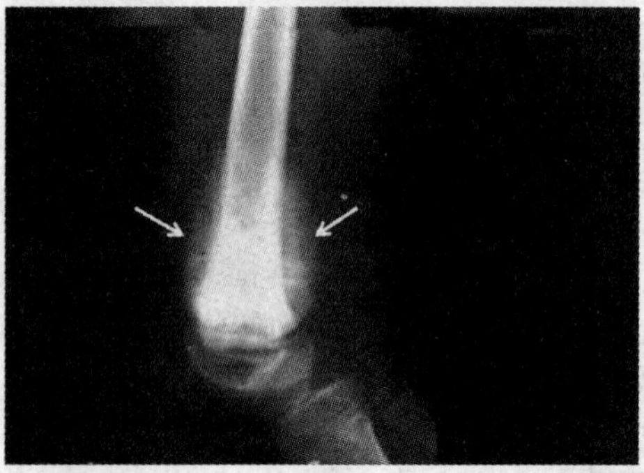

图 60-3 股骨远端骨肉瘤（日光放射现象）

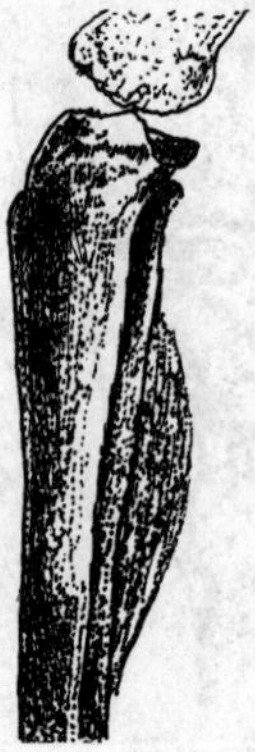

图 60-4 腓骨尤文肉瘤

五、转移性骨肿瘤

转移性骨肿瘤（metastatic tumors involving bone）是指原发于骨外器官或组织的恶性肿瘤，经血行或淋巴转移至骨骼生长，形成子瘤。好发部位为躯干骨。儿童转移性骨肿瘤多来自成神经细胞瘤。成人依次为乳腺癌、前列腺癌、肺癌、肾癌等。

【临床表现与诊断】 主要症状是疼痛、肿胀、病理性骨折和脊髓压迫，以疼痛最为常见。X 线片可见溶骨性、成骨性（如前列腺癌）和混合性的骨质破坏，以溶骨性破坏为多见，常有病理性骨折征象。实验室检查：血钙升高提示溶骨性骨转移；血清碱性磷酸酶升高则提示成骨性骨转移；前列腺癌骨转移时酸性磷酸酶升高。

【治疗】 转移性骨肿瘤虽为原发癌的晚期征象，通常宣布不能治愈，且治疗是姑息性的。仍应积极治疗，以延长寿命、解除症状、改善生活质量。治疗时，要针对原发癌和转移瘤同时进行治疗，采用化疗和放疗、内分泌治疗。其结果取决于原发部位和疾病的范围。

小结

骨肿瘤是发生于骨骼或附属组织的肿瘤，有良性和恶性之分。良性骨肿瘤易根治，预后良好；恶性骨肿瘤可以是原发的，也可为继发的，其发展迅速，预后不良，如骨肉瘤，主要发生在青少年，严重影响患者的生命和生活质量。本章的重点、难点是常见骨肿瘤的临床表现和诊断要点。

思考题

1. 试比较骨软骨瘤、骨巨细胞瘤、骨肉瘤和尤文肉瘤的 X 线片特点。

2. 男性患者，16 岁，左股骨下端疼痛 3 个月，夜间尤甚。查体：左股骨下端偏内侧局限性隆起，皮温略高，皮肤浅静脉怒张，明显压痛，膝关节运动受限。摄 X 线片，示左股骨下端溶骨性骨破坏，并见 Codman 三角。问该患者的主要诊断是什么？请为其制订相应的治疗计划。

3. 骨肿瘤的诊断依据包括哪些方面？其中最重要的是哪一项内容？

（怀化医学高等专科学校 曾祥军 山东万杰医学院 陈 磊）

第六十一章　骨科疾病诊断与常用治疗技术

学习目标

1. 掌握骨科疾病理学检查的基本原则。
2. 熟悉骨科疾病的常用治疗技术，如骨折的手法复位、外固定和牵引技术。
3. 了解骨科疾病影像学检查等内容。

第一节　骨科疾病诊断技术

骨科疾病的检查方法包括理学检查（体格检查）、影像学检查、关节镜检查、实验室及病理检查等。其中理学检查是最基本的检查。

一、理学检查

（一）检查原则

运动系统理学检查是骨科医生必须掌握的基本功，应遵循：

1. 望、触、动、量，按序进行　望、触诊属各系统一般的检查法。动、量诊是结合运动系统解剖生理特点的重要检查方法。

2. 全面系统、对比观察　运动系统疾患常为局部病变，也可波及其他部位，或者是全身疾患的局部表现。因此，应由近及远，由局部到全身做系统检查，如肩部疼痛可涉及至颈、肘；手、腕的疼痛可反射至肘、肩；髋的畸形或窦道可来自骨盆或脊柱；膝部疼痛或窦道可来自髋部。同时一侧病变可以自身对比，两侧肢体的病变则须与正常人做比较，才能判断有无异常情况。

（二）检查内容

运动系统理学检查包括望、触、动、量诊。

1. 望诊　观察下列情况。一般健康状况，病变局部皮肤色泽、肿胀、肿块、畸形、创面、窦道、瘢痕和皮下静脉、姿势、肢体的步态和活动等。

2. 触诊　主要包括骨、关节、肌肉、肌腱、韧带等的触诊及压痛、肿块的检查。

（1）压痛　是重要的客观体征。确定压痛部位、范围、性质等对诊断有重要价值。疼痛广泛而无压痛者可能是反射痛。

（2）肿块　触摸获得以下资料，包括肿块的部位、大小（长、宽、厚）、硬度、表面光滑度、活动度、深度、与骨关节及肌、肌腱的关系、皮肤温度、全身及相关淋巴结的肿大等。

3. 动诊　各关节都有一定的活动范围，活动超过正常范围或活动受限者均不正常。检查包括主动和被动活动范围，活动与疼痛的关系，并需与健侧比较。

（1）关节活动障碍的常见原因　①骨与关节疾患；②肌、肌腱、韧带、腱鞘等疾患；

③神经疾患；④皮肤瘢痕挛缩。

(2) 主动和被动活动的关系 ①不能主动活动而被动活动仍正常：常由神经麻痹或肌肉、肌腱断裂所致；②主动和被动活动均不能进行：见于关节强直（关节面之间已由骨质或纤维组织连接）或关节及其周围有剧痛和肌肉痉挛；③主动和被动活动均有部分障碍：见于关节僵硬（关节囊的纤维化所致）、关节内粘连、皮肤瘢痕挛缩等。

4. 量诊 包括测量肢体的长度和周径，关节的活动范围、肌力、感觉障碍区等。

(1) 肢体的长度测量 用于测定骨的缩短或增长程度，将两侧肢体置于对称位置上，利用骨性标志，用卷尺测量两侧肢体的长度，并予以比较：①上肢的骨性标志：肩峰、肱骨外上髁和桡骨茎突；②下肢的骨性标志：髂前上棘、股骨内收肌结节和胫骨内踝。

(2) 肢体周径测量 用以测定患肢有无肌肉萎缩或肥大，在两侧肢体以同一骨性标志为基点，向近侧或远侧任取一定距离（常选肌腹丰满处），测其周径。以下肢为例，从髌骨上缘起，向大腿中段量一任意距离，测量其周径。用同法在同一水平测量健侧周径。记录两侧测量数值及两者之差。

(3) 关节活动范围测量 以关节中立位为0°作起点，用量角器测量其伸、屈、外展、内收等角度。对肩关节和髋关节测量时，应固定肩胛骨和骨盆才准确。记录方法：以膝关节为例。0°（伸）⇌135°（屈），数字代表伸屈角度，两数之差代表活动范围，⇌代表活动方向。

(4) 肌力测量 神经疾患时，常测定肌瘫痪的程度。嘱病人主动收缩指定的肌或肌组，测其抗引力和阻力的能力。肌力分6级：0级：肌无收缩力；1级：肌稍有收缩，而关节无活动；2级：肌收缩可有关节活动，但不能对抗引力；3级：有抗引力收缩；4级：有抗引力和轻抗阻力的收缩；5级：能对抗强阻力。0级为完全瘫痪，5级为正常。

(5) 感觉消失区测定 常用触觉、痛觉、温度觉检查法测定。①触觉检查法：可用棉花触皮肤测试。用断续直线“......”标记触觉的边界；②痛觉检查法：可用针尖轻刺皮肤测试。用锐角“VVVV”标记痛觉的边界；③温度觉检查法：可用分别盛热水和冷水的两只试管，在皮肤上轮流测试温度觉。用断续波形线“〰”标记温度觉的边界。

(6) 反射检查法 包括生理反射和病理反射。检查时，设法使检查部位肌肉放松，才能求得正确的结果。

(7) 自主神经检查 交感神经功能障碍表现为：皮肤干燥无汗，或多汗湿冷；立毛反射消失；皮肤光滑菲薄，角化过度，指甲失去光泽，脆裂变形等皮肤营养障碍。

二、影像学检查

运动系统的影像学检查包括X线（平片、断层、造影和CT等检查），放射性核素、磁共振成像、超声等综合性的辅助诊断手段。

（一）X线平片

是骨与关节疾病首选的诊断方法。用以观察骨骼的形态、密度、骨小梁数量及分布情况，关节间隙的改变，游离体的存在等。多数骨、关节疾病可通过平片检查做出定性、定量和定位诊断。

高质量的X线摄片应做到：①正确的摄片角度：除常规的正、侧位片及斜位片外，还需根据情况拍摄特殊体位的X线片；②四肢骨摄片要包括其邻近关节；③对称部位一侧病变不明显时，应摄健侧片比较。

阅片按顺序观察骨的形态、密度、有无骨膜反应、骨质破坏、关节间隙、骨赘、游离体和邻近软组织的改变等。

（二）断层摄片

可显示体内某特定层面的组织病变。可避免X线平片上的重叠干扰影。发现平片不能显示的细小骨质变化。

（三）X线造影

将造影剂注入体内某部，然后再摄片以显示X线平片难以观察到的病变。常用的有四种。

1. 椎管造影　用于椎管狭窄、肿瘤、不典型椎间盘突出、神经根受压等。

2. 关节造影　用于显示膝关节半月板病变，肩关节、指关节的关节囊及软骨板有无破裂等。

3. 四肢血管造影　了解血管损伤的部位和程度、血管吻合通畅情况、良性及恶性肿瘤的判断等。

4. 窦道、瘘管造影　显示窦道、瘘管的位置、形态、范围、走向和有无死骨、异物等。

（四）数字减影血管造影（DSA）

用于脊柱、骨盆、四肢的血管性病变的检查及介入治疗。

（五）电子计算机体层摄影（CT）

广泛应用于脊柱病变（椎间盘突出、骨性椎管狭窄、脊髓及神经根损伤、肿瘤等）、骨肿瘤及关节病变等。因为CT能显示组织横断面的空间关系，可分辨密度差别小的各种组织。螺旋CT可行三维重建，用于观察立体结构变化。

（六）磁共振成像（MRI）

即为通过氢原子核的共振图像显示组织器官结构的影像诊断方法。因对软骨、肌、肌腱、韧带、脂肪、脊髓等组织分辨率较高。故用于椎间盘突出、椎管狭窄、神经卡压综合征、脊髓损伤、肿瘤及对股骨头缺血坏死的早期诊断优于用其他影像诊断方法。

（七）放射性核素扫描

将能被骨和关节浓聚的放射性核素引入体内，使骨、关节显像。对早期诊断股骨头缺血坏死、骨关节感染，特别是骨的转移性肿瘤极有价值。

（八）骨密度检查

骨密度检查是确定骨骼健康状况的一种较好的检查方法。通过单光子骨密度仪、双能X射线骨密度仪或者超声波骨密度仪等设备，测试不同部位的骨骼的骨密度，如髋部、脊椎、腕部、手指、胫骨及足跟等，以达到鉴别骨质疏松症，预防骨折风险，监测骨质疏松症的治疗效果，同时还可诊断和检测股骨头坏死程度，诊断和检测强直性脊柱炎的病变轻重等的一种重要的辅助检查方法。

三、关节镜检查

关节镜是应用于关节的一种内镜。现代关节镜主要由光镜系统、冷光源与光导纤维、摄像监视系统组成，同时辅以灌洗装置、电动刨削器以及相应配置的辅助设备与器械。除了能直视检查、诊断关节疾病外，还可用于关节软骨损伤的处理、滑膜切除、游离体摘除、骨关节病的清理手术等，已成为现代微创外科的一个重要组成部分。

最初的关节镜是从膝关节镜应用开始的，膝关节也是人体最复杂、伤病最多的关节。以膝关节检查为例，麻醉生效后，关节镜的置入，可以通过外上入口（穿刺点位于髌骨外上

2.5 cm与股四头肌相交处）、前外侧入口、前内侧入口或正中入路等常用入口插入水管，向关节腔内灌入液体，扩充关节腔；置入锐性套管芯穿透深筋膜后换用钝性套管芯旋转插入关节腔内，拔芯，有液体流出，证明在关节腔内，冲洗引流至清亮后，将关节镜头插入套管内，即可开始检查膝关节滑膜、软骨、半月板、前交叉韧带和后交叉韧带有无异常，并做出相应的处理。

第二节 骨科疾病常用治疗技术

骨科疾病的常用治疗技术有很多，包括骨折的手法复位、小夹板或石膏外固定、牵引术、局部痛点注射技术等。

一、骨折的手法复位

手法复位是指用手法技巧纠正各种移位，使骨折端恢复原位或接近原位。要求及时、准确、稳妥、轻巧而不加重损伤，争取一次复位成功。

（一）准备

施术者先仔细阅读X线片，明确骨折端的位置及移位情况，与助手确定复位方案。操作前可使用局麻或神经阻滞麻醉，以缓解患者疼痛，松弛局部肌肉，为复位创造条件。

（二）方法

1. 手摸心会　施术者在整复前，必须用手先触摸骨折部。触摸时先轻后重，由浅及深，从远到近，确实了解骨折端在体内的方位，把X线片上显示的骨折断端移位方向和病人肢体实际移位情况加以对比分析，做到心中有数。

2. 拔伸牵引　主要是克服肌肉拉力，矫正重叠移位，恢复肢体长度。开始牵引时，肢体先保持在原来的位置，沿着肢体纵轴，做对抗牵引，把刺入骨折部周围软组织内的骨折断端慢慢地拔伸出来，牵引用力以病人肌力强度为根据，小儿、老年人及女性患者，牵引力不能太大，反之，青壮年男性患者，肌肉发达，则需要使用大牵引力。对肌群丰厚的患肢如股骨干，则应结合骨牵引，以帮助矫正重叠移位。拔伸手法可为下一步手法创造条件，且在施行其他手法时仍须维持一定的拔伸牵引力（图61-1）。

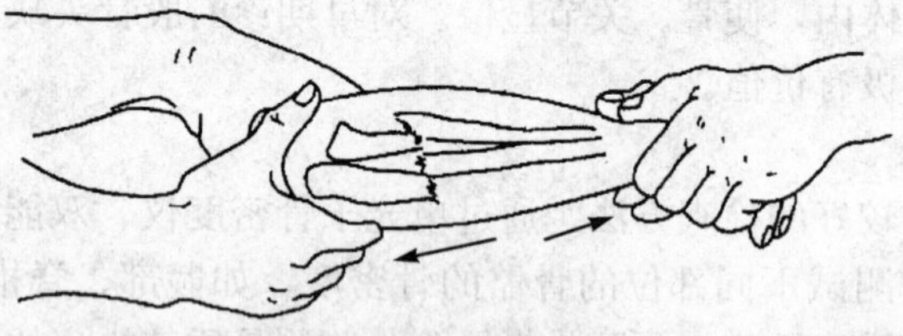

图61-1　拔伸牵引

3. 旋转回绕　主要矫正骨折断端间的旋转及背向移位。旋转手法施用于牵引过程中，以远端对近端，使骨干轴线相应对位，旋转畸形即自行矫正。回绕手法多用于骨干折断端之间有软组织嵌入的股骨干或肱骨干骨折；手法复位时应先加重牵引，使骨折端分开，嵌入的软组织常可自行解脱；然后放松牵引，术者两手分别握住远、近骨折段，按原来骨折移位方向逆向回绕，引导骨折断端相对，可从骨折端相互触碰音的有无和强弱来判断嵌顿的软组织是否完全解脱，背对背移位的骨折以骨折移位时的相反方向施行回绕手法的方向，常可使背对背的骨折断端成面对面。

4. 屈伸收展　主要矫正骨折断端间成角畸形。靠近关节附近的骨折容易发生成角畸形，这是因为短小的近关节侧的骨折段受单一方向的肌肉牵拉过紧所致。此类骨折单靠牵引不但不能矫正畸形，甚至牵引力量越大，成角越大。对单轴性关节（肘、膝）附近的骨折，只有将远侧骨折段连同与之形成一个整体的关节远端肢体共同牵向近侧骨折段所指的方向，成角才能矫正。如伸直型肱骨髁上骨折，需要在牵引下屈曲；而屈曲型则需要在牵引下伸直，伸直型股骨髁上骨折可以利用胫骨结节穿针做膝关节屈曲牵引；而屈曲型则需要在股骨髁上穿针做膝关节伸直位牵引，骨折方能对位，对多轴性关节，如肩、髋关节附近的骨折，一般有三个平面上的移位（水平面、矢状面、冠状面），复位时要改变几个方向，才能将骨折整复，如内收型肱骨外科颈骨折，病人在仰卧位，牵引方向是先内收后外展，再前屈上举过头顶，最后内旋扣紧骨折断端，然后慢慢放下患肢，才能矫正其移位畸形。

5. 成角折顶　肌肉发达者的横断或锯齿形骨折患者，只靠牵引力不能完全矫正其移位时，可改用折顶手法。术者两手拇指抵压于突出的骨折一端，其他四指重叠环抱于下陷的骨折另一端，两手拇指用力向下挤压突出的骨折端，加大成角拔伸，待两断端的骨皮质对顶相接时，然后骤然反折，使断端对正。通过这一手法，不但可以矫正重叠移位，侧方移位也可一起得到矫正。前臂中、下 1/3 骨折，一般多采用分骨、折顶手法，可获得一次成功复位。

6. 端挤提按　重叠、旋转、成角畸形矫正后，侧方移位就成为骨折的主要畸形。对侧方移位，可用拇指直接用力，作用于骨折断端迫使就位，以人体中轴为界，内、外侧移位（即左、右移位）用端挤手法，前后侧移位（即上、下移位）用提按手法。操作时，用一手固定骨折近端，另一手握住骨折远端或外端内挤或上提下按。部位要准确，用力要适当，着力点要稳。

7. 夹挤分骨　凡是两骨并列部位的骨折如桡尺骨、胫腓骨骨折等，骨折段都因骨间膜的收缩而相互靠拢，整复时，应以两手拇指为一方，示、中、环指为另一方，在骨折部对向夹挤骨间隙，将靠拢的骨折断端分开，远、近骨折段各自稳定，并列双骨折就可像单骨折一样得到整复。

8. 摇摆触碰　经过以上手法，一般骨折即可基本整复，但横断或锯齿形骨折断端之间可能仍有裂隙，使用摇摆触碰手法可使骨折面紧密接触。术者用两手固定骨折部，助手在维持牵引下稍微左右或上下摇摆骨折远端，使骨摩擦音变小直至消失。骨折面即可紧密吻合，横断骨折发生在干骺端的松质骨、密质骨交界处时，骨折整复固定后，可用一手固定骨折部位的夹板，另一手掌轻轻叩击骨折远端，使骨折断面紧密嵌插，整复可更加稳定。

二、骨折的外固定

（一）石膏绷带

生石膏的化学成分是 $CaSO_4 \cdot 2H_2O$，加热到 107～130℃失去 3/4 的结晶水即为熟石膏。石膏绷带是将熟石膏粉涂抹在纱布绷带上制成的，它利用熟石膏吸收水分还原为生石膏，5～10 min 后逐渐凝固硬化成固体的特性，以达到固定的目的。由于石膏绷带吸水凝固前塑形性高，凝固后不易变形、移位等特点，在骨科临床应用广泛。近年来采用树脂绷带固定的患者逐渐增多。

【石膏固定适应证】 ①骨折及关节脱位的复位固定；②关节扭伤及严重软组织挫伤的固定；③血管、神经、肌腱断裂或损伤、修复后的固定；④骨关节急、慢性炎症及肢体软组织急性炎症的制动；⑤一些成形手术后的固定或制动；⑥畸形的预防和治疗。

【使用方法】

1. 准备 40℃左右的温水一盆，助手协助将患者肢体固定于功能位，在肢体上铺棉纸或衬垫，尤其注意骨骼隆起部位的保护，以免皮肤受压坏死，形成压疮。

2. 石膏绷带卷要轻轻地横放到水桶底部，以防石膏粉散失。等到气泡出完，两手握住石膏绷带卷的两端取出，用两手掌部轻轻对挤，除去多余的水分，即可使用。

3. 将浸透的石膏绷带卷迅速在木板或玻璃板上摊开，按所需的长度来回折叠、抹平，作成石膏托。厚度一般为5～6层，如单纯用石膏托固定，则上肢应为10～12层，下肢一般为12～15层。

4. 以小腿石膏绷带管型固定法为例：先将踝关节屈曲90°，助手准备好后，将浸好的石膏由肢体远端内向近端逐层缠包。缠包的每一圈都应压住前一圈的1/3～1/2，待第一卷石膏绷带缠包到足部时，应将搭在足背上的石膏托从趾尖处翻转加厚跖侧，使足趾背侧外露(从跖趾关节开始)。缠包时不要拉紧或扭转，并随即将石膏绷带抹平，使之平整坚实地贴在肢体上。对于关节部位要多缠包2～3层。肢体粗细不等的部位，可将石膏绷带"折叠"在后侧石膏托上，并顺手将它抹平，保持全部石膏的坚实、光洁。

移位骨折复位后的石膏固定，应在石膏凝固硬化前用手掌加压塑形，维持骨折复位后的对位。如有创口需要进行观察或更换敷料，石膏绷带固定后，可在创口的相应部位开窗。石膏上要求用红铅笔写明：骨折部位、石膏固定日期、计划拆换时间等注意事项。单纯应用石膏托时，石膏托凝固后未干燥前易折断或压迫变形，需妥善加以保护，尽早晾干或烤干。

【注意事项】 ①石膏固定后，应抬高患肢，以减轻肢体肿胀；②密切观察患肢的末梢循环及肢体疼痛情况，如发现手指或足趾肿胀明显、疼痛剧烈、颜色青紫、感觉麻木或有运动障碍时，都应紧急处理，及早解除压迫；③翻身、变换体位时注意保护石膏，石膏如有松动或破坏，失去固定作用时，要及时更换石膏；④石膏绷带固定过程中，应做主动肌肉舒缩锻炼，未被固定的关节应早期活动。

【拆除方法】

1. 用石膏剪从石膏近端外侧边缘纵行剪开，也可用石膏锯或电锯锯开。石膏剪向前推进时，剪的两叶应与肢体的长轴平行，以防剪伤皮肤。关节部位的石膏要改用石膏锯锯开，以免损伤皮肤。

2. 将石膏剪开或锯开一条裂缝后，用石膏分开器伸入裂缝，分开石膏，使裂缝扩大，即可将石膏去除。

【常用石膏类型】

1. 前臂石膏　适用于腕关节扭伤，桡骨远端骨折和尺、桡骨茎突骨折。固定范围从肘关节以下到掌指关节（背侧与指蹼平齐，掌侧到掌横纹上0.5 cm)。腕关节呈30°背屈位。前臂在旋前旋后中间位。

2. 上肢石膏　适用于尺、桡骨骨折，肘关节脱位，肱骨下段骨折，尺、桡骨或肘关节的某些疾病。固定范围从肩关节以下到掌指关节（背侧与指蹼平齐，掌侧到掌横纹上0.5cm处)。肘关节屈曲90°，腕关节背屈30°，前壁在旋前旋后中间位。

3. 上肢外展架　适用于肩关节伤、病或其手术后，肩胛骨和肱骨的伤、病等。例如肱骨骨折用上肢石膏固定或持续牵引，为了维持骨折复位的对位，将大小合适的外展架用石膏绷带固定在胸廓上。保持肩关节外展80°～90°，前屈30°～45°，肘关节屈曲如常。外展架贴在肢体、腋窝和胸廓的部分，都应垫好棉垫。用石膏绷带将外展架固定在胸廓上，抵住腋窝，托住上臂和前臂，进行上肢固定。

4. 小腿石膏　适用于跖骨与跗骨骨折、内踝或外踝骨折、踝部扭伤、腓骨下端无移位骨折或踝关节疾患。固定范围从胫骨结节到趾端，跖侧过趾尖，背侧到跖趾关节，不包括足趾背侧，使足趾能背屈活动，并便于术后观察。

5. 下肢石膏 适用于胫腓骨骨折、膝部骨折或疾患。固定范围从大腿上端到趾尖（不包括趾骨背侧）。膝关节屈曲 10°～15°，踝关节保持 90°。

6. 髋人字形石膏 适用于股骨颈或粗隆间骨折、股骨干骨折或股骨的矫形手术后、髋关节或股骨的某些疾患。固定范围从乳头平面以下（包括躯干和患侧髋关节）到趾端。髋关节屈曲 20°左右，膝关节屈曲 10°～5°，踝关节保持 90°。先穿纱套，将骨骼隆起部垫好棉垫。包扎石膏后，需将健侧髋部和患侧会阴部石膏修好，以便于肢体活动和排便。腹部开窗，以利于呼吸运动和减少腹胀。

7. 石膏背心 适用于脊柱骨折、脊柱结核恢复期和脊柱融合术后等。伤员脊柱保持伸展位。前面从胸骨柄到耻骨联合，背部从肩胛冈下到骶部，使胸骨柄、耻骨联合和腰部构成三个压力点。石膏背心包好后，腋部和腹股沟部的石膏边缘应加以修整，以便于上、下肢的活动。上腹部开窗（以剑突到脐为直径，画圆开窗），以利呼吸。

8. 头胸石膏和石膏领 适用于颈椎的骨折、脱位和颈椎疾患等。固定范围从头部到胸部肋缘下。穿纱套后，垫好棉垫，包扎石膏绷带。然后将面部、耳部和腋部的石膏进行修整，颈前正中开窗，以利饮食和呼吸。石膏领前面从下颌到胸骨柄和锁骨内 1/3 处，后面从枕部到肩胛冈上。

（二）小夹板固定技术

小夹板固定是利用与肢体外形相适应的特制夹板来固定骨折。多数夹板固定不包括骨折邻近关节，仅少数邻近关节部位的骨折使用超关节固定。小夹板固定治疗骨折主要是通过配合各种类型纸压垫，形成两点或三点着力挤压点，同时在 4 条布带的适当敷扎下，以防止骨折的移位。敷扎时松紧适度，布带松紧度以上下活动度不超过 1 cm 为宜。因国内报道并发症相对较多，目前临床应用逐渐减少。

三、骨折的牵引技术

牵引技术是一种常见的外科治疗技术，在骨科应用最为广泛，可分为皮肤牵引、骨牵引、骨盆悬吊牵引三种。主要用于整复骨折、脱位和维持复位后的位置及矫正关节畸形，解除肌肉痉挛与疼痛等方面，还可用于治疗椎间盘脱出症、颈椎病及一些矫形手术的术后辅助治疗。

（一）皮肤牵引

皮肤牵引是用胶布粘贴于皮肤表面或用皮肤牵引套捆扎固定在肢体表面，通过牵拉肢体而达到治疗目的的一种牵引方法。此法简便易行，效果亦好。

【适应证】

1. 2 岁以下儿童的股骨干骨折。
2. 儿童及成人骨折无移位或移位轻微者。
3. 儿童肱骨髁上骨折，手法复位失败或不宜手法复位者。
4. 在骨与关节感染性疾病中应用，可防止关节挛缩或病理性骨折、脱位。
5. 治疗颈椎病、椎间盘脱出、坐骨神经痛等。
6. 一些矫形手术的术后辅助治疗。

【操作方法】

1. 牵引设备 复方安息香酊、胶布、扩张板、重锤、绷带和棉纸、牵引绳和滑轮、牵引支架、床脚抬高木梯（或垫）。

2. 步骤

（1）用胶布进行牵引时必须先清洁局部皮肤，剃除汗毛，并在胶布粘贴部位涂一层复方安息香酊，保护皮肤，防止皮肤过敏或产生水疱。用皮牵引套则可直接捆扎应用。

（2）胶布牵引时，成年人一般用宽 6～8 cm 胶布，长度根据肢体长短而定，平整粘贴于肢体两侧，其外再以纱布绷带缠绕 2～3 层。扩张板应略大于牵引肢体远端的宽度，如下肢则略宽于内、外踝的距离。扩张板中央穿一根绳子以备牵引用。对于下肢牵引，助手将扩张板放在距足跟下方二横指（约 3～4 cm）处，保持在不和足跟接触的位置。在踝部应垫好棉片，以防压迫产生疼痛。

（3）将患肢置于牵引架或床上，利用横杆上的滑轮或牵引装置进行牵引固定，绳子远端砝码重量开始稍轻，一天后调整到合适重量。若为下肢，床足抬高 10 cm，保持踝关节在 90°左右的位置（图 61-2）。

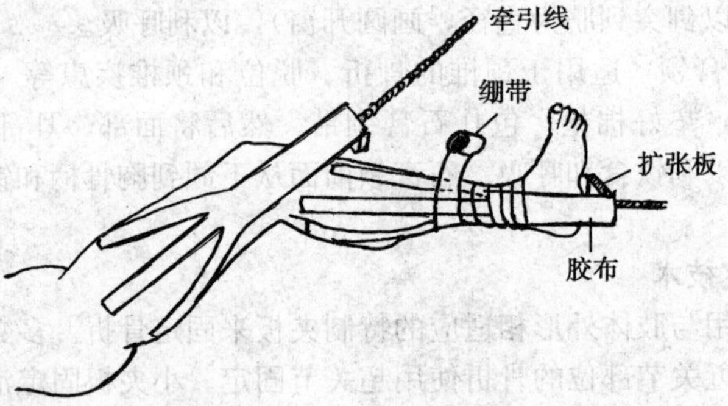

图 61-2 胶布皮肤牵引

（4）皮肤牵引重量不宜超过 5 kg，儿童酌减。牵引时间一般为 3～4 周。

3. 术后处理 皮肤牵引 3～4 天后，由于患肢肿胀消退，周径变小，绷带松动，影响牵引胶布贴敷的紧密度，易于引起胶布松脱或皮肤发生水疱，因此，必须经常检查并及时处理绷带松脱情况。小儿股骨骨折进行皮肤牵引的早期，由于伤肢肿胀，如果绷带包扎过紧，可能压迫踝部血管引起血循环障碍，要特别注意观察。

（二）骨骼牵引

骨骼牵引是利用不锈钢针穿入骨骼中，通过牵引弓两侧套在钢针上进行牵引的一种方法。临床上常用的有克氏针、三棱针和斯氏针三种。骨牵引比皮肤牵引力量大，对骨折重叠移位较为有效，可较长时间使用。临床上骨牵引分为普通骨牵引和颅骨牵引，后者是通过颅骨冰钳直接卡入颅骨中进行牵引的一种方法。骨骼牵引在成人可用局麻，在小儿可用全麻。

【适应证】

1. 骨折后肢体严重肿胀伴皮肤损伤，不宜手法复位外固定，也不能切开复位内固定者。
2. 下肢不稳定骨折有短缩畸形，石膏或夹板固定困难者。
3. 颈椎骨折与脱位、骶髂关节骨折脱位者。
4. 髋关节中心型脱位、先天性髋关节脱位术前牵引等。
5. 上肢不稳定骨折，如肱骨髁部粉碎性骨折需做尺骨鹰嘴牵引。

【操作方法】

1. 在手术室或病房内，对牵引部位消毒铺巾后，在穿刺点用 1%利多卡因做局麻直达骨膜，同时在对侧出针点相应部位做局部浸润麻醉。

2. 将克氏针或斯氏针经皮肤穿入骨骼，再穿出对侧皮肤。可用骨钻，也可直接打入。穿刺针上安装牵引架后，针两端套上青霉素小瓶，以免刺伤皮肤或损坏被褥。

3. 牵引弓上穿入绳子通过床尾滑轮与牵引砝码相连。牵引重量：小腿骨折可用体重的1/12，大腿骨折用体重的1/6～1/7，颅骨牵引一般不超过10 kg，重要的是应每天测量肢体长度或透视下根据实际情况调整。牵引时绳子的力线方向必须与牵引肢体的纵轴一致，患者床足抬高10°～15°，以形成对抗牵引。

4. 穿刺钢针的进出点应用无菌敷料敷盖包扎，针孔处每天滴70%乙醇消毒1～2次。鼓励患者及时进行肌肉舒缩锻炼，并观察患肢末梢循环情况。

【常用穿刺点】

1. 颅骨牵引　适应于颈椎骨折或脱位。由两外耳边连成的横线与鼻梁到枕骨粗隆之连线交点为中心，由中心横向旁边5 cm即为穿刺进针点（图61-3）。

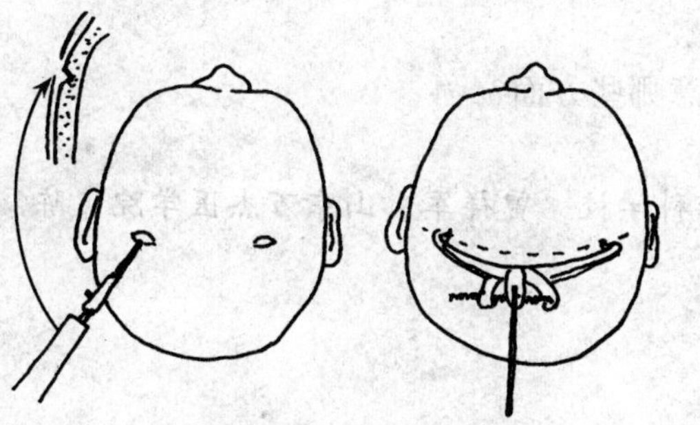

图61-3　颅骨牵引

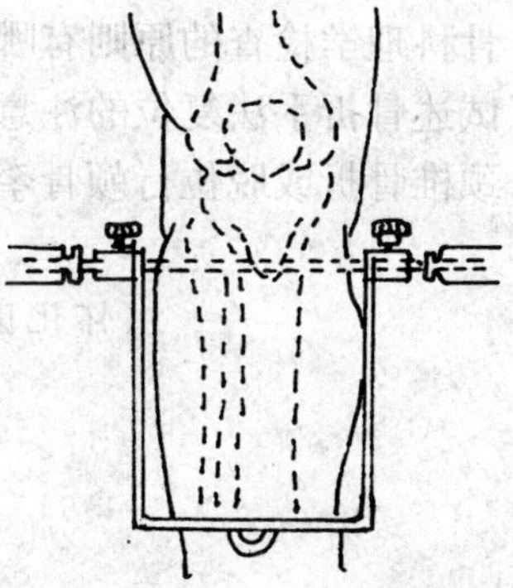

图61-4　胫骨结节牵引

2. 胫骨结节牵引　适应于粗隆间骨折、股骨干骨折、髋关节脱位、骨盆骨折等。穿刺点为胫骨结节下后方各一横指处。穿刺点后方为腓总神经，应注意勿损伤（图61-4）。

3. 股骨髁上牵引　适应于粗隆间骨折、股骨干骨折、髋关节脱位、骨盆骨折等。穿刺点为髌骨上缘2 cm之横线与股骨侧面之中点相交处（图61-5）。

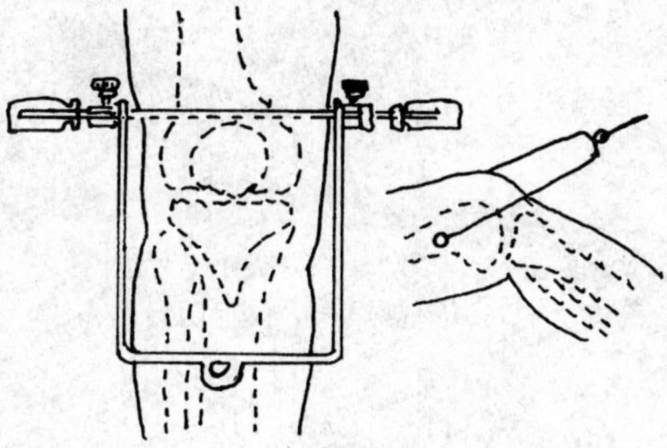

图61-5　股骨髁上牵引

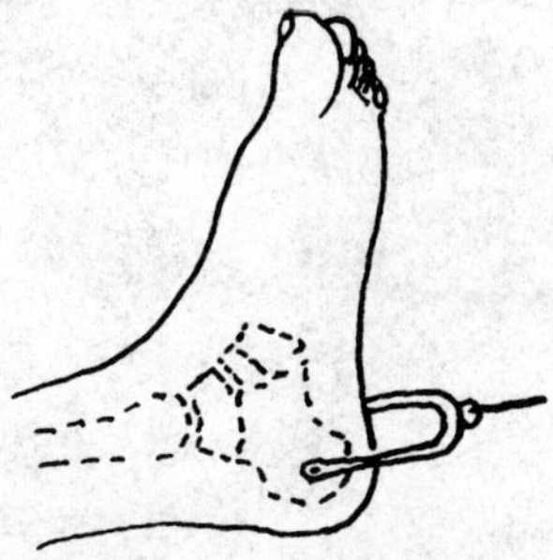

图61-6　跟骨结节牵引

4. 尺骨鹰嘴牵引　适应于肱骨干或髁部骨折。穿刺点为尺骨鹰嘴突下一横指，由内向外击入钢针。

5. 跟骨结节牵引 适应于胫腓骨不稳定骨折。穿刺点为内踝后下方与跟骨结节连线中下 1/3 交界处，应从内侧进针，以免误伤胫后动脉（图 61-6）。

小结

骨科疾病的诊断技术包括理学检查（体格检查）、影像学检查、关节镜检查、实验室及病理检查等。常用的治疗技术包括骨折的手法复位、小夹板或石膏外固定、牵引术、局部痛点注射技术等。本章重点是骨科疾病理学检查的原则、骨折手法复位、石膏外固定、牵引外固定的适应证；难点是理学检查、骨折手法复位、石膏外固定、牵引外固定的具体操作。

思考题

1. 骨科理学检查的原则有哪些内容？
2. 试述骨折手法复位的注意事项。
3. 颈椎骨折或脱位行颅骨牵引时应注意哪些方面？

（怀化医学高等专科学校 曾祥军 山东万杰医学院 陈 磊）

参考文献

1. 吴在德，吴肇汉．外科学．7版．北京：人民卫生出版社，2008.
2. 刘庆国．外科学．北京：北京大学医学出版社，2005.
3. 陈月琴，申小青．外科护理学．北京：北京大学医学出版社，2005.
4. 北京大学医学部专家组．临床执业助理医师考试一本通．北京：北京大学医学出版社，2010.
5. 陈孝平．外科学．北京：人民卫生出版社，2006.
6. 姜保国，米振国，王洪，等．外科学．2版．北京：北京大学医学出版社，2002.
7. 梁力建．外科学．5版．北京：人民卫生出版社，2007.
8. 郭应禄，祝学光．外科学．北京：北京大学医学出版社，2003.
9. 王宇，姜洪池．外科学．2版．北京：北京大学医学出版社，2009.

中英文专业词汇对照索引

B

巴德-吉亚利综合征（Budd-Chiari syndrome） 293
闭合性损伤（closed injury） 97
表皮样囊肿（epidermoid cyst） 117
勃起功能障碍（erectile dysfunction，ED） 341

C

创伤性休克（traumatic shock） 32

D

丹毒（erysipelas） 88
胆管癌（carcinoma of bile duct） 309
胆囊癌（carcinoma of gallbladder） 309
低血容量性休克（hypovolemic shock） 32
电烧伤（electric burn） 109
多器官功能障碍综合征（multiple organ dysfunction syndrome，MODS） 35

F

腹腔镜胆囊切除术（laparoscopic cholecystectomy，LC） 124

G

肝性脑病（hepatic encephalopathy） 294
感染性休克（septic shock） 32
肛管直肠周围脓肿（perianorecrtal abscess） 280
肛裂（anal fissure） 283
肛瘘（anal fissure） 281
供者（donor） 119
骨关节炎（osteoarthritis） 450
骨巨细胞瘤（giant cell tumor） 459
骨肉瘤（osteosarcoma） 460
骨软骨瘤（osteochondroma） 459
骨折（fracture） 381

H

黑色素瘤（melanoma） 116
黑痣（pigment nevus） 115
壶腹周围癌（carcinoma of the ampulla of vater） 331
化脓性骨髓炎（suppurative osteomyelitis） 435
化脓性关节炎（suppurative arthritis） 439
化学烧伤（chemical burn） 109

J

急腹症（acute abdomen） 318
急性呼吸窘迫综合征（acute respiratory distress syndrome，ARDS） 40
急性化脓性胆管炎（acute obstructive suppurative cholangitis，AOSC） 307
急性阑尾炎（acute appendicitis） 265
急性肾衰竭（acute renal failure，ARF） 37
急性胃肠功能障碍（acute gastrointestinal dysfunction，AGD） 42
急性胰腺炎（acute pancreatitis） 324
急性重症胆管炎（acute cholangitis of severe type，ACST） 307
脊髓半切综合征（Brow-Sequard's syndrome） 158
甲沟炎（paronychia） 88
甲状旁腺素（parathyroid hormone，PTH） 178
腱鞘（滑液）囊肿（synovial cyst） 117
疖（furuncle） 87
结肠癌（colon cancer） 275
结肠充气试验（Rovsing's sign） 266
经颈静脉肝内门体分流术（transjugular intrahepatic portosystemic shunt，TIPS） 297
经皮肝穿刺胆道造影（percutaneous transhepatic cholangiography，PTC） 302
晶体尿（crystalluria） 340
颈椎病（cervical spondylosis） 428
菌血症（bacteremia） 90

K

开放性损伤（opened injury） 97
克罗恩病（Crohn's disease） 260

L

冷伤（cold injury） 110
流式细胞仪检查（flow cytometry，FCM） 343

M

蔓状血管瘤（hemangioma racemosum） 117
毛细血管瘤（capillary hemangioma） 117
门体分流术（portosystemic shunts） 297
门体性脑病（portal systemic encephalopathy） 294

N

脑底异常血管网症（烟雾病，moyamoya disease） 163
内镜（endoscope） 123
内镜逆行胆胰管造影（endoscopic retrograde cholangiopancreatography，ERCP） 302
内镜外科（endoscopic surgery） 123
尿急（urgency micturition） 339
尿流中断（interruption of urinary stream） 339
尿频（frequent micturition） 339
尿失禁（urinary incontinence） 340
尿痛（dysuria） 339
尿潴留（urinary retention） 339
脓毒症（sepsis） 90
脓尿（pyuria） 340
脓性指头炎（felon） 89

P

排尿困难（difficulty of urination） 339
皮肤癌（skin carcinoma） 115
皮肤乳头状瘤（skin papilloma） 115
皮样囊肿（dermoid cyst） 117
皮脂腺囊肿（sebaceous cyst） 117
破伤风（tetanus） 91

Q

气尿（pneumaturia） 341
气性坏疽（gas gangrene） 93
前列腺特异性抗原（prostate specific antigen，PSA） 343
强直性脊柱炎（ankylosing spondylitis） 451
全身炎性反应综合征（systemic inflammatory response syndrome，SIRS） 33

R

乳糜尿（chyluria） 340
乳头湿疹样乳腺癌（Paget disease） 181

S

上臂丛神经损伤（superior brachial plexus injury） 419
烧伤（burn） 104
神经传导功能障碍（neuropraxia） 418
神经断裂（neurotmesis） 418
神经鞘瘤（Schwannoma） 116
神经纤维瘤（neurofibroma） 116
神经轴索中断（axonotmesis） 418
受体（recipient） 119
输血（blood transfusion） 21

T

疼痛（pain） 69

W

微创外科（minimally invasive surgery，MIS） 123
外科感染（surgical infection） 84
无菌术（asepsis） 4
无尿或少尿（oliguria or anuria） 341

X

下臂丛神经损伤（inferior brachial plexus injury） 419
下消化道出血（massive lower alimentary tract bleeding） 315
先天性肌性斜颈（congenital muscular torticollis） 454
先天性巨结肠（congenital megacolon） 274
先天性髋关节脱位（congenital dislocation of the hip，DDH） 454
先天性马蹄内翻足（congenital talipes equinovarus） 456
心肺复苏（cardiopulmonary resuscitation，CPR） 47
心肺脑复苏（cardiopulmonary cerebral resuscitation，CPCR） 47
休克（shock） 27
血尿（hematuria） 340
血栓闭塞性脉管炎（thromboangitis obliterans，TAO） 333

Y

腰椎间盘突出症（lumbar intervertebral disc herniation） 430
胰腺癌（cancer of pancreas） 330
胰腺假性囊肿（pancreatic pseudocyst） 329
移植术（transplantation） 119
遗尿（enuresis） 340
痈（carbuncle） 87
尤文肉瘤（Ewing's sarcoma） 460

Z

脂肪瘤（lipoma） 116
直肠癌（rectal cancer） 278
痔（hemorrhoid） 284
重症监测治疗室（intensive care unit，ICU） 44
转移性骨肿瘤（metastatic tumors involving bone） 461
自发性蛛网膜下腔出血（subarachnoid hemorrhage，SAH） 163